JN203729

ヘルマン 医療人類学

Culture, Health and Illness, Fifth edition

文化・健康・病い

セシル・G・ヘルマン
Cecil G. Helman

辻内琢也
⊙ 監訳責任者 ⊙

牛山美穂　鈴木勝己　濱 雄亮
⊙ 監訳者 ⊙

金剛出版

わが娘，ゾーイへ

CULTURE, HEALTH, AND ILLNESS
(5th edition)

by Cecil G. Helman

序

セシル・G・ヘルマン

●

1984年に本書 Culture, Health and Illness の初版が出版されて以来, "健康や病い, そして医療における異文化間をめぐる問題"への関心が高まっている。何百もの論文や書籍, そしてこの問題に関連した研究プロジェクトの成果が, 数多くの言語で出版されてきた。新しい学術雑誌やウェブサイトが生まれ, 世界中のいくつもの総合大学や医学校・看護学校で, この問題を扱う学部・学科・専攻が誕生した。いまでは本書は, 米国内の120を超える総合大学や単科大学, そして40を超える国々で教科書として使用されており, いくつもの言語に翻訳されている。

健康や病いをめぐる異文化間の問題は年々急増しており, そのすべての内容を一冊の書籍で扱うことはとても難しい。しかしながら, この Culture, Health and Illness の第5版では, 近年の主要な研究成果をすべて網羅できたと言えるだろう。各章に新しい項目を追加するだけでなく, まったく新しい章として, 近年重要となってきたトピックを新たに執筆した。グローバリゼーションと移住・移民の問題, グローバルヘルスと医療の問題, インターネットの拡大とテレメディスンの問題, 遺伝学の発展と普及の問題, ジェンダーと生殖をめぐる問題, 世界的に増加している臓器移植やバイオテクノロジー・遺伝子工学・生殖技術といった新しい医療技術の問題, AIDS・マラリア・SARS・多剤耐性結核などの人間社会の脅威となっている感染症の問題などである。このような問題は, とくに貧困や健康格差の問題とつながっており, 人びとの病いや苦悩を生み出している。いまでは, 社会経済的な要因は, 文化的信念や実践といった要因以上に重要な問題となってきている。

初版を著した1984年当時から考えると, 第5版で扱う世界は歴史的にも大きな変容を遂げた。移動性や相互連関が強まり, 急激な変化が生じ, より多様性に満ちた時代となった。国の数や移民の比率が急増しており, 国連によると現在では1億7,500万の人びとが, 自分の生まれた国々や国籍を持つ国々から離れて生活している。この数値が示していることは, 文化や社会的背景そして民族性や宗教が, 世界各地で極めて多様化しているということである。したがって, 医療や看護などのケアをめぐる領域において, これらの多様性への理解が強く求められるのである。本書ではこの時代の要請に応えるべく, 90を超える国々のさまざまな事例研究を扱っている。

また，それぞれの事例に研究が行われた年を明記することで，それぞれの事例が示している問題の歴史的な価値を示すことにつとめた。

第5版の執筆にあたって，論文や書籍などの研究成果を惜しみなく提供してくれた以下の共同研究者の皆様に感謝の意を捧げたい。Stephen Bach, Daniel Beck, Gillian Bentley, Maggie Burgess, J. Emilio Carillo, Susan M. Cox, Simon Dein, Maurice Eisenbruch, Carl Elliott, Gareth Enticott, Jiske Erlings, David Gellner, Robert A. Hahn, Suzette Heald, Elizabeth Hsu, Patricia Hudelson, David Ingram, Judith Justice, Sharon R. Kaufman, Robert C. Like, Gerald Mars, Alex Mauron, Jerry Menikoff, Susanna Hausmann Muela, Marvat Nasser, Lois Nixon, Melissa Parker, Mirilee Pearl, Joan Muela Ribiero, Hikaru Suzuki, Mark S. Tremblay, Elizabeth Panter-Brick, Irena Papadopoulos, Vikram Patel, Mary C. J. Rudolf, Andrew Russell, Clive Seale, Bob Simpson, Surinder Singh, Vieda Skultans, Stewart Skyte, Margaret Sleeboom, Johannes Sommerfeld, Mark Tremblay, Sandra Torres, Cassandra White, Sjaak van der Geestらである。

また，本書の出版にあたって，Hodder Arnold出版のJane Tod, Sara Purdy, Joanna Kosterの皆様に感謝いたします。

（訳：辻内琢也）

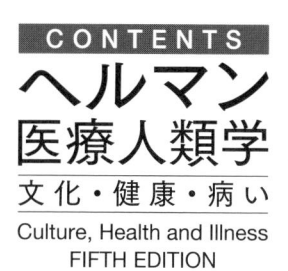

CONTENTS

ヘルマン
医療人類学
文化・健康・病い

Culture, Health and Illness
FIFTH EDITION

監訳者による序

●

『医療人類学』は，いまや医学教育における必須科目のひとつに指定されるようになった。世界医学教育連盟（World Federation for Medical Education: WFME）は，基本医学教育の国際基準となるグローバルスタンダードを定めており，「行動科学，社会医学，医療倫理学および医療法学は，健康問題の原因，範囲，結果の要因として考えられる社会経済的，人口統計的，文化的な規定因子，さらにその国の医療制度および患者の権利を理解するのに必要な知識，発想，方略，技能，態度を提供しうる」（2015年版）と記載している。そして，医学教育の必須科目である「行動科学・社会医学」のひとつとして，『医療人類学』が明記されるようになった。

英国・米国・カナダ・オーストラリアなどの欧米諸国だけでなく，韓国・台湾・タイ・マレーシアなどのアジア諸国でも，この国際標準に則った医学教育の評価が2000年頃から実施されており，わが国はこの世界的趨勢に立ち後れてきた。しかし，2010年に米国医師国家試験受験資格審査団体が「2023年度以降は，国際基準で認定を受けた医学校の出身者にしか申請資格を認めない」との通告を出したことなどもきっかけとなり，わが国においてもようやく2015年に日本医学教育評価機構（Japan Accreditation Council for Medical Education: JACME）が設立され，「国際認証」を行う仕組みが作られたのである。

この流れに準拠して，わが国の文部科学省が2017年3月に決定した「医学教育モデル・コア・カリキュラム（平成28年度改訂版）」の「B-4 医療に関連のある社会科学領域」という項目には，次のように明記されることになった。

　文化的社会的文脈のなかで人の心と社会の仕組みを理解するための基礎的な知識と考え方及びリベラルアーツを学ぶ。臨床実践に行動科学・社会科学の知見を生かすことができるよう，健康・病い・医療に関する文化人類学・社会学（おもに医療人類学・医療社会学）の視点・方法・理論について，理解を深める。

コア・カリキュラムに記されたということは，「医師として求められる基本的な資質・能力」を養成するために，全国の大学医学部や医科大学が共通して取り組むべき教育課題として示されたということを意味する。このコア・カリキュラムの「学修目標」には，次のような14項目が列記されている。本書『ヘルマン医療人類学』は，これらのすべての項目に応える内容を含んでおり，医療人類学分野を総合的に学べる教科書として最適なものといえるだろう（各目標に対応する本書の章・節は次頁の一覧表を参照）。

1. 医療人類学や医療社会学等の行動科学・社会科学の基本的な視点・方法・理論を概説できる。
2. 病気・健康・医療・死をめぐる文化的な多様性を説明できる。
3. 自身が所属する文化を相対化することができる。
4. 人々の暮らしの現場において病気・健康が

「医学教育モデル・コア・カリキュラム」と本書の対応

コアカリキュラム 学修目標	第1章 医療人類学の視座	第2章 身体	第3章 食習慣と栄養	第4章 ケアと治療	第5章 医師−患者の相互関係	第6章 ジェンダーと生殖	第7章 痛みと文化	第8章 文化と薬理学	第9章 儀礼
1 医療人類学や医療社会学等の行動科学・社会科学の基本的な視点・方法・理論を概説できる。	1●文化とは何か 2●健康の不平等と社会経済的要因 3●医療人類学 5●臨床に応用される医療人類学 6●文化を理解し対処する能力 7●人類学における研究理論	2●個人的身体と社会的身体 3●身体の境界 4●身体の内部構造 5●身体の働き 6●空間・時間と身体 7●「障害のある」身体 8●20世紀の「新たな身体」	1●食物の文化的分類	1●多元的ヘルスケア 2●ヘルスケアの3つのセクター	1●「疾病」:医師のものの見方 2●「病い」:患者のものの見方 3●子どものものの見方 4●医師−患者間の診療をめぐる問題 5●医師−患者関係:関係向上のための方法	1●ジェンダー 2●医療化	1●疼痛行動	1●「薬の全体的効果」 2●プラシーボ効果 6●「合法的な依存」 8●神型な薬	1●儀礼とは何か 2●儀礼の象徴性 3●儀礼の種類 4●儀礼の技術的な側面 5●儀礼の機能
2 病気・健康・医療・死をめぐる文化的な多様性を説明できる。	4●医療人類学と人のライフサイクル	1●体型・サイズ・服装・身体の表面 5●身体の働き 6●空間・時間と身体	1●食物の文化的分類 4●乳幼児食の比較文化研究	1●多元的ヘルスケア 2●ヘルスケアの3つのセクター 4●英国における多元的ヘルスケア	2●「病い」:患者のものの見方	3●ジェンダー文化と健康 4●生殖と出産	1●疼痛行動	4●飲酒と濫用	2●儀礼の象徴性 3●儀礼の種類 5●儀礼の機能
3 自身が所属する文化を相対化することができる。	1●文化とは何か	3●身体の境界 4●身体の内部構造 6●空間・時間と身体 8●20世紀の「新たな身体」	1●食物の文化的分類 6●西洋文明における食事の変化と疾病 7●食事とがん	2●ヘルスケアの3つのセクター 4●英国における多元的ヘルスケア	1●「疾病」:医師のものの見方 4●医師−患者間の診療をめぐる問題 5●医師−患者関係向上のための方法	2●医療化 3●ジェンダー文化と健康 4●生殖と出産	1●疼痛行動	4●飲酒と濫用	2●儀礼の象徴性 3●儀礼の種類 4●儀礼の技術的な側面 5●儀礼の機能
4 人々の暮らしの現場において病気・健康がどのようにとらえられているかを説明できる。	6●文化を理解し対処する能力		3●世界的に蔓延する肥満症 4●乳幼児食の比較文化研究	2●ヘルスケアの3つのセクター 4●英国における多元的ヘルスケア	2●「病い」:患者のものの見方	2●医療化	1●疼痛行動 2●慢性的な痛み	4●飲酒と濫用	
5 人の言動の意味をその人の人生史や社会関係の文脈の中で説明することができる。	4●医療人類学と人のライフサイクル			2●ヘルスケアの3つのセクター	2●「病い」:患者のものの見方 4●医師−患者間の診療をめぐる問題	2●医療化	1●疼痛行動 2●慢性的な痛み		3●儀礼の種類 4●儀礼の技術的な側面 5●儀礼の機能
6 文化・ジェンダーと医療の関係を考えることができる。	1●文化とは何か	10●妊娠中の身体 11●「血」に関する信念	4●乳幼児食の比較文化研究			1●ジェンダー 2●医療化 3●ジェンダー文化と健康		4●飲酒と濫用	3●儀礼の種類
7 国際保健・医療協力の現場における文化的な摩擦について、文脈に応じた課題を設定して、解決案を提案できる。	5●臨床に応用される医療人類学	9●人間の身体部位の移植と売買 11●「血」に関する信念	2●文化と栄養不良 5●栄養転換:グローバリゼーション	2●ヘルスケアの3つのセクター 3●治療者のネットワーク		4●生殖と出産 5●生殖と不妊	1●疼痛行動	3●薬への依存と依存症 7●開発途上国における欧米の医薬品	
8 社会をシステムとして捉えることができる。	1●文化とは何か		5●栄養転換:グローバリゼーション	1●多元的ヘルスケア 2●ヘルスケアの3つのセクター 4●英国における多元的ヘルスケア				1●「薬の全体的効果」 2●プラシーボ効果	1●儀礼とは何か 2●儀礼の象徴性 5●儀礼の機能
9 病人役割を概説できる。				2●ヘルスケアの3つのセクター	2●「病い」:患者のものの見方		1●疼痛行動		
10 対人サービスの困難(バーンアウトリスク)を概説できる。									
11 経済的側面や制度的側面をふまえた上で、医療現場の実践を評価できる。	2●健康の不平等と社会経済的要因	9●人間の身体部位の移植と売買	2●文化と栄養不良 3●世界的に蔓延する肥満症	4●英国における多元的ヘルスケア				4●飲酒と濫用 5●タバコの利用	
12 在宅療養と入院または施設入所との関係について総合的な考察ができる。				4●英国における多元的ヘルスケア					3●儀礼の種類
13 多職種の医療・保健・福祉専門職、患者・利用者、その家族、地域の人々など、さまざまな立場の人が違った視点から医療現場に関わっていることを理解する。				2●ヘルスケアの3つのセクター 3●治療者のネットワーク 4●英国における多元的ヘルスケア	1●「疾病」:医師のものの見方 2●「病い」:患者のものの見方 4●医師−患者間の診療をめぐる問題				
14 具体的な臨床事例に文化・社会的課題を見いだすことができる。		11●「血」に関する信念	2●文化と栄養不良 3●世界的に蔓延する肥満症 4●乳幼児食の比較文化研究				1●疼痛行動	3●薬への依存と依存症 4●飲酒と濫用	

どのようにとらえられているかを説明できる。

5. 人の言動の意味をその人の人生史や社会関係の文脈のなかで説明することができる。
6. 文化・ジェンダーと医療の関係を考えることができる。
7. 国際保健・医療協力の現場における文化的な摩擦について，文脈に応じた課題を設定して，解決案を提案できる。
8. 社会をシステムとして捉えることができる。
9. 病人役割を概説できる。
10. 対人サービスの困難（バーンアウトリスク）を概説できる。
11. 経済的側面や制度的側面をふまえた上で，医療現場の実践を評価できる。
12. 在宅療養と入院または施設入所との関係について総合的な考察ができる。
13. 多職種の医療・保健・福祉専門職，患者・利用者，その家族，地域の人々など，さまざまな立場の人が違った視点から医療現場に関わっていることを理解する。
14. 具体的な臨床事例に文化・社会的課題を見いだすことができる。

本書『ヘルマン医療人類学』は，1980年代より英国の家庭医養成の教育に使用されてきた教科書であるだけでなく，現在では世界40か国以上の総合大学・医学校・看護学校で使用されている教科書でもある。英国における医療人類学教育のリーダーシップをとってきた，医師であり人類学者であるセシル・ヘルマンが生涯をかけて執筆した，医療人類学という学問領域を体系的に紹介した大著である。本書は，「臨床に応用される医療人類学（clinically applied medical anthropology）」の立場から執筆されたものであり，ヘルマンによれば「予防医学と健康教育，そしてヘルスケアの実践において，病いと健康に関する文化的・社会的要因が臨床的に非常に重要であることを明らかにすること」を目的と

している。

以上のことから本書は，医師・歯科医師・看護師・保健師・助産師・薬剤師・理学療法士・作業療法士・言語聴覚士・栄養士・歯科衛生士・精神保健福祉士・臨床心理士・公認心理師・社会福祉士・介護福祉士・はり師・きゅう師・あん摩マッサージ指圧師・柔道整復師といった，さまざまなヘルスケア分野に携わる専門職や学生の方々，そして世界のグローバル社会で活躍する国際保健領域の専門職やNGO団体などの方々に推奨される書である。

もう一点強調しておかなければならないのは，「医療の人類学（Anthropology of Medicine）」としての文化人類学・社会人類学分野に対する本書の貢献であろう。近年，医学や医療を対象とした人類学研究が盛んになってきている。文化人類学分野の世界最大級の学会である「米国人類学会（American Anthropological Association）」の38のセクションのうち，医療人類学のセクションは最大規模のセクションのひとつであり，「日本文化人類学会」においても，毎年の学会発表のうち1割を超える演題が医療人類学関連になってきている。本書では，最新の人類学による研究成果が広く紹介されており，医療者のみならず，医学・医療を研究対象とする人類学者にとっても，優れた教科書となることだろう。

以下，本書の各章の内容について紹介する。

第1章『医療人類学の視座』は，本書の基本的な前提となる「医療人類学のものの見方」を総論的に示した章である。医療人類学は「社会人類学および文化人類学の一分野」であるが，健康と疾病に関する生物学的現象と広く関連しているため，「人文社会科学と自然科学のふたつの学問分野を横断するもの」だとヘルマンは述べている。本章では，最初に「文化」という概念の基礎的解説にはじまり，『ヘルマン医療人類学』が極めて重要視している「健康の不平等と社会経済的要因」について概説している。次に，

幼年期や老年期といった人のライフサイクルを医療人類学の観点から概観し，現代の産業化社会における「医療化（medicalization）」現象について述べている。最後に，現代のグローバル化する社会において，医師や看護師といった医療専門職だけでなく，さまざまな補完代替医療も含めた広い意味での保健医療，つまりヘルスケアに従事するすべての人びとに必要とされる「文化を理解し対処する能力（cultural competence）」について解説している。「医療人類学」を学ぶということは，「文化を理解し対処する能力」を身につける，ということを意味するのではないかと訳者は考えている。第1章は本書の最初に目を通しておきたい章である。

第2章『身体：解剖学と生理学の文化的説明』では，「身体」をめぐる文化に応じた多種多様なものの見方について論じている。医療人類学の観点からみた「身体論」だと考えてもよいだろう。①服装や装飾など含めた体型やサイズ，そして姿勢やしぐさなどを含めた身体の外観について，②身体の境界について，③身体の内部構造（解剖学）について，④身体の機能（生理学）について，⑤身体と時間や空間との関係性について，⑥障害のある身体について，⑦妊娠をめぐる信念について，⑧「血」をめぐる信念について，といった多様な文化的特徴が整理されている。さらに本書では，現代社会における新しいトピックとして，サイボーグやヴァーチャルボディといった新しい身体文化や，臓器移植・臓器売買の話題にも言及している。

第3章『食習慣と栄養』では，文化が人びとの食習慣に与える影響と，さまざまな病気との関係性についてまとめている。最初に，食物の文化的分類について整理している。①食べものと食べものではないもの，②神聖な食べものと穢れた食べもの，③並行食物分類，④「薬」としての食べものと，食べものとしての「薬」，⑤「毒」としての食べもの，⑥社会的な食べもの，の6つのポイントである。次に，栄養不良の背

景にある社会経済的・文化的要因と，世界的に蔓延する「肥満症」の問題と文化との関係について言及している。また，「栄養転換」という用語を用いて，グローバリゼーションにともなって貧困層に広がる肥満症について述べている。乳幼児食の比較文化研究の節では，母乳育児の世界的な減少とその社会的・文化的背景，そして移民などによる世界の民族移動にともなう食習慣の維持と変化について述べている。最後に，がんなどの特定の疾患と食事との関係についてまとめている。

第4章『ケアと治療：さまざまなヘルスケアセクター』では，ある社会や文化によって認められた通常医療あるいは正統医療だけでなく，多様かつ多元的なヘルスケア・システムが存在していることを詳細に記述している。産業化社会にみられる病院・診療所・保健所といったシステムは「専門職セクター」に位置づけられ，それ以外に社会や文化に定着している医療システムとして「民間セクター」や「民俗セクター」が多様に認められる。近年，欧米等の産業化社会で注目を浴びている補完代替医療（CAM）についても詳細に解説している。ヘルマンは，人類学的観点からさまざまな民間・民俗セクター医療の価値・メリットを肯定的に評価する一方で，デメリットや危険性についても言及している。さらに，本章では生物医療やテクノロジーを軸とした専門職セクターのもつ問題点や課題について述べている点も重要である。最後の4節では，英国における多元的ヘルスケア・システムの実態について詳細に整理している。

第5章『医師−患者の相互関係』では，最初に医療者のものの見方としての「疾病（disease）」と，患者のものの見方としての「病い（illness）」の違いについて詳細に解説している。何をもって「健康」とみなし，何をもって「病気」とみなすかは，社会文化的に構築されており，それらを分析する枠組みとして「説明モデル」が提示されている。人びとは，文化的に構築された

「苦しみの表現」を使用し，病気の経験を「物語／ナラティブ」の形式で語る。一方で医師は，専門家になっていく「文化を身につける」プロセスを経て，科学的合理性，客観性の強調，物理化学的データの強調，心身二元論，還元主義，といった独特のものの見方を身につけていくのである。最後に提示されている，医療人類学の観点から提案できる良好な医師−患者関係を形成していくための6つの方法は極めて重要であろう。「病い」への理解，コミュニケーションの改善，自省，「病い」と「疾病」双方への対処，多様性の尊重，社会的・文化的コンテクストへの理解，である。

第6章『ジェンダーと生殖』では，人類学の観点からのジェンダー研究，ジェンダー文化と健康・ヘルスケアとの関係性，そして月経・妊娠・不妊・出産・子育てなどに関する異文化間の視点の違いについて述べている。最初に，社会文化的なカテゴリーとしてのジェンダーについて述べた後に，性・月経・妊娠・出産・更年期といった女性のライフサイクル上に起きる出来事が「医療化」されている問題を論じている。そして，西洋社会および非西洋社会における「出産文化」について述べ，新しい生殖技術がもたらした各種問題や，世界各地における避妊法や堕胎をめぐる各種問題について言及している。最後に「男子産褥」の例を示し，男性と妊娠の関係について述べている点も興味深い。

第7章『痛みと文化』では，人びとの痛みの知覚や反応といった「疼痛行動」が社会的・文化的に構築されたものであることを，事例をあげて解説している。痛みは，身体の防御と生存に関して極めて重要なものであり，神経が体内や体外から有害な刺激を受けたときに起きるシグナルだと生理学的にみることができる。しかしながら，痛みが「通常」のもので放置しておいてよいものなのか，「異常」なもので他人や専門家に伝える必要があるものなのかを判別したり，痛みを意味づけしたりする現象は文化的な

要因で決定されているのである。社会には，「私的な痛み」が他者に表出される「公的な痛み」に変換されるさまざまなシステムが存在する。そのような社会・文化的システムが，災厄としての痛み，痛みの模倣，子育ての実践における痛みの扱われ方，月経や出産の痛み，宗教と癒しにおける痛み，通過儀礼における痛み，痛みのポリティクス，といったテーマで述べられている。

第8章『文化と薬理学：医薬品・ドラッグ・アルコール・タバコ』では，「薬の全体的な効果」について理解する重要性を述べている。薬の効果を理解するためには，「小さなコンテクスト」としての物理的環境設定と，「大きなコンテクスト」としての社会・経済・文化的環境設定について考える必要がある。また，このようなコンテクストと結びついた「プラシーボ効果」や「ノシーボ効果」についても理解しておく必要があるだろう。薬や科学的な物質が人間の生理的・心理的状態に及ぼす影響は，薬理学的特性によるものだけではない。患者の性格や文化的・社会的背景など，さまざまな要素が薬の効果を増幅させたり減弱させたりするのである。本章の後半では，ドラッグ，アルコール，タバコ，化学的嗜好品などの依存症について述べている。このような依存症においても，薬理学的要因だけでなく，文化的・社会的要因が重要な役割を果たしており，薬物依存の持続や脱却に影響を与えているのである。

第9章『儀礼：人間は不幸をどのように解決するのか』では，文化人類学において極めて重要な「儀礼」という概念を用いて医療を分析している。現代医療における白衣や聴診器が，宗教的象徴のお守りや彫像などと同様に，「象徴」としての役割があることを述べている。儀礼には，年中行事，通過儀礼，危機儀礼の3つのタイプがあるといわれているが，とくに社会的移行を意味する「通過儀礼」が重要である。3節では，通過儀礼における「分離・移行・統合」

という3つの段階の概念を用いて，妊娠や出産，死と服喪，誕生と死，そして入院といった現象を図式化して分析している。日本の「お葬式」についての事例紹介も興味深い。儀礼にはさまざまな機能があり，5節では心理的な機能，社会的な機能，防御的な機能の3つが整理されて述べられており，英国やアフリカの事例が紹介されている。

第10章『異文化間精神医学』では，異なる文化や社会集団における，精神の病いとその治療法を，心理的・行動的・社会文化的な側面から詳細に検討している。最初に，社会的行動のスペクトラムを提示し，人びとがある行動を「正常」とみなすか「異常」とみなすかという横軸と，その行動が社会規範やルールによってコントロール「可能」か「不可能」か，という縦軸で整理している。このスペクトラムをもとに，歴史的に「悪行」や「犯罪」とみなされてきた行動が，精神医学的に「狂気」として「医療化」されてきたことを解説している。本章では，社会的行動の異常を理解するためには，「生物学的アプローチ」と「社会学的アプローチ」の両者を組み合わせたアプローチが推奨されている。西洋の精神医学診断カテゴリーや診断技術は普遍的なものではなく，そこには各国の社会文化的影響があらわれているのである。精神疾患の文化的な型として世界各地の伝統的な「文化結合障害」を列記しているが，米国の「精神疾患の診断・統計マニュアル（DSM）」に掲載されているさまざまな精神疾患も「文化結合」的だと考えることも大切である。最後に，異文化間の精神の病いを理解するためには，患者の行動と社会との関係性や，患者に対する社会的・政治的・経済的負荷についても注意を払うべきだと述べられている。

第11章『ストレスと苦悩の文化的要素』では，「ストレス」という概念が，現代の欧米社会においてもっともよく広まった，多元的な意味をもつ「民俗的病い」のひとつだと述べている。

ストレスは人間の苦悩を表現するためのメタファーであり，環境などの外部の要因でおきる災いや不幸についての古く伝統的なモデルを吸収し，超自然的な病因概念の世俗的なバージョンとなっていると指摘している。ここでは，最初に「ストレス」，「ストレッサー」，「ストレス反応」の用語について詳しく解説し，「ストレス反応に影響する個人・物理・社会・経済・文化的な要因」，そして「文化に起因するストレス」について事例をあげて説明している。人類学的に重要なのは，紛争，災害，移民，難民，政治的な圧迫，大量虐殺，人種差別，経済的不安定，貧困などによる集団的ストレスであり，このような巨大なストレスは「社会的苦悩（social suffering）」や「文化の喪失（cultural bereavement）」という被害を大勢の人びとにもたらす。これらは集団的な体験の一部でありながら，個人の特異性も関わり，他の一般的なストレスに対する反応のように予測することが難しく，今後の新たな多面的な対応策が求められている。

第12章『移住・グローバリゼーション・健康』では，人・モノ・情報の移動が激化した現代社会において，健康の問題を地球規模でとらえていく必要性が示されている。現代は「ディアスポラ／離散」の時代であり，世界各地に広がる移民・難民の心身の健康問題は深刻であり，本章ではとくにメンタルヘルスの問題と対処法について詳細に述べている。移住には，「自発的（プル）」なものと「非自発的（プッシュ）」なものがあることを理解しておく必要があり，移民を受け入れる社会すなわちホストコミュニティとの関係性にも注意を払う必要がある。民族の移動にともない，医薬品やドラッグ，微生物，食習慣，民俗的医療，宗教，そして臓器や武器などの移動も発生している。移住や移民にともなう，「世代・ジェンダー役割・時間・空間」の反転という現象や，「文化の喪失」という概念も重要である。「文化の喪失」を軽減するための戦略として，移住先におけるミクロな文化圏の再

創造，祖国とのつながりを維持すること，つながりを維持するためにメディアを活用すること，自助・互助グループを活用すること，祖国の文化を断ち切り新しい生活を形成すること，などが挙げられている。

第13章『遠隔医療：テレメディスンとインターネット』では，現代社会における医療現象を対象にした医療人類学の最新の研究成果が提示されている。インターネットの出現と普及は，医療文化に多大なインパクトを与えている。距離を隔てた情報交換が可能になり，テレケア・テレヘルス・遠隔看護・遠隔手術・遠隔教育・遠隔精神医療・サイバー治療などが生まれ，診断・治療・予防・教育・研究といった幅広い分野で新しい現象が広がっている。2節では，機械を媒介にした患者・専門家・データベースとの関係性を6種類に整理して述べている。3節では，文化人類学的視点からみて遠隔医療は，触覚・嗅覚・体温といった身体的要素，そして個人的経験・生活状況・家族背景・宗教的背景といった文化的要素に関するデータが含まれにくい「低コンテクスト・コミュニケーション」であり，世界中の癒しの儀礼の特徴である「高コンテクスト・コミュニケーション」とは対照的であると述べている。最後に6節では，遠隔医療が生み出した新しい「情報としての身体／サイバーセルフ」について詳細に分析されている。本章は，第9章『儀礼』や第2章『身体』とあわせて読んでいただきたい章である。

第14章『新しい身体・新しい自己：遺伝学とバイオテクノロジー』では，第13章と同様に医療人類学の新しい研究分野について提示している。本章では，遺伝学やゲノム薬理学を含めたバイオテクノロジーが，人間の身体やパーソンフッド（人格／個性）までも変革可能だという考えを生み出し，さらには新たな「人種」概念までも生み出している現代社会の特徴が描かれている。ヒトの遺伝情報を解明する技術「ゲノミクス」の進展により，医学だけでなく人間の

生命のあらゆる側面において「遺伝学化（geneticization）」される現象が起きている。遺伝学化は，遺伝学的観点が人間の社会・文化面にまで強い影響力をもつことを意味し，「医療化」と重なる現象である。5節では，遺伝子研究に基づく技術が，倫理的・宗教的・社会的・文化的・経済的・政治的に多様な問題を引き起こしていることを整理して述べている。

第15章『疫学における文化的要因』では，世界における病気の分布と決定因について研究する学問である「疫学」には，「人類学的アプローチ」が必要不可欠であることを多くの事例を挙げて説明している。同じ「疾病」であっても，国によって診断基準や治療法に差異があり，そこにはさまざまな心理的・社会的・文化的な要因が影響している。近年，このような問題を克服する「文化的な疫学」というアプローチが注目されており，2節では疫学において考慮されるべき文化的要因が24項目リストアップされている。4節では，医学的な説明モデルとは異なる，いわば民間・民俗的な説明モデルとして「一般の人びとの疫学」という概念が提示されている。また，「ヘルシズム」の台頭や「リスクファクター」という概念の流行により，現代の人びとは目に見えない健康の「リスク」に対する不安を高め，人生におけるさまざまな領域をコントロールしようとしていると指摘している。

第16章『エイズの世界的流行』では，エイズという病気を「疾病」としてだけではなく，社会文化的な意味がある「病い」として理解する重要性について述べている。エイズは「伝染病・倫理的な懲罰・侵略者」などといったさまざまな「メタファー（隠喩）」と結びつけられ，また深刻な「スティグマ」ゆえに患者は差別や偏見の犠牲者となっている。エイズはいわば現代の「民俗的な病い」ともいえ，その様相はそれぞれの経済的・社会的・文化的な文脈によって位置づけられている。HIV感染予防策を計画するためには，リスクとなっている性に関する慣習と

行動，そして薬物常用者の行動に対する人類学的な理解が欠かせないのである。本章では最後に，民俗的な医療や宗教や世俗における象徴的な「癒し」が，病者や家族たちに大きな助けをもたらす可能性が示唆されている。

第17章『熱帯病：マラリアとハンセン病』では，ふたつの熱帯病の診断・治療・予防には，社会や経済そして文化についての理解を深める医療人類学的でホリスティックなアプローチが重要であることを示している。最初に，アフリカやインドのさまざまな事例を用いて，「マラリア」をめぐる民間の文化的信念が，治療や予防に対する考え方に大きな影響を及ぼしており，民俗的な「マラリア」の概念への理解なしでは，いかなる生物医学的な対応も不十分となることが述べられている。次に，「ハンセン病」という疾病が，世界各地で歴史的に「らい病」としてのスティグマを与えられ，患者たちが非難・拒絶・排除・差別的待遇を受けてきた問題を扱っている。「遺伝する，感染力が強い，神罰の結果だ」といった文化的な誤解や民俗的信念があり，現代社会においても恐れや偏見の対象となっており，その結果，身体的・心理的・社会的・経済的に極めて困難な状況に追い込まれている。米国では，そのような偏見を乗り越える動きとして，ハンセン病のエキスパートとして一般の人びとの前で講演活動を行うなど，病気に対する社会の理解を喚起し，病者の行動・自立・変革へ向けた運動が始まっている。今後は，地域に根ざした多面的・包括的なリハビリテーションが求められている。

第18章『医療人類学とグローバルヘルス』では，医療人類学はグローバルな視点に立ち，社会・文化・経済システム，政治組織，そして地球そのものの生態系を総体として捉えなければならないと述べられている。グローバルヘルスの主要な課題として，人口過剰，家族計画プログラム，都市化現象，都市の貧困層の拡大，世界各国におけるプライマリ・ヘルスケア，予防

接種，下痢性疾患，呼吸器疾患，結核，国際的な武器の流通，環境汚染と地球温暖化，森林破壊と種の絶滅，などの問題が幅広く扱われている。人類学者の役割は，地域コミュニティのニーズと保健医療システムとを仲介する「文化の仲介者」であると述べている。今後は，欧米の人類学者だけでなく現地出身の人類学者たちと共にネットワークを組み，地域文化や健康に対する考え方と実践，そして伝統的な治療方法についての専門的な知見を活用し，現地のヘルスケアプログラムの策定・施行・評価を行い，地域の人びととのヘルスケアへの参加を促進させていく必要がある。

第19章『医療人類学における新しい研究方法』では，近年の緊急介入を必要とするような国際的または地域的な健康問題に対応するために，新しく開発されてきた20種類以上のさまざまな「質的研究」と「量的研究」の研究手法について解説されている。ここで述べられている各種研究法を用いた知見は，本書の各章の記述をそれぞれ参照していただきたい。本章で重要なことは，質的な研究であっても量的な研究であっても，調査者自身そして調査そのものがもつ文化的な制約に気づくべきだということであろう。最後に，文化的に多様な集団に対する調査において，次の4つの倫理的問題が極めて重要だと述べられている。①その研究が，対象者やその家族，またその地域社会にどのような利益をもたらしうるのか。②その研究が，対象者やその地域社会に損失をもたらし，他者に悪用されてしまわないか。③その研究にともなう心理的影響は，対象者やその地域社会の人びとにとって肯定的なものか，逆に否定的なものか。④研究成果は地域社会に還元されるのか，もしされるならば誰に対して誰によってなされるのか。以上は，すべての研究者が自省的に注意をはらうべき課題であろう。

　　　　＊　＊　＊

　本書の翻訳にあたっては，専門家や学生だけでなく一般の読者にとっても理解できるように，わかりやすい，ていねいな日本語にすることを心がけた。直訳するのではなく，できる限り意訳し，日本の読者には理解しづらい箇所や単語には訳者・監訳者が補足説明を加えるように心がけた。また，読みやすくするために，長いパラグラフには適宜「小見出し」を追加した。全体を通して繰り返されている説明部分や日本の読者には馴染みのない例や比喩などを削除し，事例研究の部分の解説を圧縮するなどして，おおむね各章を8割のボリュームにおさめた。

　翻訳の手順としては，各章の担当訳者が個別に翻訳を行い「第一稿」として完成させた後に，担当訳者と他章の翻訳メンバーが集まり「ヘルマン翻訳研究会」を月1回程度で開催し，内容の正確な理解と翻訳文の推敲をていねいに行っていった。翻訳研究会で完成した原稿を「第二稿」とし，それをもとに早稲田大学人間科学学術院医療人類学研究室の大学院（修士課程・博士課程合同）ゼミにおいて日本語訳の輪読を行い，わかりにくい日本語表現の修正を行い「第三稿」とした。その後，監訳者4名が全体の統一性を念頭に再度の推敲を行ったものを「第四稿」とし，最後に全章を通した訳語や表記の統一，強調すべきキーワードの選別，そして，読みやすい日本語を目指した最終チェックを，監訳責任者である辻内が行い「完成稿」とした。

監訳者を代表して
辻内琢也

ヘルマン
医療人類学

文 化・健 康・病 い

Culture, Health and Illness
FIFTH EDITION

凡例

1. 本書は，Cecil G. Helman, 2007, Culture, Health and Illness, Fifth Edition の，すべての章の抄訳である。

2. 原著者が“　”や斜字体で強調している単語や表現は原則として「　」で強調し，なかでも監訳者がとくに重要と考えたキーワードを厳選し「ゴシック体太字」を使用した。巻末索引には，これらのキーワードと，章・節・小見出しのタイトルに使用されている用語をおもに記載し，学習に役立てていただくように工夫した。

3. 本書を元に，読者が関連する英語文献を検索できるように，人類学分野で重要だと考えられる用語にはできる限り（　　）で英語を併記した。また，定訳の決まっていない単語や表現，そして英語が併記されていた方が理解しやすいと考えられた表現についても，同様に英語を併記した。

4. 世界各地の民族の名称は原則として「○○の人びと」と表現し，（　　）内に英語名を「イタリック体」で併記した。例：「ハウサ（*Hausa*）」の人びと

5. アフリカ等の世界各地の現地語は，日本語の文献で紹介されている単語についてはできる限りカタカナで表記し，それ以外は英文のまま表記した。

6. 本文で引用されている人名に関しては，邦訳された著書や論文があるものに関しては，ファミリーネームのみをカタカナで表記し，英名のフルネームを（　　）内に表記した。邦訳が認められない人名は英名のまま表記した。

7. 国名に関しては，英国・米国・韓国・中国・台湾などは漢字で表記し，その他はカタカナで表記した。世界各地の都市名や地域名に関しては，Google マップや Wikipedia などで定着しているカタカナ名をできる限り使用した。その他，施設名・機関名・雑誌名などに関しては，邦訳が定着しているもの以外は英名のまま表記した。

8. 本文中の引用文献番号は，原著で記されている番号のまま記した。原著には代表的な引用文献情報しか載せられておらず，原著の版元ウェブサイト（www.culturehealthandillness.com）にすべての引用文献のリストが掲載されている。しかし本書では，後学のためにもすべての文献情報を掲載しており，抄訳の段階で翻訳文中から抜けた番号があることをご了承いただきたい。

9. 英語の Medicine という単語は，文脈に応じて，治療実践としての「医療」と，学問体系としての「医学」として訳し分けている。

10. 英語の熟語については，日本語熟語をできる限り作らないようにして「開いて」訳すことを心がけた。例えば，clinically applied medical anthropology は「臨床応用医療人類学」とせずに「臨床に応用される医療人類学」と訳している。

11. それぞれの章と関連させて学習することが推奨される他の章番号を（第○○章参照）として示した。

第1章

医療人類学の視座

●

　医療人類学は，異なる文化や社会集団に属する人びとが，心身の不調の原因をどのように説明し，信頼できる治療のタイプをどのように選び，実際に病気になったときに誰を頼っていくか，などを研究する学問である。また，健康や病気に関する信念や実践が，人体の生物・心理・社会的な変化とどのように関連するかを研究する学問でもある。さらに，医療人類学は，人びとが苦悩をどのように語り，どのように対処していくのかを学ぶ学問でもある。

　医療人類学を理解するためには，人類学という学問について知っておく必要がある。人類学は，語源的にはギリシャ語の「人間についての学問」を意味し，「人文科学のなかで最も科学的であり，科学のなかで最も人間的である」といわれてきた[1]。

　人類学は，人類をホリスティックに探究するもので，大きく自然人類学と社会・文化人類学に分けられる。

　「自然人類学（physical anthropology）」は，形質人類学や人体生物学としても知られ，ヒトとしての人類の進化を研究し，人間集団の多様性の源を明らかにする学問である。人類先史の研究において，考古学や古生物学，遺伝学や血清学，霊長類の行動学や生態学などの技術を利用し，「物質的文化（material culture）」における人類の技術やモノについて研究する学問でもある。たとえば，種々の芸術・楽器・武器・衣服・道具・農耕器具などや，人類が社会や自然環境をコントロールし開発するためのあらゆるテクノロジーなども研究対象とする。

　一方，社会・文化人類学は，現代の人間社会と文化システムを比較研究するものである。英国では「社会人類学（social anthropology）」が主流であり，人間の生活における社会的側面を重視する。人間は社会的動物であり，自らを統制し永続させるために集団をつくるものである。そして，社会の一員としての人間の経験が，個々の世界観を形作っていると考える。この観点から文化は，人間が社会を組織し正当化する方法のひとつだと考えられ，社会的・政治的・経済的組織の基礎を提供するものである。一方，米国では「文化人類学（cultural anthropology）」が主流で，文化を構成する象徴・概念・価値体系を重視する。

　実際のところ，社会と文化の両方の特徴を研究する必要があるということである。社会人類学と文化人類学は，それぞれの強調点の違いによって，人間集団が自分たちをどのように組織するかという点と，自分たちの住む世界をどう見るかという点の，ふたつの中心的な問題に対する，重要で相補的な見方が提示される。

　キーシング（Roger M. Keesing）とストラサーン（Andrew J. Strathern）[2] は，社会の定義を周囲の集団から区別されることの多い「共通の言語と文化的な伝統を共有する人びとによる社会システムの総体」だとしている。社会と社会の境界は曖昧ではあるが，一般的には，それぞ

れの社会は独自の地域的・政治的な特性をもっている。注意しなければならないのは，移民やその他のさまざまな理由により，ほとんどの社会は多様化してきているということである。人類学者は，その社会の成員がいかにして多様なグループ・階層・役割を組織しているかを調査する。そして，その社会の支配的な思想や宗教，政治的・経済的なシステム，親族や近隣の人びととの絆のつくられ方，性別の違いや異なった背景をもつ人びとがどのように分業しているのか，などに着目する。ある社会の組織を支えるルールや，そのルールが象徴化され子孫に伝えられていく有り様は，まさにその社会の文化そのものなのである。

1
文化とは何か

「文化（culture）」とは何を意味するものなのだろうか。人類学者は今までに文化について多くの定義を示してきたが，おそらく最も有名なのは次のタイラー（Edward B. Tylor）[3] の定義であろう。「文化とは，社会の成員としての人間によって修得された知識・信念・技術・道徳・規則・慣習など，その他の多くの能力や習性などを含めた複合体である」。

一方，キーシングとストラサーン[4] は，文化のもつ抽象化・観念化（ideational）させる側面を強調し，次のように定義している。「文化とは，共有されたさまざまな観念（ideas）であり，人間の生活様式を規定するさまざまな概念や規則，価値観の体系である」。

これらの定義から，文化とは，個人が特定の社会の成員として引き継いできた一連のガイドラインのようなものであることがわかる。それには，明示されたものもあれば，暗黙のものも含まれる。これは，自己を取り巻く世界をどのように眺めるか，どのような感情をもって経験するのか，人間関係や超自然的な力・神そして自然環境などに対してどのように振る舞えばよいかを提示する，ある種のガイドラインであると理解できる。さらに文化というものは，これらのガイドラインを，シンボルや言葉，芸術や儀式などを用いて次の世代に伝える方法を提示する。別の言葉に置き換えれば，文化とは，自己の住む世界を認識し理解するために，そしてその世界のなかでいかに生きていくべきかを学ぶために使う「継承してきたレンズ（世界を見る眼鏡）」であるともいえる。いかなる社会であれ，そのなかで育つということは，「文化化（enculturation）」するためのひとつの形式を学ぶことであり，個人は所属する社会の「文化のレンズ」をゆっくり身につけるのである。このような世界観の共有がなくては，いかなる人間集団でもその結束性や継続性を維持することは不可能であろう。

文化のレベル

米国の人類学者であるホール（Edward T. Hall）[5] は，それぞれの集団には実際には三つの異なったレベルの文化が存在すると提唱している。社会的儀式，伝統的な衣服，郷土料理，祝い事のように外部の人間にはっきりとよくみえる文化が，第三のレベルの文化である。第二のレベルの文化は，その集団の「文化の基本文法」ともいえるような一連の暗黙の前提事項や信念や規則である。これらの裏のきまりや前提はその集団のメンバーには知らされているが，集団外の人とはめったに共有されることはない。さらに第一のレベルの文化は，最も深いレベルの文化であり，その決まり事はすべての者が知っており，守られており，話されることもめったにない極めて暗黙的なものである。またその決まり事は当然のものと考えられており，言葉などに表現することは難しく，一般には気づかれないものである。

ホールによれば，外部から見て明らかな第三のレベルの文化は，観察したり，変革したり，操作したりすることは簡単であるが，第一・第二のレベルの文化のように深いレベルの文化は，隠蔽されており，安定していて変革しにくいものである。このことは，応用社会学者，とくに異なる文化圏から来て住民の援助や教育に従事する者にとって重大な壁となることを意味する。

文化のなかの文化

「文化のレンズ」がもつ特徴として，その世界に住む人びとをさまざまな社会的カテゴリーに分類し，それぞれに名前をつけるということがある。たとえば，男性と女性，子どもと大人，若者と老人，親類とよそ者，上層階級と下層階級，健常者と障害者，正常と異常，美と醜，精神異常者と犯罪者，健康な人と病人などである。たとえば，病人のカテゴリーから健康な人のカテゴリーに移動する場合や，逆に意に反して精神異常者・障害者・老人などのカテゴリーに入れられるというような場合など，すべての文化にはある社会的カテゴリーから別のカテゴリーへ移動させるための緻密な仕組みがある。

リーチ（Edmund R. Leach）[6] をはじめとする人類学者らは，すべての社会は実質上それらの境界内にひとつ以上の文化をもっていると指摘する。たとえば，ほとんどの社会にはカーストや身分のような社会的階級があり，それぞれの階級は言葉使い・マナー・服装・食事・住居形式など独特の文化属性をもっている。男性と女性も，同じ社会においてもそれぞれ特有の文化をもっているはずであり，それぞれ異なった規範や期待に応えることが望まれる。北米や西ヨーロッパのような近代的な複雑な社会では，それぞれに特有の文化をもった宗教的・人種的な少数民族，観光客や留学生，移民や難民，出稼ぎ労働者などが存在する。このようなグループの多くは，やがてときとともにある程度の「文化的適応（acculturation）」をしていくが，適

応していかない者もいる。また近年では，種々の新しい宗教や生活様式にしたがう者が増え続けており，それぞれ独特の世界観をもつようになっている。

下位文化

このような複雑な社会における文化が，さらなる「下位文化（subcultures）」に分かれていっていることも重要なことである。それぞれの下位文化はより大きな文化から派生した考え方や価値観を共有しているものの，下位文化自体は固有で明確な特徴を備えている。医療や看護，法律，軍事などの専門家にみられるさまざまな専門的な下位文化では，自分たち独自の考えや決まりごとを元にした社会的組織をつくる。これらの専門職になろうとする学生，とくに医療や看護の学生は自分たちの選んだ専門職の「文化」を長い時間をかけてゆっくり学びながら，ある種の異文化適応を経験するのである。そうするなかで，彼らは専門外の人たちとはまったく異なった人生観を得る。医療職のもつ下位文化は，一般社会における対立や偏見の多くが反映され，本書で後に説明することになる健康管理や医師−患者の意思疎通の障壁となる可能性があることにも留意すべきである（第4章，第6章参照）。

文化の流動性

これまで述べてきたように，「文化」とは決して均一なものではなく，さまざまな異なる下位文化の寄せ木細工のようなものといえるだろう。もうひとつ大切なことは，「文化」が常に変化と適応のプロセスを経る流動的なものだということである。最近では，多くの個人や家族あるいはコミュニティにおいて，ふたつの言語を操るバイリンガルのように，ふたつ，あるいはそれ以上の数の文化をあわせもっている「バイカルチュラリズム（biculturalism）」の状況が増えつつある。たとえば，移民の家族においては，第

一世代がもっていた伝統的な文化が，その子どもや孫の世代のまったく異なった文化と共存している現象などが当てはまる（第12章参照）。

1.1. 文化のおかれている背景を読む

文化は，信念・行動・知覚・感情・言語・宗教・儀式・家族構成・食事・衣服・身体イメージ・時間と空間の概念といった，人びとの生活の多くの側面に影響を与えている。さらに文化は，健康やヘルスケアに重要な関わりをもつ，病いや痛み，そのほかの不幸な出来事に対する人びとの行動に重要な影響を及ぼしている。

しかしながら，注意しておかなければならないことは，文化以外にも次に列挙するさまざまな要因が，健康に関する信念や行動に影響を与えているということである。

- **個人的要因**：年齢，性別，体格，外見，性格，知性，経験，身体的・精神的状態など
- **教育的要因**：公的教育や民間教育，宗教的・民族的あるいは専門的下位文化による教育など
- **社会・経済的要因**：貧困，社会階級，経済状態，就職や失業，人種差別やその他の差別，他者からの社会的援助のネットワークなど
- **環境的要因**：天候，人口密度，環境汚染，社会的インフラの整備，医療を含めた公共施設の整備など

どのような事例においても，これらすべての要因がさまざまな割合で健康行動や信念に影響を与えているのである。

1.1.1. 文化という概念の誤った使われ方

もうひとつの注意点は，文化は決して均質なものではないので，人の信念や行動を説明する際に，文化という概念を用いた一般化は常に避けるべきだということである。たとえば喫煙・飲酒・肉食などを考えた場合，「グループXの人たちはYという行動を行わない」という言葉は，集団の大半の人たちについては真実かもしれないが，必ずしもすべての人には適応しない。したがって，人びとがどのように考え行動すべきかを規定する文化のルールと，人びとが実際に現実生活でどのような行動をとるかは区別して考えなければならない。一般化は，固定観念の発展を助長しやすく，文化の誤った理解，偏見や差別へとつながるからである。文化は決して静的なものではなく，常に周りの文化集団との交流を通して絶え間なく変化し続けている。経済的なグローバリゼーション，通信システムの発達，観光産業の普及や移民の増加による世界的な人びとの移動などにより，現代ではある集団の文化において，ある年では正しかったことが次の年ではもう正しくないということがよくある（第12章，第18章参照）。

したがって，文化の役割を理解するときの重要な点は，文化のおかれている背景として，歴史的・経済的・社会的・政治的・地理的な要素を常に考えておくということである。つまり，社会・経済的背景から切り離して，いわゆる「純粋」な文化的信念や行動を抽出することはできないのである。たとえば，特定の食べものを食べることや狭い家に住むこと，病気のときに医者にかからないことなどは，そうすることがその人びとの文化だからではなく，単に貧困のためにそうすることしかできないからかもしれない。また，日常生活における不安レベルが高い民族がいた場合に，それは人びとの文化が不安にさせているのではなく，他の人たちから差別され迫害されているからかもしれないのである。人びとの経済的・社会的状況をも省みることなく，その不健康をただその文化の結果だと決めつけてしまう犠牲者非難は避けねばならない。

臨床的ケアにおける文化概念の誤った使われ方のひとつとして，人びとの医療者への症状の

訴えを文化的な特徴として判断してしまう場合が挙げられる[7]。たとえば，Weissら[8]はインドにおいて，マラリア脳炎が精神疾患として誤診される事例をあげている。また，「文化による隠蔽＝カモフラージュ（cultural camouflage）」と呼ばれるような，その社会が対処できない反社会的な殺人的傾向のある危険な行動を，文化的な現象と解釈してしまう危険性も知っておかねばならない（第10章参照）。

2

健康の不平等と
社会経済的要因

　社会経済的要因は病気の重要な原因である。なぜなら貧困の結果，栄養不良，人口過密な住居環境，不適切な衣服，低い教育レベル，危険な環境地区（産業廃棄物や毒性化学物質など）における住居やそこでの職業，身体的・心理的暴力への暴露，心理的ストレス，麻薬やアルコール依存などが発生するからである。国家間や自国内での不平等な富と資源の分配や，医療機関への受診機会の不平等がこのような状況を引き起こしている。1982年のブラックレポート[9]によると，英国では健康と収入には明らかに相関があり，社会階層が低い人びとは病気になりやすく死亡率が高いという「健康格差（health disparities）」があることが明らかにされている。近年この傾向は英国でさらに悪化している。イングランド地方とウェールズ地方の1972〜76年の統計では，専門職をもつ人びとの平均寿命がそうでない人びとよりも男性は5.5年，女性は5.3年長かったが，1992〜96年の統計では男性9.5年，女性6.4年長いという結果がでており，社会階層によるギャップが拡大している[10]。

　多くの欧米社会では，このような不平等が，移民であるか否かに関わらず，民族的・文化的なマイノリティ・グループに多くみられることが明らかにされている。米国の数多くの研究では，マイノリティ・グループに心疾患・糖尿病・喘息・がん・その他の疾患が多く[11]，その理由として貧困やヘルスケア・システムの不備などが複合的に関係しているとしている。Betancourtら[11]は，米国に住むラテンアメリカ系の人びとは人口の13％であるにもかかわらず保険に加入していない人の25％を占めるなど，民族的マイノリティの医療保険の加入率の低さを報告している。低収入の人びとは，良いヘルスケアを受ける経済力がないばかりか，休暇をとってヘルスケアを受療する時間もとれないことが多い。さらに，この背景には人種差別や偏見，迫害が根深く存在している[12]。

　発展途上国はどのような地域文化であっても，低所得や貧困が，衣食住，上下水道やゴミ処理などの公衆衛生，医療を受けられる状況などに影響を与えている[13]。2005年の「国連開発計画（United Nations Development Programme：UNDP）」の調査によると，世界で12億人が安全な水を，24億人が適切なゴミ処理の手段を確保できておらず，飲料水を媒介にした伝染病で毎年200万人の子どもたちが死亡している[14]。

　Unterhalter[15]によると，南アフリカのヨハネスブルグにおける1910〜79年の異なった民族間の乳幼児死亡率に関する研究では，黒人と非白人グループは白人のグループよりもはるかに高い死亡率を示し，これは「アパルトヘイト（apartheid）」と呼ばれる人種差別制度によって強いられた経済的・社会的不平等と明らかに相関していることを示している。Preston-Whyte[16]は，この過去から受け継がれた政治的システムによって，今日なお南アフリカでエイズのコントロールが極めて難しくなっていると説明している。地方の多くの男性は，妻から引き離され長年にわたる都会への出稼ぎ労働に送り出されるからである。そこでは男性は男性専用の宿泊施設に住むため複数のパートナーとの

性行為が助長される。同時に田舎に残された黒人女性は自分たちや子どもたちが生きのびるための収入を得る目的で売春を余儀なくされる。

一方で，健康や平均寿命における社会格差の影響は，経済的に裕福な社会のなかにも現れている。Marmot[17]は，「ステイタス・シンドローム」という言葉を使用して説明をしている。自分の人生や生活を自律的にコントロールできて，社会参加や社会貢献が十分にできているということが，健康や幸福そして長寿に対する重要な要因となっていると指摘する。Marmotの研究結果によると，ビジネスや官僚などの世界において，その社会階層のなかで地位が高く成功者とされる人びとの健康度は高くかつ長寿であり，逆に地位が低いものは不健康のリスクが高まるというのである。たとえば，映画俳優のなかでもアカデミー賞を受賞した人びとは，賞の候補となっただけで受賞しなかった人びとや共演した俳優に比べて平均4歳も長生きしていることを明らかにしている。

このような健康における社会的な格差は，裕福な社会においても貧困な社会においても広く認められる現象である。英国の1万8,000人の官僚を25年間追跡調査したホワイトホール調査[18]という研究では，官僚として地位の低い者の方が，とくに心疾患の罹患率や死亡率が高かったことを明らかにしている。このような健康の格差には，収入や教育レベルの高さといった要因も部分的に関係しているが，仕事や私生活といった人生の状況をいかに主体的にコントロールできているかといった自分自身の感覚が大きく関係しているのではないかと考察している。Marmotによると，不公平感やコントロール不能感という心理的なストレスが身体のシステムに大きな影響を及ぼしているのである。もうひとつの重要な要因として，社会的なつながりが挙げられる。家族や友人，そして職業上の仲間との互助的なネットワークが強いほど，健康度が高いということである[19]。

経済的に貧しい社会が急速に社会経済的な発展を遂げると，一般的に多くの市民の健康状態は改善されることが多いが，逆に悪化する場合もある。1990年代の中国における調査[20]によると，社会経済的に裕福になったグループでは，加工食品を多く摂取し，脂肪過多となり，塩分や糖分を過剰摂取し，さらに運動不足となり，不健康な生活習慣の度合いが高まった。そして皮肉なことに，依然として社会経済的レベルが低いままのグループでは，より活動的で果物・野菜・穀物などの自然の食品を多く摂取し，健康な生活習慣が維持されていたのである。このように，開発途上国における「生活習慣の変化」[21]は，肥満や糖尿病，そして心血管病といった，新しい疾患をもたらしているのである。

これまでに述べてきたように，「文化」というものは，決して独立したものと考えるべきではない。他からの影響をまったく受けない「純粋な文化（pure culture）」はもはや存在しないのである。文化は，人びとが何を信じ，どのように日々の生活を送るのかといった，人びとの信念や生活様式に及ぼす多様な要素の複合体として考えるべきものである。

3

医療人類学

「医療人類学（medical anthropology）」は社会・文化人類学の一分野であるが，健康と疾病に関して広い範囲の生物学的現象と関連しているため，医学や他の自然科学のなかに深く根をおろしている。学科としては，医療人類学は人文社会科学と自然科学のふたつの学問分野を横断するものといってよいだろう。フォスター（George M. Foster）とアンダーソン（Barbara G. Anderson）の定義によれば「医療人類学とは，人間の歴史を通じて相互に作用してきた，人間

の行動や健康や疾病における生物学的側面と社会文化的側面の両方を探求する，生物文化的な学門分野（biocultural discipline）である」。

文化人類学者は，すべての人間社会において病気にまつわる考え方や慣習はその文化の中心的特徴であると指摘している。病気は，さまざまな事故や人間関係の葛藤，自然災害，収穫不良，窃盗や喪失といった現象など，幅広い不幸な出来事のひとつとして位置づけられる。ある社会では，これらの不幸な出来事の全体が超自然的な力や神からの罰，あるいは魔女や呪術師の悪意であるとされる。人びとが病いや死，その他の災いに対してどう行動するかを理解するには，その人たちが育ち習得した文化を理解すること，すなわち彼らが世界をどのように認知し，解釈するかという「文化のレンズ」を理解する必要がある。病気と関連した価値や慣習はさらに広い文化の一部分であり，そこから切り離して研究することはできないのである。

文化の研究に加えて，同時にその社会の健康と病気に関する社会的組織（social organization）やヘルスケア・システムも検討する必要がある。これには，人びとがどのような方法で病気だと認識されるか，どのような方法で誰に対して病いを訴えるのか，そして病いがどのように扱われるのか，などが含まれる。

治療師の役割

治療師のグループは，すべての人間社会にさまざまなかたちで存在する。人類学者は，この特異な社会的グループがどのように選ばれ訓練されるか，彼らの考え方や価値観，組織構成や社会的階級，社会システムのなかでの位置づけや政治経済的な力などの特性について研究する。治療師は，病人個人のみならず，病んだ家族や集団，病んだ村落や部族をも視野に入れていることが多い。ある社会では，治療師としての役割の範囲を超えて，社会の「統治者（integrators）」として行動し，社会の価値を絶えず回復

させたり（第9章参照），社会的に逸脱した行動を決定し罰したりするような社会統制の代理人としての役割を担うことがある（第10章参照）。

医療人類学における主要な課題のひとつであるが，ある特定の社会における病いや健康について研究する場合，このような治療師グループを含めたヘルスケア・システムなど，彼らが住んでいる社会の文化的・社会的特性について知ることが重要である。

医科学的研究成果の利用

医療人類学は，さまざまな医科学関連領域（分子生物学，生化学，遺伝学，寄生虫学，病理学，栄養学，疫学など）の技術や研究成果を利用する。多くのケースでは，これらの技術によって発見された生物学的特徴は，ある特定の社会における社会的・文化的要因と関係づけることができる。

たとえば，劣性遺伝子による遺伝性疾患が，ある特定の集団における同族結婚によって高い発生率を示すことがある。この難問を解くためには，次のような多くの視点からの検討が必要となる。

- **臨床医学**：疾患の臨床的な症状を確認する。
- **病理学**：細胞や生化学的なレベルで疾患を確認する。
- **遺伝学**：疾患の遺伝的根拠および劣性遺伝子との関連性を確認し予測する。
- **疫学**：劣性遺伝子の蓄積とある特定の結婚慣習と関連して，ある集団における疾患の高発生率について調べる。
- **社会・文化人類学**：その社会の結婚形式を研究し，その社会のなかで誰が誰と結婚するかを確認する。

このように医療人類学は，人類学的研究成果を用いるだけではなく，医科学の研究成果をも用いて，この種の臨床的な問題の解明を試み

る。まさに，医療人類学は「生物文化的な学問（biocultural discipline）」といえるだろう。

4

医療人類学と
人のライフサイクル

医療人類学のひとつの重要な側面として，人のライフサイクル，つまり出生から死に至るまでのすべての段階についての研究がある。人類学では，ある特定の文化的に定義された年齢枠に入った人たちのカテゴリーとして，「**年齢階級（age-grade）**」という言葉を使う[23]。これらの年齢階級の各段階はライフサイクルの普遍的な生物学的段階ではなく，その始めと終わりは文化によって規定されており，独特の心理的・社会的特徴をもっている。

一般に「年齢階級」は，ある年齢層に属する人たちがどのように行動しなければならないか，また他の階級の人たちがどのように彼らに接しなければならないかを規定する。すべての社会において，男性と女性に期待される行動に大きな違いがあるように，年齢階級の各段階に期待されることにも大きな違いがある。

本書の後半（第6章，第9章参照）では，とくに西欧社会では思春期・月経・妊娠・出産・閉経・死などのようなライフサイクルにおける一般的な出来事の多くが，徐々に医療の対象とされ，自然な状態というよりはむしろ病理的であると考えられるようになってきたことについて，医療人類学の立場から議論する。本章では，とくに幼年期[24]と老年期[25]という，ふたつの重要な下位文化の特徴について述べたい。

4.1. 幼年期

幼年期の定義は固定され限定されたものでもなく，また生物学的基準にのみ基づいたものでもない。異文化間の研究によると，幼年期が定義される方法や，その始めと終わり，そして子どもたちやその周りの者にとって適切と思われる行動にも広いバリエーションがあることが明らかになっている。

Jamesら[26]は，幼年期の定義は常に社会的に構築されており，ゆえに異なる人種・民族において幅広いバリエーションがあることを指摘している。たとえば子どもたちが教育を受け，特定の宗教的な儀式に参加し，家庭外での仕事をし，性的関係をもち，自分の財産をもち，自分の身分証明証をもち，自らの行動に法的責任をもつなどの行動に対して，社会によって異なった年齢の区分が定められている。

子どもの見合い結婚は，現在とくに都市化した区域では稀になってきているが，過去にはインド・中国・日本・アフリカ・南ヨーロッパなどの地域社会で存在したように，現在もいくつかの伝統的な文化の社会では行われている[27]。たとえば，ナイジェリアの「ハウサ（*Hausa*）」の人びとでは，10歳の少女が将来の夫と婚約して「妻としての社会的責任」を果たすことを期待されたときに，幼年期は事実上終わるのである[28]。そのほかにも，子どもたちは内戦や紛争の戦闘員になったり，フルタイムで非常に低い賃金のために働いたりすることを期待されている[29]。貧しい社会では子どもたちは事実上「大人の訓練生」であり，できるだけ早い時期に，育児・料理・家畜番・賃収入など大人の普通の仕事のほとんどすべてをさせられる。対照的に，経済的に豊かな社会の幼年期という概念は，社会によって保護された期間であり，子ども用のレジャー・服装・食嗜好・おもちゃ・本・コンピュータプログラム・映画・ビデオ・雑誌が存在しおり，そこから巨大な経済的利益が生み出

される仕組みになっている。

　Jamesら[26] が述べているように，子どもたちは自然や社会による力だけでつくられるのでなく，むしろ彼ら自身で，あるいは大人との交流でつくりだした価値の世界に生きている。彼らは単に受動的な受益者ではなく，自分たちの知恵や言語を発達させ[24]，自分たちのアイデンティティ，さらには幼年期の文化の構築に貢献しているのである。医療人類学は，幼年期の文化のなかでも，とくに健康や病気に対する子ども独自の考え方や見方，医学的治療に対する子どもたちの態度などに焦点を当てている（第5章参照）。

　国際的なレベルでは，幼児労働者の利用[29]，子どもたちの性的・身体的虐待[30, 31]，児童売春の広範囲の流行[29]，子どもの戦争への参加[29]，多くの貧しい国々でのストリートチルドレンの増加などの問題が存在する。これらの社会問題と健康との関連性があるため，幼年期の人類学的な研究はますます重要になってきている。

　本書では，幼児と児童の健康を理解するために，次のような領域について論じている。身体障害（第2章参照），男女の割礼（第2章参照），幼児の授乳慣習と栄養（第3章参照），病気の認識（第5章参照），妊娠と出産（第6章参照），自己治療と薬物濫用（第8章参照），家族構造（第10章参照），そして，予防注射・家族計画とプライマリ・ケア（第13章参照）である。

4.2. 老年期

　医療人類学の比較的新しい分野である「比較文化老年学（cross-cultural gerontology）」は，多様な文化にわたっての老化とそれに対する社会の受け止め方について研究する。老齢人口が世界で急速に増加しているため，その重要性は高まっている。世界全体の60歳以上の人口は，2000年の約6億人から，2050年には3倍の約20億人になることが予測され[32]，その72％がア

フリカ・アジア・ラテンアメリカなどの開発途上国の人びとである。60歳以上の人口は，途上国では2000年に8％だったものが2050年には20％になり，多くの先進国では20％から33％に増えると予測されている。また，世界中で老年人口のなかで急速に増加している年齢層が80歳以上の最年長者であり，2000年の6,900万人から，2050年には3億7,900万人に増えるといわれている[32]。経済の近代化，出生率の減少，性別役割の変化，人口の流動化は，家族構造の崩壊をまねき，以前にも増して多くの老年者が社会からとり残され，自活を余儀なくされている。

　人類学者は，あらゆる文化において，生物学的老化は社会的老化と必ずしも同じではなく，ましてや精神的な老化とも同じでないと指摘している。ある文化において老人と定義される特定の年齢は，他の国では老人とみなされないかもしれない。同様に，ある国では，性的な関係をもったり，派手な服を着たりすることなど，年輩者には不適当な行動であると決められていることが，他の国ではまったく普通だと思われるかもしれない。また，自分で感じる肉体的・精神的な老化は，年代学的年齢としばしば関係なく，多くの老人はKaufman[25] が「年齢を超越する自己（the ageless self）」と呼ぶ感覚を自分のなかに秘めているのである。

老年者の地位

　文化によって老年者に与えられる地位は大きく異なる。生産性の低下が老年者の地位の低下をもたらす西欧の産業社会と異なり伝統的な地域社会では，一般的に年長者はより高い尊敬を受けている。とくに無文字社会では，年長者は口述の歴史や古代の伝統の生き字引であり，文化的な慣習や観念，神話・儀式の専門知識などに精通しているのである。このような社会では，尊敬すべき年長者の予期せぬ死は，先進国社会における図書館の焼失に等しい影響があるだろう。

一般に現代の西欧産業化社会では，若さ・生産性・個人主義・自立に重点をおくために，老年者に対して寛容でない。Loustaunau & Sobo [33] が「米国では老化は嫌われる」と述べたことは，ほかの国々にも当てはまる。これらの情報化社会では，推論・記憶・計算などの認知機能を高く評価する文化的偏見があり，仮に年長者が記憶喪失や認知障害を患っているならば，そのような年長者の多くは低く評価されてしまう傾向がある（第2章参照）。コンピュータが人びとの多くの「第二の自己」として尊重されるようになった時代では，通常の老化の徴候の多くがアルツハイマー病や認知症といった病理現象のひとつとみなされてしまうのである [34]。

Desjarlais ら [29] によれば，産業化社会のこのような傾向は，世界の他の多くの文化とは対照的なものである。世界の多くの文化では，老年者の認知的特徴は公衆衛生的問題だと位置づけられていないばかりか，老年者として当然の現象であり，少なくとも自然な老化の一部として理解すべきものとみなされている。

たとえば中国では，老人のある程度の「子どもっぽさ」は大目に見られるべきもので，異常ではなく，医療の介入は不必要だとみなされている。一方で，中国の家庭では一般に年長者の面倒をよく見ているものの，近年の寿命の延伸により住居などの社会的資源の不足が生じ，多くの家庭に心理的・経済的な負担がもたらされているのも事実である [29]。

インドでは，寿命が短いためか，あるいは欧米より認知症の老人に対してより寛容であるためか，認知症は比較的少なく問題は深刻ではないといわれている。Cohen [35] による伝統的なインド社会と欧米社会を比較した研究によると，欧米の人びとは個人と個人が高度に分離し独立した身体観をもち，自己と他者の間には境界があり自律に価値をおく。伝統的インド社会では，他者とのつながりを重視した相互依存的な身体観をもち，他者との関係性を第一に経験や行動

が積み重ねられるとしている。現代のインド社会では，老化の問題は個人の問題として捉えられるのではなく，社会が都市化し，近代性が求められ，欧米化することによって伝統的な親族や地域社会によるサポートが減少したことが問題視される。

しかしながら，非産業化社会における年長者に対するケアは過剰に理想化されるべきではないだろう。年長者は通常，親族によってかなり大切にされるが，ときには捨てられ虐待されることもある。ある社会では，認知症の老婆は魔女とみなされ，殺されることすらある [36]。これは16世紀から17世紀の英国社会における狂騒的な魔女狩りと類似している。

世界には文化的に定義された多様な「幸福な老い（successful ageing）」が存在している [37]。たとえば欧米社会では，認知機能が維持され，経済的に自立し，楽観主義的であることが幸福な老いのイメージであり，ほかの社会では，忍耐力があり，冷静沈着で，人間社会に対する深い洞察ができる知恵を備えていることが幸福な老いのイメージとされる。認知症を測定する質問紙や診断基準は欧米社会に適合した基準であるため，精神科医が文化的に異なる社会の老年者を認知症と診断することは難しいといわれている [38]。

老齢人口が増加していく世界では，従来の急性疾患への対応を強調したドラマティックな医療モデル（第4章参照）から，慢性疾患を患う人びとを対象とした長期的な全人的な医療へ，すなわち「キュア（治療）からケアへ」といった医学的なパラダイムの大きな変容が必要とされてくるだろう。

4.2.1. 老年期の「医療化」

古今東西，死を遠ざけ，長寿を目指す方法が模索されてきた。そのなかには，特別な食事，医術，祈り，儀礼など，若さを保とうとするさまざまな不老長寿を目指す方法が含まれる。現

代の産業化社会においては，年齢にともなうこころやからだの変化が医学的な問題として扱われ，医師が対処すべきものとして「医療化（medicalization）」されるようになってきている。「老年医学」という分野が，フランスの医師ジャン＝マルタン・シャルコー（Jean-Martin Charcot）の著書『老年期疾患の臨床講義』[39]によって初めて提唱されたのが1881年である。それ以来，「老化」は一種の慢性疾患として扱われるようになり，治すことはできない，軽減・緩和すべき疾患として捉えられるようになった。

「アンチエイジング」産業の興隆にともなって，ホルモン剤やビタミン剤，または運動プログラムなどのさまざまな商品が広がり，医療もその潮流の一端を担うようになってきている。「生物学的老年学（biogerontology）」という新しい医学分野は，さまざまなかたちの寿命を伸ばす方法を提唱し，身体的老化すらも「治療」可能だとしている[40]。Grey[41]は「腫瘍学が，がんを撲滅しようとするのと同じく，生物学的老年学は老化を撲滅しようするのだ」と述べる。これは，分子レベルの介入ですべての老年期に発生する慢性疾患を未然に防ぐ目的で行われるもので，「罹患率の圧縮（compressed morbidity）」といわれるような，加齢や病気への罹患を人生の後半に遅らせる現象にも相当する[41]。この方法によって高齢者は，さらに何年もの間，健康を保つことができるようになるのである。幹細胞治療[43]やナノテクノロジーを用いたアンチエイジング研究も始まっている[42]。

一方で，このような新しい医学の潮流は先進諸国のしかも富裕層にしか利用できないため，人間の寿命における貧富の格差がさらに拡大することにもつながることが問題視されている[44]。またCetina[45]は，寿命を延ばすことを無条件に良しとして生活や人生の質（QOL）ばかり強調するような傾向は，「科学が人間や社会の完全性を拡大していくという啓蒙思想の理想や，人びとはモラルを向上させていくものだという観念までも奪ってしまう」と警鐘を鳴らしている。あらゆる宗教的観点からみても，寿命を延ばすことは，霊的な英知や覚醒の向上を導くとはいえない。

老年期の医療化は，手術や移植，そして人工透析などの利用率の増加にも現れている。1972年に，米国で65歳以上の腎不全患者に対して医療保険が適用されるようになり，1975年に1万6,000人だった利用者が，1995年には7万2,000人に増加した[46]。同様に，70歳以上の腎不全患者の腎臓移植の利用数も急激に増加している。今や，70歳代あるいは80歳代前半の人びとにとって，臓器移植は日常的な出来事になってきている。

しかしながら世界のほとんどの人びとにとって，この生物学的老年学の進歩はまったく関係のない出来事である。貧困国では，「老年期」は単に相対的な概念にすぎず，人生の長さは一般的に50年かそれ以下である。彼らにとって寿命を延ばすということは，貧困や低栄養，貧しい住居，不衛生な飲料水，そしてHIVウイルス・マラリア・結核などの感染症を克服することを意味する。

5

臨床に応用される医療人類学

医療人類学の研究者には，理論的側面に集中してきた者もいるが，臨床実践や健康教育プログラム，あるいは国際的な医療援助など，ヘルスケアや予防医学における応用的側面に焦点を当ててきた者もいる。このような「臨床に応用される医療人類学（clinically applied medical anthropology）」の分野への関心は，ここ数年に着実に増大してきている。

医療人類学者は，開発途上国のみならず欧米

の都市や地域社会など，世界の多くの地域で健康の改善やヘルスケアを目的としたさまざまなプロジェクトに携わってきている。なかには病院や診療施設において，しばしば学際的な保健医療チームの一員として，個々の患者のケアに緊密に携わる「臨床人類学者（clinical anthropologist）」になったものもいる[47]。そこでは，健康や病気における文化的な要因の重要性をより深く認識するようにアドバイスしたり，自身の特別な専門知識や経験を用いて健康の専門家やセラピストの役目を果たしたりしている。

また「批判的医療人類学（critical medical anthropology）」という，より巨視的かつ包括的な健康への影響を研究する者もいる。彼らは，今日の世界の多くの社会間や社会内における政治的・経済的な不平等に焦点を当て，とくに貧困と病気の緊密な関係に焦点を当てている[48, 49]。

「世界保健機関（World Health Organization：WHO）」や「国連児童基金（United Nations Children's Fund：UNICEF）」などのような国際援助機関で，世界のさまざまな開発途上地域の健康問題に関わっている医療人類学者もいる。彼らは，さまざまヘルスケアや健康教育の計画を立てたり評価をしたり，ヘルスケア・プログラムに対するコミュニティの反応をモニターしたり，現地の組織や下位文化の影響を観察したり，また援助機関の役割を自己評価したりする[50]。医療人類学者は，産業化社会・非産業化社会のどちらにおいても，プライマリ・ヘルスケア，家族計画，乳幼児の栄養指導，予防接種，精神保健，薬物依存やアルコール依存のコントロール，エイズ・マラリア・結核の予防，といったさまざまな領域で活躍している。

こういった国際保健における文化的要因の重要性が公式に認められ，WHOと「国連教育科学文化機関（United Nations Educational, Scientific and Cultural Organization：UNESCO）」の両機関は，1996年を「文化と健康の年」として宣言している[51]。

国際保健における医療人類学の貢献

医療人類学が，世界の特定の一地域の健康問題について，どのように役立つかを証明するため，下痢の例をあげたい。WHOによると[52]，毎年およそ500〜700万人がこの病気で亡くなり，この高い発症率はとくに開発途上国における重大な健康問題となっている。この問題の長期的な解決は，国内だけでなく他国との関係における大きな経済的・社会的・政治的変化を必要とするため，ヘルスケアの専門家や社会科学者だけでは解決できない。

当座の治療としては経口補液療法（oral rehydration therapy：ORT）が，幼児や小児の下痢をともなう致命的な脱水を防ぎ，安全・安価で簡単な治療方法を提供する。しかし，世界の多くの地域の母親は，無料で簡単に利用できるときでさえ，この比較的単純な治療法を用いることを嫌うのである。これは人類学的な調査で明らかにされた次に例示する「事例研究」で理解できるように，下痢という病気の原因，危険性や最良の治療法についての土着の考え方が関係している[53]。

したがってヘルスケア・プログラムは，医療の問題に対処するだけでなく，常に地域社会の参加を得られるように計画されなければならない。そのプログラムには，多様な地域社会の特殊な必要性や状況，彼らの社会的・文化的・経済的背景，そして，その地域に住む人びとの病いや健康や治療法に対する考えなどが考慮されなければならない。

事例研究 パキスタンでの経口補液療法

パキスタンの村落社会におけるMulls[54]の調査によると，1983年から保健省によって経口補液療法の使用が全国レベルで促進され，経口補液剤（oral rehydration solution；ORS）が政府の窓口から無料で手に入り，さらに1,800万箱以上のORSが自国の製薬産業で毎年生産される事実にもかかわらず，母親たちの多くはORTの使用を拒否し

てきた。

　多くの母親たちがORSについて無知であり，なかには下痢は歯が生え成長するときの自然で当然あるべきもので，病気とは考えない母親もおり，また，下痢を止めることは体に閉じ込められた「熱」が脳に広がり，発熱の原因になりはしないかと恐れる者もいた。また，乳児の下痢は，nazar（邪視），jinns（悪霊）またはsutt（乳児の吸乳を難しくするといわれる陥没した頭蓋骨の泉門）といった，ある種の民族病（第5章参照）が原因であり，ORTに頼らず伝統的な治療法で治療師によって治療されるべきだという者もいた。

　これらの母親のなかには粘着性の物質を幼児の頭のてっぺんにつけて，陥没した泉門を持ち上げたり，あるいは指で口の奥の硬口蓋を突き上げようとしたりする者もいた。多くの母親は，下痢を「熱性（hot）」の病気（第3章参照）とみなし，病気の乳児を常温に戻すため，母親や乳幼児の食事を「冷性（cold）」のものに変えたり，薬草を与えたりするなど冷却療法を行っていた。大部分の西洋薬は，たとえば抗生物質やビタミンでさえ「熱性」だと分類され，下痢の子どもには不適当と考えていた。塩が「下痢にとって良くない」と考え，ORSを認めない（塩を含むので）者もいた。

6
文化を理解し対処する能力

　近年とくに北米において，「文化を理解し対処する能力（cultural competence）」という概念が，医師や看護師だけでなく保健医療の分野において注目されている[56]。文化や民族の多様性が拡大する社会で，移民やマイノリティ・グループとの良好なコミュニケーションを保ち，医療の質の向上に役立つ概念として必要とされている[57]。Carilloら[58]が述べているように，米国における多くの医師たちは，社会や文化の多様性に対処するための適切な訓練が受けられてい

ない。米国保健福祉省のマイノリティ健康局（Office of Minority Health: OMH）によれば，「文化を理解し対処する能力」には，ヘルスケアの現場において患者が必要としている文化的および言語的なニーズを，ヘルスケアの専門家や専門機関が適切に理解して対処する能力が含まれている。この概念では，次のようなさまざまな側面が重要視される。

1. ヘルスケアの専門家は，患者のコミュニティや患者自身の文化的な背景を理解し，彼らの文化的信念や実践と期待することを的確に把握する感受性を磨かなければならない[56, 57, 58, 60]。たとえば，心身の不調の原因をどのように考えるのか，健康や病気をめぐる判断において家族がどれほど大きな役割を果たすのか，診察をする医師の性別がどれほど重要か，などを理解しなければならない。

2. マイノリティに属する患者が，ヘルスケア機関にアクセスする際の構造的な壁を取り除くように努力しなければならない。たとえば，通訳のサービス，宗教的信念に配慮した食事指導，待ち時間を減らすための予約システム，そして文化に適合した健康教育のための教材の用意，などである[11]。

3. 各種ヘルスケア組織における障壁も低くしていかなければならない。文化的な観点から，より適切なヘルス・サービスを企画していくためには，医療専門職や行政官，そして政策立案者といった職種に，マイノリティのコミュニティ出身者を数多く起用する必要があるだろう。1997年にBetancourtら[11]は，米国におけるマイノリティの民族グループ出身の医学部卒業生が11%のみであることを示し，多様な民族性に適合していないという，政策における構造的な問題を指摘している。

「文化を理解し対処する能力」のもうひとつの重要な側面が医療における「インフォームドコンセント（informed consent）」の問題である。Dein と Bhui [61] は，説明された医療情報を患者が適切に理解し，その情報に同意するか同意しないかを患者が自由に意志決定すべきだという現代医療の考え方が，ある民族グループの文化的価値観と衝突することがあると述べている。文字が読み書きできないという理由や，対話を重んじるがゆえに書面での契約は信用できないという理由などから，インフォームドコンセントへの署名を拒否することもある。彼らの文化では，欧米式の個別性や自立性といった概念を共有することができないため，自己決定に価値がおかれないのである。

Ganeo ら [62] は，「文化を理解し対処する能力」は，医師患者間のコミュニケーションを改善するだけでなく，患者の満足度やコンプライアンスを高めることにもつながると指摘している。その結果，医師による診断や治療に対して肯定的な印象をもつことができ，医療的資源が適切に使用されることになる。長期的に見れば，「文化を理解し対処する能力」は民族的なマイノリティと多数派との間の健康格差を縮めることになるのである。

注意すべきことは，この「文化を理解し対処する能力」は「臨床における能力（clinical competence）」に取って代わるものではなく，また必ずしも良い医師や良い看護師であることを意味しない。むしろ，すべての医療や健康に関わる専門家が獲得すべき，臨床能力を補強する重要な技能であり，どのような文化的コンテクストにおいて働く場合にも必要とされる技能なのである（第5章参照）。

さらに大切なことは，現代のグローバル化する流動的社会において，この技能は決して一方向性のものではないということである。近年急増している他国に移住するヘルスケアの専門家にとっても重要な技能であり（第12章参照），一方で他国から訪れるヘルスケアの専門家を迎え入れる多数派の人びとにとっても学ばなくてはならない技能なのである。

ヘルスケアというものは真空地帯で起こりえるものではなく，権力関係や不平等といった，社会や文化そして経済的な状況と密接に結びついたものである。したがって「文化を理解し対処する能力」は，ヘルスケアのすべてのセクターの専門家にすばやく反応する能力を要求するものであり，ケアの多様性を妨げる偏見や特定の信念といった，専門家自身が抱える文化的な固定観念を誠実に検証することを促すものである（第5章参照）。

7
人類学における研究理論

世界のさまざまな社会・文化グループの健康に関する信念や実践を調査する際に，おもに人類学者はふたつの研究アプローチを用いる。

ひとつ目は「民族誌的アプローチ（ethnographic approach）」である。そこに住む人びとの世界観や日常生活を理解するために，小規模な社会または比較的小さなグループを研究する。研究の目的は，可能なかぎり「行為者の視点（actor's perspective）」を発見することであり，その社会の成員の観点から世界がどうみえるかを知ることである。この発見を目指して，人類学者は「参与観察（participant observation）」の技法を使ってフィールドワークを実施する。人類学者はあるグループの人びとと一定の期間（通常少なくとも1年以上）にわたって一緒に生活し，社会科学者としての客観的な見方を同時に保持しながら，現地の人たちの目で世界を見ることを学ぶ。人類学者の仕事は，測定することよりも「意味」を探ることを重要視することの方が多い [69] が，しばしば人口を数

えたり食生活や収入を調査したり，各世帯の住民をリストアップするなど量的研究も行う。その後に民族誌研究は，ふたつ目の「**比較研究アプローチ（comparative approach）**」の段階に進むことができる。これは，それぞれの社会や文化の重要な特徴を吟味し抽出し，他の多くの社会や文化と比較して，その社会集団や人びとの普遍的な性格について結論を出すことを目的とする。

人類学は，その初期の時代には，植民地帝国の領地内や境界地域における小規模部族社会の研究におもな関心をもっていた。しかしながら，現代の人類学は複雑な西欧社会においても同じように民族誌的アプローチを用いる。現代の人類学者にとっての「部族（tribe）」は，ニューヨークの一教派であるかもしれず，またロンドンの一郊外やロサンゼルスの外科医の一団やメルボルンの診療所にきている患者群であるかもしれない。これらのすべてのケースにおいて，聞き取り調査や心理学や社会学で使用される質問紙調査に加えて，民族誌的アプローチや比較研究アプローチが用いられるのである。

新しい人類学の研究方法

現代の人類学では，歴史学・文芸批評・記号論・カルチュラルスタディーズ・遺伝学など，他の学問領域の方法論を使うこともよくある。本書の後半（第19章参照）で詳しく述べるが，人類学が利用できる研究アプローチの範囲は着実に増加している。今日では調査の技法として以下が含まれる。自由記述アンケート，ビデオ録画またはテープ録音，コンピュータ分析，航空写真，家族史の編纂と家系の分析，個人のナラティブ（物語り）の収集，日記・手紙・家族写真・新聞記事・地図・国勢調査報告や郷土史資料などの印刷物を使用することもある。

最近では，国際援助プログラムによる需要の増加に対処して，「迅速な民族誌的なアセスメント」技術が開発された[70]。これらは通常，人類学者とアシスタントによる短期的で集中的な調査となり，数週間から数か月にわたって実施される。彼らは，特定の共同体または地域で，たとえば罹患率が高い下痢など特定の問題に集中して調査を行う。

比較的長期のフィールドワークとともに，これらの研究データは，国際援助プログラムの立案と評価に非常に役立つことがある。医療人類学が利用できるこれらの新しい研究方法は，第19章でさらに詳細に述べる。

本書は，医療人類学者であり臨床医である著者が，今後ますます発展していくことが期待される「**臨床に応用される医療人類学（clinically applied medical anthropology）**」の立場から書き表したものである。各章では，医療人類学の立場から見た現代の健康問題のトピックが述べられている。本書の目的は，予防医学と健康教育，そしてヘルスケアの実践において，病いと健康に関する文化的・社会的要因が臨床的に非常に重要であることを明らかにすることである。

●推奨図書

医療人類学
Anderson, R. (1996) *Magic, Science and Health*. London: Harcourt Brace.
Foster, G.M. and Anderson, B.G. (1978). *Medical Anthropology*. Chichester: Wiley.
Hahn, R.A. (1995). *Sickness and Healing: an Anthropological Perspective*. New Haven: Yale University Press.
Sargent, C.F. and Johnson T.M. (eds) (1996). *Medical Anthropology*. Westport: Praeger.
Kleinman, A. (1981) *Patients and Healers in the Context of Culture*. Berkeley: University of California Press.
Landy, D. (ed.) (1977) *Culture, Disease and Healing*. Basingstoke: Macmillan.
Lupton, D. (1994) *Medicine as Culture*. London: Sage.

看護人類学
Andrews, M. and Boyle, J. (2003) *Transcultural Concepts in Nursing Care,* 4th edn. Philadelphia: Lippincott.
Leininger, M. (2005) *Cultural Care Diversity and Universality: a Worldwide Nursing Theory*. Boston: Jones and Bartlett.
Papadopoulos, L. (ed) (2006) *Transcultural health and*

social care: developing culturally competent professionals. London: Elsevier.

社会人類学／文化人類学

Keesing, R.M. and Strathern, A.J. (1998). *Cultural Anthropology: A Contemporary Perspective*, 3rd edn. London: Harcourt Brace.

Peacock, J.L. (2001). *The Anthropological Lens*, 2nd edn. Cambridge: Cambridge University Press.

●参考図書・文献

[1] Editorial (1980) More anthropology and less sleep for medical students. *Br. Med. J.* 281, 1662.

[2] Keesing, R.M. and Strathern, A.J. (1998) *Cultural Anthropology: A Contemporary Perspective*, 3rd edn. London: Harcourt Brace and Co., pp. 22–4.

[3] Tylor, E.B (1871) *Primitive culture: researches into the development of mythology, philosophy, religion, art, and custom*. Routledge/Thoemmes Press.

[4] Keesing, R.M. and Strathern, A.J. (1998) *Cultural Anthropology: A Contemporary Perspective* 3rd edn.. London: Harcourt Brace and Co., pp. 14–16.

[5] Hall, E.T. (1984) *The Dance of Life*. Surbiton: Anchor Press, pp. 230–31.

[6] Leach, E. (1982) *Social Anthropology*. London: Fontana, pp. 41–3.

[7] Lopez, S. and Hernandez, P. (1986) How culture is considered in evaluation of psychopathology. *J. Nerv. Ment. Dis.* 176, 598–606.

[8] Weiss, M.G. (1985) The interrelationship of tropical disease and mental disorder: conceptual framework and literature review. Part 1 – Malaria. *Cult. Med. Psychiatry* 9, 121–200.

[9] Townsend, P. and Davidson, N. (eds) (1982) *Inequalities in Health: The Black Report*. London: Penguin.

[10] Charlesworth, S.J., Gilfillan, P. and Wilkinson, R. (2004) Living inferiority. *Br. Med. Bull.* 69, 49–60.

[11] Betancourt, J.R., Green, A.R., Carillo, J.E. and Ananeh-Firempong, O. (2003) Defining cultural competence: a practical framework for addressing racial/ethnic disparities in health and health care. *Publ. Health Rep.* 118, 293–302.

[12] McKenzie, K. (2003) Racism and health. *Br. Med. J.* 326, 65–66.

[13] Zaidi, S.A. (1988) Poverty and disease: need for structural change. *Soc. Sci. Med.* 27, 119–27.

[14] United Nations Development Programme (2005) Clean water and sanitation for the poor. UNDP; http://www.undp.org/dpa/publications/FSwater120303E.pdf (Accessed 7 September 2005).

[15] Unterhalter, B. (1982) Inequalities in health and disease: the case of mortality rates for the city of Johannesburg, South Africa, 1910–1979. *Int. J. Health Serv.* 12, 617–36.

[16] Preston-Whyte, E.M. (1995) Half-way there: anthropology and intervention-oriented AIDS research in Kwazulu/Natal, South Africa. In: *Culture and Sexual Risk: Anthropological Perspectives on AIDS* (ten Brummelhuis, H. and Herdt, G. eds). London: Routledge, pp. 315–38.

[17] Marmot, M. (2004) *Status Syndrome*. London: Bloomsbury, pp. 1–36.

[18] Marmot, M. (2004) *Status Syndrome*. London: Bloomsbury, pp. 39–58.

[19] Marmot, M. (2004) *Status Syndrome*. London: Bloomsbury, pp. 169–98.

[20] Kim, S., Symons, M. and Popkin, B.M. (2004) Contrasting socioeconomic profiles related to healthier lifestyles in China and the United States. *Am. J. Epidemiol.* 159, 184–91.

[21] Gwatkin, D.R., Guillot, M. and Heuveline, P. (1999) The burden of disease among the urban poor. *Lancet* 354, 586–9.

[22] Foster, G.M. and Anderson, B.G. (1978) *Medical Anthropology*. Chichester: Wiley, pp. 2–3.

[23] Ember, C.R. and Ember, M. (1985) *Cultural Anthropology*, 4th edn. Harlow: Prentice Hall, p. 205.

[24] Opie, I. and Opie, P. (1977) *The Lore and Language of Schoolchildren*. Oxford: Oxford University Press.

[25] Kaufman, S. (1986) *The Ageless Self*. Madison: University of Wisconsin Press.

[26] James, A., Jenks, C. and Prout, A. (1998) *Theorizing Childhood*. Cambridge: Polity Press, pp. 22–34.

[27] Ember, C.R. and Ember, M. (1985) *Cultural Anthropology*, 4th edn. Harlow: Prentice Hall, pp. 169–70.

[28] James, A., Jenks, C. and Prout, A. (1998) *Theorizing Childhood*. Cambridge: Polity Press, p. 63.

[29] Desjarlais, R., Eisenberg, L., Good, B. and Kleinman, A. (1995) *World Mental Health*. Oxford: Oxford University Press, pp. 155–78.

[30] James, A., Jenks, C. and Prout, A. (1998) *Theorizing Childhood*. Cambridge: Polity Press, p. 60.

[31] Korbin, J. (1987) Child sexual abuse: implications from the cross-cultural record. In: *Child Survival* (Scheper-Hughes, N. ed.), pp. 247–65. D. Dordrecht: Reidel.

[32] United Nations Population Division (2001) *United Nations Population Division Issues 'World Population Prospects: The 2000 Revision'* (Press Release

DEV/2292, POP/791, 27/2/2001); http://www.un.org/News/Press/docs/2001/dev2292.doc.htm (Accessed 19 September 2005).

[33] Loustaunau, M.O. and Sobo, E.J. (1997) *The Cultural Context of Health, Illness, and Medicine.* Westport: Bergin and Garvey, pp. 65–8.

[34] Turkle, S. (1984) *The Second Self: Computers and the Human Spirit.* London: Granada, pp. 281–318.

[35] Cohen, L. (1998) *No Aging in India.* Berkeley: University of California Press, pp. 15–20, 32–34.

[36] Desjarlais, R., Eisenberg, L., Good, B. and Kleinman, A. (1995) *World Mental Health.* Oxford: Oxford University Press, pp. 202–27.

[37] Torres, S. (1999) A culturally-relevant theoretical framework for the study of successful ageing. *Ageing and Society* 19, 33–51.

[38] Livingston, G. and Sembhi, S. (2003) Mental health of the ageing immigrant population. *Adv. Psychiatr. Treat.* 9, 31–37.

[39] Stefánsson, H. (2005) The science of ageing and anti-ageing. *EMBO Rep.* 6 (Spec. Iss.), S1–3.

[40] Caplan, A. (2005) Death as an unnatural event. *EMBO Rep.* 6 (Spec. Iss.), S72–5.

[41] De Grey, A.D.N. (2005) Resistance to debate on how to postpone ageing is delaying progress and costing lives. *EMBO Rep.* 6 (Spec. Iss.), S49-S53.

[42] Rattan, S.I.S. (2005) Anti-aging strategies: prevention or therapy. *EMBO Rep.* 6 (Spec. Iss.), S25–9.

[43] Ho, A.D., Wagner, W, Malknecht, U. (2005) Stem cells and ageing. *EMBO Rep.* 6 (Spec. Iss.), S35–8.

[44] Helman, C.G. (2005) Cultural aspects of time and ageing. *EMBO Rep.* 6 (Spec. Iss.), S54–8.

[45] Cetina, K.K. (2005) The rise of a culture of life. *EMBO Rep.* 6 (Spec. Iss.), S76–80.

[46] Kaufman, S., Shim, J.K. and Russ, A.J. (2004) Revisiting the biomedicalization of aging: Clinical trends and ethical challenges. *Gerontologist* 44(6), 731–8.

[47] Johnson, T.M. (1987) Practising medical anthropology: clinical strategies for work in hospital. In: *Applied Anthropology in America* (Eddy, E. and Partridge, W. eds), 2nd edn. New York: Columbia University Press, pp. 316–39.

[48] Singer, M., Valentin, F., Baer, M. and Jia, Z. (1992) Why does Juan Garcia have a drinking problem? The perspective of critical medical anthropology. *Med. Anthropol. Q.* 14, 77–108.

[49] Baer, H.A., Singer, M. and Susser, I. (1997) *Medical Anthropology and the World System*, 2nd edn. Westport: Praeger.

[50] Foster, G.M. (1987) Bureaucratic aspects of international health agencies. *Soc. Sci. Med.* 25, 1039–48.

[51] Nakajima, H. and Mayor, F. (1996) Editorial: culture and health. *World Health* 2, 3.

[52] Agency for International Development (1983) *Proceedings of the International Conference on Oral Rehydration Therapy (ICORT)*, 7–10 June 1983. Washington, DC: Agency for International Development.

[53] Weiss, M.G. (1988) Cultural models of diarrhoeal illness: conceptual framework and review. *Soc. Sci. Med.* 27, 5–16.

[54] Mull, J.D. and Mull, D.S. (1988) Mothers' concept of childhood diarrhoea in rural Pakistan: what ORT program planners should know. *Soc. Sci. Med.* 27, 53–67.

[55] Morisky, D.E., Kar, S.B., Chaudry, A.S. *et al* (2002) Update on ORS usage in Pakistan: results of a national study. *Pak. J. Nutr.* 1(3), 143–50.

[56] Like, R.C., Steiner, R.P., *et al.* (1996) Recommended core curriculum guidelines on culturally sensitive and competent health care. *Fam. Med.* 28(4), 291–7.

[57] Betancourt, J.R, Green, A.R. and Carillo, J.E. (2002) *Cultural Competence in Health Care: Emerging Frameworks and Practical Approaches.* London: Commonwealth Fund.

[58] Carillo, E., Green, A.R. and Betancourt, J.R. (1999) Cross-cultural primary care: a patient-based approach. *Ann. Int. Med.* 130(10), 829–34.

[59] Office of Minority Health (2005) *Assuring cultural competence in health care: Project overview.* washington, DC: OMH, US Department of Health and Human Services; http://www.omhrc.gov/clas/po.htm (29 August 2005).

[60] Helman, C.G. (2005) Cultural Competence in Family Medicine. In: *European Textbook of Family Medicine* (Bisconcin, M. Maso, M., G. and Mathers, N., eds). Milan: Passoni Editore, pp. 41–47.

[61] Dein, S. and Bhui, K. (2005) Issues concerning informed consent for medical research among non-westernized ethnic minority patients in the UK. *J. R. Soc. Med.* 98, 354–6.

[62] Genao, I., Bussey-Jones, J. Brady, D. *et al.* Building the case for cultural competence. *Publ. Health Rep.* 326(3), 136–40.

[63] Leininger, M. and McFarland, M. (1995) *Transcultural Nursing: Concepts, Theories, Research and Practice,* 2nd edn. New York: McGraw Hill, p. 4.

[64] Leininger, M. (2003) *Transcultural Nursing in the New Millennium*, 3rd edn. New York: McGraw-Hill.

[65] Leininger, M. (2005) *Cultural Care Diversity and Universality: a Worldwide Nursing Theory.* Sudbury: Jones and Bartlett.

[66] Papadopoulos, I., Tilki, M. and Taylor, G. (1998) *Transcultural care: a Guide for Health Care Professionals*. Salisbury: Quay Books.

[67] Purnell, L.D. and Paulanka, B.J. (2005) *Guide to Culturally Competent Health Care*. Philadelphia: F.A. Davis Co.

[68] Andrews, M. and Boyle, J. (2003) *Transcultural Concepts in Nursing Care*, 4th edn. Philadelphia: Lippincott.

[69] Keesing, R.M. (1981) *Cultural Anthropology: A Contemporary Perspective*. Austin: Holt, Rinehart and Winston.

[70] Pelto, P.J. and Pelto, G.H. (1990) Field methods in medical anthropology. In: *Medical Anthropology* (Johnson, T.M. and Sargent, C.F. eds). Westport: Praeger, pp. 269–97.

（訳：辻内琢也）

第2章

身体
解剖学と生理学の文化的説明

●

すべての社会の人びとにとって，人体は健康と病いの間で揺れ動く単なる物理的有機体以上のものである。人体はその社会的・心理的意味や，その構造と機能に関する信念の対象でもある。「**身体イメージ（body image）**」という用語は，人が意識的かどうかに関わらず，自分の身体を概念化し，経験するすべてについて述べる際に用いられる。Fisher [1] の定義では，身体イメージとは「人が自身の身体経験を組織し統合する様式」のみならず「自身の身体についての態度・感覚・イメージの総体」を含む。私たちが育った文化や背景は，身体のなかで時間とともに起こりうる多くの変化をどのように知覚し，解釈するかを教えてくれる。私たちは若い身体と老いた身体，病気の身体と健康な身体，健常な身体と障害のある身体をどう識別し，熱なのか痛みなのか，違和感なのか不安感なのかを，どう明らかにするかを学ぶ。また，身体のどの部分は人に見られてもよいのか，どの部分はプライベートな部分とみなすか，そして身体的機能のうちどの機能は社会的に受け入れられ，どの機能は道徳的に不純だとみなされるかを学ぶ。

したがって，身体イメージは，各自が特定の家族・文化・社会で成長するなかで獲得されるものなのである。ただし，もちろん，これらの集団内でも身体イメージの個人差はある。

一般に，身体イメージの概念は4つの領域に分けられる。

1. 適正な体型やサイズに関する信念（服装や表面の装飾も含む）
2. 身体の境界に関する信念
3. 身体の内部構造に関する信念
4. 身体機能に関する信念

1
体型・サイズ・服装・身体の表面

それぞれの社会において，人体には物理的のみならず社会的な現実がある。たとえば，体型やサイズ，身体装飾は，年齢や性別，社会的地位，職業，宗教的・非宗教的な特定の集団への帰属など，その人の社会における位置づけを伝達するひとつの方法である。このコミュニケーション様式には，文化によって，そして同じ文化のなかの集団によって異なることの多い身ぶりやポーズが含まれる。たとえば，医師，聖職者，警官，販売員のボディ・ランゲージはそれぞれ大きく異なり，違うタイプのメッセージを伝える。服装も社会的地位や職業を示すうえでとりわけ重要である。欧米世界では，貧しい人びとのぼろぼろであったり体に合わなかったり大量生産されたりした服とは対照的に，毛皮や宝石，高級ブランドの服などが富の象徴として身につけられる。同様に，欧米における医師の白衣や糊のきいたナースキャップは，実践的な

側面（清潔さや感染症予防）だけでなく，独自の特権（第9章参照）による名声と権力のある職業集団への所属を示すという社会的機能がある。社会的地位の変化は服装の変化で示されることが多い。欧米の大学で卒業生は，少なくとも一時的に，アカデミック・ガウンと角帽を身につける。このように，身体装飾の多くの側面，とりわけ服装は，社会におけるその人の現在の位置づけに関する情報を表すという社会的機能と，環境から身体を保護するというより明白な実用的機能の両方をもつ。

身体は服装によって保護されているが，体表のある部分は他よりも環境に冒されやすいと考えられている。たとえば寒気や風邪，熱についての一般の英国人の信念に関する筆者の研究[2]では，頭頂や首・足の裏など特定の部位の皮膚は他の部位に比べて寒さや湿気，風の影響を受けやすいという身体イメージがあった。帽子をかぶらずに，あるいは散髪後に雨のなかを外出すると，もしくは水たまりや冷たい床を歩くと風邪をひく。同様に，肛門・尿道・喉・鼻孔・耳などといった体表の開口部を通して，細菌・微生物・ウイルスが侵入することによって熱が出ると信じられていた。

服装に加えて，姿勢や身体動作のコントロールも社会的地位の指標となる。地位の高い人はたいてい厳しく身体を制御しているが，低い地位の人はそうではない。同時に，各職業によって，身体は微妙に異なるやり方でコントロールされている。たとえば兵士の姿勢や動作は，ダンサーや医師のそれとは非常に異なる。

身体の実際のかたち・サイズ・表面への人工的な変工も世界中に広くみられ，社会的機能をもつ。これは，より極端なかたちの身体的切除にも当てはまる。これらの多くには文化的に定義された，たいていは女性の「美」の観念や，身体の適正なサイズや形の観念が関係している。Polhemus[3]は，とくに産業化されていない社会で現在実践されている，あるいは過去に行わ

れていた，より極端なかたちの身体変工をいくつか挙げている。たとえばペルーにおける乳児の頭蓋骨変形，帝国時代の中国における纏足（てんそく）や，アメリカ先住民族の入れ墨，ブラジルのアマゾン地方，東アフリカ，およびメラネシアにおける唇と耳たぶに大きな皿を入れる風習，西アフリカのマリ共和国における耳輪と鼻輪などが含まれる。

最も広くみられる身体的切除は男子割礼である。ほぼ5,000年にわたってみられる社会もあり，今日，世界人口の約6分の1の人びとによって実践されている[4]。最も論争の的となっているのはおそらく女子割礼であり，現在では女性器切除（female genital mutilation：FGM）と呼ばれる[5]。これは通常，外性器のすべてあるいは一部の除去をともない，生後1か月から思春期までの少女に行われる。とくにサハラ砂漠以南のアフリカ諸国，アラブ世界，マレーシア，インドネシア，そして欧米諸国の移民社会の一部において，今日生きている8,000万人の少女や女性が割礼を受けたと推定されている[6]。これらの多くの地域，とりわけ農村部では，割礼を受けていない女性は非難され，結婚が難しくなる。1982年に「世界保健機関（World Health Organization：WHO）」は保健専門職にいかなる状況でも女子割礼を行わないよう強く命じた。現在，多くの国で違法であるものの，FGMは今なお数多く行われている。

このような身体的切除による健康リスクは明らかである。たとえば女子割礼は，感染症，大量出血，隣接器官の損傷，瘢痕組織の形成，そして排尿・月経・性交渉・出産が長期にわたって困難になる危険性をともなう[6]。しかし身体的切除の一部は，間接的だとしても，人びとの健康にとって利益をもたらすことがある。早期の男子割礼はかつて，女性を子宮頸がんから守る一因と思われていたが，これは今では反論されている[7]。けれども，早期の男子割礼は陰茎付近の感染症の一部や包茎（包皮の硬化），そし

ておそらくエイズを予防できる可能性をもつ。2005年，「国連合同エイズ計画（Joint United Nations Programme on HIV/AIDS：UNAIDS）」は，南アフリカのハウテン州で18歳から24歳までの男性を対象に行われた研究で，成人男性の割礼はHIVの感染リスクを低下させる可能性があることが示唆されたと報告している[8]。興味深いことに，1991年以降，南アフリカの伝統的治療師の一部は，割礼を受けていない男性クライアントに性感染症を防ぐひとつの方法として割礼を受けるよう助言している[9]。加えて，シエラレオネの「メンデ（Mende）」という人びととの間でみられるように，儀礼的に瘢痕をつける慣習のあるコミュニティは，それがない集団よりもワクチン接種による「儀礼的瘢痕」を受け入れやすいことがある[10]。瘢痕や入れ墨（局所感染・肝炎・エイズの危険性をともなう）は，欧米では船乗りや兵士以外には現在あまり見られなくなったが，近年では若者の間で入れ墨や多種多様なボディピアスの人気が再び高まっている。

このような文化的影響と同様，医療的・外科的治療も身体イメージに重大な影響を及ぼすことがある。さまざまな切断術・乳房切除・形成外科手術などや，脱毛その他の身体的変化が起こる放射線療法・化学療法などの治療が，これに該当する。同様に，一部の女性は子宮摘出の後，身体イメージの変化によって，女性としてのアイデンティティの喪失感を経験することがある。

1.1. 身体を美しくする

欧米社会において，とくに女性は，文化的に定義された美の基準を満たすために，身体変工を行う。これには，歯列矯正・形成手術・豊胸手術・脂肪吸引・耳ピアス・ボディピアス・ボディビル・人工植毛，そして入れ歯・つけまつげ・つけ爪の使用が含まれる。2003年当時，米国の外科医は1,800万件の美容整形手術を行ったと推定されており，1997年のほぼ2倍にあたる[11]。このなかには，女性の外性器を成人雑誌や映画に共通してみられるような「理想的な」イメージに合わせるための整形手術の需要がある[12]。これらの手術には小陰唇縮小・膣再建・恥骨部脂肪吸引，そして一部の地域では結婚前に「処女性」を回復するための処女膜再建や以前の女子割礼の修復が含まれる。

おもに女性がより「魅力的な」体型を実現するために体重を減らし，健康を増進するために行うダイエットも，一種の身体変工に含まれる。拒食症（生理が来なくなることが多い）は，女性がやせていることに価値をおき，それに報いる社会における身体イメージへの不満の，極端で病的なかたちであるといわれてきた[15]。このように拒食症は特定のより広い文化的価値および影響，とりわけその時代の「理想的な」体型の文脈のなかでのみ理解することができる[16]。このイメージは細く美しいモデルや女優の写真が掲載された雑誌・広告・本といったメディアによって広く普及しており，これは一部の若い女性の身体イメージや自尊心に負の影響を与えることがある。しかし，近代社会にはこのイメージの源となるものが他にも多くある[17]。たとえばRintalaとMutajoki[18]は，ファッションストアのウィンドウで婦人服をディスプレイしているマネキンのサイズ・体型・プロポーションを分析した。この研究は，現在のほぼ拒食症的な外見に至るまでの過去80年にわたり，これらのマネキンがいかに次第に細くなってきたかを示している。女性は生理が始まるのに最低17%の体脂肪率が必要であり，定期的な月経周期を保つには22%が必要である。最近のマネキン体型の女性はやせすぎていて，おそらく生理がないだろうと著者たちは計算している。Orbach[19]はさらに，拒食症は文化的現象であるだけでなく，欧米社会での抑圧に対する一部の女性による象徴的な「ハンガーストライキ」を表してさ

えいるだろうと示唆している。

　「理想的な」女性のサイズという概念と，ますます肥満していく女性人口という現実との間の溝は広がりつつある。Ainsworth[20]は，1950年から1978年にかけて，女性の平均体重は増加したが，同じ時期の「プレイボーイ」誌中央見開きページのモデルの平均体重は減少していることを示した研究について述べている。彼女はまた，有名な米国発祥のバービー着せ替え人形も平均女性より今やずっとやせており，「等身大のバービー」になるためには，一般女性は50cm背を高くし，胸囲を13cm増やし，ウェストを15cm減らさなければならないと報告している。

　この「理想的な」身体の文化的強調は女性だけに当てはまることではない。「プレイガール」誌の中央見開きページの男性モデルも過去数十年でやせてきているが，彼らはより力強い二の腕と肩の筋肉をもち，より筋肉質になってきている。これは「ボディビルダー」の体格に向かう傾向であり，それは男性の映画俳優や「G. I. ジョー」などの男の子の玩具においてもよくみられるようになってきた。

　産業化された国々におけるこの身体イメージの痩身化とは対照的に，西・中央アフリカの一部では，裕福な人は娘を「太らせる家」に送ることが多かった。丸々と太り青白いという，富と豊饒性を示すとされる文化的に定義された体型となるために，彼女たちは脂肪の多い食べものを与えられ，運動は最小限にさせられていた[21]。筆者はこの自らの意志による肥満を「**文化的肥満（cultural obesity）**」と呼び，第３章でさらに述べる。その一例は西アフリカにあるナイジェリアの「アナン（Annang）」という人びとの「太らせる部屋」である[22]。太平洋地域では，女の子を太らせるよく似た方法（ha' apori）が，19世紀から20世紀初頭にかけてタヒチとナウルにおいてみられた[23]。他方，ニューギニア高地の「エンガ（Enga）」という人びとの間では「栄養の良い，太った身体」は若い女性の最

も重要な身体的利点とみなされ，やせた女性が良い結婚をするのは難しいと考えられている[24]。男性も，肉付きの良い体型を健康と富の印として価値づけることがよくある。de Garine[25]は，中部アフリカにある北カメルーンの「マッサ（Massa）」という人びとの間で，男性を「太らせる集団活動」がよく行われていること，肥満に対する社会の態度が欧米世界よりずっと肯定的であることを記述している。これらの集団や周囲の多くの民族の間で，太っていることや肥満は，眉をひそめられたり，精神的不安や死を引き起こすものと考えられたりすることはない。逆に，細い人は弱く疲れているとみられ，醜く滑稽な体型だと思われる。細い身体はHIV／エイズの印とされ，さらなる汚名すら着せられる社会もある。

　対照的に欧米世界では，肥満は重要な健康問題とみられることが多くなり，社会的スティグマが付与されている。Ritenbaugh[26]は，食べすぎと運動不足という肥満の原因の医学的記述は，自己管理の欠如のみならず，貪欲と怠惰に対する伝統的な道徳的非難の，近代的で医療化されたバージョンであると指摘している。「グローバルな肥満の流行」については次章でより詳しく述べる（第３章参照）。

　文化的に規定された美の傾向に合わせて体型を変化させるのみならず，その体型を可能にするために特殊な衣服も身につけられる。これには女性のコルセットやその他の矯正下着，ハイヒールや厚底靴が含まれ，これらはすべて健康に悪影響を及ぼすことがある。皮膚のアレルギーや接触皮膚炎を引き起こすことがある化粧や消臭も，欧米のコミュニケーション様式の一部であり，そこでは個人的な体臭は不快なものと考えられる。だが，この信念は他の多くの文化でも共有されているわけではない。

1.2. 摂食障害と「欧米化」

　細身の女性を「理想的な」身体として強調する欧米的な価値観は，経済発展・都市化・「欧米化」を経験している国において摂食障害，とくに拒食症と過食症の発生に重大な影響を及ぼしうる。テレビ・映画・雑誌で超細身の女性のイメージにさらされること，そして外国人観光客との出会いにより，一部の若い女性は自分の身体イメージに不満を抱くことがある。やせていることは，Nasser [27] が指摘するように「美・健康・達成・コントロール」を象徴するようになっている。過去50年間に摂食障害の発生率は地球規模で着実に増加してきており，現在，西ヨーロッパや北米の少数民族や移民のみならず，とくにアフリカ・中東・中南米・東欧などの多くの貧しい国々にも影響を与えていると Nasser は述べる。この増加は女性のジェンダー役割の変化だけでなく，食事や生活様式の変化によっても生じている。たとえば南アフリカでは，若いアフリカ系の女性たちの間で，摂食障害の発生率の増加や身体イメージへの不満がみられると報告されている。南アフリカのクワズール・ナタール州における研究によれば，「ズールー（Zulu）」の女子生徒の多くが体重コントロールのために下剤ややせ薬を使用しており，「もはや自分たちの母親のようにではなく，欧米の女の子のように」見られたいと思っていることを認めている [28]。しかし Nasser と Di Nicola は [29]，こうした摂食障害は単なる欧米の身体イメージの模倣ではないと指摘している。より深い次元では，それらは「文化的混沌」と「社会的危機」の身体化された隠喩，つまり急速に変容する世界における他者との関係のなかでの「自己再定義の探求」なのである。

2

個人的身体と社会的身体

　前節で説明したように，人類はそれぞれ，象徴的な意味でふたつの身体をもつ。生得的な「個人的身体（individual body）」すなわち自己（肉体的にも心理的にも）と，特定の社会・文化的集団のなかで生きていくために必要な「社会的身体（social body）」である [30]。

　社会的身体は，各人が身体的・心理的経験を知覚し解釈するための枠組みを提供するため，身体イメージの本質的な部分である [28]。社会的身体は，個人の身体的機能がその人の生きる社会によって影響されコントロールされる手段でもある。このより大きな社会，あるいは「国家（body-politic）」は，個人的身体のすべての側面，つまり体型，サイズ，服装，食事と姿勢，病気・健康時の行動，再生産・労働・余暇の活動に強力な支配力を及ぼす [31]。

　ダグラス（Mary Douglas）[30] は，身体的イメージと社会的イメージが相互に影響し合う双方向の関係があることを指摘している。社会がそのなかの身体を形成し統制するのみならず，身体も社会それ自体およびそれがどう組織されているかを理解するための「自然の象徴」を提供する。「首」相やコミュニティの中「心」からさまざまな政治信条の「左」派と「右」派などがその例である。身体的イメージと社会的イメージがこのように密接に関係するということは，異なるタイプの社会は非常に異なる身体イメージを生み出すということを意味すると Gordon [32] は述べる。たとえば，欧米社会は自立した個人の市民からなるとみなされており，身体も個別の臓器によって形成されているとされ，それらは全体の生存を脅かすことなく臓器移植手術によって取り除かれ，取り替えられるとされる。後述するように，この西洋的身体イメージは他の文化，たとえば日本で見られる身

体イメージとは非常に異なる。

しかし実際には，社会に由来する身体イメージは個人的身体・自己や身体的リアリティの外部にあるわけでも，そこから分離しているわけでもない。Csordas[33]が指摘するように，身体と精神と同様に，身体と文化は相互に分離してはいない。個人はその人が生きる文化の大部分を「身体化」している。個人の感覚，知覚，気持ち，その他の身体的経験はすべて文化的にパターン化されている。「身体感覚や知覚を通じて他者に気配りをする身体的様式（somatic modes of attention）」は，人びとが他者の身体に配慮し，そして他者との目に見えない関係性をつくり維持することを可能にする手段である。したがって，一般的な意味において，身体は文化なのである。身体を十分に理解することにより，そのなかに具現化された文化をより詳細に理解することができるのである。

3
身体の境界

3.1. 象徴的皮膚

あらゆる人間集団において，人びとの自己感覚の境界はその身体の境界と必ずしも同じではなく，個人的なアイデンティティの感覚はその人の皮膚の境界をはるかに超える。それらは筆者が「象徴的皮膚（symbolic skins）」と名づける一連のものに囲まれている。その一部は目に見えず，一部は見える。たとえばホール（Edward T. Hall）[34]は，米国の中流階級の身体をとりかこむ空間と距離の4つの目に見えない同心円を同定した。

1. 親密な（intimate）距離（0〜45cm）：その人と親密な身体的関係をもつ人にのみ入る

ことができる。
2. 私的な（personal）距離（45〜120cm）：それほど親密な接触や関係性はともなわないが，依然として私的な空間内である。
3. 社会的（social）距離（1.2〜3.6m）：非個人的な仕事上のやりとりやうちとけた社会的相互行為が起こる距離。
4. 公的な（public）距離（3.6〜7.5mあるいはそれ以上）：社会的あるいは私的な相互行為が生じない距離。

ホールはこれらの目に見えない「膜」の大きさや形は，たとえば欧米人とアラブ人との間など，世界の多様な地域と同様，米国内の多様な社会的文化的集団の間で大きく異なることを強調している。いずれの場合でも，これらの目に見えない皮膚への見知らぬ者（医療専門職を含む）の侵入は，その文化の人にとって無礼・侵略的あるいは脅威と感じられる。

人びとの自己感覚を定める「象徴的皮膚」には，化粧・服装・宝石，部屋と家の壁，車，近郊住宅地域・都市・村の境界，エスニックグループや社会階級の一員であること，あるいは国境（その象徴的な「開口部」が空港・港・国境交易所である）さえも含まれる。集団の方が個人より重要とされる文化では，これらの皮膚には通常，家族，クラン（氏族），エスニックグループ，村，職場のメンバーなどの人びとが含まれ，ときには家畜・住居・先祖代々の土地までもが含まれることもある。この身体をはるかに超えた象徴的境界に囲まれた集団的自己感覚は，世界の多くの地域で見られる。田村とLau[35]は，日本では個人よりも集団が中心と一般的に考えられており，集団が個人の自己感覚と密接に関係していると述べる。それは欧米で見られる「皮膚に封じ込められた自我」とは異なっている。このことは，後に論じるように人の死の瞬間を定義しようとする際に意味をもつ。他の多くの社会でも，個人は必ずしも欧米で期待されるよ

うに彼らの身体を「所有する」とは限らない。Jadhav[36] は，北インドにおいて，「半身（ārdha-angāni）」という民俗概念が見られると述べる。ここでは，既婚女性の左半身は彼女の夫と彼の親族に属するとされている。この文化的状況では，女性は身体の左側に痛みや麻痺，その他の症状を抱えることによって結婚生活の葛藤を「身体化」することがある。

しかし，人の身体イメージは静態的ではない。身体イメージは年齢によっても異なる。青年期は，身体意識が強まるにつれ，それぞれの文化的社会的集団に特徴的な一連の象徴的皮膚を発達させたいという欲求も強まる。これらはひとつひとつ，児童期から成人になるまでの移行の一部として獲得される。これらの新たな「皮膚」はもろく，とくに大人など他の人びとによって壊されやすいものとして経験されることが多い。ほとんどの若者にとって，自己感覚の重要な境界あるいは象徴的皮膚は，仲間集団のものと一致している。したがって，集団からの排除は彼らにとって非常に深く傷つくことになり得る。

多くの伝統社会では，その人の地位が体の表面に物理的に書き込まれる。入れ墨・切除・割礼，そして耳・唇・その他の身体部位のピアスは，すべて文化的皮膚の恒久的で目に見えるかたちである。地位と同様，それらはたいてい特定のコミュニティの永久的なメンバーシップの証拠となる。たとえばニュージーランドのマオリ（Māori）などの集団では，複雑な全身の入れ墨がとくに見られる。マオリの戦士たちにとって，それらは深い文化的宗教的信仰の表現であるのみならず，彼らの身を守る霊的な鎧の一種でさえあった[37]。そのため，人類学者レヴィ＝ストロース（Claude Lévi-Strauss）にとって[38]，これらの入れ墨の目的は，図形を肉体に刻み込むだけでなく，集団のすべての伝統や哲学を精神に刻印することでもあった。これに対し欧米社会では，入れ墨は任意であるが，近年ではよく見られるようになってきている。この

現象は，とりわけ若い人びとの間で，先が読めず常に流動的な時代における，より恒久的で固定的なアイデンティティへの渇望を表しているといえよう。

身体イメージの変化は，体を不自由にさせる重度の疾患のいくつかでみられる。たとえば，Kaufman[39] は，脳卒中が米国人の患者に与える影響を「『自然な』『正しい』自己感覚にもとづく当然視された身体への襲撃」と述べている。体の動きがとれないことと，それが治らないという事実に直面し，身体と自己の均整のとれた同一化は崩れることが多い。できるだけ早くよくなろうと思う健康な自己は，恒久的に損害を受けた身体との間に葛藤を抱える。現代米国文化は「人は訓練と忍耐力によって，疾患の結果を覆し，そして実際に自然に打ち勝つ能力を獲得することができる」[39] と想定するため，脳卒中の犠牲者が障害を克服ないし治療できないことは，道徳的弱さや個人的過失あるいはコントロールの喪失として解釈されうる。

4

身体の内部構造

ほとんどの人にとって，身体の内部構造は神秘と推測の域にある。解剖，頭蓋骨や臓器の構造の図，あるいはレントゲン写真といった恩恵がなかった場合，身体がいかに構成されているかということに関する信念は，たいてい言い伝え・本・雑誌・個人的な経験・理論化に基づいている。この「身体内部」のイメージが重要なのは，それが人びとの身体的病いの認識や表現に影響するためである。それは医療的処置への人びとの反応にも影響を与える。たとえば，英国ロンドンの20歳女性は，その症状に基づいて胸やけを起こしているといわれ，胃腸薬の制酸剤を処方された。1週間後，同じ症状で彼女は

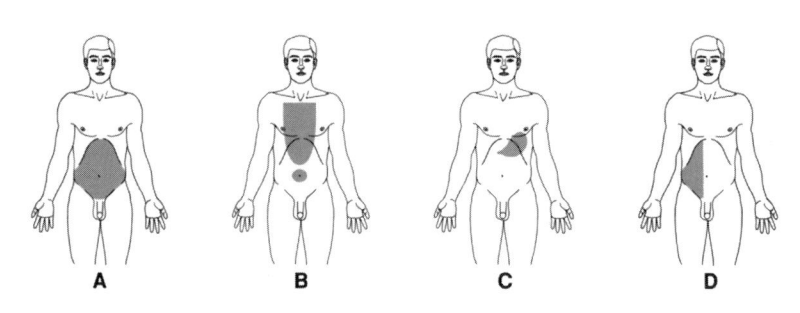

図2.1 胃（stomach）の位置——共通の解剖学用語の医師と患者の理解に関する英国の研究から[40]
胃の位置のばらつき：**A.** 患者67人（58.8%）・医師0人，**B.** 患者22人（19.3%）・医師0人，**C.** 患者23人（20.2%）・医師35人（100%），**D.** 患者2人（1.8%）・医師0人

別の医師を訪れ，制酸剤をまったく飲まなかったことを認めた。なぜ最初の医師の助言にしたがわなかったのかと尋ねられ，彼女は「もちろん彼の薬は飲みませんでした。心臓の音を聴きもしないで，どうやって私が胸やけを起こしているとわかったのでしょうか？」と答えた。

身体内部にあるものについての人びとの観念に関する研究はいくつか行われている。1970年，Boyle[40]は，234人の英国人患者を対象に多肢選択式アンケートを実施し，身体の構造と機能に関する彼らの知識を調べ，その回答を35人の医師の知識と比較した。彼はとくに内臓の位置に関する双方の回答に大きな相違があることを発見した。たとえば，14.9%の患者は心臓（heart）が胸腔のほとんどを占めているものとして位置づけ，58.8%は胃（stomach）が腰から鼠蹊部までの腹部全域を占めている（図2.1のA）とし，48.7%は腎臓（kidneys）を鼠蹊部内下部に位置づけ，45.5%は肝臓（liver）を下腹部の骨盤のちょうど上にあるものとみていた。こうした身体認識は患者が特定の身体症状をどう解釈し，表現するかに明らかに影響する。たとえば，胸部のどこかの漠然とした不快感は，医師がそう診断しようとしまいと，「心臓の問題」と解釈されることがある。胃の痛みを訴える患者は，事実上腹腔内のいずれの場所も言及している可能性がある。

身体内部にあるものに関する観念も静態的ではない。特定の身体的・心理的状態によっても多様でありうるし，年齢によっても異なる。TaitとAscher[42]による1955年の研究では，米国ニューヨークの精神科入院患者107人，海軍兵学校入学志願者105人，一般もしくは外科病棟に入院した軍人55人，小学校6年生の児童22人の身体内部の観念が検討された。精神科患者の多くが描いた絵には，身体部位の無秩序な配置や混乱・曖昧さがみられ，相対的な大きさや形と位置に風変りなゆがみがみられた。子どもたちの絵では性器は省略される一方，筋骨組織は目立つように描かれていた。一般もしくは外科病棟の入院患者の場合は，肺・腎臓・筋骨組織など，彼らが入院する原因となった病いに関係する器官や組織を強調する傾向があった。

病いは，病気の器官や身体部位を，身体にとって異質で部分的にしかコントロールできない対象物として認識させることもある[43]。そのようにして不快で心配な身体的経験は無視されたり，近代世界で理想化されたタイプの身体イメージ，すなわち健康であり，幸福で自立した，すべての身体機能をコントロールできているというイメージから切り離されたりする[44]。これはがんなど重度の疾病においてとくにそうである。がんになると，疾病もその影響を受けた身体部位も，なぜか患者の身体とは切り離された，

もしくは異質なものとしてみられることが多い（第5章参照）。たとえばある心身症に関する研究で，患者は予期せぬ嘔吐や下痢といった恥ずかしい症状を，「過敏な大腸」「神経質な胃」「虚弱な胸」など，身体の弱く頼りない，そして一部しかコントロールできない部位のせいにしていた[44]。

身体イメージの影響は非器質性の，つまり心因性の徴候や症状の表出にもみられる。1980年にWaddellら[45]は，350人の英国・米国人腰痛患者の，器質性要因が見出せなかった身体徴候の分布を研究した。麻痺，虚弱，震えなどの徴候は正当な神経解剖学的分布とは一致しなかった。その代わり，それはひざ・股関・腰など，一般の人の身体の部位区分と一致していた。Walters[46]による別の研究では，ヒステリー性の痛みあるいは心因性の局部痛が患者の身体イメージ，とりわけ，実際の解剖学的な神経刺激ではなく，特定の神経によって血液が供給されると信じられている，身体部位に関する信念と一致する分布で起こっていることがわかった。ヒステリー性の痛みや麻痺の「手袋」「靴下」型分布も，こうした例として挙げられる。

事例研究 米国ボストンの患者の体内イメージ

クラインマン（Arthur Kleinman）ら[47]は，1978年に患者の身体に関する信念の臨床的重要性，およびそれらがどのように彼らの行動や臨床医への反応に影響を及ぼすかを示す事例を記述した。60歳の白人女性が，アテローム動脈硬化性心血管疾患から派生した肺水腫と慢性のうっ血性心不全により，ボストンのマサチューセッツ総合病院に入院した。治り始めるにつれ，彼女の行動は次第に奇妙になっていった。彼女はベッドの上で頻繁に無理やり嘔吐や排尿をしたのである。精神科医が呼ばれ，意見を求められた。徹底的な質問に基づき，精神科医は，少なくとも彼女の視点からは，その行動が理にかなうことを明らかにした。彼女は医師から「肺に水」があるといわれた。彼女は配管工の妻・娘であり，身体の構造に関する彼女の観念は，胸が口と尿道と「管」でつながっているというものだった。そのため，彼女は頻繁に嘔吐と排尿をすることにより，できるだけ多くの「肺の水」を取り除こうとしていたのである。彼女は自分で排尿することを，胸の水を取り除くといわれて処方された利尿剤の効果と同等だとみなしていた。図を用いて人体の実際の「配管（plumbing）」の仕組みを説明したところ，彼女の奇妙な行動はすぐにおさまった。

5
身体の働き

身体の構造に関する信念は臨床的に重要である。一方，身体がどのように機能するのかということについての信念は，人びとの行動に与える影響においてさらに重要である。機能に関する信念は，通常次のような身体の側面と相互に関係しあっている。

1. 内部の働き
2. 食事・環境その他の外的影響の効果
3. 大便・尿・経血などといった身体の働きの副産物の性質およびその処分の仕方

これまで研究されてきた多岐にわたる一般の人びとの生理学的理論からいくつかをとりあげ，詳しく検討していく。

5.1. 均衡と不均衡

以下のすべての理論において，身体の健全な働きは，体内のふたつあるいはそれ以上の要素，もしくは力の間の調和のとれた「均衡（バランス）」によって保たれていると考えられている。この均衡は遺伝的な弱さや精神状態などの内的影響のみならず，食事・環境・超自然的力など

の外的力によっても変わる。これらの理論のなかで最も広く普及しているのは「体液理論（humoral theory）」である。体液理論は古代中国とインドにルーツがあるが，BC460年に生まれたヒポクラテス（Hippocrates）による医学体系のなかで精緻化された。ヒポクラテス理論において，身体は血液・粘液・黄胆汁・黒胆汁という4つの液体ないし体液によって構成される。これらの四体液が相互に最適の割合であれば健康でいられるが，どれかが過多あるいは不足となると不健康になる。食事や環境は，季節と同様，この均衡に影響を与えうる。不均衡／疾病の治療は，出血，排便，嘔吐，断食といった過多なものの除去，あるいは特別な食事や薬などによって不足を取り戻すことにより行われる。いずれかの体液が優勢であることに基づいたパーソナリティ・タイプの理論も含まれる。その四種とは陽気（多血）・冷静（粘液過多）・怒りっぽい（黄胆汁過多）・憂うつ（黒胆汁過多）である。

ヒポクラテス医学はローマに住んでいたギリシャ人医師，ガレノス（Claudius Galenus, AD130-200）によって復興され，さらに練り上げられた。以後何世紀かの間に，ガレノスの医学は次第にローマ世界とイスラム世界に伝播していった。9世紀，バグダッドのアッバース朝のもとで，ガレノス医学の大部分はアラビア語に翻訳された。Foster[48]は，ムーア人によるイベリア半島占領の間に，いかにしてこの体液医学がスペイン人・ポルトガル人医師に引き継がれ，そして後に彼らの子孫たちによって中南米とフィリピンに運ばれたかを述べている。しかし，ある種の土着の体液および「熱冷理論」はヨーロッパによる中南米征服に先行するものと考えている人類学者もおり[49]，それに異議を唱える人類学者もいる[50]。いずれにせよ，体液医学は依然として中南米の大部分における健康と病いに関する民間信仰の基礎であり，イスラム世界においても顕著であり，インドにおける伝統的なアー

ユルヴェーダ医学の構成要素でもある。

中南米の民俗医療において，疾病の「熱冷理論」と呼ばれる体液理論は，健康が身体に対する熱あるいは冷の効果によってのみ維持され，あるいは失われることを前提とする[48]。Logan[50]が指摘するように，この「熱」や「冷」は実際の温度ではなく，食べものや薬草，薬などほとんどのものに含まれる象徴的な力に関係する。それに加えて，すべての精神状態，生理的状態，病い，自然・超自然の力は「熱性」あるいは「冷性」のカテゴリーに二元的に分類される。健康を維持するには，身体内部の温度バランスは「熱」と「冷」という対立する力の中間を維持し，どちらか一方に長い間さらされないようにする必要がある。病いの際は，病いの原因とされるものと反対の性質のものに接したり，それを摂取したりすることにより，内部の温度のバランスを復活させると健康が回復する。「熱性」とされるある種の病いは，太陽や火に過剰にさらされたり，熱い食べものや飲みものを摂取したりすることによって起こると考えられている。妊娠も月経も熱い状態と考えられ，他の熱い状態のように，冷たい食べものや薬の摂取，あるいは冷水スポンジで拭くことにより手当てされる。中南米の一部の地域の産後あるいは月経中の女性は，彼女たちが熱い経血を凝固させてしまうと考えるある種の「冷性」の果物や野菜を避けることがある。このような信仰は女性の健康に危険な効果を及ぼしうる。すでにビタミン不足になっている女性がそうした食物を避けると，さらに多くのビタミンが食事から取り除かれることになるだろう。米国のある研究によれば[51]，カリブ海にあるプエルトリコの産後の女性の一部は，冷性の食べものを食べることによって悪露が凝固してしまうとそれが再吸収され，神経症や精神病さえも引き起こすと信じていた。予防策として，これらの女性たちはチョコレート，にんにく，シナモンなどの熱性の食べものを含む強壮剤を飲んでいた。

Greenwood [52] が述べているように，体液医学は依然として北アフリカにあるモロッコの多元的医療システムを構成する一要素であるが，現在強調されているのは血液と粘液というふたつの体液である。中南米の場合と同様，健康と病いに関するこの理論は，身体内部の働きと食事や環境といった外部の影響とを関連づける。熱性・冷性の食べものと環境要因があり，それらの体内での不均衡が熱性または冷性の病いを引き起こし，それが反対の性質をもつ食べものによって治療される。ほとんどの食べものは熱性で，ほとんどの病いは冷性であると考えられているため，食べものは一般に治療法として用いられる。過剰な血液は熱性の病いの特徴，体内の過剰な粘液は冷性の病いの特徴とされる。ほとんどの熱性の病いは太陽，熱あるいは熱風に過剰にさらされることや，夏に食べすぎることによって生じる。そうすると熱が血液に入り，それが頭に上がり，ほてりや発熱，その他の症状を引き起こす。モロッコのこの体液モデルの治療法は，体表を冷やす，冷たい食べものを食べる，そして頸部への吸玉（カッピング）療法や医療用ヒル療法を用いた瀉血などにより，過剰な熱い血液を除去することである。

古来インドのアーユルヴェーダ医学体系には，健康をバランスと同一視する高度に複雑な身体生理学の概念がある。オベーセーカラ（Gananath Obeyesekere）[53] が述べているように，宇宙には空・風・水・土・火という5つの元素＝ブータ（*bhūtas*）がある。これらはすべての生命の基本的な構成物質であり，また，風＝ヴァータ（*vata*）・胆汁＝ピッタ（*pitta*）・粘液＝カパ（*kapha*）という身体の3つの体液＝ドーシャ（*dōsas*）と，7つの構成要素＝ダートゥ（*dhātus*）を形成する。5元素を含む食べものは体内の火によって「調理」され，身体の老廃物と精製された部分とに変化させられ，精製されたものは続いて身体の7つの基本的な構成要素，すなわち体液組織・血液組織・筋肉組織・脂肪

組織・骨組織・骨髄組織・生殖組織へと変換される。5元素は体内の3つの体液も構成する。風の元素は風またはガスとなり，火の元素は胆汁として，水の元素は粘液として現れる。身体の調和のとれた働きはこれらの3体液の最適な均衡の結果であり，病いはどれかひとつないしそれ以上の体液の相対的過剰あるいは不足によって起こる。中南米と同様，「冷やす」あるいは「熱を生み出す」食べものがあり，それらは過剰な体液を減らすために用いられる。熱性の食べものは過剰な胆汁の原因となることがあり，したがって病いは冷性の食べものや薬によって治療されなければならない。アーユルヴェーダ医学には体質の理論とその体調不良との関係も含まれる。たとえば，胆汁過多の体質の患者は胆汁過多によって生じる病いにとくに冒されやすいと考えられており，したがって，体内の胆汁量をさらに増加させる可能性のある，熱を生み出す食べものを避けるべきだと考えられる。

アーユルヴェーダ医学のように，中国伝統医学も健康を調和的均衡として捉えていた。この場合は「暗性・湿性・水性・女性性」として表される「陰」と，「熱性・乾性・火性・男性性」ものである「陽」というふたつの対照的な宇宙の要素間の均衡である。身体の臓器には，「陰」に分類される五臓（肝臓・心臓・脾臓・肺・腎臓）と，「陽」に分類される六腑（胆嚢・小腸・胃・大腸・膀胱・三焦）がある。病いは，たいていは臓器内のひとつの要素の過剰といった不均衡によって生じるとされ，その過剰は鍼や炙によって除去されねばならない [54]。

現代の英国でも日本でも，体の均衡を保つために，ひとつの要素を対立する別の要素で中和するという伝統的な考え方は存続している。たとえば日本では，体を冷やす食べもの（胡瓜など）と温める食べもの（生姜など）があるとされ，体の「冷え」を生姜などで緩和するといったことはよく行われているだろう。

体液医学は，もちろん，近代科学的な医療か

らは消滅している。それにもかかわらず，近代生理学にはホルモン・酵素・電解質・ビタミン・微量元素・血球などといった体内の特定物質の欠乏や過剰によって起こり，欠乏物質を補うか過剰を減殺することによって治療される疾病の例が数多く含まれている。内分泌学における負のフィードバック・ループの概念は，それにより血流内のあるホルモンの増加が別のホルモンの減少を引き起こすというものだが，それも体調不良を均衡／不均衡でみる見方といえるかもしれず，同時に欠乏／過剰の概念も含まれている。日常会話のなかにも，「彼はバランスのとれた人だ」「バランスの良い食事をする」などの表現に体液的思考の名残がある。

5.2. 象徴的な解剖学

中国伝統医学・チベット医学・アーユルヴェーダ医学などの伝統的な治療体系において，専門家は均衡の概念のみならず，身体の構造と機能に関するそれぞれのモデルをもとに治療を行っ

ている。これらのモデルは，さらに広い世界観の一部であり，個人の身体を宇宙のより大きな力に結びつけて考える。彼らはよく神秘的な力（欧米の語句では「エネルギー」と訳されることが多い）の流れ・閉塞・集中・不均衡を扱う。より大きな世界観の一部として，これらの伝統的な人体の「地図」は，西洋の解剖学の教科書における図とはほとんど関連がない。

たとえば伝統的な中国の鍼では，身体には経絡という目に見えない一連の導管が張り巡らされており，それに沿って「気」，すなわち人体の生命力が流れていると考える。気の流れに何か妨げや不均衡が生じると心身両面の疾病につながる可能性がある。治療は，気の流れと陰陽の調和的均衡を回復するために，経絡上にある309のツボのいくつかに鍼をさすことによって行われる（図2.2参照）[54]。

ヒンドゥー教・仏教双方の密教の伝統において，チャクラ（*chakra*）は身体の中軸に沿ったエネルギーの集中する部位であり，また同時にエネルギーを受容する部位である。たとえばヒ

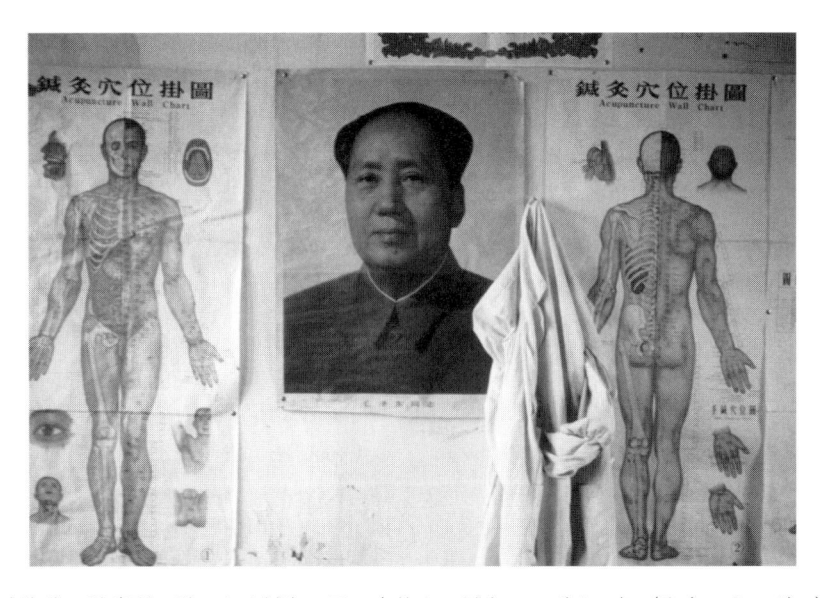

図2.2 中国青海省の診療所の壁にある鍼灸の図。身体上の鍼灸のツボや，気（生命エネルギー）が流れる経絡（導管）が示されている（出典：©Catherine Platt/Panos Pictures.許可を得て再掲）。

ンドゥーの場合，プラーナ（*prana*）という生命力が流れる，ナーディ（*nadi*）と呼ばれる無数の導管が身体に張り巡らされている。これらのうち，肛門から頭頂まで上がる中心の導管がスシュムナー（*sushumna*）である。それに沿って7つのチャクラがあり，それぞれが身体の働きにとって重要なポイントに位置している[55]。チベット仏教では，通常5つか6つのチャクラだけが述べられる[56]。どちらにおいても，特定の儀礼・ヨーガ実践・生薬・鍼灸による癒しは，とくにチャクラとの関係のなかで，体内および体を越えた生命エネルギーの流れを回復し，強め，あるいは均衡を取り戻すことを目的とする。

　科学的な医学の考え方からは，これらの身体の「地図」は単なる象徴的なもの，つまり身体的現実とは関係のない神秘的なメタファーにすぎない。しかし古代の療法の専門家にとって，それらは身体における実際に存在するモデルを意味し，そして何千年もの宗教的伝統に根差しているのである。

5.3.　身体の「配管工事モデル」

　欧米の産業化された世界では，身体の構造と機能に関する多くの現代的概念が，科学技術の世界から部分的に借用されているようである。人びとは家庭における排水システム・電気・機械・コンピュータ・内燃機関に精通しているため，それらは身体の構造と働きを概念化し説明するモデルを提供する。よくある例は，先の事例研究「米国ボストンの患者の体内イメージ」で述べた「配管工事モデル（plumbing model）」と呼べるかもしれない。そこにおいて身体は，一連のパイプやチューブで相互につながり，そして身体の開口部とつながるひと続きの空洞あるいは部屋と考えられている。主要な空洞は通常，肺と胃であり，それらはそれぞれ胸部と腹部の空間をほぼ完全に占めている。空洞と空洞，そして空洞と開口部は，腸や気管や血管でそれ

ぞれつながっている。このモデルの中心となっているのは，血液・空気・食べもの・大便・尿・経血などの多様な物質が，開口部を通じて空洞と身体外部の間を滞りなく流れることによって健康が維持されるという信念である。したがって疾病は内部のチューブやパイプが詰まった結果とみられる。このモデルは，クラインマンらも言及している[47]。

　英国のもうひとつの例は，便秘，すなわち腸の詰まりの危険性について広く普及した民俗概念である。高齢の世代により多くみられるこのモデルにおいて，詰まった大便は血流に浸透し，不純物と「毒素」でそれを汚染し，顔色やその人の全般的な健康に影響を与えると考えられていた。快適な「便通」を得て，健康と良い顔色を保つために，自己処方の便秘薬が依然として広く用いられている。この考え方は経血や産後出血にも応用される。これについては後により詳しく述べる。

　配管工事モデルは，身体の生理学や解剖学の必ずしもすべての側面を網羅するわけではないが，呼吸器・循環器・消化器・泌尿生殖器システムにはほぼ当てはまる。それは首尾一貫した体系ではなく，むしろ身体の働きを説明するために用いられる一連のメタファーである。ある作用が同じ部位で起こる場合，生理学的に異なったシステムがひとまとめにされることがある。たとえば，鼻水と咳が出るある男性が彼の自己治療を「私は鼻水を出すために塩水でうがいをしました。そして咳を鎮めるためにいつも少しだけそのまま飲み込みます」と述べた[17]。

5.4.　身体の機械モデル

　欧米社会では，内燃機関あるいは電池で動く機械として身体を概念化することが多くなってきている。これらの機械やエンジンのメタファーを取り込む医療専門家が増えている。彼らはとくに「あなたの心臓はうまくポンプの働きをし

ていませんね」「あなたの神経は壊れています
よ」「神経に電気がうまく流れていません」「休
養が必要ですね。あなたの電池は充電が必要な
ようです」などの説明的表現を用いることによっ
て，機械モデルを強化している可能性がある。
機械としての身体という概念で中心的なのは，
身体のスムーズな働きのためのエネルギー供給
に必要とされる，再生可能な燃料あるいは電池
という考え方である。ここでいう「燃料」には，
多様な食品や紅茶・コーヒーなどの飲みもの，
そして多くの自己処方のビタミン剤，強壮剤，
その他特定保健用食品が含まれる。アルコール
やタバコ，向精神薬を不可欠な燃料の一種と考
える人もいるだろう。

　機械モデルには，身体の個別の部分が自動車
の部品のように機能しなくなり，ときにはつけ
替える必要があるという考え方も含まれる。近
代の臓器移植手術は，その臓器移植や人工臓
器・人工部位の広範な使用，およびペースメー
カー・補聴器などの電子的な補助器具の使用に
より，すべて「古い部品には新しい部品を」と
いう考えで成り立つ治療であり，これは修理可
能な機械としての身体というイメージを強化す
る[57]。これは逆に，医学的治療の非現実的な期
待を生じさせる。身体の「電流」や電波を測定
する心電計や脳波計などの診断手続きは，産科
における胎児モニターの使用（第6章参照）と
同様に，すべての患者と保健専門職に機械のメ
タファーを植えつけるだろう。

　この機械としての身体のイメージと関連して
いるのが，コンピュータとしての心というイメー
ジである。コンピュータの使用の増加は，産業
化された世界の人びとが自身について考えるや
り方に影響を与えている。私たちは今日，
Turkle[58]が「コンピュータによる文化」と呼
んだ新たな心理学的文化に生きており，そこで
はおもに情報の処理装置および貯蔵庫という精
神の新たなメタファーがある。このモデルでは，
思考・アイディア・創造性・記憶・パーソナリ

ティはみな，脳や頭蓋骨という「ハードウェア」
の内部に隠れた種々の「ソフトウェア」ないし
「プログラム」としてみられている。したがって
精神的な病いや逸脱行動は今や，個人の脳の
誤った配線あるいはプログラミングと考えられ，
再プログラミングや再配線をすれば直ると考え
られるのである。これは重要な社会的含意をも
つ人間の思考や行動の新たな単純化されたイ
メージである。同時に，精神がコンピュータと
してみられるように，コンピュータもある意味
において外部の精神，すなわち頭蓋骨の外にあ
る第二の脳，記憶・論理・計算の先進的な臓器
（Turkle[58]が「第二の自己」と名づけているも
の）としてみられうる。近代の情報時代，コン
ピュータやその電子メモリーの喪失は，人によっ
ては脳の機能障害や脳卒中と同じぐらい心的外
傷を引き起こすものなのである。

6

空間・時間と身体

6.1. 空間と身体

　先に述べた象徴的皮膚の概念は，身体の存在
が常に「空間（space）」という文化的観念によっ
て形成され，変えられることを意味している。
これらの観念はたいてい，身体の境界を皮膚と
いう自然で肉体的な境界線をはるかに超えたと
ころまで拡大する。見えたり見えなかったりす
る象徴的皮膚は，身体と自己の感覚を拡大する
ことがある。さらに，マクルーハン（Marshall
McLuhan）ら[59]は，ラジオ・テレビなどのメ
ディアが，今や聴くこと・見ることといった身
体の特別な感覚を，仮想的に世界各地に拡大し
うると論じた。メディアのおかげで，今や人び
とは地球の反対側の出来事を，それが起きるま
さにそのときに「聴く」ことや「見る」ことが

できる。近年のインターネット，および遠隔医療の驚くべき拡大もこのプロセスに加わっている（第13章参照）。

前述した身体のその他の文化的概念は，どちらかといえば内部空間の観念について扱っている。それらは身体の臓器やシステムの配置を含み，あるいは北インドの「半身（*ārdha-angāni*）」は社会的カテゴリーが皮膚の境界内に浸透する事例であった。近年の医療技術の発展（第4章参照）も人体の空間的リアリティを変化させてきた。レントゲン・CTスキャン・MRIの使用は，今や医科学と患者自身双方にとって身体を「透明」にした。このことは象徴的なかたちで，最も個人的で固定した自己の境界としての皮膚という感覚をゆっくりと弱めつつあるだろう。同様に，生命維持装置やモニター機器，そして新たな生殖技術の発達（第6章参照）は，すべて身体の境界をさらに遠くへと拡大することに寄与している。たとえば人工透析機器の場合は腎臓であるが，特定の臓器が今や身体自体の外部になったかのようである[60]。

6.2. 時間と身体

人間の身体は，空間と同様，「時間（time）」のなかに存在している。これは一部には身体が誕生から死に向かって進んで行くなかでの，身体の発達と変化に関する文化的概念のためである。「正常な」心身の発達に関する西洋医学的モデルのほとんどは，明確に定義された一連の発達段階に区分された，固定的で直線的な時間のイメージに基づいている。教科書どおりの厳密で正確な時間にしたがって発達段階を達成できないことは，異常の徴候であるとされ，ある意味で未発達あるいは知的障害とさえみなされる。発達過程に関する時間の観念は，いつ予防接種を受け，いつ学校に行き始めるかなど，子どもの生活のさまざまな側面を決定づける。それはその後，若者たちがいつ投票し，車を運転し，

金銭を相続し，あるいは性的関係をもつのに十分に「発達した」と考えられるのかを決める。この観念は，それが彼らの生活状況に適しているかどうかに関係なく，人びとが何歳で「歳をとった」と考えられ，仕事からの引退を義務づけられるかをも決定づける[61]。

ホール[62]は西洋諸国で最もよくみられるふたつの時間概念について述べている。それらは下記の通りである。

1. **モノクロニックな時間**：直線的な時計時間。ここでは時間は過去から未来に延びる線あるいはリボンのようなものとしてみられ，年・月・日などとして知られる分節に分かれている。すべての現象には始まりと終わりがあり，その間に人は「同時にひとつのこと」のみをできるとされる。モノクロニックな時間は人びとに課される外部の社会的秩序の一形式であり，産業社会が円滑に機能するために不可欠である。それは組織や官僚制においてとくに著しい。そこでは，時間はまるで有形のようである。つまり，時間は使ったり浪費したり投資したり買ったり節約したりすることができる。金銭を時間に換えられるように，時間は金銭に換えることができる。しかしこのようなタイプの時間は，身体に対する完全な支配と，時計・カレンダー・手帳・スケジュールによるその過程をともなう。

2. **ポリクロニックな時間**：上記とは対照的に，はるかに人間的な時間であり，そこでは個人的な関係や相互行為の方が，カレンダーや時計などの固定したスケジュールより優先される。時間は線としてではなく，関係性や出来事が収束する点として経験される。ポリクロニックな人びとは時計時間にあまり支配されていない。その代わりに，彼らは存在の核である人びと・人間関係・家族を重視している。ホールの見方では，米国

のモノクロニックな時間はより公的で「男性的な」時間である一方，ポリクロニックな時間はより私的で「女性的な」時間すなわち家庭・余暇・家族生活の時間である[62]。ポリクロニックな時間は後発産業社会においてより多くみられ，そこでは公的な会合が，固定したスケジュールを固守してというよりも「都合の良いときに」しか行われないことがあり，時計に縛られた西洋人を苛立たせることが多い。

　時間の両形式，とりわけモノクロニックな時間は，近代社会において人体に影響を与える多種多様な文化的な時間の圧力をともなう。たとえばそれは通勤時のラッシュアワーが与える生理学的な悪影響，時計時間による心臓病の悪化，女性に28日周期を強く意識させる避妊用ピルの服用に関する圧力などである。さらに欧米の産業化された世界では，モノクロニックな時間は病院・診療所・医院・医療の官僚制を含むほとんどすべての医療組織に普及した特徴である。このようなヘルスケアの状況において，「**官僚的時間（bureaucratic time）**」[61]，すなわち来院時間や予約システムなどの固定したスケジュールの過剰使用は，非人間的で冷たいと感じさせる場合もあるだろう。その場合，患者やその家族は官僚的な時間を，人間同士の接触を避け，病いや彼らの状況の情緒的現実を直接扱おうとしないやり方と感じるだろう。

6.2.1. さまざまな文化的時間

　文化的時間はほとんどの社会に存在し[61]，そのそれぞれが人間の健康や行動に多大な影響を与えうる。これらは以下のものを含む。

1. **暦の時間**：自然界（通常は月あるいは太陽の周期）に基づいた1年の月・週・日への分割である。これには毎年の季節の祭りや，1年間の「仕事期間」と「休暇期間」への分

割，正月などの特別な祝祭や春分・秋分が含まれる。年間の暦の多様な時点が多様な集団，たとえば定期試験期間中の学生たち，年度末の会計士，締め切りに間に合わせようと苦戦するビジネスマン，毎年の限定された時間枠のなかで論文や助成金の申請書を作成する圧力にさらされた研究者などの心身の健康に悪影響を与えることがある。

2. **国民的時間**：各国家に特有の時間周期であり，毎年の国民の祝日や，米国の感謝祭，フランスのパリ祭，英国の戦没者追悼記念日などの特別な式典が含まれる。これらの特別な日の祝賀行事は，一部の人にとっては食べすぎと飲み過ぎをともなう場合や妊娠の恐れがある行動をともなう場合もある。

3. **宗教的時間**：安息日と平日の週ごとの周期と結びついた時間の周期である。しかし，クリスマス，イースター，ラマダンなど各宗教の毎年の宗教的祝祭，断食なども含む。宗教的時間には，宗教儀礼や祈り・瞑想・観想にともなう超自然的あるいは「時間を超越した」時間も含まれる。それは激しい情緒的状態をともなうことがあり，それが心理状態に多大な影響を与え，文化によっては強力な幻覚誘発薬の使用をともなうこともある（第8章参照）。聖地への大規模な宗教的巡礼は特定の伝染病の蔓延と結びついていることがある。

4. **官僚的時間**：前述した組織の時間であり，勤務日の長さやタイミング，休暇の長さ，年次報告，所得税の申告，助成金の申請，職場のパーティーの日付を定める。この時間は，ある人がいつ働き始めることが法的に可能になり，いつ退職する義務があるかを特定し，個人の必要性が考慮されることはない。

5. **社会関係の時間**：誕生日・記念日・結婚式など，ある人にとっての個人的な社会的ネットワークにおける特定の日である。社

会関係が贈り物やカード・はがきの交換により祝われたり，強化されたりする必要のある記念日を表す。この種の時間の影響には，近親者を失った人が愛する人の毎年の命日に経験する「記念日反応（anniversary reactions）」があり，しばしばうつと不安のエピソードをともなう。

6. **象徴的な再生の時間**：「生まれ変わった」ように感じることの多い宗教的な回心，事故・襲撃・暴行などの重大な危機，心臓発作・脳卒中・移植手術などの大病，出産・死別などの人生の転機といった，ライフサイクルにおける大きな転換点や危機の後に生じうる変化した時間の感覚である。こうした経験を経た個人は生涯において「第二の人生」およびアイデンティティをもった感覚を得る。そのため，時間はその大きな出来事の「以前」と「以後」に分かれたものとして経験されるだろう。

モノクロニックな時計時間とともに，これらの各形式の文化的時間は人びとが生きる社会によって個人に課され，人びとの行動や知覚のみならず，心身の健康にも影響を与えうる。

7

「障害のある」身体

事実上すべての社会にみられる，鍵となる文化的カテゴリーのひとつは，「健常な」身体と「障害のある」身体の間の区分である。人類学者たちはこれらの区分や特定のラベルがもつと考えられる意味が，多様な社会的・文化的集団の間でいかに大きく異なるかを指摘してきた。

1980年にWHOによって定められた国際障害分類[63]など，障害の分類を国際的に標準化する試みはいくつかなされてきた。しかしながら

文化人類学的観点では，障害があるなしに関わらず人びとがこれらの文化的カテゴリーをどのように解釈し，反応するかという社会的側面に大きな関心がある。1980年代に世界には約5億人の重度の障害者がいると推定されたため[64]，障害者の社会的側面への関心の重要性が増している。戦争や内戦，そしてカンボジアやモザンビーク，アフガニスタンその他における多数の地雷の犠牲者のために，障害者の数は大きく増加している。

7.1. 「障害」と「損傷」

社会学者のオリバー（Michael Oliver）は[65]，従来の障害観に対する革新的な批判として，「損傷（impairment）」と「障害（disability）」の間の有益な区分を提唱した。損傷は手足の一部あるいはすべてが欠如した，あるいは手足やその他の身体的機構に欠陥のある身体をさす一方，障害は身体的損傷がある人びとに対し社会によって課される多くの社会的その他の不利益をさす。オリバーは，障害が生じる社会にではなく，単に個人とその身体状態のみに焦点を当てる障害の医学モデルを批判する。オリバーのモデルは障害の概念そのものがいかに社会的に構築され，そしてこのカテゴリーが，健常者に対して従属的・周縁的であり，経済的に非生産的な多数の人びとを創出する役割をいかに果たしているかを強調している。身体の正常性についての社会通念上の狭い定義は，その定義に適合しない者を無視し周縁化している。したがって，人口の多数派からみて身体的に異なる人びとのために，車いすのためのスロープなどの設備は提供されないのだ。それゆえ，オリバーの革新的なモデルは，個人的病理から社会的病理への焦点のシフトを表明している。障害は個人的な問題としてではなく，社会の問題とみなされる。そのため，ある意味では，この観点は第10章で述べられる精神障害の「社会学的アプローチ」

と類似している。さらに，オリバーによれば，障害は大部分「社会的に構築される」ため，「損傷がある（impaired）」人びとが必ずしも「障害がある（disabled）」とは限らない。障害という状態は必ずしも個人に本来備わっているものではなく，意味が社会によって付与されることによって，他者への依存が強調されているだけなのである。

7.2. 障害とスティグマ

　人類学者は，多くの社会において一般と異なる体型・サイズ・身体機能の人たちが，いかにして偏見や差別と同様，相当な「**スティグマ（stigma）**」の対象になりやすいかを記述してきた[66, 67]。障害のある身体は必ずしも病気の身体ではないにもかかわらず，障害をもつ人びとは，とくに結婚相手を見つける場合，多様な社会的不利に遭遇することが多い。目が見えないことに関する誤解や偏見はとりわけ広くみられる[68]。Sentumbwe[69]によれば，東アフリカのウガンダでは目の見えない女性は結婚の機会が少ないといわれている。一般に，彼女たちは愛人関係をもつことはできるが，家の管理は視力と完全な身体的機能を必要とするため，正式な妻になる可能性のある者としては受け入れられないとみなされている。したがって多くの男性は彼女たちを単なる性的対象とみなし，その状況につけこもうとする。しかし実際は，多くの目の見えない女性が結婚し，子どもを育て，雇用され，コミュニティの経済的・社会的生活に貢献しているとSentumbweは指摘する。彼は公教育によって，目の見える人が見えない人を社会的・身体的に不利な人びととというよりも，むしろ単に視覚に機能障害のある人として見るようになる時代が訪れることを期待している。Devlieger[70]も，中部アフリカにあるコンゴ民主共和国（旧ザイール）の「ソンゲ（songye）」の女性の間で，日常の家事を妨げる可能性のあ

る手足の重度の障害がいかに結婚を困難にしうるかを述べている。しかしこれは同様の障害を抱えた男性には当てはまらない。同様に，西アフリカのセネガルの首都ダカールにおける身体機能障害をもつ若者の社会的困難が記述されている[70]。障害者の娘を婚出させることは「健常者の」女性に支払われるものと比べて少ない「婚資」しかもらえないことを意味するが，障害者の息子のために妻を得るには通常よりもずっと多くの婚資を支払わなければならない。

　身体の機能障害に対するスティグマとその経済的影響の程度はいくつかの要因に依拠する。その要因には，機能障害の種類，より広い社会における機能障害をもつ人とその家族の相対的な社会・経済的地位，受けることができるリハビリテーションや治療の種類，そしてその社会の技術や社会組織のレベルが含まれる。たとえばコンピュータ・情報技術・遠距離通信・インターネットの時代において，さまざまな機能障害はもはや仕事や社会生活の障壁にはならない。異文化では，スティグマはさまざまなかたちで回避されたり軽減されたりすることがある。Ingstad[71]は，南部アフリカのボツワナにおいて，身体に機能障害のある子どもの両親が*mopakwane*，すなわち乳児が非常に小さいときに両親が性的関係をもつことに対するタブーを破ったことによって生じると信じられている障害をスティグマ化するレッテルをいかに回避できるかを記述した。ボツワナの人はそれを，社会的な原因がなく「単に起こった」ことだと主張するか，あるいはその子が神様からの贈り物（*mpho ya modimo*）だと主張することによって回避する。実際に神様の贈り物と名づけることは，将来の生活においてその子をスティグマから何らかのかたちで守ることを可能にする。

7.3. 障害の肯定的側面

すべての身体的機能障害がスティグマ化されるわけではない。多くの文化において，多様なかたちの機能障害はより肯定的な観点で見られており，障害をもつ人びとはコミュニティ生活において十全な役割を果たしている。たとえば，LevinsonとGaccione[72]は，特定の種類の身体的機能障害を負った人びとが高く評価され，特別な力や能力をもつと信じられている文化をいくつか挙げている。韓国の農村において，千年前の文化的伝統では，目の見えない一部の男性は「ポンサ（*pongsa*）」と呼ばれる，占いを行い，建物や墓の場所を選び，雨乞いを行い，呪いをかける占い師の特別な集団であった。ポンサは特別な視力である「心の眼」をもつと信じられていた。ナイジェリアの「ティブ（*Tiv*）」の人びとの間でも，目の見えない人はこの特別な種類の視力を発達させると信じられることが多く，尊敬されている。WhyteとIngstad[67]も，多くの文化において，いかに目の見えない人びとが学識のある宗教者，語り部，あるいは歌手になりやすいかに言及している。インドの盲目の歌手Surdasiはその一例である。彼女たちは，アフリカやアジアの一部の非常に貧しい国において，いかに身体障害が経済的に有利に転じるかということにも言及している。その文脈では，物乞いは機能障害を家族のために働く道具として用いることがよくあり，健常者より多く稼ぐこともありうる。

7.4. 障害の原因に関する理論

他の問題と同様，身体的機能障害は個人の行動，自然・社会・超自然的世界など多様な原因に帰される（第5章参照）。超自然的理論は，障害者自身の間でさえ，よくみられる。たとえば東アフリカのエチオピア農村部における104人の視覚障害者に関するある研究では[68]，45%

は目が見えない原因を熱病のため，15%は事故のためだとしたが，33%は「呪い」や神の罰といった超自然的力のためであるとした。同じ研究において，その地域のほとんどすべての目の見える人と弱視の人びとは，目が見えないことは教育の妨げになるとし，目が見えない人には教育の機会を与えるべきではないと考えていた。産業化されていない他の多くの社会でも，機能障害の原因に対して相当な注目が集まっている。身体的な異常は，その人の社会的・超自然的環境との関係における何らかの異常性の結果ないし表れとみなされることが多い。たとえばDevlieger[70]は，「ソンゲ」の人びとの間で，身体的機能障害は「より重要な何かの徴候」とみなされることが多いと述べている。障害は，社会的あるいは家族内の葛藤により生じることが多い邪術，妊娠中の性交渉に対するものなどタブーを破ること，あるいは亡くなった先祖に対する敬意の欠如の結果生じうる。たとえば，内反足の人は，その祖先がきちんと埋葬されず，その人の棺が小さすぎて脚が締めつけられていることを意味している可能性があるため，その祖先霊とともに生まれてきたとみなされることがある。他の社会的原因が見つからない場合，その状態は単に「神のなせるわざ（*Efile Mukulu*）」とみなされる。

一般に，欧米の産業化された社会よりも，多くの小規模社会では，身体の機能障害をもつ人びとが，より正常に近い存在として日常生活のなかで受容され，より多くのケアを受けていることを，民族誌的資料は示唆している。しかしこうした第三世界の社会においてさえ，障害者に対する態度は通常一様ではない。機能障害の種類によって異なるレッテルを貼られ，そして異なる扱いを受けることが多い。たとえばDevlieger[70]は，ソンゲの人びとの間で，身体的に普通でないあるいは「異常な」子どもが3つのカテゴリーに分けられると述べている。「悪い（*malwa*）」子どものカテゴリーには，「白子

（アルビノ）」と一般的に呼ばれる先天性色素欠乏症，「こびと」と呼ばれる低身長の子ども，そして水頭症の子どもが含まれる。「欠陥のある（*bilema*）」子どものカテゴリーには，ポリオや出産の際の事故などによる上肢や下肢の奇形，ないし内反足などの先天的な異常をもつ子どもが含まれる。一方，「祝福された（*mishinga*）」子どものカテゴリーには双子，足ないし手が先に生まれた子ども，あるいは首にへその緒が巻きついて生まれてきた子どもが含まれる。最後のカテゴリーの子どもはとくに注目され，より高い社会的地位を与えられ，そして癒しの特別な力をもつと信じられる。それに対し，「悪い」子どもたちは完全に人間ではない周縁的で劣った生き物として扱われる。彼らの出自は邪術と関係があり，したがって彼らは最近「邪術師が関与する反世界」と交わったと信じられているため，何か超自然的なことがあると考えられている。基本的なケアはされるものの，「彼らはこの世に短期間滞在するために来て，その後自分たちの世界に戻っていく」ため，かなり早く死ぬと思われている。おそらくより一般的な集団が，「欠陥のある子ども（*mwana wa kilema*）」である。この子どもたちはゆがんだ体をもち，その状態は彼らの家族やコミュニティのなかでのゆがんだ関係性によって生じていると信じられている。彼らの身体的機能の改善に関してはほとんど努力が払われないが，彼らは必ずしも否定的な扱いを受けているわけではない。その代わりに，障害をもつ人は異常，周縁的，あるいは逸脱した人物としてではなく，境界的な人物として見られる（そのような「境界的」アイデンティティの議論については第9章参照）。さらに，彼らはその知恵と世界についての独特の見方のため，相談相手として価値づけられることが多い。

一方，後天的な身体的機能障害も，当事者にかなり劇的な心理的・社会的影響を与える。このテーマに関するふたつの古典的なモノグラフが，オランダのジャーナリスト Renate Rubinstein [73] と，神経科医で作家のサックス（Oliver Sacks）[74] の著作である。Rubinstein は自身が多発性硬化症にかかったときの弱さの感情，医師や技術への新たな依存，そして少なくとも社会的な意味で「もはや完全には人間ではない」という感じを記述した。サックスも，自身の重度の脚の怪我，およびそれにともなう身体イメージや自己意識の多くの変化の経験，そして彼の経験の多くが彼のケアに関わった医師や看護師にとっていかに不可解であったかを，生き生きと記述した。

障害のある身体のカテゴリーは固定されていない。それは複雑で変わりやすく，その定義は社会的・文化的・経済的・歴史的な文脈に依存する。とりわけ産業社会においては，この定義を否定的な意味の障害からより中立的な定義の身体的機能障害へとシフトする取り組みがある。

8
20世紀の「新たな身体」

ここ数十年の間に，数多くの「新たな身体」，あるいは人体の新たな概念化が欧米の産業化された世界に出現した。それは医学的な治療と診断の両方の技術進歩の結果である。その効果は，医師のみならず多くの一般大衆による近代的身体の認識を急激に変えたことである。これらの新たな概念化のうち6つについて以下に述べる。

8.1. 複合的な身体

臓器移植技術の確立は，病気ないし損傷を負った臓器や身体部位を人工臓器の移植あるいは他の人からの臓器移植のどちらかによって入れ替えることを可能にした。金属・プラスチック・ナイロン・ゴムでできた人工的な身体部位

には，今や股関節・膝関節・動脈・喉頭・四肢・歯・心臓弁膜・角膜・食道などがある。移植される臓器には，心臓・腎臓・角膜・軟骨・骨・髪・肝臓・肺・膵臓・副甲状腺などがある。多くの人びと，とくに高齢者は，今や部分的に人工的な，あるいは他者の身体から得た部位をもつ複合体である身体をもっている。その明らかな医学的・心理学的利点にもかかわらず，移植臓器は現代的な身体イメージ，および何が自己であり何が自己ではないかという感覚をおそらく微妙に変えつつある[57]。このような身体イメージや身体感覚は，臓器のドナーが生きていようと死んでいようとレシピエントとの間に「親族関係」という新たな結びつきを作り出してもいる。これは人工臓器の製造者および医師とレシピエントとの関係においても同様である。ある意味で近代的身体の境界は部分的に消滅した。人びとが歳をとるにつれ，その身体は以前の世代には知られていなかったやり方で，他者の身体部位ないし人工的な補充物を吸収していく。この新しい状況の影響については以下に詳しく論じる。

8.2. サイボーグ

サイボーグは人間と機械の先進的な融合である。多くの人びとが，身体と大小の機械をつなぐ近代的な医療技術のおかげで，より良い生体機能を保って生きることができるようになった。これらには今や腎臓の損傷のための透析器，心肺装置や小児麻痺患者などに用いた「鉄の肺」などの生命維持装置，未熟児のための保育器，そして補聴器や心臓のペースメーカーといったより小型の機械が含まれる。「生体工学的な身体（bionic bodies）」[75]と呼ばれる部分的に機械である身体を作り出すことにより，医療技術は現代の身体イメージに深く影響を与えてきており，このことは大衆文化の描写に反映されている[60]。たとえば，ニューサイエンティスト誌

は2004年に開発中の「生体工学的な身体」のための人工的な部位の種類を報告し，「人工的な身体部位には，本物より良く機能するものもある」と述べた[75]。「完全置換型人工心臓（TAH）」[76]だけでなく，これらの新しい機械部位には，性的不全を助ける陰茎インプラント，聴覚を回復する移植蝸牛刺激装置（人工耳），パーキンソン病の治療や行動のコントロール，そして記憶の回復のために脳に移植される電極，麻痺した手足の動きを回復させるために筋肉に挿入される極小刺激装置，神経組織に直接つながれ，脳からの神経信号に反応する筋電義手，輸血および感染の拡大を防ぐための人工血液，子ども自身が大きくなるにつれて伸びる子ども用の人工大腿骨が含まれる。これらすべての開発は，損傷した，あるいは老いていく身体の回復ないし再生に集中している。しかし，とりわけ生体工学（遺伝子工学）・ナノテクノロジー・情報科学（ロボット工学や人工知能を含む）における科学の発展は，新種の「ポストヒューマン」[77]すなわち著しく向上された身体的・心理的・知的力をもった人間[78]を開発するために，健康な身体をさらに「高める」ことを目指している。さらに，米国やその他のいくつかの病院では，心臓および泌尿器科の両手術は，外科医の手と器具の延長としてコンピュータ化された手術支援ロボット「ダヴィンチ」を用いており，離れた場所の操作卓に座った外科医が「ダヴィンチ」を操作することで実際に手術を行う。医学と手術双方におけるこれらすべてのイノベーションや研究は，上述の機械としての身体概念をさらに強化するであろう。

「サイボーグ化」には，人間を機械あるいは部分的機械に変えることのみならず，機械を部分的に「人間」とみなすことも含まれる。たとえばコンピュータを「第二の自己」[58]，補聴器・義肢・ペースメーカーを身体の新たな「部分」とみなすことは，ますます身体と機械の間の境界が曖昧になりつつあるからこそ可能なのである。

8.3. ヴァーチャルボディ

コミュニケーションメディアとインターネットの発達は，サイバースペースにおいて抽象的・非物質的なかたちでのみ存在する「ヴァーチャルボディ」を可能にした。この一例は，1989年に米国国立医学図書館によって始められた可視化人体画像データプロジェクト（Visible Human Project：VHP）であり，それは数多くのMRIとCTスキャン（電子ビームコンピュータ断層撮影）およびふたつの遺体の解剖図に基づいた，正常な成人男性・女性の解剖学的構造のデジタル画像のオンライン図書館からなる[79]。それらはCsordas[80]が「コンピュータ化された死体」と呼んだものである。これらの詳細な画像の多くは3次元であるが，それらは現在48か国，2,000近くのライセンス取得者にとってオンライン上で利用可能であり，世界中で多くの人により，教育・診断・研究上の目的で使用されている[79]。VHPとヒトゲノムプロジェクト（Human Genome Project：HGP）の双方は，潜在的にはどのインターネット使用者にとっても利用可能な，血肉ではなく「情報」としての身体の再概念化である。これはある程度まで，人体の実際の解剖を不要にする。なぜならVHPとHGPは，実際の身体にまったく入り込むことなしに，ヴァーチャルボディを繰り返し閲覧することを可能にするためである。両者はSandelowski[77]が新しい「ポストヒューマンの身体」と呼ぶものの例であり，「明確に定義された自己のない，肉体のない情報構造」である。

「ヴァーチャルボディ」という考え方は，電話・メディア・コンピュータ・インターネットによって創造される人体の新たな感覚にも当てはまる。それはとくに身体の境界が今やサイバースペースにまで拡張されたあり方に関係する。マクルーハン[59]によって指摘された初期の事例は，テレビやラジオなどのメディアが今や個人の中枢神経システム，とくに目と耳の範囲を世界中に広げたようであった。コンピュータへのアクセスの増加も，ある人びとにとってはコンピュータ自体が，有機体の脳の記憶・論理・計算の多くの機能を委託する，頭蓋骨の外のパラレルな脳となっていることを意味する。マクルーハンがいうように，近代の人間は今やその脳を頭蓋骨の外に，神経を皮膚の外にまとう有機体となったのである。これらの人びとにとって，コンピュータのハードディスクドライブからデータが失われることは，頭の怪我や脳卒中の後，記憶を喪失することとほぼ同じぐらい重大なことである。他の多くの人びとにとって，インターネットに接続されたコンピュータ端末は，新しいタイプの感覚器官となったといえよう。それはしばしばはるか遠方の他の人びとや他の環境と相互作用し，まったく新しい範囲の感覚的データ（視覚的なものだけでなく聴覚的なものも）を吸収する手段である。

コンピュータのおかげで，ますます多くの脳の機能がコンピュータのなか，あるいはサイバースペースといった，私たちの身体の外で生じるようになりつつある。Kurzweil[78]は，コンピュータと情報技術の急激な発達により，私たちの生物学的知能は本質的には固定しているのに対し，非生物学的知能は毎年その容量を倍増していると指摘している。ますます多くの私たちの思考が脳よりもコンピュータで行われるようになってきているため，2030年までには私たちの知能のうち，コンピュータの占める割合の方が脳による割合より多くなり，2040年までには「コンピュータの方が10億倍能力がある」ようになっているだろうと彼は計算する。しかし，これらの新しく高額な技術が世界の人びとの間で共有され，それらが裕福な人びととだけでなく貧しい人びとにも平等に利用可能になるとは考えにくい。遠隔医療など，これらの開発の一部やその意味については第13章でより詳しく述べる。

8.4. 脳

　数十年の間，医学的研究と実践は脳の研究および
その機能のモニタリングにますます焦点を
当てるようになってきた。これは神経生理学と
脳波（EEG）などの診断技術の発展によるもの
であった。しかしながら象徴的な意味では，そ
れはパーソナリティや無意識だけでなく「その
人らしさ」や「自己」の真の場所を身体全体よ
りむしろ脳自体のなかに位置づけることにより，
身体イメージの現代的転換を引き起こしたよう
である。これは19世紀からの「骨相学（phre-
nology）」などの文化的モデルと符合する。骨相
学は頭と脳を人体の解剖学的構造の最も重要な
部位として位置づけ，潜在的な倫理的特性が身
体に表現されている部位として位置づけた。こ
の現代的転換は医学における死の定義の変容に
表れている。1960年代以降，死は「脳死」すな
わち心拍や呼吸など他の身体機能の停止よりも，
脳機能の停止として定義されることが多くなっ
てきている[81]。ある意味で，死をおもに認知機
能および考える能力の終焉と定義することは，3
世紀前のデカルトの「われ思う，ゆえにわれあ
り」という言葉に共鳴する。人は思考できなく
なれば，存在しないも同然なのである。

　現在，多くの欧米諸国では，たとえ生命維持
装置によって心臓がまだ鼓動しており呼吸して
いるとしても，脳波に基づいて昏睡状態の患者
が法的に死亡したと宣言されれば，その人たち
の臓器を他の人びとに移植するために「摘出」
することが可能である[82]。しかしながら日本で
は，欧米の脳死とそれに続く臓器摘出のアプ
ローチに対する相当な文化的抵抗があると櫻島
は指摘している[86]。そのため，移植を必要とす
る多くの日本人は臓器を入手するために海外に
行かねばならなかった[86]。日本ではじめて脳死
を生命の終焉と認めた1997年の臓器移植法[87]，
および日本中に配布された2,300万枚のドナー
カードにもかかわらず，その1年後までに移植

手術は1件も実施されなかった[88]。しかし1999
年以降，比較的少数の移植手術が日本で行われ
てきている[89]。櫻島によれば，これは伝統的な
日本の人格の概念が個人ではなく共同社会に基
盤をもっていたためであった。個人の脳の死は
その人の実際の死と必ずしも同じではなかった。
死は単独の出来事というより長いプロセスとし
て見られ，家族とコミュニティによって行われ
る一連の儀礼（何年も続くこともある）の後に
やっと終わりと認められた（第9章参照）。また，
互酬性と社会関係が非常に重要な社会では，匿
名のドナーから臓器を受け取ることに何らかの
抵抗があるだろう。そのうえ，魂を脳だけでな
く，体中に位置づける神道や仏教の信仰も，個
人の死の瞬間を単にその人の脳の死だけによっ
て決定することを難しくしている[90]。

8.5. 医学的身体

　近代医学の本質的還元主義と診断技術の進歩
（第5章参照）が結びつき，次第に身体のより小
さな領域に焦点が当てられるようになってきて
いる。医学的診断は生化学的レベルや細胞・分
子レベルまでの異常を日常的に扱う。これはこ
こ1，2世紀の医学の教科書に描かれたイラスト
の変化に反映している。それらは解剖学から組
織学へ，身体それ自体の描写から個々の臓器の
描写へと変化し，ついには細胞ないしその細胞
内の分子構造，そしてその遺伝物質の描写にま
で変化してきた。おそらく，近代医学が現在最
も関心をもっている「身体」は細胞そのもので
ある。たとえばエイズに関する医学的言説の多
くは，とくに免疫システムと関係するこの細胞
レベルに焦点を当てている。また，1895年以降
X線の開発，そしてより最近では超音波・CT・
MRIスキャンが人体の構造や内部を容易に目に
見えるようにし，より「透明」にした（図2.3参
照）[91]。多数の患者が病院や診察室，産科クリ
ニックで彼ら自身の身体のスキャンやX線画像

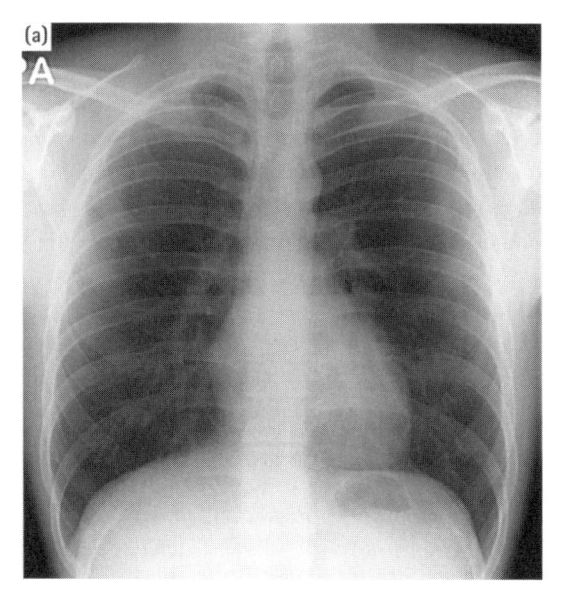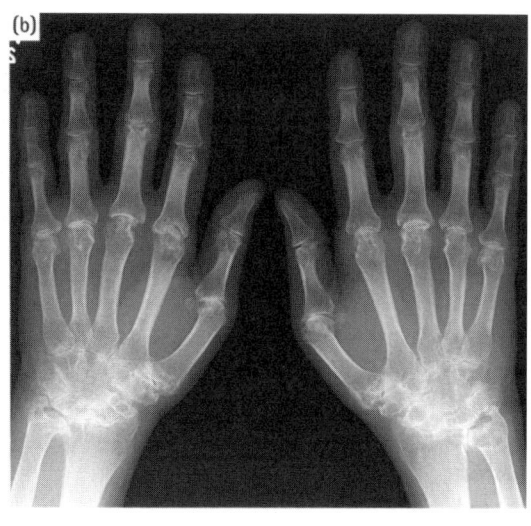

図2.3（a, b）　胸部と手のX線写真：診断技術は今や身体を医師と患者双方に対し「透明」にした。（出典：図2.3a Jenkins P., *Making Sense of the Chest X-ray: a Hands-on Guide*, London: Hodder Education, 2005 より許可を得て再掲。図2.3b Patel, K., *Complete Revision Notes for Medical Finals*, London: Hodder Arnold, 2006 より許可を得て再掲）

を見せられている。一般の人びとはメディア・雑誌・インターネットを通じて，あるいは医師の診察中に身体に関する医学の還元主義的な見方を学ぶことが増えているが，それと合わせて，このことは疑いなく人びとが自身の身体を知覚するあり方に微妙に影響している。

　最近の医療技術の進歩は，Kaufman と Morgan[92] が生と死との「境界的（liminal）な存在」と名づけたものの増加を可能にしている。終末期において，これらの境界的な存在には，深い昏睡状態の患者や「脳死状態の死体」などの「死んではいないが十全に生きているとはいえない」人びとが含まれる。双方とも生命維持装置によってときには長期間，生命に関係する機能は維持されている（第14章参照）。同様に，生命の始まりにおいても医療技術は今やもうひとつの境界的な存在，あるいは「生命の縁における新たな形態」[92] を可能にしている。それには幹細胞・DNAサンプル・胎児から得た細胞組織，

そして凍結した胚・卵子・精子が含まれる。しかし多くの場合，幹細胞研究などこれらの先端医療技術の利益は，裕福な国に住む人びとや貧しい国の富裕なエリートにのみ利用可能である。

8.6. 外部の子宮

　体外受精（in vitro fertilization：IVF）や代理母（第6章参照）など，不妊の医学的治療における進歩（新生殖技術）は，多くの女性の自身の身体や生殖機能に対する見方に影響を与えている[93]。たとえば，かつては排卵・受精・妊娠が同じ女性の身体のなかで起こっていたが，現在ではこれらのうちひとつかそれ以上のことが体の外，もしくは他の女性の体内で生じることが可能である。ひとりの子どもの妊娠・出産・成長には，今や遺伝的母・生みの母・育ての母という3人の異なる女性を必要とすることがある[94]。ひとりは卵子を提供し，もうひとりは胎児を身

ごもり，そして3人目は生まれた子どもの世話を
する。不妊の女性には歓迎すべきことかもしれ
ないが，生殖技術におけるこれらの進歩は，臓
器移植手術のように，身体イメージと身体の境
界に関する前提の双方に影響を与えてきた。あ
る女性の子どもが別の女性の子宮（いわば「外
部の子宮（external womb）」）で身ごもられるの
であれば，何が身体・自己・非自己かという伝
統的な概念は急激に変容する。さらに，卵子提
供者にとって，卵子自体はすぐに別の女性の体
内に溶け込み，外部の身体部位となりうる[95]。

9

人間の身体部位の移植と売買

　1954年における最初の腎移植の成功，およ
び1967年の最初の心臓移植以降，世界中で行
われた臓器移植の数は著しく増加した。2003年
時点で，全世界で毎年およそ6万5,000件の臓
器移植が行われており，そのうち4万5,000件
が腎移植である[96]。それ以外は肺・肝臓・膵
臓その他の臓器である。しかし入手可能な臓器
の数は，移植を希望していながらドナーが見つ
からない人の数よりまだずっと少ない。そうし
た人の多くが，臓器が入手できるようになる前
に死亡していく。現在，死んだドナーからであ
ろうと生きたドナーからであろうと，移植のた
めの臓器は希少な商品であり，市場原理，需要
と供給の原理の対象である。それらは次第に販
売と交渉の対象となってきている。これは，商
品として扱われていなかったものの「商品化
（commodification）」として知られるプロセスで
ある[90]。しかし，人間の臓器は決して単なる中
立な物体ないし「モノ」ではない。生きている
人間の一部として，それらは多くの象徴的な意
味をともなっている。また，心臓や脳などの臓
器は強力なメタファーとして日常語のなかに織

り込まれている[97]。たとえば心臓は，単なる筋
肉のポンプではなく，愛・感情・人格・勇気・
意志の普遍的な象徴でもある。多くの人にとっ
て，それは「人間性」の本質であり，心臓とい
う単語を用いて「心の広い人（good hearted）」
「心の冷たい人（hard hearted）」「心の傷ついた
人（broken hearted）」などといわれることがあ
る。したがって，心臓移植は今日でも，提供を
受ける側にとって強力なシンボリズムをもちう
るのである。

　移植は人びとの間に新しいタイプの「親族関
係」ないし結びつきを創造する。また，ドナー
は死んでいるかもしれないが，その臓器は別の
人のなかで生き続けるため，部分的な不死の感
覚をつくり出す。これを歓迎する家族もいるも
のの，そうでない家族もいる。このプロセスを
喪の期間の延長，気持ちの整理の遅延とみなす
人さえいる。

　他の医療的処置と同様，臓器移植は常にある
程度それが起こる文脈の影響を受ける。欧米で
は提供された臓器の「交換部品」モデルが一般
的であるのに対し，他所ではそれと同様ではな
い。たとえばSimpson[98]は，スリランカでは
「シンハラ（Sinhala）」の人びとの間で，いかに
上座部仏教が眼球や血液を含む臓器や組織の提
供を奨励することに重要な影響を与えてきたか
を述べている。これは最も高次の悟りの境地と
される涅槃の達成に至るひとつの方法として，
無私で見返りを考えない寄進を仏教が強調する
ことからきている。身体部位を必要としている
人に与えるというこの「献身的行為（dāna upa
paramitā）」の背景には長い伝統があるのであ
る。ドナーにとって，それは自身の身体を含む
物質世界への執着を断ったことを示す。ある敬
虔な仏教徒がいうように「私のすべての身体部
位を最大限に使うことができるように，私は脳
内出血ですばやく潔く死にたい」のである。

　米国インディアナポリスにおけるSharpの研
究[99, 100]は，医師とレシピエントとドナー家族

の間での移植に関する非常に異なる見方を明らかにした。外科医にとって，臓器は「単なる筋肉・ポンプ・膜・肉片」として非人格的な「モノ」と見られていた。それらは身体を再び正常に機能させるために必要な「交換部品」のようなものであった。彼らはレシピエントとドナーの近親者との間の接触を阻止し，ドナーに関する情報開示を最小限にする傾向があった。臓器を商品とみなす者も増えていた。1984年の全米臓器移植法は身体部位の商品化を禁じているにもかかわらず，多くの外科医は依然として臓器を可能なかぎり良い値段で売買される希少で貴重なモノとみなしていた。

しかしレシピエントにとって，これらの臓器，とくに心臓・肺・肝臓などの「生命を救う」臓器は，たいてい中立的な「モノ」としては見られていなかった。Sharp[99] は，臓器提供を受けることがいかに重大な心理・社会的影響をレシピエントに与えるか述べている。一部の人にとっては，別の誰かの身体の一部を自身の体内にもつことは，自己の感覚をばらばらにしうることなのである。多くのレシピエントは，ドナーの理想化された生前のイメージをつくりあげ，そのうえでそれを新たな自己イメージへと統合しようとすることにより，術後のアイデンティティを「再構築」しようとする。とくに子どもは，臓器がある種の「細胞記憶」に隠された前の所有者の，とくにネガティブな性質を受け継ぐことを恐れることさえある。臓器を受け取ることは，新たな経歴が古い経歴に接ぎ木されることをも意味する。手術後，その人は「生まれ変わる」（6節で述べた「象徴的な再生」）だけでなく，ある意味で臓器はそれ自体の経歴，それ自体の歴史を携えている[99]。レシピエントは「臓器はどこから来るのか？」「どんな歴史をもっているのか？」「ドナーは誰なのか？」「ドナーはどんな人なのか？」「ドナーはどのように亡くなったのか？」と尋ねるだろうが，たいていの場合その答えを知ることはない。Sharpの研究[99, 100]では，多くのレシピエントが自らを「命の贈り物」の幸運な受取人だと感じており，ドナーの家族に何らかのかたちで返礼したいと思っているが，これはドナーの匿名性と医療スタッフの態度によって挫折させられる。間接的に「借りを返す」方法として，彼らの多くが手術後，自分より恵まれない人びとのためのボランティア活動に従事するようになる。

ドナーの家族は，移植に対して特異的な態度をとることが多い。多くはレシピエントと個人的な接触をとりたがる。愛する家族の心臓や肺が動いているレシピエントに対して，所有感覚あるいは親族感覚をもつためである。Sharpによれば，ドナーの家族は，ドナーの部位や臓器をどのように使うかについて，レシピエントをコントロールする権利があると感じている[100]。しかしレシピエントと同様に，彼らも通常はこうした社会的つながりをつくることを病院によって阻まれる。

臓器移植は，厳密に何が「生」の終わりで，何が「死」の瞬間に相当するのかについて，文化によって異なる多くの新たな倫理的問いを投げかけた。それは心臓・肺・感覚・痛み・動きといった「身体全体の死」なのか，それとも単なる「脳の死」なのか，という問題である。日本の場合について先に述べたように，「脳死」の概念は必ずしも普遍的に受容されているわけではない。最近，ロック（Margaret Lock）[101] が指摘しているように，先進国における死のなかで，従来のような心臓・呼吸器系の死ではなく「脳死」と認定されたのは，依然として約1%のみである。さらに，脳死の診断は常に非常に先端的な技術に依存し，それが常に利用可能とは限らない。それが利用可能だとしても，潜在的にドナーになりうる人は，常に生と死の両義的な状態にあるといえる。彼らの家族にとって，愛する人がまだ「生きている」ように見え，肌の色も良く，脈も正常で，爪や髪も伸びており，そして生命維持装置の助けによってではあるも

ののまだ呼吸している間は，「脳死の死体」「生きている死体」，あるいは「不可逆的昏睡状態」「脳死状態 (neomort)」であることは受け入れがたいだろう。ここで問題となるのは，誰がこの「脳死状態」の体とその身体部位を「所有」し，誰から「臓器摘出」のインフォームドコンセントを得ることができるのかということである。

ロックの見解では[101]，西洋医学とその診断技術は「新たな死」，あるいは死の瞬間を定義するまったく新しい方法を発明した。それは昏睡状態の身体の「第二の死」の厳密なタイミング，すなわち生命維持装置の「スイッチを切る」ことを決める瞬間について，医師に途方もない権力を与えることである。また，それは彼らにその脳死状態の人間の臓器に何がなされるべきかを決める力も与える。一方で，この状況について不安を覚える医師もいる。ロックがインタビューした集中治療室の医師たちは，不可逆的な損傷を目前にして，その状態が通常はまもなく完全な生物学的死につながるという知識があるにもかかわらず，誰も脳死の診断が生物学的生命の終焉を意味するとは信じていなかったのである。

9.1. 身体部位の商品化

臓器移植における現代のおもな問題は，人間の臓器の「商品化 (commodification)」と，違法・合法両方の国際的な売買である。臓器はますます世界中で売買されうる「製品」ないしモノになっている[90, 101]。移植を目的とした人間の臓器の供給は，国際的に網の目のように広がり，主要な何百万ドル規模の産業になっている。多数の人びとが今や世界の多様な地域で何千人もの「脳死死体」からの臓器の選択・摘出・輸送・貯蔵・仕入れ・販売に携わっている。

シェパー＝ヒューズ (Nancy Scheper-Hughes)[102]はこの国際的売買の最近の状況を概観し，臓器売買は大規模で収益が多く，ほとんどの国で明らかに非合法的で倫理に反していると述べる。臓器売買は，生物医学的実践に従事する上層階級と，犯罪世界に関わる最下層とを結びつけることもある。また，その取引には警察，葬儀業従事者，病理学者，公務員，救急車の運転手，救急室職員，アイバンクや血液銀行の管理者，移植コーディネーターが関与することがある。彼女は例を挙げ，腎臓などの臓器が，多くの貧しい国々から豊かな国々へと現在どのように流れており，いかにこの「バイオパイラシー (bio-piracy)」すなわち生物資源の盗賊行為が，グローバルな不平等や富裕者による貧困者の搾取の一例にすぎないかを示している。しばしば開発途上国のドナーたちは，貧困のために腎臓その他の臓器を売り払うことを強いられる。なぜなら，それが彼らが所有する唯一の担保・財産だからである。インドのある地域では，一部のコミュニティで，娘の持参金やその他の必要経費を払うために腎臓を売買することが一般的になっている。シェパー＝ヒューズは，ブラジルでも貧しい人びとがお金が必要なときに，腎臓か目を「ふたつあるため」売りたがることを明らかにしている。多くの貧しい国々には，今やとくに中東・ヨーロッパ・北米からの富裕な外国人に臓器を売るための広大な闇市場が存在する。これらの臓器はドナーやその家族の同意なしに摘出されたケースもある。シェパー＝ヒューズは，中国で死刑にされた囚人の臓器が摘出され，外国人に売却されたという供述や，アパルトヘイト下の南アフリカや軍事独裁政権下のブラジルで，臓器が死んだドナーから許可なく摘出されたという供述を引用している。その結果，当局や外国人による「臓器窃盗」の噂が多くの国で広まっている。

国家が身体部位の供給を「国営化」することによってコントロールしようとする場合もある。これはブラジルのケースである。ブラジルでは1997年に，臓器の供給不足を解消し，その商品的取引を減らすために，「公的に『臓器および組織の非提供者』であることを宣言しないかぎり，

すべての成人ブラジル人は死亡すると普遍的に臓器提供者となる」という「推定された同意」の連邦法が採択された。シェパー＝ヒューズによると、このことは貧しいブラジル人の一部にパニックを引き起こした。彼らは、新しい法律は彼らの身体に対するさらなる官僚的な脅迫なのではないか、そして臓器を探し求める悪い医者であれば彼らを生きさせようと積極的に努力しないのではないか、と恐れている[102]。

　移植のための臓器の出所が何処であれ、次に示すスウェーデンの事例研究で述べられているように、レシピエントは新たな臓器を多くの異なるやり方で認識しうる。

事例研究　スウェーデンにおける臓器移植の認識

　Sanner[103]は、2001年にスウェーデンにおける人びとの臓器移植に対する態度を検討した。彼女は人びとが臓器の授受を行う意思があるかないかに影響する、身体に関するふたつの概念を見出した。第一に、身体は単なる客観的な「機械のような」存在で、「自己」を表象するものではないという見方である。これは提供された臓器を単なる「部品」として見ることを容易にした。第二に、身体と自己は相互に密接に関係しており、したがって新たな臓器はレシピエントのなかにドナーのパーソナリティや行動などといったドナーの性質を「転移」しうるという見方である。これらのふたつの概念化のなかに、臓器提供自体に対する7つの別個の態度を見いだした。

1. 臓器の授受双方の意思あり——これは身体の機械モデルと関係しており、自己意識とその臓器を関連づけることはなかった。「誰の腎臓を受け取ったかは、私が何者であるかということには関係しない」という感覚である。

2. 提供を受ける意思はあるが提供する意思はない——こう認識する人びとも機械モデルをもつが、死に対して強い不安があり、高い金額を支払ってでも生きのびることを強く望んでいた。そのため、彼らは臓器の提供を受ける意思はあったが、誰か別の人に提供することによって

自らの生命を危険にさらすことには乗り気ではなかった。

3. 臓器の授受双方の意思なし——臓器をやりとりすることは、なんとなく「不自然」、「自然に逆らっている」、「自然が決めたことの境界を越えている」と感じる人がいた。多くは動物の臓器を人間に移植することにも反対であった。「私の身体は、動物の臓器が合わないということを教えてくれるだろう。それは自然に反している」という感覚である。

4. 臓器の授受双方の意思なし——「影響する臓器」：これらの人びとは、人の「性質」は身体と臓器に備わっているため、臓器が人の人格とアイデンティティを変えるかもしれないと信じていた。彼らは「見知らぬ人の一部になりたくない」あるいはその逆だとして、臓器を受け取ることも提供することも固く拒んだ。「心臓にはすべてがある。私はそれをあげたくもないし、もらいたくもない」という感覚である。彼らは、「豚の腎臓を移植したら、私はおそらくもっと豚みたいに見えるようになるだろう」といったように、動物からの臓器提供も拒否した。

5. 臓器の授受双方の意思なし——「生まれ変わった」身体：この人びとは生まれ変わりについての非常に具体的な見方をもっており、いくつかの必須器官が欠けていて身体が不完全であれば死後の復活は不可能であると信じている。

6. 受け取ることに複雑な感情、家族には提供する意思あり——このタイプの人びとは、当初4の「影響する臓器」の人びとと同様、「もしそれが罪深い人から来たとしたら？」といったように、見知らぬ人から受け取った臓器の「影響」に対する不安を表明した。しかし次第に、とくに親族から臓器を受け取ることには同意するようになった。彼らは自身の臓器を提供する意思もあったが、近しい家族に対してだけであった。

7. 受け取ることには複雑な感情、提供する意思はあり——最後に、このタイプの人びとは見知らぬ人に臓器を提供する意思はあったが、臓器提供を受けることによって自身の身体イメージが変化してしまうのではないかという不安をもっていた。「私は術後、自分を認識できるだろう

か？」,「人工的な臓器を入れた私は『サイボーグ』になってしまうのだろうか？」といった感覚である。

10

妊娠中の身体

すべての文化において，妊娠中の母子の脆弱性に関する信念は共通してみられる。程度の差はあるが，この信念は妊娠中だけでなく，産後初期ないしは授乳期といった出産後にも拡張されることが多い。妊娠の身体生理についての文化的概念は，子どもが生まれた後，奇形・病弱・知的障害の子どもなど，妊娠の望まざる結果を事後的に説明するために引き合いに出されることが多い。多くの文化では，母親の行動，すなわち，食事，身体的活動，精神状態，道徳的行動，飲みもの・薬・たばこの使用などが，生殖の身体生理に直接影響し，出産前の胎児に悪影響を及ぼすものと考えられている。人類学者は，妊婦にまつわるすべてのタブーや規制が，母子を「身体的」損傷から守るためだけにあるのではないと主張してきた。妊婦は「社会的」にも脆弱であり，また妻と母との間の過渡期（transition）というふたつの社会的役割の両義的な状態にある[104]。この境界の状態においては，他の社会的な過渡期の状態と同様に（第9章参照），当事者は自他ともに危険な，両義的で「異常な」状態とされる。したがって，妊娠にまつわる儀礼やタブーが，この移行を特徴づけるとともに，母子をこの危険な期間中保護することにも役立つのである。

10.1. 妊娠の民俗学

1970年代，Snowらは米国ミシガン州の公立の産科クリニックで，妊娠の身体生理と危険性に関する一般の人びとの信念について，数々の研究を行った[51, 105, 106]。多くの場合一般の人びとの信念は，その人たちのケアに従事する臨床医の信念とは著しく異なっていた。31人の妊婦に対する研究では[105]，77％の人びとが，母親が激しい情緒的乱れを起こすと，誤った行動に対する神の罰として「自然の力」あるいは他者の悪意ある念により胎児が傷をつけられ，恒久的に外観を損なわれたり殺されたりすることもあると信じていた。調査対象のうち，メキシコ系アメリカ人の女性は妊娠中，睡眠や休息を多くとりすぎると胎児が「子宮にくっついて」分娩が困難あるいは不可能になり，胎児を害することがあると信じていた。また，彼女たちは月食を見ることも恐れていた。なぜなら，月食の期間に妊婦が無防備に外出すると，子どもが死産や口蓋裂あるいは体の一部が欠如した状態で生まれてくることがあると信じていたためである。そのときには，鍵を腰の周りにぶら下げることが身を守る妥当な方法であった。研究対象の多くが母親の過剰な感情，すなわち恐れ・憎しみ・ねたみ・怒り・悲しみ・哀れみはすべて胎児にとって危険となり得るとも信じていた。妊婦が猫や魚など，何か彼女を驚かせるものを見ると，子どもはそれに似て生まれてくるかもしれないという信念もあった。妊娠中に魚に驚いたある女性は，「口蓋にふたつ穴があり，魚のように泳げる子どもを産んだ」と解釈した。胎児の損傷はまた，母親の誤った行動によっても生じると信じていた。たとえば妊娠中に心身障害者をからかうと，神がその子を同様の障害で苦しめることにつながることがある。他の人びとの敵意は，胎児の損傷そして死すら引き起こすことがある。このような一般の人びとの類似の信念は，各地でバリエーションはあるものの，

世界中にみられる。

ミシガンでは，母親の食事が胎児に与える影響に関する信念についても調査がなされている [51]。40人の調査対象女性のうち，90％が妊婦は何らかのかたちで食事を変えるべきだと考えている一方で，38％は食べものへの渇望はそれが満たされないと子どもに恒久的に「傷跡をつける」と信じていた。ある女性は，妊婦が鶏肉を切望したがそれを得られないと，その子どもは「鶏に似て」生まれることがあると考えていた。特定の種類の食べものが胎児に与える影響に関係する信念もある。たとえば，母親がサクランボや苺を妊娠中に食べすぎると，赤いあざのある子どもが生まれるかもしれず，彼女がチョコレートを食べると，あるいはその上に座っても「チョコレート色のあざ」ができるかもしれない。Snowは，これらの食事に関する信念の一部は，妊婦たちによる望ましくない食習慣に原理的説明を提供するため，危険なことがあると指摘している。一部の中南米女性の間では，栄養成分に関係なく，体内の「バランス」を保つために，妊娠中に「熱い」食べものと「冷たい」食べものが使い分けられる。類似の信念はインド亜大陸の女性の間でも見られる。Homans [104] は，英国生まれのアジア人女性の「私の母は『熱い』食べものを食べないように，ヒーターの前に座らないように，そしてコカコーラを飲まないようにといいました……身体が熱をもちすぎて，それが流産につながるかもしれないので」という言葉を引用している。

ミシガンで行われた研究によると [105]，子宮は妊娠中，胎児が失われることを防ぐため，「固く閉まっている」空洞の臓器であるという信念が広く受け入れられていた。ある女性は妊娠中「子宮は閉まっていて病原菌は入れない」ため，妊婦は性病に感染しないので避妊具を使用する必要はないと信じていた。

妊娠の身体生理と危険性に関する信念には，身体的・心理的・社会的側面がある。それらは，その文化に応じた保護的タブーや習慣に囲まれた特殊なカテゴリーの人として妊婦を分離し，新生児の身体的損傷や奇形があった場合には，それを事後的に説明するのに役立つ。しかし一方でこの身体生理と危険性に関する信念は，上述のように，妊婦とその胎児に害を与えることもある。

11
「血」に関する信念

身体生理の文化的概念の臨床的影響をさらに説明するため，人間の「血」の性質と機能に関するいくつかの信念を以下に述べる。体内を流れる不可欠な液体であり，怪我・病い・月経・出産の際に現れる「血」に関する人びとの経験は，一般の人びとの多様な病いに関する考え方の基盤となっている。一般的に，次のような「血」の性質が病いの原因になると考えられている。「血」の量（過剰な血によって生じる「高血 (high blood)」），濃度（貧血を引き起こす「薄い血 (thin blood)」），温度（モロッコにみられる「血のなかの熱 (heat)」によって生じる「熱性の病い (hot illness)」），質（便秘によって生じる「血」のなかの「不純物 (impurities)」），ケガレをもたらす力 (polluting power)（男性に「弱さ (weakness)」をもたらす経血）などである。一般の人びとの「血」の概念は，生理学的な作用よりもずっと広い範囲の内容を扱っている，ということも憶えておくべきである。「血」は，身体的・心理的・社会的な数多くのことを象徴する強力なイメージである。それはターナー (Victor Turner) [107] が「多声的象徴 (multivocal symbol)」と呼ぶものであり，複数の意味を同時に象徴しているのである。「血」にともなう多くの意味を通文化的に分類すると，情緒的状態の指標（赤面・蒼白），パーソナリティのタ

イプ（熱血・冷血），病い（ほてった・熱っぽい），親族関係（「血」は水よりも濃い），身体的怪我（出血・打ち身），ジェンダー（月経），危険（経血[108] および産後出血），食事（質の悪い食事による「薄い血」）などがある。

　このような多くの理由から，臨床医は一般の人びとの「血」の概念に隠されているシンボリズムに気づくべきである。これらの信念は人びとが病院で血液検査を受ける，あるいは輸血のために献血をする意思があるかどうかに影響することさえありうる。それはエイズやB型・C型肝炎などの感染症が拡大する現在においてとくに重要である。

事例研究　英国サウスウェールズにおける「血」に関する信念

　Skultans[109] は1970年代に英国サウスウェールズの鉱山の村で，女性の間にみられる月経に関する信念について調査し，経血に関する2種類の信念を発見した。第一は，経血は「悪い血」であるとし，月経は悪いものや過剰なものをシステムから取り除くプロセスだとするものであった。システムが正常化する方法として強調されるのは，できるだけ多くの「血」を出すことだった。女性たちは，月経がなかったり出血が少なかったりすると，むくんだり，太ったり，のろく鈍くなったりすると語った。ある女性は重い月経の後「本当に気持ち良い」と感じ，ほとんどの女性は月ごとに「きれいに浄化する」ことの価値を主張した。Skultansは，このように考える集団は比較的安定した結婚生活を送っており，月経のプロセスを悪いものの定期的な除去により「健康のバランスを生み出し維持するために不可欠な過程」とみなしていることを明らかにした。このように考える女性は月経を脆弱性が高い状態だともみなしており，月経の流れを止めるかもしれないあらゆる出来事も恐れていた。この考え方は，明らかに閉経に対する悲観的な態度へとつながる一方で，逆に月経過多については，「浄化作用」とみなして心配しないこともある。

　第二の集団の女性は，月経が全般的な健康を損なうと考え，「生命の血を失う」ことを恐れていた。彼女たちは月経ができるだけ早く終わることを望んでおり，第一の集団とは異なり，閉経やそれにともなう症状についてはずっと肯定的であった。月経を「わずらわしいもの」とみなすこの集団には，夫婦関係の障害や不安定が関連していることが示唆された。

事例研究　南アフリカ・ズールーの人びとの月経に関する信念

　Ngubane[110] は1977年に，南アフリカの「ズールー（*Zulu*）」の人びとの経血に関する信念について記述した。月経中の女性は伝染性の汚穢をもっていると考えられ，それは他の人間と自然界両方にとって危険であると考えられていた。男性の力強さは，とくに月経中の女性と性交渉をもつと弱まることがある。月経中の女性は，病人や病人が飲む薬に悪影響を与えるためにそれらを避けるべきだとされ，月経中の女性が近くを歩くと農作物は荒れ，家畜が病いになるとされていた。この他にもアフリカ社会では，コミュニティを危険な汚穢から守るために，女性は孤立した「月経小屋」に毎月閉じ込められるところがある。経血の「不浄」と「穢れ（ケガレ）」をもたらす力に関する同様の信念は，世界の数多くの地域文化や宗教集団にみられ，とくに男性の間で多くみられる。

事例研究　米国ミシガンにおける月経に関する信念

　SnowとJohnson[51, 106] は，1970年代に米国ミシガン州における公立の診療所で，低所得者層の女性の月経に関する信念について検討した。多くの女性が月経を，病いを引き起こし身体のシステムに害を与えるかもしれない「不純物」を身体から除去する方法として見ていた。彼女たちは，子宮は月経のときに血液を出すために開く空洞の器官であり，月経と月経の間の「汚い血」で徐々に満ちていく間は子宮が固く閉じられていると信じていた。そのため，彼女たちは月経直前・月経中・月経直後の「子宮がまだ開いている間」にのみ妊娠することができると考えていた。この期間には，冷たい空気や水，病原菌や妖術などの外的な力の侵入によって生じる病い

に対してとりわけ脆弱になると信じていた。ある女性は，死者の死をもたらした病原菌が，開いた子宮に入って疾病を引き起こすといけないので，月経中の女性は葬儀に参列すべきではないと思っていた。この女性たちがたびたび恐れていたのは，経血の流れが止まったり妨げられたりすること，あるいは産後ないし堕胎後の期間の出血であった。中南米系の女性はとくに，特定の「冷性」の食べもの（あるいは冷たい水や空気）が「熱性」の血を固まらせ，流れを妨げることを恐れていた。止まった流れはその後，体内に「逆流」し，脳卒中やがん，不妊や急性の結核を引き起こすかもしれない。「冷性」の食材として新鮮な果物，とりわけ柑橘類・トマト・緑の野菜が挙げられ，あるメキシコ系米国人女性がいうように「そういうものは子宮をとても冷たくする」のである[51]。研究者たちは，月経・堕胎後・産後状態にともなう膣からの出血中にこうした食物を忌避することは，もとからビタミン不足である多くの低所得者層女性の食事から必要なビタミンを奪ってしまうと指摘している。また，月経が妨げられることへの恐れは，月経の変化を生じさせることのある避妊法（経口避妊薬・子宮内避妊具）を避けることにもつながる。

事例研究 米国南部における「高血」

Snow[111] は1976年に，米国南部の黒人・白人双方の低所得患者の間でみられる「高血（high blood）」といわれる一般の人びとの信念について述べた。中心となる信念は，その人が食べたもの，飲んだものによって血の量が増えたり減ったりし，それが「高血」ないし「低血（low blood）」を引き起こすというものであった。「低血」はレモンジュース・ビネガー・ピクルス・オリーブ・ザワークラウト・エプソム塩といった酸味や渋味のある食べものを食べすぎると生じるとされ，だるさ・疲労・虚弱の原因になるとされた。それはとくに妊婦に起こりやすく，ビーツ・レバー・赤身肉・ブドウジュース・赤ワインなど特定の赤い食べものや飲みものの摂取によって治療されるべきだと考えられていた。対照的に「高血」は，こってりした食べもの，とくに赤身肉を食べすぎると生じるとされ，家庭での治療法とし

て，レモンジュース・ビネガー・酸っぱいオレンジ・エプソム塩，ピクルスやオリーブを漬ける塩水を摂取すると良いと考えられていた。この信念は，このタイプの食事（たとえば非常に高い塩分を含む食事）の健康への影響を引き起こしただけでなく，「高血」と高血圧を混同している人が医師の指示にしたがわないことにもつながった。高血圧を「高血」と解釈した人は食事における塩の量を増やし，もとからたんぱく質不足の傾向がある低所得者層の食事から赤身肉の摂取を減らすかもしれない。

事例研究 カーボベルデ諸島における「眠れる血」

Like と Ellison[112] は1981年に，米国の病院の神経内科病棟に入院したカーボベルデ諸島出身の48歳女性の事例を記述した。彼女は右腕の麻痺・無感覚・痛み・震えに苦しんでいた。2年前，彼女は両手首の橈骨骨折に苦しみ，その後，次第にその神経学的症状が現れたことがわかった。彼女がカーボベルデの住民の民俗的病いである「眠れる血（sangue dormido）」に苦しんでいると思っていたということがわかるまでは，彼女の病いの身体的原因は何も見つからなかった。この一般の人のモデルでは，外傷（この場合は手首の骨折）により，その人の正常な「生きている血（sangue vivo）」が皮膚に漏れ出て黒くなり（つまり血腫を形成し），「眠れる血」となる。筋肉と骨の間に深い血の層ができ，それが除去されなければ，それがときとともに大きくなり，外傷部位から先への血液の循環を妨げることがあると恐れられていた。それに加えて，体内の「生きている血」がせき止められ，痛み・震え・麻痺・けいれん・脳卒中・失明・心臓発作・感染・流産・精神病などの多様な障害を引き起こす。患者はその神経学的障害を「眠れる血」の結果起こった閉塞のためだと説明した。その後2回にわたり，右手首から12ミリリットルの「眠れる血」を抜き取ってもらい，冷湿布を貼ってもらうという治療を受けた後，彼女の震え・麻痺・痛みは完全に消えた。

事例研究 再生されない液体としての「血」

フォスター（Foster George M）とアンダーソン（Anderson Barbara G）[113] は，血液が怪我や疾病によって失われると元に戻らず，その人を恒久的に弱ったままにするという信念は，世界の多くの場所で共通してみられると指摘している。中南米の一部の地域では，人びとは彼らの貴重な「血」を手放すことに最も消極的であり，これは血液銀行が米国やヨーロッパほど献血に成功していない理由のひとつであろう。

事例研究 シエラレオネにおけるメンデの「汚い血」「失われた血」

BledsoeとGoubaud[108] は1988年に，西アフリカのシエラレオネに住む「メンデ（Mende）」の人びとの間の，「血」は失われると元に戻すことはほぼ不可能な液体だとする信念について述べた。衰弱させる病気，怪我，小さな生物や寄生虫（fulu-haisa）の侵入はすべて，「血」を汚くし流出させるといわれていた。病院での採血や献血によっても「血」は失われる。そのため，メンデの人びとは病院職員が血液を提供するよう勧めるのを大変恐れていた。「血」を入れ替えたりつくったり浄化したりするための試みとして，特定の食べもの（とくに椰子油や，ほうれん草やジャガイモの葉など緑のもの）や，特定の薬（とくに赤い色をしたもの）の摂取が行われていた。すべての赤い薬は，何を含んでいようと，赤色，茶色，あるいはオレンジ色だとしても望ましいとされた。たとえばギネスの黒ビール，ファンタオレンジあるいはヴィントのようなジュースも病中に飲まれる。椰子油は，「汚い血」あるいは「不十分な血」の最も良い薬だとされるため，小さな子どもは2歳になるまで，柔らかい米（体をつくる）と椰子油（体に「血」をつくらせる）のみを食べさせられることがある。

●推奨図書

de Garine, I. and Pollock , N.J. (eds). (1995) *Social Aspects of Obesity*. Reading: Gordon and Breach.

Helman, C. (1992) *The Body of Frankenstein's Monster: Essays in Myth and Medicine*. New York: W.W. Norton.

Ingstad, B. and Reynolds-Whyte, S. (eds) (1995) *Disability and Culture*. Berkeley: University of California Press.

Nasser, M., Katzman, M.A. and Gordon, R.A. (eds) (2001) *Eating Disorders and Cultures in Transition*. Hove: Brunner-Routledge.

Sacks, O. (1991). *A Leg to Stand On*. Picador.

●推奨ウェブサイト

TransWeb.Org (website dealing with organ transplantation): http://www.tran sweb.org

●参考図書·文献

[1] Fisher, S. (1968) Body image. In: *International Encyclopaedia of the Social Sciences* (Sills, D. ed.). New York: Free Press/Macmillan, pp. 113–16.

[2] Helman, C.G. (1978) 'Feed a cold, starve a fever': folk models of infection in an English suburban community, and their relation to medical treatment. *Cult. Med. Psychiatry* 2, 107–37.

[3] Polhemus, T. (1978) Body alteration and adornment: a pictorial essay. In: *Social Aspects of the Human Body* (Polhemus T., ed.) London: Penguin, pp. 154–73.

[4] Warner, E. and Strashin, E. (1981) Benefits and risks of circumcision. *Can. Med. Assoc. J.* 125, 967–76.

[5] Gordon, D. (1991) Female circumcision and genital operations in Egypt and the Sudan: a dilemma for medical anthropology. *Med. Anthropol. Q.* (*New Ser.*), 3–14.

[6] Ladjali, M., Rattray, T. and Walder, R.J. W. (1993) Female genital mutilation. *Br. Med. J.*, 307, 460.

[7] Peckham, M., Pinedo, H. and Veronesi, U. (eds) (1995) *Oxford Textbook of Oncology*, Vol. 2. Oxford: Oxford University Press, pp. 1325–7.

[8] World Health Organization (2005) UNAIDS statement on South African trial findings regarding male circumcision and HIV. New York: UNAIDS/WHO; http://www.who.int/mediacentre/news/releases/2005/pr32/en/index.html (Accessed 27 July 2005).

[9] Green, E.C. (1994) *AIDS and STDs in Africa: Bridging the gap between traditional healing and modern medicine*. Boulder: Westview Press, pp. 184–5.

[10] MacCormack, C.P. (1982) Personal communication.

[11] Lawton, G. (2004) Extreme surgery. *New Sci.* 184(2471), 54–7.

[12] Falcon, M. (2000) Female genital surgery goes public. *USA Today Health*, March 3, 2000; http://www.usatoday.com/life/health/doctor/lhdoc104.htm (Accessed 14 October 2002).

[13] Choe, H. (2004) Weight Watchers Attractive Figures. *BusinessWeek Online* Nov 30, 2004; http://www.businessweek.com/investor/content/nov2004/pi20041130_3623_p1008.htm (Accessed 8 December 2005).

[14] Slimming World (2005) *Feel the magic of Slimming World*; http://www.slimming-world.co.uk/access/access_events/access_about.asp (Accessed 8 December 2005).

[15] Garner, D.M. and Garfinkel, P.E. (1980) Sociocultural factors in the development of anorexia nervosa. *Psychol. Med.* 10, 647–56.

[16] Swartz, L. (1985) Anorexia nervosa as a culture–bound syndrome. *Soc. Sci. Med.* 20, 725–30.

[17] Darvell, M. (2000) *Eating Disorders, Body Image and the Media*. London: British Medical Association, pp. 25–38.

[18] Rintala, M. and Mutajoki, P. (1992) Could mannequins menstruate? *Br. Med. J.* 305, 1575–6.

[19] Orbach, S. (1986) *Hunger Strike: the Anorexic's Struggle as a Metaphor for Our Age*. New York: W.W. Norton.

[20] Ainsworth,C. (2004) Vital statistics. *New Sci.* 184(2471), 40–31.

[21] Polhemus, T. (1978) Introduction. In: *Social Aspects of the Human Body* (Polhemus, T. ed.). London: Penguin, pp. 23–5.

[22] Brink, P. (1995) Fertility and fat: the Annang fattening room. In: *Social Aspects of Obesity* (Pollock, N.J. and de Garine, I. eds). Reading: Gordon and Breach, pp. 71–87.

[23] Pollock, N.J. (1995) Cultural elaborations of obesity – fattening practices in Pacific societies. *Asian Pac. J. Clin. Nutr.* 4, 357–60.

[24] Gray, B.M. (1982) Enga birth, maturation and survival: physiological characteristics of the life cycle in the New Guinea Highland. In: *Ethnography of Fertility and Birth* (McCormack, C.P. ed.). London: Academic Press, pp. 75–113.

[25] de Garine, I (1995) Sociocultural aspects of the male fattening sessions among the Massa of Northern Cameroon. In: *Social Aspects of Obesity* (de Garine, I. and Pollock, N.J. eds). Reading: Gordon and Breach, pp. 45–70.

[26] Ritenbaugh, C. (1982) Obesity as a culture–bound syndrome. *Cult. Med. Psychiatry* 6, 347–61.

[27] Nasser, M. (2003) Eating disorders across cultures. *Psychiatry* 11(11), 12–14.

[28] BBC News Online (2002) *Eating disorders rise in Zulu women* (4 November 2002) British Broadcasting Corporation; http://news.bbc.co.uk/2/hi/africa/2381161.stm (Accessed 3 August 2005).

[29] Nasser, M. and Di Nicola, V. (2001) Changing bodies, changing cultures: An intercultural dialogue on the body as final frontier. In: *Eating Disorders and Cultures in Transition* (Nasser, M. Katzman M.A. and Gordon R.A. eds). London: Brunner-Routledge, pp. 171–87.

[30] Douglas, M. (1973) *Natural Symbols*. London: Penguin, pp. 93–112.

[31] Scheper-Hughes, N. and Lock, M.M. (1987) The mindful body: a proglomenon to future work in medical anthropology. *Med. Anthropol. Q. (N. Ser.)* 1, 6–41.

[32] Gordon, D.R. (1987) Magico-religious dimensions of biomedicine: the case of the artificial heart. MS.

[33] Csordas, T.J. (1993) Somatic modes of attention. *Cult. Anthropol.* 8(2), 135–56.

[34] Hall, E.T. (1969) *The Hidden Dimension*. Grantham: Anchor Books, pp. 113–29.

[35] Tamura, T. and Lau, A. (1992) Connectedness versus separateness: application of family therapy to Japanese families. *Fam. Proc.* 31, 319–40.

[36] Jadhav, S. (1986) *Explanatory Models, Choice of Healers and Help-seeking Behaviour*. Thesis. Bangalore: National Institute of Mental Health and Neurosciences.

[37] Jean, G. (1998) *Signs, Symbols and Ciphers*. London: Thames and Hudson, pp. 114–16.

[38] Levi-Strauss, C. (1967) *Structural Anthropology*. Grantham: Anchor Books, pp. 250–6.

[39] Kaufman, S.R. (1988) Toward a phenomenology of boundaries in medicine: chronic illness experience in the case of stroke. *Med. Anthropol. Q. (New Ser.)* 2, 338–54.

[40] Boyle, C.M. (1970) Difference between patients' and doctors' interpretation of some common medical terms. *Br. Med. J.* ii, 286–9.

[41] Pearson, J. and Dudley, H.A.F. (1982) Bodily perceptions in surgical patients. *Br. Med. J.* 284, 1545–6.

[42] Tait, C.D. and Ascher, R.C. (1955) Inside-of-the-body test. *Psychosom. Med.* 7, 139–48.

[43] Cassell, E.J. (1976) Disease as an 'it': concepts of disease revealed by patients' presentation of symptoms. *Soc. Sci. Med.* 10, 143–6.

[44] Helman, C.G. (1985) Psyche, soma, and society: the social construction of psychosomatic disorders. *Cult. Med. Psychiatry* 9, 1–26.

[45] Waddell, G., McCulloch, J.A., Kummel, E. and

Venner, R.M. (1980) Nonorganic physical signs in low-back pain. *Spine*, 5, 117–25.

[46] Walters, A. (1961) Psychogenic regional pain alias hysterical pain. *Brain* 84, 1–18.

[47] Kleinman, A., Eisenberg, L. and Good, B. (1978) Clinical lessons from anthropologic and cross-cultural research. *Ann. Intern. Med.* 88, 251–8.

[48] Foster, G.M. (1994) *Hippocrates' Latin American Legacy: Humoral Medicine in the New World.* Reading: Gordon and Breach.

[49] Colson, A.B. and de Armellado, C. (1983) An Amerindian derivation for Latin American Creole illnesses and their treatment. *Soc. Sci. Med.*, 17, 1229–48.

[50] Logan, M.H. (1975) Selected references on the hot-cold theory of disease. *Med. Anthropol. Newsl.* 6, 8–14.

[51] Snow, L.F. and Johnson, S.M. (1978) Folklore, food, female reproductive cycle. *Ecol. Food Nutr.* 7, 41–9.

[52] Greenwood, B. (1981) Cold or spirits? Choice and ambiguity in Morocco's pluralistic medical system. *Soc. Sci. Med.* 15B, 219–35.

[53] Obeyesekere, G. (1977) The theory and practice of Ayurvedic medicine. *Cult. Med. Psychiatry*, 1, 155–81.

[54] Macdonald, A. (1984) *Acupuncture.* St Leonards: Allen and Unwin.

[55] Tansley, D.V. (1977) *Subtle Body: Essence and Shadow.* London: Thames and Hudson.

[56] Clifford, T. (1984) *Tibetan Buddhist Medicine and Psychiatry.* Newburyport: Weiser.

[57] Helman, C. (1992) *The Body of Frankenstein's Monster.* New York: W.W. Norton, pp. 19–28.

[58] Turkle, S. (1984) *The Second Self: Computers and the Human Spirit.* St Albans: Granada, pp. 281–318.

[59] McLuhan, M. (1964) *Understanding Media.* London: Sphere.

[60] Helman, C. (1992) *The Body of Frankenstein's Monster*, pp. 81–93. New York: W.W. Norton.

[61] Helman, C.G. (2005) Cultural aspects of time and ageing, *EMBO Reports* 6, (*Spec. Iss.*), S54–8.

[62] Hall, E.T. (1984) *The Dance of Life: the Other Dimensions of Time.* Surbiton: Anchor Press.

[63] World Health Organisation (1980) *International Classification of Impairments, Disabilities, and Handicaps.* Geneva: World Health Organization.

[64] Oliver, M. (1990) *The Politics of Disablement.* London: Macmillan, pp. 12–24.

[65] Oliver, M. (1990) *The Politics of Disablement.* London: Macmillan, pp. 78–94.

[66] Susman, J. (1994) Disability, stigma and deviance. *Soc. Sci. Med.* 38, 15–22.

[67] Reynolds-Whyte, S. and Ingstad, B. (eds) (1995) Disability and culture: an overview. In: *Disability and Culture* (Ingstad, B. and Reynolds-Whyte, S. eds). Berkeley: University of California Press, pp. 3–32.

[68] Alemayehu, W., Tekle-Haimanot, R., Forsgren, L. and Eksetdt, J. (1996) Perceptions of blindness. *World Health Forum* 17, 379–81.

[69] Sentumbwe, N. (1995) Sighted lovers and blind husbands: experiences of blind women in Uganda. In: *Disability and Culture* (Ingstad, B. and Reynolds-Whyte, S. eds). Berkeley: University of California Press, pp. 159–73.

[70] Devlieger, P. (1995) Why disabled? The cultural understanding of physical disability in an African society. In: *Disability and Culture* (Ingstad, B. and Reynolds-Whyte, S. eds). Berkeley: University of California Press, pp. 94–106.

[71] Ingstad, B. (1995) Mpho ya Modimo – a gift from God: perspectives on 'attitudes' toward disabled persons. In: *Disability and Culture* (Ingstad, B. and Reynolds-Whyte, S. eds). Berkeley: University of California Press, pp. 246–63.

[72] Levinson, D. and Gaccione, L. (1997) *Health and Illness.* Santa Barbara: ABC-CLIO, pp. 102–4.

[73] Rubinstein, R. (1985) *Take it and Leave It: Aspects of Being Ill.* London: Marion Boyars.

[74] Sacks, O. (1991) *A Leg to Stand On.* London: Picador.

[75] Nowak, R. (2004) Bionic body. *New Sci.* 184(2471), 48.

[76] Nowak, R. (2004) A better life with an artificial heart. *New Sci.* 184(2471), 28.

[77] Sandelowski, M. (2002) Visible human, vanishing bodies, and virtual nursing: Complications of life, presence, place, and identity. *Adv. Nurs. Sci.* 24(3), 58–70

[78] Kurzweil, R. (2005) Human 2.0. *New Sci.* 187(2518), 32–37.

[79] National Library of Medicine (2005) *The Visible Human Project*; http://www.nlm.nih.gov/pubs/fact-sheets/visible_human.html (23 November 2006).

[80] Csordas, T.J. (2000) Computerized cadavers. In: *Biotechnology and Culture*, (Brodwin, P.E. ed). Bloomington: Indiana University Press, pp.173–192.

[81] Beecher, H.B., Adams, R.D., Berger, A.C. *et al.* (1968) A definition of irreversible coma: a report of the *ad hoc* committee of the Harvard Medical School to examine definition of brain death. *J. Am. Med. Assoc.* 205, 337–40.

[82] Walton, D.N. (1983) *Ethics of Withdrawal of Life Support Systems.* Slough: Greenwood Press.

[83] McAllister-Williams, R.H. and Young, A.H. (1990) Neuroscience and psychiatry: 'The Decade of the Brain'. *Psychiatry in Practice* 9, 12–16.

[84] Diamond, N.L. (1993) A brain is a terrible thing to waste. *OMNI*, August, p. 12.

[85] Ascherson, N. (1991) Fallen idol. *Independent Magazine*, 16 November, pp. 41–54.

[86] Nudeshima, J. (1991) Obstacles to brain death and organ transplantation in Japan. *Lancet* 338, 1063–4.

[87] Kita, Y., Aranami, Y., Aranami, Y. *et al.* (2000) Japanese Transplant law: a historical perspective. *Prog. Transplant.* 10(2), 106–8.

[88] Hadfield, P. (1998) No spare parts: cultural qualms are undermining Japan's transplant efforts. *New Sci.* 2158, 31 October, p. 13.

[89] Japan Organ Transplant Homepage (2005) Current issues surrounding transplants and recipients; http://www.jotnw.or.jp/english/08.html (Accessed 10 August 2005).

[90] Sharp, L.A. (2000) The commodification of the body and its parts. *Annu. Rev. Anthropol.* 29, 287–328

[91] Helman, C. (1992) *The Body of Frankenstein's Monster*. New York: W.W. Norton, pp. 13–18.

[92] Kaufman, S.R. and Morgan, L.M. (2005) The anthropology of the beginnings and ends of life. *Annu. Rev. Anthropol.* 34, 317–14.

[93] Stacey, M. (ed.) (1991) *Changing Human Reproduction*. London: Sage Publications.

[94] Snowden, R., Mitchell, G.D. and Snowden, E. (1983) *Artificial Reproduction*. St Leonards: Allen and Unwin.

[95] Konrad, M. (1998) Ova donation and symbols of substance: some variations on the theme of sex, gender and the partible body. *J. R. Anthropol. Inst. (N.S.)* 4, 643–67.

[96] British Broadcasting Corporation (2003) *Whose body is it anyway?* 3 September 2003. http://www.bbc.co.uk/radio4/news/thecommission_20030903.shtml (Accessed 10 August 2005).

[97] Helman, C.G. (1992) *The Body of Frankenstein's Monster: Essays in myth and medicine*. New York: W.W. Norton, pp. 1–28, 94–113.

[98] Simpson, B. (2004) Impossible gifts: bodies, Buddhism and bioethics in contemporary Sri Lanka. *J. R. Anthrop. Inst. (N.S.)* 10, 839–859.

[99] Sharp, L.A. (1995) Organ transplantation as a transformative experience: Anthropological insights into the restructuring of the self. *Med. Anthropol. Q.*

[100] Sharp, L.A. (2001) Commodified kin: death, mourning, and competing claims on the bodies of organ donors in the United States. *Am. Anthropol.* 103(1), 112–33.

[101] Lock, M. (2002) Inventing a new death and making it believable. *Anthropol. Med.* 9(2), 97–115.

[102] Scheper-Hughes, N. (2000) The global traffic in human organs. *Curr. Anthropol.* 41 (2), 191–224

[103] Sanner, M.A. (2001) Exchanging body parts or becoming a new person? People's attitudes toward receiving and donating organs. *Soc. Sci. Med.* 52, 1491–9.

[104] Homans, H. (1982) Pregnancy and birth as rites of passage for two groups of women in Britain. In: *Ethnography of Fertility and Birth* (McCormack, C.P. ed.). London: Academic Press, pp. 231–68.

[105] Snow, L.F., Johnson, S.M. and Mayhew, H.F. (1978) The behavioral implications of some Old Wives Tales. *Obstet. Gynecol.* 51, 727–32.

[106] Snow, L.F. and Johnson, S.M. (1977) Modern day menstrual folklore. *J. Am. Med. Assoc.* 237, 2736–9.

[107] Turner, V.W. (1974) *The Ritual Process*. London: Penguin, pp. 48–9.

[108] Delaney, J., Lupton, M.J. and Toth, E. (1976) *The Curse: a Cultural History of Menstruation*. New York: E.P. Dutton.

[109] Skultans, V. (1970) The symbolic significance of menstruation and the menopause. *MAN* 5, 639–51.

[110] Ngubane, H. (1977) *Body and Mind in Zulu Medicine*. London: Academic Press, pp. 79, 164.

[111] Snow, L.F. (1976) 'High blood' is not high blood pressure. *Urban Health*, 5, 5–55.

[112] Like, R. and Ellison, J. (1981) Sleeping blood, tremor and paralysis: a transcultural approach to an unusual conversion reaction. *Cult. Med. Psychiatry*, 5, 49–63.

[113] Foster, G.M. and Anderson, B.G. (1978) *Medical Anthropology*. Chichester: Wiley, p. 227.

[114] Bledsoe, C.H. and Goubaud, M.F. (1988) The reinterpretation and distribution of Western pharmaceuticals: an example from the Mende of Sierra Leone. In: *The Context of Medicines in Developing Countries* (Van Der Geest, S. and Whyte, S.R. eds.). Dordrecht: Kluwer, pp. 253–76.

（訳：飯田淳子）

第3章

食習慣と栄養

●

私たちは，単に生物的な生存のために食べるのではない。食べものは，なんらかの象徴的な意味を常にともなうため，私たちは食べることを通じて，他者や自然環境，ときには神との関係をつくりあげる。社会はそこに存在する食べものを通じて社会そのものをつくりあげ，また私たちは食べものを通じて自らが住まう世界を見ているのである。人は，自分たちが食べたもの，あるいは食べないと誓ったものでつくられているのである。

文化人類学者のレヴィ＝ストロース（Claude Lévi-Strauss）[1] は，話し言葉をもたない社会がないように，どの社会も食べものを調理して加工すると述べている。話し言葉と同様に，食材に何らかの加工を施し，食べるという行為は，人間を人間たらしめる特徴といえるだろう。

食べものの分類法，食べものに関する禁忌，さらには耕作法や調理法，加えて盛りつけ方，食事マナーのような食習慣は，文化によって驚くほど多様である。一方で，食に対する規則や捉え方は，暗黙の了解としてそれぞれの社会に溶け込んでいる。すなわち，食べものが加工され口に入るまでの過程で見られる一連のルールは，それぞれの文化でパターン化されており，その文化内の人びとの日常生活の一部と化しているのである。

料理を担当するのは，文化に関わらずたいていの場合女性であり，また女性は調理だけでなく，搾乳や家畜の世話，作物の栽培など食物の生産にも深く関わっていることが多い。それだけでなく，「マーケットウーマン」の名で知られる東アフリカやカリブ地域の女性のように，第三世界の農村部で暮らす女性は食べものの小売りにおいてもしばしばリーダーシップを発揮する場合がある。

1

食物の文化的分類

食べものは日々の生活のなかで中心的な役割を果たし，また社会関係の創出にも重要な役割を果たすため，人びとの食習慣を変容させることは並大抵のことではない。その食習慣が栄養摂取を妨げる不適切なものであったとしても同様である。したがって，もしある地域の人びとの食習慣や栄養状態を変えようとするのであれば，個々の文化がいかに食べものを認定し，分類するのかを理解する必要がある。

その際に，次の6つの食物分類を知っておくと便利である。食べものの分類は，重複したり併存したりしているものもある。

1. 食べものと食べものでないもの
2. 神聖な食べものと穢れた食べもの
3. 並行食物分類（parallel food classification）
4. 薬としての食べもの，食べものとしての薬

5.「毒」としての食べもの

6. 社会的な食べもの（社会関係や地位，職業，性別や所属グループを象徴する食べもの）

この6つの分類にしたがって食べものを分析すると，食べものへの文化の影響がいかに強いかを俯瞰的に知ることができる。

1.1. 食べものと食べものではないもの

飢饉や貧困もしくは海外旅行での環境変化によって，変化したり曖昧になったりすることもあるが，何を食べものとし何を食べものとしないかは，それぞれの文化によってある程度きまっている。その結果，たとえ栄養価が高くても食べものとしてみなされないことがある。

たとえば，蛇やリス，犬や猫やネズミは食べることができる動物であるが，英国でこれらが食べものとみなされることはめったにない。カタツムリや蛙も，フランスでは食べものとされるが，英国では食べものとみなされない。同様に，東アジアでよく食べられる犬と猫は，欧米では食べものとはみなされない。食べものとそうでないものの分類について，唯一人類に共通するルールがあるとすれば，それは，人肉を日常的な食べものとみなす集団が存在しないことくらいである。食べものではないものを定めるルールには，歴史的背景がみられることもある。たとえば，英国で脾臓がめったに食べられないのは，ヨーロッパ古典医学のガレノス体液理論において，脾臓が黒胆汁質（melancholic humour）の源だとみなされていたからと考えられている [3]。

ひるがえって「身体によい」，「食事の際に食べる」，「菓子として食べる」といったように，いったん食べものとしてみなされたものは，さらに細かく分類されることも注意したい。たとえば，食品会社がチョコレートやケーキのような食品を栄養補助食品として売ろうとすることが

あるが，これは菓子としてみなされる食品には通常つけられない付加価値を与えることで購買を促そうとする戦略とみることができるだろう。

分類の歴史的背景が何であれ，あるものを文化的な理由から「食べものではない」と分類することで，必要な栄養素を摂取できない場合がある。フォスター（George M. Foster）とアンダーソン（Barbara G. Anderson）[4] が「いかなる深刻な飢饉に見舞われても，手に入れることのできるすべての栄養価値のある物質を，食物として摂取しようとする集団は存在しない」といっているように，この傾向は人類に普遍的であるといっても過言ではない。

1.2. 神聖な食べものと穢れた食べもの

本書でいう「神聖な」食べものとは，宗教上の理由から食べることを許された食べもののことであり，一方「穢れた」食べものとは，宗教上の理由から食べることを禁止された食べもののことである。

宗教上の理由から穢れているとされた食べものは，食べるだけでなく，触れること自体が禁止されている場合が多く，神官や司祭は，自らの清浄性と神聖さを保つため，一般の信者よりはるかに厳しくこの規範にしたがう。

実際，多くの宗教は特定の食べものについての厳格な禁忌をもっており，表3.1のような例が知られている。

また宗教上の特別な時期に入ると穢れた食べものの範囲が拡大される場合があり，ユダヤ教のヨムキプルやイスラム教のラマダンがその例である。ヨムキプルは25時間にわたる断食であり，この時間中はすべての食べものが穢れとみなされる。一方，ラマダンは，健康な15歳以上の男子と，月経，妊娠，もしくは授乳期にない12歳以上の女子によって行われる断食である。ラマダンは太陰暦で9月にあたる月に行われ，日の出から日の入りまで一切の飲食を絶つ。規則

表3.1 宗教と食物禁忌

ヒンドゥー教	動物，とくに牛を殺し食べること。
イスラム教	豚肉および豚肉由来食品すべてが禁止。ひづめがあり反芻する動物の肉（ハラル食品）は可。魚はヒレ・ウロコのあるもののみ可。
ユダヤ教	豚由来食品とヒレ・ウロコのない魚，猛禽類，腐肉は禁じられる。
シーク教	牛肉食は厳禁だが，豚肉食は可。ジャッカ（jhatka）と呼ばれる宗教的手続きを経て食肉加工される。
ラスタファリ運動	多くの場合，菜食主義であり，アルコールは厳禁。

的な断食はヒンドゥー教でも見られ，1週間のうち2日から3日が断食の日とされ，その時間帯は，ミルクや果物，ナッツ，根菜類といった「清浄な」食べものの実を口にする。

宗教上の理由によらない食物禁忌も最近では多くみられるようになった。たとえば，現在米国や英国で見られる食材全体をそのまま食べる「ホールフード運動（whole food movement）」に参加する人びとは，「汚染されていないホールフード」と「汚染されたジャンクフード」のふたつに食べものを分離し，さらにそれぞれを「自然」と「人工」，「汚染されていない古き良き時代」と「汚染された現代文明」に対応させる。ジャンクフードは着色料や保存料といった添加物のために穢れており，危険であるとみなされる。ホールフード運動に参加する人たちにとって，これら化学物質は，近代化・都市化・工業化により生み出された社会の闇を象徴するものなのだ。

似たような運動として挙げられるのは「菜食主義（vegetarianism）」である。菜食主義において菜食は純粋さ・明るさ・全体性・精神性と結びつけられ，一方で血や肉は，攻撃性・性本能・獣性・不調和な世界と結びつけられる。

このような規範は，ときに必要とされる栄養素の摂取を制限してしまう場合がある。多くの

ヒンドゥー教徒やイスラム教徒が，牛や豚からつくられたインシュリンの接種を拒むことがその好例であろう。

1.3. 並行食物分類

イスラム圏やインド，さらにはラテンアメリカや中国には，食べものを「熱性」と「冷性」に二分する分類がみられる。これは，食べものだけでなく，自然環境の状態や，心身の状態を判断する際にも用いられ，この分類に基づく生理学では，「熱性」と「冷性」のバランスにより健康状態がきまるとされる（第2章参照）。したがって，病気の治療は，「熱性」が足りないときには熱い食べもの，「冷性」が失われているときには冷たい食べものを摂取し，身体のバランスを整える。

たとえば，米国在住のラテンアメリカ系の人びとには，リウマチを「冷性」疾患と考える人たちがおり，その考えにしたがうと，リウマチは「熱性」の食べものや薬を使って治すことができる。一方，モロッコでは，日射病は「熱性」の病気であり，「冷性」の食べものがその治療に使われる。

食べものを「熱性」と「冷性」とで分類するといっても，それが必ずしも食べものの実際の温度を指すわけではなく，あくまでそれぞれの食べものにつけられた象徴的な意味やイメージがその分類のもとになっている。このような，**「並行食物分類（parallel food classification）」**のもととなる思想は，各地域によってばらばらであることにも注意したい。ラテンアメリカや北アフリカで見られる温冷理論は体液理論を基礎としている一方，中国は陰陽思想，インドはアーユルヴェーダを基礎にしている。したがって，何が「熱い」か「冷たい」かについての論理的な一貫性は見られない。ある地域で「熱性」と分類されている食べものが，他の地域では「冷性」と分類されるのはよくあることである。

表3.2　ニューヨーク在住のプエルトリコ人に見られた熱・涼・冷の分類

性質	食品の例
熱性 (caliente)	アルコール飲料，チョコレート，コーヒー，にんにく，玉ねぎ，鉄剤，ビタミン剤
涼性 (fresco)	果物，レーズン，はちみつ，鶏肉，クレソン，塩漬けの干しダラ
冷性 (frio)	アボガド，バナナ，ココナッツ，さとうきび，白豆

（出典：Harwood, 1971 [9]）

　さらに個人的な感覚が，この分類に影響している場合もある。モロッコでの調査[8]では，食べものの味や身体への影響，そして治療効果に関してはだいたいの人びとの一致が得られた。しかし，具体的に何を熱い食べものとし，何を冷たい食べものとするかに関しては，大きな個人差があることがわかった。たとえば，その調査では，「ヤギは，食べると酸っぱい味がし，それを食べると，冷性の病気に分類される消化不良や関節痛が起こりやすい。ヤギは寒い冬に外にいることはできない。だが，牛はそうではない。したがって，ヤギ肉は冷性で，牛肉は熱性である」と分類した情報提供者の意見が紹介されている。

　また並行食物分類は中間項をもつ場合がある。食べものや薬は，「熱性」と「冷性」の2つに分類される一方，「熱性」・「涼性」・「冷性」の3分類に区分されている（表3.2）[9]。

　この理論にしたがい，風邪の際には，冷たい食べものとされるフルーツジュースが避けられたり，妊娠の際には，たとえば子どもが発疹のような「熱性」の病気をもって生まれてこないように，「熱性」の食べものや鉄剤やビタミン剤などの「熱性」の薬が避けられたりすることもある。また出産後や月経中の血液凝固や，神経質のような心の乱れを防ぐため，「冷性」の食べものの摂取が避けられることもある。

　一方，ロンドン在住の中国人の母親を対象にした調査[10]では，乳児の体調が悪化すると，母乳を冷やす可能性のある「冷性」の食べものを避ける傾向があり，これにより極端な栄養不足に陥る母親もいる。つまり，熱冷理論はときに手に入る食べものを極端に制限してしまうことがあるのだ。

　これまでは食べものを「熱性」と「冷性」に分ける並行食物分類を紹介してきたが，そのほかにも「強い」と「弱い」，「消化に良い」と「消化に悪い」のような分け方をする理論があり，またふたつの種類の並行食物分類が同時に使われる場合もある。並行食物分類は，とくに自己治療として用いる人びとにとって，健康に害をなしている可能性がある。

1.4. 薬としての食べもの，食べものとしての薬

　特別な食べものが，特定の病気や精神状態に薬として効果を発揮すると考えられていることもある。

　たとえば，ミシガン州立病院に通院する40人の女性を対象に行われた調査では[12]，うち11人が，母親が食べたいものを食べられないと，胎児に何らかの特徴が現れると信じていた。12人が分娩後に，また4人が授乳中に食事を変える必要があると考えていた。12人は妊娠中に洗濯のり・粘土・泥を食べていたことを打ち明け，そのうちのひとりは，大地に関連するものには臓器を洗浄する効果があると説明した。またほかの女性は，授乳期に赤ラズベリーの紅茶を飲み，酸味のある食べものとキャベツを避けることで，母乳の量が増えると話した。このように，特定の病気を治し健康増進を図るための文化的処方箋が，患者の身体に望ましくない影響を与えてしまうことがある。

　たとえば，第2章で紹介した米国の民俗的病いである「高血（high blood）」あるいは「低血（low blood）」の治療も，食べものが薬として使

われる例である。「高血」は，レモンジュース
や，酢，酸っぱいオレンジ，ピクルス，オリー
ブや，塩漬けの発酵キャベツによって治療され，
「低血」はビートや，ぶどうジュース，赤ワイ
ン，肝臓，赤身を摂ることによって治療される。
しばしば高血圧と診断された患者が自らの病気
を「高血」であると勘違いし，必要なたんぱく
質を取らず，高血圧をさらに悪化させかねない，
塩分を多く含む食べものを積極的にとってしま
うことがある。

　Etkin と Ross [13] は，北ナイジェリアの「ハウ
サ（Hausa）」の人びとが，多くの植物を民間療
法的な薬や食べものとして使っていることを明
らかにした。たとえば，スープに加えられたり，
香辛料として使われたりすることの多いカ
シューナッツは寄生虫・下痢・消化不良の治療
として摂取される。

　薬として利用される植物を分析すると，食べ
ものとしての高い栄養価をもつものが多いこと
がわかるが，一方で，医療的効果がありながら
も，おもに食べものとして摂取される植物もあ
る。したがって，植物の多様な使われ方をすべ
て確かめることによって，はじめて，食品に含
まれる栄養的な価値を評価することができる。
また Etkin と Ross [13] は，カロリーとタンパク質
を最大化しようする農業支援策が，食料として
も薬としても利用できる現地の食物多様性を減
少させてしまうことを危惧している。

　近年，さまざまな病気を予防したり治療した
りするとされる栄養補助食品に対する関心が工
業国を中心に高まりをみせている。コレステ
ロール値を下げるオリーブオイルや魚油，抗酸
化作用のある緑茶，膀胱がんや憩室炎，痔や便
秘を防ぐとされる食物繊維をふんだんに含んだ
食べものなどがその例だ。また，上述した，健
康食品やオーガニック食品もここに含まれる。

　免疫作用があるとみなされる食べものもある。
たとえば，英国の農村地域では，殺菌済みの牛
乳は人工的で不健康なので，むしろ地元で搾乳

された未殺菌の牛乳を飲むべきだと考える人が
いる。未殺菌の牛乳はバクテリアや不純物が
入っているのだが，そのような状態こそが自然
のあるがままの力を保持しており，結果，それ
を飲んだ人は病気にかかりにくくなると考える
のである。このような考えは，都会暮らしに対
する田舎暮らしの価値の表明といってもよいで
あろう。

1.5.「毒」としての食べもの

　食べものを「毒」とみなす現象は，食べもの
が豊富で，食品の安全についての懸念が高まっ
ている豊かな国で最近見られるようになった。

　国民全体に影響するような「食物パニック
（food scares）」と呼びうる現象が，数年周期で
おこる。社会がこのような状況におかれると，
たいてい一時的ではあるものの，特定のタイプ
の食べものが，身体に有害で，病気を引き起こ
す毒物とみなされる。

　たとえば英国で最近起こった「食物パニック」
は，着色料，抗生物質，ダイオキシン，魚に含
まれる水銀，野菜や果物に含まれる有機リン酸
系農薬，粉ミルクに含まれるフタル酸，缶詰な
どに不着するビスフェノールAのような合成有機
化合物，発がん性が疑われながらも調理器具に
用いられる接着剤アクリルアミド，精子の数に影
響する環境ホルモン，といった化学物質に向け
られた。ほかには，狂牛病（BSE）や，大腸菌や
サルモネラ菌による食中毒，鶏肉へのカンピロ
バクター菌などによる微生物汚染や，遺伝子組
み換え食品に向けられた「食物パニック」があ
る。また，塩分，糖分，脂肪分が高いため健康
に良くないとされるジャンクフードやファースト
フードもこの部類に入るといってよいだろう。

　これらの「食物パニック」は，科学的な情報
に基づいてはいるものの，そのパニックの根拠
は科学的というより，対象となった食べものの
象徴的意味合いによるところが大きい。たとえ

ば英国の地方では，パックに詰められ大量生産された「人工的な」食べものよりも，自然で，伝統的で，オーガニックな食べものが好まれる。そのような食べものが好まれるのは，ときに健康に害を及ぼすことがあったとしても，人びとは工業化以前の穢れのない農村社会のイメージをもつからである。

1.6. 社会的な食物

社会的な食物とは，象徴的意味と栄養価値を併せ持った共食の際に使われる食べもののことを指す。この意味でいえば，ひとりで食べるスナックは社会的な食物ではないが，家族で食べる料理や，宗教的な祭礼の際のご馳走は社会的食物と考えることができるだろう。

すべての人間社会において，食べものは人間関係を作り出し，また表現する手段である。その人間関係とは，個人的なつながりであったり，社会的なつながりであったり，宗教的なつながりであったり，民族的なつながりであったり，神や精霊など超自然的な存在とのつながりであったりする。

とくに，共同体の公式な場で食される食べものは重要である。参加者はそこで出される食事を通じてお互いの関係を構築し，外の世界との関係を確認する。また，たいていの食事は，栄養学的価値に加え，儀礼的側面をもっている。すべての儀礼と同じく，文化やグループに共有されたきまりによって厳しく統制されている。これらのきまりは，誰が食事を用意し，盛りつけるか，誰と一緒に食べるか，誰が片づけるかといった役割分担だけでなく，食事の時間，配膳方法，調理の順番，食器の並べ方，さらにはテーブルマナーなど広範に及ぶ。公式な共食の場で執り行われるすべてのことは，食べものを分け合っている人びとの関係性や価値観を表す複雑な言語とみなすことができる。

1.6.1. 社会的地位

また食事は社会的地位を象徴的に表すために使われることもある。高い地位を示すためによく使われる食材は動物性蛋白質であり，たとえば，北ヨーロッパに住む人びとにとっての鹿肉，北アメリカに住む人びとにとってのティーボーンステーキ，欧米人にとってのキャビア，アラブ系の遊牧民にとってのラクダのこぶ，ニューギニアの豚肉がそれにあたる。また社会的地位の高さは，大量の食事をふるまったり，廃棄したりする大宴会を通じて表されることもある。文化人類学でとくに有名なのは，米国北西部およびカナダに居住する先住民によるポトラッチと呼ばれる祝宴である。ポトラッチでは複数の家族が集まり，大規模な祝宴を開き，その祝宴では大量の食べものが捨てられる。ポトラッチの目的は，ほかの誰も開くことができないような豪華な祝宴を開くことにより，そこに参加する人びとに主催者の富を顕示することにあるのだ。

食事の量だけでなく，食材の色と地位が結びつく場合もある。たとえば，白パンや白米が，胚芽パンや雑穀米など色の濃いものよりありがたがられる傾向が世界的にみられる。また過去にも，ヨーロッパでは，手触りの粗い黒パンは農民の食べものであり，白パンやケーキは貴族によって食べられていた。白い食材がありがたがられる傾向は，欧米化とも関連しており，西欧の科学技術によって生み出された食べものの精製技術は，白パンや白米などの地位の向上を第三世界にもたらした[18]。しかし，精製は食材から食物繊維をそぎ落としてしまうことが多く，繊維質の摂取の減少も同時にもたらしている。西洋に見られるいくつかの病気は食物繊維の摂取量が減少したことから起こっているのかもしれない。

1.6.2. グループ・アイデンティティ

食べものは，社会的地位だけでなく，地域や家族さらには民族や宗教などの結束を示すため

にも使われる。それぞれの国には，その国を代表する料理があり，それぞれの地域には，郷土料理と呼ばれるものがある。地域でつくられ，食べられる料理は，コミュニティのつながりやまとまりと密接な関わりがあるため，そのコミュニティが移動した際は，そのコミュニティの食習慣も一緒に運び込まれる。移民先で，彼らは彼らの伝統的食事を食べ続けるかもしれないし，特別な場合をのぞいては，めったに食べなくなるかもしれない。

たとえば，Jerome[20] は米国南部の田舎から北部の大都市に移ってきたアフリカ系アメリカ人の食事と，その変容を調査した。南部の典型的な食事回数は，1日2回である。朝は，揚げた肉，米，オートミール，ビスケット，グレービーソース，アイリッシュポテト，コーヒーとミルクなどである。しっかりとした夕食（Heavy boiled dinner）は，夕方の早い時間にとられ，ゆで野菜，乾かした豆，さまざまな種類の肉といったメインディッシュに加えて，コーンブレッド，ジャガイモ，甘い飲みものやミルク，ときにはデザートや果物が摂られる。しかし北部や都市では勤務時間の関係でこのパターンが変化した。しっかりとした夕食が，午後4時から6時に摂られる軽い夕食（supper）に変化した。しかし一方で，朝食のスタイルは，移住から18か月経ったのちも同じように続いており，お昼にはその残りを食べることで，徐々に1日3食の新しいパターンが生まれるようになった。朝食は，ベーコンやソーセージと卵，あたたかいビスケット，パンとコーヒーである。昼食は，サンドイッチ，スープ，クラッカー，果物，そしてフルーツジュースである。伝統的な朝食は，週末や休日にとられる。

1.6.3. 饗宴と祭り

食べものには集団の結束を固める力があるため，結婚式や宗教的な儀礼などの人生の重要なライフイベントの際に，食べものは大変に重要

な役割を果たす。とくに宗教的な行事の際に食べられるものはその役割が顕著で，そこで提供される食べものは，栄養的価値よりも，象徴的価値に重きがおかれことが多い。この場合，人は特定のものを食べることで，人と人との関係だけでなく，人と神との関係を確かめたり，さらに強めたりする。宗教行事でなくとも，欧米の感謝祭の日の七面鳥のように，ある特定の行事において特定の食べものが利用される。さらに身近な例でいえば，英国のウェディングケーキがそれにあたる。3段重ねで，きらびやかな装飾が施されたウェディングケーキは，花嫁の長く白いドレスを表しており，また花婿と花嫁によって行われるケーキ入刀は，ふたりの身体がひとつになるという性的な意味をもつ[27]。

このように社会的な食べものは，それぞれの社会関係を再確認したり，継続させたり，もしくは地位や職業，性別や役割を示したりする働きをする。さらには，人生の転換期を刻印したり，宗教的，民族的，もしくは地域的結束を示したりすることもまた，社会的食べものの働きである。

2

文化と栄養不良

これまでに解説した6つの食物分類は，人びとがいかに栄養的観点だけでなく，文化的な観点で食物を摂取しているかということを示している。しかし臨床医学的観点から見ると，次のような問題点が指摘できる。

1. 生きるために必要な栄養が含まれるものを，食べものではない，穢れている，もしくは毒であるといった理由で，食べてはならないとみなしてしまう可能性がある。

2. 身体にとって害を及ぼす危険性のあるもの

を，食べもの，神聖なもの，薬，ホールフード，民族もしくは宗教の象徴であるといったかたちで定義し，摂取を奨励してしまう。

このふたつが同時に存在する場合，栄養失調（ビタミン，プロテイン，エネルギー源，微量元素の不足），もしくは栄養過多（とくに肥満とそれによる悪影響）のいずれかのかたちの栄養不良の危険性が増大するといってよいだろう。さらにこれに加え，文化的に共有された理想体型や，病気や健康に対する考え方，さらに家族内での食べものの分配の仕方も栄養状態に影響を与えることがある。

2.1. 食料不足と生産手段の剥奪

世界のいたるところでみられる栄養失調すべてが，文化的な側面から説明できるわけではない。社会的，政治・経済的，環境的な観点といったより大きな枠組みで捉えなければその全体像はみえないからだ。

たとえば，とりわけ開発途上国では，社会構造に起因する不均衡な資源の分配や，自然災害や内戦，さらには昆虫や寄生虫による不作といった出来事が，食料不足の原因となっている。

また食物生産と消費における政治経済的な側面（political economy）にも着目する必要がある[28]。第三世界の多くの地域で，その土地の住民の食料よりも，タバコやさとうきび，コーヒーや綿花などの輸出用商品作物の生産が優先される現状がある。たとえば1970年には，フィリピンの土地の55％，モーリシャスでは80％，セネガルでは50％が商品作物用に使われていた。つまり，開発途上国の土地の多くが輸出用の商品作物をつくるために利用されているのである。

このため，多くの開発途上国はそれぞれが生産する商品作物の世界市場での影響を受けやすく，さらに生活に必要な食料を輸入に頼るようになっている。さらに，工業国の企業によって

売り込まれる人工的な食品，たとえば各種清涼飲料水や，缶詰，乳児用人工乳は，栄養が乏しく価格が高い。世界経済への依存が強まれば強まるほど，生きるための食物生産に必要な土地や労働力は失われていってしまうのである。

近年，このようなグローバリゼーションが食物にもたらす影響に注目が集まっている[29, 30]。このプロセスには，欧米的な食糧生産・販売・消費の形態が世界各地に拡散しているといった現象が含まれる。この現象による影響のひとつは，少数の人びとへの富と権力の集中である。それは，農民や農業従事者などの食料生産者から，多国籍企業や農業ビジネスなどの卸売り業者への権力の移行を意味する。またこの移行により，それぞれの地域で何世紀にもわたって続いてきた伝統的食習慣は急速に衰退し，代わって高脂肪で塩分が多いカロリーの高く食事が導入され，人びとの栄養状態に影響を与えることとなった[30]。

このように栄養不良は，個人や家族，さらにはコミュニティの力を超えたグローバリゼーションの影響を受けているのである。つまり，文化的要因や栄養学的知識の有無，もしくは性格などの個人的要因は，ある個人の栄養状態を決定するさまざまな要因のうちのほんの一部にすぎない。

事例研究 **子どもの栄養不良**
——マリ共和国の事例から

Dettwyler[31] は，西アフリカにあるマリ共和国の首都バマコ近郊のFarimabougouで見られる，子どもたちの栄養不良の原因を，要因が相互に作用し複雑な網のように絡み合っている，と述べた。1992年に136人の子どもを対象に調査したところ，貧困だけでは子どもたちの栄養状態を完全に説明できないことがわかった。実際，マリで行われた他の研究では，収入の増加が必ずしも子どもたちの食事の量や質の向上に結びつかないことがわかっている。したがって彼女は，子どもの深刻な栄養不良において

は，生物学的・社会的・文化的要因および低収入が
その要因となると結論づけ，これを「社会文化的栄
養不良」と名づけた。その要因として挙げられてい
るのは下記である。

- 母親の妊娠の時期，子育ての経験や能力，育児へ
  の心がけの違い
- 母親が使うことのできるサポートシステムの存在
  と，資本主義経済下での拡大家族の解体
- マラリア，はしかなどの母親の病気
- 結婚・家族の問題や，一夫多妻制度における女性
  の社会的立場
- 家庭内での資源配分の決定方法
- 次の妊娠をした場合，たとえ授乳中の子どもがい
  たとしても乳離れをさせたり，もしくは食事の量
  を子ども自身に決定させたりする，といった食事
  に関する伝統的な育児方法

たとえば，Dettwylerは次のようなケースを報告
している。若干16歳で双子の母となった未婚の女
性は，地位の低い養子としてある家族のもとで暮ら
していた。そこで彼女とともに暮らす家族は，双子
のための食事もその他必要な援助も与えておらず，
彼女は，双子は家族にとって重荷となるため，彼女
自身が結婚できる可能性もほとんどないだろうと話
した。このような状況下で彼女の双子は栄養不良状
態に陥っていたのである。他のケースでは，父親が，
収入のほとんどをモペットバイクや自分と妻の洋服
代に使っているため，子どもの食事に使うことので
きるお金はほとんど残っていなかった。

Dettwylerは，第三世界で見られる栄養不良が
たったひとつの原因で説明できることはほとんどな
く，「貧困に苦しむすべての人間が同一であること
は決してない」と述べ，栄養不良問題を単純な方法
で解決しようとする態度に警鐘を鳴らしている。

しかしながら貧困は，ほかに考えられる原因を差
し置いて，マリの子どもたちの栄養不良の多くを説
明する。下水設備やゴミ処理場といったインフラが
欠けていることにより起こる生活用水の汚染は，子
どもに頻繁に起こる下痢や，他の病気の原因となる。
さらに，貧困地域では両親自らが，略奪や栄養失調，
さまざまなストレスや病気に苦しんでおり，十分な
子育てを行うことが困難な状況にあるからだ。

2.2. 移民と民族的マイノリティに見られる栄養上の問題——英国の場合

移住の際には，移住元の食文化もたいてい移
住先に持ち込まれるため，移民の栄養状態を知
るには，移住により持ち込まれた食文化を把握
する必要がある。食文化はコミュニティを統合
する役目をもち，移民の宗教や社会のなかにしっ
かりと埋め込まれているため，彼らが持ち込ん
だ食文化は文化が変容していったとしても最後
まで保持されることが多い。また食習慣に加え，
移民自身の力だけでは変えにくい社会的状況が，
彼らの健康や栄養状態に影響していることもあ
る。たとえばそれらは，差別，暴力，人種的ハ
ラスメント[32]，密集した住環境，低収入，少な
い余暇の時間，社会的孤立，文化の違いによる
ストレスといったものだ（第12章参照）。

ここでは移民によくみられる病気について英
国で行われた研究を紹介する。ただし，ここで
述べられる移民の特徴のほとんどは移民第一世
代を対象に行われたものであり，移民全体のす
べての食習慣を語るものではない。

2.3. くる病

英国では，アジア人のくる病の罹患率は，白
人のそれより大幅に高い。とくにそれは，生後
9か月から3歳，8歳から14歳，そして妊娠中，
授乳中のアジア人女性に多く見られ[35, 36]，この
高い罹患率の原因として次のような要因が考え
られている。

- 菜食主義によるビタミンDの欠乏[34, 37]
- カルシウムを結合させ，リンが吸収される
  のを妨げてしまうフィチン酸を多く含んだ
  食事の摂取[37]
- 肌の色素が紫外線を吸収し，ビタミンDの
  生産が減る
- 都市での貧しい生活環境，活動が屋内に限

定される女性の生活，肌の大部分を隠す服装により十分な紫外線を受けることができない[34, 38]。

ビタミンＤの欠乏がすべてのくる病を説明できるわけではないが，ひとつの大きな原因であるだろう。またさらに，アジア人女性を外出させにくくする可能性のある，人種差別も考慮に入れなければならない[32]。Hunt[5]は，アジア人の１日のビタミンＤの摂取が約1.5mgにすぎないのに対し，マーガリンや魚から摂る英国人の摂取量は2.9mgであることを指摘している。ヒンドゥー教徒は宗教的理由から魚を食べるのを避けるし，イスラム教徒はマーガリンに豚の脂肪が含まれると考えているため摂取を控えるのである。

ビタミンＤの欠乏は，第２次性徴を迎えたり，妊娠をしていたりする女性にとって深刻な問題となる。また，乳幼児のくる病は，乳離れをしたあと，ビタミン剤や，ビタミンＤが強化された離乳食を使わず，牛乳に移行してしまうこととも関係するかもしれない。Stroud[33]は，乳幼児に必要とされるビタミンＤは１日400IUであるのに対して，牛乳，母乳に含まれるそれは20-40IU/Lにすぎないことを指摘している。したがって，乳幼児が母乳と牛乳のみで育てられた場合，ビタミンＤの摂取量は非常に少なくなってしまう。このため，アジアの妊婦はビタミンＤの錠剤を摂取したり，乳幼児にもそれを摂取させたりすることが薦められている。医学誌Lancetの論説[31]は，アジア人女性が骨軟化症の危険因子をもっており，彼女たちが妊娠中・授乳中に必要なビタミンＤ（400 IU/日）を摂取しているかを確かめる必要があると推奨している。しかしすべての産婦人科医たちがこの説に賛同しているわけではなく，同様にMaresら[41]も，くる病とアジアの食事慣習に対する行き過ぎた関心に反対の意を唱えている。彼らによれば，アジア系英国人の４分の１はおもにイスラム教徒で，

程度の差はあれ菜食主義的な食生活を送っており，たくさんの乳製品を食事に取り入れているし，また，菜食主義は心臓病を含めた他のいろいろな病気の予防効果が期待できる。このため彼らは，菜食主義の効用も，マイナス面と同じように注目されるべきだと主張している。

2.4. 貧血

Stroud[33]は，アジアや西インド諸島の乳幼児や子どもに鉄分不足が原因の貧血がよくみられ，授乳に頼っている期間が長引いてしまったことや離乳後に牛乳に直接移行することが，この貧血に影響している可能性を指摘している。母乳も牛乳も，それぞれ１リットル当たり0.3mg，1.0mgしか鉄分を含んでいないからだ。同様にHunt[5]は，成人アジア人の食事は，動物から簡単に摂取することのできる鉄分が欠けていると述べる。たとえばチャパティに使われる小麦粉には鉄分が加えられているが，これがアジア人の食事に取り入れられたとしてもこのうちの3％しか身体には吸収されない。貧血は，鉤虫という寄生虫によっても起きるときがあるが，Stroudによるとこうしたケースは英国ではまれであるという。

Huntはまた，葉酸不足またはビタミンB12欠乏による悪性貧血は，アジア人とくにヒンドゥー教徒に多いと報告している。アジアでみられる調理法，たとえば豆を一時間ほど煮込んだり，丁寧に切られた食物を長時間にわたってとろ火で煮たりする調理方法は，多くの葉酸を破壊してしまう。加えて，牛乳やお茶の葉や水を一緒にして５分ほど煮立てるような慣習は，菜食主義によりビタミンB12の摂取が少ないヒンドゥー教徒にはとくに重要なビタミンB12を破壊してしまうと考えられている。

3

世界的に蔓延する肥満症

　今や「肥満症（obesity）」は，世界の多くの地域で主要な死因のひとつとなった。WHOは，体重（kg）を身長（m）の二乗で割って計算した肥満度（body mass index：BMI）の基準をもとに，25kg/m²以上を過体重（over weight）とし，30kg/m²以上を肥満（obese）と定めた[44]。WHO[44]によれば，今や世界的に肥満症が蔓延しており，過体重にあたる人びとはすでに1億人を突破し，さらにそのなかの300万人にあたる人びとは病的な肥満であるという。

　肥満症により起こる問題は数多くある。たとえば，2型糖尿病や，がん，心臓病，胆のう疾患，脳卒中，呼吸器障害，不妊症，睡眠時無呼吸症候群，変形性関節炎など，多くの病気に罹患するリスクが高まったり，うつや自己肯定感の低下のような心理状態にも関連したりするといわれている[44]。実際，WHOは2002年に，糖尿病のうちの58％，虚血性心疾患のうちの21％，いくつかのがんのうちの8〜42％が，BMIの数値が21以上であることに起因していると推計した。

　肥満症の流行は，今や豊かな工業化地域にだけ見られるのではなく，貧困にあえぐ地域にもみられる問題であり，それが公衆衛生や経済に与える影響は甚大である。WHOは開発途上国で肥満と関連のある健康上の問題を抱える人は1億1,500万人にのぼり，それら地域で使われる2〜6％の医療費はその人たちのために使われていると見積もっている。さらにWHOは，今後25年間で糖尿病の患者は現在の2倍に増え，2030年にその数は3億6,600万人に達し，とくに開発途上国においてその増加は150％という著しい伸びを示すと推計している[46]。

　世界的に広がる肥満においてとくに着目すべきは，子どもの肥満症の急激な増加であり[44,46]，5歳以下ですでに過体重の子は2,200万人と推計される[44]。英国の学童の調査によると，11歳の子どもの約30％が過体重で，約17％が肥満であった。米国では，15歳の子どものうち約14〜15％が肥満であり，とりわけその数はアフリカ系アメリカ人とアメリカ先住民において高かった[48]。子どもにおいても，肥満は心身へのさまざまな悪影響につながりやすく，肥満の子どもの多くは，そのまま健康上多くのリスクを抱える肥満の成人に成長する。この状況を回避するため，WHOは，テレビを見る時間を制限し，スナック菓子や清涼飲料水の摂取量を減らし，果物と野菜の摂取量を増やすことを推奨している[44,46]。

　それでは何がこのような状況を作り出しているのだろうか。それは次節で説明するように，近年世界的なレベルでおこった食事内容の大幅な変化と，工業化・欧米化・都市化にともなう運動量の少ない生活スタイルの蔓延がその原因であり[44,45]，さらにそれは，子どもの食事にも影響を及ぼしている。

　社会経済的な要素や，教育レベルの低さも肥満症と関係していることはいうまでもないが，遺伝的な要素が同時に影響を及ぼしている。たとえば，カナダで行われたエスニックグループの違いによる肥満と過体重の広がりの差を調べる大規模調査では，カナダの先住民で肥満の割合が最も高く，東アジア・東南アジア・アラブ・黒人系での割合は比較的低かった。これは，年齢や収入，教育レベル，身体活動レベル，誕生地の影響を取り払った後も同じであり，この結果は肥満に，遺伝的要素，それぞれのエスニックグループにのしかかる社会的な影響，理想体型に関わる文化的な要因，そして身体活動レベルといった複数の要素が包括的に絡むことを示している。移民後11年以上と10年以下の人びとでは，前者の方が肥満症の割合が高く，このことは移民前にもっていた肥満を防止する要素が，カナダの生活や食生活になじむにつれ消えていくことを示唆している。

ただ体脂肪率とそれが健康に及ぼす結果を考慮すると，アジア人が他のエスニックグループと比べて肥満率が少ないとは言い切れないかもしれない。白人とのBMIの違いを統計的に調整したあと，このふたつの民族を比べると，アジア人は白人よりも一般的に体脂肪が高く，現在肥満の基準値として決められているBMIの数値25以上は，アジア人には高すぎると主張する研究者もいる。皮肉にも世界的に肥満症が増える一方で，やせた身体へのあこがれはますます強まっており，この矛盾はダイエットの世界的な流行を同時に引き起こしている。

表3.3 15歳以上の人口に占める肥満状態の人の男女別割合（％）

国名	男性	女性
インド	0.3	0.5
中国	2.4	3.4
スイス	7.9	7.5
ブラジル	8.9	13.1
ヴァヌアツ	12.2	19.6
米国	25.8	19.6
マーシャル諸島	38.5	52.7
サモア	48.4	67.9

（出典：World Health Organization, 2005 [44]）

3.1. 文化的な肥満症

疫学的な調査により肥満が健康に与える悪影響が明らかになってはいるものの，標準的な身体の大きさや体型には多様性があることと，肥満には悪い意味合いが付随しがちであることを考慮し，大規模調査の結果をそのまま個人に当てはめるには慎重にならねばならない。

しかしながら，すべての肥満症が，貧しい食生活や不適切な食事，さらには遺伝的要因の結果として起こるのではなく，またさらに，肥満症が世界中どこに行っても，道徳心や自制心のなさや不幸のしるしとしてさげすまれるというわけではない。第2章で示したように，肥満を，高い性的な魅力や富や健康のしるしとみなして，歓迎する人びともいるのである。このような肥満を本書では「**文化的な肥満症（cultural obesity）**」と呼ぶことにする。

文化的な肥満症は，肥満症の広がり方に多様性があることを部分的に説明するかもしれない（表3.3）。たとえばPollock [51] は，西アフリカ・中央アフリカ・太平洋で見られる意識的につくられた肥満について分析をしており，その調査の1例として，日本の力士もとり挙げられている。したがって文化的な肥満症には歴史があり，必ずしも欧米化にともなう生活と食事の変化だ

けが肥満をもたらすわけではないのである [51]。それではなぜ北半球で理想とされる体型が南半球ではそうとみなされず，減量を促すための政策が文化的な抵抗にしばしばあうのか，次のアフリカのガンビアの事例を通して検討する。

事例研究 ガンビアにおける都市の肥満症

Prentice [52] は2000年に，西アフリカのガンビアで見られた都市化のような人口の移行が人びとの平均体重に与えた影響を報告した。地方では肥満症はほとんど見られず，むしろ子どもの栄養失調の方が大きな問題であったが，対照的に都市では肥満症と2型糖尿病のような肥満症に関連する病気が急速に一般的になっており，都市に住む中年女性の30％以上が病的な肥満症と判断された。栄養失調と過剰な栄養状態というこのふたつのまったく異なる問題は，ともに国家予算を圧迫しており，この問題はアフリカ全土で広く見られる問題である。

ガンビアでの肥満症の増加は，遺伝的な視点から社会経済的な視点までの幅広い説明が可能である。Prenticeは，人びとが都市に移動するとどのような生活の変化が起こるかについてとくに詳しく説明している。都市に移り住むと，人びとは脂肪の多い食事と安価なサラダ油を頻繁にとるようになる一方で，日々の活動量は大幅に減少する。水桶を手に井戸まで10キロ近く歩き，家に帰る前に8時間近く働くこ

とはなくなり，その時間にテレビを見て過ごすようになる。都市に移住するまでに行っていた労働から逃れられることは成功のあかしとして見られ，運動は貧しい過去を思い出させる忌まわしいものとしてみなされる。さらに，西アフリカでは太っていることと美しさや富，健康，とくにHIVをもっていないことやエイズに罹患していないことが結びつけられる傾向が強い。Prenticeによれば，これらすべての要素が肥満症の人びとを減量に向かわせるための足かせになるのだ。

このガンビアの例でわかるように，カロリー計算，違った種類の食べものの摂取，食事に含まれる砂糖や脂肪の計算，体重と胴囲の比率といった一般的な減量プログラムによって，医療専門家が人びとの食事の仕方や生活スタイル，理想的な体型イメージを変えさせようとするのは困難だと予想される。なぜなら数量的な指標に基づく健康へのアプローチは，次に紹介する，英国に移住したバングラデシュ移民の事例研究に見られるように，食べものや食事の頻度，さらには身体そのものに付随した意味をそぎ落としてしまうからだ。

事例研究　バングラデシュ系英国人は，食事と糖尿病をどう理解しているのか

Greenhalghたちは [11, 21]，ロンドンに住む40人のバングラデシュ移民を調査対象に，彼らがどのように糖尿病とその食事について考えているかを調査した。彼らの考え方のうちいくつかは，医療モデルにも認められるものであったが，非常に異なる視点も存在した。彼らは，糖尿病において食事のコントロールは非常に重要であり，その原因は砂糖の過剰摂取によるものであると考えていた。また，遺伝的要因や「ばい菌」，ストレスも原因になると考えている。

しかしながら，彼らの食材の分類は非常に特徴的であった。彼らは，食べものをふたつの象徴的カテゴリーに分けていた。ひとつ目は「強い」食べもの（力を養う）であり，ふたつ目は「消化できる」食べものだ。「強い」食べものは，食べるものにエネルギーを与えると考えられ，白砂糖，羊肉，牛肉，バターが原料のギー，固形脂肪とスパイスである。「強い」食べものは，健康を維持したり取り戻したりするのに必須と考えられ，お祝いの席には欠かせない食材である。しかしこれらは同時に，お年寄りや衰弱した人（糖尿病患者も含まれる），もっと「弱い」食べものが適切であるとみなされる人びとには，危険な食べものであるとも考えられている。

また，生の食べもの，焼いたりグリルで調理されたりしたもの，そして地中で育った野菜は消化に悪いとみなされ，お年寄り，子ども，病気の人びとには適切でないとみなされる。よって糖尿病の人は，揚げ物より焼いたりグリルされたりしたものを食べるべきだという，通常医療サイドによってなされるアドバイスは，彼らの食物分類体系と合致しないこととなる。逆に，糖蜜（褐色の精製されていない砂糖）は糖尿病患者が食べても安全と考えられている。糖蜜は，禁止されている白砂糖・バター・ギー・固形脂肪とは異なった扱いを受けているのである。

調査対象となった人びとの大部分は，糖尿病の始まりや原因は，身体から出て行った物質（精子・汗・尿・月経血）と，入ってきた物質のバランスによって決定されると考えている。糖尿病だけでなく，これらの物質が大量に身体から放出された場合，身体が衰弱したり，病気になったりすると信じられているのだ。バングラデシュのコミュニティでは，皆が集る宴会やお祭り（たいてい甘いものやこってりした濃厚な食べものがふるまわれる）がよく開かれ，糖尿病患者にも良くないとされている食べものを食べなければならない義務が生じることがある。このため，糖尿病患者本人とその家族はそのような社会的要求との折り合いをつけるための努力をしなければならない。

最後に，彼らにとって，ダイエットのための運動はあまり大きな意味をもっていない。一般的に，大きな身体（肥満ではない）は健康をあらわす指標となり，一方やせた身体は不健康の印とみなされるからである。

4

乳幼児食の比較文化研究

母乳を使うか，哺乳瓶を使うか，いつどのように離乳させるか，何を乳幼児に食べさせ，どのように育てるかは，非常に多様である。

たとえば，生理学的および心理的観点からなされる母乳が最適であるという医学的アドバイスにもかかわらず，母乳育児は20世紀以降，世界的に減少を見せた。この傾向は，都市，工業国，近代化，都市化の一途を辿った非西欧諸国で顕著である。

また，多くの場合，村落部から都市への移動が母乳育児の減少の要因となりうる。たとえば，1984年に42の開発途上国のデータを使い行われた世界出生率調査では，都市に在住する女性より，地方に住む女性の方が2か月から6か月程度長く母乳育児を行っていた。「世界中の多くの地域の女性が，母乳育児は低俗な農民の慣習であり，哺乳瓶での養育が可能な環境を手に入れればただちに母乳育児をやめるべきだと考えている」とFarbとArmelagos[54]は報告した。

母乳育児の減少は，世界でも最も深刻な栄養の危機だといわれてきた[28]。都市化，大家族の解体，女性が外に働きに出る機会の増加などが，授乳期間の減少と母乳から粉ミルクへの移行の原因として考えられている[55]。また，アフリカでとくに顕著なように，非工業国においては，西洋企業による粉ミルクや幼児食の大規模な広告活動がその原因のひとつになることもある。もし，乳児が母乳から得られる栄養や免疫を獲得できない場合，その乳児は栄養失調や，下痢性疾患にかかる危険性が高くなってしまう。このため，このような企業活動は激しい非難にさらされている。加えて母親が，熱湯や清潔な哺乳瓶を用意できるような設備がある地域は限られており，これも乳児が感染症に罹患する確率を増加させてしまう。

ひるがえって，近年，多くの工業諸国でこれとまったく逆の現象が起こっている。これはとくに，上流階級の母親にみられる傾向であり，この階級では多くの母親が母乳に回帰している[56]。一方開発途上国では，HIV陽性の多くの女性が母乳を使わないようにと忠告されている[57]。なぜなら，これらの地域でみられるHIV母子感染の約半分は授乳中に起こっているからだ。多くの場合，このアドバイスは母乳で育てるべきか否かに関する混乱を母親のなかに引き起こしている。そのため，同じ国のなかでもある地域では母乳育児の割合が下がったり，ある地域では上がったりするのだ。

したがって，どの特定の地域やコミュニティであっても，母乳で子どもを育てるか，その場合，どのくらいの期間母乳を与えるか，また母乳育児に失敗した場合，母親自身がどのように納得するか，あるいは，どのように他人に説明するか，そして，いつどのように離乳させるかといったような問題の答えは，社会的・文化的・個人的・経済的といった多様な要因により決定される。このような多様性は，次に示すエジプトの事例によく表れている。

> **事例研究** **都市の貧困地域における母乳育児と離乳に対する考え方**
> ——エジプト，カイロの場合

1993年，Harrison[60]らはエジプトの首都カイロにあるBoulaq El Dakrourに居住する20人の母親を調査し，母乳育児の仕方が多様であることを明らかにした。多くの母親が2歳まで母乳で子どもを育てることを望んでいるが，彼女たちは自然にそれができるとは考えていなかった。母乳育児を成功させるには，忍耐，時間のやりくり，責任感，運，良好な精神状態，適切な食事などが必要だと考えられていた。

なぜある母親は母乳で育児ができるのに，ある母親はできないのかといった理由について彼女たちはさまざまな説を述べた。たとえば，母乳は神様からの贈り物であり，幸運な母親のみが母乳育児に成功

するであるとか，母親が幸せでないと感じていると母乳が「熱く」なり，「悲しみの母乳」がつくられ，子どもが下痢になってしまうため，母親の精神状態が非常に重要であると話した母親もいた。そのため，ストレス下におかれていた母親は，母乳を絞って捨ててしまうこともある。

また逆に，母親自身とは無関係の要因が，母乳の量や質を増やしたり良くしたりするという考えもある。たとえば，乳児自身が母乳の量に影響すると考えられているので，もしある乳児の母親から母乳がたくさん出た場合，その乳児は，神の祝福を受けているとみなされる。さらに，違う母親の同じ年齢の子を自分の子として育てることも，エジプトのいたるところでみられる慣習である。この慣習は非常に大きな象徴的意味合いをもっている。血のつながらない乳児の面倒を見ることによって，象徴的親族関係が作り出され，たとえ遺伝的なつながりが見いだされなくとも，同じ母乳をもらった子ども同士の結婚を生涯にわたって禁止するのである。

離乳期に関してもさまざまな考え方がある。たいていの場合，乳歯が生えそろったとき，歩けるようになったとき，大人の食事を食べられるようになったときなど，乳児の発育を印づける身体の成長があったときに離乳が行われる。他の場合では，母親の病気や，妊娠，家の外での雇用，医師のアドバイス，経口避妊薬の摂取などがその時期になるときもある。季節的要因や宗教的要因が離乳期を決定する場合もある。母親によっては，夏より冬を好む場合があるし，ラマダンを行うために離乳を決意する母親もいる。また，イスラム教で離乳には適さないとされる月であるモハラムを避けて離乳を行う母親もいる。

4.0.1. イスラム社会における母乳による親族関係

エジプトに見られるひとつの特徴として，母乳による親族関係（milk kinship）がある。そこでは，自分の子どもではない子に母乳を与えるという母乳看護（wet-nursing）の習慣があり，母乳を与えた女性は「母乳の母（milk mother）」として知られる。これはイスラム圏に限らず，

他の社会でもみられる習慣であるが，Khatib-Chahidi [61] は，とくにイスラム法では，血縁によるもの，結婚によるもの，母乳によるものの3つのタイプの親族関係が定義されていることを指摘する。イスラム法は，誰と結婚してよいかという婚姻に関する規範だけでなく，誰が「母乳の母」になれるかという，母乳による血縁関係の結び方に関しても細かい規則を設けている。そして，乳児のときに，ある女性と母乳による血縁関係を結ぶと，「母乳の母」だけでなく，その夫や親戚も含んだ血縁関係までもが成人してからも維持され，その血縁関係内での婚姻は禁止される。しかし，Khatib-Chahidi [61] によれば，この習慣は，イスラム社会への粉ミルクの導入とともに少しずつ衰退しており，それはとくに富裕層で顕著であるという。

4.0.2. 英国のコミュニティでみられる母乳による子育て

次で紹介する1977年から2003年の間に報告された英国の4つの事例研究をみると，どのような食事を幼児に与えるかは，ひとつの国のなかでもかなりの多様性があり，それぞれの方法が幼児の健康状態にそれぞれのかたちで影響を与えていることがわかる。しかしながら，もちろんそれだけではなく，幼児の健康状態については文化的要因が母親の食事に与える影響も考慮しなければならない。

幼児に食べものを与える際に，なぜあるひとつの方法が選ばれるのか，なぜある一定の分量が選ばれるのか，その理由は多岐にわたる。しかし，これらの理由には，健康な赤ちゃんとはどういう見た目か，どのような生活習慣を出産のあとに送るべきかというような事柄についての文化的理解が背景にある。また，世界のいくつかの地域では，授乳期間は妊娠しないという考え方があり，これも幼児の食育方法の選択に影響を及ぼしているかもしれない。また，この考えは，授乳期間は性交を行ってはならないと

いうタブーによって確実なものとなっている場合もある（第6章参照）。そして，母乳で育てるかどうかが個人の決定に任されており，さまざまな避妊の方法が存在している地域では，その文化に影響された考え方，流行，経済状況が，その地域で一般的に見られる幼児食のスタイルを決定している。

事例研究 母乳育児と粉ミルク育児 ——英国，ロンドンの場合

1977年，JonesとBelseyは英国ロンドン特別区のランベスにおける，生後12週間の乳児の母親265人を調査し，62%の母親が母乳育児を試みていることを突きとめた。（これに対して，ダブリンではたった16%，ニューキャッスルでは39%，グロスターシャーでは52%であった。）コミュニティによっても，母乳育児の割合には差がみられた。たとえば，英国系は58%，アフリカ系は86%，西インド諸島系は84%，アジア系は77%，ヨーロッパ系は59%，アイルランド系は64%であった。さまざまなコミュニティにおいて母乳育児は当然のことと思われているため，母親のエスニシティが大きな影響を与えることになる母乳育児をしない理由はさまざまであった。とくに多かったのが「母乳育児反対」という考えで，実に粉ミルク派の54%に共有されていた。また，粉ミルク派の44%は，粉ミルクの方が周りに気を使わなくて済むので便利であると答えた。母乳育児をしている母親の85%が，子どもの健康にいいからと母乳を選んだのに対し，同じ理由で粉ミルクを選んだのは13%のみであった。

民族的要因と社会的要因は，授乳方法を選ぶ際に大きな影響を及ぼしている。たとえば，母乳育児をしたことのある友人のいる母親は，生後6週間後も母乳を与え続ける傾向がある。アフリカ系，西インド諸島系の母親は，上流階級の女性同様，他の民族より母乳で上手に子どもを育てた経験をもつ母親を友人にもっている場合が多い。一方，出産前後の医師のアドバイスに影響されて授乳の方法を決めることは少ないようである。

事例研究 乳児の授乳パターン ——英国，グラスゴーの場合

1978年に，Goelら[64]は，英国のグラスゴーにおいてさまざまな民族から172家族を選び，授乳法について調査をした。内訳は，アジア系が262人，アフリカ系が99人，中国系が99人，スコットランド系102人である。移民の母親は英国に移住した後，母乳で育てたがらないことが判明した。移民系の子どもでも，移住する以前に生まれた子どもたちは，移住後に生まれた子どもより母乳で育てられた率が高かった。たとえば，移住前に生まれたアジア系の83.7%，アフリカ系の79.2%，中国系の80.9%は母乳で育てられた。それに対して，スコットランド系の子どもの99%は粉ミルクで育てられていた。

移民の母親たちに母乳を与えない理由を聞くと，おもなものは「恥ずかしい，面倒くさい，十分な母乳が出ない」ということであった。授乳期間には民族差が認められた。母乳で育てられたアジア系の乳児のうち3分の2は，最低でも生後6か月間授乳されていた。アフリカ系で，1年以上の授乳期間があったのは，全体の5%にすぎなかった。逆に中国系の場合，1年から3年も授乳を続ける場合が多く，その場合，固形の食べものは生後1年かそれ以後まで与えられなかった。英国生まれのアジア系は，普通生後6か月までに固形の食べものが与えられていた。しかし，外国で生まれたアジア系の場合，生後1年目からであった。アフリカ系とスコットランド系は，ともに生後6か月で固形食を与えられていた。Goelらは，アジア系の子どもたちの12.5%に脚気の症状が見られたことに基づき，彼らにビタミンDのサプリメントを摂らせるよう薦めている。

事例研究 英国，ロンドンにおける中国系の乳幼児の食事

1988年，TannとWheelerhaは，ロンドン在住歴1～24か月の中国系幼児20人の食事パターンと成長率について6か月にわたり調査をした。その家族は香港郊外の新界地区の出身である。ひとりの例外をのぞいて，すべての幼児が粉ミルクで育てられ，1～6か月の間に缶詰の柔らかい食べものと乳児用ラスクを与えられ始めていた。それに続いて，生後

6〜10か月になると，中国独特の離乳食として大量のブイヨンでしっかり煮込まれたお粥が与えられていた。生後10か月くらいで，柔らかいご飯が与えられ，徐々に通常の中華料理に移行していく。香港では60％近くの母親が，少なくとも部分的には母乳を与えるのに対し，ロンドンに住む中国系の母親たちは条件が整っていない不便さを理由に母乳を与えていなかった。

　調査の対象となったほとんどの母親が，母親の食事が母乳に影響すると考えていた。たとえば，香港では，出産後の母親は，産後30日間家に閉じこもり，女性の親族により運ばれる栄養価の高い食事を取る。これは「坐月子（産後の肥立ち）」として知られている（第6章参照）。一方ロンドンでは，母親は仕事や家事に追われ，そのような贅沢な条件下で産後を送ることはできない。その結果，母親たちは，子どもを育てるのに十分な栄養価の高い良質の母乳を作り出すことはできないと考えてしまうのだ。また，産後に病院内で出される肉料理には，母親とって必要な栄養と考えられている特別なスパイスやハーブやワインが入っていないので，母親にとっては不十分な食事であるとみなされてしまう。しかし，Tannらは，調査対象となったすべての幼児は，そのような考えとは逆に，十分な発育を見せていたと述べている。すでに述べたように，母親の食事は，中国文化に見られる熱冷理論に基づいて決定されている。

事例研究 **英国とパキスタンにおけるパキスタン系の乳幼児の食事**

　2002年に，Sarwar[66]は，英国のノッティンガムと，パキスタンのミアン・チャヌに居住するパキスタン系の女性が，育児においてどのような食べものを用意するかを調査した。社会文化的には同じ背景を持っているにもかかわらず，このふたつのグループには大きな違いがみられた。パキスタンに住む73％の女性が母乳による子育てをしていたのに対して，英国に住むパキスタン系の女性の場合は24％にとどまった。また全体的にみて，パキスタンに住む女性の方が長い期間にわたり母乳育児を行っていた。この差には粉ミルクへのアクセスの容易さ，仲間からの圧力，そして母乳のみに頼ることが生活を制限することになるからといった理由がある。また離乳においては，パキスタンに住む女性が，米・シリアル・卵をまず与え，それから3〜4か月のうちに果物や野菜など家族と同じ食事に徐々に移行するのに対し，英国のパキスタン系の女性は，米・シリアル・卵の後に，果物・野菜・肉・インスタント食品に移行していた。この調査は，移住が母乳育児をするかどうか，またどれくらいの期間行うかといった母親の決断に大きな影響を与えることを示している。

5

「栄養転換」
――グローバリゼーションによる食習慣の変容と病気

5.1. 「栄養転換」

　栄養士の間で，食事のグローバリゼーションに対する関心が高まっている。とくに関心が高いのは，都市化・工業化・欧米化を経験するコミュニティで生じる社会的・経済的変化が栄養状態や健康に与える影響である。収入が増加し，都市人口が増えると，その地域は，「栄養転換（nutritional transition）」と呼ばれる段階に入る[29,30]。経済成長と，世界のいたるところで急速に進む都市化（第18章参照）は世界中の食習慣に大きな影響を与える。地方に比べ都会では，精白された穀物，高脂肪で動物性の製品，精製された砂糖，加工食品がより利用され，さらに外食の頻度も多い[30]。DrewnowskiとPopkin[30]は1962〜1994年のデータを分析し，安い植物油や植物性脂肪が手に入りやすくなると，低所得国では，脂肪の摂取量と砂糖の摂取量が大幅に増加することを指摘した。

　「栄養転換」はいくつかの段階に分けることができる。第一ステージでよくみられる現象は，

第3章 食習慣と栄養

肉や牛乳の輸入の増加ではなく，油の原料となる種子と植物油（たとえば，大豆，ひまわり，菜種，ヤシ，ピーナッツ）の大幅な国内生産および輸入の増加である。たとえば，1991～1997年の間，世界の植物性脂肪と植物性油の生産量は，60兆トンから71兆トンに増加し，肉や動物性脂肪よりも植物油がエネルギーとして摂取されるようになった。高脂肪の食事が裕福な国々の特権であった時代はすでに終わったのである。

食文化が極めて多様なアジアでも，炭水化物からのカロリー摂取の減少と，脂肪からのカロリー摂取の増加が広範にみられる。たとえば日本では1946年から1987年の間に食事に含まれる脂肪の摂取量が，全体の9%から25%と約3倍に跳ね上がった。そして，この「栄養転換」の影響を直接受けるのが子どもである。世界的に見られる子どもの肥満の急増はその最たる例といえよう[44]。

ラテンアメリカやカリブ諸国，そして米国でもみられるように，世界の各地で裕福な階層より貧しい階層の方が肥満になりやすい現象が一般的になった。DrewnowskiやPopkinの予想によれば，いずれ世界中で全体の食事の約30%のカロリーを脂肪が占めるようになり，この傾向が将来の保健政策を考える上での重要な検討事項となる[30]。

Lang[29]はグローバリゼーションが経済至上主義的に進んでいることを批判し，それがとりわけ貧困国の食糧事情に悪影響を及ぼすことに警鐘を鳴らしている。さらに現在では，世界規模での食糧生産と分配の調整が可能になっている。そして，人間の歴史上初めてそのようなコントロールがごく少数の人びとの手に委ねられるようになった。世界的食糧市場の成長によって，地域の食糧生産者の力は，食糧を加工し分配し販売する多国籍企業の手に奪い取られた。農業を営む人びとは，地元レベルでの競争ではなく世界的レベルでの競争を求められている。また，グローバリゼーションは，遺伝子組み替え食品や商標つきの加工食品など，今までにない新しいタイプの欧米の食品を世界中に拡散させた。米国のファストフードチェーン店の世界規模の進出は，地域料理や食習慣の消滅の一要因となり，また人びとの健康状態にも大きな影響を与えるであろう。

5.2. 料理のグローバリゼーション

たとえば，2005年に行われた米国での調査によれば，米国には4万889件の中華料理店があり，約100万人の人びとがそこで雇われ，総売り上げは155億ドルほどであった[68]。一方，英国でもっとも知られたエスニック料理はカレーである。英国に初めてカレー店ができたのは1809年であるが，それから200年後の2000年には実に8,500軒ものカレー店が建てられ，7万人もの人びとがそこで働き，年間20億ポンドもの売り上げを上げており，毎年1億7,500万食ものカレーが消費されている[70]。

料理のグローバリゼーションは，複雑な情報のやり取りと貿易のシステムがあって初めて成し遂げられる。たとえば，日本の築地市場を調査したBestor[71]は，ワサビやしょうが，まぐろなど寿司に使われる素材が米国の高級レストランで提供されるに至っているプロセスを明らかにした。世界中からまぐろが築地市場に集められる様子，さらには米国でとれる最高級のマグロが日本に輸出されてしまい，その埋め合わせのためにスペインからまぐろを輸入しなければならなくなった事態など，料理のグローバリゼーションの様子が築地市場を通して描かれている。

もちろん食材や料理の国境を越えた移動は今に始まったことではなく，古くから行われていたことであるが，現代に特徴的なことは移動の速さと量と複雑さである。18世紀後半から19世紀前半から始まった，輸送技術や保存技術の大幅な発展のなかで，現代のような食のグローバ

リゼーションが可能となった[19]。いずれにせよ私たちは，急速でかつ常に変動する「栄養転換」の時代を生きており，この「栄養転換」の私たちの身体への影響はようやく現れ始めたばかりである。

6

西洋文明における
食事の変化と疾病

Burkitt[72]は，おもに19世紀のヨーロッパと米国でどのような病気が一般的にみられるようになったかを調査した。虫垂炎，憩室性疾患，良性大腸腫瘍，大腸がん，潰瘍性大腸炎，静脈瘤，深部血栓症，肺塞栓症，痔，冠動脈性心疾患，胆石，肥満症，糖尿病といった疾病はどれも非欧米諸国ではあまりみられないものであるが，欧米の慣習やライフスタイルの取り入れが起こると，これら諸国にもこれら疾病が頻繁にみられるようになってきた。

Burkitt[72]は，欧米で最もよくみられる栄養不良の形態は肥満症であり，それは他の「欧米化による病気」と結びついていると述べている。彼の見積もりによれば英国の人びとのうち40％が肥満であり，その深刻さは米国人と同様である。20世紀の食生活の変化が，このようなさまざまな病気が頻繁に見られるようになったことに影響しているようである。1860年から1960年の間に，脂肪の消費量は約50％増加し，砂糖の消費量は2倍になった。一方，過去100年間で食物繊維の摂取量は大きく減少した。1860年には，白色粉（胚芽とふすまを除いた小麦粉）に0.2％から0.5％の食物繊維が含まれており，毎日パンから1.1gから2.8gの食物繊維が摂取されていた。しかし現在，パンの消費量は半減しただけでなく，白色粉に含まれる食物繊維の量も0.1％から0.01％と激減し，パンから摂取される

食物繊維の量は1860年以前の摂取量の10％に過ぎない。加えて，食物繊維を多く含むオートミール粥は，食物繊維含有量の少ないシリアルに取って代わられてしまった。欧米化する非欧米諸国の伝統的な食生活は，砂糖が使われ，食物繊維の多いシリアルが白パンに変わり，肉の消費量が増加するに伴って変化を余儀なくされている。Burkittは，食物繊維の摂取量の減少のみが「欧米化による病気」を説明するとはいっていないが，おそらく病因のひとつであろうと述べている。しかし，食物繊維摂取量とこれら疾患が実際どのように関連しているのか，また，どの食物繊維がこのような病気の予防となるのかは，いまだはっきりと解明されていない。しかし，最近米国で行われた調査は，食物繊維の多い食事が結腸がんや直腸がん，女性の腺腫・ポリープのリスクを減らすという説の信憑性に疑問を投げかけている。特定の疾患における食物繊維の役割についてはさらなる研究が必要だろう。

7

食事とがん

それぞれの文化に特有の食習慣は，栄養不良や「西洋文明における疾病」の調査において重要なだけでなく，がんの発症要因の解明に力を発揮する可能性があることが近年わかってきた。すべてのがんのうち，3分の1もしくはそれ以上が，食生活や日々の食事の内容と関連しているのではないかといわれている[74]。

Lowenfels と Anderson[75]は，この説を裏づける世界中の研究を再検討し，食事の内容とがんの発症率に正の相関関係があり，その相関関係はとくに結腸がんと胃がんに顕著であることを発見した。さらに，カロリーの総摂取量，栄養過多，栄養不足，発がん物質の摂取，アルコー

ル摂取もがんのリスクを高めている。このような状況に人が至る理由は，これまで述べてきたように，それぞれの文化に特有の信念や慣習が影響している可能性がある。

さらにNewberne[76]も，この問題に関する再検討を行い，胃がん・大腸がん・食道がん・乳がんといったがんが，食事中の脂肪含有量が増えるといった食事のパターンの変化によって発症率が上昇すると報告している。米国の食生活は過去40年間で徐々に変化しており，この期間に，米国のいくつかのコミュニティでは，がんの発症率も同時に上昇した。

Kolonelら[77]の研究も，食事とがんの発症率についての調査である。彼らは，日本に住む日本人，ハワイに住む日系人，ハワイに住むヨーロッパ系，そして米国本土のヨーロッパ系の胃がんの症例数を調査した。最も発症数が多いのが日本に住む日本人，続いてハワイの日系人であり，ヨーロッパ系のグループは発症数が大幅に少なかった。日本の伝統的な食事である，白米，漬物，干物，塩漬けの魚を人生の早い段階から摂取した場合，胃がんの発症率は増大する。これにより，胃がんは，日本食に高レベルで含まれている硝酸塩・亜硝酸塩・内因性ニトロソアミンによって起こされるのではないかと推測されている[78]。

この他の研究においても，インドとその他のアジア地域で高い発症率を示す，唇・舌・咽頭・唾液腺・口腔底などにできる口腔がんは，タバコやビンロウの種子などを混ぜ合わせたものを噛むという食習慣と関係があるのではないかと指摘されている[79]。インドでは，ビンロウの葉，種子，タバコ，ライム，芳香植物の物質を混ぜ合わせた噛み物を*pan*，一方，アフガニスタンの一部や，旧ソ連や中央アジアでは，ある特定の油によって加工されたビンロウ，タバコの葉，ライムをあわせた噛み物を*nass*と呼ぶ。そして，これらは上記に記したがんの発症と関連があるといわれている[79]。

高脂肪，とくに飽和脂肪酸を大量に含む高カロリーの食事は，大腸がん・乳がんなどのがんの発症率を増加させるとして非難されてきた[77]。また，アフラトキシンというピーナツや穀類に含まれている物質も，アジアやアフリカで高い発症率を見せる肝臓がんと関連があるのではないかと考えられている[74]。

逆に，がんを予防する食生活もあるようだ。口腔がん・食道がん・胃がん・肺がんの発病率は，フルーツジュースや野菜ジュースの大量摂取により削減できるとの報告もあり，低脂肪・高繊維の食事は乳がん・大腸がんを予防すると考えられている[74]。上海で行われた研究では，特定の野菜，にんにく，オレンジやタンジェリンなどの果物を多く含む食事は，咽頭がんの予防に効果的であるが，逆にこのがんの発症率は，塩漬けの肉や魚を摂取すると上がってしまうという報告がなされている[80]。しかし，特定の食べものを特定のがんの原因であると関連づけてしまうことには問題もある。近年，この問題に関して調査を行った腫瘍学者たちは，食事はがんの発症の原因を考える上で非常に重要な要因ではあるが，ある特定の食物もしくは栄養素が，あるがんの発症に関連しているというような理論を打ち立てるにはまだまだデータが足りないと報告をしている[81]。しかし，ある特定の栄養素や食物がんのリスクを高めたり減少させたりするのは事実のようである。

このように特定のがんとの因果関係が特定されている栄養素はないが，果物や野菜を十分に摂取することでがんの予防につながることは間違いがないようだ。一方，摂取するカロリーが消費されるより多かったり，エネルギーを過剰摂取したりすることが，がんの危険性を高めるかどうかについてはいまだはっきりとしたパターンは見出されていない。

世界がん研究基金と米国がん研究協会は，共同でがんと食物の研究のレビューを行い，世界の30〜40%のがんは食事によって防ぐことがで

きると発表した[81]。発表によれば，この報告は咽頭がん・胃がん・大腸がん・直腸がん・肝臓がん・乳がんにとくに当てはまるという。この研究では以下のようながんの予防法が提唱された。

1. 野菜，果物，豆類，最小限に加工されたでんぷん質を多く含む食品をベースとし，適切な分量でかつさまざまな食材を普段の生活に取り入れること。
2. 野菜や果物をふんだんに食事に取り入れること。野菜や果物の摂取で全体の摂取カロリーの7％もしくはそれ以上を占めることが望ましい。
3. 脂肪や油の一日の摂取量を，全体のカロリーの15％〜20％以内に抑えること。とくに動物性の高脂肪の食べものは極力控えるべきである。
4. 赤身の肉を食べるのであれば，その摂取カロリーは一日の総摂取カロリーの10％以内に抑えるべきである。
5. 食事からとる塩分は成人で一日6g以内が好ましい。このため，食塩よりもハーブやスパイスで味つけをするべきである。
6. 一日の45％〜60％のエネルギーは，穀物，根菜類，いも類，クッキングバナナなど，でんぷん質もしくは高たんぱくであるさまざまな植物から摂取するべきである。
7. 精製された砂糖の摂取は，一日の総カロリーの10％以内に抑えるべきである。
8. 腐敗しやすい食べものは，すぐに消費されない場合，冷凍したり冷却したりするなど，細菌の繁殖を最低限に抑える方法で保存するべきである。
9. 肉や魚は焦がしたり，直火で焼いたりするよりも低い温度で調理するべきである。塩漬け，乾燥，燻製などの方法によって保存された肉は避けるべきである。
10. バランスの取れた食生活が送れているのであれば，がん予防のためにサプリメントを

摂取する必要ない。

また，これらの食習慣の改善に加えて，適度な運動，太りすぎないこと，飲酒や喫煙の頻度を大幅に減らすことも奨励されている。

本章の例が示しているように，健康状態を保ち発育を促進するための十分な食物が手に入るという条件下では，食事に対する文化的な考え方や習慣が多くの病気に関係している。もし私たちが，ある文化圏の人びとの食習慣を変更したり改善したりしたいと願うのであれば，文化が人びとの食習慣に与える影響を常に考慮に入れる必要があるだろう。

● 推奨図書 ─────────

Counihan, C. and van Esterik, P. (eds) (1997) *Food and Culture: a Reader.* London: Routledge.

Dettwyler, K.A. (1992). The biocultural approach in nutritional anthropology: case studies of malnutrition in Mali. *Med. Anthropol.* 15, 17-39.

Farb, P. and Armelagos, G. (1980). *Consuming Passions: the Anthropology of Eating.* Boston: Houghton Muffin.

Lang, T. (1999). Diet, health and globalization: five key questions. *Proc. Nutr. Soc.* 58, 335-43.

Maher, V. (ed.) (1992) *The Anthropology of Breast Feeding.* Oxford: Berg.

World Cancer Research Fund/American Institute for Cancer Research (1997) *Food, Nutrition and the Prevent ion of Cancer: A Global Perspective.* London: WCRF/AICR.

World Health Organization (2003) *Diet, Nutrition and the Prevention of Chronic Disease.* (Technical Report Series 916). World Health Organization.

● 推奨ウェブサイト

Food and Culture: http://lilt.ilstu.edu/rtdirks/GENERAL.html

Food Standards Agency (UK): http://www.food.gov.uk

Nutritional anthropology: http://lilt.ilstu.edu/rtdirks/NUTRANTH.html

UNICEF Statistics: Breastfeeding and Complementary Feeding: http://www.childinfo.org/eddb/brfeed

●参考図書·文献

[1] Levi-Strauss, C. (1970) *The Raw and the Cooked*. London: Jonathan Cape, pp. 142, 164.

[2] Ember, C.R. and Ember, M. (1985) *Cultural Anthropology*, pp. 138–47. Harlow: Prentice Hall.

[3] Jelliffe, D.B. (1967) Parallel food classifications in developing and industrialized countries. *Am. J. Clin. Nutr.* 20, 279–81.

[4] Foster, G.M. and Anderson, B.G. (1978) *Medical Anthropolog*. Chichester: Wileyy, pp. 263–79.

[5] Hunt, S. (1976) The food habits of Asian immigrants. In: *Getting the Most Out of Food*. Burgess Hill: Van den Berghs and Jurgens, pp. 15–51.

[6] Littlewood, R. and Lipsedge, M. (1989) *Aliens and Alienists*, 2nd edn. London: Unwin Hyman, pp. 17–20.

[7] Twigg, J. (1979) Food for thought: purity and vegetarianism. *Religion*, 9, 13–35.

[8] Greenwood, B. (1981) Cold or spirits? Choice and ambiguity in Morocco's pluralistic medical system. *Soc. Sci. Med.* 15B, 219–35.

[9] Harwood, A. (1971) The hot–cold theory of disease: implications for treatment of Puerto Rican patients. *J. Am. Med. Assoc.* 216, 1153–8.

[10] Tann, S.P. and Wheeler, E.F. (1980) Food intakes and growth of young Chinese children in London. *Community Med.* 2, 20–24.

[11] Chowdhury, A.M., Helman, C. and Greenhalgh, T. (2000) Food beliefs and practices among British Bangladeshis with diabetes: implications for health education. *Anthropol. Med.* 7(2), 209–26.

[12] Snow, L.F. and Johnson, S.M. (1978) Folklore, food, female reproductive cycle. *Ecol. Food Nutr.* 7, 41–9.

[13] Etkin, N.L. and Ross, P.J. (1982) Food as medicine and medicine as food: an adaptive framework for the interpretation of plant utilization among the Hausa of Northern Nigeria. *Soc. Sci. Med.* 16, 1559–73.

[14] Enticott, G. (2003) Risking the rural: nature, morality and the consumption of unpasteurised milk. *J. Rural Stud.* 19, 411–24.

[15] Enticott, G. (2003) Lay immunology, local foods and rural identity: defending unpasteurised milk in England. *Sociologia Ruralis* 43(3), 257–70.

[16] Farb, P. and Armelagos, G. (1980) *Consuming Passions: the Anthropology of Eating*. Cambridge: Houghton Miflin, p. 103.

[17] Belshaw, C.S. (1965) *Traditional Exchange and Modern Markets*. Harlow: Prentice Hall, pp. 12–20.

[18] Trowell, H.C. and Burkitt, D.P. (eds) (1981) *Western Diseases: their Emergence and Prevention*. London: Edward Arnold.

[19] Goody, J. (1997) Industrial food: Towards the development of a world cuisine. In: *Food and Culture: a Reader* (Counihan C. and van Esterik, P. eds). Abingdon: Routledge, pp. 338–56.

[20] Jerome, N.W. (1969) Northern urbanization and food consumption patterns of southern-born negroes. *Am. J. Clin. Nutr.* 22, 1667–9.

[21] Greenhalgh, T., Helman, C. and Chowdhury, A.M. (1998) Health beliefs and folk models of diabetes in British Bangladeshis: a qualitative study. *Br. Med. J.* 316, 978–83.

[22] Mull, D.S and Nguyen, N. (2001) Vietnamese diabetics and their physicians: what ethnography can teach us. *West. J. Med.* 175, 307–11.

[23] Moata'ane, L.M. (1996) Tongan perceptions of diet and diabetes mellitus. *J. NZ Diet. Assoc.* 50(2), 52–6.

[24] Douglas, M. and Nicod, M. (1974) Taking the biscuit: the structure of British meals. *New Soc.* 30, 744–7.

[25] Farb, P. and Armelagos, G. (1980) *Consuming Passions: the Anthropology of Eating*. London: Houghton Miflin, p. 98.

[26] Don Quijote (2005) *La Tomatina, Buñol (Valencia)*; http://www.donquijote.org/culture/spain/fiestas/tomatina.asp (Accessed 16 March 2006).

[27] Charsley, S. (1987) Interpretation and custom: the case of the wedding cake. *MAN* 22, 93–110.

[28] Keesing, R.M. and Strathern, A.J. (1998) *Cultural Anthropology*, 3rd edn. London: Harcourt Brace College Publishers, pp. 440–4.

[29] Lang, T. (1999) Diet, health and globalization: five key questions. *Proc. Nutr. Soc.* 58, 335–43.

[30] Drewnowski, A. and Popkin, B.M. (1997) The nutrition transition: new trends in the global diet. *Nutr. Rev.* 55, 31–43.

[31] Dettwyler, K.A. (1992) The biocultural approach in nutritional anthropology: case studies of malnutrition. *Med. Anthropol.* 15, 17–39.

[32] Artley, A. (1987) Out of sight, out of mind. *Spectator* 258(8258), 8–10.

[33] Stroud, C.E. (1971) Nutrition and the immigrant. *Br. J. Hosp. Med.* 5, 629–34.

[34] Iqbal, S.J., Featherstone, S., Kaddam, I.M.S. *et al.* (2001) Family screening is effective in picking up undiagnosed Asian vitamin D deficient subjects. *J. Hum. Nutr. Diet.* 14, 371–6.

[35] Black, J. (1990) Paediatrics and the Asian child. In: *Health Care for Asians* (McAvoy, B.R. and Donaldson, L.J. eds). Oxford: Oxford University Press, pp. 210–36.

[36] Qureshi, B. (1990) Diet and nutrition of British Asians. In: *Health Care for Asians* (McAvoy B.R. and Donaldson, L.J. eds). Oxford: Oxford University Press, pp. 117–29.

[37] Pettifor, J.M. (2004) Nutritional rickets: deficiency of vitamin D, calcium, or both? *Am. J. Clin. Nutr.* 80(Suppl), 1725S–9S.

[38] Lennon, D. and Fieldhouse, P. (1979) *Community Dietetics.* New York: Forbes, pp. 78–91.

[39] Editorial (1981) Asian rickets in Britain. *Lancet* ii, 402.

[40] MacVicar, J. (1990) Obstetrics: the Asian mother and child. In: *Health Care for Asians* (McAvoy, B.R. and Donaldson, L.J., eds). Oxford: Oxford University Press, pp. 172–91.

[41] Mares, P., Henley, A. and Baxter, C. (1985) *Health Care in Multiracial Britain.* London: Health Education Council and National Extension College, p. 49.

[42] Ward, P.S., Drakeford, J.P., Milton, J. and James, J.A. (1982) Nutritional rickets in Rastafarian children. *Br. Med. J.* 285, 1242–3.

[43] Taitz, L.S. (1971) Infantile overnutrition among artificially fed infants in the Sheffield region. *Br. Med. J.* 1, 315–16.

[44] World Health Organization (2005) Obesity and overweight. *WHO Global Strategy on Diet, Physical Activity and Health.* http://www.who.int/dietphysicalactivity/publications/facts/obesity/en (Accessed 14 July 2005).

[45] Rudolf, M.C. (2004) The obese child. *Arch. Dis. Child Pract. Ed.* 89, 57–62.

[46] World Health Organization (2005) A rising global burden. *WHO Diabetes Programme*; http://www.who.int/diabetes/BOOKLET_HTML/en/index5.html (Accessed 17 March 2006).

[47] Rudolf, M.C.J., Sahota, P., Barth, J.H. and Walker, J. (2001) Increasing prevalence of obesity in primary school children: cohort study. *Br. Med. J.* 322, 1094–5.

[48] Ogden, C.I. Flegal, K.M., Carroll, M.D. and Johnson, C.I. (2002) Prevalence and trends in overweight among US children and adolescents. *J. Am. Med. Assoc.* 288, 1728–32.

[49] Speiser, P.W., Rudolf, M.C.J, Anhalt, H. *et al.* (2005) Consensus statement: Childhood obesity. *J.Clin. Endocrinol. Metab.* 90, 1871–87.

[50] Tremblay, M.S., Perez, C.E., Ardern, C.I., Bryan, S.N. and Katzmarzyk, T. (2005) Obesity, overweight and ethnicity. *Health Rep.* 16(4), 23–32.

[51] Pollock, N.J. (1995) Cultural elaborations of obesity – fattening practices in Pacific societies. *Asian Pac. J. Clin. Nutr.* 4, 357–60.

[52] Prentice, A.M. (2000) Urban obesity in The Gambia. *Obesity in Practice* 2(3), 2–5.

[53] International Statistical Institute (1984) *World Fertility Survey: Major Findings and Implications.* Voorburg: International Statistical Institute.

[54] Farb, P. and Armelagos, G. (1980) *Consuming Passions: the Anthropology of Eating.* London: Houghton Miflin, p. 783.

[55] Foster, G.M. and Anderson, B.G. (1978) *Medical Anthropology.* Chichester: Wiley, pp. 277–8.

[56] UNICEF (2002) *Breastfeeding in the UK: Current Statistics.* UNICEF UK Baby Friendly Initiative; http://www.babyfriendly.org.uk/ukstats.asp#prevalence (Accessed 9 September 2005).

[57] Stewart-Knox, B., Gardiner, K. and Wright, M. (2003) What is the problem with breast-feeding? A qualitative analysis of infant feeding practices. *J.Hum. Nutr. Diet.* 16, 265–273.

[58] Elliott, L. (1998) Breast is best? *Health Exchange,* Aug 1998, 13–14.

[59] UNICEF (2005) *Breastfeeding and Complementary Feeding.* UNICEF Statistics; http://www.childinfo.org/eddb/brfeed (Accessed 13 August 2005).

[60] Harrison, G.G., Zaghoul, S.S., Galal, O.M. and Gabr, A. (1993) Breastfeeding and weaning in a poor urban neighbourhood in Cairo, Egypt: maternal beliefs and perceptions. *Soc. Sci. Med.* 36, 1–10.

[61] Khatib-Chahidi, J. (1992) Milk kinship in Sh'ite Islamic Iran. In: *The Anthropology of Breast-Feeding* (Maher, V. ed.). London: Berg, pp. 109–132.

[62] Ball, H.L. (2003) Breastfeeding, bed-sharing, and infant sleep. *Birth* 30, 181–8.

[63] Jones, R.A. K. and Belsey, E.M. (1977) Breast feeding in an inner London borough: a study of cultural factors. *Soc. Sci. Med.* 11, 175–9.

[64] Goel, K.M., House, F. and Shanks, R.A. (1978) Infant-feeding practices among immigrants in Glasgow. *Br. Med. J.* 2, 1181–3.

[65] Tann, S.P. and Wheeler, E.F. (1980) Food intakes and growth of young Chinese children in London. *Commun. Med.* 2, 20–24.

[66] Sarwar, T. (2002) Infant feeding practices in Pakistani mothers in England and Pakistan. *J. Hum. Nutr. Diet.* 15, 419–428.

[67] McDonald's Corporation (2005) *Summary Annual Report 2004. McDonald's Corporation*; http:// 64.26.27.40/interactive/mcd2004summaryannualreport/md/page_001.php (Accessed 17 March 2006).

[68] Chinese Restaurant News (2005) *Home Page*; http://english.c-r-n.com/content.asp?category_id=2378 (Accessed 14 June 2005).

[69] Grove, P. and Grove, C. (2005) *The History of the 'Ethnic' Restaurant in Britain*; http://www.menumagazine.co.uk/book/restauranthistory.html (Accessed 17 March 2006).

[70] Editorial. (2000) Curry's favour: The finest Indian chefs are our true culinary ambassadors. *The Times*, February 26, 2000, p. 23.

[71] Bestor, T.C. (2001) Supply-side sushi: commodity, market, and the global city. *Am. Anthropol.* 103 (1), 76–95.

[72] Burkitt, D.P. (1973) Some diseases characteristic of modern Western civilization. *Br. Med. J.* 1, 274–8.

[73] Fuchs, C.S., Givanucci, L., Colditz, G.A. *et al.* (1999) Dietary fiber and the risk of colorectal cancer and adenoma in women. *New Engl. J. Med.* 340, 169–76.

[74] Wyngaarden, J.B., Smith, L.H. and Bennett, J.C. (eds) (1992) *Cecil Textbook of Medicine*, 19th edn. Philadelphia: W.B. Saunders, p. 1032.

[75] Lowenfels, A.B. and Anderson, M.E. (1977) Diet and cancer. *Cancer* 39, 1809–14.

[76] Newberne, P.M. (1978) Diet and nutrition. *Bull. NY Acad. Med.* 54, 385–96.

[77] Kolonel, L.N., Nomura, A.M. Y., Hirohata, T. *et al.* (1981) Association of diet and place of birth with stomach cancer incidence in Hawaii Japanese and Caucasians. *Am. J. Clin. Nutr.* 34, 2478–85.

[78] Sugimura, T. (1978) Mutagens, carcinogens and tumor promoters in our daily food. *Cancer*, 49, 1970–84.

[79] Seely, S. (1985) Cancer of the digestive tract. In: *Diet-Related Cancer* (Seely, S. Freed, D.L. J. Silverstone G.A. and Rippere, V. eds). London: Croom Helm, pp. 168–79.

[80] Zheing, W., Blot, W.J., Shu, X. *et al.* (1992) Diet and other risk factors for laryngeal cancer in Shanghai, China. *Am. J. Epidemiol.* 136, 178–91.

[81] Peckham, M., Pinedo, H. and Veronesi, U. (eds) (1995) *Oxford Textbook of Oncology*, Vol. 2. Oxford: Oxford University Press, pp. 172–3, 254–8.

[82] World Cancer Research Fund/American Institute for Cancer Research (1997) *Food, Nutrition and the Prevention of Cancer: A Global Perspective*. Washington DC: WCRF/AICR.

（訳：磯野真穂）

第4章

ケアと治療
さまざまなヘルスケアセクター

●

ほとんどの社会において，身体の不調や感情的問題に苦しむ人びとは，自分自身で手当てをするなり，他の人びとに助けを求めるなり，さまざまな対処の方法を持っている。たとえば，休息をとったり，常備薬を飲んだり，友人や親戚や隣人のアドバイスを求めたり，地域の聖職者・民俗治療師・「賢者」を頼ったり，利用できるならば医師の診察を受けたりするだろう。これらのすべてを順を追って行うかもしれないし，そのうちのひとつかふたつだけを行うかもしれない。また，いろいろな順序で行う可能性もある。人びとが生活する社会が大規模化し複雑になればなるほど，経済的余裕があることを前提とすれば，利用可能な治療の選択肢は多くなりそうである。したがって，現代の都市社会は西洋であれ非西洋であれ，まるで「**多元的ヘルスケア**（health care pluralism）」の展覧会のような様相を呈することになるであろう。そういった社会には，患者に対してそれぞれ独自のやり方で心身の不調を説明し，診断し，治療する多くの人びと（集団・個人）がいる。それらの治療様式は共存しているが，しばしばまったく異なった前提に基づいている。さらに，中国における西洋医学，あるいは現代の西洋世界における中国式の鍼治療のように，異なった文化で生まれたものであることさえある。しかし，病める人びとにとって，それら治療法の出自は，苦悩を和らげる効果に比べれば重要なことではない。

1
多元的ヘルスケア
——社会文化的側面

人類学者たちは，どのような社会のヘルスケア・システムもその社会の他の諸側面，とりわけ社会的・宗教的・政治的・経済的なしくみと切り離して研究することはできないと指摘してきた。ヘルスケア・システムはそれらに織り合わされており，同一の前提，価値観，世界観に基づいている。Landy [1] は，ヘルスケア・システムにはふたつの相互に関連する側面，すなわち「文化的」側面と「社会的」側面があることを指摘している。文化的側面には一定の基礎概念，理論，規範的行動，共有された知覚様式が含まれる。社会的側面には，病院や個人医院といった特定の状況において，患者と医師のような特定の役割の関係性を支配する諸法則が含まれている。欧米における科学的医療のように，ほとんどの社会では，あるひとつのヘルスケアの形態が他の形態よりも上位に置かれており，その文化的側面と社会的側面の両方が法律によって擁護されている。医療と看護の専門職を含むこの公的なヘルスケア・システムに加えて，多くの欧米諸国におけるホメオパシー（homeopathy），ハーブ療法，スピリチュアルヒーリングのようなより小さな代替システムが存在するのが通例である。これらは「ヘルスケアの下位

文化（health-care subcultures）」と名づけることができるかもしれない。それらはそれぞれ心身の不調についての独自の説明法と治療法をもち，各グループの治療師は，入会規則，行動規約，患者と関わる方法を備えた専門職団体をつくっている。ヘルスケアの下位文化はその社会に固有の場合もあるし，他から移入されることもありうる。文化的に慣れ親しんだやり方で心身の不調に対処するために，移民として移動する際には民俗的な治療師が伴っている場合が多い。英国では，インド亜大陸からの移民が時に診察を受けるイスラム教徒のハキム（hakim）やヒンドゥーのヴァイドヤ（vaidya）はそういった治療師の例である。多元的ヘルスケアについて理解するためには，どこの地域においてでも，個々の患者が利用可能なヘルスケアのタイプについて，その文化的側面と社会的側面の両方を検討することが重要である。

本章では，次にあげるふたつに焦点を当て，複雑な工業化された諸社会の多元的ヘルスケア・システムを吟味する。また，英国における多元的ヘルスケア，およびそれがヘルスケアの供給に対してもつ意味についても論じる。

1. 社会において利用可能な治療の選択肢の幅
2. さまざまな選択肢のなかから，どのようにして，どんな理由で選択が行われるのか

2
ヘルスケアの３つのセクター

クラインマン（Arthur Kleinman）[2] は，複雑な社会においてはどこでも，重なり合い相互に関連し合う３つのヘルスケアのセクターが指摘できることを示唆している。すなわち，「民間セクター（popular sector）」，「民俗セクター（folk sector）」，「専門職セクター（professional

sector）」である。各セクターはそれぞれ独自の仕方で心身の不調を説明し治療し，また，誰が治療者で誰が患者なのかを定め，治療場面では治療者と患者がどのように関わり合うべきかを定めている。

2.1. 民間セクター

これは一般の人の，非職業的，非専門職的な社会領域である。心身の不調が最初に気づかれて何であるか判断され，ヘルスケアが始められるのがこの領域である。ここには，対価を必要とせず，民俗的治療師にも医療専門職にもかかることなしに利用できるあらゆる治療の選択肢が含まれる。そのなかには以下のようなものがある。

- 自分で手当てしたり，薬を飲んだりすること
- 親戚・友人・隣人や同僚によるアドバイスや手当て
- 教会・新宗教教団・自助グループにおけるヒーリングや相互ケア活動
- 何らかの病気に特別の経験をしたり，身体状態の治療の経験があるような他の非専門家に相談したりすること

このセクターにおけるヘルスケアの主たる舞台は「家庭」である。ほとんどの心身の不調はそこで気づかれ，対処される。家庭はどのような社会においてもプライマリ・ヘルスケアが実際に行われる場所である。Chrisman [3] が指摘するように，家庭におけるヘルスケアの主要な提供者は女性である。一般的な病いは，通常母親や祖母が判断をして手近にあるものを使って対処する。西洋社会，非西洋社会のいずれにおいても，ヘルスケアの70％から90％はこのセクターで行われていると見積もられている[4]。ほとんどの社会で，女性たちは，母から娘へと何世代にもわたって伝えられてきた，いろいろな

状況に対処可能な伝統的な治療薬や心身の不調への対処法の守り手である。たとえば，ブラジルのアマゾン地域では土地のあらゆる植物に関する専門的な知識をもち，それらを家族や自分自身の治療に使う方法を知っているのは女性たちだけである [5]。

　病いを得た人びとは，自分で薬を飲むことに始まり他の人に相談することに至る「方策のヒエラルキー」を踏むものだ。自分自身による手当ては，身体の構造と機能，心身の不調の原因と性質に関して一般の人がもつ信念に基づいている。その手当てには，市販薬，伝統的な民間薬，言い伝え，また，食事や行動を変えることなどが含まれる。民俗的な病いには，食べものが薬として用いられる（第3章参照）。たとえば，米国南部における「高血（high blood）」は血液の量が過剰になることで引き起こされると信じられている病いであるが，過剰な血液を減らすために特定の食べものが用いられる。またラテンアメリカやアジアの一部では，「熱性（hot）」の病いや「冷性（cold）」の病いに対して，身体の平衡状態を回復するために特定の種類の食べものが用いられる。英国でも米国でも，「元気がない（feeling low）」と感じる時に健康を回復するために自分でビタミン剤を飲むことはごく一般的である。いろいろな心身の不調にともなう行動の変化は，特別な祈り，儀式，告解，断食，護符やお守りの使用から，悪寒や風邪のときに暖かいベッドで休むことまでさまざまである。

　民間セクターにはたいてい「健康維持」についての一群の信念が含まれている。それは，自分自身あるいは他者の心身の不調を予防するための，それぞれの文化集団に特有の「正しい」行動のガイドラインである。健康な食べ方・飲み方，眠り方，服の着方，働き方，祈り方，そして生活の仕方一般についての信念を含んでいる。また，たとえば，排便の頻度や時間といった「健康な」身体の機能についての信念も含んでいる [6]。予期せぬ病いなどの凶運を祓い，幸

運と健康を引き寄せるために，お守り・護符・宗教的なメダルなどを使うことによって健康が維持されるという社会もある。

　このセクターにおける大部分のヘルスケアは，血縁，友人関係，地縁，あるいは職場や宗教団体などを通じて，すでにつながりがある人びととの間で行われる。つまり，患者と治療師とが健康と病いに関して同様の前提を共有しており，両者の間に誤解が生じることは比較的まれである [3]。このセクターは定まった期間をもたない「非公式」で無償の治療関係の連続からできあがっている。それは悩める者自身の社会的ネットワーク，とくに家庭のなかで行われる。これらの治療関係は行動や状況を規定する定まったルールなしに生まれる。後日その役割が入れ替わり，今日の患者が明日の治療師となることもあるだろう。しかしながら，他の人びとよりもより頻繁に健康についてアドバイスを求められるようなある種の人物が存在する。それは，次のような人物である。

1. 特定の病い，特定のタイプの治療を長期にわたって経験している人びと。
2. （何人もの子どもを育て上げ，授乳したことがあるなど）一定のライフイベントに豊富な経験がある人びと。
3. （看護師・薬剤師・理学療法士・医院の受付など）医療関係者が健康問題について私的に相談を受ける場合。
4. 医師の配偶者。訓練を受けていなくても幾分か経験を共有しているような場合。
5. 頻繁に大衆と接して，時に素人聴罪司祭や素人精神療法士のような役割をする，理容師や美容師，営業マン，あるいは銀行のマネージャーといった人びと。
6. 自助グループの組織者。
7. 何らかのヒーリングを行う新宗教や教会のメンバーや司祭。

これらの人びとはみな，友人や家族から健康問題に関する助言や援助の与え手とみなされるだろう。彼女らの信用は，教育・社会的地位・特別の神秘的能力よりも彼ら自身の「経験」によるところが大きい。たとえば何度も妊娠を経験した女性は，初めて妊娠した年下の女性に，これからどのような症状が現れうるか，それにどう対処したらいいかを私的に教えることができる。同様に，ある薬を長期間服薬している人は，自分と同じような症状を抱えている友人に症状の緩和に役立つ何かを提供することがあるかもしれない。

個々人の心身の不調の経験は時に「**自助グループ（self-help group）**」で共有される。それはグループの他のメンバーおよび社会の人びとのために使われる特定の病気や経験についての知識の保管庫として機能することもある。自助グループは，ライフスタイルや対処法に関するアドバイスを共有することや，孤立した人びとと，とりわけ肥満やアルコール依存のようにスティグマ化された状態に苦しむ人びとの避難所として働くことなど，そのメンバーに他にも多くの利益をもたらすことができる。工業化された国々においては，自助グループは民間セクターのますます重要な要素となっている。自助グループのルーツは米国にある。1936年に米国でアルコホーリクス・アノニマス（AA）が設立されたことを始まりとする。米国では現在50万の自助グループがあると見積もられており，全人口の18％がそのひとつに参加したことがある[7]。ドイツでは人口の2％から8％が自助グループに参加している。一方，北欧諸国ではその割合は0.2％から0.7％の間と低い。AAは最も規模が大きく最も歴史の古い国際的な自助グループのひとつで，150か国に10万のグループがありメンバーは200万人を超えている[8]。

心身の不調や苦悩の経験はヒーリングを行う新宗教や教会，その他の宗教的グループにおいても共有されうる。たとえば，McGuire[9]は米国の都市郊外の中産階級にみられるいくつかのヒーリンググループを記述している。そのなかには，クリスチャン・サイエンス，キリスト教統一学校（Unity School of Christianity），その他のカリスマ派カトリックやプロテスタント・ペンテコステ派といった「キリスト教系のグループ」，そして，サイエントロジー，エアハルト式セミナートレーニング（EST），プロゴフ・プロセス，コルヌコピアなどの「人間性回復運動のグループ」，禅，チベット仏教，ジャイナ教，ヒンドゥー教に基づく「東洋的瞑想やヨーガのグループ」，その他，メンバーのためにオカルト的秘儀や心霊療法を行う多くのタイプの「心霊派教会やヒーリングサークル」がある。これらの多くは「ニューエイジ」運動に基づいており[10]，自己啓発，セルフケア，精神・身体・魂を含んだヘルスケアへのホリスティックなアプローチを強調している。

非西洋社会においても自助グループが宗教的な基盤をもっていることがしばしばある。たとえば，「憑依（Spirit possession）」カルトはアフリカ各地で，とりわけ女性の間によくみられる。これらの集団では，特定の霊に「憑依されて」病いを得た女性たちが，文化人類学者のターナー（Victor Witter Turner）[11]のいう「**苦悩の共同体（community of suffering）**」を形作っている。そのメンバーは，同じ悪霊に憑りつかれて苦しんでいる，メンバーではない社会の人びとを，儀礼によって診断し治療する。ルイス（Ioan M. Lewis）[12]は，これらの憑依カルトは，ナイジェリア北部の「ハウサ（*Hausa*）」の人びとの「ボリ（*bori*）」というカルトのように，本質的には，女性によるその社会的不利益に対する異議申し立て運動であるとみている。カルトのメンバーであることは威信とヒーリングの力をもたらし，男たちから特別に注目されることになる。男たちは憑りついた霊をなだめようとしてメンバーに惜しみなく贈り物をするのである。

民間セクター（および他のふたつのセクター）

のあらゆる側面が，時として人びとの心身の健康にマイナスの影響を及ぼすこともありうる。たとえば，家庭はヘルスケアを促進することもあれば阻害することもある。クラインマン[13]によると，台湾では，家族の一員が病気になったときには，その人と病気と病気を原因とする社会的諸問題とを家族の中だけで抱え込もうとし，医療専門職など家族外の人に知らせようとしないのがよく認められる反応である。

　一般には，病める人びとは民間セクターと他のふたつのセクターの間を自由に行ったり来たりするものだ。3つのセクターすべてを同時に利用することもまれではない。とりわけ，ひとつのセクターでの治療が身体の不調や感情的問題を和らげることができないときにはそうである。

2.2. 民俗セクター

　民俗セクターは非工業化社会においてとりわけ大きいセクターである。このセクターには，宗教的であったり，世俗的であったり，両者の混合であったりと形態はさまざまであるが，ヒーリングを専門として行う人びとが存在する。これらの治療師は公的な医療システムには組み込まれておらず，民間セクターと専門職セクターとを媒介する位置にある。どの社会にも多様なタイプの民俗治療師がみられる。骨接ぎ師（bonesetter），産婆，抜歯師（tooth extractor），薬草師（herbalist）といった純粋に世俗的な技術者から，心霊治療師・スピリチュアルヒーラー（spiritual healer），透視能力者（clairvoyant），シャーマン（shaman）までさまざまである。民俗治療師はひとりひとり治療スタイルも外見も異なる非同質的なグループであるが，入会規約や行動規定を備え情報の共有を行うような団体をつくっていることもある。

　ほどんどのコミュニティには宗教的と世俗的民俗治療師たちが混在している。たとえば，1970年代，米国都市近郊の低所得者層における

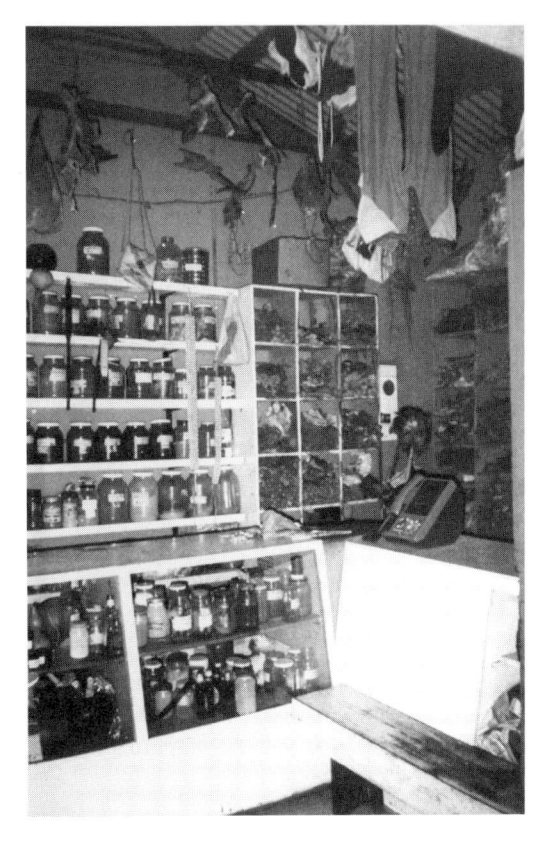

図4.1　伝統的なアフリカの治療薬であるムティ（*muti*）や民俗薬を売る店。南アフリカ・ヨハネスブルク。

アフリカ系アメリカ人の民俗治療師を調査したSnow[14]は，その研究のなかで以下のような治療師を記述した。「薬草医（herb doctor）」，「ルート・ドクター（root doctor）」，「降霊術師（spiritualist）」，男女の「交霊師（conjure）」，ヴードゥー教の聖職者である「フーンガン（*houngan*）」や「マンボ（*mambo*）」，キリスト教の霊的治療師，街の予言者，「産婆さん（granny women）」，そして，呪術に使用される薬草・根・医薬品の販売人などである（図4.1参照）。寺院，教会，キャンドルショップなどを拠点として活動する心霊治療師はとくによくみられ，邪術や天罰が原因だと信じられている病いを取り扱う。より世俗的な病いは自分で薬を使ったり，近所の産婆さんや薬草医が対応したりする。実際には彼ら

の手法や技術には共通するところがある。南アフリカの「ズールー（*Zulu*）」の人びとのコミュニティでも宗教的治療師と世俗的治療師は重なり合っている。神聖な予言は女性の「イサンゴマ（*isangoma*）」が行い、アフリカの薬草による治療は男性の「イニャンガ（*inyanga*）」が行うが、両者とも、呪術や天罰の犠牲者の社会的背景についての情報とともに病いの詳細についての情報を集めたうえで診断を下す[15]。

純粋に世俗的な民俗治療師の例としては、Underwoods[16] が、イエメン・アラブ共和国（現、イエメン共和国）のライマにおけるヘルスワーカーとして記述した「サヒ（*sahi*）」がある。彼らは最近数年の間にイエメンに新たに現れた治療師で、欧米のさまざまな薬を注射することを活動内容としている。ほとんど専門的訓練は受けておらず、診断のスキルは限られている。たいていは専門職と短期的に接触したことがあるだけで、1か月間病院の清掃員をしていたというケースもある。また、カウンセリングや心理学的な技法を利用することもほとんどない。しかしながら、ライマの住民にとっては、サヒは西洋医学の真髄とみなされることを実践しているのである。すなわち「病いを注射で治療する」ことである。サヒのような、訓練を受けていない「注射師（injectionist）」（注射医、針者、打ち手などともいわれる）が急増しているように、第三世界の国々で注射の流行がますます広まっていることがこれまでに記述されてきた[17, 18]。Kimani[19] はケニアにおける注射治療の趨勢を記述している。そこでは、訓練を受けていない奥地の医者（bush doctor）たちが薬や注射を使っており、「街角やバスターミナルのドクターボーイ」たちが闇市を通じて手に入れた抗生物質のカプセルを売りつけている。

ほとんどの民俗治療師は、心身の不調の起源・意味・治療に関する信念を含めて、自分たちが暮らすコミュニティの文化的価値や世界観を共有している。心身の不調やその他の形態の災厄が、妖術・邪術・邪視などという社会的原因や、カミ・精霊・祖霊あるいは運命といった超自然的原因に帰される社会においては、宗教的な民俗治療師は極めて一般的である。それら治療師のやり方は通常ホリスティックであり、身体的、感情的症状に加え、他者との関係、自然環境との関係、超自然的力との関係を含めて、患者の人生の「あらゆる」側面を取り扱う。多くの非西洋社会では、これらの側面はすべて健康の定義に含まれている。つまり、健康とは人びとと社会的・自然的・超自然的環境との「バランス」と考えられているのである。たとえば、非道徳的行動、家庭内のいさかい、宗教的実践の不履行などにより、そのどれが乱されたとしても、身体症状や感情の乱れが引き起こされ、宗教的な民俗治療師の働きが求められることになる。このタイプの治療師は、心身の不調に向き合うとき、しばしば病いになる前の患者の行動や他者との葛藤について尋ねる。小規模な社会では、治療師は地域のうわさ話を通じて家族の抱える問題を直接知っていることもあるだろう。そのことは診断の助けになるだろう。患者の最近の行動や身に起こったこと、また社会的背景に関する情報を集めるとともに、治療師は「占い」の儀式を行うかもしれない。カード、骨、わら、貝殻、棒、特別な石、そして茶葉を使うものなど、世界中にさまざまな形態の占い儀礼がある[20]。治療師は、その奥に何らかのパターンが潜んでいないか、その証拠を求めて、それらの並び方や状態を念入りに検討する。他にも、特定の動物や鳥の腸や肝臓を調べること、夢や幻覚の解釈、トランス状態に入って霊や超自然的存在に直接おうかがいを立てるなどがある。どの場合も、占いの目的は、超自然的技術を用いて、妖術や天の報いといった病いの超自然的原因を明らかにすることにある。たとえばズールーのイサンゴマの場合は、病人は家にとどまっており、親戚の人が相談にやってくる。イサンゴマは、トランス状態に入り精霊と交信すること

によって診断をする。精霊はその病いの原因と治療法をイサンゴマに告げるのである[15]。

2.2.1. シャーマン

　別のタイプの占い師として「シャーマン（shaman）」がある。シャーマンにはさまざまな形態があり，多くの文化に存在している。シャーマンは物質的世界とスピリチュアルな世界を媒介する治療師である。ルイス[21]は「精霊を使いこなし，精霊を思いのままに自分の身体に憑依させることができる人。性別は問わない」とシャーマンを定義している。占いは降霊の場で行われる。治療師は精霊をのりうつらせ，治療師の口を通じて病いの診断と治療法を述べさせる。シャーマンは自分に憑依した精霊を支配しているので，精霊を使って，それらと同じ，あるいは同様の悪霊に憑りつかれた人びとを診断することができるのである。強力な幻覚剤のたすけを借りてトランス状態に入るにすぎない，という場合もある（第8章参照）。このような形での占いは，患者の家族や友人の面前で，また，その他の社会的接触のなかで行われることがある。コミュニティ内部の葛藤が原因で人びとは妖術や呪術を使うに至っているかもしれず，このような公的な場で行う場合には，占い師はその葛藤を表面化させ，儀礼という方法でその葛藤を解決しようとしている。神聖な治療師はまた，罪悪感，恥辱，怒りなどの主観的感情に対しても，たとえば，祈り，悔悛，あるいは対人問題の解決などを処方として与えることにより，説明と治療をする備えができている。さらに彼らは同時に物理療法を行なったり薬を処方したりすることもある。

　トランス状態による占いは非工業化社会でよくみられるが，欧米でもますます一般的になってきている。霊媒，透視術師，「チャネラー」，「ネオ・シャーマン」，治療を行うカリスマ派教会のメンバーなどがいる。開発途上の地域でも，トランス状態で占いをして治療を行うシャーマ ン的治療師は，農村地帯だけでなく，以下のシベリアの事例研究にあるように，都市部においても増加している。

事例研究 ロシア連邦シベリアにおける都市のシャーマン

　Humphrey[22]は，共産主義の終焉以後のシベリア・ブリヤート共和国の都市ウラン・ウデにおける都市部のシャーマンの出現を研究した。彼女は，人間味のない雰囲気，古ぼけたコンクリートのビル，親族ではなく見知らぬ人びとのなかで暮らしていることを思い知らされるような大きな個性のない集合住宅をもって，ソビエト崩壊後の都市を描いている。ほとんどのブリヤート人は1960年代に地方から都市に移ってきた。この移住は，国家による無神論の奨励，仏教や伝統的な精霊信仰の抑圧と相まって，大勢の人に，地方におけるルーツや伝統文化とのつながりを失わせることになった。かつて都市では，大部分の住民はどこに住みどこで働くかほとんど選択の自由がなかった。そのことがアイデンティティやコミュニティの意識を断片化することを助長した。

　新たに出現したブリヤートのシャーマンはほとんどが都市生まれであり，学歴の高い人びとをクライアントにしている。彼らは，病いや不幸はクライアントの祖霊のせいであり，都市のかなたの荒地やステップ地帯からくるのだと説明することが多い。災いをなしている霊を除霊したりなだめたりできるようその正体を突きとめるために，シャーマンはしばしばクライアントにその家系について尋ねる。そのためにクライアントは自分の祖先や故郷ついてより多くのことを発見するように促される。ときには，祖霊をなだめるための特別な儀礼（alban）を行うために，故郷の霊がいる特定の山や樹に帰ることが促されることもある。こうして，故郷とのつながりを強調することによって，都市は，ずっと遠くに起源をもつ家系や血縁集団に属する個人たちによって構成されているものだとして，シャーマンは都市を分割しその概念を組み換える。このようにして，なかば忘れられた家系を通じて，孤立した都市の住人を神聖で厳かな田舎の場所に再び結びつけることによって，シャーマンは彼らがソビエト以後の都市の

リアリティに適応する手助けをしているのである。それと同時に，シャーマンは都市の住民が自分たちが置かれている，新しいより大きなコンテクストに適応することを手助けする。シャーマンはクライアントの祖霊だけではなく，天使長ガブリエル，日本のサムライの神，「秩序ある宇宙をコントロールしている神（Autopilots of the Cosmos）」などといった，地域に限定されない，より折衷的な「神格」を召喚する。したがって，ブリヤートの都市のシャーマンは，素人精神療法家やカウンセラーとしてだけではなく，クライアントを自分たちのルーツへ，あるいはより広いコンテクストへと関係づけることによっても活動をしているのである。彼らはまた，都市の住人が，今暮らしている新しく匿名性の高い都市空間のなかでより快適でいられるようにしているのである。Humphreyが述べるように，シャーマンが都市のなかに悪や不幸を見ることは，関係する霊の力が外部から流入していることに気づいているということを意味している。

2.2.2. 民俗的治療のメリットとデメリット

　民俗的治療の利用者にとって，民俗的治療には近代科学医療にまさるメリットがいくつもある。そのひとつは，診断や治療に家族が頻繁に関与できることである。Martin[23]が指摘したように，アメリカ先住民の治療においては，病気の治療儀礼には患者本人と家族がともに参加する義務がある。通常の西洋医学とは異なり，注意の焦点は患者だけではなく，その病いに対する家族や他の人びととの反応にも向けられる。治療師自身はたいてい助手たちに囲まれている。助手たちは儀式のなかで役割を担っており，患者とその家族に説明を与え，彼らのどんな質問にも答えるのである。現代的な見方をすれば，助手たちをともなったアメリカ先住民のこのような治療者は，患者の家族とともに，効果的なプライマリ・ヘルスケアのチームとなっているといえる。とりわけ，心理社会的問題を扱う際にはそうである。

　FabregaとSilver[24]は，メキシコ・シナカンタンの「イロール（h'ilol）」という民俗治療師について，患者にとっての西洋医療の医師にまさるメリットを調査した。まず，世界観の共有，親密さ，やさしさ，堅苦しくないこと，診察で日常の言葉を使うこと，また，家族やコミュニティのメンバーが治療に関与するというメリットが特記される。さらに，イロールはコミュニティの重要人物であり，神々のためだけでなく患者とコミュニティの利益のために行動すると信じられている。イロールは社会全般に，とりわけ患者の社会的関係に影響を与えることができる。また，患者の過去の行動が現在の病いにどのような影響を与えているかを指摘することによって，患者の未来の行動に影響を与えることができる。そして，イロールによる治療は家庭や宗教施設といったなじみのある場所で行われることがある。イロールのような民俗治療師は自分たちが暮らすコミュニティの文化的価値を明確にし，強化するので，社会階層，ジェンダー，専門教育，ときには文化的背景の点で患者と切り離されている西洋医学の医師よりもメリットがある。とりわけ，こういった治療師は，「病い（illness）」，すなわち，心身の不調にともなう社会的・心理的・倫理的・霊的側面を，他の形態の災厄にともなう場合と同様，よりよく確定し治療することができる（第5章参照）。西洋世界では，身体的問題は医師が，心理学的問題は精神科医やセラピストが，社会的問題はソーシャルワーカーが，霊的な問題は聖職者が，というように異なったタイプの災厄は異なったタイプの治療者が取り扱う。それとは異なり，民俗治療師はこれらの「すべての」次元を同時に取り扱う。さらに，彼らはそのすべてをひとつの因果的説明のもとに関連づけるのである。そしてまた，災厄の原因とそれが起きたタイミング，およびその災厄と社会や超自然的世界との関係を，文化的になじみのある方法で説明する用意ができている。

　今日，多くの国々では，このような民俗治療

師はしばしば医学的治療と並行して利用されている。両者が非常に異なった前提に基づいている場合でもそうである。たとえば，Finkler[25]は，メキシコにおける，自分に憑りついた霊の助けを借りて治療する霊的治療師と医師との間の相違点について，共通点とともに記述している。彼女は，人びとがどのようにして，両方のシステムを別々の目的で利用しているかを示している。他の多くの文化においてと同様に，医師は患者に「何が」起きているのかを告げようとし，治療師は「なぜ」起きているのかを告げようとする。治療師は，より幅広くよりなじみのある文化的な言葉で，患者の人生の社会的・心理的・霊的側面にも触れながら，心身の不調を説明する。一方，医師は主として身体的疾患とそれを引き起こすとされる病原体や患者の行動にしぼって説明する。医師は初診患者に治療師の2倍の時間（約20分）をかけているという事実にもかかわらず，そうなのである。しかしながら，ふたつのアプローチにはいくつかの共通点もある。医師は精神と身体，治療師は霊と肉体というように，両者とも二元論的観点をもって患者にアプローチする。医師はテクノロジーの助けを借りて，治療師は自分に憑依し援助してくれる精霊という手段によって，心身の不調を診断するために両者とも患者の身体の内部を見つめようとする。しかし，両者の治療の場のあり方は非常に異なっている。「心霊主義（Espiritualismo）」の治療は，寺院において，家族やコミュニティのメンバーの目の前で行われる。一方，医師−患者のやりとりは，小さなブースという無菌の隔離された環境で，ときには看護師や医学生という見知らぬ人たちの面前で行われる。Finklerはまた，霊的治療師は，医師と違って，患者に特定の診断を与えることはめったにない，そうではなく，精霊は患者の苦しみについてすべてを知っているという保証を与えるのだと述べている。この説明は，患者自身の見込みや心身の不調の主観的な感情的経験

とかなりのレベルで一致するので，多くの患者にとって満足のいくものとなる。医師は患者の心身の不調を限定された時間的枠組みのなかに位置づけ，特定の身体部位に限局しようとするが，治療師を助ける全知全能の精霊は，患者の病気が時空の次元を超越するのと同じ仕方で時間と空間を超越する。

　その他の形のヘルスケアと同様に，民俗的医療にはデメリットや危険がある。たとえば，民俗治療師は，精神疾患，てんかん，あるいは脳腫瘍を「精霊の憑依」と混同するというように，深刻な身体的疾患や精神障害を見落としたり，誤診したり，誤った治療をしたりするかもしれない。彼らは，悪魔祓い，薬草の強烈な調合薬，特別な食べもの，極端な祈祷や断食などの治療を用いるかもしれないが，それが患者に身体的・心理学的ダメージを与える可能性がある。割礼，身体に傷をつける儀礼，あるいは鍼などの治療において，殺菌されていない針や道具を用いることがあるかもしれないが，そのためにヒト免疫不全ウイルス（HIV）やB型肝炎などの感染が広がる可能性がある。男女の割礼が民俗セクターの実践者によって行われると，ときに大出血を引き起こすことがある。また，局地的感染症や敗血症までも引き起こす可能性がある。伝統的な助産師は，分娩の際に消毒されていない器具を使ったり，産婦に，初乳を捨てるようにとか，へその緒の断端にウシやウマの糞を置くようにとかアドバイスしたりするかもしれないが，それは新生児テタニーの原因になる可能性がある（第6章参照）。患者の信頼や弱みにつけこんで，経済的，感情的に患者を苦しめ，性的に凌辱しさえする治療師がいるかもしれない。これらの例が示すように，治療師を見る場合は現実的な目を持つべきであり，過度にロマンティックな見方は戒めるべきである。民俗的医療を利用する人にとって，民俗治療師が生物医学の医師にまさる多くのメリットをもつことは疑いないものの，同時にデメリットや危険もま

たありうるのである。

2.2.3. 民俗治療師の訓練

　一般に，民俗治療師は西洋医学の医学校と同等の公的訓練はほとんど受けていない。たいていは，先輩の治療師に弟子入りして身につける，一定の技法や必要な条件を経験する，先天的あるいは後天的に治療の能力を所持する，などによって技能を獲得する。人が民俗治療師になる道は以下のようにさまざまである。

1. 継承：ときには何世代にもわたって治療師を出している「癒しの家系」に生まれる。
2. 家系における位置：たとえば，アイルランドにおける「7番目の息子の7番目の息子」。
3. 誕生時の徴候・前兆：生まれつきのあざ，「子宮のなかで泣いていた」，顔に羊膜をつけて生まれた（スコットランドでいう「カウル（caul）」）など。
4. 啓示／「才能がある」ことの発見：病い・夢・トランス状態における強烈な情動体験として起こる。極端なケースとして，ルイス[21]が指摘しているような，「初めは制御不能な憑依状態，ヒステリー様，忘我状態での行動をともなうトラウマ体験」によって，天職としてお告げを受ける。
5. 他の治療師のもとでの徒弟修業：世界のあらゆる地域で共通してみられるタイプである。修業は何年間にもわたることがある。
6. 特定の技能を独力で獲得する：イエメンのサヒ，ケニアの奥地の医師，その他の「注射師」など。現代の民俗治療師志望者は本や通信教育，あるいはインターネットからも治療の知識を得ることができるだろう。

　実際には，民俗治療師への上記の経路が重なり合うことが多い。たとえば，「癒しの家系」に生まれたり，なんらかの徴候や前兆をもって生まれたりした者も年長の治療師のもとで長期の

徒弟修業をしてその「才能」を磨く必要があるだろう。治療師が，看護師などの医療専門職の資格をもっている場合もある。ある研究[26]によると，南アフリカ共和国ではアフリカ系看護師のほぼ1％が勤務外で伝統的治療師としても活動している。

　大部分の民俗治療師は個人で活動しているが，治療師たちの非公式のネットワークあるいは組合というものが存在する。それは，技術や情報の交換，お互いの行動の監視のための場となっている。南アフリカのズールーの女性占い師であるイサンゴマどうしのネットワークがNgubane[15]によって記述されている。占い師間で意見，経験，技術を共有するために定期的に会合がもたれ，より遠くにいる占い師だけではなく，近くにいる占い師それぞれの元弟子，師匠，新規入門者に出会う機会がある。3年から5年の間に，ひとりの占い師は南アフリカじゅうの400名以上の占い師仲間と接触すると見積もられている。（ただし，以下に述べるように，最近は，彼女たち自身の職業組織を作ることが始められており，資格制にして規制しようという政府の動きに従うようになってきている。）また，米国の低所得の黒人地域のような場合は，かなりの数の治療師は心霊派教会の聖職者であろう。教会は治療師たちの組合としても機能している。McGuire[9]が記述している米国都市近郊のヒーリングサークルでは，参加者はほとんど全員がときには治療師となり，ときには患者となっている。したがって，これらのグループは民俗療法と民間療法の両方にまたがるものであり，治療師の集団内で情報と経験を交換する場を提供している。

　しかしながら，多くのメリットがあるとはいえ，民俗治療師一般を過度に美化しないことが重要である。医師や看護師も含め，その他のあらゆるヘルスケアの提供者と同様に，民俗治療師には，技能のない者，無知な者，横柄な者，欲深い者がいるであろうし，心身の不調やそれ

をどう治療すべきかについて極めて還元主義的な見解をもつ者もいるであろう。さらに，すべての民俗治療師が，活動をするコミュニティの出身者であるわけではないし，コミュニティ内部の社会的な仕組みに精通しているわけではない。彼らの技術のなかには患者にとって非常に危険なものがあるかもしれない。たとえば，「注射師」が殺菌していない針を使えば，B型肝炎や後天性免疫不全症候群（AIDS）の拡大につながるだけでなく，重症の皮膚膿瘍を起こすかもしれない。民俗治療師が使う植物薬のなかには，重篤な病いを引き起こし，甚だしくは死に至ると報告されているものがある [27]。したがって，過度の理想化も過度の批判も排して，バランスのとれた見方で民俗治療師をみることが重要である。一方では，Lucas と Barrett [28] がいう理想郷的見方，すなわち，治療師と彼らが活動するコミュニティを，自然とも人びと同士も平和的に調和して生活しているような，なにかしら「自然で」ホリスティックなものとみる見方を排するべきである。しかしまた一方で，「野蛮人的」見方，すなわち，治療師とそのコミュニティを，なにかしら原始的で，退化して，無能で，低開発のものとみる見方も正確ではない。民俗的医療のほとんどの事例で，真実は両者の間のどこかにあるのである。

2.2.4. 民俗治療師の「専門職化」

　民俗セクターと専門職セクターの関係は，従来，相互不信と胡散臭さとして語られるのが常であった。ほとんどの医師が，民俗治療師とは，患者の健康にとって危険なことをするにせ医者，ペテン師，妖術医，呪医であると考える傾向にあった。

　しかしながら医療当局が，民俗治療師には欠点はあるものの，とくに心理学的問題を扱う場合には，患者とその家族にとって明らかなメリットが確かにあると認めることが次第に多くなってきている。多くの開発途上国では，伝統的な

民俗治療師が，ときには意に反しても，医療システムの境界部に組み込まれるようになってきた。このことは，世界保健機関（WHO）や当該国政府の主導で行われたことが多いが，治療師自身の意志による場合もあった。1978年WHOは「2000年までにすべての人に健康を」という著名なアルマ・アタ宣言を採択した。その主要な目的は，予防・治療・リハビリのサービスを利用可能なコストで供給する包括的プライマリ・ヘルスケアの体制を世界規模で整えることであった [29]。しかし，資源の乏しさ，人口の増加，医療関係のマンパワーの限界のため，その実行はほとんど不可能であった。近年はエイズのような新たな疾病のために困難はずっと大きくなっている。その結果，医療システムの敵ではなく潜在的同盟者として，伝統医療に新たな視線が向けられることになったのである。1978年WHOは，伝統医療を推進し，育成し，可能なところではどこであれ近代的科学的医療と統合することを推奨した [31]。ただし，関係する諸システムの実践者どうしの尊重，承認，協力が保証されるべきことを強調している。WHOが参加を期待している人的資源としては，ハーブ医，アーユルヴェーダ医，ユナニ医，ヨーガの実践者，鍼師のような中国伝統医療の治療師などがある。世界中の出産の3分の2を担っている伝統的産婆（traditional birth attendants, TBAs）[31, 32] の選別と訓練には特別の注意が払われてきた（第6章参照）。

　これらふたつの宣言の結果として，いまや各地に固有な実践者の「専門職化（professionalization）」の可能性が確たる議案となっている，と Last [33] は指摘している。彼は，実践者たちの組織のメンバーが，とくにアフリカで，急速に増えてきていると述べている。ズールーのイサンゴマのように，おもに非公式のネットワークとして機能しているものもあり，圧力団体や癒しの教会あるいは新宗教集団となっているものもある。ジンバブエ全国伝統治療師協会（Zimbabwe

National Traditional Healers' association）は独立性のある専門職団体として政府に認定されており，メンバーの教育，評価，免許，懲罰に独占的な力を持っている。南アフリカ共和国では，2004年の伝統医療実践者法案により，「伝統的なヘルスケア・サービスの効果，安全性，質」を確保することを目的として，20万人いると見積もられる同国のアフリカ系の伝統治療師の免許付与と規制を監督する審議会が設置された[34]。アフリカ系の伝統治療師は人口のおよそ70％が利用している。

　多くの民俗治療師にとって，「専門職」という形をとっていくプロセスは，しばしば医療システムからしかけられた対等でない競争への対応でもあった。専門職団体を設立することによって，民俗治療師たちは，自分たちと患者たちの利益を増進し，水準を上げ，威信と収益力を高め，公的支援を獲得し，自分たちだけが提供できるヘルスケアの領域を確定できることを期待している。

　しかしながら，これは順調に進まないことが多い。ひとつには，多くの開発途上国においては，教育，都市化，コミュニティの崩壊のため，伝統的治療師の実働者数が減少していることが実証されている。さらに，Last[33]が述べるように，伝統的治療師，とりわけ宗教的なタイプは，グループというにはあまりにもつかみどころがなく，彼らの知識と実践はあまりに地域の文脈に根ざしているために，効果的に標準化することができないのである。また，彼らにとって正統性とは，主としてコミュニティの伝統と自分自身のカリスマ性から得られるものであって，遠く離れた政府の官僚機構などから与えられるものではない。多くの利用者にとって，「実践の合法性は，実践者の倫理基準や実践者の信頼性ほど重要ではない」のである。

　ある程度まで，伝統的治療師の専門職化は，欧米社会における補完代替医療の治療師の間で起きている同様のプロセスと同じ経過をたどっ

ている。東ヨーロッパでは，ロシアの「フェルドシャー（feldsher：医師補）」が，地域の民俗治療師（しばしば退役衛生兵）から，18世紀以来の長期にわたるプロセスを経て，現在の医師補という地位へと向上してきた[35]。フェルドシャーは，プライマリ・ケアや産科領域における医師の助手として，とくに農村地帯で活動している。対照的に，他の東欧諸国においてフェルドシャーに相当するような治療師は，ポーランドの「ツィルリク（cyrulik）」のように，ほとんど姿を消してしまっている[35]。

　Velimirovic[36]は伝統医療に関するWHOの構想は，意図は良いのだが方向が間違っていると考えている。彼は，1978年以降WHOが伝統医療をヘルスケアの公的（専門職）セクターの中へ統合してきたことは，「開発途上の世界の巨大な医療問題の解決」，あるいは「2000年までにすべての人に健康を」の達成には「実質的には何も寄与していない」，と論じている。その原因の一端は，WHOの提案では，伝統医療の定義が明確で整合性のあるものにはなっていないことにある。また，WHOが無批判に伝統医療の効果を前提としていることも正当ではない。伝統医療がマラリア・コレラ・黄熱病などの疾病を治療できないことなどの多くの失敗や欠陥を無視しているからだ。多くの場合，疾病についての治療師の見方や治療は健康にとって害となり，治療師自身が健康問題に巻き込まれるほどである。さらに，多くの開発途上国においては，伝統医療は健康政策立案者が信じるほどには人びとの間に普及していないことが少なくない。選択の余地があれば，たとえより多くの費用がかかり，長距離を移動しなければならないとしても，多くの人が伝統的治療師や訓練を受けていないコミュニティの治療者よりも西洋医学的医師を受診することを選ぶ。

　上記の見解にもかかわらず，伝統的治療師と公的医療システムの協力の成功例は確かに存在する。とりわけ，エイズ予防[37]，伝統的助産

師[32]，家族計画[38]，経口補水液利用の促進[39]，精神疾患の治療[40]，薬物依存症患者の治療[41]といった分野においてである。

2.2.5. 中国とインドの伝統医療

　中国やインドのような国においては，その土地で生まれた有力な治療法のシステムが存在し，西洋医学とほとんど同程度の正統性と大衆の支持を得てきた。そして今日も，政府の支援のもと，西洋医学と並ぶヘルスケア・システムを国民に提供している。それらはすでにある程度まで「専門職化」されている。中国では，何度かの政策の変更にもかかわらず，鍼・灸・湯液を含む中国伝統医学が依然として人口の多くに，とくに農村地帯では，ヘルスケアの補完的システムを提供しており，生物医学の診療所やその他の施設と並存している。インドでは，アーユルヴェーダ（ヒンドゥー医学）の認定された医学校が91校，ユナニ（イスラム医学）の医学校が10校あり，アーユルヴェーダ医学はかなりの割合の国民に利用されている。1970年のインド医学中央評議会法に基づいてアーユルヴェーダに関する中央評議会（Central Council of Indian Medicine）が設置され，有資格者の名簿を作成し，新規従事者の教育訓練を監督している。3年制のアーユルヴェーダ内科・外科学士の学位，それにつづく3年の大学院課程が認可されている[42]。しかし，1980年代後半までに認定された教育機関で学位を取得したのはアーユルヴェーダ従事者の12％に過ぎなかった。54％は未認可の学校で称号を取得，33％は何の資格も持っていなかった[42]。（1830年代にインドに伝わった）ホメオパシーも同様で，1973年以降ホメオパシーに関する中央評議会（Central Council for Homeopathy）によって監督されている。これまで20万人のホメオパシー従事者が認定されており，ホメオパシーの学部課程を運営する104の単科大学を監督している。大学院の学位は，コルカタにある国立ホメオパシー研究所（National Institute of Homeopathy）が授与している。インド全国には130から150のホメオパシー病院，1,500のホメオパシー薬局があり，それらはすべて政府の援助を受けている。ホメオパシー医の数がアーユルヴェーダ従事者の数を凌駕している州もある。西ベンガル州が顕著であるが，ウッタル・プラデーシュ州，ビハール州，タミル・ナードゥ州，ケーララ州の各州でもホメオパシーは普及している。また，農村地帯よりも都市部に拡がっている傾向がある[43]。

　Srinavasan[44]は1995年に，アーユルヴェーダはインドの多くの地域で西洋医療（逆症療法：allopathy）ほどの人気がなくなってきている，と述べた。ある全国調査では，都市部では80％の世帯が逆症療法を利用しているのに対し，アーユルヴェーダの利用は4％のみであった。また農村部では75％の世帯が逆症療法を，8％がアーユルヴェーダを利用していた。このことはほとんどの社会階層についてあてはまる。対照的に，スリランカでは政策でアーユルヴェーダ医学が強く推奨されており，論文発表時には，アーユルヴェーダ医の数が，インドでは38万人（人口2,200人当たり1名）であるのに対し，1万3,000人（人口1,400人当たり1名）に上っている，とSrinavasanは報告している[44]。

2.2.6. 補完代替医療

　ほとんどの欧米諸国において，「補完代替医療（Complementary and Alternative Medicine：CAM）」という特殊な形態のヘルスケアが，民俗セクターと専門職セクターとにまたがって存在している。CAMの治療家には，鍼治療，ホメオパシー，カイロプラクティック，整骨，薬草（漢方），自然療法，スピリチュアルヒーリング，催眠療法，マッサージ療法などの治療師や瞑想のエキスパートといった多くのタイプがある。鍼治療は最も広く行われているCAMのひとつであり，現在少なくとも世界78か国で利用されている[45]。

ヨーロッパとアジアにおける非通常医療

　ヨーロッパでは，ヘルスケアのセクターとしてCAMの利用が急速に拡大しつつある。たとえば，オランダでは，1981年には人口の6.4％が補完代替医療を行う治療師や医師を利用していたと見積もられている。その率は1990年には15.7％に達し，今ではオランダの一般開業医・家庭医（general practitioner）の47％が補完的療法を用いている[46]。ドイツでは自然療法や水療法（hydrotherapy）を行う自然療法師（naturopath）である「ハイルプラクティカー（Heilpraktiker）」が鍼，薬草，カイロプラクティックをあわせて行うことがよくみられる。ハイルプラクティカーは1939年以降，公的資格として認定され，Wirsing[48]によれば，1996年にはドイツ全国で約7,000名が活動している。さらに，Wirsingはホメオパシーを実践する医師が約2,000名，シュタイナー（Rudolf Steiner）の思想に基づく「人智学（anthroposophy）」医療を行う医師が約1,000名存在すると推定している[48]。また，現在ドイツのペインクリニックの77％が鍼治療を行っている[46]。WHOによると，ドイツの人口の90％がこれまで何らかの機会に「自然療法（naturopathy）」を利用したことがあり，自然療法の特別な訓練を受けたことがある医師は，1995年から2000年までの間に約10,800名へとほぼ倍増していた[45]。

　欧州各国でどのような補完代替医療が好まれているかについては国による違いが大きい。FisherとWard[46]によれば以下のとおりである。人智学はドイツ語圏全体で人気がある。ベルギーでは人口のおよそ50％がホメオパシーを利用しており，ヨーロッパで最高率であろう。手足耳などを刺激する「反射療法（reflexology）」はCAM利用者の31％を占め，とくにデンマークで人気がある。マッサージはフィンランドで，スピリチュアルヒーリングはオランダで人気である。そしてフランスで最も人気がある補完代替医療はホメオパシーである。1982年には人口の16％が利用していたが，1992年には36％へと増加した。

　ヨーロッパ以外での状況は，WHO[45]によると次のとおりである。日本では医師の60〜70％が漢方薬（伝統的な植物薬）も処方していると推定される。オーストラリアでは人口の46％がなんらかのCAMを利用したことがある。マレーシアでは，マレー，中国，インドの伝統医療の利用が一般的である。以上の数値から，先進工業国においても，多くの人びとが，生物医学の代わりに，あるいはそれに加えて，「それ以外の」形のヘルスケアを利用しようという指向があることが読み取れる。

米国における非通常医療

　アイゼンバーグ（David Eisenberg）ら[49]は，1990年には米国民のほぼ3分の1の人がなんからの形の「非通常医療（unconventional medicine）」を利用したと推定している。症状別には，腰背部症状（36％）に対しての利用が最も多く，以下，頭痛（27％），慢性痛（26％），がん・腫瘍（24％）となっている。もっとも一般的に利用された療法はリラクゼーション，カイロプラクティック，マッサージであった。ほとんどのケース（89％）で医師の勧めなしで非通常医療をうけており，72％はそのことを医師に告げていなかった。非通常医療の治療家を受診した回数は，延べおよそ4億2,500万回とみられている。これは，全米におけるプライマリ・ケア医の受診回数（3億8,800万回）を上回っている。また，病院への総支払額128億ドルに対し，非通常医療にはおよそ103億ドルが「自費で」支払われている。非通常医療利用者の大部分は25歳から49歳であるが，あらゆる社会的背景の人が利用していることが明らかになった。WHO[50]によれば，2000年には米国の1億5,800万人の成人が何らかの種類の補完代替医療を利用し，170億ドルが支払われた。鍼治療はとくに人気がある。38州で鍼治療が法的に認められ

ており，1万2,000名の有資格者鍼師がいる[45]。
WHOは，サンフランシスコのHIV感染者／エ
イズ患者の約75%が何からの伝統的もしくは代
替的な治療法を利用したと推算している（この
割合は，ロンドン，南アフリカなどでも同様で
ある）[50]。HIV／エイズに対して米国で利用さ
れている，さらに非正統的な治療法については
第16章で述べた。

　カプチャク（Ted Kaptchuk）とアイゼンバー
ク（David M. Eisenberg）[51, 52] は，米国におい
て補完代替医療が1800年以降，今日まで一貫し
て増加してきていること示した。彼らはある全
国的研究を引用している。その研究によると，
15種類の代表的な補完代替医療のうちの少なく
ともひとつを過去12か月間に利用したと答えた
人の割合は，1990年の34%から1997年には
42%に増加した。米国における多元的医療は今
や事実であり，医療専門職がそれを押しとどめ
たり無視したりすることはもはや不可能である
と彼らは指摘している。今日の米国では，通常
医療と補完代替医療の対話がさかんになってお
り，新たな文化的・宗教的・民族的多様性に対
する認識が，消費者による選択の力とともに大
きくなっている。1991年には米国国立衛生研究
所（NIH）が代替医療局（Office of Alternative
Medicine：OAM）を設置し，米国では現在およ
そ75の医学校が補完代替医療のコースを提供し
ている[53]。また，カプチャクとアイゼンバー
グ[51, 52] は，米国における代替的な（非通常）治
療実践の有用な分類法を提言している。

- **専門職化された医療体系**：独自の理論，技
法，施設，実践者の養成方法をそなえたシ
ステムである。カイロプラクティック，鍼，
ホメオパシー，自然療法，マッサージなどが
含まれる。通常医療の医師が上記のような療
法を行う場合もこのカテゴリーに含まれる。
- **代替的な食事・ライフスタイルの実践**：「民
間の健康改革（Popular Health Reform）」と

しても知られる。メガビタミン，サプリメ
ント，植物性食品の利用といった「健康食
品」運動や，マクロビオティック，オーガ
ニック（有機・無農薬）食品，完全菜食主
義の実践者が含まれる。
- **ニューエイジヒーリング**：互いに関連のな
い多くの信念体系や実践が含まれる。多く
は東洋的宗教やペイガニズム（非キリスト
教的な多神教・汎神論的宗教，あるいは
1960年代以降の米国での新宗教運動）を取
り入れており，秘儀的な「エネルギー」，お
よびそれらのバランスの達成に焦点を当て
ていることが多い。精霊や霊媒との交信，
レイキや気功といった東洋的療法，また
ヒーリングクリスタルやマグネットの使用
などが含まれる。
- **心理学的介入**：心の癒しと心身医療（mind-
body medicine）である。通常よく使われる
各種精神療法から，観想法（guided visual-
izations），瞑想（meditation），自分自身に
対する肯定的な宣言（アファメーション），
催眠療法まで広い範囲にわたる。これらは，
幸せを回復し健康を維持するためにもっと
も有力なエネルギーは心であり，ネガティ
ブな感情が深刻な身体的疾病を引き起こし
増悪させる，という考え方に基づいている。
- **非正統的科学による試み**：これは科学的に
は効果が証明されていない医療処置や投薬，
あるいは診断である。末期がんなど重篤な
疾患をもつ人が利用することが多い。虹彩
診断法（iridology），「抗新生物剤（anti-
neoplaston）」を使った治療（アンチネオプ
ラストン療法），疾病と栄養のアンバランス
を突きとめるための「毛髪分析」，動脈硬化
性疾患を改善させるための「キレーション
（chelation）療法」などが含まれる。
- **特定の地域・宗教に限定された非通常医
療**：米国の特定のグループに文化的に深く
根ざした特異的な民俗的実践である。プエ

ルトリコ出身者の精霊崇拝，メキシコ系アメリカ人の呪医クランデロ（*curandero*），ハイチ系アメリカ人のヴードゥー，アメリカ先住民の多様な療法などが含まれる。さらに，アメリカ土着の民俗医療（たとえば南アパラチアといった，特定の地域発祥の場合もある），クリスチャン・サイエンスやペンテコステ派（プロテスタント）やカリスマ教会（カトリック）に属する多くの流派のようなさまざまな心霊的・宗教的な療法もここに含まれる。

2.3. 専門職セクター

このセクターは，組織化され法的に認可された医療専門職によって構成される。「逆症療法（allopathy）」，「生物医療（bio-medicine）」とも呼ばれる近代西洋科学的医療はその代表的な例である。さまざまな実践形態・専門分野の医師に加え，看護師・助産師・理学療法士などのコメディカルの専門職も含まれる。すべての社会には，病気と治療を専門に取り扱う文化的システムである「民族医療（ethnomedicine）」が存在する[54]。生物医療は産業化された西洋的な世界の民族医療とみなすこともできる。生物医療は，それ自体，西洋社会から生まれたものであるばかりでなく，世界観や社会的ヒエラルキー，そして社会のしくみ，性役割，病いや苦悩に対する社会の態度などを含む，その社会の基礎的な文化的諸前提のいくつかを表現し，そしてそれらを常に新たに作りかえる一助となってもいるのである。

この西洋的生物医療（Western bio-medicine）は，過去1世紀余りで地球の多くの部分に拡がった。そして今では世界的に優勢な医療の形態となり，ほとんどの国で専門職セクターの基盤となっている。とはいえ，伝統的医療システムもまたある程度まで専門職化されて，生物医療と競合しうるようになっている国もある。イ

表4.1 各国における医師や看護師・助産師の人口に占める割合（％）

国　　名	人口1万人あたりの医師数	人口1万人あたりの看護師・助産師数
マラウイ	0.1	2.6
ニジェール	0.3	2.7
ウガンダ	0.5	0.9
アフガニスタン	1.9	2.2
インド	5.9	7.9
ジャマイカ	8.5	16.5
フィリピン	11.6	61.4
中国	16.4	9.6
メキシコ	17.1	10.8
日本	20.1	86.3
英国	21.3	54.0
エジプト	22.2	26.5
米国	27.9	97.2
ウクライナ	30.1	82.8
ギリシャ	33.5	73.0
ロシア連邦	42.5	85.1

※世界保健機関（WHO），2005 [55] より

ンドにおけるアーユルヴェーダやユナニ医学の医科大学はその例である。それらは政府の援助を受け，何百万人もの人びとがその医科大学の卒業生をかかりつけ医としている。

その力と威信にもかかわらず，世界のほとんどの場所では，西洋的生物医療はヘルスケアのほんのわずかな部分しか提供していないと理解することが重要である。医療を専門とする人的資源は不十分であることが多く，ヘルスケアのほとんどは民間セクター，民俗セクターにおいて行われているのである。WHOによる2005年の世界保健統計[55]には，人口当たりの医師や看護師・助産師の数が世界中で大きく異なっていることが示されている（表4.1）。1997年から2003年のデータに基づくと，人口1万人当たり

表4.2 世界の主要6地域における医師数，看護師・助産師数，病床数の比較

地域名	人口1万人あたりの医師数	人口1万人あたりの看護師・助産師数	人口1万人あたりの病床数
アフリカ	1.8	8.8	−
東南アジア	5.0	7.4	17.0
東地中海	10.1	13.7	13.0
西太平洋	15.8	19.7	34.0
南北アメリカ大陸	21.8	40.8	26.0
ヨーロッパ	33.1	72.0	67.0

※世界保健機関（WHO），2005[56]
（アフリカの病床数の記載無し）

の医師の数は，ウガンダ0.1人，インド5.9人，中国16.4人，英国21.3人，米国27.9人，ロシア連邦42.5人などとなっており，各国間にかなりの違いがあることが示されている。世界の主要6地域の比較（表4.2）では，人口当たりの利用可能な医師，看護師の数，病院のベッド数が各地域でどれだけ異なり，不平等であるかが如実に示されている[56]。

ただし，これらの数字は直接臨床に携わっている医師の数をおそらく実際より多めに見積もっている。臨床ではなく，研究や管理部門で働いている医師が多いからである。さらに，医師の配置にも偏りがある。多くの非産業化社会では，設備が比較的整っており収入もよい都市部に医師が集中する傾向がある。その結果，非都市部の多くの人びとは民間セクターや民俗セクターによる治療に頼らざるを得なくなる。たとえば，1994年には，東アフリカのモザンビークでは52％の医師が首都マプトに集中しており，さらに残りの医師の大部分は第二の都市で働いていた[57]。こういった国の多くでは，民間で働く医師の割合が増え続けている。そのため，国による低料金のヘルスケアを提供できる医師の数はさらに減っている。たとえば，1993年に民

間で従事していた医師の割合は南アフリカ共和国の59％，パプアニューギニアの25％に対し，東アフリカのジンバブエでは66％に達していた[58]。また，東アフリカのマラウイとタンザニアでは，政策の変更によって私設医療（private medical practice）が大幅に増加した。ウガンダでは，私設医療従事者（private medical practitioner）の増加によって，医療従事者としての適性ではなく，注射をしたり薬を出したりしてくれることが良いケアであると考えるような文化が生まれたとBennett[58]は論じている。

ほとんどの国，とくに欧米諸国では，科学的医療の実践者だけが法によってその地位が守られた治療家である。彼らは，他のタイプの治療家と比較して高い社会的地位，高収入，より明確に定義された権利を享受し，責任を果たそうとする。彼らは，患者に問診・検査をする権力，強力で時には危険性のある治療や薬剤を処方する権力，精神病や感染症と診断された人の自由を奪い病院に閉じ込める権力をもっている。病院では，自分たちの患者の食事・行動・睡眠パターン・服薬を厳密に管理し，生体組織検査・X線・静脈切開法などのさまざまな検査を実行することができる。さらに，自分たちの患者に，病気・不治・仮病・心気症・完治などといった，患者自身の見解とは対立するかもしれないラベルを，ときには永久的に貼りつけることもできるのである。それらのラベルは，患者に病人役割を固定化するという意味で社会的にも，健康保険や年金の支払いに影響するという意味で経済的にも，重大な影響をもちうるのである。

2.3.1. 医療システム

どの社会であれ，その社会の支配的なヘルスケアのシステムを社会のその他の側面から切り離して研究することは不可能である。「医療システム」（あるいはヘルスケアの専門職セクター）は，社会的・文化的な真空地帯に存在しているのではないからである。それどころか，医療シ

ステムは，それが生み出された社会の価値観や社会構造の表現であり，ある程度まではその縮図なのである。したがって，資本主義か，福祉国家か，社会主義か，あるいは共産主義か，その社会の支配的イデオロギーによって，異なるタイプの社会には，異なったタイプの医療システムと，健康と病いに対する異なった態度がつくり出される。無償あるいは比較的低料金のヘルスケアを市民の権利とみなす社会，あるいは貧困者や高齢者だけの権利とみなす社会もあれば，経済的能力がある者だけが手にできる商品とみなす社会もあるだろう。後者の場合，ヘルスケアの分野で利益を追求することで，支払い能力のない貧困層の多くがヘルスケアから排除されることになるだろう。社会のタイプがどうであれ，医療システムは社会の基本的な価値観やイデオロギーを反映するだけでなく，逆にその価値観やイデオロギーの形成と維持を後押しすることにもなる。

その例として，西洋世界の医療システムに対する批判者たちにより，専門職セクター内部の仕組みが，社会の基盤にある不平等，とりわけ，ジェンダー・社会階層・民族的背景に関連する不平等のいくつかをどのように反映しているかが指摘されてきた。西洋の医療システムでは，ほとんどの医師は白人男性で，社会全般にみられるのと同様に，彼らは，女性の医師や看護師よりも威厳があり，権力があり，報酬のよい職位を多く占めているのである。また，このセクター内の人員は，社会全体の社会的階層に似たヒエラルキーのもとに配列されている。人びととの関わりにおいても，医療システムは，社会の深層にある偏見の多く，そして，何がよい行動で何が悪い行動なのかを決める根拠となる文化的な諸前提を再生産している。たとえば，英国において，アフリカ・カリブ系の患者の一部が，たとえ明確な反証がある場合でも，精神科医によって「狂気」と分類されることがあるが，その際に人種的偏見が大きな役割を演じている

ことが指摘されてきている[60]（第10章参照）。旧ソ連邦においても，国家が管理する精神医学が政治的異分子に対して偏見と排除のプロセスを働かせていた[61]。

ハイテク化された現代の医療は，「人びとの自律性を失わせ，医療専門職に依存させること，また，薬剤や外科的介入の副作用によってその健康を害することによって，ますます人びとの健康に対する脅威となっている」，というイリイチ（Ivan Illich）[62]による批判も西洋的医療システムにたいする批判のひとつである。また，医療システムは製薬業界や医療機器業界と持ちつ持たれつの関係にあるが，この関係は必ずしも患者の利益には結びつかない。

イリイチと同様に他の批評家たちも，現代医療は微生物を制御するのと同じように，逸脱行動だけでなく人間のライフサイクルの通常の段階における多くの行動を「医療化すること」によって，人びとの行動を制御しようとしている，と主張してきた。Stacey[63]などの批評家によって，この現象は女性，なかでも妊娠，出産期にある女性の場合にとくに顕著であることが指摘されている（第6章参照）。さらに，西洋社会における心身の不調の多くは，貧困，失業，経済危機，汚染，迫害といった要因で引き起こされる可能性があるが，それらは医療システムの対象とされないことが少なくない。西洋社会の医療システムの関心は，「個体」としての患者（あるいは個別の器官でさえある）および患者自身のライフスタイルのなかのリスクファクターにますます限定されてきているからである[64]。

このように医療システムを理解しようとする場合は，いつでもそのシステムを生み出した社会の基本的価値観，イデオロギー，政治機構，経済システムのコンテクストのなかでみることが求められる。その意味で，ヘルスケアの専門職セクターも，他のふたつのセクター同様，必ずある程度は「文化結合的」なのである。

2.3.2. 医療システムの比較

　西洋医学の場合は，同程度の経済発展レベルにある欧米各国の医療システムを比較することによって，この文化結合的な側面を描き出すことができる。ヘルスケアが主として私的な領域で担われるのか，公的な領域で担われるのか，医療資源がどう分配され，健康保険にどう組み入れられるのか，などの点でそれぞれの国々には明らかに多様性がある。しかし，各国の専門職セクターはすべて同じ西洋科学的医学にルーツをもっており，お互いにかなりの医療データや技術を交換している。

　しかし，西洋医学がその普遍性を主張するにもかかわらず，欧米各国の医療システムは，診断や治療法に大きな相違があることが複数の研究によって示されてきた。たとえば，1984年に行われた欧州五か国（英国，ドイツ，イタリア，フランス，スペイン）の処方パターンを比較[65]した結果，各国間には顕著な相違があり，その相違は各国民の健康状態の相違からだけでは説明できないことがわかった。この研究ではそれぞれの国における上位20の診断カテゴリーと上位20の治療法が調査された。たとえば，英国では，処方される主要な薬剤は，安定剤，催眠薬，鎮静剤であった（全処方の8.6%）。それら3つが全処方に占める割合は，フランスでは6.8%，ドイツ6.0%，イタリア3.1%，スペイン2.0%であった。英国では神経症はよく下される診断であった（全診断の5.1%）が，フランスでは4.1%，イタリアでは3.2%，スペインでは1.7%であった。これらの違いは，5か国における罹患率の相違によるだけでなく，用語法，診断基準，特定のタイプの行動に対する「文化的」態度，そしてそれらの行動への対処法が異なっていることも示しているだろう。英国と米国の精神科医の違い，統合失調症の診断と治療の際に用いる基準に関する英国とフランスの精神科医の違い（第10章参照），英国，カナダ，米国での帝王切開を含めた外科手術の実施率の違い（第15章参照），また英国や米国については研究されていないが，フランスやドイツでの医療目的での温泉や水療法（フランス語ではla thermalisme，ドイツ語ではKur）[66]の使われ方の違いといったさまざまな相違を示した諸研究がある。それらのいくつかは本書で後に取りあげる。

　このような，疾病の理解・診断・名称・治療に関する国ごとの違いをより詳しくみると，それらの違いの基層にある文化的な価値観がみえてくるかもしれない。米国，フランス，ドイツ，英国における医療システムを調査したペイヤー（Lynn Payer）[67]の著作から例を引こう。ペイヤーは，他の国には明確に対応するものを持たない，その国独特の診断カテゴリーを記述している。フランスの「肝臓の発作（*crise de foie*）」や「過換気症候群（*spasmophilie*）」，ドイツの「心臓不全（*Helzinsuffiziens*）」や「循環の崩壊（*Kreislaufkollaps*）」，英国の「しもやけ（chilblains）」や「腸の問題（bowel problem）」などがその例である。さらにペイヤーは，こういった多様性を理解しようとする際に，一定の医学的な信念と実践をそれぞれの社会のコアにある文化的価値観に関連づけている。たとえば米国について，ペイヤーは，冠動脈バイパス術などの手術の実施率が高いことと，身体を修理可能であり，定期的にオーバーホールが必要な「機械」であるとみなすようなアメリカ的見方には関連があると考えている。ペイヤーは米国の医師に多くみられる病気に対する態度を攻撃的で，「やる気満々の（can-do）」アプローチと描写している。それは，「米国人は何かをやってやろうとするだけでなく，それを素早くやろうとする，そしてそれができないと欲求不満になる」というフロンティアスピリットの遺産の一端である。その結果，米国の医師は，他の3か国の医師に比べて，診断のためにより多くの検査を行い，外科手術を多用する。ペイヤーによれば，米国の医師は薬物療法を避け，より侵襲的な外科手術を選ぶことが少なくなく，薬物を使う場合は

欧州の医師よりも強い薬を使う傾向にある。たとえば精神医学の場合，米国では他の国の10倍もの服用量が処方される薬剤がある。こういった医療ケアが行われる理由はさまざまで，米国の医師が医療サービスに対して報酬を得る形態や，医療過誤で訴えられることへの怖れなどが含まれる。とはいえ，欧州の三国の医師と同様に，心身の不調をどのように診断し治療するかを決定する際に一役買っているのは，自分たちが属する社会の基底にある文化的価値観である。

2.3.3. 医療専門職

医療従事者は，医療システムの内部で独自の価値観，観念，疾患の理論，行動のルール，そして治療役割におけるヒエラルキーを作り出す組織を備えたひとつの閉じられたグループを形作っている。したがってこのグループは，文化的側面と社会的側面の両方をもっている。それは弁護士，建築家，エンジニアと同様に，ひとつの「専門職」とみなすことができる。フォスター（George M. Foster）とアンダーソン（Barbara G. Anderson）[68] は，専門職を「容易には身につけることができない専門化された知識体系に基づき，あるいはその知識体系を中心として組織された職業であり，資格を認定された従事者によって，『顧客』のニーズを満たしサービスを提供するもの」と定義している。それはまた，専門技能の分野に対する「支配」を維持し，共通の利益を増進し，知識の独占状態を維持し，新人医師への資格を与えるなど，そこに加わるための資格要件を定め，部外者の参入や競合から自分たちを保護し，そのメンバーの資質と倫理を監視するために存在する観念上平等な参加者による「合議制組織」をもっている。観念上は平等ではあるが，英国における教授，医局長，後期・初期の研修医（resident），新人研修医（intern）といった地位のように，専門職には知識と権力の点でヒエラルキーが存在する。その下に，看護師，助産師，理学療法士，作業療法士，医療ソーシャルワーカーといったコメディカルの専門職が存在している。各コメディカルグループはそれぞれ独自の知識体系，顧客，合議制組織を持ち，職能領域を確保しているが，いずれも医師ほどの自律性と権限は有していない。

医師自身もまた特定の専門領域よってグループに分割されており，それぞれのグループ内部またグループ間には医療専門職全体の構造と同様の構造が縮小した形で再現されている。たとえば外科・小児科・婦人科・精神科などの各診療科がその例である。それぞれのグループが，心身の不調に対する独自の見方や知識分野，熟練者から新人までの独自のヒエラルキーをもっている。医療専門職従事者は，主として急性疾患を扱うのか慢性疾患を扱うのか，身体のどの部位の専門家なのかによってステータスが異なっている。一般に，外科医や内科専門医のような急性症状を扱う医師は，腫瘍専門医・老人病専門医・精神科医・リウマチ専門医といったより慢性的症状を扱う医師よりもステータスが高い。つまり，「治療（cure）」できる医師は「ケア（care）」するだけの医師よりも高いステータスを得ているのである。外科医のなかでは，手術をする部位によるステータスのヒエラルキーが存在する。私たちの社会が脳と心臓により高い象徴的価値を与えているので，脳神経外科医と心臓外科医は，たとえば直腸肛門外科医や婦人科医よりもステータスが高いのである。

Pfifferling[69] は，米国の医療専門職の根底にある暗黙の了解や前提のいくつかを検討した。

1. 医師中心：患者本人ではなく，医師が患者の問題は何であるかを決め，扱う範囲を限定する。コミュニケーションスキルよりも診断のスキルや知的スキルに価値が置かれる。ヘルスケアの場は，病院など医師に都合がよい環境であることが多く，患者の自宅からは遠いことも少なくない。

2. **専門医指向**：総合医よりも専門医のほうが
より尊敬され報酬も多い。

3. **資格指向**：より上級の資格をもつ者が医療
のヒエラルキーを昇ることができ，また，
臨床上のスキルや知識も豊富であるとみな
されている。

4. **知識重視**：医療事情，症例，薬剤，新知見
などの記憶に長けていることが昇進につな
がり，同僚の尊敬を受ける。

5. **単一事例中心**：過去の症例報告の蓄積に基
づいて，事例単位で医学的判断を行う。

6. **数値指向**：医師の臨床スキルの評価は，た
とえば血圧の降下といった患者の数値化で
きる生物学的指標が時間的経過のなかでど
う変化したかを測定することによって行わ
れる。

このリストにつけ加えるとすれば，臨床での
診察によって患者の状況を評価することよりも
テクノロジーによる診断がますます重視されて
いることや，全国規模で病院の企業買収が進行
し，それがヘルスケアに与える影響が大きくなっ
ていることが挙げられよう。以上のような論点
の多くは，今では英国など欧州諸国の医師にも
同じように当てはまるようになってきている。

多くの産業国においては，地域の総合診療医
あるいは家庭医もまた専門職セクターの構成員
である。彼らはほとんどの病院勤務医とは異な
り，コミュニティに深く根を下ろしていること
が多い。こういった医師および看護師は，行う
治療の前提はまったく異なってはいるが，民俗
セクターの治療家との類似点がある。具体的に
は，地域の状況をよく知っていること，心身の
不調の社会的側面，家庭環境の影響，心理的側
面に通じていることである。

2.3.4. 病院

ほとんどの国で，科学的医療の主要な制度的
機構は「病院」である。民間セクターや民俗セ

クターとは異なり，病人は，危機的状況下では，
家族・友人・コミュニティから切り離される。
病院で患者は非人格化という標準化された儀礼
（第9章参照）を受け，見知らぬ人ばかりの病棟
のなかの「症例○○番」になる。身体的疾患ば
かりが注目され，患者の家庭環境，宗教，社会
的関係，倫理的地位（moral status），患者がそ
の心身の不調に付与している意味などにはほと
んど注意しない。病院の体制が専門化されてい
るため，患者は，年齢（成人，小児，老人），性
（男性，女性），病状（薬物治療，手術適応など），
関係する器官あるいは器官系（耳，鼻，のど，
眼科，皮膚科など），緊急性（集中治療室，救急
病棟，救急処置室）などによって，別々の病棟
に分類，割り当てられる。同性，似た年齢層，
似た病気の患者たちが同じ病棟に入ることが多
い。すべての患者は社会的なアイデンティティ
や個人としての人格といった心の支えの多くを
剥奪され，パジャマ・寝間着・バスローブなど
決められた服を着せられる。自分の身体，私的
空間，プライバシー，行動，食事，時間の使い
方に対する自由が失われる。これまで精神面を
支えてくれた家族やコミュニティから切り離さ
れ，一度も会ったことのないであろうスタッフ
に世話をされる。病院では，医師・看護師・技
師といった専門職の患者に対する関係は，距離
感，形式的であること，短い会話，そして，し
ばしば仲間内の専門用語の使用によって特徴づ
けられる。

ゴッフマン（Erving Goffman）[70]のような
人類学者によって，病院は独自の文化を持つ「小
さな社会」とみなされてきた。それは，暗黙の，
および明示的な独自の行動規範，独自の伝統，
独自の儀式，独自のヒエラルキー，時には独自
の言語さえをも備えた「社会」である。ひとつ
の病棟の患者たちは，同情の言葉，病棟内の噂
話，お互いの状態についての情報交換や検討に
よって結び付いた，一時的な「苦悩の共同体」
を作っている。しかし，このコミュニティは患

者たちがもともと生きているコミュニティとは似ておらず，その代わりになるものではない。自助グループのメンバーとは違って，病院の患者は自身の苦しみによって他者を助けようとは，少なくとも病院という場所のなかでは，しないものだ。

　医療システムそれ自体と同様に，病院は他の何物とも関わらない真空地帯に存在するのではない。それもまた，地域レベルと国家レベルの両方で，文化的・社会的・経済的要因に強く影響されている。医師・看護師・病棟・診察室・白衣・研究室・ハイテク機器，といった病院の構成要素は世界共通に思えるかもしれないが，実際は国が異なるとそれらも大きく異なっており，全世界では多様な「病院文化」を見ることができる[71]。たとえば，北米と北ヨーロッパの病院は，他の地域に比べて，医療サービスの対象地域のコミュニティとの社会的つながりがうすい。小児科と産科のいくつかの病棟を除いては，患者の家族やコミュニティのメンバーは，病棟に泊まったり，病人に食事をさせたり，体を洗って服を着せたり，看護の手伝いをすることはほとんど許可されていない。唯一許されているのは，しばしば厳格に規定された時間内に，看護師と医師の目の届く範囲で，面会することぐらいである。それに対して，南ヨーロッパ，アジア，アフリカの多くでは，病院とコミュニティの境界はずっと風通しがよい。家族が，患者の身体を洗ったり，食事をさせたり，患者の内密なニーズの世話をしたりして，病床の周りで何時間も過ごすこともまれではない。米国や北ヨーロッパの病院では，そのような役割は，第６章に描かれる医療専門職による一時的な擬似家族（看護師＝母親，医師＝父親，患者＝子ども）[72]のメンバーとしての看護師によって独占的にこなされるのが普通である。

　病院，そして，異なった国，文化，コミュニティにおいて病院が演じる役割については多くの異なった見方がある。疾患を治療し苦悩を軽減する場所というだけでなく，たとえば，以下のような見方をすることもできる。

1. **避難所**：精神的あるいは身体的不調や高齢のために外の世界とうまくやっていけない人のために（中世にそうであったように）避難所を提供する。
2. **工場**：「病人」という原料から「治癒した」人を製造する工業施設。
3. **ビジネス**：とくに民間の企業経営の場合，ヘルスケアを供給することによる最大の利益を生み出すことを志向する。
4. **神殿・寺院**：アーユルヴェーダのような，特定の宗教的な宇宙観や伝統的治療法，あるいは疾病や死の力に対する科学の超越的な支配力に捧げられた施設。
5. **総合大学**：医師や看護師の訓練だけでなく，心身の不調が以前のライフスタイルの論理的帰結であり，再発を防ぐために何をすることができるかを，結果論的な後づけ推論によって患者に教えるための施設。
6. **監獄**：狂気，反体制，あまりに型破りとみなされた人びとを，本人の意志に反して監禁することによって社会を守ろうとする。
7. **都市**：各病棟を「近郊」として，独自の統治機構，官僚組織，労働者，保安要員，礼拝堂，商店を備え，患者という常に流動する強制された市民を擁するミニチュアの都会。

　いかに地域的な多様性があろうとも，また，どのような見方をしても，病院が突出した生物医学の施設であることには変わりない（図4.2参照）。Konner[73] が名づけたように，それは「科学の殿堂」である。しかしながら，厖大な人員と官僚機構，先進的診断・治療テクノロジーとで，病院の経営には莫大な費用がかかり，その額はますます増加している。たとえば米国では，病院はヘルスケアのなかでも最も経費がかかると

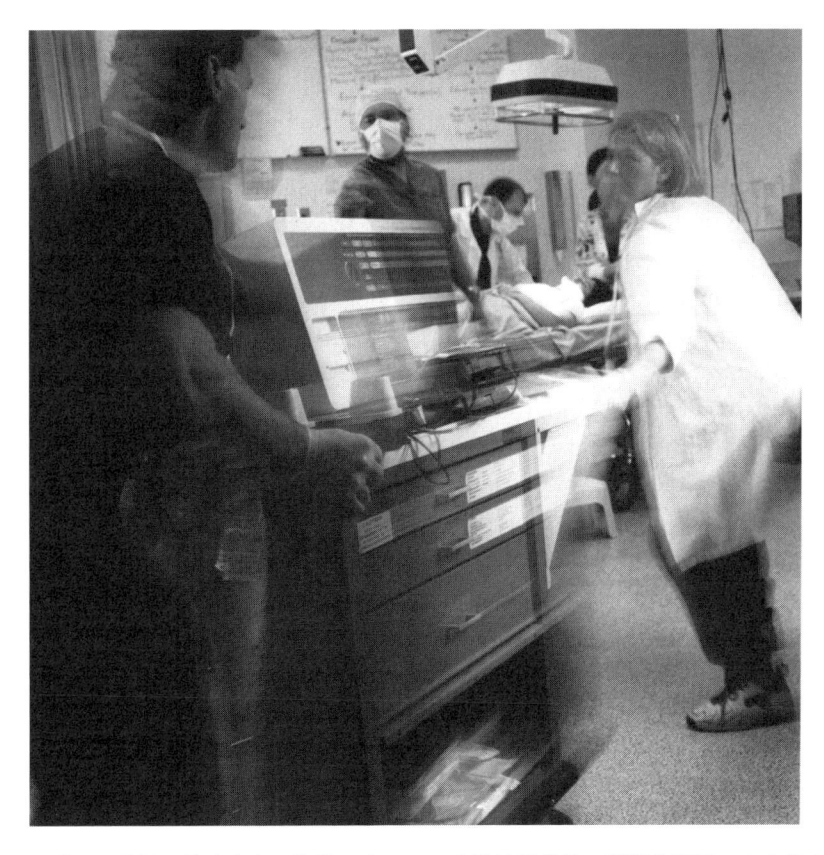

図4.2　テクノロジーの重視，重症疾患の治療によって，病院は現代的，科学的医療の中心的な施設である。（出典：Getty ImageTM 提供 EyeWire®）

言われており，1990年には米国人ひとりあたり約1,000ドルかかっていた。病院の経費の4分の1近くは管理諸経費であった[74]。米国では，1960年には患者3.1人あたりにひとりの管理人員がいたが，1990年にはその割合は患者ひとりにつき管理人員1.43人にまで跳ね上がっていた[74]。とくに開発途上国では，こういった増大するコスト，および，巨大なハイテク病院のほとんどは人口の大部分が暮らす都市に位置するという事実[75]のために，病院の役割を再評価せざるを得なくなってきている。しばしば地域のヘルスケア提供者のネットワークと連携して，地域のコミュニティを対象とするより小規模の地域病院（第18章参照）を充実させることが近年の流れである。一方，専門的スキルとハイテ

ク機器を備えた少数の大規模病院は，より重篤な患者の治療に備えるのである。こういった変化にもかかわらず多くの国では，医療資源のほとんどは依然として都市の大規模病院に集中している。そこは医療テクノロジーの本拠地でもある。

2005年の世界保健統計（表4.2前出）[55]に示されているように，利用可能なベッド数は世界の諸地域で大きく異なっている。ただしこの統計にはアフリカの数値は含まれていない。しかし，利用可能なベッド数についてのこの統計だけからでは，より貧しい国々についての実状をおそらく捉え損なってしまうだろう。それらの国では，利用可能なベッド数以上の患者を収容せざるを得ないことが少なくない。ベッドが足

りない分は，廊下にマットレスを敷いたり椅子を使ったり，あるいは直接床の上に寝かせるなどして対応せざるを得ないのである。

2.3.5. 医療テクノロジーの隆盛

テクノロジーは人間の感覚の延長，あるいは感覚・運動機能の延長と見ることができる。マクルーハン（Herbert Marshall McLuhan）[76] がラジオやテレビなどのメディアは中枢神経系とその機能（聴くこと，視ること）の「延長」であると述べたのとまったく同様に，医療テクノロジーの多くもまた，人体とその内部のプロセスを視たり聴いたりするためのより有効な手段を提供するものである。

どの時代，どの社会でも，治療家は常に何らかの形の装置を利用してきた。ナイフ，副木，メス，探り針（probe），舌圧子（spatula），また，儀式で用いられるより魔術的なアイテムもある。しかしながら，診断と治療の両方において，テクノロジーが，実用的にも象徴的にもますます重要な役割を演じるようになっている点で，近代西洋医学は他の医療と異なっている。それら機器のコストと複雑性は増すばかりであるが，この「技術的要請（technological imperative）」は年々大きくなっている。デザインと機能が複合されたシステムとして，ハイテク医療機器は限定された目的のために使われる単なるモノではない。それらは同時に文化的産物であり，それらが生み出された特定の時と場所の社会的・経済的・歴史的価値観に関して何事かを語っている。専門職としてそれらを使う人びとにとって，また，それらに頼ることになる患者たちにとって，ハイテク医療機器はさまざまな意味合いを持っている。西洋的な文脈においては，このテクノロジーは，生理的過程と多様な疾病という意味において，身体を理解し制御したいという近代医学の欲望を表現している。しかし，世界の他の場所では，同じテクノロジーや装置が社会的・文化的コンテクストに応じて，

それを使う人びとにとって非常に異なった意味をもつことになるだろう。たとえば，多くの非工業化社会においては，単純なシリンジ（注射筒）でさえも，「注射師」やその利用者（本章2.2.「民俗セクター」の項参照）にとっては，ある意味で，現代的西洋医科学をまさに具現化するものなのである。

フーコー（Michel Foucault）[77] は，欧州の医療において，18世紀末の「医療的まなざし」が，患者の身体「内部」における出来事や変化にますます焦点を合わせ始めた様子を描いている。医師は，患者の主観的な症状や眼に見える徴候にあまり注意を向けず，代わりに「眼に見える表面のすぐ背後にあるものを見ようとし，……疾患は身体の隠された深部にあるものと考え始めた」。数十年後に，新たな診断装置の発明がこの変化を後押ししたことは疑いない。テナー（Edward Tenner）[78] は，1816年のラエンネック（René-Théophile-Hyacinthe Laennec）による間接聴診器の発明などから，1895年のレントゲン（Wilhelm Conrad Röntgen）によるX線の発明，1918年のヘリック（James B. Herrick）による心筋梗塞診断への心電図の利用に至るまで，このプロセスが疾患の経過を身体内部に「局在化」することに大きな力を発揮するようになった様子を描いている。今では，以前に比べ格段の正確さをもってピンポイントで病理部位を定位することができるであろう。このプロセスは患者・臨床家双方にとっておおいに有益であるが，同時に，医療の視野を，今日の疾患の見方に特徴的な，還元主義・心身二元論・身体のモノ化へと狭めてしまうことにも寄与してきた。

また一方で，医療テクノロジーは人間の身体に対する私たちの感覚も根底から変えてしまった。時間的・空間的な身体の知覚の仕方に多大な影響を及ぼしたのである。たとえば，診断テクノロジーおよび延命テクノロジーのひとつの結果として，身体の境界が曖昧にされたこと，個別的自己の真の境界としての皮膚が解体され

たことが挙げられる[79]。X線，磁気共鳴画像（MRI），超音波スキャン（エコー），コンピュータ体軸断層撮影（CTスキャン），光ファイバーなどによって身体はより「透明」にされてきた。身体内部はより可視化され，ある意味で外部となった。今では皮膚というバリアを切開する必要なく身体の内部構造を検査することができる。さらに，生命維持装置・人工透析器・モニター装置・未熟児保育器の使用の増加や新しい生殖テクノロジー（第6章参照）によって，自己と非自己の境界はますます曖昧になってきている。こういった機器は身体に接続されると，いわば体外の器官（肺，心臓，腎臓など）となり，皮膚という境界を超えて身体を拡張させ，一時的あるいは恒久的な「サイボーグ」を創り出す助けとなることができる。一般的にこういったプロセスは，身体は部品交換（臓器移植手術）によって健康が維持される機械である，という現代的なメタファーにつながっている。このような機器への依存，とくに，それによって通常の身体の境界が崩されることで何が起こるのか，血液透析患者の事例についてカーマイヤー（Laurence Kirmayer）[80]が印象的に描いている。そこでは，患者は自分の血液が自らの身体を離れ，プラスティックチューブを通り機械の内部へと運ばれていく様子をその目で見なければならない。この電気仕掛けのモノのなかで，血液は神秘的に「変換」され，再び身体という私的な場所へと戻される。通常では内側にあるものが今や外側に置かれ，いわば身体が裏返されている。血液循環という私的で隠された生理的過程が，今や衆人環視のもとにある。自己と非自己の境界はもはやかつてのように明瞭なものではなくなっている。

産科領域について，David-Floyd[81]はこのプロセスのネガティブな影響を指摘した。米国の産科病院は完全な新生児を大量生産することを使命としたハイテク工場のようになっている，とDavid-Floydは論じている。テクノロジーの過度な使用によって，妊婦は自分自身の身体は，医療テクノロジーによって管理・監督される必要がある不完全な機械に過ぎない，といわれているように感じている。このことは，感情面において妊婦に大きな影響を及ぼし得るだろう。一方Browner[82]は，米国の女性の多くは自分自身の妊娠・出産におけるテクノロジーの価値については，いまだ好悪両面が混在した感情をいだいている，と指摘している（第6章参照）。

時間という観点からは，社会的な誕生・死亡と生物学的な誕生・死亡のギャップを拡大する可能性をもったテクノロジーがある（第9章参照）。たとえば，出生前診断に使うエコーの開発は，実際の出産の何か月も前から，両親と医師の目に社会的アイデンティをもつ存在としての胎児を見せることを可能にする。このように，通常の順序とは逆に，社会的誕生が生物学的誕生に先立ち得る。そのことは中絶論争に影響を及ぼしている。一方，終末期ケアにおいては，生命維持装置が生物学的死（脳死と定義されることが多くなっている）と社会的死（「その人」としての存在の最終的な死）とのギャップを拡大する可能性がある。生命維持装置のスイッチを切らなければ，身体は昏睡状態のままで数か月間，数年間も生かされつづけることができる。超高齢者の場合には，生命の「質」を犠牲にすることによってしか，生命の「量」の延長ができないことがあるため，そこに倫理的ジレンマが生じ得るとKonner[83]は論じている。

このように，現代の医療テクノロジーは，それを使う者たちにとって莫大な社会的・経済的コストを負わせる。医療機器の購入・作動・維持・修理にかかる費用はますます高価になっている。医療テクノロジーは労働集約的であり，特別に訓練された技術者，保守要員，修理要員，監督者を必要とする。また，電源の安定的供給や，信頼できるスペア部品の備えも必要である。こういった機器がより複雑かつ先進的になるのに比例して，不具合が発生する可能性も増加す

る[78]。病院の現場では，これらの複雑なテクノロジーのために，医療専門職はますます部外者に依存するようになっている。それらのアフターサービス・保守・修理を行う専門家やエンジニアは，高額の報酬を得るひとつのコミュニティを形成している。どのような臨床現場に導入される場合でも，医療機器によって人びとの相互関係や行動に大きな調整が必要とされる。たとえばBarley[84]は，米国マサチューセッツ州のふたつの病院にCTスキャンが導入された際の様子や，それが放射線医・技師・患者にどのような問題を引き起こしたかを記述している。技術的な故障や誤動作といった事態が病院の日課に組み入れられるために，故障についての新たな儀式・伝説・説明モデルを含めた，数多くの社会・行動・心理上の変化が必要とされた。

より貧しい開発途上国においては，これらの高価なテクノロジーを購入することで，公衆衛生政策が多大の影響を受けることがあり得る。それらのテクノロジーにより，長期的な予防医学や健康増進から，社会的健康問題のハイテクによる解決へと，乏しい資源を移動させざるを得なくなる。また，「身の丈にあった」小規模なテクノロジーを利用した，コミュニティを基本とするアプローチと地域の病院連携（第18章参照）から，高額な都市病院での救急対応の重視へと，資源を移動させざるを得なくなる。保守管理をする力がない国においては，そういったテクノロジーは，それらを生産・保守管理しスペアの部品を供給する外国の大企業への従属を引き起こすことも稀ではなく，まったく身の丈にあわないものとなるかもしれない。

診断テクノロジーもまた，新たな患者像をつくり出した。すなわち，心電図記録紙，X線フィルム，血液検査の値といったテクノロジーの産物である。医学的な関心は，時として現実の患者そのものよりも，そういった新たな患者像に向けられる。このような「紙上の患者（paper patients）」に現実の患者と同等の，あるいはよ

り強い関心を寄せる医療専門職もいる。「紙上の患者」は解釈・管理・数量化・常時モニターが容易であり，非協力的であるおそれもない。さらに，健康に関する文化的・宗教的な信念といった，病気のもつ曖昧で予測不可能な側面とも関係がない。ただし多くの場合は，医師側がとくに医療過誤として訴えられることへの怖れから，医療テクノロジーの過度の使用をせざるを得なくなっている。

今日，多くの教育実習病院では，医学生や看護学生に疾患を教える際に，こういった「紙上の患者」あるいは「電子的患者」について説明し議論をすることが最も一般的な方法になっている。症例検討会・症例報告・講習では，実際の患者を診察したり問診したりすることよりも，症状のスライド・ビデオ・写真・CGに注目する傾向がますます強くなってきている[85]。

診断のためのテクノロジーの導入によって，診断や治療や患者とのコミュニケーションが結果として達成しにくくなる，という逆説的な効果をまねくことがある[86]。これは，医師が医学的診断を下す方法が変化した結果である，とFeinstein[87]が指摘している。かつては，患者が自分の症状について語る「病歴」と，医師が「診察（理学的検査）」によって見出したことと，医師が行う各種臨床テストの結果に基づいて，医師は疾患を診断していた。診断を確実にするために，医師が，患者のライフスタイルや家族歴，社会的背景について集めた情報も利用することもよくあった。しかし今日の医療では，診断のプロセスは，聴く，視る，触る，そして感じることによって集められた主観的・臨床的情報の収集から，診断テクノロジー機器によって集められた客観的な「基礎医学的（paraclinical）」情報の利用へと移ってきている。患者に異常な症状がみられず，患者本人も主観的な不調を感じていない場合であっても，今ではそのような機器が，細胞学的・生化学的に，さらには分子レベルで異常を発見してしまうのである。この

ことが，「疾病」の医学的定義と，患者の主観的な「病い」の定義（第5章参照）とのギャップを拡げ，両者が対立する可能性を高めることになった。さらに，主として基礎疾患を突きとめることを目的とする教育訓練を受けた医師は，生活者である現実の患者が示す複雑で変化する臨床像を解釈することには長けていないかもしれない[86]。その複雑さの一端は，エイズ・がん・高血圧といったテクノロジーによって明らかにされた基礎疾患が同じであっても，倦怠感・痛み・腫れ・頭痛・食欲不振のように臨床像は多様であるという事実に現れている。同様に，たとえば食道裂孔ヘルニアと冠動脈不全という異なった基礎疾患が，胸骨後面痛というほぼ同一の臨床像を呈することがある。このような理由からも，臨床上のデータと基礎医学的データの両者をどう解釈するかについての知識は，診断を成功させるために欠くことができないといえる。

このように，多くの新しい医療テクノロジーは，医療の行われ方にプラス・マイナス両面で大きなインパクトを与えてきた。そして，医師が心身の不調を診断し治療する方法，また，患者との関係の持ち方に影響を与えてきた。ある意味で，患者と医療専門職との距離を遠ざける方向に働いてきた。1983年にJournal of the American Medical Association（JAMA）誌の論説[88]が，「機械は医師になったのか」という問題を掲げた。その後多くの人びとが同意を示したように，とくに米国においてその現象は実際にゆっくりと進行している事態であり，それが患者の心理に大きな影響を及ぼしつつあるということが指摘されている。患者が受け取っていたのは「機械に支配された非人間的な医療システム」というメッセージであった。論説はさらに，テクノロジーによって供給されるヘルスケアの改善という事実よりも，機械が権威あるアドバイザーである『医師』になり変わったという秘められたメッセージこそが大きなインパク

トを持つ，と述べている。また，人としての専門医は技術官僚やビジネスの経営者に姿を変えつつあり，「医師」は機械の後ろに退き，いわば機械の一部となってしまったと論じている[88]。

したがって，現代の生物医学的医療においては，今やほとんどすべての医師－患者の関係のなかに機械の存在があらかじめ組み込まれている。現在の医師と患者の関係は次のように図式化できる。

医療機器は，診断（CTスキャンやX線），治療（透析や麻酔器），コミュニケーション（コンピュータや電話）のいずれに使用されるにしても，現代の西洋的医療の専門職を象徴する最も特徴的なシンボルとなっている。しかしこのプロセスは，次のふたつの点において医師－患者関係にマイナスの影響を及ぼすだろう。それは，JAMA誌が示唆しているように医師と機械の境界が曖昧になること，そして，患者と機械の境界が曖昧になることである。後者については，患者の身体がある種の「柔らかい機械（soft machine）」（第2章参照）といった機械的な概念によって把握されるようになる一方，機械自体がある種の「患者」として捉えられるようになってきている。いまでは，医師の関心を引くために，病棟の患者はベッドサイドのモニター機器と張り合わなければならないという状況もみられる。医師は，ベッド上の患者が「言うこと」よりも，モニター機器が「いうこと」の方に注意を向けかねないのである。

現代医療で最も普及している医療機器であるコンピュータの問題ついては，第13章で詳しく述べる。

2.3.6. 西洋医学の「危機」

西洋医学は世界規模での支配的な医療イデオロギーとなっているが，多くの人びとが，少なくとも西洋世界では，生物医療は危機にあると信じている[73, 75, 90]。生物医療が，疾病の予防や治療，苦痛の緩和，寿命の伸長といった数々の

成功を収めているにもかかわらず，危機だと感じられている。近年，医師への不平の増加，医療専門職に対する訴訟やメディアキャンペーン，非医療職の治療師や補完代替医療の治療師の人気の増大といった形で，大衆の不満が現れてきている。

それにはいくつかの理由がある。皮肉にも，医学自体の成功そのものが理由となっていることがある。20世紀を通じて，西洋諸国のほとんどで，天然痘・ジフテリア・ポリオ・破傷風・はしかといった大規模で致死率の高い感染性疾患や多くの細菌感染症がほぼ根絶された。新生児や産婦の死亡率は低下し，寿命は延長した。結果として，長生きしたより多くの人びとが，現在は「慢性」の疾患に苦しんでいる。テナー[78]がいう「慢性病の報復（revenge of the chronic）」という事態である。こういった疾患には，糖尿病・高血圧・関節炎・パーキンソン病・がんのように中高年に多い疾患が含まれる。ほとんどの場合，こういった状態に対する「応急処置」はまったく不可能である。その代わり，長期にわたる「ケア」モデルが必要であり，各種ヘルスケア職や患者との共同的なアプローチが必要になる。従来の「医師が患者を治す」という権威主義的な「疾病」観とは極めて異なり，たとえば糖尿病のように，慢性疾患の場合に患者は「共同治療者」にならなければならない。つまり，医療専門職と協力して，毎日自分の状態をモニターし，自分で治療しなければならない[91]。したがって医療専門職は，患者教育の必要性[92]，患者のニーズ，患者の健康に関する信念，患者の日常生活の現実を，より深く理解することが必要となってくる。

同時に，病院，テクノロジー，薬剤，厚生官僚，医療スタッフの給与，訓練，訴訟，医療過誤への保険といったコストの上昇により，医療のコストは膨らみ続けている。米国における健康関連の支出は2002年には9.3%増加して，1兆6,000万ドルという膨大な額になったと見積もら

れている[93]。こういったコストの上昇により，ほとんどの社会で，国民の間にすでに存在している健康関連資源の分配の不平等が拡大され，医療ケアを十分に受ける経済的能力がある層とそうでない層への二極分化がますます進んでいく[90]。さらに，心臓疾患を予防することを第一とする，安価で長期的な健康促進キャンペーンよりも，心臓移植のような，高価で注目を浴びる治療手段が強調されることも医療システム全体のコストを押し上げている。

生物医学の「医原病（iatrogenic disease）」は今ではメディアを通じて広く大衆に知られている。サリドマイドの悲劇に加え，多くの薬剤の副作用が近年報告されている。また，向精神薬やその他の処方薬への依存も増えている。病院の現場では，より複雑な手術や診断方法を用いることにより，今では合併症や望まれない副作用のリスクが増加するばかりである[78]。そのなかには，抗生物質耐性菌による感染（米国では入院患者のおよそ6%が感染する[78]）をはじめ多くの有害事象がある。1980年代にニューヨーク市の病院の3万件以上の記録を詳細に調査した結果[94, 95]，その3.7%に有害事象が発生していたことがわかった。おもなものとして，薬剤による合併症（19%），創傷感染（14%），技術的合併症（13%）がある。それらの有害事象のうち，70.5%が6か月以内の障害，2.6%が恒久的な障害を引き起こし，13.6%は死に至った。この研究の期間である1984年にニューヨークの病院から退院した267万1,863名の患者について，9万8,609名で有害事象があり，そのうち2万7,179名は過誤によるものであったと推定されている。

慢性で薬剤抵抗性のある疾患

近年，「魔法の弾丸（magic bullets）」と呼ばれた抗生物質や現代の医療技術によっても治癒できない感染性疾患の範囲が広がっている。HIV／エイズ，B型肝炎，C型肝炎，いくつか

のタイプのインフルエンザなどのウイルス性疾患，薬剤耐性を獲得した新しい系統のマラリアなどの原虫感染症，かつての抗生物質濫用の結果生じた多剤耐性の結核をはじめとする多くの薬剤耐性菌による細菌感染症，がそのなかに含まれている。ジェット機による移動やマス・ツーリズムを通じて，病原体やそのベクター（媒介者）が急速に拡散することもこの状況をさらに悪化させている。

現時点では，HIV／エイズやマラリアのような疾病は，ワクチンや抗生物質によって制圧することはできず，人間の行動を変えることによってうまくコントロールすることしかできない（第16章，第17章参照）。ほとんどの産業化社会においては，とくに都市部において，患者がますます多様化しているので，このことはとくに重要な意味をもっている。都市には，旅行者・移民・留学生・外国人労働者・難民，さらに，さまざまな新宗教集団・宗教・ライフスタイルの信奉者がいる。健康や心身の不調について，また不調にどう対処すべきかについて，それぞれの集団が独自の見解をもっていることはまれではない。したがって，社会的・文化的に多様な社会においては，単一で柔軟性のない健康教育のモデルと生物医療はもはや受け入れられないであろう。こういった理由によって，医療は「応用医科学」であることはもちろんであるが，それにもまして「応用社会科学」にならなければならない。

医療の役割の変化

西洋医療システムにおける医師は，その伝統的な役割や求められるあり方に関して大きな変化を経験しつつある。他の医療専門職同様，医師は現在，複数の役割に関して有能であることが求められている。治療の専門家という役割と同時に，経営者，教育者，コンピュータの専門家，官僚，政府機関（あるいは医療保険会社）の被雇用者，技師，執筆者，経済専門家，ビジ

ネスパースン，裁判官，倫理の専門家，患者の代弁者，家族の友人であり信頼できる相談相手という多様な役割が期待されている。また，政府の官僚機構，保険会社，病院，医学校，保健機関などからの圧力が増しているため，臨床における自律性が弱められていると多くの医師は感じている[96]。医科学の歴史的な成功は，既成宗教の凋落と相まって，医師への過剰な期待をも産み出した。たとえ何の宗教的訓練を受けていないとしても，医師は自分の「科学の殿堂」において世俗的な「司祭」として振る舞うことが期待されることがしばしばある[73]。医療専門職にはさらに，「過大な情報負荷」という問題がある。Haines[97] によると，現在世界中で2万誌以上の医学雑誌が刊行されており，毎年総計200万本に上る論文が出版されている。これらの論文を積み上げれば500メートルの高さになるほどである。一般内科医は，専門分野に遅れないためには，毎日19本の原著論文に目を通さなければならないだろう，とMainesは推定している。

以上のような要因すべてが積み重なり，現代の医療システムがいかなる形態であるにせよ，多元的ヘルスケアという状況のなかで果たす役割に大きな変化が生じている。生物医療に対するさまざまな批判が正当であり，そのシステムが確かに危機にあるのであれば，医療の実践にとって，従来とは異なるパラダイムこそが将来必要となるであろう。

3
治療者のネットワーク

いかなる社会においても，病気になり自己治療がうまくいかなかった人びとは，助けを求めるために民間セクター・民俗セクター・専門職セクターのどの治療者に相談するかを決める。

この選択は，どのタイプの治療者が利用できるか，サービスに対して支払いが生じるか否か，支払いが生じるとすれば支払う能力があるか否か，そして，不調の原因や理由に関する自分たちの「説明モデル（Explanatory Model）」など，自分たちが作り出したコンテクストに影響を受ける。説明モデルは，病因や徴候，生理的変化，病気の来歴や治療法についての考え方である（第５章参照）。患者とその家族は，説明モデルに基づいて不調に対して適切と考えられる治療や助言を選択する。たとえば寒気のような普通の病いは親族によって，憑依のような特別な病いは民俗セクターの治療師によって，とくに病いが深刻である場合は医師によって治療される。Snowが指摘するように[14]，仮に身体の不調が倫理を踏み外したことに対する神与の罰であるならば，必要なものは抗生物質ではなく祈りと懺悔であるが，おそらくは，身体的な症状を扱う医師と不調そのものの原因を扱う司祭の両者が同時に用いられることが多いだろう。

このように，病者は複数の異なるタイプの治療家や治療を，同時に，もしくは次々に利用することが多い。これは，「ひとりよりもふたり以上の能力に頼ったほうがよい」という実践的な考えによるものである。たとえばScott[98]は，フロリダ州のマイアミに住む南カロライナ出身のアフリカ系米国人の事例について報告している。この女性は，自分は妖術にかけられたと考えており，オリーブオイルと角砂糖にたらしたテレピン油を用いて自己治療していた。この治療が腹腔の痛みの症状に効かないとわかったとき，彼女は二人の「ルート・ドクター（root doctor）」と呼ばれる民俗治療師（魔法の粉とキャンドルを彼女に与え，お祈りをしてくれた）と，「聖女（sanctified woman）」と呼ばれる女性（マッサージを施しお祈りをしてくれた）にかかりながら，「身体に何が起こっているかを見つけるために」ふたつの病院を受診しX線検査と胃腸の検査を受けた。ある時点では，彼女は

3人の民俗治療師すべてのアドバイスに同時にしたがっていた。Scottが指摘するように，彼女が医師にかかっていたのは，治療のためではなく，それぞれの段階における民間治療の効果を確認するためであった。それぞれの治療師は，「消化性潰瘍」，「妖術」など，患者の問題をそれぞれの慣用句で定義し直すかもしれない。このように複数の治療を同時に利用するという状況は，複雑化した社会において，とくに深刻な病気を抱えている場合，ますますよくみられるようになってきている。たとえば，がんと診断された人びとは，生物医療的な治療に加えて，行動や食事を変え，ビタミンの摂取量を増やし，祈りを多く捧げるようになり，自助グループに参加し，代替治療師や伝統的な治療師[99]にかかる傾向がある。

病者は，ヘルスケア・システムの3つすべてのセクターとつながっている治療のネットワークの中心にいる。アドバイスや治療はネットワークの結びつきを通じて伝えられる。家族や友人，近所の人や友人の友人からのアドバイスに始まり，宗教的もしくは世俗的な民俗治療師や医師のアドバイスに移っていく。このアドバイスは，アドバイスが得られた後でも，患者のネットワークのほかの部分で，人びとの知識や経験に基づき，議論され評価される。Stimson[100]が述べるように，医師の治療は多くの場合，「その医師の過去の治療上の成果や，ほかの人びとの経験，患者がその医師に何を期待しているかに基づいて」評価される。このように，病者は民間セクター・民俗セクター・専門職セクターという異なるタイプの治療家の間で選択をするだけでなく，診断とアドバイスが病者にとって納得がいくかどうかによっても選択を行っている。もしも診断やアドバイスが病者にとって納得がいかなかった場合，病者は治療者の指示に従わない態度（ノンコンプライアンス）を示すか，治療のネットワークのほかの部分に移動していく。

4

英国における
多元的ヘルスケア

英国内には，他の複合的産業社会同様，身体の不快感や精神的苦痛の軽減や予防に対応したあらゆる治療の選択肢があるが，こうしたヘルスケアは民間セクター，民俗セクター，および専門職セクターにわけられる。専門職セクターについてはStacey[101]やLevitt[102]ら医療社会学者による先行研究があるため，本節では，おもに民間および民俗セクターに焦点をあてることとする。英国のヘルスケアの3つのセクターを概観することで，心身の不調を含めた災厄を管理する際の選択肢がどれだけあるのか明らかとなろう。

4.1. 民間セクター

事例研究で取り上げるElliot-Binns[103, 104]による1970年と1985年の研究は，英国における一般（非専門家）の治療ネットワークについて詳細に論じた数少ない研究の一角をなす。この他の研究は，自己治療の現象に焦点を当ててきた。たとえば，DunnellとCartwright[105]による1972年の大規模調査では，自己処方した薬の使用が，正式に処方された薬の使用の2倍みられた。自己治療は通常，高熱・頭痛・消化不良や喉の痛みに対してなされ，この調査でもこうした症状が多発していた。しかし，成人の91%が調査直前の2週間の間にひとつ以上の異常症状を訴えていたものの，医師の診察を受けていたのはそのうちわずか16%であった。自己治療は，医師の診察の代わりとして頻繁に使用され，医師はより重篤な状態に対応することが期待されていることが明らかとなった。自己処方で特定の売薬を使用するという考え方は，数多くの情報源からもたらされていた。配偶者（7%），両親や

祖父母（18%），他の親族（5%），友人（13%）や医師（10%）といった人びとである。調査サンプルの57%の人は，さまざまな健康状態に対して助言をしてくれる情報源として，地域の薬局を挙げていた。この点は，1979年のSharpeによるロンドンの薬局における研究[106]で立証されている。このロンドンの薬局では10日間で72件の助言の要請があったが，とくに多かったのは皮膚疾患や呼吸器感染症・歯科疾患・嘔吐や下痢に関するものであった。Jeffreysら[107]による，労働者階級の人びとが住む公営住宅における先行研究では，インタビューされた人びとのうち3分の2が自己処方の薬をいくらか使用しており，その多くの場合，処方薬とともに自己処方の薬を飲んでいた。もっともよく処方されていたのは，便秘薬やアスピリンであった。アスピリンや鎮痛剤は，頭痛やリウマチだけでなく，関節炎や貧血，気管支炎や腰痛，月経異常や更年期症状，神経炎，インフルエンザや不眠症，風邪やカタルなどの多くの症状に使用されていた。

英国においては，売薬と処方薬いずれについても，薬を貯蔵したり交換したりすることがよくみられる。病いをかかえてきた人びとはHindmarch[108]がいう「健康に詳しいお隣さん（over the fence physicians）」としてふるまうことがあり，似たような症状を持つ友人・親族や近所の人びとと処方薬を共有することがある。Warburton[109]のレディングにおける研究では，若者の68%が向精神薬を友人や親族から受け取ったことがあると認めていた。リーズにおけるHindmarchの1981年の研究でもまた，ある通り沿いに暮らす人びとが，ひとりあたり平均25.9錠の処方された錠剤やカプセル剤を貯蔵していたことが明らかとなった。処方薬を飲むかどうか判断することも，民間の健康文化の一部であり，Stinton[100]が指摘する通り，一般の人が薬を飲むことを「道理にかなう」と判断しなければ，服薬不履行となることがある。Stinton

は服薬不履行の割合が30%以上にのぼると推定している。

1985年に実施されたElliot-Binnの二度目の研究[104]では，健康に関する助言や健康情報（本，雑誌やマスメディア）の匿名の情報源の使用が増えたことが明らかとなった。しかしその後は，インターネットという新たな医療アドバイスの匿名情報源が，人びとの生活にかつてない役割を果たすようになり，人びとが自身の心身の不調をどのように理解し対処するかに大きな影響を与えるようになった。この重要な展開については，第13章で詳しく説明する。

英国における民間ヘルスケアが実際にどの程度の効果をもっているのかについては，ほとんど研究されていない。数少ない研究のうちBlaxterとPaterson[110]による1980年のスコットランドの都市アバディーンにおける労働者階級の母親たちの研究では，よくある子どもの病い（たとえば耳垂れ）は，日常の機能を妨げることがなければ通常無視されていることがわかった。一方，Pattisonら[111]による別の研究結果は大きく異なり，母親は第一子であっても，乳児の病いを認識し，医師の診察につなげることができていた。

英国では，健康アドバイスやケアを提供する人びとの主要なグループとして，自助グループのために働く有志の援助活動家がおり，セント・ジョンズ救急サービス（St. John's Ambulance Service），赤十字，サマリタンズ，エイジ・コンサーン（高齢者福祉問題）などさまざまな慈善団体で活躍している。多くの場合カウンセラーは所属している組織からトレーニングを受けている。そうしたトレーニングを受けた人びとも含めた多くのカウンセラーが現在利用可能になっており，その数は1990年代以降大幅に増えている。Arnason[112]によれば，英国では約2,500万人が広い意味でのカウンセリング技術を活用しており，そのなかには，30万人のボランティアカウンセラーも含まれている。加えて，カウンセリングで生計を立てている人は8,000人程度である。

4.1.1. 自助グループ

民間セクターの重要な一角を占めるのは，第二次世界大戦以後発展してきたさまざまな「自助グループ」である。自助グループでは，民間セクターの他の部分と同様，会員の教育ではなく経験，とりわけ特定の災厄の経験が重視されている。こうしたグループの全会員数は不明であるが，数千は数えるだろう。Self Help UK[113]というウェブサイトには，英国やアイルランドにある，広い意味で「自助」グループと分類された1,000を超えるグループが掲載されており，Patient UK[114]という別のサイトには1,968の自助もしくは患者支援グループが掲載されている。こうしたグループは，人びとが入会する理由によって分類できる。

1. **身体的問題**：片頭痛トラスト（Migraine Trust），全国腰痛協会（National Back Pain Association），ギランバレー症候群支援グループ（Guillain-Barré Syndrome Support Group）
2. **精神的問題**：全国恐怖症協会（National Phobics Society），英国統合失調症協会（Schizophrenia Association of Great Britain）
3. **身体的問題・精神的問題・依存症の問題を抱えた人びとの親族**：ワクチン被害にあった子どもの親の会（Association of Parents of Vaccine Damaged Children），アラノン家族グループ（Al-Anon），全国介護者家族連絡会（National Council for Carers and their Elderly Parents），ファミリーズアノニマス（Families Anonymous）
4. **家族問題**：家族福祉協会（Family Welfare Association），親ホットライン・プラス（Parentline Plus）
5. **依存症の問題**：アルコホーリクス・アノニマ

ス（Alcoholics Anonymous），ギャンブル依存アノニマス（Gamblers Anonymous），セックス依存アノニマス（Sexaholics Anonymous）

6. **社会問題**：

  a. 性的マイノリティ：レズビアン＆ゲイ財団（Lesbian and Gay Foundation），レズビアン電話相談（Lesbian Line），ゲイよろず相談（Gay Switchboards）

  b. 片親家庭：家族に父親は必要だ（Families Need Fathers），ジンジャーブレッド（Gingerbread），片親アクションネットワーク（Single Parent Action Network）

  c. 人生の変化：退職準備協会（Pre-retirement Association），全国未亡人協会（National Association of Widows）

  d. 社会的孤立：母親に出会おう協会（Meet-a-Mum Association），英国介護者協会（Carers UK）

7. **女性グループ**：女性の健康問題（Women's Health Concern），レイプ危機（Rape Crisis）に関するグループ，母親連合（Mother's Union）

8. **エスニック・マイノリティ・グループ**：エチオピア健康支援ネットワーク（Ethiopian Health Support Network），キプロス系アドバイザリー・サービス（Cypriot Advisory Service），アジア系障害者連合（Asian People's Disability Alliance），アフリカ・カリブ系視覚障害者の会（Organization of Blind African Caribbeans）

Levy[115] によれば，多くの自助グループの目的や活動は以下の通りである。

- 情報と照会
- カウンセリングとアドバイス
- 一般向けの教育や専門的教育
- 政治的・社会的活動
- 研究やサービスのための資金集め
- 専門家の指導下の治療サービスの提供
- 小グループでの相互的支援活動

自助グループの多くは「苦悩の共同体」であり，会員になる条件は，災厄により精神的苦痛を経験していることである。たとえば，全国恐怖症協会（National Phobics Society）のウェブサイトには「不安障害を経験したことのある人は，他の患者を支援するのにもっとも適しているという信念が私たちにはある。なぜなら，経験者は人びとの生活が不安障害にどのように影響されているか，正確に理解できるからである」[116]。Levy[115] による 1982 年の研究では，調査対象の 71 の自助グループのうち，41 グループが特定の疾病に苦しんでいる人びとを会員の対象とし，8 グループは病人の親族がおもな構成員であった。なかには乾癬患者会（Psoriasis Society）のように，専門職セクターと重なりあうものもある。乾癬患者会の 4,000 人の会員は，患者や親族，医師，看護師，化粧品会社や製薬会社などを含む[117]。また，法律などによってその社会において正統性が認められた「**正統医療（orthodox medicine）**」と敵対し，官僚や専門家に反するスタンスを持つグループもある。

Robinson と Henry[118] は，民間セクターにおいて自助グループが増大してきた理由を数多く挙げているが，そこには会員が現存の医療・社会サービスが人びとのニーズに応えていないことや，コミュニティ内における相互支援の価値や，内部で共有されている問題を周知するメディアの役割を理解していることも理由に含まれる。その他の理由としては，匿名化が進む産業化社会のなかで，スティグマ化されていたり，周縁的な社会的属性をもっていたりする人びとのための対処メカニズムとして，コミュニティ（とくに拡大家族のケアコミュニティ）への郷愁がみられることもある。さらに，自助グループがあることで，より個人的なかたちで災厄を説

明でき，対処することができる点も挙げられている[119]。

4.2. 民俗セクター

他の欧米社会と同様，英国の民俗セクターは比較的小規模で，その定義はあいまいである。地域の信仰に基づく治療師やジプシー，占い師，透視能力者，霊能者，薬草師，「魔女（wise woman）」などが農村部では今でも存在している。一方，民俗セクターに特徴的な診断や癒しの形態が多くみられる傾向は都市部で高く，とくに補完代替医療においてその傾向は顕著である。補完代替医療従事者による診察の年間総数の推定値はいずれも着実に伸びてきている[120]。1981年のある研究の推定では，補完代替医療従事者の診察が毎年1億1,700万〜1億5,400万件の間で推移しており，約1,500万人（英国総人口の2.5%）が年内に何らかの非通常医療を受けていた。それに対して，家庭医の診察を受けていたのは人口の72%であった[120]。補完代替医療従事者の診察を受けた人びとのうち33%は同時に医師の治療も受けていた[120]。非西洋社会と同様，補完代替医療従事者の多くが心理的・社会的・倫理的・身体的次元を含めたホリスティックな視点で患者をみるよう心がけており，健康を均衡がとれた状態ととらえている。たとえば，全英医療薬草師研究所（National Institute of Medical Herbalists）[121] のパンフレットには，「薬草師は，生理学的および精神的均衡状態，すなわち健康状態が崩れている状況を疾病ととらえており，治療の方向性としては，体内の癒しの力を認識し，その均衡状態を復元することを目指す」とある。同じように，地域保健財団（Community Health Foundation）[122] は「痛みや不快感のない状態のみを健康とよぶわけではない。良い健康状態とは，個人と友人・家族や生活・仕事環境との間の動的関係である」と述べている。

薬草治療や信仰に基づく治療，助産術は，おそらく英国にもっとも深い起源がある。植物性生薬に関する最初の記述は紀元1260年までさかのぼり，過去400年の間に数多くの「草本誌」が出てきている。たとえば，1636年にJohn Parkinsonがまとめた草本誌には，3,800の植物の医薬用途の詳細が記されていた[123]。また，これとは異なる伝統的なヘルスケアの技術である助産術は，とくに1902年の助産師法により助産師の登録が義務づけられて以来，専門職セクターに吸収されるようになった。鍼・ホメオパシーやオステオパシーなど他の治療法も海外から輸入されてきている。

民俗セクターでは，宗教的治療師と世俗的治療師がともに活動している。前者の例として，全国スピリチュアルヒーラー連盟（National Federation of Spiritual Healers：NFSH）があり，NFSHではスピリチュアルヒーリングを「患者本人が実際に同席しているかどうかに関わらず，手当て，もしくは，祈りや瞑想を行うことを手段とした，身体的・心理的・スピリチュアルな病気のあらゆる治療形態」[124] と定義している。1965年以降，NFSH会員の治療師は，1,500を超える国民保健サービス（National Health Service：NHS）病院との協定下で，治療を要請する患者に対して病院で治療を提供できるようになった。さらに，英国には数多くのスピリチュアリスト教会（Spiritualist Church）や癒しサークルがあり，祈りや手当てによるスピリチュアルヒーリングを行っている。このなかには，クリスチャン・サイエンス教会（Christian Science Church）やアフリカ・カリブ系ペンテコステ派教会（Afro-Caribbean Pentecostalist Church）などがある。キリスト教系の治療はキリスト教治療フェローシップ（Christian Fellowship of Healing），健康と癒しの教会評議会（Churches' Council of Health and Healing），聖ラファエルギルド（Guild of St. Raphael）などが振興している[125]。全体としては，英国で何千人もの人びとがスピ

リチュアルヒーリングや「手当て」を実践している。主要2団体は1954年に設立され英国内で6,000人の会員数を要する（その他海外会員もいる）NFSHと，368の付属スピリチュアリスト教会をしたがえ，1万6,000人を超える会員数を誇るスピリチュアリスト全国連合（Spiritualists' National Union）である[127]。

　一方，未知数であるが，女神崇拝の「ウィッカ（Wicca）」や白魔術団体，魔女グループが呪術的治療を行っている。*Doctor*誌1981年号でde Jonge[128]が英国内に7,000の「魔女グループ」が存在し，9万1,000人の会員を有すると主張した。

　補完代替医療の一形態として，ホメオパシーは英国で特権的な地位を占めている。ホメオパシーの指針は1796年にドイツでザムエル・ハーネマン（Samuel Hahnemann）によりはじめて宣言され，英国初のホメオパシー病院は1849年ロンドンで設立された。ホメオパシーは英国王室と長く関係を築いてきている。1937年国王ジョージ6世のホメオパシー医としてJohn Weir卿が任命され，王室とのつながりはその後も引き継がれている。1948年に，ホメオパシー病院は国民保健サービス（NHS）に組み込まれ，現在ロンドン，リバプール，ブリストル，タンブリッジ・ウェルズやグラスゴーにNHSのホメオパシー病院がある[46, 129]。1971年時点のホメオパシー病院の病床数は約383床を数え，ホメオパシー医療外来クリニックの患者数は延べ5万1,037人であったと推定されていた[130]。こうした病院には，正統医学の資格を持ち，大学院でホメオパシーを修めた医師が配置されている。さらに，1996年には，医師の資格をもたないホメオパスのための専門職協会2団体，21の養成学校があった[129]。英国のホメオパシーは，正統医学とは前提が異なるものの，他の代替治療と比べて正統性が認められている。他の補完代替医療と同様，ホメオパシーはヘルスケアの民俗・専門職セクターをまたがっている。

　民俗・専門職セクターの間には双方向の影響がある。たとえば，正統医療の医師の多くは，ひとつ以上の代替治療を何らかのかたちで行っている。

　こうした医師は，英国ホメオパシー医療協会（UK Homeopathic Medical Association），英国医療鍼協会（British Medical Acupuncture Society）や英国医科歯科催眠協会（British Society of Medical and Dental Hypnosis）などの共同組織のかたちで組織化されている[131]。同様に，代替治療師のありかたは，程度はさまざまであるものの，正統医学の医師の養成法・組織・技術・資格や自己呈示のありかたの影響を受けており，教育機関と有資格者リストを有する専門職組織を形成し，以前にも増して「専門職化」を進めてきている。英国における他の専門職と同様，英国鍼治療カレッジ（British College of Acupuncture）や全英医療薬草師研究所（National Institute of Medical Herbalists），ホメオパス協会（Society of Homeopaths）やオステオパス総会議と登録名簿（General Council and Register of Osteopaths）などのような共同組織を編成する場合もある[132]。1979年には，英国鍼治療協会（British Acupuncture Association）が2年間の修士コースと，プラス1年間の鍼治療の学士号のコースを設けた。英国全体で学生数は100人，協会名簿には33人の医療有資格者会員と420人の医療資格をもたない会員が名を連ねた[133]。専門職化への圧力は，過去10年，治療師自身のみならず英国政府，欧州連合（EU）や医療職・消費者からかけられてきた[131, 134]。こうした圧力に対して，治療師らは，上記のような専門職グループの組織化を進め，自主的に自己規制する機能を備えたり，法的地位を得ようと試みたり，政府による法的規制を模索するなどさまざまな手法で対応してきた。

　その対極にあるのが，透視能力者・占星術師・心霊治療者・霊聴能力者・手相占い師・ケルト系霊媒師・タロットカード占い師・ジプ

シー占い師やアイルランド系予言者など，より個人的な形態の民間医療に従事する者であり，このような民間医療の広告が，大衆紙や雑誌，プリント資料や，*Prediction, Horoscope, Old Moore's Almanac* などの出版物に出ている。その多くは素人のカウンセラーや精神療法士としての機能を果たしている。「支援を受けられない健康上の不安が何かありますか？　何かご自身や家族に関する心配事で助言が必要なことはありますか？　もしあるようでしたら，両方に私がお答えできるかもしれません。私は七番目の息子の七番目の息子，予言者として生まれました」[136] などがその例である。このグループの大半は，何らかのト占（divination）を用いており，硬貨・サイコロ・茶葉・クリスタルボール・タロットカードや手相などを利用して，その人にかかる超自然現象や宇宙の影響を読み解き，不幸・心身の不調・その他の災厄の原因を明らかにしていく。患者の側からみれば，このアプローチには災厄の責任を個人の手に負えるものではないところに位置づけてくれるという強みがある。災厄の原因は，患者本人の行為ではなく，運命や不運，星座，他者の悪意などとされる。こうした治療師のなかにも，専門職化が進んできているグループもある。たとえば，英国占星術霊能者協会 (British Astrological and Psychic Society) は1976年の設立以来，秘伝の奥義やスピリチュアルな教え，ニューエイジの教義を広め，その会員はあらゆる「解釈や占いの技術」を提供している[137]。協会が提供するト占には，占星術・手相占い・数霊術・オーラリーディング（透視）・筆跡学・トランス霊媒・易経・タロットカード・透視・霊聴・心霊能力やサイキックアートなどがある。また，全国治療師名簿（National Register of Consultants）を発行し，入会の条件や倫理規定を定め，あらゆるト占のコースや資格を提供している。協会ブックレットには「登録している治療師は，複数の分野の能力を有し，クライアントのニーズを満たすために分野を横断することもできる」と書かれている。

英国のエスニック・マイノリティや移民のなかには，自分たちの文化にある伝統的治療師の治療を受診しつづける者も多く，特定の状況下においてはそれが顕著になる。たとえば，イスラム教の「ハキム（*hakim*）」やインド亜大陸由来のヒンドゥー教の「ヴァイドヤ（*vaidya*）」（英国内に約300名いるとも推定されている）[138]，中国伝統医療（湯液や鍼灸など）の治療師，アフリカの「マラブー（*marabout*）」や「呪術師オービア（*obeah* man）」，カリブ系スピリチュアルヒーラーなどである。*Eastern Eye, Caribbean Time, The Voice* など南アジア系，カリブ系やアフリカ系コミュニティ紙には，人間関係，健康上や経済的不安から不運や妖術に至るまで，あらゆる個人的問題を扱うスピリチュアルヒーラーや助言者に関するさまざまな広告が掲載されている。こうした治療師の多くは，自らの治療の力が，何世代にもわたる「治療師家族」に生まれたという事実に基づいていると考えている。

最近の広義の治療師のグループには，クライアントの外見を向上させ，その結果心理状態も高めようという活動におもに関わるものがある。英国全土で「美容セラピスト」を擁した「美容クリニック」が増加してきている。こうしたクリニックの環境も雰囲気もともに疑似医療的であり，診察を行い，白衣をまとい，薬瓶や複雑な機材を並べ，立派な免許状を壁に掲げている。こうした状況は，外見も含めた人間の身体のあらゆる側面の「医療化」の進行という，より広範な社会現象の一部分をなしている。

4.2.1.　補完代替医療の専門職組織

英国内には現在「代替的（alternative）」・「補完的（complementary）」・「ホリスティック（holistic）」な治療を推進する専門職団体が数多くある。最大級の組織としてホリスティックセ

ラピスト連盟（Federation of Holistic Therapists）
があり，美容セラピー・電解脱毛・アロマテ
ラピー・リフレクソロジー（反射療法）などの
セラピーに従事する2万人を超える専門セラピ
ストを抱えている。また，専門誌 *International
Therapist* を発行している[119]。

　近年，政府筋の一部で近代医療に対する批判
が高まりつつあるが，同時に，社会全体でも補
完代替医療の拡大が進み，関連組織も急増して
いる。補完代替医療の多くは，研究活動を活発
化させることで医学界に対する不信感を払拭す
ることに狙いを定めている。たとえば，補完医
療研究協議会（Research Council for Comple-
mentary Medicine）が1983年，「補完医療従事
者および患者に個々の治療の効果や，特定の状
態の治療に関する情報を提供し，補完医療の土
台となる根拠を拡充することを目的」[140] に掲
げて設立された。補完医療研究所（Institute for
Complementary Medicine）は1982年，補完代替
医療に関する情報を一般に提供することを目指
し設立された。当研究所は，資格を持った施術
者を守り，一般の人の安全を確保できるようあ
らゆる分野や技術について管理・規制・研究す
る手法を開発するため活動を開始し，認定され
た補完代替医療従事者を掲載した英国補完医療
従事者名簿（British Register of Complementary
Practitioners：BRCP）の管理を行い，18の独
立部門を擁する[141]。1983年設立の英国ホリ
スティック医療協会（British Holistic Medical
Association）は，医師，医学生，提携している医
療従事者，一般の人びとに対してホリスティッ
ク医療の原則や実践について教育を提供するこ
とを目的としている[142]。会員には医療関係者
も一般の人もおり，専門誌 *Journal of Holistic
Healthcare* を発行している。英国補完医療総協
議会（British General Council of Complementary
Medicine）は，補完医療が一般の人の利益にな
るように教育を進め，その体系技術と実践を振
興することを目的に[143] 存在している。

　英国における非正統派治療師の延べ人数や延
べ受診数の詳細は不明である。1980年代初めの
米国の財団Threshold Foundation[144] による大
規模な研究では，1980〜1981年の間に英国内
に7,800人の常勤および非常勤の専門的な補完
代替医療の治療者がおり，スピリチュアル・宗
教的治療を行う人びとが2万人いたと推定され
た。さらに，何らかの補完代替医療を行う医師
が2,070人いたが，ホメオパシーを例外として，
そうした医師は「最低限」の教育しか受けてい
なかった。補完代替医療の治療師には鍼治療師
758人，カイロプラクター540人，薬草師303人，
ホメオパス360人，催眠術師630人，オステオ
パス800人などが含まれていた。またこの研究
では，補完代替医療従事者の患者の診察時間が
正統医療の医師の平均8倍と推定されることが
明らかとなった（伝統的鍼治療やホメオパシー
の初診には最大2時間かかることがある）。こう
した治療師の多くは，2種類以上のセラピーを
行っていた。1984年，411人の治療師を対象に
行われた調査では，51％が2種類以上，25％が
3種類以上のセラピーを行っていた[144]。

　補完医療研究所（Institute for Complementary
Medicine）[145] による1989年の調査では，英国
内で1万5,000人の補完代替医療従事者が専門
的治療の場で活動していると推定された。この
研究では，専門的な医療実践の従事者を，「フル
タイムで診療を行い，倫理や実践に関する規程
やその規程を徹底させる懲戒委員会を備えた専
門職組織の会員であり，個人賠償責任保険や第
三者損害賠償責任保険に加入している者」と定
義している。この定義にもとづいた従事者には，
スピリチュアルヒーラー7,000人，オステオパ
ス1,500人，鍼治療師1,500人，マッサージ従事
者1,000人，催眠術師500人，栄養士350人，カ
イロプラクター350人，リフレクソロジスト300
人，およびアロマセラピスト250人が含まれて
いた。

　Fulder[129] による1995年の研究では，英国内

に5万人の補完代替医療従事者がいると推定され，その数は家庭医の総数より60％多いことがわかった。そのなかには，オステオパス3,039人，鍼治療師3,000人，ホメオパス1,200人，カイロプラクター900人，自然療法士750人，薬草師600人，ラジオニクス実践者219人が含まれていた。WalkerとBudd[135]の報告によれば，英国内でもっとも成長著しい補完代替医療のひとつにアロマテラピーがあり，登録セラピストの数は1991年の2,500人から2000年の6,000人にまで伸びていた。

　医師免許をもたない治療師の養成学校や専門職団体は増加し続けている。たとえば，1996年までに（医療資格をもたない）ホメオパスの専門職団体が2団体とホメオパス養成学校は21校がみられたほか，リフレクソロジストの専門職団体は13あり，養成学校は100を超えていた[131]。

　1993年には英国医師会（British Medical Association）が英国内の補完代替医療に関する詳細な報告書を刊行した[146]。その評価は慎重さをもちつつ，肯定的なものであった。「非正統的セラピーの分野では，現在，有望な試みがなされてきており，すぐれた実践が一般に広がっていくことが期待される」としつつも，クライアントになる可能性のある人は，利用する前に下記の点について照会することを推奨していた。

1. 専門職組織にセラピストが登録されているか
2. その組織が名簿を公開しているか，倫理規程と実効性のある懲戒手順規程と制裁処分，苦情処理の仕組みを備えているのか
3. セラピストのもつ資格がどのようなものか，またどこで資格を取得したか
4. 治療の経験年数はどの程度か
5. セラピストが医療過誤賠償責任保険に加入しているか

　2000年の「オステオパス法」や2001年の「カイロプラクター法」のおかげで，オステオパシーとカイロプラクティックがようやく念願の公認のヘルスケア・パラメディカル専門職の仲間入りを果たした[135]。それは1852年と1868年に薬剤師が，1878年に歯科医が，1902年に助産師が果たした快挙に並ぶものである。1993年には，英国議会がオステオパス規制のためのオステオパシー総務会（General Osteopathic Council）を設立し，オステオパス名簿を一本化した。なお，カイロプラクティック総務会（General Chiropractic Council）は1994年に設立された[135]。

　しかし，補完代替医療の治療師がみな，政府や正統医療のシステムの直接もしくは間接管理下に入る「専門職化」を希望するわけではない。思想的には正統医療モデルとその限界や危険性に疑問を呈する者は多く，そのような治療師は自分たちの行う医療が正統医療を「補完」するものであるというよりも，正統とされる医療に取って替わるものとして真に「代替的」であると考えているのである。しかし，オステオパシーとカイロプラクティックをのぞく英国内の補完代替医療の大部分，とくに，薬草治療，鍼治療，アロマテラピーは，開発途上国の一部でみられる伝統的民俗治療師と同様の専門職化の過程をたどりつつある[27, 131, 134]。

4.2.2. 補完代替医療実践者による診察

　全体をみると，英国内の補完代替医療実践者による診察にはいくつか共通する点があり，国民保健サービス（NHS）の医療従事者による慌ただしい診察とは対照的な特徴をもっている。こうした特徴の大部分（全部ではないが）は，かつてはとくに農村部にみられる「古い様式」の医療実践の一部にみいだされたものである。その特徴は以下のとおりである。

- 診察時間はより長く，クライアントが自分の「疾病」のみならず「病い」について掘り下げる時間がある。

- 診察ではより触覚が使われ，ときにはマッサージや物理的処置が行われることもある。
- 個人の苦悩を生活のなかの社会的・心理的・スピリチュアルな文脈に位置づけるという点で，診察はより「ホリスティック」であることが多い。
- 診察には宗教的もしくは秘教的な要素が多くみられ（東洋の宗教から借用されることもある），身体の異常にのみ焦点をあてるわけではない。
- 治療は通常，身体の境界を越えて侵入してくることはない。唯一の例外は鍼治療であるが，鍼治療が受け入れられるようになってきた背景には，注射が治療の一般的なかたちとして普及してきたこともおおいに関係があるだろう。
- 英国内の多くの補完代替医療は民間セクターにあり，NHSの適用対象外であるため，診察や治療に利用料金が発生する。これによりクライアントが自分の意思で診察や治療者を選択しているという実感をより強く持つことができるだろう。

4.3. 専門職セクター

　専門職セクターには，さまざまな医療専門職が含まれ，それぞれ心身の不調についての独自の理解があり，治療法，対象とする分野，組織内部の階層構造，専門用語や専門職組織についても独自のものを備えている。1980年の英国医療経済研究所（Office of Health Economics）[147]の推定では，国民保健サービス（NHS）内の医療専門職の総数は家庭医2万3,674人，病院所属医療職員3万1,421人，病院所属看護職員30万1,081人，病院所属助産師1万7,375人，地域巡回保健師3万2,990人，そして地域巡回助産師2,949人を数えていた。1981年のデータでは，地域巡回看護師には9,244人の保健師が含まれていた[148]。しかし，2005年までに看護師の総数は67万2,897人にまで上昇し（助産師として勤務する3万3,000人も含まれる）[149]，職員全体の50％以上がNHSに雇用されていた[150]。看護師のうち男性はわずか10.73％であった[149]。さらに，足専門の治療医，理学療法士，放射線技師，作業療法士，薬剤師，病院技師も多数みられる。こうしたカテゴリーの人びとは専門職としてのケアを提供するが，民間セクターの一部として，病いについて非公式な助言を求められることもある。

　専門職セクターは規模が大きいものの，異常症状の75％は専門職セクター外で治療されていると推定されてきた[151]。専門職セクターがみているのは「病いの氷山」の一角にすぎず，その他の病いは民間・民俗セクターで対応されているのである。

　英国の専門職医療には，NHSと民間医療というふたつの補完的形態があるが，双方にまたがる人材もみられる。

4.3.1. 国民保健サービス

　1948年以降英国内で，国民保健サービス（NHS）は，家庭医と病院というふたつのレベルで，無料で無制限に利用できるヘルスケアを提供してきている。このふたつの医療の形態の系譜は異なり，心身の不調への視点も異なる。家庭医の前身はアポテカリー（薬種商）と呼ばれる専門の商人であり，1617年以降，内科医に処方された薬の販売資格を有するようになった。1703年までには，患者を診察し処方する資格をもつようになり，貧困階級や中産階級の人びとの家庭医となったのである。内科医は当初外科医やアポテカリーより高い地位にあり，何世紀にもわたって唯一の「真の」医師であった。内科医も外科医も，1700年頃以降の病院セクターの成長にともない地位向上が進んだ。家庭医と病院医療との間の分業や地位の違いは現在もある程度みられ，資源配分に反映されている。たとえば1972年イングランドとウェールズ地方

で，NHS予算の半分以上が病院セクターに支出
されたが，実際に入院患者としてケアを受けて
いたのは患者のわずか2.3％であった[152]。NHS
は現在でも国内においても，また世界的にも最
大級の雇用者であり，2004年には全従業員は
1,300万人を数え，うち11万7,036人は医師で
あった[150]。

病院セクター

　病院の組織的・文化的側面，とくに専門化と
いう点についてはすでに大方取り上げた。
Levitt[153]によれば，1974年時点でNHS病院
サービス下に42の臨床専門分野が確認されてい
たが，その後あらゆる下位専門領域が加わり，
その専門領域は大幅に増大してきた。また，眼
科・耳鼻咽喉科・心臓外科・産科などの専門病
院の数も多い。英国では99％の人が病院で生ま
れており[154]，病院で亡くなる人がほとんどで
ある。誕生から死までの間に，家庭医や民間セ
クター，民俗セクターでは対処できない深刻な
心身の不調をかかえたときに病院にかかる人が
多い。病院では，ほかの欧米社会と同様，患者
個人に重きがおかれ，できるかぎり短時間・最
大効率で事例や問題を解決することが目指され
る。ソーシャルワーカーは患者の生活の社会的・
家族的・宗教的・経済的側面の情報収集を試み
るものの，こうした側面は病院スタッフに不可
視であることが多い。精神病院の事情は少し異
なるが，全体としては病院では身体疾患の識別
と治療に重きがおかれている。病院サービスは，
出産や死を扱うほか，急性で深刻であったり，
ときには命をおびやかす心身の不調の発現を対
象としている。病いについての主観的な意味づ
けに対する志向性が病院セクターでは低く，こ
うした問題は民間・民俗セクターや聖職者など
が通常扱っている。1997年から1998年の間に
NHSの総支出のうち全体で52％が病院サービス
に関する支出であり，地域保健サービスについ
てはわずか10％であり，家庭医関連は8％のみ

であった[155]。

家庭医サービス

　米国と異なり，英国では家庭医（general prac-
titioner：GP）によるヘルスケアは病院医療から
独立しており，こうした状況は長年続いてきた。
たとえば，1976年には，イングランド，スコッ
トランド，ウェールズ地方に配置された病床数
48万2,782のうち，わずか1万3,665床（2.8％）
が「家庭医病床」であり，5,406床が産科病棟の
ベッドであった[156]。1978年時点で家庭医の経
営する平均病床数20〜40程度の小病院は，イ
ングランドとウェールズ地方あわせてわずか350
軒であった[157]。家庭医は病棟を訪ね，病院の
医療スタッフに患者の管理について相談するこ
とができるものの，医療の責任はたいていの場
合病院に帰された。

　Levitt[158]によれば，1976年には家庭医はそ
れぞれ平均2,347人の患者をかかえていたが，今
では1,700人まで落ち込んでいる[159]。2004年
の英国内の家庭医総数は4万1,574人を数え，
1997年から14.6％増加している[159]。家庭医が
みな常勤というわけではなく，正規職員（FTE）
の数は3万3,915人となる。女性家庭医の割合
は1997年の30.35％から2004年の36.67％へと
着実に伸びてきている[159]。

　家庭医療は，家庭もしくは地域社会を基盤と
しており，診断にあたり社会的・心理的状態や
家族の状況が考慮される。Harris[160]いわく，社
会的問題の有無に関わらず，診断には必ず社会
的要素が関わってくるものであり，家庭医療で
は社会的状況が可視化されており，患者の病い
と社会的状況がいかに関連しているのか理解さ
れている。Hunt[161]もまた，家庭医が「患者の
身体より心のケアを優先しなければならない」
と考えており，患者が何を思い感じるのかを家
庭医が認知していることが，家庭医の仕事全体
にとって極めて重要であるという。病院所属の
医師の多くとは異なり，英国の家庭医はたいて

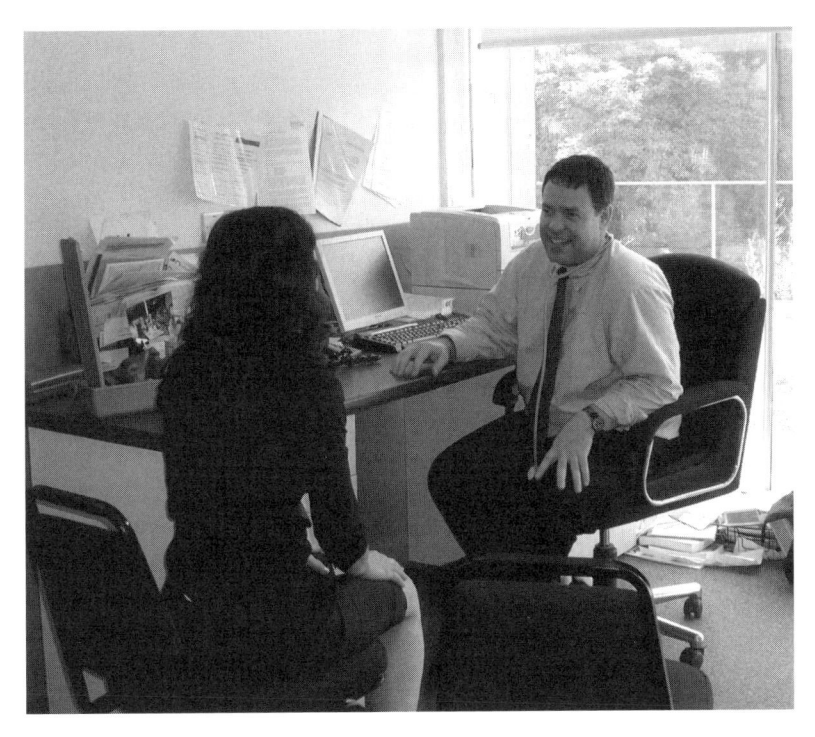

図4.3　英国ロンドンにおける国立保健サービス（NHS）の家庭医と患者（出典：©S. Rankin。許可を得て転載）

い地域社会でよく知られた人物である。家庭医の多くは地域に住み，地域活動に参加し，普通の人と同じ格好をし，診察でも日常語を用いる（図4.3参照）。家庭医は，病いをかかえる人びとのケアに加えて，出生前・出生後診断や乳児検診・予防接種を行い，避妊に関する助言を提供し，子宮頚がん検査を実施し，結婚や学校の問題に対応し，遺族のカウンセリングも行う。病院医師（や大半の民間療法の治療師）とは異なり，往診し2世代以上の家族に対応する。家庭医が扱う病いは病院セクターより軽症である。1971年に行われた1年間のNHSの家庭医療患者2,500人の罹患率研究では，1,365人に軽症疾患，588人に慢性疾患があり，重病をかかえていたのはわずか288人であった[162]。家庭医の診察時間は通常かなり短い（ある研究によれば平均5〜6分）ものの[163]，患者は必要に応じて何度でも繰り返し受診し，フォローアップの診察を受けることができる。

Levitt[162]によれば，1970年代にはNHS下で専門職による医療援助を求めた人びととの約90%の最初の接点が家庭医であった。今でもNHSの家庭医が患者にとって最初の接点であることに変わりないが，家庭医を避けて地域の病院の事故救急部門に直接行ったり（第18章参照），インターネットや他者から健康情報を入手したり，オステオパス，カイロプラクター，マッサージ，セラピスト，精神療法士などの「代替」医療従事者の治療を受ける患者が増える傾向にある。

近年NHSの家庭医が「プライマリ・ヘルスケア・チーム」[164]のなかで仕事をする傾向が高まってきたが，そのチームには，NHSが雇用する保健師，地区看護師，地域精神看護師，地域助産師やソーシャルワーカーのほか，家庭医が直接雇用する受付担当者，開業看護師やカウンセラーも含まれる。家庭医が，こうしたプライマリ・ヘルスケア・チームとともに仕事をしているということは，民俗セクターと同じく，患

者の「病い」（第5章参照），すなわち，心身の不調の社会的・心理的・道徳的な側面や，人が誰でも迎える人生の節目に重きをおいているからである。2000年以降，プライマリ・ヘルスケアの範疇にある家庭医，看護師，歯科医，病院，ウォークイン・センター（予約なしで診察を受けられる）などが地域の大規模なプライマリ・ケア・トラスト（Primary Care Trusts：PCT）にすべて組みこまれるようになった。PCTは，5万人から25万人規模の地域住民を対象としたヘルスケア・サービスの計画や委託，また，医療と社会的ケアの統合に責任を負う組織である[165]。

看護サービス

　看護師と助産師はNHSのなかで最大の専門職グループをなしている。先に述べたとおり，1990年には全職員の50%以上を占めていた[150]。医師のほとんどは男性であるが，看護サービスの大部分は女性が担っている。今では，NHS病院の看護スタッフの約1割が男性となったが（精神病院ではさらに男性の割合が高い），地域で活動する男性看護師はわずかである[166]。2005年には，英国内で登録された全看護師67万2,897人のうち，10.7%が男性であり，過去10年間は男性看護師の割合はあまり上がっていない[149]。助産師の大半は女性であり，2003年には総数3万3,000人の助産師のうち男性はわずか102人であった[167]。看護師の多くは病院セクターで働いているが，そうでない看護師は地域で仕事をしている。病院内では，看護師はどの医療従事者に比べても，患者の直接的なケアにはるかに多くの時間を割いているものの，医師より収入や地位が低い。

　医療スタッフと同様，看護師の組織には階層構造がある。多くの英国の病院で看護部長（Director of Nursing）から上級看護師長（Senior Nurse Manager），外来看護スペシャリスト（Clinical Nurse Specialist），病棟看護師長（Ward Sister/Ward Manager），正看護師（Staff Nurse），准看護師（Enrolled Nurse），看護助手（Nursing Auxiliary/Health Care Assistant）までさまざまな階級の看護師が働いている。病院看護師はたいてい眼科・整形外科・事故救急・集中治療室などあらゆる領域のケアを専門とし，基礎訓練にくわえてさらに資格を取得している。臨床専門看護師（Clinical Nurse Specialists）は，緩和ケアに従事したり，糖尿病や人工肛門患者のケアにあたったり，患者の失禁の相談を受けたりするなど，さまざまな場面で病院と地域をつなぐ役割を担っている。同様に追加で資格を取得した看護師が地域社会で地区看護師・地域助産師・保健師・学校看護師・開業看護師（家庭医のもとで働く）などとして仕事をしたり，病院所属の地域精神看護師として働いたりすることもある。開業看護師の役割の大きさや重要性は認められつつあるものの，米国と異なり，まだ十分に公式に認知されているとはいえない。活躍の場は広がっており，以前であれば医師が行っていた業務を遂行することもある。

　看護職の特徴については，第6章で詳述する。

4.3.2. プライベート医療

　プライベート医療（private medical care）はNHSより歴史が長く，現在ではNHSと共存している。当時の政府の後押しにより，1970年代末ごろから1990年代初め頃に急速に成長をとげた。1971年時点では，公的ではない民間の医療保険加入者はわずか2,100万人であったが，1990年までにはその3倍の6,700万（英国人口の12%近く）にまで増加し[168]，1999年までには全人口の約11%に落ち着いた[169]。初期の増加の要因のひとつには，NHS縮小により，病床数が削減され，手術や外来の予約の順番待ちリストが長くなった（1990年までに，英国全人口の1%にあたる71万300人がNHS病院の入院順番待ちリストに名を連ねていた）こともある[170]。しかし，貧困層の人びとにとっては，プライベート医療は長きにわたって手の届かない贅沢で

あった。たとえば，1987年イングランド地方では，民間の医療保険に加入していたのは士業につく人びとの27％であったが，非熟練肉体労働者はわずか1％であった[168]。

現在では，プライベート医療のみを実践する医師もみられるものの，プライベート医療と公的医療にまたがる人材は増えてきている。民間病院やクリニックは数えるほどであるが，大規模な保健財源をもっている。また，補完治療や民俗治療はいずれも民間セクターに属する（ただし，ホメオパシーや，場合により鍼治療を除く）。患者によっては，病いをかかえたとき，プライベート医療のほうが時間や治療の選択を自分でコントロールできると考えることがある。プライベート医療のほうが診察時間は長く，状態の診断や病因・予後・治療の説明に時間をかけられる。専門医師による診察や手術の順番待ちリストも短く，患者が医師と病院を選択できる。このように，病いをかかえたとき自分で時間を決めて，選択できるのは，民間の医療保険に加入するのに十分な収入をもった人びとや，そのような保険に従業員が加入できる大規模な組織で働いている人びとに限られている。

ヘルスケア・システムの他の部分と同様にNHSや民間セクターの境界は明確ではなく，病いをかかえた人びとがその間を行き来することは非常に頻繁にみられ，医師の多くも両制度をまたいで実践している。

4.4. 英国におけるヘルスケア・システム

英国におけるヘルスケア・システムの全体像をつかめるよう，表4.3に国内で利用可能なヘルスケアや助言に関する情報についておおまかにまとめた。

表4.3では，「治療師（healer）」とは，公式もしくは非公式に，身体の不快感や精神的苦痛に苦しむ人びとに助言やケアを提供する者や，健康や幸福感をいかに維持すべきか助言する者を指している。したがって，英国におけるヘルスケアのすべてのセクター，つまり民間・民俗・および専門職セクターを包括した一覧表となっている。

事例研究　英国ノースハンプトンにおける一般の健康に関する助言の情報源

Elliot-Binns[103]は1970年に英国ノースハンプトンで家庭医にかかっている患者1,000人について調査を行った。患者は以前に自分の症状について助言・アドバイスや治療を受けたことがあったか尋ねられた。調査では，助言の情報源・助言の性質や信頼性のみならず，患者がその助言を受け入れたかどうかについて記録され，患者の96％が家庭医の診察を受ける前に何らかの助言や治療を受けていたことが明らかとなった。患者は，ひとりあたりそれぞれ平均2.3の助言の情報源（自己治療に関する情報源を除くと1.8）をもっていた。具体的には，2,285の情報源のうち1,764は外部の情報源であり，521は自己アドバイスであった。35名の患者が5つ以上の情報源から助言を受けており，たとえば，ニキビのある少年が11の情報源から助言を得ていた。助言の外部情報源は，友人からが499，配偶者466，親族387，雑誌や書籍162，薬剤師108，看護師からの非公式の助言102，看護師からの専門的助言52となった。親族や友人のなかでは，妻からの助言が最高とされ，母親や義理の母親からの助言が最低とされていた。男性の親族は通常実際的な助言をすることなしに「医者に行きなさい」といい，他の男性に助言することはほとんどなかった。女性誌・家庭用の医学書や新聞，テレビなどの匿名の情報源がもっとも信頼性に欠けるとされ，11％の人が相談していた薬剤師がもっとも信頼性の高い情報を与えていた。家庭でできる治療に関する助言（とくに友人・親族や両親からの助言）が，助言全体の15％を占めていた。

全体をみると，最も多い助言が得られたのは呼吸器官の症状に関したものであり，心の病いについての助言が最も少ないという結果であった。村の商店の店長で咳が止まらなかった事例では，夫，元病院婦長，医療機関の受付担当者と5名の客（うち3名

表4.3　英国における専門職・民俗・民間治療師

病院の医師（NHS）	グループセラピスト	補完代替治療師（一般および医療）
家庭医（NHS）	サマリタンズなどの電話カウンセラー	・鍼治療
プライベート医師（病院の医師もしくは家庭医）	自助グループ	・ホメオパシー
看護師（病院，家庭医，学校，地域社会）	ヨーガや瞑想グループ	・オステオパシー
助産師	健康食品店店員	・カイロプラクティック
保健師	美容セラピスト	・ラジオニクス
ソーシャルワーカー	メディア上の治療師（新聞や雑誌の人生相談コラムニスト，テレビ・ラジオの医師）	・薬草治療
理学療法士	NHSダイレクト（電話相談）・エスニック・マイノリティ治療師	・スピリチュアルヒーリング
作業療法士	・イスラム教の「ハキム」	・催眠療法
薬剤師	・ヒンドゥー教の「ヴァイドヤ」	・自然療法
栄養士	・中国系の鍼師・薬草師	・マッサージなど
眼科医	・西インド系ヒーリング教会	ト占師
歯科医	・西アフリカ系の「マラブー」など	・占星術師
病院技師	ヒーリング協会やカルト	・タロットリーダー
看護助手	クリスチャン・ヒーリング組合	・透視能力者
医療機関受付担当者	スピリチュアリスト教会・治療師	・霊聴能力者
地方自治体ヘルスクリニック	教会カウンセリング・サービス	・霊媒師
臨床心理士および精神分析医	病院などのチャプレン（聖職者）	・心霊治療者
カウンセラー（結婚，子ども指導，妊娠，避妊）	保護観察官	・手相占い師
代替精神療法士（ゲシュタルト，生体エネルギー療法，原初療法など）	市民相談協会	・占い師・易者など
		一般の健康に関する助言者（家族，友人，知人，近隣の人，ボランティア，慈善団体職員，販売員，美容師など）

がゴールデン・シロップという売薬を勧め，1名がゆでた玉ねぎの粥を食べること，そして1名が胸の上に温めた煉瓦をあてるのを勧めた）の助言を得ていた。ある妻を失った中年男性は腰痛を訴え医者にかかったが，「友達がおらず，軟膏を手に入れても誰も塗ってくれる人はいなかった」ため，誰にも前もって相談していなかった。

　Elliot-Binns[104]は，15年後に同じ調査を繰り返し，ノースハンプトンの同じクリニックの患者500人を対象に調査を行った。驚くべきことに，自己治療や一般の人による健康に関する助言の傾向はほぼ変わっていなかった。患者の55%は医師にかかる前に自己ケアを行っていた（1970年は52%）。重要な変化は，家庭用医学書やテレビなど健康に関する匿名の情報源の利用が増えたことと，伝統的な家庭治療法の利用の落ち込みであった。さらに，薬剤師に

よる助言を活用するケースが1970年の10.8%から1985年の16.4%に増加していた。全体として，英国では自己ケアが平均的な患者のヘルスケアの主要な情報源であることに変わりないと示唆された。

　Elliot-Binnsによるふたつの研究[103, 104]が発表された以降の英国民間ヘルスケアの特徴としては，医療に関する助言を遠隔医療（NHS Directなど）に求めたり，インターネットから医療情報を集めたりするなど，一般の人が健康に関する助言と情報について匿名情報源に頼る傾向の高まりがある。こうした展開については第13章で詳述する。

● 推奨図書

ヘルスケアセクター

Kleinman, A. (1980). *Patients and Healers in the Context of Culture,* Chapters 2 and 3. Berkely: University of California Press.

民俗セクター ·民間セクター

Eisenberg, D. *et al.* (1993). Unconventional medicine in the United States. *N. Engl. J. Med.,* 328, 246-52.

Ernst, E. (1996) *Complementary Medicine.* Oxford: Butterworth Heinemann.

Finkler, K. (1994). Sacred healing and biomedicine compared. *Med. Anthrop. Q. (New Ser.),* 8, 178-97.

Fulder, S. (1996) *Handbook of Complementary Medicine,* 3rd edn. Oxford: Oxford University Press.

McGuire, M.B. (1988). *Ritual Healing in Suburban America.* Piscataway: Rutgers University Press.

O'Connor, B.B. (1995). *Healing Traditions.* Philadelphia: University of Pennsylvania Press.

World Health Organization (2002) *WHO Traditional Medicine Strategy 2002-2005.* WHO.

● 推奨ウェブサイト

National Center for Alternative and Complementary Medicine (National Institutes of Health): http://nccam.nih.gov

Self Help UK (online database of over 1000 self-help groups and support groups In the UK): http://www.self-help.org.uk

Self-Help Group Sourcebook Online (USA): http://mentalhelp.net/selfhelp

World Health Statistics 2005 (World Health Organization): http://www3.who.int/statistics

● 参考図書·文献

[1] Landy, D. (1977) Medical systems in transcultural perspective. In: *Culture, Disease, and Healing: Studies in Medical Anthropology* (Landy, D. ed.). London: Macmillan, pp. 129–32.

[2] Kleinman, A. (1980) *Patients and Healers in the Context of Culture.* Berkeley: University of California Press, pp. 49–70.

[3] Chrisman, N.J. (1977) The health seeking process: an approach to the natural history of illness. *Cult. Med. Psychiatry* 1, 351–77.

[4] Kleinman, A., Eisenberg, L. and Good, B. (1978) Culture, illness, and care: clinical lessons from anthropologic and cross-cultural research. *Ann. Intern. Med.* 88, 251–8.

[5] Wayland, C. (2001) Gendering local knowledge: Medicinal plant use and primary health care in the Amazon. *Med. Anthrop. Q.* 15(2), 171–88.

[6] van der Geest, S. (2003) Healthy bowel movements in Kwahu-Tafo: A brief note. *Vien. Ethnomed. Newsl.* 5(2), 3–6.

[7] Adamson, L. and Rasmussen, J.M. (2001) Socio-logical perspectives on self-help groups: reflections on conceptu-alization and social processes. *J. Adv. Nursing* 35(6), 909–17.

[8] Alcoholics Anonymous (2005) *A.A. At a Glance*; http://www.alcoholics-anonymous.org/default/en_about_aa.cfm?pageid=1 (Accessed 30 June 2005).

[9] McGuire, M.B. (1988) *Ritual Healing in Suburban America.* Piscataway: Rutgers University Press.

[10] Levin, J.S. and Coreil, J. (1986) 'New Age' healing in the US. *Soc. Sci. Med.* 23, 889–97.

[11] Turner, V.W. (1974) *The Ritual Process.* London: Penguin, p. 14.

[12] Lewis, I.M. (1971) *Ecstatic Religion.* London: Penguin.

[13] Kleinman, A. (1980) *Patients and Healers in the Context of Culture.* Berkeley: University of California Press, p. 200.

[14] Snow, L.F. (1978) Sorcerers, saints and charlatans: black folk healers in urban America. *Cult. Med. Psychiatry* 2, 69–106.

[15] Ngubane, H. (1981) Aspects of clinical practice and traditional organization of indigenous healers in South Africa. *Soc. Sci. Med.* 15B, 361–5.

[16] Underwood, P. and Underwood, Z. (1981) New spells for old: expectations and realities of Western medicine in a remote tribal society in Yemen, Arabia. In: *Changing Disease Patterns and Human Behaviour* (Stanley, N.F. and Joshe, R.A. eds). London: Academic Press, pp. 271–97.

[17] Reeler, A.V. (1990) Injections: a fatal attraction? *Soc. Sci. Med.* 31, 1119–25.

[18] Wyatt, H.V. (1984) The popularity of injections in the Third World: origins and consequences for poliomyelitis. *Soc. Sci. Med.* 19, 911–15.

[19] Kimani, V.N. (1981) The unsystematic alternative: towards plural health care among the Kikuyu of central Kenya. *Soc. Sci. Med.* 15B, 333–40.

[20] Karcher, S. (1997) *The Illustrated Encyclopaedia of Divination.* London: Element Books.

[21] Lewis, I.M. (1971) *Ecstatic Religion.* London: Penguin, pp. 49–57.

[22] Humphrey, C. (1999) Shamans in the city. *Anthropology Today* 15(3), 3–10.

[23] Martin, M. (1981) Native American healers: thoughts for post-traditional healers. *J. Am. Med. Assoc.* 245, 141–3.

[24] Fabrega, H. and Silver, D.B. (1973) *Illness and Shamanistic Curing in Zinacantan.* Palo Alto: Stanford University Press, pp. 218–23.

[25] Finkler, K. (1985) *Spiritualist Healers in Mexico.* Westport: Bergin and Garvey.

[26] Tessendorf, K.E. and Cunningham, P.W. (1997)

One person, two roles: nurse and traditional healer. *World Health Forum* 18, 59–62.

[27] Aschwanden, C. (2001) Herbs for health, but how safe are they? *Bull. WHO* 79(7), 691–2.

[28] Lucas, R.H. and Barrett, R.J. (1995) Interpreting culture and psychopathology: primitivist themes in cross-cultural debate. *Cult. Med. Psychiatry* 19, 287–326.

[29] World Health Organization (1979) *Formulating Strategies for Health for All by the Year 2000: Guiding Principles and Essential Issues*. Geneva: WHO.

[30] World Health Organization (1978) *The Promotion and Development of Traditional Medicine*. WHO Tech. Rep. Ser. No. 622. Geneva: WHO.

[31] World Health Organization (1979) *Traditional Birth Attendants: an Annotated Bibliography on their Training, Utilization and Evaluation*. Geneva: WHO.

[32] World Health Organization/UNICEF (1992) *Traditional Birth Attendants: a Joint WHO/UNPFA/UNICEF Statement*. Geneva: WHO.

[33] Last, M. (1990) Professionalization of indigenous healers. In: *Medical Anthropology: Contemporary Theory and Method* (Johnson, T.M. and Sargent, C.F. eds). Westport: Praeger, pp. 349–66.

[34] Cartillier, J. (2004) *Licensed to heal*. IOL File://C:\DOCUME~1\Temp\GSVS0M2L.htm (Accessed 8 September 2004).

[35] Kossoy, E. and Ohry, A. (1997) The *Feldshers*. Jerusalem: Magnes Press.

[36] Velimirovic, B. (1990) Is integration of Traditional and Western medicine really possible? In: *Anthropology and Primary Care* (Coreil, J. and Mull, J.D. eds). Boulder: Westview Press, pp. 51–78.

[37] Ingstad, B. (1990) The cultural construction of AIDS and its consequences for prevention in Botswana. *Med. Anthropol. Q.* (*New Ser.*) 4, 28–40.

[38] Warwick, D.P. (1988) Culture and the management of family planning programs. *Stud. Fam. Plann.* 19, 1–18.

[39] Coreil, J. (1988) Innovation among Haitian healers: the adoption of oral rehydration therapy. *Hum. Org.* 47, 48–57.

[40] Razali, M.S. (1995) Psychiatrists and folk healers in Malaysia. *World Health Forum* 16, 56–8.

[41] Desjarlais, R., Eisenberg, L., Good, B. and Kleinman, A. (1995) *World Mental Health*. Oxford: Oxford University Press, p. 110.

[42] Fulder, S. (1988) *The Handbook of Complementary Medicine*, 2nd edn. Oxford: Oxford University Press, pp. 112–13.

[43] Frank, R. and Ecks, S. (2004) Towards an ethnography of Indian Homeopathy. *Anthropology and Medicine* 11(3), 307–26.

[44] Srinivasan, P. (1995) National health policy for traditional medicine in India. *World Health Forum* 16, 190–5.

[45] World Health Organization (2002) *WHO Traditional Medicine Strategy 2002–2005*. Geneva: WHO, pp. 9–12.

[46] Fisher, P. and Ward, A. (1994) Complementary medicine in Europe. *Br. Med. J.* 309, 107–11.

[47] British Medical Association (1993) *Complementary Medicine: New Approaches to Good Practice*. London: British Medical Association, p. 10.

[48] Wirsing, R.L. (1996) The use of conventional and unconventional medicines to treat illnesses of German children. In: *Children, Medicines and Culture* (Bush, J., Trakas, D.J., Sanz, E.J. *et al.*, eds). Oxford: Pharmaceutical Products Press (Haworth Press), pp. 229–54.

[49] Eisenberg, D., Kessler, R.C., Foster, C. *et al.* (1993) Unconventional medicine in the United States. *N. Engl. J. Med.* 328, 246–52.

[50] World Health Organization (2003) *Traditional Medicine*. (Fact sheet No. 134, May 2003); http://www.who.int/mediacentre/factsheets/fs134/en/print.html (Accessed 18 July 2005).

[51] Kaptchuk, T.J. and Eisenberg, D.M. (2001) Varieties of healing. 1: Medical pluralism in the United States. *Ann. Intern. Med.* 135, 189–95.

[52] Kaptchuk, T.J. and Eisenberg, D.M. (2001) Varieties of healing. 2: a taxonomy of unconventional healing practices. *Ann. Intern. Med.* 135, 196–204.

[53] Eskinazi, D.P. (1998) Factors that shape alternative medicine. *J.Am.Med.Ass.* 280(18), 1621–3.

[54] Hahn, R.A. (1995) *Sickness and Healing*. New Haven: Yale University Press, pp. 1–10.

[55] World Health Organization (2005) *World Health Statistics 2005*. Geneva: WHO, pp.45–52.

[56] World Health Organization (2005) *World Health Statistics 2005*. Geneva: WHO, pp.52–53.

[57] Green, E., Jurg, A. and Djedje, A. (1994) The snake in the stomach: Childhood diarrhea in Central Mozambique. *Med. Anthropol. Q.* 8(1), 4–24.

[58] Bennett, S. (1993) Private health care in Third World needs regulating. *Br. Med. J.* 306, 673–4.

[59] Stacey, M. (1988) *The Sociology of Health and Healing*. London: Unwin Hyman, pp. 258, 177–93.

[60] Littlewood, R. and Lipsedge, M. (1989) *Aliens and Alienists*, 2nd edn. London: Unwin Hyman.

[61] Wing, J.K. (1978) *Reasoning about Madness*. Oxford: Oxford University Press.

[62] Illich, I. (1976) *Limits to Medicine*. London: Marion Boyars.

[63] Stacey, M. (1988) *The Sociology of Health and Healing*. London: Unwin Hyman, pp. 229–60.

[64] Crawford, R. (1977) You are dangerous to your health: the ideology and politics of victim blaming. *Int. J. Health Serv.* 7, 663–80.

[65] O'Brien, B. (1984) *Patterns of European Diagnoses and Prescribing*. London: Office of Health Economics.

[66] Maretzki, T.W. (1989) Cultural variations in biomedicine: the *kur* in West Germany. *Med. Anthropol. Q. (New Ser.)* 3, 22–35.

[67] Payer, L. (1989) *Medicine and Culture*. New York: Henry Holt.

[68] Foster, G.M. and Anderson, B.G. (1978) *Medical Anthropology*. Chichester: Wiley, pp. 175–86.

[69] Pfifferling, J.H. (1980) A cultural prescription for medicocentrism. In: *Relevance of Social Science for Medicine* (Eisenberg, L. and Kleinman, A. eds). Dordrecht: Reidel, pp. 197–222.

[70] Goffman, E. (1961) *Asylums*. London: Penguin.

[71] van der Geest, S. and Finkler, K. (2004) Hospital ethnography: Introduction. *Soc. Sci. Med.* 59, 1995–2001.

[72] Gamarnikow, E. (1978) Sexual division of labour: the case of nursing. In: *Feminism and Materialism* (Kuhn, A. and Wolpe, A.M. eds). Abingdon: Routledge and Kegan Paul, pp. 96–123.

[73] Konner, M. (1993) *The Trouble with Medicine*. London: BBC Books, pp. 22–47.

[74] Woolbandler, S., Himmelstein, D.U. and Lewontin, J.P. (1993) Administrative costs in US hospitals. *N. Engl. J. Med.* 329, 400–3.

[75] World Bank (1993) *World Development Report 1993*. Oxford: Oxford University Press, p. 137.

[76] McLuhan, M. (1964) *Understanding Media*. London: Sphere.

[77] Foucault, M. (2003) *The Birth of the Clinic*. Abingdon: Routledge, pp. 107–130, 152–182.

[78] Tenner, E. (1997) *Why Things Bite Back*, pp. 26–70. London: Fourth Estate.

[79] Helman, C. (1992) *The Body of Frankenstein's Monster*. New York: W.W. Norton, pp. 13–28.

[80] Kirmayer, L.J. (1992) The body's insistence on meaning: metaphor as presentation and representation in illness experience. *Med. Anthrop. Q. (New Ser.)* 6(4), 323–46.

[81] Davis-Floyd, R.E. (1992) *Birth as an American Rite of Passage*. Berkeley: University of California Press.

[82] Browner, C.H. (1996) The production of authoritative knowledge in American prenatal care. *Med. Anthropol. Q. (New Ser.)* 10(2), 141–56.

[83] Konner, M. (1993) *The Trouble with Medicine*. London: BBC Books, pp. 138–60.

[84] Barley, S.R. (1988) The social construction of a machine: ritual, superstition, magical thinking and other pragmatic responses to running a CT Scanner. In: *Biomedicine Examined* (Lock, M. and Gordon, D. eds). Dordrecht: Kluwer, pp. 497–539.

[85] Sandelowski, M. (2002) Visible human, vanishing bodies, and virtual nursing: Complications of life, presence, place, and identity. *Adv. Nurs. Sci.* 24(3), 58–70.

[86] Helman, C.G. (1985) Disease and pseudo-disease: a case history of pseudoangina. In: *Physicians of Western Medicine* (Hahn, R.A. and Gaines, A.D. eds). Dordercht: Reidel, pp. 293–331.

[87] Feinstein, A.R. (1975) Science, clinical medicine, and the spectrum of disease. In: *Textbook of Medicine* (Beeson, P.B. and McDermott, W. eds). Philadelphia: Saunders, pp. 4–6.

[88] Grouse, L.D. (1983) Editorial: Has the machine become the physician? *J. Am. Med. Assoc.* 250, 1891.

[89] Koenig, B.A. (1988) The technological imperative in medical practice: the social creation of a 'routine' treatment'. In: *Biomedicine Examined* (Lock, M. and Gordon, D.R. eds). Dordrecht: Kluwer, pp. 465–98.

[90] Baer, H., Singer, M. and Susser, I. (1997) *Medical Anthropology and the World System*. Westport: Bergin and Garvey.

[91] Helman, C.G. (1995) The body image in health and disease: exploring patients' maps of body and self. *Patient Ed. Couns.* 6, 169–75.

[92] Assal, J. Ph., Golay, A. and Visser, A.P. (eds) (1995) *New Trends in Patient Education: a Transcultural and Inter-disease Approach*. Amsterdam: Elsevier.

[93] National Center for Health Statistics (2004) *Health, United States, 2004*. Atlanta: Centers for Disease Control, p. 4.

[94] Brennan, A.T., Leape, L.L., Laird, N.M. *et al.* (1991) Incidence of adverse effects and negligence in hospitalized patients. *New Engl. J. Med.* 324, 370–6.

[95] Brennan, A.T., Leape, L.L., Laird, N.M. *et al.* (1991) The nature of adverse events in hospitalized patients. *New Engl. J. Med.* 324, 377–84.

[96] Baer, H.A., Singer, M. and Susser, I. (eds) (1997) *Medical Anthropology and the World System*. Westport: Bergin and Garvey, pp. 220–23.

[97] Haines, A. (1996) The science of perpetual change. *Br. J. Gen. Pract.* 46, 115–19.

[98] Scott, C.S. (1974) Health and healing practices among five ethnic groups in Miami, Florida. *Publ. Health Rep.* 89, 524–32.

[99] Brigden, M.L. (1987) Unorthodox therapy and your cancer patient. *Postgrad. Med.* 81, 271–80.

[100] Stimson, G.V. (1974) Obeying doctor's orders: a view from the other side. *Soc. Sci. Med.* 8, 97–104.

[101] Stacey, M. (ed.) (1976) *The Sociology of the National Health Service*. London: Croom Helm.

[102] Levitt, R. (1976) *The Reorganized National Health Service*. London: Croom Helm.

[103] Elliott-Binns, C.P. (1973) An analysis of lay medicine. *J. R. Coll. Gen. Pract.* 23, 255–64.

[104] Elliott-Binns, C.P. (1986) An analysis of lay medicine: fifteen years later. *J. R. Coll. Gen. Pract.* 36, 542–4.

[105] Dunnell, K. and Cartwright, A. (1972) *Medicine Takers, Prescribers and Hoarders*. Abingdon: Routledge and Kegan Paul.

[106] Sharpe, D. (1979) The pattern of over-the-counter 'prescribing'. *MIMS Mag.* 15 September, 39–45.

[107] Jefferys, M., Brotherston, J.F. and Cartwright, A. (1960) Consumption of medicines on a working-class housing estate. *Br. J. Prev. Soc. Med.* 14, 64–76.

[108] Hindmarch, I. (1981) Too many pills in the cupboard. *New Society* 55, 142–3.

[109] Warburton, D.M. (1978) Poisoned people: internal pollution. *J. Biosoc. Sci.* 10, 309–19.

[110] Blaxter, M. and Paterson, E. (1980) *Attitudes to health and use of health services in two generations of women in social classes 4 and 5*. Report to DHSS/SSRC Joint Working Party on Transmitted Deprivation.

[111] Pattison, C.J., Drinkwater, C.K. and Downham, M.A.P.S. (1982) Mothers' appreciation of their children's symptoms. *J. R. Coll. Gen. Pract.* 32, 149–62.

[112] Árnason, A. (2001) Experts of the ordinary: Bereavement counselling in Britain. *J. R. Anthropol. Inst. (New Ser.)* 7, 299–313.

[113] Self Help UK (2005) http://www.self-help.org.uk/details.cfm?ID=106 (Accessed 9 August 2005).

[114] Patient UK (2005) *Home Page*; http://www.patient.co.uk (Accessed 9 August 2005).

[115] Levy, L. (1982) Mutual support groups in Great Britain. *Soc. Sci. Med.* 16, 1265–75.

[116] National Phobics Society (2005) http://www.phobicssociety.org.uk/about.shtml (Accessed 9 August 2005).

[117] The Psoriasis Association. (2005) http://www.psoriasisassociation.org.uk/aboutus.html (Accessed 9 August 2005).

[118] Robinson, D. and Henry, S. (1977) *Self-help and Health: Mutual Aid for Modern Problems*. London: Martin Robertson.

[119] British Medical Association (1993) *Complementary Medicine: New Approaches to Good Practice*. London: British Medical Association, pp. 28–30.

[120] Fulder, S. and Monro, R. (1981) *The Status of Complementary Medicine in the UK*. San Francisco: Threshold Foundation.

[121] National Institute of Medical Herbalists (undated) *Information Leaflet*. Exeter: NIMH.

[122] Community Health Foundation (undated pamphlet) *Your Guide to Healthy Living*. Community Health Foundation.

[123] Hyde, F.F. (1978) The origin and practice of herbal medicine. *MIMS Mag.* 1 February, 127–36.

[124] National Federation of Spiritual Healers (undated pamphlet) *About the National Federation of Spiritual Healers*. London: NFSH.

[125] Tod, J. (ed.) (1982) *Someone to Talk To: a Directory of Self-help and Support Services in the Community*. London: Mental Health Foundation, p. 57.

[126] National Federation of Spiritual Healers (2005); http://www.nfsh.org.uk/nfsh.html (Accessed 13 August 2005).

[127] Spiritualist National Union (2005) *The Union Today*. Stansted Mountfitchett: SNU; http://www.snu.org.uk/ today.htm (Accessed 13 August 2005).

[128] de Jonge, P. (1981) Magical world of Wicca in a Sheffield semi. *Doctor*, 2 July, 30.

[129] Fulder, S. (1996) *Handbook of Alternative and Complementary Medicine* 3rd edition. Oxford: Oxford University Press, pp. 46–69.

[130] Royal London Homeopathic Hospital (1978) *One Hundred and Nineteenth Annual Report*. London: RLHH.

[131] Cant, S.L. and Sharma, U. (1996) Professionalization of complementary medicine in the United Kingdom. *Compl. Ther. Med.* 4, 157–62.

[132] Fulder, S. (1996) *Handbook of Alternative and Complementary Medicine*. Oxford: Oxford University Press, pp. 289–307.

[133] British Acupuncture Association and Register Ltd (1979) Personal Communication, 24 October, Secretary, BAAR.

[134] Thomas, K.J., Carr, J., Westlake, L. and Williams, B.T. (1991) Use of non-orthodox and conventional health care in Great Britain. *Br. Med. J.* 303, 207–10.

[135] Walker, L.A. and Budd, S. (2002) UK: The current state of regulation of complementary and alterna-

tive medicine. *Compl. Ther. Med.* 10, 8–13.

[136] *Horoscope* (1981) Advertisement 29, p. 36.

[137] British Astrological and Psychic Society (1998) *British Astrological and Psychic Society: Society Information: New Edition – May 1998* (pamphlet). Milton Keynes: BAPS.

[138] Qureshi, B. (1990) British Asians and alternative medicine. In: *Health Care for Asians* (B.R. McAvoy and L.J. Donaldson, eds). Oxford: Oxford University Press, pp. 93–116.

[139] Federation of Holistic Therapists (2005); http://www.fht.org.uk/home.asp (Accessed 13 August 2005).

[140] Research Council for Complementary Medicine (2005); http://www.rccm.org.uk/default.aspx?m=0 (Accessed 13 August 2005).

[141] Institute for Complementary Medicine (2005) *About Us*; http://www.i-c-m.org.uk/about_us.htm (Accessed 13 August 2005).

[142] British Holistic Medical Association (2005) http://www.bhma.org (Accessed 13 August 2005).

[143] British General Council of Complementary Medicine (2005) *Welcome to the BGCCM Website*; http://www.bgccm.org.uk (Accessed 13 August 2005).

[144] Fulder, S.J. and Monro, R.E. (1985) Complementary medicine in the United Kingdom: patients, practitioners, and consultations. *Lancet* ii, 542–5.

[145] Institute for Complementary Medicine (1989) Personal communication, 17 July.

[146] British Medical Association (1993) *Complementary Medicine: New Approaches to Good Practice.* London: British Medical Association, p. 67.

[147] Office of Health Economics (1981) *OHE Compendium of Health Statistics, 1981,* 4th edn. London: OHE.

[148] Department of Health and Social Security (1982) Personal communication, 24 November.

[149] Nursing and Midwifery Council (2005) *Statistical Analysis of the Register.* London: NMC, pp. 3–4.

[150] Department of Health (2004) *Staff in the NHS 2004.* London: DOH; http://www.dh.gov.uk/assetRoot/04/10/ 67/08/04106708.pdf (Accessed 11 August 2005).

[151] Wadsworth, M.F. J., Butterfield, W.J. H. and Blaney, R. (1971) *Health and Sickness: the Choice of Treatment.* London: Tavistock.

[152] Levitt, R. (1976) *The Reorganized National Health Service.* London: Croom Helm, p. 179.

[153] Levitt, R. (1976) *The Reorganized National Health Service.* London: Croom Helm, p. 199.

[154] Fry, J., Brooks, D. and McColl, I. (1984) *NHS Data Book.* Lancaster: MTP Press.

[155] Yuen, P. (2001) NHS Fact File. In: *Wellard's NHS Fact File 2001/02.* (Merry, P. ed). Wadhurst: JMH Publishing, p. 275.

[156] Chaplin, N.W. (ed.) (1976) *The Hospital and Health Services Year Book.* Atlanta: The Institute of Health Service Administrators, pp. 374–7.

[157] White, A.E. (1978) The vital role of the cottage community hospital. *J. R. Coll. Gen. Pract.,* 28, 485–91.

[158] Levitt, R. (1976) *The Reorganized National Health Service.* London: Croom Helm, p. 94.

[159] Royal College of General Practitioners (2005) *Profile of UK General Practitioners. RCGP Information Sheet No. 1.* London: RCGP.

[160] Harris, C.M. (1980) *Lecture Notes on Medicine in General Practice.* Oxford: Blackwell, p. 27.

[161] Hunt, J.H. (1964) The renaissance of general practice. In: *Trends in the National Health Service* (Farndale, J. ed.). Oxford: Pergamon Press, pp. 161–81.

[162] Levitt, R. (1976) *The Reorganized National Health Service,* pp. 96–7. London: Croom Helm.

[163] Morrell, D.C. (1971) Expressions of morbidity in general practice. *Br. Med. J.* 2, 454.

[164] Clayson, M. (1993) Primary health care teams. *Practitioner* 237, 819–23.

[165] Dixon, M. (2001) NHS Organisations – Primary Care Groups and Trusts. In: *Wellard's NHS Fact File 2001/02.* (Merry, P. ed). Wadhurst: JMH Publishing, pp. 28–36.

[166] Merry, P. (ed.) (1993) *NHS Handbook,* 8th edn. Wadhurst: JMH Publishing, p. 71.

[167] Royal College of Nursing (2003) *Report on Congress Resolution.* London: RCN; http://www.rcn.org.uk/news/congress2003/display.php?ID=422andN=07 (Accessed 28 July 2005).

[168] Anonymous (1992) *Private Medical Insurance: Market Update 1992.* London: Laing and Buisson, p. 3.

[169] National Statistics (2003) *People insured by private medical insurance 1971–1999: Social Trends 31*; http://www.statistics.gov.uk/STATBASE/ssdataset.asp?vlnk=3511 (Accessed 7 December 2005).

[170] Morgan, M. (1991) Waiting lists. In: *In the Best of Health?* (Beck, F., Lonsdale, S., Newman, S. and Patterson, D. eds), pp. 207–27. Boca Raton: Chapman and Hall.

（訳：西脇正人，堀口佐知子）

第5章

医師－患者の相互関係

●

医師と患者では心身の不調についての見方が異なる。どのように医師と患者はコミュニケーションをしていけばよいだろうか。この問題を描くために，医療専門家と一般の人との見方の違い，すなわち「疾病（disease）」と「病い（illness）」の違いについて述べる。

1

「疾病」——医師のものの見方

医学教育の過程で，医学生は専門家としてのものの見方を徐々に身につけていく。つまり，ある種の「文化を身につける（enculturation）」経験をする。この医学的なものの見方は以下の8点を前提としている。

1. 人道主義的な態度
2. 科学的合理性
3. 客観性，数値による測定の強調
4. 物理化学的データの強調
5. 心身二元論
6. 疾病の実体としての見方
7. 還元主義
8. 家族やコミュニティではなく個人としての患者の強調

古来より医療は，人びとの病いを治療し，人びとに健康で幸福な生活をもたらし，苦悩や痛みを和らげる「人道主義的」なものだった。近代医療は，これを達成するために「科学的合理性」を基本にする。健康や病気に関わる現象は，「客観的」に観察され測定されたときのみ「現実」となることができる。一度病気が観察されると，これらは臨床的「事実」となり，その原因と効果が探し出される。臨床医の仕事は，病気の原因の理にかなった繋がりを発見することにある。たとえば，鉄欠乏性貧血は血液を失ったことによって引き起こされるが，血液を失ったのは胃にできた腫瘍の出血のせいかもしれず，その腫瘍はそもそも食事に含まれる発がん性物質により引き起こされたのかもしれない，というように。特定の原因が探し出せないとき，臨床的事実は「特発性（idiopathic）」とラベルづけされる。これは，原因はあるけれどもまだ発見されていない，という意味である。個人が考える病いの原因のように，客観的に観察できなかったり測定できなかったりする事柄は，現実的ではないと捉えられる。血圧や白血球の数は測定可能なものなので，これらはある種の臨床的「事実」を形成していると見なされ，診断や治療はそれに基づいて行われることになる。

これらの「事実」は，観察者の間の「同意」によって立ち上がってくる。この事実の測定は特定の同意を得たガイドラインに沿って行われる。これらのガイドラインは，ある概念的モデルを暗黙の前提としている。Eisenberg [1] が指

摘したように，モデルは「現実を構築し，現象的世界のカオスに意味を与える方法」であり，「ユーザーが用いる参照枠から外れる現象を排除することにより，モデルがそれ自身の根拠を作り出す」近代医療のモデルは，測定のしにくい社会的・感情的要因よりも，主として患者の生理化学的情報を見て，それを定量化する方向に向かう。

　生理学的事実が強調されるということは，医師は患者の症状を身体と結びつけようとするということである。たとえば，患者が特定の胸の痛みを訴えた場合，医師は痛みの身体的原因，おそらく冠動脈性心疾患を特定するために数々の検査やテストをする。もしもあらゆる検査をしても身体的な原因が見つからなければ，その症状は「心因性」とか「心身性」とラベルづけされる。つまり，主観的な症状は，客観的・身体的に説明されればより「現実的」と見なされるということである。

　第4章で説明したように，Feinstein[4] は，医師による疾病の情報の集め方が近年変化してきたことを指摘している。伝統的な方法は，患者から症状や病歴について詳しく聞き取りし，視診・聴診・触診などの診察（理学的検査）によって観察される身体的な兆候を探すというものだった。しかし，近代医療は次第にテクノロジーに頼るようになってきた。これは主観的な診断形式（患者の主観的症状，治療家の身体的兆候に対する主観的解釈）から，客観的な診断形式へのシフトを意味する。原因となっている病気は血液検査，X線，超音波，CT，MRIなどの検査によって特定される（第4章参照）。この結果，病気を診断するために数値がより多く使われるようになった。健康や正常性は体重，身長，血液の値といった物理的・生化学的パラメーターを参照することによって決定される。それぞれの測定結果には「正常とされる基準」があり，それによって人は正常で「健康」だとみなされる。基準となる範囲より高かったり低かったり

すると，それは「異常」であり「疾病」の存在を意味する。疾病はこうした正常からの逸脱とみなされる。たとえば，血液中の甲状腺ホルモンが正常値よりも低いと甲状腺機能低下症であり，高ければ甲状腺機能亢進症である。このふたつの間であれば，甲状腺は正常に機能していることになる。

1.0.1. 疾病

　心身の不調は，客観的な身体の変化に基づいて定義される。異常な変化，もしくは「疾病（disease）」は，「実体」とみなされる。それぞれの疾病の特徴は，特定の原因，症状や兆候，検査結果などによって作り上げられる。たとえば，結核は特定の細菌によって引き起こされることがわかっており，特徴的な症状が出て，診察（理学的検査）によって特定の身体的兆候が確認され，胸部X線検査と唾液検査でも特定の反応が出て，治療を行う場合と行わない場合で，どういう経過をたどるのかが想定できる。Fabrega と Silver[5] が指摘するように，近代医療のものの見方では，疾病は「その形態，進行の具合，含まれる要素において普遍的だ」ということを前提としており，疾病はどの文化や社会で発生しても同じ疾病だと仮定されている。しかし，この見方は心身の不調の社会的・文化的・心理的側面と，それが発生する文脈を含んでいない。そしてこの文脈こそが，患者やその周囲の人びとにとっての疾病の「意味」を決定する。近代医療は病いの身体的側面ばかりに焦点を絞っているので，患者のパーソナリティや宗教的信念，文化や社会経済的立場は診断や治療に関係のないものと捉えられてしまう。エンゲル（George L. Engel）[6] はこのアプローチを「心身二元論」として捉えるが，ここでは身体的な異常にだけ焦点が絞られ，患者の人間的側面は無視される。つまり，患者は異常な身体的パラメーターに還元されてしまう。この二元論は17世紀のデカルト（René Descartes）まで遡る

ことができる。デカルトは人間を「身体」（科学の研究対象）と「心」もしくは「魂」（哲学と宗教の研究対象）に分けて考えた。近年では，「心」は（神父ではなく）精神科医と行動科学者の手に委ねられるようになったが，「身体」はますます動く機械と捉えられるようになっており，医科学とその診断テクノロジーに委ねられている。近代医療において基本的な二元論はいまだに残っているのである。

1.0.2. 還元主義

近代医療は非常に還元主義的なアプローチを取る。公衆衛生学と家庭医学を除いて，近代医療の関心は，家族やコミュニティや広い社会よりも，個人としての患者に注がれてきた。しばしばその関心は個人を超えて，特定の臓器やシステム，組織や身体内の特定の部位に集中した。この発展は，装置や診断テクノロジーの進展によってもたらされた。第4章で述べたように，診断テクノロジーの進展は，X線写真，スキャン画像，血液検査結果が示された用紙，心電図の紙の束といったテクノロジーによって作り出された「紙の上に現れた患者像（paper patients）」の形成をもたらした。外来診療，症例検討会，病棟回診において用いられるこのような患者像は，医学的還元主義をさらに推し進める。多くの医師は，人間の身体のほんの小さな部位の異常しか診断・治療しない。彼らの専門家としての目標は，より少しの部位についてより多くのことを知ることといえる。近代医療ではこのような高度な専門医は，家庭医のような多くの一般医に比べてより高い地位と高い収入を得る。また，このような専門医は人びとから「治す（キュア）」人と見られており，単に「ケア」する人びとよりも高い地位を得る。そのため身体の小さな部位を比較的短時間でみる外科医は一般的に，老年科や精神科で働く医師や，身体障害や慢性疾患を扱う医師，あるいは終末期医療や予防医学に関わる医師よりも地位が高い。外

科医のなかでさえ，私たちの社会が身体の異なる部位に与える象徴的な価値にしたがってヒエラルキーが作られている。これはとくに脳と心臓に当てはまる。脳外科医と心臓外科医は，肛門科や産婦人科の外科医よりもずっと高い敬意が払われるのである。

1.1. いくつもの医療モデル

医療モデルは単一で一貫したものではない。第4章で述べたように，単一の「西洋」とか「科学的」医療というものはない。現在，西洋医療は国際的なものになっているとはいえ，世界の異なる地域でどのように西洋医療が用いられているかには大きな多様性がある。さらに，医療モデルはかなりの程度文化に依存しており，それが現れる場所の文脈によって大きく異なる。たとえ同じ社会であっても，たとえば外科医[7]・精神科医・疫学者・家庭医・公衆衛生といった医療の異なる専門家の間では，ものの見方に大きな違いがある。あるケースについての彼らのアプローチは矛盾していることもある。彼らは患者の状態の異なる側面に注目し，それ以外を無視している。ある医師は患者の身体のほんの小さな部分だけを見ており，ほかの医師は患者の精神状態や，患者の家族やコミュニティとの関係に注目している。こうしたタイプの衝突は，医師と看護師の間でも起こる。

近代の科学的医学教育を受けた医師が診断を下す場合，この医師は多くの異なるモデルやものの見方を援用する。グッド（Byron Good）ら[3]が述べるように，生化学的・免疫学的・ウイルス学的・遺伝的・環境的・精神力動的・家族療法的など，どんな治療家もどんな医療分野も解釈モデルのレパートリーをもっている。これらのものの見方やモデルはそれぞれ大きく異なる。

どの専門で医師が働いていようと，医師自身も「民俗」世界の一部であるということに留意しなければならない。個人として，家族やコミュニ

ティや宗教や社会的階層の一員として，医師は特定の考え，経験，先入観を身につけて育つが，これが彼らの医療実践に大きな影響を及ぼす。

1.2. 道徳的システムとしての医療

宗教の衰退に伴って，現代の道徳的問題は宗教的な言葉ではなく医療の言葉で表現されるようになってきた。医療は常に，科学的実践に留まってきたわけではない。これは社会に潜在している価値観，信念，道徳的関心事を表現する象徴的システムでもある。現在のような世俗的な時代には，罪や不道徳といった宗教的考えは，健康と疾病という考えと入れ替わったようである。現在，たとえば「病んだ社会」「犯罪の蔓延」「病んだ経済」のように医学的メタファーは日常の言説の一部となっている。数世代前であれば，宗教が「罪深い生活」を非難していたが，今では医療が「非健康的なライフスタイル」を非難する。また，罰は来世ではなく現世で起こる。昔の「大食い」と「怠惰」という大罪は，「過食」と「運動不足」に再概念化されている。多くの道徳的言説が，現在では医学の用語で表現されているので，アルコール依存，無断欠勤，薬物濫用，犯罪性といった特定の行動の定義は悪いとか罪深いといった考え方から，医学や精神科学の領域にシフトしてきている。

ほとんどの産業化された社会で起こっている現象として，保険産業がある。喫煙などの非健康的なライフスタイルをしている顧客にはペナルティーを科す一方，予期せぬ病いや事故やその他の不幸に見舞われた人には補償をする。こうした不幸な出来事は，過去の世代では宗教的システムが担ってきた。宗教が衰退している社会では，保険産業が合理的かつ世俗化した方法で，人びとに不幸の賠償とその影響を小さくする手段を提供している。しかし，保険産業は宗教がしてきたような道徳的責任に注意を払っていない。その主要な関心はいまだに病いや事故や不幸の結果にあり，それらの原因にはない。

2

「病い」――患者のものの見方

Cassell [8] は「病い（illness）」という言葉を，「患者が医師にかかるときに感じていること」とし，「疾病」は「患者が診察室から家に帰るときに抱えているもの」とし，「疾病は何かしら臓器が抱えているもので，病いは何かしら人間が抱えているものである」と定義している。「病い」は患者が病んでいるときの，本人や周囲の人間の主観的な反応である。「病い」という概念は，どのように本人や周りの人が病気を解釈するか，病気はどのように行動や人との関係に影響を与えるか，そして病気を治すためのさまざまなステップを含む。これは患者がこの経験に与える「意味」も含む。たとえば，突然に病気になった人は，「なぜこんなことがほかならぬ私に今起こったのだろう」，「私は何か間違ったことでもしたのだろうか」，「誰かが私を病気にさせたのだろうか」と自問する。症状に与えられる意味と患者の感情的反応は，患者の背景やパーソナリティ，文化的・社会的・経済的文脈の影響を受ける。言葉を変えれば，同じ疾病（たとえば結核）や症状（たとえば痛み）は異なる文化や社会的背景をもつ人間にとってまったく異なるように解釈されるかもしれないということである。

患者の心身の不調に対するものの見方は，不幸一般を説明する際のより広い概念的モデルのごく一部である。たとえば，多くの社会ではすべての不幸は同じ類の原因によるものとされ，高熱，穀物の不作，盗難，屋根の崩落というようなできごとは，神による罰や邪術のせいだとされる。そのため「病い」は，特定の文化のなかでは，ほかの形式の不幸と結びつけられた心理的・道徳的・社会的側面を含む。「病い」は「疾

病」よりももっと広く，拡散した概念といえる。

2.1.「健康」の定義と病むこと

何をもって「健康」，「病気」とするかは個人，家族，文化的グループ，社会的階層によって異なる。多くの場合，「健康（health）」はただ単に不愉快な身体的症状がない，というだけではない。たとえば，世界保健機関（World Health Organization：WHO）[9] は1946年に「身体的・精神的・社会的に完全に良好な状態であり，単に病気もしくは病弱でないことではない」と定義づけている。「健康」は多面的でホリスティックな概念であり，身体的健康・心理的健康・社会的健康・スピリチュアルな健康を含む。たとえば，配偶者との争いや不安な夢といった健康を妨害するものがあれば，それは「病い」とみなされる。多くの産業化されていない社会では，健康とは人と人，人と自然，人と超自然世界とのバランスによって成り立つものだと考えられているからである。身体的，感情的な体内のバランスという考え方もこれにつけ加えられる。欧米のコミュニティでは，健康の定義は生物医学の身体的異常を強調する考え方に多くを負っているが，ある程度身体的・心理学的・行動学的側面も含まれている。現代の言説のなかには，「バランスの取れた人」「精神的に不安定」といった，「バランス」の考え方がまだ残っているからである。

「健康」の定義は社会階層によっても異なる。たとえば，Fox[10] は1960年代のニューヨーク州北部のRegionvilleという町の調査を引用し，社会経済的階層の高い人は医師に異常な症状として腰痛を訴えるのに対し，低い階層の人はこれを「人生の避けられないものであり，医師にかかるようなものではない」と考えることを示した。このような一般の人の健康の定義は医療の専門家による定義とは明らかに異なる。

自分が病気だと定義するには，通常以下のような いくつもの主観的な経験を経る。

- 体重の減少や皮膚の色の変化など，外見の変化
- 排尿の頻度や重い月経など，規則的に起こるはずの身体機能の変化
- 血尿や血便など異常な排泄物
- 麻痺や震えといった手足の機能の変化
- 耳が聴こえなくなる，目が見えなくなるといった五感の変化
- 痛み，頭痛，熱などの不愉快な身体症状
- 不安やうつなどの過剰もしくは異常な心理的状態
- 結婚生活や職場での不調和など，他者との関係における行動の変化
- 夢や幻，神による罰，魔法をかけられた，悪い霊に憑りつかれた，などのスピリチュアルな経験

1972年のDunnellとCartwrightの調査[12] によれば，成人サンプルの91％は調査に先立つ2週間の間にひとつかそれ以上の異常な症状を経験していたが，16％の者だけがこの間に医師の診療を受けていた。いくつか症状が出たくらいでは自分が「病気」だと認識するには不十分なようである。

異常な主観的経験がなくても，自分は病気だと定義づけることは可能である。たとえば，「今日君は顔色が悪いから病気なんじゃないか」とか「最近君の行動はすごくおかしい」と言われるような場合である。GuttmacherとElinson[14] による1971年の調査では，ニューヨークの異なる民族グループに，特定の社会的逸脱行動（異性装やホモセクシュアリティなど）は病気の証拠だと思うかどうかという質問をした。アイルランド系，イタリア人，ユダヤ人，黒人などのグループに比べて，プエルトリコ人のグループは，あまりこれらを病気としては捉えていなかった。しかしほとんどの場合，自分は病気だとい

う考えに周囲が同意したときに，その人は「病気」だとされた。つまり，病気になるということは，患者だけの問題ではなく，ほかの人びとも含む社会的なプロセスだということである。患者が「病人役割」の恩恵を被るためには，周囲の協力が必要である。病気だとされた人は一時的に家族や職場の人間関係など，自分の属する社会的グループの義務から逃れることができる。同時に，これらのグループは病気になった人を看病する義務を感じる。つまり病人役割は，Fox[10] が述べるように「大人としての責任から逃れる半分認められた手段であり，他者からのケアを受けることができる根拠」なのである。

　病いの表象と他者の反応は，社会文化的要因によって決まる。それぞれの文化は独自の「苦しみの表現（language of distress）」を持っており，それが患者の主観的経験と社会の病気に対する承認の間の橋渡しをする。文化的要因によって，どのような症状が異常とみなされるかが決まり，患者のばらばらな感情的・身体的変化が，患者や周囲の人びとが認識しやすいような形に作り上げられる。結果として生じる症状のパターンは「病いの実体」とされ，病気の最初の段階として表象される。

2.2. 説明モデル

　クラインマン（Arthur Kleinman）[16] は，病いがパターン化され，解釈され，治療されるプロセスを見るための方法として，「説明モデル（Explanatory Model：EM）」という言葉を作った。これは，「臨床過程に従事するすべての人にとっての，病気のエピソードとその治療についての概念」と定義される。説明モデルは治療者と患者の両方がもっており，「利用可能な治療と治療者を選び，病気の経験に個人的・社会的な意味を与えるための，病気と治療についての説明を提供する」

　説明モデルは，とくに病いの5つの側面につ

いての説明を与える。

1. 病気の原因
2. 発病の経緯
3. 病態生理（病気のメカニズムとプロセス）
4. 病気の経過と重症度
5. その状態に対する適切な治療

　これらのモデルは，病いの特定のエピソードに応じて形作られるものであり，社会の一般的な病いについての考え方とは一致しない。クラインマンによると，一般の人の説明モデルは，独特で変化しやすく，個人的・文化的な要因から強く影響を受ける。これらは意識的な部分もあれば意識していない部分もあり，あいまいで複数の意味をもち，頻繁に変化し，考えと経験の境界がはっきりしていない。彼はこれを「科学的理論の単一の原因論」に基づく医師の説明モデルと比較している。患者が医師に診療されることは，一般の人の説明モデルと医師の説明モデルの相互交流が行われるということなのである[17]。

　一般の人の説明モデルをみるもうひとつの方法として，病気になったときに人びとが自問する質問と[17]，それに人びとが物語の形でどのように答えるかをみるものがある。その際，人びとが自問する質問には以下のようなものがある。

1. 何が起こったのか：ここには，症状を認識できるパターンに落とし込みそれに名前を与えることが含まれる。
2. なぜそれが起こったのか：ここでは病因論やその状態になった原因が説明される。
3. それがなぜ自分に起こったのか：これは患者の行動，パーソナリティといった患者の個人的な部分と病いを結びつけようとする質問である。
4. なぜ今なのか：これは急性か慢性かといった病いの発症の仕方，またそのタイミング

に関係する。

5. もし何もしなかったら自分はどうなるのか：これはどう病気が進行していくか，その結果，予後や危険についてである。

6. もし何もしなかったら家族や友人など他の人たちにどんな影響があるか：これは収入や仕事がなくなることや家族関係の緊張を含む。

7. 自分はどうすべきか：または誰に助けを求めるべきか。自己治療や，友人，家族に相談する，医師にかかるなど，その症状を治療する戦略を含む。

たとえば頭痛にかかっている人はこう自問するかもしれない。「風邪を引いたみたいだ。このままにしておいたらひどくなって家に籠らなければいけないから，経済的に大きな損失になる。医師に行って薬をもらってきた方がいいな」こうした自問自答の前に，患者は筋肉痛だとか震えといった症状を異常だと感じて，「風邪」という認識可能なパターンに分類する。このことは，何が「風邪」なのかということに対し，コミュニティに共通認識があることを意味する。同じ文化やコミュニティの人びとが症状のパターンや深刻さ，治療に対して了解がある場合には，それは「病気の実体」とか**民俗的病い（folk illness）**」となる。これは「疾病」よりも緩やかに定義づけられており，より強く社会文化的文脈に影響を受ける。

2.2.1. 説明モデルの文脈

しかし，説明モデルというのはその人の人生と切り離せるような明確で不変の「実体」ではない。生物医療の検査と違って，説明モデルとは誰かの世界観や心理的状態を「診断するための検査」ではない。それは，人びとがどのように自分の身に起こったことを説明し，どのようにそれに取り組むかということを映し出すものである。また，説明モデルは人びとがいる特定

の文脈をみることによって，全体像が理解できるようなものである。

説明モデルは文脈によって強く形作られているので，同じ病いの説明が，いつ，どこで，誰が，誰に話すかによって変わってくる。病者は自分自身，家族，医師にそれぞれ違う説明をするかもしれない。そして彼らは病いをまったく異なる見方でみるかもしれない。また，説明モデルは，社会的経済的組織や覇権的なイデオロギーや宗教も含む。説明モデルはその人の人生における社会的経済的状況にも影響を受ける。たとえば，ある人がどれだけ自分の病気が重症かを判断するときに，それは病状の原因の説明だけでなく，働けない分のお金をまかなえるか，働けない間，国から無料の治療を受けられるかといったことにも影響を受ける。肉体労働者とコンピュータプログラマーでは，足が折れたときの経済的意味合いがまったく異なるし，彼らの説明モデルもまったく異なる。なお，説明モデルは，その人が子どもか，老人か，新米の母親か，稼ぎ頭かなど，ジェンダーと年齢にも大きく影響を受ける。

2.3. 民俗的病い

民俗的病いは，人びとによって共有されている説明モデルと捉えることができる。Rubel[19]はこれを「特定のグループのメンバーが罹患し，彼らの属する文化がその病因論や診断や予防方法や治療体制を提供するような症候群」と定義する。人類学者は世界中の民俗的病いについて報告をしてきた。たとえば，ラテンアメリカの「ススト（*susto*）」，マレーシアの「アモク（*amok*）」，北東アメリカの「ウィンディゴ（*windigo*）」などである。これらは，独特の病気であり，特定の文化のメンバーに認識され，文化的に特有の方法で治療されるため，「文化結合症候群（culture-bound syndrome）」（第10章参照）であるといえる。

民俗的病いは，象徴的な意味も担っている。個人的な苦しみが自然環境の変化や超自然的な力と結びつけられることもあるし，病いが家族との不協和など，社会的な葛藤に巻き込まれていることを示す手段である場合もある。

次のふたつの事例は人類学者が報告した民俗的病いの例である。

事例研究 イランのマラーゲにおける「心臓疲労」

1977年，グッド[20]はイランのマラーゲにおける「心臓疲労（narahatiye qalb）」という民俗的病いについて述べた。これは心臓の震えや高鳴りといった異常な身体的症状と，やはり心臓と結びつけられる不安や悲しみや怒りといった感情の両方が関係しあって表れる民俗的病いである。「心臓疲労」は女性に多く見られ，家族喧嘩や親族の死，妊娠，出産や避妊薬の使用（これは多産や授乳への脅威とみなされる）の後に起こることが多い。これは，身体的・心理的・社会的問題を同時に表す民俗的病いで，たいていは患者本人が自分で病気のレッテルを貼る。

事例研究 英国のベッドフォードにおけるパンジャーブの人びとの「衰弱する心臓」

1989年，Krause[21]は英国のベッドフォードにおけるヒンドゥー教とシーク教の「パンジャーブ（Panjab）」の人びとの間でみられる「衰弱する心臓（Dil ghirda hai）」について述べた。衰弱する心臓のイメージは身体的感覚，感情，ある社会的経験をひとつの病いのなかで結びつけており，このイメージはコミュニティのなかで特定の意味をもっている。胸に特有の身体的感覚を感じる「衰弱する心臓」は，同じ人に繰り返し起こり，心臓の衰え，心臓発作や死すら引き起こす。原因として，食事や天気，または怒りのような強い感情により引き起こされる過剰な熱が身体を「熱く」することが挙げられる。また，自分の運命に関する恥やプライド，傲慢さ，悩みなどの感情はすべて自己中心的な考えの証拠と考えられており，これも原因となる。さらに，飢え，疲労，加齢，貧困も人びとを「弱く」し，それによって人

びとは道徳的な義務が果たせなくなるため，これが悩みや悲しみを引き起こし，病気の原因となる。つまり「衰弱する心臓」は「社会的失敗への深い恐れ」と結び付いており，また，社会的義務を果たすこと，個人的感情をコントロールすること，自己犠牲的でありかつ悩みすぎることなく自己陶酔もしないこと，さらに男性の場合は自分たちの親族の女性のセクシュアリティをコントロールできることといった事柄に，文化的価値が置かれていることとも結びついている。たとえば，娘のふしだらな行動を阻止できなかった場合，コミュニティでの尊敬を失うことになり，「衰弱する心臓」にかかってしまう。

2.3.1. 身体化

多くの民俗的病いの特徴として「**身体化（somatization）**」（第10章参照）がある。これは，うつのような不快な感情やさまざまな社会的ストレスの経験が身体的症状として表れることである。たとえばクラインマン[22]は，台湾ではうつが身体的な症状や兆候として表れると述べる。台湾文化では，精神疾患は強くスティグマ化されているので，家族の問題や経済的な困難さによるストレスは身体的症状として表れる。こうした個人的な問題や葛藤の表れ方に慣れている中国の民俗治療師の方が，西洋医療の医師よりもこうした症状に気が付きやすい。

子どもたちは，親族や友人を見ながらこうした民俗的病いの症状や特徴を学んでいく。またFrankenberg[23]は，特定の心身の不調は，テレビや広告，新聞や小説，インターネットなどの文化的社会的権力や，覇権的なイデオロギー，社会構造によっても形作られると述べる。そのため，医療の専門家は，どのように民俗的病いが作り出され，どのようにそれが学習され，どのように患者行動や診断に影響を与えるかということに意識的でなくてはならない。

2.4. 病いのメタファー

ほとんどの産業化された世界でも多くの民俗的病いがいまだ存続しており，その多くは医学的モデルに影響を受けず，伝統的な民間伝承に深く根付いている。さらに，がんや心臓病，エイズといった深刻な疾病も民俗的病いとなっている。このような症状は，しばしば健康・病い・苦悩に関する伝統的な信念と一緒に，人びとの想像力と結び付いている。こうした疾病（とくに治療・説明・予想・コントロールが難しいもの）は，社会秩序の崩壊や侵略，神の罰への恐れといった人びとの抱く一般的な不安を象徴することになる。多くの人の心のなかでは，これらの疾病は単なる臨床的症状以上のものである。これらは，日々の生活の脅威の「**メタファー（metaphor）**」（隠喩）となるのである。

2.4.1. がんのメタファー

ソンタグ（Susan Sontag）[24] は，起源がわからず治療もできないような深刻な疾病が，歴史的にどのように「異常」なものや社会的・道徳的に間違ったものの「**メタファー**」となってきたかについて述べた。中世には，腺ペストのような疫病は社会の無秩序や宗教的道徳的秩序の崩壊のメタファーとされた。過去200年の間に，梅毒，結核，がんは悪の現代的メタファーとなった。20世紀にはとくに，がんは近代世界に特有の，抑制がなく無秩序な悪の力で，身体（や社会）の秩序を破壊する「原始的で」「野蛮な」「無秩序な」「力強い」細胞によって構成されると語られてきた。ソンタグによれば，この道徳的なモデルによって，がんは多くの患者にとって「悪魔に憑りつかれたものとして経験される。腫瘍はある種の力のように『悪性』か『良性』であり，恐れをなした患者は，除霊のために信仰治療師を探そうとする」。メディアでも，犯罪，テロリズム，薬物依存症，ストライキ，移民，また政治的意見の相違さえも社会を破壊する悪の

力，「がん」として語られる。この結果として，Lupton [25] が述べるように，がん治療において「侵略」「戦争」といったメタファーが広く使われるようになった。このいい例は，1971年にニクソン大統領が述べた「がんとの戦争」という言葉である。

カーマイヤー（Laurence Kirmayer）[26] が述べるように，メタファーは意味を作り出す。それらは，世界を眺めたり経験したりする新しい方法であるとも言える。しかし，がんのような深刻なケースでは，これらのメタファーは患者自身と周囲の人たちの振る舞いに影響を与える。たとえば，Peters-Golden [27] は，乳がんと結びついたスティグマのせいで，人びとが患者を避けるようになると報告している。米国で彼女が行った100人の乳がん患者を対象とする調査では，72％の患者は，診断を聞いた後，人びとの自分たちに対する態度が変わったと述べた。52％の患者は自分たちが避けられ，怖がられていることに気づき，14％は同情されていると感じ，3％ががんになる以前より人びとが優しくなったと答えた。この理由は，がんがなんらかの形で「感染」するかもしれないという恐怖によるのかもしれない。

イタリアで行われたGordonの研究 [29] によると，多くの女性は乳がんを，伝染性や「疫病」であり，外部から侵入してくる悪い力だと説明する。女性たちは，「乳がんは空気のなかにあるもので……身体の一部に取りついてその人を食べ始める」ものや「外部からやってきて私の内側の調和を乱す」もの，また，女性の体を侵略し貪り食う「動物」や「獣」，「怪物」とみなす。乳がんを，（疫病に対する古代のイメージや悪い霊の憑依のように）身体の外からやってきた何かとみなすことで，犠牲者との接触は危険なものだという感覚が強化されてしまう。

Hunt [30] は南メキシコで調査を行い，がんを患う女性が，疾病は偶然的なものではないと考えようとしていた様子について描く。「秩序だっ

た人生の感覚」を取り戻すために，女性たちは，怒りや過度の心配，不適切な性行動や環境汚染といった過去の出来事を原因として非難する。つまり，「病いは理由があるから起こった」と考えるのである。このような一般の人の説明などからみえてくるのは，疾病は道徳的要素を含んでおり，責任ある行動をしていれば病気になるのを防ぐことができると考えられていることである。

2.4.2. 病いのメタファーの比較

Weiss[32] は，イスラエルにおけるがん，エイズ，心臓病に使われる「メタファー」の比較を行った。がんのメタファーは不安定で変化するものであり，身体と外側の境界を破壊するものである。前述のように，がんはアメーバ・タコ・クモのような「異物」であり，患者の身体を内側から「食べ尽くす」ものと説明される。しかし，がんは侵略者であるとされながら，患者自身にも発生源があると考えられている。一方，エイズ（第16章参照）は孤立した「モノ」としてではなく，「感染しているのは身体全体であり臓器だけではない」というように，患者のすべてを包含するものだとみられている。がんと違って，エイズは完全に外部からの汚染と考えられている。がんとエイズは，「外側」にありながら身体と自己（または社会）の「内側」に入り込み，それを破壊するような「文化を超えた実体」と捉えられている。これに比べて，心臓病のメタファーはあまりドラマティックではない。これは「配管工事モデル」（第2章参照）で捉えられ，心臓発作は単純にポンプの故障とみなされる。

これらすべての病いのメタファーは単に言葉の上の現象ではない。これらのメタファーは，それを使う人に「内面化（embodied）」される。これらは個人が出来事を経験し，その経験に意味を与える方法となる。メタファーはトラウマ的な出来事や深刻な病いなど「人生が中断されたとき」に「ノシーボ（nocebo）効果」（第8章

参照）を引き起こし，身体的精神的なダメージを与えてしまうかもしれない[34]。

こうした意味で，特定の深刻な疾病は，民俗的病いともなりうるのであり，これが症状の認識や診断，コントロールを損なってしまうこともある。

2.5. 病いの原因の一般の人の理論

一般の人のモデルは，科学的には間違った前提に基づいていても，内なる理論と一貫性をもっており，それが病者に何が身の上に起こったのか，なぜ起こったのかについて「納得がいく」説明を与える。

一般的に，病いの一般の人の理論では，以下の4つの領域に病気の因果関係が見出される（図5.2参照）。

1. 個人（the individual）
2. 自然界（the natural world）
3. 人びとの世界（the social world）
4. 超自然的世界（the supernatural world）

病いは複数の原因の組み合わせや異なる領域の相互作用として説明される。

産業化されていない世界では社会や超自然的なものに原因を求める傾向があるのに比べ，西洋の産業化された社会では自然や患者中心の説明がよくみられる。しかし，この区分けは絶対的なものではない。たとえば，Chrisman[35] は

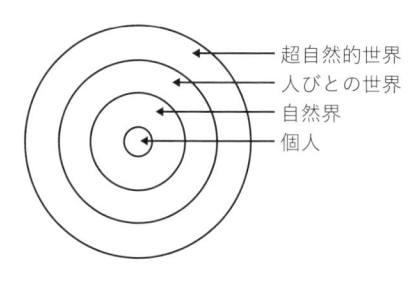

図5.1　病気の因果関係が示される領域

米国の患者がよく報告する，一般の人による病因論8点について述べた。

1. 衰弱
2. 老化
3. 侵入
4. 不均衡
5. ストレス
6. 機械的な原因
7. 環境からの刺激
8. 遺伝的傾向

　他の西洋諸国と同様，これらの病因論のほとんどは患者中心の病因論であり，超自然的，社会的な説明は取り上げられていない[36]。一般の人の説明では原因が複数挙げられるため，これらの病因論は重なり合う傾向にある。たとえば，仕事の「ストレス」により「不均衡」に陥り，「衰弱」して抵抗力がなくなり，ウイルスなどの「侵入」を受けやすくなる，という具合である。

2.5.1. 個人

　体の内側や，食事や行動の変化に関係して生じる病気のように，病気の起源を個人に帰する一般の人の理論では，「病いの責任」はおもに患者自身に帰される[36]。この考え方はとくに西洋世界で一般的であり，心身の不調は個人の食事やライフスタイル，人間関係，性的行動，喫煙，飲酒，運動に気を配らないせいだとされるようになってきた。心身の不調はこういった不注意の証拠なので，病人は罪悪感を背負わなければならない。これはとくに，肥満やアルコール依存症，性感染症，エイズといったスティグマ化された病気に当てはまる。さらに，一般的な症状についても間違った行動が原因とされることがある。英国では，「熱があるときに屋外へ出かける」，「冷たい床を裸足で歩く」といった「普通でない行動」が風邪や悪寒の原因とされる。また，適切でない食事も心身の不調の原因とさ

れる。ある調査によると[38]，インタビュー対象の女性の4分の1は，心身の不調に陥らないために月経中は普段とは違うものを食べるべきだと考えていた。たとえば，甘いものは月経時の出血を「長引かせ」，その他の食べものは出血を止めてしまい，月経痛，不妊，発作に繋がるとされる。その他には，トラウマ的傷害（これは患者自身の不注意に帰せられる）や自殺未遂のように自分で行った傷害，さらに，悩みすぎや悲しみ，絶望といった感情も心身の不調に対する個人の責任とされる。

　人びとが心身の不調を自分たちの行動や食事や感情のせいだと考えるかどうかという点には，多くの要因が関わっている。PillとStott[39]は，1982年にWalesのCardiffで行われた41名の労働者階級の母親を対象とした研究のなかで，人びとが（幸運や外部の力などでなく）自分たちの行動によって健康状態が決められると考えているかどうかは，教育や家を所有しているかといった社会経済的変数によって変わることを明らかにした。経済的に恵まれている人たちは，あまり恵まれていないと感じている人たちよりも自分たちに心身の不調の責任があることを受け入れる。後者のグループは，病いはコントロールのできない外部の力によって引き起こされるものであるため，病いに対して患者に責任はないと考える。

　その他の病気の原因は心理的・身体的・遺伝的な個人的「脆弱性（vulnerability）」といった身体の内部にあるものだと考えられている。これには，心配し過ぎだとか悩みやすいといったその人が「どんなタイプの人間か」ということも含まれる。身体的脆弱さという考えは，「抵抗力（resistance）」と「弱さ（weakness）」という一般の人の考え方に基づいている。ある人は他の人よりも病いに対する抵抗力が強い。この抵抗力は適切な食事や薬などによって強くすることができるが，遺伝や体質と捉えられることも多い。これと同様，「弱さ」も遺伝するものであ

ると同時に，獲得されるものと捉えられる。過労による身体の衰弱，疲弊，慢性疾患や身体の「弱い箇所」といった，Chrisman[35] の分類における「衰弱（debilitation）」も，一般の人の病因論である。また，「弱さ」のような体質を含む「遺伝的性質（hereditary proneness）」もある（第14章参照）。また，Chrisman は加齢によって引き起こされる身体組織や臓器の「老化（degeneration）」や，病気の「侵入（invasion）」ついても述べているが，この侵入という考え方は「個人」と「自然」の領域の両方に位置する。ここでは，病いは細菌などによる外部の侵略によって引き起こされるか，がんのようにもともとある問題が体内で広がっていくことによって引き起こされるかだと考えられる。ほかの一般的な「個人」的病因論としてビタミン不足や貧血のような体内の「不均衡（imbalance）」がある。不均衡は，「熱性-冷性」という分類が存在する社会ではとくに，誤った食物を誤った配分で食べることによっても起こりうると考えられる（第3章参照）。「機械的な原因（mechanical causes）」は，臓器やシステムの異常機能，骨折や傷などの身体のダメージ，臓器や血管の閉塞などを含む。

2.5.2. 自然界

この節では，過剰な寒さ，熱，太陽，風，雨といった天候について述べる。たとえば英国では，背中に寒い風があたると「腎臓の冷え（chill on the kidneys）」，頭に冷たい雨がかかると「頭の風邪（head cold）」になるなど，寒い環境が風邪や悪寒の原因となると考えられている。モロッコでは，過剰な暑さは身体に入り込み，血管を広げ，頭をズキズキさせると考えられており，「頭に血がのぼった」という。

月や太陽，惑星などの健康への影響もここに含まれる。占星術による誕生日占いによって，健康や病気に先祖から受け継がれた性質が見出される。ほかの「自然な」病因として，動物や鳥による怪我，微生物による感染も含まれる。

英国では，感染による熱は，細菌，微生物，ウイルスといった「虫のようなもの」が身体に侵入したことにより引き起こされると考えられている。線虫などの寄生虫の繁殖もこのグループに含まれる。Chrisman[35] の分類では，アレルゲン，花粉，毒，食品添加物などの「環境からの刺激（environmental irritants）」も米国では病気の原因とされている。フランスでは，Herzlichと Pierret[28] が述べるように，空気，天候，季節も心身の不調の原因とされる。こうした近代的な環境汚染の考えは，「瘴気（miasmas）」すなわち「汚れた空気」が疾病の原因となるという伝統的な考え方の再来でもある。

2.5.3. 人びとの世界

妖術，邪術，邪視のように，心身の不調の原因が他の人たちにあるとする考え方は，小規模の社会でよく見られる。この3つの考え方では，意識的にであれ無意識的にであれ，病いになるのは人びとの悪意のせいだとされる。アフリカとカリブ海地域では「妖術師（witchcraft）」信仰がよくみられるが，特定の人びと（普通は女性）はその他の人びとを傷つける超自然的な力をもっているとされる。Landy[41] が指摘するように，この力はもともと備わっているもので，遺伝していくか特定の親族グループのなかで受け継がれていく。妖術師は，外見が醜かったり障害をもっていたり社会的に孤立していたりと，外見や行動の上でその他の人びととは異なっており，社会の外れ者である。こうした人びとに，文化の否定的な側面が投影される。しかし，彼女らの悪い力はだいたい無意識に実行されるので，すべての妖術師が見てわかるほど逸脱しているわけではない。

人類学者は，社会変動，社会不安のときに妖術師告発がよくみられることを指摘している。たとえば，競合する派閥同士は，不幸が起きるとそれをお互いの妖術のせいだとして告発しあう。妖術師信仰は中世ヨーロッパでよくみられ，

今ではほとんど消滅してしまったが，その名残は心身の不調を引き起こす個人的葛藤の言葉のなかに見出せる。「彼は彼女の心を壊した」とか「彼女は彼に多くの傷を負わせた」などがそれである。

Landy[45] によれば，「**邪術（sorcery）**」とは「儀礼の呪術的知識とパフォーマンスによって自然の出来事や超自然的出来事を操作し変化させる力」と定義され，妖術とは異なる。これも非西洋社会ではとてもよく見られる。邪術師は妬みや悪意から自分の力を意識的に使い，呪文や薬や儀礼によって病気を引き起こす。たとえば，1976年の調査[42] では，低収入のアフリカ系米国人の間では，心身の不調は「ヴードゥー（*voodoo*）」や「フードゥー（*hoodoo*）」などの邪術によって引き起こされるとされていた。邪術は友人・家族・隣人の間で妬みから引き起こされる。あるインフォーマントの娘は，彼女がかわいいこと，思いやりのある夫と素敵な家に恵まれていることを妬んだ彼女の義理の両親に「邪術で殺された」。邪術によって引き起こされる病いには，胃腸の症状から摂食障害や体重減少まで含まれる。邪術師信仰は，貧しく，不安定で危険な生活を営むグループに見いだせる。

ヨーロッパ，中東，北アフリカでは，病いの原因として邪視が挙げられる。「**邪視(evil eye)**」は，イタリアでは「マル・オッキオ（*mal occhia*）」，ヒスパニック文化では「マルデオホ（*mal de ojo*）」，ギリシャでは「マティ（*mati*）」，トルコでは「ナザール（*nazar*）」と呼ばれる。これは「狭い目」，「悪い目」，「傷ついた目」，「視線」としても知られている。Spooner[43] によれば，邪視はイスラム教・ユダヤ教・キリスト教・ゾロアスター教など，中東のすべてのコミュニティにみられる。彼によれば邪視の特徴は，妬みをもつ人の目を恐れる気持ちと関係していて，その注意をそぐような装置や共感呪術によって避けることができる。妬みの視線によって，人を殺したり心身不調にしたりすることができるのである。邪視の持ち主は，普通は自分の力に気づいていないので意図せず人を傷つけてしまう。Underwoods[44] によるイエメンの調査では，こうした人は「異邦人か，外見や行動がある程度変わった地元の人であり」，しゃべるよりも「じっと見つめる」ことが多い人である。こうした社会では，海外から来た旅行者やヘルスワーカーが，子どもをじっと見つめたり，子どもが病気になる直前にその子の外見を褒めたりすると，病いの原因としてみられてしまう可能性がある。

毒殺や戦いによる傷などの身体的傷害も社会的病因論に含まれる。産業化されていない社会では，妖術や邪術や邪視が病いの原因とされるが，西洋社会では，他の人に原因を帰するという意味で「**ストレス（stress）**」（第11章参照）がこれと同じような役割を果たす。たとえば，配偶者や子どもや友人を病気の原因として非難することがある。「家族内の争いによって頭痛がする」とか「上司からのストレスで病気になる」といったことがこれに当てはまる。「彼の風邪がうつった」というように，感染も他人のせいにされる。米国での訴訟の多さは，自分の苦しみや不幸を他人のせいにするという点で，妖術師告発とよく似ている。

2.5.4. 超自然的世界

超自然的世界では，病いは「神（gods）」や「精霊（spirits）」や「祖霊（ancestral shades）」といった超自然的なものによって引き起こされると考えられる。Snow[42] の研究では，定期的に教会に行かなかったとか，お祈りの言葉を言わなかったというような過ちに対する神からの罰として人は病いになると考えられている。ここでは医師は治療の役に立たないため，罪を認め，行いを悔い改める誓いを立てる必要がある。

病いが気まぐれな悪い精霊によって引き起こされると考える社会もある。ルイス（Lewis, I. M.）[45] によれば，いくつかのアフリカのコミュ

ニティでは，予期せず「病気を運ぶ精霊」に襲われると，犠牲者にさまざまな症状が起こる。これは個人の行動とは何の関係もないので，犠牲者は非難されることなく，人びとから同情に満ちた手助けを受けることができる。西洋世界における細菌やウイルスのように，こうした病原となる精霊はどういった症状が出るかで見極められ，身体から取り除かれることによって治療される。*Jinn*または*ginn*と呼ばれる憑依はイスラム世界によくみられる。Underwoods[44]によると，これらはどこにでもいる気まぐれな精霊で「超自然的というよりは半人間」で，病いを引き起こすことができる。ルイス[45]による他の「憑依」の例では，倫理に背く反社会的な行動をして祖先の霊を怒らせると病気になるというものがある。診断は降霊術の会のなかで行われ，病いは罪に対する罰とみなされ，モラルがグループのなかで再確認される。産業化社会では神の罰や憑依によって病気になるという説明はあまりされないが，その代わりに運がなかったとか運命のせいで心身不調に陥ったという説明はなされる。しかし，西洋でも宗教的コミュニティのなかでは，道徳を侵犯したり霊的に正しい行いをしなかったりしたために病気になるという考え方がなされる。あるアメリカンクリスチャンサイエンスの信者は，「病気になる人は，その人の考え方のせいで病気になっているので，医学的なやり方では治すことはできない。医者は患者の考え方を改めさせたりはしないからね」と語る。

ほとんどの場合，一般の人の理論では病気の原因は複数重なり合っている。個人的原因，自然の原因，社会的原因，超自然的原因は排斥し合っているわけではなくお互いに結びつきあっているのである。Whitaker[47]によるイタリア，Emilia-Romagnaの調査によると，何が心身不調の原因となるかについて，人びとは伝統的モデルと科学的理論を組み合わせた考え方をしていた。たとえば，「熱」「冷」の「バランス」が崩

れたときに，身体は「細菌」に対して脆弱になるというように。

病気の原因が何かということについて，一般の人の説明モデルは同じコミュニティのなかでも異なる。Blaxter[48]が行った英国，アバディーンの調査では，30人の労働者階級の女性のうち，気管支炎の原因について，8人が環境要因，2人が行動，4人が遺伝，3人が「かかりやすさ」，10人が他の病気に付随するもの，3人が妊娠か出産によるものと答えた。この調査では，それぞれの回答はまったく別々のカテゴリーに分類できるようにみえるが，ほとんどの説明モデルでは原因が複数あり，さまざまなタイプの病因論の要素が関わり合っている。

2.6. 病いの原因（病因論）の分類

フォスター（George M. Foster）とアンダーソン（Barbara G. Anderson）[49]は，非西洋社会における一般の人の病因論の分類として，「**人格的（personalistic）システム**」と「**自然環境（naturalistic）システム**」を提案した。前者では病いは超自然的存在（神），非人間的存在（幽霊，祖霊，きまぐれな精霊），人間（妖術師や邪術師）などによって引き起こされる。近代的な概念である「細菌」もここに含まれる。自然システムでは，病いは自然の力や，寒さ，風，湿気といった状態，個人的な不均衡や社会的環境の不均衡といった非人間的な要因によって説明される。この「不均衡」のグループには，ラテンアメリカの「熱性−冷性」システム，インドのアーユルヴェーダ医学，中国伝統医学の陰陽システムといった病いの説明システムが含まれる。

ヤング（Allan Young）[50]は心身の不調の信念システムを「**外的な（externalizing）信念システム**」と「**内的な（internalizing）信念システム**」に分けた。外的な信念システムの病因論は，病人の身体の「外側（outside）」の，とくに社会的な側面に焦点を当てる。病気の原因を

突きとめる際，人びとは病人が病気になる前の状況，たとえばふたりの人間関係にわだかまりがなかったかとか，それによって邪術のような病気を引き起こす行為が行われなかったか，といったことを調査する。

一方，内的な信念システムは，身体の「内部（inside）」で起きることに焦点を当てる。これは近代科学的医療モデルのものの見方である。このモデルの強みは，体内の生理学的・病理学的側面については詳細に認識されている点だが，弱みは社会的・心理的側面を無視していることである。

2.6.1. 病いと不幸の物語

心身の不調を説明する際の特徴として，なぜ，どのようにその人が病気になったかということが「物語／ナラティブ（narrative）」の形で語られることが多いということがある[51]。どの場合でも，物語は言語的なものであれ非言語的なものであれ，特定の「苦しみの表現」によって語られる。Brody[52]が指摘するように，こういった「病気の物語」を語ることは病気に「意味（meaning）」を与えることである。そのため，物語はトラウマ的な経験をまとめあげ，その意味を理解し意味づけをするための方法だといえる。

個人的な苦しみの物語は，単に個人のものであるだけではない。これを語る人は，文化が提供する言語，慣用句，メタファー，想像力，神話，伝説のレパートリーを利用しているため，ある程度文化と結びついているといえる[51]。

多くの物語は家族や自助グループなど，他の人びととの助けを借りて作られる。とくに治療師はクライアントの物語作りの手助けをする中心的な役割を果たす。不幸の物語を形作るのは，シャーマニズムから精神分析（第10章参照）に至るまで，多くの「象徴的な癒し」の特徴といえる。それぞれのケースでは，治療師は無秩序状態になっている患者の症状や感情に一貫した秩序の感覚を与えようとする。普通，こういう

場合は個人の苦しみは文化的・宗教的・科学的因果関係を用いながらさらに広い文脈に位置づけられる。相談の間，治療師とクライアントの間で新しい物語が模索される。そしてクライアントは相談の後，この新しい物語を治療師からの「贈り物」として家に持ち帰る。「象徴的な癒し」の場合，なぜそれが起こったのかという治療師の説明は，クライアントにとって薬や処方といった身体的な治療よりも重要なのである。

西洋医療の物語は「直線的（linear）」で，患者の物語を始まり，中間，終わり（現在）という形に編成しようとする。「いつから痛み始めましたか」とか「前回お薬をあげてからどうなりましたか」といった質問は患者の経験を直線的な物語の形にはめ込むものといえる。西洋医療では，医師がまとめた患者の経験についての物語は，「症例（case history）」という標準化された形で医学雑誌に掲載される。

伝統的社会と違って西洋医療では，治療者が少し質問をする以外はほとんど患者が話をする。しかし伝統的癒しのシステムの場合は逆で，ほとんど治療師が話をする。患者は治療師に誕生日や夢の内容など，ほんの少しの情報しか与えない。時には占いを使いながらその少しの情報だけで素早く診断を下せるのがよい治療師と考えられている。こうしたコミュニティの人にとっては，良い医師はわずかな質問しかしない。医師は他の手段によってすでに診断を感じたり知ったりしているはずだからである。

2.6.2. 非言語的物語

多くの物語は，非言語的である。個人の苦しみは，引きこもり，沈黙，洋服の変化，暴力といった特定の行動パターンによって表出される。物語のパフォーマンス的側面は，言葉よりも行動で表される。たとえばあまりに頻繁に診察に来る，予約を常に忘れる，処方箋をなくすといった行動の変化がそれで，こうした行動の意味は時間が経つうちに明らかになる。精神療法では，

物語は特定のパターンの身体症状として現われる。多くの文化では，うつも悲しみや絶望といった感情ではなく身体症状として表出される。医師の役目は，こうした症状のパターンの背後にある個人的・文化的な意味を理解することにある。

　言語的なものであれ非言語的なものであれ，物語を理解するということは病いを理解することの本質的な部分なのである。

事例研究	英国のロンドンにおける「風邪」「悪寒」「熱」

　これは，英国のロンドン近郊の人びとに共有されている「風邪 (colds)」「悪寒 (chills)」「熱 (fevers)」という考え方が，1970年代から現在にかけてどのように変化してきたかという著者自身の調査である[55, 56]。1970年代後半，「自然」は疾病の原因と捉えられていた。「風邪」と「悪寒」は自然環境（とくに寒くて湿度の高い場所）が，皮膚の境界を突き抜けて身体に入ってきたときに引き起こされる。湿気や雨（寒くて湿った環境）は，「鼻水」や「頭の風邪」などの寒くて湿った身体状態を引き起こし，冷たくて乾いた風（冷たくて乾いた環境）は，悪寒や震えや筋肉痛といった寒くて乾いた身体症状を引き起こす。一度これが身体に入ると，この風邪は，「頭の風邪」から「胸の風邪」へというように身体のなかを移動していく。「悪寒」は腹部から下（「膀胱の悪寒」「胃の悪寒」），「風邪」は腹部から上（「頭の風邪」「胸の風邪」）に起こる。こうした症状は自然環境のリスクに自分を晒してしまう不注意な行動によって引き起こされる。たとえば，「冷たい床を裸足で歩いた」とか「体調の悪い時に頭を洗った」「熱いお風呂に入った後に風通しのいい場所に座っていた」といったようなことである。熱いお風呂の後に外へ出ることや，夏から冬の変わり目である秋など，暑さから寒さへの変わり目はとくに「風邪を引きやすい」と言われる。風邪や悪寒は基本的に自分の行動によって引き起こされるので，あまり人には同情してもらえない。風邪を引いたら，温かいベッドで休み，温かいものを食べ（「風邪のときはものを食べ，熱が出たときはものを食べるな」という諺がある），温かい飲みものを飲むのが良いと考えられている。

　一方，「熱」は細菌・虫・ウイルスなどによって引き起こされる。これらは，口や鼻などの開口部から身体に侵入し，発熱を引き起こす。こうした原因となるものは目に見えず悪いもので，空気を介して人と人の間を移動すると想像されている。「お腹の虫」のような細菌は，ごく小さい虫のようなものと想像されている。細菌にはどんな症状や兆候が出るかという個性があり，時間がたって症状が現れるとどんな細菌にかかったかがわかると考えられている。風邪と違って，熱にかかってしまった人は非難されることなくケアを受けられる。症状の原因の細菌は咳の薬のような液体によって洗い流され，食べものを食べないことで飢えさせられ，抗生物質により殺される。なお，抗生物質に関しては「ウイルス」と「細菌」の区別はなされていない。こうした風邪／悪寒／熱の一般の人の考え方は行動や自己治療や治療に対する態度に大きな影響を与える。

　1970年代以降，このモデルは大きく変化してきている[56]。2003年の時点でまだ多くの高齢者はこの考え方をしていたが，若者の呼吸器の感染についての説明は大きく変化していた。「風邪のときはものを食べ，熱が出たときはものを食べるな」という諺からは，風邪は自然によって引き起こされるもので，自分に責任があるという考えと，熱は人からうつるもので自分に責任はないというふたつの対極的な考え方が見いだせたが，これがひとつの複合モデルに統合されたのである。自然は感染の源ではなく，ポジティブで健康を与えてくれる力とみなされるようになった。これは「ナチュラル」とか「オーガニック」といった言葉が肯定的な意味合いで使われていることからもわかる。今は社会，つまり他者が潜在的に危険なものとしてみられるようになっている。他人から「細菌」をうつされて病気になるという考え方は，風邪，悪寒，熱，その他あらゆる状態を通して見受けられる。このおかげで病人は病気になってもあまり罪悪感に悩まされずに済むようになり，自分たちを外的な力の犠牲者とみなすようになった。この認識の変化は，若者が次第に自分の不幸を親や先生や配偶者など他の人たちのせいにするようになった傾向と軌を一にする。「風邪」と「悪寒」は，病気が人から人へうつるという捉え方がな

される点で「社会的」なものになってきている。これは，過密な街，住居，電車といった近代的な生活における人間と人間の関係のなかに危険を感じる心理を表現しているようである。

さらに，「病気や不幸は他人から目に見えない感染によって引き起こされる」というメタファーは，人びとが犯罪やインフレ，テロリズム，離婚など，近代的な生活が自分のコントロールの及ばないものだと考えるようになってきたことと関係している。近代は個人や自律ということを強調してきたが，この不幸に対する受動的なモデルは個人レベルにもよく当てはまるのである [58]。

3

病いについての
子どものものの見方

どんなコミュニティでも，年齢，ジェンダー，教育，エスニシティなどが異なるグループは，病いに対してまったく異なる認識をもっている。近年，子どもがどう病いや治療を捉えているかに注目した調査が行われてきた。

調査によれば，年齢に関わらず子どもは病いについて独特の理解を示すことがわかった。大人と同じように，子どももなぜ，どのように病気になったのかということを考えるが，彼らの説明モデルは大人の考え方と大きく異なる場合がある。

ヨーロッパでは，EUの協力を得て1990年から1993年まで，7歳から12歳の多国籍の子どもを対象に調査が行われた。これは COMAC Childhood and Medicines Project [59, 60] として知られる調査で，子どもの病いと薬に関する経験をヨーロッパ9か国において調査したものである。この調査方法では，子どもたちは自分が最近病気になったときの絵を描き，絵の内容と意味についてインタビューを受ける。結果，異な

る国の間で興味深い違いと多くの類似性が見いだされた。

一番よく子どもたちから報告された症状は，熱，頭痛，目まい，発疹に関するものだった。子どもたちの絵では，彼ら自身が病気のドラマの中心人物として描かれ，おなじみの人や物がその周りを取り囲んでいることが多かった。大人と違って子どもにとっての病気の経験は必ずしも悪いことばかりではなかった。子どもたちは痛みや熱といった否定的な感覚についても述べたが，テレビやビデオを観たとかお菓子やおもちゃをもらったとかお見舞いの人が来て注目してもらえたとかいうような肯定的な経験についても語った。多くの場合，子どもたちはケアの与え手として母親の役割を強調した。ギリシャのアテネで行われた Botsis と Trakas の調査 [62] では，母親が「温かいお茶を淹れてくれて，ジュースが欲しいか聞き，体温計を手に持って，花を持ってきてくれる」様子が描かれている。それと対照的に父親はほとんど描かれない。医師は男であれ女であれ，多くの絵のなかで目立つ人物として描かれた。

病気の原因についての子ども自身の考え方

大人と同じように，子どももどのように病気になるのかということを理論化している。病いは理由なく突然なるものと捉えられている。子どもたちの説明などからは，いかに多くの文化的モデルを子どもたちが大人から吸収してきたかがわかる。これらには細菌，感染，冷たい水，栄養，ライフスタイルや行動といった考え方が含まれていた。社会的な原因についてはたまにしか言及されなかったが，ギリシャのアテネのひとりの女の子は，自分の母親のことが嫌いな叔母からもらった腐ったチーズパイのせいでお腹が痛くなったのかもしれないと推測していた。大人と違って子どもは超自然的，宗教的なものに病気の原因があるとは考えていなかった [63]。

天気も病いの原因として捉えられていた。ス

ペインのマドリッドとテネリフェで行われた100人の子どもを対象にした調査で，Aramburuzabalaら[64]は寒い天気がしばしば病いの原因とされていることを発見した。これはとくに「靴を履かずに歩いた」というような「間違ったこと」をした後に当てはまった。感染という考え方も一般的で，「細菌」「ウイルス」「細菌にかかった」という言葉はよく使われていた。

　フィンランドのユバスキュラで行った7歳から10歳の子どもに対するインタビューでは，子どもたちが大人の微生物学モデルを援用し，「バクテリア」「ウイルス」「虫」といった目に見えないものに感染することで病気になると考えていることがわかった[63]。他のヨーロッパの子どもと同じように，彼らも病いを自分たちの行動（寒い中外にずっと座っていた）や天気（寒い，湿っている，雨，雪）と結びつけて考えていた。

　オランダのアムステルダムとフローニンゲンでGerritsら[65]は，学校に通う子どもとその両親の見方が同じであることを発見した。両者とも子どもが病気かどうか，医師を呼ぶかどうかを決めるのに体温と熱の役割を強調していた。しかし，大人の間でどのレベルを危険とするかは意見が分かれており，38.5℃から41℃まで幅があった。

　Vaskilampiら[63]が指摘するように，子どもの健康に関する視点は身体的・心理的・社会的要素が包含されたホリスティックで多次元的なものだった。

治療についての子ども自身の考え方

　COMACの調査によると，薬に対する子どもの態度は，一般的には肯定的なものだった。あるスペイン人の子どもは，「薬はバクテリアのような微生物を殺す。バクテリアは身体に悪いんだ」と述べた。この調査によると，この態度は，多くのスペイン家庭で薬が多く使われ過ぎていることと符合する[64]。他のヨーロッパ諸国，とくにオランダでは，親よりも薬を使うことに懐

疑的な子どももいた[65]。彼らは薬を使うことは休息を取ることほど重要ではないとか，副作用が怖いと考えていた。

　COMACの調査を振り返って，van der Geest[66]はヨーロッパの調査でみられた4点の共通点を述べた。

1. 子どもの病気体験は，処方された薬の味を通して表現された。たとえば，病気の体験が肯定的なものだった場合は（甘やかされたなど），甘い味を覚えており，退屈だったり孤独だったりした場合は，苦い味を覚えていた。

2. 病いの経験について尋ねたところ，子どもたちは治療を受けたことそのものについては語らなかった。それよりも，休めたことや気にかけてもらったことなどが彼らにとっては重要だった。通常，子どもたちは病いを特別なケアをしてもらい注目を集められる時間として，社会的な意味で捉えている。そのため，大人と違って子どもはいつもよりたくさんケアしてもらえるため心身の不調に依存したがることもある。

3. 大人の管理下でなければ摂取してはいけない成分があるなど，子どもにとっての薬とは大人が子どもに対して権力をもっていることを示すものでもある。

4. 儀礼的シンボルである体温計は，健康と病いの境界を作る重要なものである。

時間認識における大人と子どもの違い

　近年の他の調査では，大人と子どもの大きな違いは**時間**に対する認識だということが指摘されている。Jamesら[67]は大人が子どもに自分たちの時間の枠を押しつけるいろいろなやり方や，家で子どもがどのようにご飯の時間や寝る時間などの習慣を押しつけられているかについて指摘した。これ以外にも，誕生日や家族のイベント，休暇といった毎年行われるサイクルや，

予防接種や学校の時間割りなど多くのリズムが子どもに押しつけられる。子どもの未来と過去に対する概念は，大人のものとは大きく異なる。喫煙・飲酒や安全なセックスの実践キャンペーンが功を奏さない理由のひとつに，子どもの「遠い未来」（「悪い行動」が彼らに影響を与え始める時期）についての考えがとても不鮮明だということがある。思春期の子どもに，タバコを吸っていたら30年か40年後に肺がんになるよと言っても，彼らはまだ「30年か40年」を生きたことがなくそれがどんなものなのかわからないので意味がないのである。

病いは時間に対する認識の違いを浮き彫りにする。親や医師は，危険度と深刻さを測るために，病いを個別の時間枠のなかで考える。もし症状が回復しない場合いつ医師を呼ぶかといったことは，このなかで考えられる。これに対し，「子どもの病気の認識には基本的に時間の限界がない。期間が短かろうが長かろうが，あくまで病気自体とそれに付随するドラマが重要なのである」。ある種，この病気の時間の経験は，「ポリクロニックな時間」（第2章参照）というホール（Edward T. Hall）のモデル[68]とも類似している。ここでは，時間は単線的で単一的なものではなく，出来事と関係が収束する特別なポイントとして体験される。

こうした調査からは，医師と親は，子どもたちの病いに対する見方が「予想外でびっくりするようなもの」[61]であってもこれを理解し尊重するべきだということが示される。大人と同じように，子どもたちの考えには科学的でなくてもはっきりとした論理性がある場合がある。調査によると，子どもたちは異常な症状に気づき，医師の言うことをほとんど理解している。どんなに小さくても，子どもたちはただの受け身の存在ではない。もしできれば子どもたちの独特の考え方に合わせながら，彼らが納得できるように説明してあげることが重要である。

4

医師－患者間の診療をめぐる問題

疾病に対する医学的考え方と，病いについての一般の人の考え方に関して，次の3点の医師－患者の相互関係がみられる。

1. なぜ人びとは病気になったときに医師のところに行くと（もしくは行かないと）決めるのか。
2. 診療の間何が起きるのか。
3. 診療の後何が起きるのか。

4.1. 医師の診療を受けたり受けなかったりする理由

同じ症状を訴えていても医師にかからない人もいるのに，なぜ医師にかかる人もいるのか，その理由を調べた調査がいくつかある。しばしば，それは単に治療を受けるお金がないからだとか，治療ができない環境にいるからという理由で説明されてきた。しかし，治療のお金があっても，病気の深刻さと医師にかかることにはあまり相関関係がなかった。医師にかかる決断が遅かったために深刻な状態になってしまった人もいる。他の調査では，いろいろな異常な症状のうちの数パーセントだけが医師に連れていく対象となることが示されている。以下の5点は，病院に行く決断に影響を与える非生理学的要因である。

1. 利用可能な医療があるか。
2. 患者が治療費をまかなえるか。
3. 民間セクターか民俗セクターで治療が失敗，もしくは成功した。
4. どのように患者が問題を認識しているか。
5. どのように患者の周りの人が問題を認識し

ているか。

ゾラ（Irving Kenneth Zola）[70] は，特定の症状が異常とみなされるかどうかは，その症状がその社会のなかでどれだけよくみられるか，そしてそれがその社会の主流の価値観に合うかどうかによって決まると指摘した。よくみられる症状は普通だと捉えられ受け入れられる。たとえば，ゾラは，疲労はときには深刻な病いの特徴であるにもかかわらず普通だとみなされることを指摘した[70]。また，病気に対する共感や治療を受けるためには，その社会が何を病気とみなすかという見方と，出てきた症状や兆候が一致していなければならない。心身の不調の定義は，背景にある健康の概念によって変わるのである。

ゾラ[71] は，何が健康とされるかという定義が，患者が病院へ行くかどうかの決断にどのように影響を与えるかについても調査を行った。1960年代半ばに彼はふたつのボストンの病院の外来に訪れた200人以上の米国人（アイルランド系米国人，イタリア系米国人，アングロサクソンプロテスタント米国人の3つのエスニシティ）にインタビューを行った。この調査の目的は，なぜ彼らは医師にかかることにしたのか，そしてどのように医師に苦しみを説明するのかを調べることだった。調査から，身体の不満について「抑制的（restricting）」と「拡張的（generalizing）」という2種類の伝え方があることがわかった。「抑制」はアイルランド系に，「拡張」はイタリア系に典型的に見られた。アイルランド系は視力が悪いといった特定の身体的機能不全に注目し，その影響をあくまで身体的機能に制限して語る。イタリア系はより多くの症状を並べ立て，外見，エネルギーレベル，感情，身体のより多面的で全体的な不調について述べる。彼らの考え方では，視力が悪いといった身体症状は一般的な生活を邪魔するものなのである。

これをもとに，ゾラ[71] は患者が医師にかかる

決断をする5つの非身体的きっかけを特定した。

1. 人間関係の危機。
2. 個人的な人間関係が，認識できるレベルで妨害されている。
3. 医師にかかるかどうかの決断を他の誰かが行う。
4. 仕事や身体機能において，認識できるレベルで支障がある。
5. 時間の基準が設定されている。（例：もし3日以内によくならなかったら，私が何とかしよう）

最初の2パターンはイタリア系によくみられる。これは，患者の日常生活に何か問題があることを知らせることを通して症状に注目する。3番目のパターンはアイルランド系によくみられ，病いの社会的側面を描き出す。（例：私は普通は放っておくんだけど，予防接種の初日に妻が「どうして今行かないの」って言うから来たんだ。）健康を機能の面で定義づける4番目のパターンはアイルランド系とアングロサクソン，両方のグループに共通してよく見られた（BlaxterとPaterson参照）[11]。5番目のパターンはすべてのグループに共通していた。

この調査は，医師にかかるという決断は，病いの深刻さよりも社会文化的要因と関係しているということを示唆している。ゾラは，どんなコミュニティにおいても，説明できない疫学的な違いは，「罹患率の本当の違いというより，どれだけ人びとがその病気に注目し，それが統計に反映されたか」ということの帰結だと述べる（第15章参照）。

Apple[13] は，日常生活に支障が出て初めてある兆候を病気とみなすようになるのは危険だと指摘する。心疾患・高血圧・がん・HIV感染といった慢性的で進行の緩慢な病気が異常だとみなされないからである。Hackettら[72] は，米国のマサチューセッツ総合病院で，患者がすぐに

受診しない理由を調査した。彼らは，563人の患者を対象に，最初のがんの兆候から医師にかかるまでの間の時間差について質問した。わずか33.7％が「すぐに行動に移した人」で4週間以内に診察を受けていた。一方，3分の2は1か月以上たってから受診していた。8％はひとりで動けなくなるまで医師にかかるのを避け，家族やコミュニティのプレッシャーに負けて医師にかかった。感情的要因も重要である。がんかどうか心配していた人は，心配していなかった人よりも行動に移すのが遅かったが，これは致命的な診断を聞きたくなかったからだと推測できる。一般的に，社会的・経済的レベルの高い患者は貧しい階層の人びとよりも早く受診する傾向があったが，がんの教育プログラムがこれに影響しているという証拠はほとんどない。これと似た調査で，OlinとHackett[73]は，32人の患者を対象に急性心筋梗塞について調査した。ほとんどの患者は冠動脈性心疾患の症状についてよく知っていたにもかかわらず，胸の痛みは消化不良や肺の問題など，あまり深刻ではない症状のせいだと説明した。胸の痛みの直後，患者は恐れから心疾患を否定したが，多くの場合，家族や友人が徐々に説得して受診に至っていた。

　医療的ケアが利用されるかは，病気の原因が何かということ，そしてそれが個人的・自然的・社会的・超自然的なもののどれに発生源をもつと思われているのか，ということにもよる。原因が超自然的なものにあると考えられている場合はとくに，医療は症状を治療するにはいいが，原因を取り除くことはできないと考えられる。米国のマイアミで行われた5つのエスニックグループの調査によると[74]，患者は医師に症状を緩和してもらうことを期待し，民俗的治療師には邪術のように文化的に馴染みのある言葉で原因を説明してもらい，超自然的な方法によって治療してもらうことを期待していた。

　上記のすべてのケースでは，多くの非身体的要因（社会的・文化的・感情的要因）が病人や

その家族が受診するかどうかの決断に影響を与えていた。これらの要素は，医師−患者の診療の場で病いがどう表象されるかに影響を与える。

4.2. 病いの表現

　前述のように，異なる個人やグループは，異なる「苦しみの表現」を使って医師とコミュニケーションを図る。これが読み解けない医師は誤った診断，治療をしてしまう危険がある。たとえば，1966年に行われたゾラの調査では[71]，イタリア系米国人は流暢に，感情的に，ドラマティックに多くの症状についての不満を述べ，社会的環境への影響についても強調して語った。これと対照的に，アイルランド系の患者は症状について控えめに語る傾向にあった。医師は，器質的な疾患が見つからなかったときに，イタリア系の患者については，緊張性頭痛や機能性身体症状，パーソナリティ障害といった神経症的・心理的問題と診断する傾向にあったが，アイルランド系には神経症というラベルづけはせず「検査結果異常なし」という診断のみを下す傾向にあった。同時に，アイルランド系の禁欲主義はより深刻な状態が見落とされる可能性もはらむ。

　とくに慢性疾患を抱えている患者にいえることだが，彼らは病いの表現をメディアからだけではなく医師からも学ぶ。彼らは医師が見つけようとしている典型的な臨床像を見せようとする。これは筆者自身の調査だが[76]，誤って狭心症と診断された患者が，心身症的な胸の痛みを訴えるようになり，医師（とくに心臓専門医）と会うたびに「本物の」狭心症とどんどん似たような症状になっていった例がある。この疾病なき「症状の選択」はMechanic[77]が「医学生の病気」として言及している。これは，多くて70％もの医学生がかかると考えられている。さまざまな疾病について学ぶと，彼らは自分がその病気にかかっていると思うようになり，典型

的な症状が進行していく場合もある。どうしてこうなるかというと，まず医学校のストレスの多い環境が多くの一過性の症状を引き起こす。これは，今までは普通だと思ってきた曖昧な症状だが，新しく得た疾病の知識の文脈のなかで再編されることによって，何かしらの疾病だと感じられるようになるのである。これは医療の専門家から取り込む「苦しみの表現」の例だが，近年一般の人びとも健康問題に詳しくなってきているため，この状況はどんどん一般的に見られるようになってきている。

4.3. 医師─患者間の問題

クラインマン[16]が述べるように，「診療（clinical consultation）」とは一般の人と専門家の説明モデルの相互交流の場である。これはまた，階層やエスニシティ，年齢やジェンダーの違いなど，さまざまな権力の違いによって隔てられているふたつのグループの相互交流の場ともいえる。

診療の機能は以下の通りである。

1. 「病い」についての患者のプレゼンテーション。
2. 「病い」から「疾病」への変換。
3. 医師にとっても患者にとっても受け入れられるような治療の指示。

診療が成功するためには，原因や治療方針について医師と患者の「合意（consensus）」が成立しなければならない。合意形成を模索することをStimsonとWebb[78]は「交渉（negotiation）」と呼ぶ。この交渉の過程で，両者は診断と治療をめぐってお互いに影響を与えようとする。患者は診断や治療の重症度を低く抑えようとするかもしれないし，自分たちの価値観に合い納得できるような診断や治療を求めるかもしれない。しかし，両者の合意が得られたからといって，

それが診断の正しさや治療の効果を保証することにはならない。

4.3.1. 「患者」の定義の違い

西洋医療は，「個人（individual）」としての患者[36]にますます焦点を合わせるようになってきているが，個人ではなくその家族やコミュニティや社会が病的な場合もある。個人の症状にだけ注目し，家族や社会の問題に目を向けない姿勢は問題解決をより困難にしてしまう。近代的家族療法では，家族が子どもの精神的問題の原因になっていることを強調するため，問題解決のためには子どもだけでなく家族も治療に参加しなければならない。

4.3.2. 説明モデルの不一致

医師と一般の人は，しばしば身体の構造や機能について異なる理解の仕方をしている場合がある。たとえば，西洋医療の医師は，産業化されていない社会で働くとき，心身の不調についての超自然的で人間関係的な説明や，社会的な「バランス」が保たれた状態としての健康の定義といったものを理解するのに難しさを感じるかもしれない。近代医療特有の，測定可能な身体的データばかりを強調する疾病の見方は，心理的・道徳的・社会的側面を無視してしまう。そのため，身体的な機能障害だけしか見ない医師は，患者の罪の意識や恥といった感情を考慮に入れていない可能性がある。

4.3.3. 病いなき疾病

「病いなき疾病（disease without illness）」は，近代医療のなかでは次第に一般的になってきている。生化学的，もしくは細胞レベルで異常が見つかっても，患者が病気だと感じないということである。高血圧や血中コレステロール値の上昇などがそうで，これらは検査によってしかわからない。症状が何もない人はこうした検査を受けないかもしれないし，もし異常が見

つかっても症状がないからと治療を拒否するか
もしれない。これは処方薬のノンコンプライア
ンスがなぜ起こるのかも説明してくれる。たと
えば，抗生物質を1週間処方されても2〜3日で
投薬を止めてしまうということがあるが，これ
は，患者が具合がよくなったため止めてしまう
のである。

4.3.4. 疾病なき病い

「疾病なき病い（illness without disease）」
は，患者が「何かおかしい」と思っても身体検
査で何も見つからない場合である。しかし，多
くの場合患者は調子が悪いと感じ続ける。こう
した人びとは「悩む健康体」と呼ばれる。また，
ここには身体症状のない不愉快な感情や身体感
覚が含まれる。たとえば，過敏性腸症候群や過
換気症候群などの「身体化」された疾病や，「医
学生の病気」のような心気症，憑依や「ススト」
のような民俗的病いがこれに含まれる。こうし
たケースでは，病いは患者の人生の重要な部分
を占めており，身体には何の問題もないと言っ
ても治療の助けにはならない。

4.3.5. 用語の問題

医学の言葉は近年ますます難しくなってきて
おり[80]，患者には理解できなくなってきてい
る。そのため，医師と患者の間で医学用語が使
われるとき，相互に誤解する危険性がある。た
とえば，同じ言葉が医師と患者の間でまったく
異なる意味をもつ場合もある。1970年の調査
で，Boyle[81]は「胃，胸やけ，動悸」といった
医学用語を医師と患者はまったく異なる意味で
理解していたことを発見した。両者の捉え方が
違うということは，「胃に痛みはありますか」と
聞くような場合に重大な影響を及ぼすことにな
る。（58.8％の患者は，胃は腹部全体であると勘
違いしているからである。）また，「細菌」と「ウ
イルス」についての一般の人の考え方は微生物
学とほとんど関係がないことも報告されている。

細菌もウイルスも抗生物質が効くと考えられて
おり，こうした薬は「ウイルス感染」と診断さ
れた場合でも欲しがられる。医師と患者が同じ
用語を使っているからといって同じように共通
理解が得られているとは限らない。

患者の述べる民俗的用語も医師にとっては混
乱を招く。「呪いをかけられた」とか「精霊に病
気にさせられた」といった話や，「ススト」や
「心臓疲労」といった民俗的病いについては，一
般の人の理論がわかる医師でない限り理解する
ことはできないだろう。

診療の際の質問も，用語の問題を抱えている。
たとえば，Leff[83]はロンドンで，精神科医と患
者の不快な感情の概念について比較をした。精
神科医は「不安」と「うつ」と「興奮」をはっ
きりと分けて考えていたのに対し，患者はこれ
らをオーバーラップさせて捉えていた。患者に
とって，動悸や過剰な汗や震えのような身体的
症状は「不安」と同様，「うつ」の特徴と捉えら
れている。これは患者が「憂うつだと感じます
か」とか「不安を感じますか」という質問に対
する答えに影響を与える。どのように患者が心
身の不調を概念化しラベルづけしているかを無
視すると誤診を招くことになりかねない。

4.3.6. 治療の問題

治療が患者に受け入れられるためには，患者
の説明モデルに基づきながら，治療がきちんと
理解される必要がある。これは，治療が不快な
身体感覚や副作用をともなうものである場合は
とくに重要である。病気を引き起こすという認
識がない場合，高血圧のように自覚症状がまっ
たくない場合，親戚や友人が副作用を起こした
ことがある場合は，薬が飲まれない可能性があ
る。処方薬と一緒に自分で処方した薬を使うと
いうこともある。人びとは自分たちの価値観に
合うように両方の薬を使うかもしれない。英国
では，「ノンコンプライアンス（non-compli-
ance）」の割合は30％かそれ以上と推定され

る[84]。Watersらによる1976年に行われた英国の調査では[85]，家庭医によって発行された1,611件の処方箋のうち7%は薬局に持ち込まれていなかった。一般の人の考えに基づく処方薬の誤った使い方については，Harwood[86]がニューヨークのプエルトリコ系グループの調査のなかで述べている。彼らは，すべての病いと食べものと薬を，「熱性・冷性・涼性」という3つのグループに分けている（第3章参照）。ペニシリンは「熱性」薬と捉えられており，リウマチ性心疾患（「冷性」の病気）の予防薬として使用されているが，もし下痢や便秘（「熱性」の状態）になったら彼らはすぐにペニシリン治療を止めてしまう。妊娠中，赤ちゃんが発疹などの「熱性」の病気にかからないように，「熱性」の食べものや薬は避けられる。鉄のサプリメントやビタミンは「熱性」と分類されるため，彼女らはこれらを摂取するのを拒否する可能性がある。

「治療の成功」については，医師と患者で異なる認識がなされることが多い。身体的な「疾病」がなくなったからといって，「病い」がなくなるとは限らない。たとえば，Cayら[87]は消化性潰瘍の手術についての患者と外科医の評価を比較し，両者の間に大きな違いがあることを発見した。酸の減少や下痢が見られないことといった医師の成功の基準は，社会生活や仕事への影響といった生活の質を基準にする患者の評価とは異なっていた。とくに生活の質に影響が及ぶ場合，外科医にとっての成功した手術は患者にとって失敗と映る場合もある。逆に，後遺症として下痢になるなど外科医が失敗だと思った手術でも，患者にとってはより深刻な潰瘍の症状が出ない代償だと捉えられ，成功とみなされる場合もある。

4.3.7. 文脈の役割

診療における最後の重要な問題は，診療そのものの「文脈（context）」である。文脈には次のふたつの側面があり，どちらも医師−患者関係において重要な役割を果たす。

1. 医師・患者がともに診療の場に持ち込む，過去の経験・期待・文化的前提・説明モデル・偏見などの「**内的文脈**（internal context）」[88]

2. 病院やクリニックなど，実際に診療が行われる場所を含む「**外的文脈**（external context）」。また，この外的文脈には，医師と患者の両方に影響を与える，支配的なイデオロギーや宗教，経済システム，社会的階層やジェンダーに基づく社会的不平等などのより広い社会的要素も含まれる。こうしたすべての要素が，誰が診療の場において力を持つかを決める。ここで重要なのは，経済的・社会的不平等であり，とくに医師と患者の力関係の不平等である。

このふたつのタイプの文脈が，診療で何を言うか，どう言うか，それがどう解釈されるかを決定し，医師と患者のコミュニケーションに大きな影響を与える。

5
医師−患者関係
──関係向上のための方法

本章では，医師と患者のものの見方の違いと診療における問題点について説明してきた。こうした問題に対処するために，以下の6点の方法を提示する。

1.「病い」を理解すること。
2. コミュニケーションを改善すること。
3. 自己を省みる力を高めること。
4.「病い」と「疾病」の両方に対処すること。
5. 多様性を尊重すること。

6. 文脈（社会的・文化的背景）を理解すること。

5.1. 「病い」を理解すること

医師は，疾病について調べるだけでなく，患者やその周囲の人びとがどのように症状の発生源や深刻さ，予後を捉えているか，そしてそれが収入や社会的関係などにどう影響すると思っているかについても考えなければならない。患者の感情（罪の意識，恐れ，恥など）も心理学的データとして診療に関係してくる。本章の初めに示した7点の説明モデルの質問を使って，患者や家族の説明モデルを引き出さなければならない。

5.2. コミュニケーションを改善すること

文化特有の「民俗的病い」の場合はとくに，医師は患者の「苦しみの表現」についての知識を得なければならない。前述のように，医学の専門用語を誤解してしまうという問題にも留意しなければならない。医師の診断と治療は，患者の価値観にのっとって納得できるものでなくてはならず，患者の経験や解釈も尊重されなければならない。

5.3. 自己を省みる力を高めること

医師が自意識の感覚（自己を省みる力）[89]を高めなければ，診療でよいコミュニケーションは築けない。医師は常に自分自身の社会的・個人的背景，とくに，文化的・経済的地位，ジェンダー，宗教，教育，専門家としての権力といった要素について自覚的でなければならない。医師は医学校から出てきた標準化された製品ではなく，その見方は個人的で独特なものでもある。人は自分自身の内的な動機を理解することなしに，他人の内的動機を理解することはできないのである。

5.4. 「病い」と「疾病」の両方に対処すること

治療は，決して身体的異常や機能不全だけを扱うものであってはならない。「病い」は感情的・社会的・宗教的にも治療されなければならない。必要であれば，精神分析家，カウンセラー，牧師，代替医療の治療家，ソーシャルワーカー，自助グループ，コミュニティ組織，民俗的治療師とともに治療をしなければならない。

5.5. 多様性を尊重すること

医師は，西洋医療モデルは唯一の医療モデルではないということを自覚しなければならない。世界には人間の苦しみを癒すさまざまな方法がある。そしてそれらのうち，生物医療モデルよりもメリットの多いものもある。そのため，さまざまな地域の多様な考え方や実践を尊重しなければならない。

5.6. 文脈（社会的・文化的背景）を理解すること

医師−患者の相互関係を理解するためには，内的文脈・外的文脈の役割について考えなければならない。とくに，貧困や差別といった社会的・経済的要因と，汚染や人口過密といった環境的要因を含む外的文脈を理解することは重要である。誰が本当の患者なのか，診断の焦点は患者，家族，コミュニティ，社会のどこに絞るべきかを見極めるうえで文脈について考えることは医師にとっても有用である。

●推奨図書

疾病 対 病い

Kleinman, A. (1980). *Patients and Healers in the Context of Culture*. Berkeley: University of California Press.

Lock, M. and Gordon, D. (eds) (1988) *Biomedicine Examined*. Dordrecht: Kluwer.

一般の人の健康に関する考え

Currer, C. and Stacey, M. (eds) (1986). *Concepts of Health, Illness and Disease*. Oxford: Berg Publishers.

Snow, L. E (1993). *Walkin' over Medicine*. Boulder: Westview Press.

病いの語り

Becker, G. (1997). *Disrupted Lives*. Berkeley: University of California Press.

Brody, Howard (2003). *Stories of Sickness,* 2nd edn. Oxford: Oxford University Press.

Kleinman, A. (1988). *The Illness Narratives*. New York: Basic Books.

●参考図書・文献

[1] Eisenberg, L. (1977) Disease and illness: distinctions between professional and popular ideas of sickness. *Cult. Med. Psychiatry* 1, 9–23.

[2] Kleinman, A., Eisenberg, L. and Good, B. (1978) Culture, illness and care: clinical lessons from anthropologic and cross-cultural research. *Ann. Intern. Med.* 88, 251–8.

[3] Good, B.J. and Good, M.D. (1981) The meaning of symptoms: a cultural hermeneutic model for clinical practice. In: *The Relevance of Social Science for Medicine* (Eisenberg, L. and Kleinman, A. eds) Dordrech: Reidel, pp. 165–96.

[4] Feinstein, A.R. (1975) Science, clinical medicine, and the spectrum of disease. In: *Textbook of Medicine* (Beeson, P.B. and McDermott, W. eds). Philadelphia: Saunders, pp. 4–6.

[5] Fabrega, H. and Silver, D.B. (1973) *Illness and Shamanistic Curing in Zinacantan: An Enthnomedical Analysis*. Palo Alto: Stanford University Press, pp. 218–23.

[6] Engel, G.L. (1980) The clinical applications of the biopsychosocial model. *Am. J. Psychiatry* 137, 535–44.

[7] Cassell, J. (1987) On control, certitude, and the 'paranoia' of surgeons. *Cult. Med. Psychiatry* 11, 229–49.

[8] Cassell, F.J. (1976) *The Healer's Art: a New Approach to the Doctor–Patient Relationship*. Philadelphia: Lippincott, pp. 47–83.

[9] World Health Organization (1946) *Constitution of the World Health Organization*. Geneva: WHO.

[10] Fox, R.C. (1968) Illness. In: *International Encyclopedia of the Social Sciences* (Sills, D. ed.). New York: Free Press/Macmillan, pp. 90–6.

[11] Blaxter, M. and Paterson, F. (1980) *Attitudes to health and use of health services in two generations of women in social classes 4 and 5.* Report to DHSS/SSRC Joint Working Party on Transmitted Deprivation.

[12] Dunnell, K. and Cartwright, A. (1972) *Medicine Takers, Prescribers and Hoarders*. Abingdon: Routledge and Kegan Paul, p. 13.

[13] Apple, D. (1960) How laymen define illness. *J. Health. Soc. Behav.* 1, 219–25.

[14] Guttmacher, S. and Elinson, J. (1971) Ethno-religious variations in perceptions of illness. *Soc. Sci. Med.* 5, 117–25.

[15] Lewis, G. (1981) Cultural influences on illness behaviour. In: *The Relevance of Social Science for Medicine* (Eisenberg, L. and Kleinman, A. eds). Dordrecht: Reidel, pp. 151–62.

[16] Kleinman, A. (1980) *Patients and Healers in the Context of Culture*. Berkeley: University of California Press, pp. 104–18.

[17] Helman, C.G. (1981) Disease versus illness in general practice. *J. R. Coll. Gen. Pract.* 31, 548–52.

[18] Helman, C.G. (1984) The role of context in primary care. *J. R. Coll. Gen. Pract.,* 34, 547–50.

[19] Rubel, A.J. (1977) The epidemiology of a folk illness: *Susto* in Hispanic America. In: *Culture, Disease and Healing: Studies in Medical Anthropology* (Landy, D. ed.) London: Macmillan, pp. 119–28.

[20] Good, B. (1977) The heart of what's the matter: the semantics of illness in Iran. *Cult. Med. Psychiatry* 1, 25–58.

[21] Krause, I.B. (1989) Sinking heart: a Punjabi communication of distress. *Soc. Sci. Med.* 29, 563–75.

[22] Kleinman, A. (1980) *Patients and Healers in the Context of Culture*. Berkeley: University of California Press, pp. 149–58.

[23] Frankenberg, R. (1980) Medical anthropology and development: a theoretical perspective. *Soc. Sci. Med.* 14B, 197–207.

[24] Sontag, S. (2001) *Illness as Metaphor and AIDS and its Metaphors*. London: Picador.

[25] Lupton, D. (1994) *Medicine as Culture*. London: Sage, pp. 66–9.

[26] Kirmayer, L.J. (1992) The body's insistence on meaning: metaphor as presentation and representation in illness experience. *Med. Anthrop. Q. (New Ser.)* 6 (4), 323–46.

[27] Peters-Golden, H. (1982) Breast cancer: varied perceptions of social support in illness experience. *Soc. Sci. Med.* 16, 483–91.

[28] Herzlich, C. and Pierret, J. (1986) Illness: from cause to meaning. In: *Concepts of Health, Illness*

and Disease (Currer, C. and Stacey, M. eds). London: Berg, pp. 73–96.

[29] Gordon, D.R. (1990) Embodying illness, embodying cancer. *Cult. Med. Psychiatry* 14, 275–97.

[30] Hunt, L.M. (1998) Moral reasoning and the meaning of cancer: causal explanations of oncologists and patients in southern Mexico. *Med. Anthropol. Q. (New Ser.)* 12(3), 298–318.

[31] Chavez, L.R., Hubbell, F.A., McMullin, J.M. *et al.* (1995) Structure and meaning in models of breast and cervical cancer risk factors: a comparison of perceptions among Latinas, Anglo women, and physicians. *Med. Anthropol. Q.* 9(1), 40–74.

[32] Weiss, M. (1997) Signifying the pandemics: metaphors of AIDS, cancer, and heart disease. *Med. Anthropol. Q. (New Ser.)* 11, 456–76.

[33] Becker, G. (1997) *Disrupted Lives*. Berkeley: University of California Press, pp. 59–98.

[34] Hahn, R.A. (1997) The nocebo phenomenon: concept, evidence, and influence on public health. *Prev. Med.* 26, 607–11.

[35] Chrisman, N.I. (1981) Analytical scheme for health relief research (unpublished).

[36] Gordon, D.R. (1988) Tenacious assumptions in Western medicine. In: *Biomedicine Examined* (Lock, M. and Gordon, D.R. eds). Dordrecht: Kluwer, pp. 19–56.

[37] Snow, L.F. (1976) 'High blood' is not high blood pressure. *Urban Health* 5, 54–5.

[38] Snow, L.F. and Johnson, S.M. (1978) Folklore, food, female reproductive cycle. *Ecol. Food Nutr.* 7, 41–9.

[39] Pill, R. and Stott, N.C. H. (1982) Concepts of illness causation and responsibility: some preliminary data from a sample of working class mothers. *Soc. Sci. Med.* 16, 43–52.

[40] Greenwood, B. (1981) Cold or spirits? Choice and ambiguity in Morocco's pluralistic medical system. *Soc. Sci. Med.* 15B, 219–35.

[41] Landy, D. (1977) Malign and benign methods of causing and curing illness. In: *Culture, Disease, and Healing: Studies in Medical Anthropology* (Landy, D. ed.). London: Macmillan, pp. 195–7.

[42] Snow, L.F. (1978) Sorcerers, saints and charlatans: black folk healers in urban America. *Cult. Med. Psychiatry* 2, 69–106.

[43] Spooner, B. (1970) The evil eye in the Middle East. In: *Witchcraft Confessions and Accusations* (Douglas, M. ed.) London: Tavistock, pp. 311–19.

[44] Underwood, P. and Underwood, Z. (1981) New spells for old: expectations and realities of Western medicine in a remote tribal society in Yemen, Arabia. In: *Changing Disease Patterns and Human Behaviour* (Stanley, N.F. and Joshe, R.A. eds). London: Academic Press, pp. 271–97.

[45] Lewis, I.M. (1971) *Ecstatic Religion*. London: Penguin.

[46] McGuire, M.B. (1988) *Ritual Healing in Suburban America*. Piscataway: Rutgers University Press, p. 83.

[47] Whitaker, E,D, (2003) The idea of health: history, medical pluralism and the management of the body in Emilia-Romagna, Italy. *Med. Anthropol. Q.* 17(3), 348–75.

[48] Blaxter, M. (1979) Concepts of causality; lay and medical models. In: *Research in Psychology and Medicine* (Osborne, D.J. ed.), Vol. 2. London: Academic Press, pp. 54–61.

[49] Foster, G.M. and Anderson, B.G. (1978) *Medical Anthropology*. Chichester: Wiley, pp. 53–70.

[50] Young, A. (1983) The relevance of traditional medical cultures to modern primary health care. *Soc. Sci. Med.* 17, 1205–11.

[51] Kleinman, A. (1988) *The Illness Narratives*. New York; Basic Books.

[52] Brody, H. (2003) *Stories of Sickness*, 2nd edn. Oxford: Oxford University Press.

[53] Becker, G. (1997) *Disrupted Lives*. Berkeley: University of California Press, pp. 25–58.

[54] Blumhagen, D. (1980) Hyper-tension: a folk illness with a medical name. *Cult. Med. Psychiatry* 4, 197–227.

[55] Helman, C.G. (1978) 'Feed a cold, starve a fever': folk models of infection in an English suburban community, and their relation to medical treatment. *Cult. Med. Psychiatry* 2, 107–37.

[56] Helman, C.G. (2003) Natural history: Changing folk perceptions of health and disease. In: *Treat Yourself: Health Coinsumers in a Medical Age* (Boon, T. and Jones, I. eds.). London: Science Museum, pp. 9–11.

[57] Helman, C.G. (1992) *The Body of Frankenstein's Monster: Essays in Myth and Medicine*. New York: W.W. Norton, pp. 29–47.

[58] Calnan, M. (1987) *Health and Illness*. London: Tavistock, pp. 54–83

[59] Trakas, D.J. and Sanz, E. (eds) (1996) *Childhood and Medicine Use in a Cross-cultural Perspective: a European Concerted Action*. Brussels: European Commission.

[60] Bush, P.J., Trakas, D.J., Sanz, E.J. *et al.* (eds) (1996) *Children, Medicines and Culture*. Oxford: Pharmaceuticals Products Press (Haworth Press)

[61] Trakas, D.J. (1996) Children's accounts of illness: comparisons of children's interviews from the

COMAC Childhood and Medicines Project. In: *Childhood and Medicine Use in a Cross-cultural Perspective: a European Concerted Action.* (Trakas, D.J. and Sanz, E. eds). Brussels: European Commission, pp. 293–311.

[62] Botsis, C. and Trakas, D.J. (1996) Childhood and medicine use in Athens. In: *Childhood and Medicine Use in a Cross-cultural Perspective: a European Concerted Action.* (Trakas, D.J. and Sanz, E. eds). Brussels: European Commission, pp. 221–44.

[63] Vaskilampi, T., Kalpio, O. and Hallia, O. (1996) From catching a cold to eating junk food: conceptualization of illness among Finnish children. In: *Children, Medicines and Culture* (Bush, P.J., Trakas, D.J., Sanz, E.J.*et al.*, eds). Oxford: Pharmaceuticals Products Press (Haworth Press), pp. 295–318.

[64] Aramburuzabala, P., Garcia, M., Polaino, A. and Sanz, E. (1996) Medicine use, behaviour children's perceptions of medicines and health care in Madrid and Tenerife (Spain) In: *Childhood and Medicine Use in a Cross-cultural Perspective: a European Concerted Action.* (Trakas, D.J. and Sanz, E. eds). Brussels: European Commission, pp. 245–68.

[65] Gerrits, T., Haaijer-Ruskamp, F. and Hardon, A.P. (1996) 'Preferably half a tablet': health-seeking behaviour when Dutch children get ill. In: *Children, Medicines and Culture* (Bush, P.J., Trakas, D.J., Sanz, E.J. *et al.*, eds). Oxford: Pharmaceuticals Products Press (Haworth Press), pp. 209–228

[66] Van der Geest, S. (1996) Grasping the children's point of view? An anthropological reflection. In: *Children, Medicines and Culture* (Trakas, D.J. and Sanz, E. eds). Oxford: Pharmaceuticals Products Press (Haworth Press), pp. 337–46.

[67] James, A., Jenks, C. and Prout, A. (1998) *Theorizing Childhood.* Cambridge: Polity Press, pp. 77–9.

[68] Hall, E.T. (1984) *The Dance of Life: The Other Dimensions of Time.* Surbiton: Anchor Press.

[69] Barrett, T.G. and Booth, I.W. (1994) Sartorial elegance: does it exist in the paediatrician–patient relationship? *Br. Med. J.* 309, 1701–2.

[70] Zola, I.K. (1973) Pathways to the doctor: from person to patient. *Soc. Sci. Med.* 7, 677–89.

[71] Zola, I.K. (1966) Culture and symptoms: an analysis of patients' presenting complaints. *Am. Sociol. Rev.* 31, 615–30.

[72] Hackett, T.P., Gassem, N.H. and Raker, J.W. (1973) Patient delay in cancer. *N. Engl. J. Med.* 289, 14–20.

[73] Olin, H.S. and Hackett, T.P. (1964) The denial of chest pain in 32 patients with acute myocardial infarction. *J. Am. Med. Assoc.* 190, 977–81.

[74] Scott, C.S. (1974) Health and healing practices among five ethnic groups in Miami, Florida. *Public Health Rep.* 89, 524–32.

[75] Zborowski, M. (1952) Cultural components in responses to pain. *J. Soc. Iss.* 8, 16–30.

[76] Helman, C.G. (1985) Disease and pseudo-disease: a case history of pseudo angina. In: *Physicians of Western Medicine: Anthropological Approaches to Theory and Practice* (Hahn, R.A. and Gaines, A.D. eds). Dordrecht: Reidel, pp. 293–331.

[77] Mechanic, D. (1972) Social psychologic factors affecting the presentation of bodily complaints. *N. Engl. J. Med.* 286, 1132–9.

[78] Stimson, G.V. and Webb, B. (1975) *Going to See the Doctor: The Consultation Process in General Practice.* Abingdon: Routledge and Kegan Paul.

[79] Balint, M. (1964) *The Doctor, His Patient and the Illness.* London: Pitman pp. 21–5.

[80] Bell, C.M. (1984) A hundred years of *Lancet* language. *Lancet* ii, 1453.

[81] Boyle, C.M. (1970) Difference between patients' and doctors' interpretation of some common medical terms. *Br. Med. J.* 2, 286–9.

[82] Pearson, D. and Dudley, H.A.F. (1982) Bodily perceptions in surgical patients. *Br. Med. J.* 284, 1545–6.

[83] Leff, I.P. (1978) Psychiatrists' versus patients' concepts of unpleasant emotions. *Br. J. Psychiatry* 133, 306–13.

[84] Stimson, G.V. (1974) Obeying doctor's orders: a view from the other side. *Soc. Sci. Med.* 8, 97–104.

[85] Waters, W.H.R., Gould, N.V. and Lunn, J.E. (1976) Undispensed prescriptions in a mining general practice. *Br. Med. J.* 1, 1062–3.

[86] Harwood, A. (1971) The hot–cold theory of disease: implications for treatment of Puerto Rican patients. *J. Am. Med. Assoc.* 216, 1153–8.

[87] Cay, F.L., Philip, A.F., Small, W.P. *et al.* (1975) Patient's assessment of the result of surgery for peptic ulcer. *Lancet* i, 29–31.

[88] Hall, E.T. (1977) *Beyond Culture.* Grantham: Anchor Books, pp. 85–103.

[89] Stein, H.F. (1990) Psychoanalytic perspectives. In: *Medical Anthropology* (Johnson, T.M. and Sargent, C.F. eds). Westport: Praeger, p. 75.

（訳：牛山美穂）

第5章 医師―患者の相互関係

ジェンダーと生殖

●

すべての人間社会は，「男性」「女性」という
ふたつの社会的分類をもち，すべてのメンバー
はそのどちらかに分けられる。これらの分類は，
そのメンバーが属する文化の指標を基にしなが
ら，それぞれの分類に属する人びとの，特性・
考え方・態度などについての一連の推論から成
り立っている。

このジェンダーの対立構造は，よく調べてみ
ると，実はかなり複雑であることがわかる。な
ぜなら，男性と女性がどのように振る舞うかは
文化によってかなりのバリエーションがあるか
らだ。この章では，人類学のジェンダーに関す
る調査，ジェンダーと健康もしくはヘルスケア
との関係性，妊娠と出産に関する異文化間の視
点の違いをみながら，このふたつの分離された，
しかしお互いに関係しあっているジェンダーの
分類の複雑さを描いてゆく。

1
ジェンダー

1.1. 「生まれ」か「育ち」かの論争

19世紀頃から続いている社会思想の議論のひ
とつは「生まれ」か「育ち」かの論争である。
これは，文化人類学では「生まれもった」思想
か「文化的な」思想かという言葉で語られてき

た。要約すれば，この論争は，人間の行動，思
想（知性や性格など），グループ（民族，宗教，
社会階級，ジェンダー）は果たして「生まれつ
き」のものであるのか，それとも「育ち」のな
かで作られたものなのか，という議論に集約す
ることができる。「生まれ」は，生物学に由来
し，固定された普遍的で変更不可能なものとし
て概念化されており，一方「育ち」は，社会的・
文化的な環境的影響の産物として考えられてお
り，より変化しやすくその場の文脈に依存する。
この概念的ジェンダーの分離は，しばしばさま
ざまな形の社会的もしくは政治的意図を含みこ
んでいた。たとえば，ある集団がある集団より
生まれつき劣っているという思想であったり，
また，どんな環境においても決して変わらない
といった思想であったりする。この思想は，前
世紀の迫害，植民地主義，そして，世界中のさ
まざまな場所で起きたさまざまな種類の搾取を
正当化するためにしばしば使われた。

今日では，この生まれか育ちかの論争はあま
り議論されなくなっている。多くの人類学者は
人間の行動を，生まれか育ちかという極論では
なく，文化・環境・社会構造と人間の心理的か
つ生物学的な特性の複雑な相互作用として説明
するようになってきた [1]。

しかし，生まれか育ちかの論争は，現代のジェ
ンダー論争に未だに残っている。ジェンダーは，
あたかも生まれつきもしくは文化的なもの（言
い換えれば「育ち」）であるかのように描写され

る。とくに欧米では、フェミニスト的人類学[2]は、女性や女性性はしばしば男性より「文化的」でないとみなされ、男性の世界である「文化」（コントロールされており、創造的で秩序がある）より「自然」（コントロールできず、危険で穢れている）と同一化されてきたと指摘している。自然と文化を概念的に分離し、両者を暗に対極のものとして対置する考え方は、それ自体が人為的に作られたものであり、欧米に特徴的かつ文化特異的な人間行動の理解の方法である。

　彼女らは、欧米の思考方法はたいていの場合、「文化」を「自然」よりもより人間的で優れたものとして捉えるという社会的な暗黙の了解があることを指摘している。とくに19世紀の欧米では、この思考様式が男性の優位性を正当化するために使われた。なぜならこのモデルにおいて、女性はより自然に近いため、支配され、変形させられ、男性の文化の力により生産性を高められるべき存在であったからだ。

　しかし、性という観点からアイデンティティを考えた場合、どこの社会においても、男性と女性は異なった身体をもっており、女性には月経があり妊娠し出産し授乳を行い、男性にはそれがないというのは明らかな事実であるため、生物学的・環境的要因がともに個人のジェンダーを定義するというのは妥当な見解であろう。そして、男性と女性には、感情や行動上の違いも現れる。しかしながら、文化人類学者が最も注目するのは、男性と女性の身体的・心理的状態、そして社会的現象に付加された「文化的意味」であり、そのような意味がどのように人びとの行動や、社会・政治・経済の仕組みに影響を与えているのかということなのである。

1.2. ジェンダーの構成要素

　ある個人の「ジェンダー」はたくさんの要素が複雑に絡みあってできた結果であると理解するとよいであろう。これらの要素とは下記のよ

うなものが挙げられる。

1. **遺伝的ジェンダー**：遺伝子型と、X，Yの染色体の組み合わせ（XX＝女性，XY＝男性）に基づく。
2. **身体的ジェンダー**：外見のように、遺伝子型と環境との相互作用によって発現する特徴と、外性器・胸・声、脂肪や髪の毛の量とその付き方などの第二次性徴期に現れる特徴に基づく。
3. **心理的ジェンダー**：自己認識や行動に基づく。
4. **社会的ジェンダー**：どのように食べるか、どのような外見を見せるか、どのように考えたり感じたりするか、どのような服を身につけるか、どのように行動するか、どのように世界を理解しなければならないかといった、個人が社会にどう認識されるべきかを決定する、男性と女性という文化的カテゴリーに基づく。

　しかしながら、これら4つの分類方法それぞれのレベルにおいて、男女の二分法は、実は例外や曖昧さを含んでいる。たとえば、遺伝子レベルではターナー症候群（XO）、クラインフェルターシンドローム（XXY）、半陰陽（XX/XY）といった性染色体の異常系が存在する[3]。身体レベルにおいては、ホルモンの発達異常が遺伝的ジェンダーと異なる第二次性徴期の身体的特徴を引き起こすことがある。たとえば、男性もしくは女性の仮性半陰陽の場合、遺伝学的な性と性巣（生殖腺）の性が、外性器の性と一致しない。またトランスセクシュアルの例のように、遺伝学的にも身体的にも生物学的な男性であり、社会のなかでも男性として位置づけられるにもかかわらず、女性のようにふるまい、女性のような服を身につけ、自分自身を本質的には女性とみなす人もいる。

　社会的ジェンダーはすべての分類のなかで

もっとも柔軟なジェンダーであり，社会的・文化的環境にもっとも影響されている。世界中の多くの社会の女性，男性に関する分類を調査した人類学者は，そのそれぞれの分類に非常に多くの多様性と幅があることを発見している。つまり，ある社会で男性的（女性的）であるとみなされている行為が，ある社会では女性的（男性的）とみなされていることもあるということである。

1.3. ジェンダーの文化

比較的最近まで，たいていのフィールドワークは男性の人類学者によって行われており，彼らが研究している社会の「女性的側面」には，ほとんど注意が払われてこなかった[4]。男性と女性の世界が完全に分離されている社会の場合，男性の人類学者はその社会の女性的側面にほとんど近づくことはできなかった。とくにそれが，性・妊娠・子育て・出産についての考え方や慣習だった場合なおさらである。しかし，近年，女性の人類学者によって多くの研究が行われ，このような研究対象の不均衡は是正されてきている。この新しい研究にみられる特徴は，「育ち」，言い換えれば文化が，人間社会におけるジェンダーを定義する上でどのような影響を与えているかという側面に注目していることである。

すべての社会においてみられる「男性」と「女性」という社会的世界の二分割は，少年と少女が非常に異なった形で社会化されるということを意味する。彼／彼女らはまったく違う将来への予見を元に教育され，感情的にも知性的にもそれぞれ特徴的な形で発育し，毎日の生活において，異なった服装や行動の規範に晒されながら生活を送る。生物学的な影響がどんなものであるにせよ，文化も，その社会の男性もしくは女性として，どのように認識し，考え，感じ，行動しなければならないかということを陰に陽に示すガイドラインに寄与していることは確か

であり，乳児の頃からこのガイドラインは身につけられていく。

ひとつの社会に存在する，男性として，もしくは女性としてどう生きるべきかというふたつのガイドラインは「ジェンダー文化（gender cultures）」と呼ぶことができるであろう。このそれぞれのガイドラインの内容があまりにも異なっているため，「ひとつの旗の下にふたつの国家あり」と呼んでもおかしくはない場合もあり，これはとくに世界の産業化の進んでいない地域によくみられる現象である。

たとえば，ニューギニアの多くの社会では，男性と女性の世界は極端に二極化しており，実際，彼／彼女らは，村の別々の場所の別々の家に住む。また，Keesing[5]によれば，「性的関係はあまりもたれず，もたれても緊張したもしくは危険な雰囲気のなかで行われる」という。同性愛が一般的にみられるこれらの社会では，同性愛がこの男女二極化をさらに極端なものにする。

もうひとつの例は，1987年にGoddard[6]によって行われたイタリアのナポリにおける調査で，性行動が名誉と恥の文化的価値とどのように関係しているかという点において，男性と女性が異なった世界観をもっていることについて述べたものである。ほかの地中海沿岸の社会同様，大きく異なった規範（そしてモラルのダブルスタンダード）が男女それぞれに使い分けられていた。たとえば，健康な「普通の」男性は，男らしさを証明するため結婚前も結婚した後も情事をたくさん経験していることが期待されるが，女性はそのどちらもするべきではないと考えられていた。男性は，自分自身や自分の家族の名誉を積極的に守ることを期待されるが，女性の名誉は純潔と貞操を守ることとされる。もし男性の妻や娘の名誉が何かしらの形で損なわれた場合，その男性の名誉は傷つけられ恥に置き換えられる。しかし，他の文化同様，男性の女性に対する態度は両義的である。地中海沿岸の社会では女性は非常に傷つきやすい存在か，

もしくは著しく手に入りやすく誘惑されやすい存在とみなされている。

1989年にDunk [7] も，カナダのモントリオールに住むギリシャ系の人びとに関して似たような描写を行っている。地域によって多少異なるが，ギリシャの村落部では，男性の役割は自分自身の自尊心や「名誉の感覚（philotimo）」を通して家族の名誉を守ることにあり，女性は自らの行動を注意深くコントロールすることにより，性的な謙虚さや「恥じらい（dropi）」の感覚を保たなければならないという一般的な考え方があった。家族の面子と社会的価値は非常に重要なものであるため，他の家族のメンバーによって常に監視されている。

1982年にShepherd [8] は，東アフリカのケニアの都市モンバサに住むイスラム教の「スワヒリ（Swahili）」の人びとに似たような規範が存在することを発見した。女性は機会さえあれば好色で性的に無責任になると男性にみなされている。女性たちは男性に依存するべきだと考えられているが，同時に男性は女性の月経血の「穢れ（ケガレ）」の力に恐怖する。しかし，男性は女性や子どもを守る，つまり支配する存在であるとみなされる。この支配は未婚で処女の娘に対してもっとも有効であるが，妻の貞節のコントロールにおいてはあまり効果を発揮しない。このコミュニティの若い女性にとって，結婚とそれにともなう性的関係をもつことが，大人の女性になる唯一の方法である。

上の例に示されたように，人間の社会をジェンダーによってふたつに分けるという方法は世界中でみられる社会構造の基本的要素のひとつであり，あらゆる社会の象徴的システムの重要な側面である。しかしながら，この二項対立は，男性が女性を愛情深い母親や治療者としてみなしたり（第4章参照），他のときには，悪い魔女としてみなしたり（第5章参照），月経による「穢れ（ケガレ）」の根源とみなしたりする（第2章参照）ときに，両義的なものになる。

1.3.1. ジェンダー文化のさまざまな形

ジェンダー役割は，厳格に決定されたものではなく，とくに都市化・工業化の影響のなかで，往々にして変化し発展する流動的なものである。Embres [9] が指摘しているように，工業化社会では，人力を必要とする仕事が機械に取って代わられ，女性が子どもを他の人に預けられるようになると，はっきりとした性別役割分業は消滅する。

性別役割分業は常にある程度の傾向が通文化的にみられるが [4, 9]，同時に，人類学の研究によりこのジェンダー文化には非常にさまざまなバリエーションが存在しているという証拠もある。つまり，ある社会において片方のジェンダーに典型的な行動が，他の社会ではまったくそのようにみられていないことがあるのだ。たとえば，女性に与えられる仕事は家事だけで，女性は家のなかに閉じ込められ外に出て働くことが一切許されない社会もあれば，女性が経済の幅広い分野で主要な役割を果たしている社会もある。たとえば，米国では50％以上の既婚女性が外に出て働いているというように，いくつかの産業国では主要な賃金労働者は女性である [9]。一方，多くの農業社会では女性は家事に加えて，家畜の飼育，作づけ，耕作，収穫，収穫物の販売，衣服や陶器やさまざまな手作りの商業用製品の製作に関わっている。

公の場から追い払われ家庭内に閉じ込められるということに示されるような女性の男性への従属は普遍的な現象であり，すべての人間社会に共通であると述べる人類学者もいる [10]。しかし，そうではなく，女性の従属とはもっと複雑なものであり，それぞれのケースは異なった評価基準で考えなければならないと考える人類学者も存在する。たとえば，すべての社会において男性は，女性が生命を生み出し誕生させ，授乳によってその生命を育む能力をうらやましく思う [4]。さらに，伝統的慣習を持続している多くの社会では，女性（とくに子どもがいる老年

の女性）は，個人的にも象徴的にも経済的にも大きな力を振るうことができ，自立性をもち，その社会で鍵となる力を発揮することがある。Keesing[4] が指摘したように，もしかすると社会の裏舞台で発揮される女性の力は表舞台で発揮される男性の力よりも本物かもしれない。男性の力は，単に「形だけのこけおどし」かもしれないからである。

　この章の後のほうで，ジェンダー文化のさまざまな形と健康の関係について述べる。身体的な両性間の役割の違いを除けば，どのようにジェンダー文化がその社会の個人の健康を守ったり，あるいは害したりしているかを考えることが可能になるからである。つまり，ある特定のジェンダー文化の考え方や行動の特徴が，さまざまな形で現れる不健康状態の原因，その表れ方，そしてその理解のされ方に影響を及ぼしているかもしれないからである。

1.3.2. ジェンダー文化と性的な行動

　ジェンダー文化は，男性と女性それぞれの性的行動規範を示すが，その規範がどのようなものであるかは文化によって大きく異なる。たとえば結婚する前に，もしくは婚姻関係の外で，そして婚姻関係を結んでいる個人の間で，どの程度の異性愛的な行動が許されるかはそれぞれの社会で大きな差があることがエスノグラフィー研究で示されている。

　たとえばEmbers[9] による世界中のさまざまな社会を対象に行った調査によると，69％の社会では，日常的に男性は婚姻関係の外で性的関係をもち，57％の社会では日常的に女性が婚姻関係の外で性的関係をもっていた。さらに，調査対象の社会のうち57％が男性の婚外交渉は許容されるのに対し，女性の婚外交渉を許容している社会はわずか11％であった。

　性病の感染において，性的行為のパターンは重要である。不特定の個人と性交渉をもったり，婚外交渉が一般的であったりする社会では非常

に高い確率で淋病，梅毒，陰部ヘルペス，エイズ，B型肝炎，さらに子宮頸がんなどの性病が蔓延する可能性がある（第12章参照）。婚外交渉が男性にのみ許されるという「性の二重規範」があり，とくに売春婦が頻繁に利用される場合，これらの病気の蔓延と拡散につながる可能性がある。この場合，売春婦はそのコミュニティ内で感染の「保菌者」となってしまう可能性がある。近年のエイズの流行により，保健衛生の専門家は異性愛であれ同性愛であれ不特定多数と性交渉をもつ危険性を訴えている。ある社会では，女性の処女性を守るために肛門性交が行われる場合もあり[11]，これもこれら病気の蔓延に加担している可能性がある。

　あるジェンダー文化の規範が，その個人の性的行動と一致しない場合もある。たとえば，世界のさまざまな地域で，通常のジェンダー文化の規範を逸脱する同性愛（男女ともに）のような性行動が許容されるか否かには多様性がみられる。ある社会では同性愛は厳格に禁じられるが，他の社会では特定のタイミングや特定の個人において許容されていたり制限されていたりする。たとえばニューギニアの「エトロ（*Etoro*）」の人びとの間では，異性愛が一年のうち260日間禁止されている一方で，同性愛は禁じられるどころか，むしろ穀物を豊かに実らせ男子を強くすると信じられている[9]。Shepherd[8] はケニアのモンバサに住むスワヒリの人びとに見られる男性・女性の同性愛について記述している。男性・女性の同性愛は共に一般的で，暗黙のうちに許容されている。10代の男子の同性愛はとくによくみられたが，後にそのほとんどが異性愛に移行し結婚をしていた。Shepherdは，この同性愛が男性と女性の区分を曖昧にしてしまうことは決してないという。なぜなら，ジェンダーを決定する上で，生物学的な性のほうがどのような性的行動をするかということよりも重要だからである。Shepherdはジェンダーを決める上で行動がより重要な役割を果たし，男性的行動

から外れた行動をする男性を，女性的であるとか軟弱であると形容する英国・米国と，この事例を対比させている。

Caplan[12] は多産で妊娠や出産が強く求められる地域では，性と生殖能力は概念的にほとんど分離されず，どんな性的な行動を取ろうが，生物学的な性がジェンダーを決めるのにもっとも重要な要因とされると述べた。一方，近代的な欧米の都市のように，たくさんの子どもをもちたいという欲望が低く，避妊を容易に行うことができる社会では，性は生殖能力から切り離され，妊娠を目的としない性交渉がより容認されるようになると述べた。つまり，これらの近代社会では，ジェンダーは生物学的要因ではなく社会的・性的行動によって定義される。また，同性愛を容認する社会は人口過多の地域であり，異性愛による人口の増加が望ましいとされない地域ではないかという説もある[19]。

1.3.3. ジェンダー文化とヘルスケア

ほとんどの文化において主要なヘルスケアが行われる場所は家庭である。そして，民間セクター（popular sector）でヘルスケアを供給するのは，母親や祖母といった女性である。女性はしばしばヒーリングカルト・サークル・教会において，自分たちやメンバー以外の治療を行う自助グループを組織する。たとえばDevischとGailly[13] が述べた，ベルギーのトルコ人移民により作られる「悲しみの分かち合い」（Dertlesmek）というグループは，グループ内のメンバーのみに向けられた例であり，ルイス（Lewis Ioan M.）[14] が報告したアフリカの「ザール（zar）」という精霊の憑依カルト，米国の中流階級の人びとが利用する癒しの儀式を行う教会やカルトは，その治療がグループの外の人びとにまで行われる例である。村落部にみられる「女性の賢者（wise woman）」や英国の女性霊媒師やスピリチュアルヒーラー，非産業国でみられる多くの女性の民俗治療師や助産の大部分を行う伝統

的産婆（traditional birth attendant：TBA）まで，民俗セクター（folk sector）において中心的役割を果たしているのは常に女性なのである。

近代的医療の専門職セクター（professional sector）においても看護師や助産師といった女性がヘルスケアの大部分を占めているが，高給で高い地位をもつポジションはたいてい男性医師により占められている。第4章で述べたように，医療の専門職のあり方は，その社会における階層や性別による役割分業を含む支配的なイデオロギーや，社会の経済システムをある程度反映している。そのため，つい最近までほとんどの欧米諸国では，医療は男性による独占分野であった。たとえば，1901年の英国では3万6,000人の登録医師のなかで女性はたったの212人に過ぎなかった[16]。1970年代まで医療は男性によって独占され続けたが，それ以降より多くの女性が医学校に進むようになり，1985年までには英国の登録医師全体の23％が女性によって占められるようになった[17]。英国の国民保健サービス（National Health Service：NHS）では75％の職員が女性であるが，そのほとんどが看護師や補助的な仕事，配膳や清掃といった地位の低い仕事に携わっており[17]，ほとんどの管理職や医師は男性である。たとえば1981年には，病院上級医の89％が男性であり，研修医の75％が男性であった[18]。家庭医（general practitioner：GP）においてはその割合は異なり，女性の方が高い。1983年にはイングランドとウェールズの家庭医のうち82.6％が男性で，17.4％が女性（しかもそのうちの大部分がパートタイム）であったが，2004年には英国全体における女性家庭医の割合は全体の36.6％と，ほぼ2倍にまで増加した[19]。

一方米国における医師の大半は男性である。2002年には81万3,770人の医師のうち76％が男性で，24％が女性であった[20]。

看護職

　看護職はおもに女性の仕事とされている。た
とえば，2000年に米国では269万4,540人の認
定正看護師（registered nurse：RN）がいたが，
そのうちわずか5.5％にあたる14万6,902人が男
性であった[21]。しかし，登録看護師の男性の割
合は着実に増加している。

　国際的な視点でみると，人口に対する認定正
看護師の数には世界各国で大きな差がある。第
4章で述べたように，1997〜2003年のデータに
基づく世界保健機関（WHO）の世界保健統計
2005[22]には，看護師と助産師の人数が地域に
よって差があり，医師ひとりあたりに対する看
護師と助産師の割合も地域によってさまざまで
あることが示されている（表6.1）。こうしたデー
タは，とくに貧しい国では看護師がヘルスケア
の主要な担い手となっていることを示している。

　英国では，看護師が国民保健サービス（NHS）
の女性の医療専門職の大部分を占めている。
1990年には女性の医療専門職の50％以上が看
護師であった[23]。しかし，90％以上の看護師が
女性であるにもかかわらず，看護の管理職には
全体の30〜40％と多くの男性がついている[25]。

　多くの看護師が病院で働いているが，欧米
の他の組織と同じように，病院でも労働の
基本的な性別役割分業が再生産されている。
Gamarnikow[27]は，医師と看護師の関係は，い
まだにナイチンゲール（Florence Nightingale）
が看護のモデルを作り上げた，ヴィクトリア朝
時代の家族のジェンダー役割を反映していると
述べる。つまり，病院のなかでは，医師＝父，
看護師＝母，患者＝子どもという構造がいまだ
に存在しているのである。ヘルスケアを提供す
る場面における力関係に関して述べれば，看護
師と医師の領域はそれぞれ異なっているが，い
まだに看護師は男性医師に従属している。

　また，幼児の世話をする母親のように，看護
の仕事は患者の身体のとくに表面と密接な接触
があり，さまざまな排泄物を扱うというように，

表6.1 国別の人口および医師数に対する看護師・助産師の割合（WHO 2005[22]）

国名	人口1万人あたりの看護師・助産師の人数	医師1人当たりの看護師・助産師の人数
マラウイ	2.6	22.6
タンザニア	3.7	16.2
インド	7.9	1.3
中国	9.6	0.6
ジャマイカ	16.5	1.9
英国	54.0	2.5
フィリピン	61.4	5.3
日本	86.3	4.3
米国	97.2	3.5

※第4章，表4.1参照

患者と触れあうことが多い。その一方で医師は，
患者と長い時間を共にすることも排泄物を扱う
こともなく，内部の生物学的な仕組みや患者の
身体の働きに特化した専門知識をもつ。20世紀
の大きな社会変動にもかかわらず，医療専門職
のジェンダーによる役割分担はいまだに続いて
いるので，「男性看護師」と「女性医師」は曖昧
な役割を担うことになる。しかし，このふたつ
の特異な専門職は徐々に増えてきている。

看護文化の変化

　Stacey[16]は，英国において看護という専門
分野がキリスト教の修道会から発展し，18〜19
世紀に病院が設立されたとき，看護師の仕事が
家事と病人の世話を行うようになっていったと
述べる。19世紀から看護は徐々に確固とした専
門職になるが，医療専門職のなかでは下位に属
していた。1916年には看護大学が設立され，
1918年には看護師の認定制度が設立され，1943
年には，「看護師法（Nurses' Act）」によって，
看護師の認定に加えて「認定看護師名簿（a Roll

of nurses)」も制定された。それ以降，看護職の訓練は急速に専門化されていくこととなり，欧米では，多くの看護師がさまざまな分野を大学院で学んでいる。看護はいまや，完全に独立した医療の専門分野となったのである。

事例研究　米国における医学および看護雑誌の広告

Krantzler[29] は，1980年代なかばに米国における医学と看護雑誌の広告の分析を行い，医師に関しては白衣や聴診器といった伝統的な医療シンボルの使用が減少してきていることを指摘した。一方で，かつては医師のみに関連づけられていた科学的な行為を表象する白衣などのシンボルが，看護雑誌でより頻繁に見られるようになってきた。多くの広告で，白衣と看護帽という古い時代の看護師のシンボルがいまだに使われていたが，看護師のシンボルや行為は次第に医師のシンボルを真似るようになってきたという。Krantzlerはこの現象を，尊敬だけではなく専門的なステータスが欲しいという願望を反映しているのではないかと推測する。これらの看護の広告では，男性医師は周辺に押しやられ，看護師だけが単独で，他の看護師もしくは患者と共にいることが多い。米国では，第三者に介入されずクライエントと直接関係をもてることこそがプロフェッショナルの重要なシンボルなのである。

Littlewood[30] は，看護教育はいまだに生物医学の枠組みのなかで行われているものの，看護師は医師よりも「病い（illness）」と「疾病（disease）」の問題をよりよく理解し，対処できる立場にいると述べた（第5章参照）。看護における重要な役割は，慢性疾患，障害，妊娠，老人の健康問題を評価し管理することにある。それぞれのケースにおいて，医学の「早期完治（quick fix）」モデルは不適切，もしくはほとんど意味がない。慢性疾患や障害をもつ人びとは社会の周縁部にいる「社会的アイデンティティの評価をおとしめられた」人びとであり，看護はそのような人びとの生活の質に大きな影響を及

ぼすだけでなく，患者の人生や苦悩に対する意味づけの理解においても重要な役割を担っている。よって，Littlewoodは看護を，医師の目指すものと患者の目指すものの間を調整する，最適の位置にいる医療専門職であると考えている。

近年，Sandelowski[31] は，「遠隔看護」（第13章参照）のような技術革新により，伝統的な看護の役割が変化してきていることを指摘する。看護は，患者に触れる，抱き上げる，服を着せる，体を洗う，食事を与える，個人的で感情的なサポートを与えるといった「ボディーワーク」によって特徴づけられてきた。こうしたケアの特徴が，患者と距離を置きがちな医師との違いを際立たせていた。しかし，近年多くの看護師が，電話診察や遠隔測定法，ビデオモニタリングを使い，「ボディーワーク」を補助者に任せるなど，テクノロジーに頼るようになってきている。この傾向により看護師の立場や収入が向上することもあるが，同時に，親密で身体的なケアを行うという伝統的な「看護の本質」は損なわれていく。

2

医療化

近年，「**医療化（medicalization）**」の概念が，イリイチ（Ivan Illich）[32] のような近代医療の批評家や多くの医療社会学者によって取り上げられている。GabeとCalnan[33] は医療化を「近年，近代医療の領域が拡大し，かつては医療の問題として捉えられていなかった多くの問題が包含されるようになってきていること」と述べる。医療化されていく問題は実にさまざまである。たとえば，月経，妊娠，出産，更年期といった女性の人生に起こる普通の出来事や，老化，不幸，寂しさ，社会的孤立，そして，貧困や，失業といった社会問題が引き起こす事柄までが

含まれる。

　医療化に関してはさまざまな説明がなされている。多くの医療社会学者は，とくに女性の人生において[34]，近代の医療は社会的なコントロールの道具として使われるようになってきていると述べる。それは，人びとが医療専門家やそれと関連した製薬会社や産業に依存するよう仕向けることによって達成される[35]。医療化とは，社会的規範に逸脱した行為をする人びとを，「邪悪」や「悪」というよりは「病気」や「狂気」と定義づけ，そのような行為を社会的にコントロールしようとする方法であると考えられる。おそらく，そのような医療的視点からの解釈が生活のあらゆる分野に広がり，以前は医学がその説明を求められることがなかった人生の災厄の解釈にまで広がったのは，世界の道徳観の基盤としての宗教が衰退し，その代わりに健康がその役目を果たすようになったからであろう。第5章で述べたように，不健康な生活が結果的に健康を害することになってしまうという考えは，それ以前の罪深い行為は神の報いを受けるという宗教的な考えに代わって出てきたものである。この移行は，テクノロジーと医学を含む科学が，さまざまな形で人生における期待を満たし生活の質を上げることに成功したため促進されたと考えられる。また，もし身体が「機械」として概念化され，社会的・文化的な文脈が取り除かれたとしたら，医療化はおそらくもっと進むであろう（第2章参照）。医療化の進行を説明するもうひとつの可能性は，前述のように，生まれか育ちかの論争に関わりがある。もし，男性がいまだに女性や女性の生理学的機能を「自然」の表象，つまり，コントロールされておらず，予測不可能で，危険なほど穢れているものと捉えるのなら，医療的儀式や医療技術はそれをコントロール可能なものに変換し，より「文化的」なものに変えていく方法のひとつとなるであろう。

　社会学者や人類学者が医療化の例としてあげ

てきたものを参照しながら，この章では以下の2点に焦点を当てる。

1. 女性の人生におけるストレスに関する側面と，処方される向精神薬と女性がどのように関わっているか
2. 月経，更年期，出産のような女性の生理学とライフサイクルに関する側面

2.1. 女性と処方される向精神薬

　第9章で述べるように，産業化された地域で広く利用されている精神疾患用の薬は，個人的な問題や社会問題のひとつの解決策となっている。しかしながら，欧米諸国で行われたいくつかの調査によると女性は向精神薬を男性の2倍処方されているという[35]。なぜ医師が男性より女性にそうした薬をより多く処方するのか，その理由は複雑だが，女性の人生に関わるストレスや女性役割に付随する葛藤の解決手段としてこうした薬を促進する製薬会社の宣伝の影響が大きいのではないかと考えられる。これに対して，多くの社会では，男性はそのような薬よりも，アルコールやタバコを化学的な嗜好品として用いる。

事例研究 英国における向精神薬の広告

　Stimson[36]は，1970年代に英国の医学雑誌内の向精神薬の広告について研究し，女性のイメージが男性の15倍も使われていることを発見した。これらの広告でストレスや心配事，感情的な問題を抱えるのは常に女性であるというイメージが描かれている。散らかった台所で，泣き喚く子どもに囲まれ，疲労して涙を浮かべる「苦しむ主婦」のイメージは一般的である。Stimsonによれば，これらの広告は，女性の問題や葛藤が医学用語のみで定義されることが多くなってきていることを意味し，このような広告にあるメッセージは「人生のある特定の出来事が起こった場合，向精神薬を飲むのは適切な選択であ

る」というものである。さらに，そのような薬の処方は，社会的状況を変化させるのではなく，個人が医学の助けを得て状況に適応するということを示す。

女性の人生におけるストレスや心配事の医療化は，死別・寂しさ・離婚・政治的動乱・貧困・失業といった，より広範な社会的もしくは個人的問題の医療化の一部である。それはまた「化学物質を用いた適応」という近年の傾向の一部でもあり，また，近代的な生活のあり方としてのストレスも痛みもないユートピアの探求でもある（第８章参照）。

2.2. 女性の生理学とライフサイクル

多くの現代医療の批評家によって提唱されている「医療化」の概念を見ていくと，多くの女性がこの医療化を悪いこととみなしているわけではないことがわかる[33]。むしろ，女性たちは月経前症候群・月経困難症・更年期障害などや，出産にともなう痛みや困難が医学的に治療可能になったことを歓迎しているようである。

2.2.1. 月経

月経は，初潮から閉経までみられる女性の通常の生理的作用のひとつである。しかしながら，月経中の女性を傷つきやすい期間として守ろうとするさまざまなタブーや象徴的行為があり，また一方で，女性の月経血による危険な汚染から男性を守ろうとするタブーや象徴的行為も多数認められる。

欧米の産業化された国々に住む女性たちは，多くの開発途上国に住む女性たちとは極めて異なる月経体験をしている。開発途上国のとくに村落地域では，ちょうど一世紀前の欧米と同様に，さまざまな理由により月経があるということは比較的まれである。なぜなら，過去数百年の間に非常に多くの変化が産業国に住む女性たちに起こったからである。それは，出生率の減

少であったり，女性ひとり当たりの妊娠回数の減少であったり，初潮の若年齢化であったり，母子共に死亡率が低下したことであったり，寿命が延びて多くの女性が閉経後まで生きられるようになったことなどである[37]。1890年代には，英国の労働者階級の女性は，妊娠と子育てに平均15年間を費やしていたが，現在はたったの４年間程度である[37]。つまり，月経が経験される年数が以前よりずっと多くなったことを意味する。開発途上国では，さらにふたつの要因が無月経に関連している可能性がある。ひとつ目は，これらの国の多くに一般的に見られる出産後の長期間にわたる授乳，もうひとつは栄養状態の悪さである。月経を維持するためには，女性の体重の最低17％が脂肪である必要があり，月経が定期的にくるためには22％の脂肪が必要であるといわれているため，栄養状態はとくに重要である[38]。

近年の月経のもうひとつの問題は月経前症候群（Premenstrual syndrome：PMS）であり，病理学的な問題もしくは内分泌異常としてみられることが多くなってきている。たとえばDalton[39]は，PMSは「最も一般的な内分泌障害」であり，プロゲステロンの欠乏によるものだという。これと対比して，いわゆる「更年期」はエストロゲンの欠乏だと考えられている。

Gottlieb[40]は，米国の現代文化におけるPMSの象徴性について述べている。PMSの特徴とされるイライラ感や怒りといったネガティブな情緒は，一般的に米国の女性に対して期待されている感情状態と正反対のものだということである。それは，常に好意的で，もの静かで，親切で，自分勝手ではなく，他人に思いやりがある，といった理想化された状態に，PMSが象徴的に侵入するといった形で現れる。女性は１か月のなかで，このまったく正反対の状態を行ったりきたりすることを許され，かつ奨励されているともいえる。Gottlieb[40]によれば，多くの米国人女性がこの両極端な状態を，女性としての行

動様式に内在化させているという。しかしながら、このような価値の毎月の儀礼的逆転によって、たいした利益が得られるわけではない。なぜなら、彼女たちは「その時期に不平不満をいったとしても、根拠がないことだと否定されることを無意識的に知りながらも、その時期に不平不満を事実上口にすることを選ぶ」ため、PMSという儀礼的逆転は女性自身に否定的に跳ね返ってきてしまうのだ。Lupton[41] はさらに、PMSは「女性はより自然に近い存在である」とする19世紀の女性に対する古典的なイメージが、米国のメディアによって表象されたものだとも述べる。そして、よく使われる「毎月やってくる怪物」あるいは「心のなかの野獣」といった言葉には、女性は月経によって支配される「さかりのついた下等動物」だという意味が表現されているのだという。

Johnson[42] は、PMSそのものを、そして米国の女性雑誌におけるPMSの述べられ方を、「**文化結合症候群（culture-bound syndrome）**」（第10章参照）だとしている。Johnsonによれば、近代産業化社会において女性の役割は変化してきており、そして彼女たちはますます矛盾した役割を担わなければならない状況におかれるようになっている。経済的な生産と生殖の両方を求められており、つまり、キャリアをもちかつ家庭をもつことが求められているということである。しかしながらこの社会的な要請とは矛盾したことだが、女性がキャリアか家庭のどちらかだけを求めたり、あるいはその両方を同時に求めたりすると、社会は彼女たちに批判的なまなざしを向ける。PMSは、労働としての生産力と、生殖としての生産力が要請されるという、矛盾した女性の役割を象徴的に表し、また、そのなかにそれを包括しているという。なぜなら、PMSはこのような矛盾したふたつの要請を同時に否定するからだ。Johnson[42] によれば、月経がくることによって、女性は妊娠の能力があることを示すことができるが、それは同時に、明

らかに妊娠していないということも示す。また、通常の仕事がこなせないという症状を示すことによって、彼女はその役割からも逃れることになるのだ。

PMSと同様に、月経自体も医療化されている可能性がある。もしかすると、それは、月経中の女性は外側からの力に弱く、月経血によって穢れた存在であるという伝統的な信仰が形を変えて現れているだけかもしれない（第3章参照）。たとえば、FurthとShu-Yueh[43] が台湾で行った月経にまつわる信念に関する調査では、とくに若い女性たちの間で「健康」や「清潔」に関連した言葉のなかに、月経中の女性は不潔であり、月経血は恥ずかしいものである、といった伝統的なイメージが存在していた。彼女たちの多くは、月経中に感染や「ばい菌」を避けるため、「健康にとても気を遣う」という。たとえば、漢方薬を摂取したり、体を冷やさないようにしたり、髪の毛を洗わないようにしたり、お風呂に入らないようにしたり、過度な運動を避けたり、冷たい食べものや生ものを避ける。また月経中の性交も、子宮が熱をもつため、女性にとっても男性にとっても危険であると考えられていた。

2.2.2. 更年期

月経が定期的で頻繁にくるようになったのと同じように、女性が長生きし大半が閉経の年齢を超えて生きるようになったために、「更年期」もまた新たな近代産業化社会の特徴といえるようになった。

ロック（M. Lock）[44] は、更年期の定義が、西洋医学によってこの1世紀で大きく変化したことを指摘している。たとえば、19世紀には更年期は疾病の原因のひとつだと考えられていた。しかし20世紀のなかばになると、更年期自体が疾病だとみなされるようになった。一般の人びとの考え方と医学モデルは同じではないものの、女性のライフサイクルに普通に起こる出来事が

次々と医療化されていったのである。

　Kaufert と Gilbert [45] が指摘していることであるが，更年期がエストロゲンホルモンの欠乏という内分泌障害に起因しているという生物医学的な定義がなされることによって，ホットフラッシュ・寝汗・骨粗鬆症・萎縮性膣炎といったさまざまな症状が更年期によるものだと捉えられるようになるが，その一方でエストロゲン等の女性ホルモン剤を服用するホルモン補充療法（hormone replacement therapy：HRT）などによってその症状が簡単に治るわけではないのである。今後の問題として指摘されることは，ひとたび臨床検査や医師によって内分泌障害があると診断され，医師によって治療が指示されることになると，医療システムによってその状態が恒久的なものとみなされて，永続的な治療の対象となってしまうという問題である。

　しかしながら，ロック [44] が指摘したように，医学モデル自体も一様ではない。医学文献のなかでも，何が更年期の症状なのか，どのように治療すべきか，そして，エストロゲン欠乏に関連した症状と骨粗鬆症のような身体の病的な変化の関連についての多くの論争がある。また，イライラ感・抑うつ・疲労・頭痛・めまい・性欲減退のような，他のさらに曖昧な症状がホルモンの欠乏に関連しているのかどうかについても意見の不一致がある。もちろん月経と生殖能力の終わりには生理学的な変化は起こる。しかし，この時期は女性が人生において「人生の曲がり角」と呼ばれる一連の社会文化的変化を経験する時期とも重なるのだ。この社会文化的変化とは，「空の巣症候群」などと呼ばれる子どもが独り立ちすることであったり，退職であったり，病気になったりすることであり，このような状況が更年期の症状に関連している可能性もあるのだ。

　ロック [44] がカナダのモントリオールで行った調査では，極めて多様な更年期症状の対処が行われていることが明らかになった。たとえば，

ホルモン補充療法を行う医師がいるかと思えば，それをまったくといってよいほど行わない医師もいる。ホルモン補充療法を行うかどうかは，診断が行われる場所や状況，受けた医学トレーニングや経験，そして年齢・性別・パーソナリティといった医師側の条件，そして，患者自身の社会文化的要因によって決定されていた。

事例研究　カナダ・マニトバ州における更年期の医療化

　Kaufert と Gilbert [45] は，カナダのマニトバ州に住む 40 歳から 59 歳の 2,500 人の女性を調査した。37％の者は更年期前であり，14％は更年期に入っており，30％は更年期を終えていた。また，19％は過去に子宮摘出術を受けていた。調査結果として，更年期は，対象となった女性たちにおいて研究者が予想していたよりも医療化されていないことが明らかになった。全体の半分以下の女性が，まったく更年期の状態について医師に相談したことがなかったのである。Kaufert と Gilbert [45] は，一部の女性にとっては医師の関与はまったく必要がないものであり，更年期の経験は高度に医療化されたプロセスではないと結論づけた。これはカナダでは高度に医療化された出産と大きく異なる。

　月経前症候群（PMS）も更年期も，女性が人生で経験する自然な生理学的現象であり，それが一部の医師によって，「内分泌欠乏」や「疾病」と再定義されたと解釈することも可能である。

3
ジェンダー文化と健康

　ジェンダー文化により規定される各々のジェンダーの役割は，文化的信仰や行動のように，状況に応じて個人の健康を増進したり害したりする可能性がある。本節では，生まれたときに

「男性」あるいは「女性」として社会的に決められることが，個々人の健康にいかに悪影響を与えることがあるかということについて概観する。ジェンダー文化に内在する考え方・期待・行動が，心身の健康を害してしまうような状況は，いわば「社会的ジェンダーによる疾病」と名づけることも可能である。

3.1. 男性の社会的ジェンダーによる疾病

男性のジェンダー文化は，男性の心身の不調の原因となったり，不調となるリスクに関係したりしている。たとえば，日常生活において男性は女性よりも飲酒や喫煙をしたり，危険に身をさらしたりすることを社会から推奨されている。たいていの文化で，戦いや狩りはほとんど男性の仕事であり，とくに若年男性において，危険かつ競争をともなうスポーツや，身体変工，通過儀礼，男性性を示すための公の行事など，「男らしさ」によって健康が危険にさらされることが多い。

苦悩や痛みに直面した時，男性は苦痛に対する表現として感情的ではない表現をすることを期待される。これは，そのような状況でも，平然として不平を述べないことにつながり，これは男性が医師や他の医療専門家に助けを求めることを遅らせる。この現象は専門家が男性であった場合はなおさらである。多くの状況下で，このような平静さは健康に悪影響を及ぼす。なぜなら，このために深刻な病気の初期症状が見逃されたり，医師が病状の深刻さを過小評価してしまったりすることにつながるからだ。

男性のジェンダー文化が不健康と関連している例として，タイプA行動パターン（Type A behavior pattern：TABP）が挙げられる（第11章参照）。競争志向で野心が強く，時間に強迫的な行動パターンであり，これは冠動脈性心疾患（coronary heart disease：CHD）の危険性を高めることが報告されている。Waldron[46]は，米国

のこの疾患による男性の死亡率が女性の2倍であるのは，文化的側面，とくに米国でみられる子育ての方法の違いに一部起因しているところが多いだろうと説明している。上述のようなタイプA行動パターンの特徴は，女性よりも男性により期待され，そして男性の方がそれによって報われることが多い。男性は職場で，女性は家庭で成功することが期待されており，それぞれの場で成功するためには，異なった行動様式への適応が要求される。この社会化の方法の違いが後の人生において，男性ではなく女性を冠動脈性心疾患の発症からを守っているのかもしれない。

3.2. 女性の社会的ジェンダーによる疾病

第2章で議論された問題であるが，ボディイメージの修正は女性にとくに顕著にみられ，世界中で認められる。欧米社会では，乳房形成，鼻形成術，そしてその他の形成外科手術がその代表例であり，それらはすべて，手術や麻酔，そして術後感染の危険を内包している。さらにエキゾチックな身体表面および外見への変形は，刺青や唇へのピアスなど，すべて健康に害を及ぼす危険性がある。近年の洋服や，装飾品も健康を害する恐れがある。たとえば，上げ底の靴やハイヒールを履くことにより整形外科的な問題がおこりうるし，化粧品・バスソルト・消臭芳香剤・毛髪染剤の利用によって皮膚炎や蕁麻疹がおこる場合がある。さらに，女性の美しい理想体型に近づくための大胆な体型の変更は，栄養状態や健康状態に危険を及ぼしかねない「流行ダイエット」や「フードファディズム（food faddism）」につながる可能性がある。人によっては，文化的に理想化されている女性の痩身イメージが，拒食症[47]を発症させてしまう場合もあるであろう（第2章参照）。逆に，肥満女性や，痩身イメージに近づけない女性は，うつ病になったり，適切な自己イメージが保てなくなっ

たりする場合もあるだろう。

　男性とは対照的に，女性は受診に対する抵抗があまりなく，人類学者が報告した世界各地のさまざまな種類の「神経の病い（nerves）」（第11章参照）のように，女性はより感情的に苦悩を表現する[48]。これは，男性医師によるヒステリーや心気症という誤診や[49]，ライフイベントや生理学的現象の医療化，そして，とくに不必要な向精神薬などの薬物療法につながる可能性がある。一方で，医師に頻繁に相談することは，特定の疾患においては早期発見につながることもあるだろう。

　近代の産業化社会においては，多くの女性たちが現代のジェンダー文化が発する矛盾した価値の影響を受けている。家庭内での役割が期待される一方で，女性たちはキャリアを積み，より広く経済的貢献をするよう求められている。これらの矛盾は，現代社会に住む女性に対する大きなストレスとなっている。

4
生殖と出産

　受胎・妊娠・出産の認識には，異なった文化的集団の間で非常に幅広い違いがあることを人類学者は報告してきた。文化のなかに受け継がれてきたこの信念体系を，Hahn と Muecke[50] は「出産文化（birth culture）」と呼び，その社会の構成員に，受胎の本質や，胎児の発生から分娩に至るまでの正しい仕組み，そして妊娠期間や分娩時にすべきこと，出生前後の適切なふるまいなどの情報を提供してきた。

　出産文化の鍵は，身体の機能と受胎や妊娠の仕組みについての文化的信念にあり，とくにどのようにしたら最もうまく妊娠できるかという点が重要である。スリランカにおける Nichters[51] のインタビュー調査によると，月経後4〜14日間が最も妊娠しやすい期間だと信じられていた。また，月によって子宮が閉じたり開いたりすると考えられており，とくに出産直後の14日間は子宮が開いているために最も妊娠する可能性が高いと信じられていた。よく似た考え方はラテンアメリカにおいても認められ，月経前後のほんの短い期間のみ子宮が開いているために，それ以外の大半の期間には避妊は必要がないと考えられている（第2章参照）。

　非産業化社会だけでなく産業化社会にみられるさまざまな出産文化も，人類学者によって記述されてきた。現代のヨーロッパや北米の中産階級では，先に述べた月経や更年期と同様に，出産もますます医療化されてきている。

4.1. 西洋の出産文化

　すべての文化において，女性は分娩の際に誰かの介助を受ける。介助をする人びとは，女性の親族や友人，伝統的な産婆や現代的な助産師，もしくは病院の産科医などである。

　助産師の仕事は，現代においても圧倒的に女性に多くみられる専門職である[24, 26]。Satacy[52] は，英国において，少数の男性助産師あるいは産科医があらわれる17世紀まで，助産師は独占的に女性の仕事であったと述べている。助産師の知識の大半は，自分自身の妊娠と出産の経験によるものである。19世紀のなかばには，「正常な」妊娠への立会いしか許されなかったものの，助産師は結果的に医療システムのなかに取り込まれ，最終的に1902年の「助産師法令（Midwives Act）」により，産科医に従属する形ではあるが公的な地位を獲得するに至る。Leavitt[53] によれば，米国でも似たような過程が認められている。1880年までは，出産ではおもに親族の女性メンバーや助産師が介助を行っていた。困難な陣痛で医師が呼ばれることも時にはみられたが，出産に関する最終的な判断は女性の親族や友人に委ねられていた。しかし1880

年から1920年の間に，出産の大半は自宅で行われていたものの，医療専門家は徐々に出産過程における権威を増大させた。そして1930年代には，病院出産が自宅出産を上回ることになった。このようにして，出産のプロセスの管理は，ほぼ医療によって独占されることになった。

4.1.1. 病院産科医の台頭

　1959年の英国では，三分の一の出産が自宅もしくは助産院で行われていたが，1980年代には99%の出産が国民保健サービス（NHS）の病院で行われるようになった[18]。米国においても，現在は98%の出産が病院で行われている[53]。自宅出産の減少にともなう病院出産の増加は，病院つきの助産師とコミュニティで働く助産師の数の違いにも反映している。たとえば英国では1974年から1980年の間に，病院の助産師は1万5,002人から1万7,163人に増えたが，コミュニティの助産師は4,237人から2,773人に減少した。

　この半世紀の間に，近代医療における産科学は，母体と新生児の死亡率と疾病率を大幅に減少させ，未熟児の生命を救い，小児の先天的な異常を胎内にいる間に診断し，不妊を体外受精やその他の技術によって治療するなど，目を見張るべき成功を収めた。しかしながら，これだけの技術的成功にもかかわらず，欧米社会の出産文化は多くの女性によりさまざまな観点から批判されている。

- 妊娠や出産にともなう心理的・社会的側面を軽視し，身体面を過剰評価している。
- 女性の身体に起きる生理的現象を医療化し医学的問題に仕立て上げ，妊婦を受身で依存的な患者に変えてしまう。

とくに，第5章の「病い」と「疾病」の節で述べた問題と同様に，近代医療は，女性にとっての妊娠や出産経験の意味や価値を無視しているという批判を受けている。

4.1.2. 西洋における出産文化の起源

　西洋近代の産科学の起源はどこに求めるべきであろうか。Davis-Floyd[54]は，デカルト（René Descartes），ベーコン（Francis Bacon），ホッブズ（Thomas Hobbes）によって発展させられた，17世紀の機械論的世界観のイメージにまでさかのぼる。この世界は予測可能な法則に則ったものであり，テクノロジーによってコントロールすることが可能であると考える世界観である。デカルトのモデルにもとづく心身二元論は身体が機械であるというメタファーを作り出し，近代における魂と身体の象徴的な分離により，ついに身体は宗教から切り離されて科学の手中に完全に収まることになった。さらにDavis-Floyd[54]は，女性は男性より劣っており，より「自然」に近い存在だとみなしてきたキリスト教の影響について言及している。身体が機械であるという概念を確立させた男性は，さらに機械の基本形としての男性の身体を想定した。そして，女性の身体が男性の基準から逸脱しているかぎり，生来的に異常であり，不完全であり，「自然」の影響下にあるために，危険なまでに予測不可能だと考えられた。だからこそ，女性の身体は男性による継続的な操作を必要とするとみなされた。産婆術の終焉と，このような女性の身体が不完全な機械であるというメタファーが，近代の産科学の哲学的基礎を作り上げたのである。その後の未来として，とくに米国の産科学に顕著な特徴であるが，完璧な新生児を生産するための高度な技術を備えたまさに工場としての病院に展開していく。Davis-Floydは，出産のプロセスにおいてもっとも期待されている最終的な生産物は，新生児という社会における新しいメンバーであり，同時に新しく母親になった女性はあくまでも副産物だとみなされる，と述べている。

　さらに，このようなテクノロジーに基づく出産モデルには，母親と新生児の象徴的な分離がともなう。新生児は，母親から引き離されて看

護師の手に渡り，詳細に観察され，医学的な検査を受け，入浴させられ，オムツをつけられ，布でくるまれ，ビタミンKを注射され，抗生剤を点眼される。これらの行為によって，いわば科学技術社会の「洗礼」を受け，文化が身につけられるのである。その後，新生児はほんのわずかの時間だけ母親の手に戻され，再びすぐに母親から引き離されてプラスティック製の新生児用ベッドに入れられ，4時間にわたる医学的観察を受ける。そして，その後再び母親のもとに戻される。Davis-Floyd[54] はこの現象を，子宮が母親自身の身体から文化的なプラスティック容器に移設されたと解釈している。母親のことは産科医がそのまま担当するのに対して，新生児のことは小児科医が新たに担当することによって，この分離がさらに強化されるのである。

Davis-Floyd[54] は，母体は出産の間ずっと，「胎児モニタリング」によって胎児心拍数が計測されると同時に母体の子宮収縮圧も計測され，点滴による輸液管理を受け，記録用紙や医療機器などのさまざまなテクノロジーに取り囲まれていると述べている（図6.1参照）。私たちの文化に深く刻み込まれた価値観や信念に関する，圧倒されるほどのメッセージが，視界に入るものすべてから発せられている。そのメッセージとは，「科学技術は至高なものであり，科学技術そのものや科学技術を操作し提供する人間や組織に，人は完全に依存しなければならない」というものだ。このようなイメージは頻繁に行なわれる会陰切開手術によって強化され，出産という極めて自然な事象でさえも外科的技術に委ねられるようになるのである。

4.1.3. 出産の医療化

Davis-Floyd[54] が述べるように，産科学を含め医学は，健康や心身の不調をおもに身体的な機能不全に基づいて定義するようになってきた（第5章参照）。このため，民間の出産文化と産科医の出産文化の差異はこれまでにないほど広

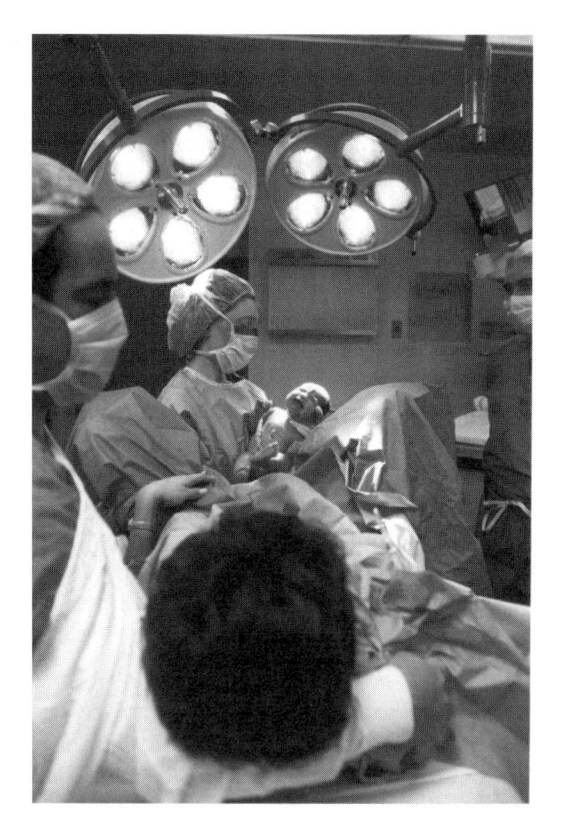

図6.1 病院における分娩室の様子（出典：©Phototake Inc/Alamy の許可を得て転載）

がり，このふたつの「文化的摩擦」の可能性は以前にも増して増えている。とくにこれは，多くの産業化社会で顕著であり，一部の女性たちは医学的に管理された出産に大きな不満を抱いている。

たとえば，Graham と Oakley[55] によれば，医師と女性の視点の最も大きな違いは，妊娠から出産までの過程を医療的プロセスとしてみるか，自然なプロセスとしてみるかという点にある。この差異は，医師 − 患者間に内在する大きな差異の一部だともいえる。医学的には，妊娠は女性自身の人生から切り離され，独立した医学的現象として扱われる。女性は患者として妊娠の開始とともに医学的管理の元に入り，出産後その管理を外れる。一方，女性にとっては，この一連の過程は人生のさまざまな側面と絡み合っ

ている。なぜなら女性は，初めての出産で新しい社会的役割を得るとともに，経済的状況や婚姻関係，住宅環境，個人的な人間関係といった面で非常に大きな変化を経験するからである。また，どのように出産の経験の質を評価するか，どのような基準をもって成功とされる結果を評価するか，出産の方法やペースを誰がコントロールするべきかをどのように決定するかという点で，女性と産科医の間では見解が異なる。臨床医は出産についての専門的な知識を身につけており，女性のほうは医科学に基づくというより，むしろ身体の感覚を感じ取りそれに反応する女性特有の能力に基づく専門性をもっている。このように，（通常は男性の）臨床医と，女性との間には本質的な摩擦がある。

　近代の産科医が行う多くの処置には，技術的な目的だけではなく，社会的移行の儀礼や通過儀礼（第9章参照）としての側面もある。すべての人間社会において，妊娠と出産には単なる生物学的な現象以上の意味がある。妊娠と出産はまた「女性」という社会的地位から「母親」という社会的地位への重要な移行の一部でもある。すべての社会的移行と同様に，ある地位からある地位への危険な移行期間，人びとは儀礼的信念や行動の監視下に置かれることで危険から守られなければならない。これらの多くの移行において，人は新しい社会的地位をもつ人間として「生まれ変わる」前に，日常生活から一時的に撤退するという時期を過ごす。Kitzinger[56] が観察したように，地位を移行する人は小さく，依存的で，従属的な子どもの立場に戻る幼児化の演技をする。それはあたかも一番初めの状態に戻ることによって生まれ変わることができるかのようである。いくつかの病院では出産の前に女性の陰毛を剃ったり，浣腸を行ったりするが，これは幼児化の一部もしくは思春期以前の状態に女性を戻す儀礼とみなすことができるであろう。しかし，Davis-Floyd[54] が述べたように，産科医の多くの儀礼は，出産を経験する女性に，社会の最も基本的な価値観を浸透させる方法でもある。Davis-Floyd によれば，これらの価値観とは，家父長制における女性の無力さ，女性の身体の不完全さ，女性の自然なプロセスをコントロールする医学の必要性，女性の科学技術への依存，個人の信念や行動よりも組織や機械が優先されることに耐える重要性である。

　にもかかわらず Browner[57] は，米国の多くの妊婦が，医学技術の価値，とくに妊娠中のケアや出生前診断に対して非常に矛盾した感情を抱いていると述べる。女性たちは自分自身の経験と「身体化された知」を信頼しているにもかかわらず，医科学的な調査結果を否定することはまれである。Browner は，とくに妊娠中のケアの分野において，出産における臨床的技術の役割が発展するほど，生物医療のみが「権威のある知」を保持しているというコンセンサスも強くなっていくと予測している。

　オーストラリアの初産の女性における妊娠中の超音波スキャンについて調査した Harris ら[59] は，妊娠中の時期における医療技術の矛盾した効果について指摘した。スキャンによって胎児を見ることは，女性の妊娠経験を変化させてしまうが，一方，それは女性の不安を取り除き，胎児が正常で妊娠が予想通りに進行していることを確認させる喜ばしい経験でもある。しかしまた一方で，スキャンは女性の身体に対して医療技術がより力をもつようになってきていることを強調する。スキャンによって女性の身体のなかを可視化することで，女性と胎児を，医療的な監視とコントロールにより強く従属させることになるからである。

4.2. 非西洋の出産文化

　Hahn と Muecke[50] は，米国の中産階級の出産文化と，黒人，メキシコ系，中国系，ラオスから来た「モン（*Hmong*）」の人びとなど，米国における社会的・民族的グループの出産文化

の違いについて描いた。それぞれのケースで，たとえば，夫は出産に立ち会うべきであるといった白人の中産階級の産科医が抱くいくつかの基本的な前提は，これらの社会的・民族的グループのメンバーには共有されていなかった。たとえば，伝統的な中国系のグループでは，女性とその身体から生産される物質は男性にとって危険で穢らわしいとみなされているため，男性は出産の立会いや，出産後の1か月間その女性との接触を避ける。また，他の伝統的グループ同様，男性よりも女性の産科医や助産師が望ましいとされる。

欧米の産科医の間で好まれる両足を曲げ開脚し仰向けで出産をする姿勢は，産業化されていない地域では一般的ではない。MacCormack[60]は，ラテンアメリカ，タイの北部，インド，スリランカ，西アフリカでは，分娩の後半に女性は，人やものにもたれて立つかしゃがむか座ると述べる。分娩の第二段階では，しばしば助産師が分娩中の女性の前で床に座る。胎児が逆子や横位の場合は，伝統的産婆は，外からのマッサージによって頭位に変える技を身につけている。

MacCormack[60]は，ベトナム，タイ，ビルマ，インド，西アフリカ，東アフリカ，ジャマイカ，グアテマラ，ブラジルについての文献を調査し，欧米の産科医学の実践と異なり，通常へその緒は胎盤が排出される前ではなく，その後に切られることを指摘した。いくつかの地域では，止血のために乳児のへそに糞便をこすりつけるが，これは新生児破傷風のリスクを増加させてしまう。

4.2.1. 産褥期

出産のあと，ほとんどの文化において，女性は特別な産褥期の休息期間を取る。その間，女性は決められた食事をとり，タブーにしたがい，おもにほかの女性たちに世話をしてもらう。この休息と隔離の期間はたいてい20〜40日間続く。この産褥期の終わりには母親とその身体の

ために特別な宗教的儀礼が行われる（第9章参照）。これは母親が日常生活に再び戻ることを示すもので，たとえばギリシャの東方正教会における「40日間の祈り（sarantismos）」はその一例である。スリランカの「タミル（Tamil）」の人びとの間では，「出産後の穢れ（ケガレ）」の期間は31日間であり，その後，家の浄化，母親の儀礼的入浴，そして生まれた子どもの頭を剃るというそれぞれ特別な儀礼が執り行われる[62]。Pillsbury[63]は，中華人民共和国と台湾の村落部の中国系コミュニティにおいて，「ツォユエ／坐月子（tso yueh）」と呼ばれる「産後の肥立ち（doing the month）」を意味する1か月間の産後回復期間を報告した。この期間，女性は家のなかに閉じ込められ，親戚により面倒をみられ，特別な食べものをとり，特定のタブーに従う。Pillsburyは，対照的に西洋の出産文化である「出産の床につく（lying in）」期間が，同様の象徴的重要性も，特定の行動も含まれない産褥期になってしまったことを指摘した。産褥期のさらに重要な側面に，多くの文化で出産後の一定期間夫と妻が性的関係をもつことが禁じられることが挙げられる。これは数か月間続くケースもあり，米国における伝統的な中国系の人びとの間では，産後100日まで性的交渉は禁じられている[50]。家族計画におけるこうした習慣のもつ意味については，第18章で詳述する。

4.2.2. 伝統的産婆

近代の科学技術モデルに基づく出産とは対照的に，世界中の多くの開発途上国の村落部における出産は，メキシコの「パルテーラ（parteras）」，プエルトリコの「コマドロナ（comadorona）」，ジャマイカの「ナナ（nana）」，インドの「ダイ（dai）」，エジプトの「ダヤ（daya）」，イエメンの「ジッダ（jidda）」のような女性の出産立会人の下で行なわれる。

アフリカやインドの村落部では，およそ80%の女性が「伝統的産婆（traditional birth atten-

dants：TBAs)」によって世話をされている。
WHOの見積もりによると，世界的に60〜80％
の新生児が伝統的産婆の補助により生まれて
いる[64]。

　伝統的産婆は，アフリカ・アジア・ラテンア
メリカ・カリブ海地域のほとんどすべての村落
部と都市の近隣でみられる。伝統的産婆は，出
産を世話すると同時にたいてい出産前と出産後
のケア，妊娠と出産における重要な儀式，さら
に地域によっては女子割礼をも実施する。1979
年と1990年，WHOは伝統的産婆への教育訓練
をサポートしたことが報告された[65, 66]。WHO
の目的は，伝統的産婆の人数を増やし，訓練を
積ませ，協議を重ねることで伝統的産婆の伝統
的技術や伝統的に根付いたルーツへの敬意をそ
のままに，最終的に伝統的産婆を開発途上国の
ヘルスプログラムに統合しようとすることであっ
た。訓練を受けた伝統的産婆は，コミュニティ
において応急手当を行ったり，家族計画の相談
に乗ったり，乳児下痢症に対して経口補水塩
(ORS)を支給するといった，今まで以上の役割
を担うことが期待された。伝統的産婆は，人び
との栄養指導やHIV感染の予防，衛生環境の重
要性，乳幼児の発育を観察し予防接種を受けさ
せるために診療所に連れて行く必要性を指導す
るよう期待された[66]。

　たとえばガーナ，インドネシア，マレーシア，
パキスタン，フィリピン，スーダンなどのよう
に伝統的産婆の権威が認められている国々では，
過去30年，相当数の伝統的産婆が訓練され，初
期のヘルスサービスにおいて活用されてきてい
る。エジプトでは，80〜90％の乳児が伝統的産
婆(dayas)により取り上げられている。伝統的
産婆の教育プログラムの主要目的は次の4つで
ある。

1. 伝統的産婆の活動領域を広げること
2. 伝統的産婆の技術の安全性を向上させる
こと
3. 危険な状態にある乳児と母親を病院へ紹介
すること
4. 伝統的産婆と地域のヘルススタッフとの協
力体制を発展させること

　伝統的産婆は公的な訓練の機会を欠いてお
り，伝統的産婆の技術には不十分なところがあ
る。だが，伝統的産婆は，非産業国の多くの地
域においてほとんど費用がかからず，科学技術
に依拠しない出産に関するケアを提供している。

事例研究　ジャマイカの伝統的産婆

　Kitzinger[56]は，1982年にジャマイカの民俗的
助産師(folk midwife)である「ナナ(nana)」を
伝統的産婆の一例として描いた。ジャマイカの村落
部では，約25％の出産がナナによってあつかわれて
いると推定される。なぜならナナは国家によって法
的に認められておらず，ナナによってあつかわれた
出産は「立会人なしの出産」「母親もしくは，友達
や親戚による取り上げ」として登録されているから
だ。村落においてナナは地位が高く，大きな権力を
もつ人物であり，村落コミュニティにおける女性の
結束に関する重要な人物である。ナナは村の学校の
教師や女性の郵便局長と同じく，政治的な中心とな
り，社会的ネットワークを支えることでコミュニ
ティを統合させる。ナナは顔が広く，コミュニティ
に深く根ざした人物であり，さまざまな家庭内の危
機を解決するために助力を請われる存在である。ナ
ナの助産師としての技術は，母から娘へと一族のな
かで伝承される。ナナは常に母親である。なぜなら，
ナナになるということは，まさに母親役割の延長線
上にあり，だからこそすべてのナナは母親としての
成果をあげている母親なのである。ナナの役割は，
女性の自然なプロセスを促進させることによって懐
妊から出産まで安全に導き，女性が母親へと生まれ
変わるドラマを援助することである。ケアはたいて
い妊婦のときから始まり，出産後9日まで続く。ナ

ナは妊娠や出産に関する多くの儀礼やタブー（第9章参照）を監督し，ひとりの女性が妊婦から母親になるまでの移行を確認する。そして，この確認によって宗教やコミュニティといったより大きな文化的価値のなかに女性の移行が位置づけられ，意味が与えられるのである。Kitzingerは，この文化と非常に密接な関係のあるアプローチと，ジャマイカの病院で行われる欧米的な医療技術に依拠した出産のあり方とを対比させた。病院では，看護師と助産師が，患者の効率的かつ迅速な出産，衛生と秩序に考慮した病院の決まりごと，統制の取れた方法で仕事を行うことを可能にし，非常に多くの患者をできるだけ短時間で回すために，出産に関する感情的側面の一切を抑圧することに重きを置く。

Kitzingerによれば，古いやり方で物事をすすめるジャマイカのナナは，医療専門家や教育を受けた中産階層の人びとに，非効率的で健康に危険性があり，過去の奴隷制や隷属を繰り返していると嘲笑される傾向がある。しかし，ナナは助産の経験を非常に多く積んでおり，産科医から積極的に学びたいという意欲を持ち，もし出産でなにか危険が生じた場合にはすぐにより経験を積んだ助産師に助けを求めたり，女性をすばやく病院に送るとも指摘されている。村落部の女性の多くはナナにかかるのは妊娠中と陣痛の始めの段階であり，その後，出産それ自体を行うときには認定を受けた助産師のもとに向かう。

村落社会ではいまだにナナが活発に活動しているが，SargentとBascope[68]によって実施された近年の調査によると，ナナへの立会いの依頼はジャマイカ全体で，とくに都市部では，減少しているという。これは政府の政策と健康教育のキャンペーンに原因がある。妊婦は産科医と病院に配置された政府認定の看護師・助産師に，より信頼を置くようになっている。

5

生殖と不妊

生殖能力（fertility）は人びとに普遍的にみられる関心事である。たいていの文化には，女性が安心して懐妊できるように助け，そして出産が安全に行えるように一連の儀礼や祈り，特別な対応がある。女性が妊娠できない場合は，その女性がなぜ不妊であり，どのように対処すべきかを教える文化的な説明が幅広く用意されている。妊娠しないという不運は，個人の行動，自然界の摂理，他の人びとの悪意，もしくは超自然的な力や神のせいであると説明される。加えてこのような説明は，しばしば何が「女性」を，何が「男性」を構築しているかという文化に深く根ざした性のイメージから引き出されている場合が多い。Becker[69]は，不妊であることを突きつけられた米国人女性たちの悲しみに満ちた語りを描いている。Beckerは，不妊という事実は，自分たちが何者であるかというアイデンティティの根幹を揺るがすことを明らかにした。他の地域と同様に米国でも，他者を育てること，すなわち生殖能力があることは，もっとも基本的な女性性の表れである。不妊に悩む女性たちは，「身体の豊饒さにより子を養う」という「大地の母」なるイメージと自分自身を繰り返し比較していた。一方，妊娠した身体，すなわち愛情深く自然で健康な身体は，女性性の文化的価値を具現化するため，それと比較すると不妊の身体は「異常」であるかのようにみられてしまう。

生殖と不妊の概念は，人びとが身体内部の働きと妊娠と出産までの過程をどのように概念化するかにも依拠している。たとえばChominsky[70]によれば，グアテマラのある村では伝統的な助産師が，不妊は子宮が精子を受け止めるほど十分に「熱く」ない「冷えた子宮」により起こされていると信じている。このため，治療

方法のひとつとして「熱い」ハーブティーを飲ませ，「子宮を温めるための」特別な蒸し風呂に入れるといった治療方法がとられていた。しかし，もし村の人びとがその不妊が神の意図によって起こされていると信じている場合には，助産師は不妊を治療するべきでないと考えられていた。

とくに小さな社会において不妊の女性は，しばしば社会のなかで周縁化された存在であり，人として不十分であり，社会的にも完全でないとみなされる。たいていの伝統的な社会では，不妊は女性の責任とされる。世界中の多くのコミュニティにおいて子ども，とくに男児を産ませることは，公に示すことのできる男性性および成人の証と考えられている。その結果，しばしば男性は不妊についてのいかなる責任も認めたがらない。McGilvray [62] によれば，スリランカのタミルや南アジアの多くの地域において不妊は，男性ではなく女性の責任とされている。まれに超自然的な理由による不妊が示唆されるが，夫の生殖能力が問われることはほとんどなく，たいていの男性はみずからの生殖不能の可能性を決して認めることはない。たとえばPalgi [71] は，イスラエルに移住した伝統的背景をもつイエメン人男性の事例を紹介した。このイエメン人男性の最初の妻は，子どもをもうけることができなかったため，離婚された。2回目の結婚でも子どもができないときに，医師は不妊の原因は男性側にあると説明した。するとイエメン人男性は，恐怖や不眠，悪霊に苦しめられるといった重度の精神的な危機に陥った。Palgiは，この反応をコミュニティの文化的信仰と結びつけた。男性の権威や男性への敬意は，子孫の数，とくに男児の数で決まる。さらに，跡取りが誰もいなければ，父親の死後の平穏な生活は決して訪れないという信仰もある。

しかし不妊の責任が誰にあるかを明確にすることは難しく，欧米化や移民，都市化，そしてその他の社会的変化によって説明は変化する。

5.1. 新しい生殖技術

近年，多くの産業化された国々では，男性と女性の双方に対する不妊治療において大きな発展があった。不妊治療は不妊に悩む多くのカップルを助けてきたが，新しい生殖技術（the new reproductive technologies：NRTs）は議論を引き起こしている。なぜなら新しい生殖技術は家族や親族，そして親とは何か，とくに社会的な親と生物学的な親との関係についての根本的な概念に触れるからだ。さらに新しい生殖技術は身体機能の概念やとくに女性の身体の境界を変化させた。

このような状況にもかかわらず，新しい生殖技術の人気は衰えることがない。2006年までには，世界中で約300万人の子どもが体外受精で誕生した [73]。しかし，日本をはじめとするいくつかの国では，国民からも公的にも新しい生殖技術への反対の声が上がっている。

現在，新しい生殖技術はさまざまな組み合わせで利用されているが，それらのうちでも最も知られているものは以下である。

- **体外受精**（in vitro fertilization：IVF）：不妊の配偶者もしくは匿名の個人からの卵子および精子の提供が含まれる。
- **代理母**（surrogate motherhood）：ある女性が母親に代わって胎児を自己の体内で発育させ，出産後にその子どもは母親のもとに戻される。しかしその場合胎児は，精子を提供した夫と代理母の子どもだと考えることもできる。

少なくとも富裕国では，将来的に卵細胞質内精子注入法（intracytoplasmic sperm injection：ICSI），遺伝子クローニング，胚性幹（embryonic stem：ES）細胞の使用などの妊娠を助けるより進んだ技術が利用されるだろう。

新しい生殖技術が発展する以前，排卵や受精，

そして出産はすべて同じひとりの女性の体で起こる出来事であった。今では，そのうちのひとつかそれ以上が女性の体の外で，もしくは3人の違う女性の身体で起こりうる。1983年，Snowdenら[74]は，母の役割を「遺伝的な母親，妊娠と出産をする母親，育ての母親」という3つに分けた。彼らは，3つすべての役割をこなす女性を「完全な母親」と表現した。しかし，体外受精や代理母の技術が発展した結果，それぞれが別々の女性によりなされることが可能になった。つまり，ひとりは依頼母として卵子を提供し，もうひとりは子どもを妊娠し出産する母親，最後のひとりは生まれた子を育てる母親である。そうすると，その子はひとり，ふたり，それとも3人の母親をもつといえるのであろうか。3人いるとするならば，どれが「本当の」母親なのだろうか。

新しい生殖技術によって考えられる影響は，生物学的な親と社会学的な親との隔たりが広くなることである。これは母親のあり方だけに当てはまることではない。たとえば，英国で生まれた子どもの20％が生物学的な「父親」と関係していないと見積もられている[75]。そして，体外受精による精子の提供がこの割合を上昇させるであろう。新しい生殖技術がもたらすであろうもうひとつの影響は，新しく複雑な血縁関係の網だ。たとえば，「依頼母」と「代理母」，子どもと子どもが知りえない遺伝的な「母親」もしくは「父親」，カップルと精子もしくは卵子を提供した匿名のドナー，そして遺伝学的につながりのない祖父母や孫である。たとえばKonrad[76]は，直接会うことは決してなくとも，卵子のドナーとレシピエントの「つながっている」感覚について述べている。

産業化された欧米社会では核家族が基本である。この場合，養子縁組や離婚や死別による再婚が起こった場合は例外であるが，社会的な親と生物学的な親がたいてい一致する。新しい生殖技術によって作られた新しい形の血縁関係は，

欧米文化において奇抜で普通ではないようにみえるが，人類学者は，「代理親」の事例，つまり，社会的な親と生物学的な親が異なる事例を数多く記述してきた。事例ではとくに伝統社会における拡大家族が基本であり，子どもが自分の生物学的な親だけではなく，おば，おじ，祖父母，年上の兄弟姉妹，近所の住民など複数の大人に育てられる。たとえば，1950年の初期，エヴァンズ＝プリチャード（Edward Evan Evans-Pritchard）[79]は，スーダンの「ヌアー（*Nuer*）」の人びとの見慣れない血縁関係や結婚に着目した。ヌアーの人びとの間では，子どもをもてないこと，とくに家族の名前を継承する男児がいないことを大きな悲劇とみなし，この問題を克服するためにさまざまな戦略が用意されていた。たとえば，男性が子孫を残さずに死亡した場合に起こる「ゴーストマリッジ（冥婚・死後婚）」は，死んだ男性の親戚（たとえば兄弟や甥）が「死んだ男性の名の元に」未亡人となった女性と結婚することである。その婚姻の結果，生まれた子どもは死んだ男性に属しているとみなされ，その息子たちが死んだ男性の名を受け継ぐことになる。妻となった未亡人は，死んだ男性の霊の妻（*ciekjooka*）であり，その子どもは男性の霊の子ども（*gaatjooka*）とみなされる。もうひとつのパターンは，「女性婚（woman marriage）」である。不妊女性がある女性と「結婚」し，その女性に自分の親族や友人の男性をあてがい，子どもをもうけさせる。この組み合わせによって生まれた子どもは，夫の役割を果たす不妊女性の家族の一部とみなされ，不妊女性は子どもたちの公的な父親となり，子どもたちは彼女の名を継ぐ。そうでなければ不妊女性は子孫をもつことができない。これらの子どもたちは不妊女性を「お父さん」と呼ぶことすらある。

ヌアーの人びとの「ゴースト・マリッジ」と「女性婚」は，体外受精による精子提供の類似とみてよいであろう。しかしながら，卵子の提供は生殖技術が発展する近年まで技術的に不可能

であった。多くの欧米諸国でみられる新しい生殖技術の発展は，生物学的な親と社会的な親のはっきりした区別を徐々に弱め，生殖や妊娠，親のあり方はかつてのように自然な営みなのだろうか，という疑問を抱かせるだろう。

5.2. 避妊・堕胎・嬰児殺し

人口調整の方法である避妊・堕胎・嬰児殺しに対する受け止め方は，文化によって大きく異なるようである。たとえば，ある社会で嬰児殺しが行われる原因は，人口過多や食物供給の問題，生態系における人間の地位のせいかもしれない。また，性別によって嬰児が殺さる場合もある。たとえば，ブラジル先住民の「テネテハラ（*Tenetehara*）」の人びとの間では，女性は性別が異なる3人の子どもをもつべきであると信じられている。よって，もし母親にふたりの娘（もしくはふたりの息子）がおり，3人目も同じ性別であれば，その子どもは殺されてしまう。全体としてみると，キージング（Roger M. Keesing）[80] が記したように，生活環境や資源が限定されている世界中の多くの地域では，人口を調整するため両性の，もしくは女児の嬰児殺しが確認される。女児の嬰児殺しはとくに世界中の村落地域のあちこちでみられる。この慣習は，緊急の経済的状況や政府の政策，性差別的なイデオロギーなど，さまざまな文化的価値が複雑にからみ合って行われている。たとえばMiller [81] は，女児の嬰児殺しや徹底的な育児放棄は，家父長制が非常に強いインド北部のパンジャブ地方で顕著であると述べている。同様の状況は中国の村落地域の一部でみられ，これは一人っ子政策が始まる以前から行われていた [82]。

ある特定の文化の「人口政策」には，堕胎がどのように考えられているかも含まれる。ある文化では堕胎は大幅に認められているが，ある文化ではある一定の状況下でのみ容認されている。一方，堕胎が非常に厳しいタブー下に置か

れており，妊娠のいかなる段階でも，どのような理由でも認められていないこともある。欧米社会における堕胎の議論では，女性が自身の身体と生殖能力をコントロールする資格があるか，あるいは胎児は社会の他のメンバーと同じ権利をもった「人間」として認められるか，それとも単に細胞の固まりに過ぎないかが論争の中心的な話題となっている。

堕胎は多くの社会において議論の余地があり，文化的な観点から賛否両論がある。堕胎はある社会では違法であり，別の社会では許容されている。多くの場合，堕胎の定義は，胎児がいつから人格をもつのか，あるいはそもそも人格はないのか，という問いに基づいている。妊娠中の胎児が「人になる瞬間」は，多様な宗教的・法的な枠組みをもつ，それぞれの社会によって異なっている。ある社会では精子が卵子に着床した瞬間であり，また別の社会ではその数か月後である [83]。堕胎や流産を経験した女性をどのように助けるかについても社会によってさまざまである。日本の「水子供養（*mizuko kuyo*）」が興味深い例として挙げられる。水子供養では，胎児，堕胎，流産，あるいは死産だったすべての子どもの守護者たる地蔵菩薩に祈りがささげられる。

水子供養の場は，当事者の女性，そして男性にとっても自分たちの悲嘆を通して，産まれてこなかった子どもの魂を慰めるための神聖な場所である。堕胎の場合，母親は許しを請い記憶にとどめるために水子供養を実施し，子どものおもちゃや花，お菓子を奉納する。一般に欧米社会では，母体の機能に対してより世俗的で医療化されたアプローチがとられ，妊娠や出産の失敗による女性の悲しみを癒す儀礼はない。

5.3. 文化的に固有な避妊法

人口をコントロールするための避妊方法は，いかなる社会でも確認することができる [84]。

近代的な経口避妊薬やコンドーム，子宮内避

妊具（intrauterine device：IUCD）が用いられる以前から，家族計画と避妊は存在していた。それぞれの伝統的なアプローチは，人びとの生殖に関する身体生理機能についての信念に基づいて理解される必要がある。伝統的な避妊法は，ジェンダー関係や権力関係，子どもの役割，社会経済的な環境によって育まれてきた。避妊は男女に等しく関わることだが，女性の責任とみなされる避妊法もある。

避妊の概念では，欧米における事前避妊および性交中の避妊と，月経調節法（Menstrual Regulation：MR）や，堕胎を含めた事後の処置が区別されるべきである。Islamら[85]は，月経を誘発するために用いられた，あらゆる化学的・機械的・外科的な処置を月経調節法として定義する。月経調節法は，注射器などによる子宮内膜の真空吸引法を含め，たいていは妊娠テスト期間を除いた妊娠8週以内に実施される。たとえば堕胎が非合法であり厳しく制限されているバングラデシュでは，表向きは不規則な月経血を取り除き，新たな月経を引き起こすためにMRが実施される。だが，Islamらはこのような月経調節法を「正しく認識されていない避妊法」と考えている。[85]

文化的に固有な避妊法は以下のとおりである。

- **母乳哺育の延長**：これは世界の貧困地域におけるもっとも一般的な避妊法である。授乳にともなう無月経（lactational amenorrhoea）の期間において，母乳育児は月経と受胎を止めることができる[86]。出産後の最初の6か月を母乳育児した女性は，妊娠の可能性が2％以下と考えられている[87]。一方で哺乳瓶による授乳によって母乳育児の期間が短くなると，避妊の効果が著しく下がる。
- **産後の禁欲**：この方法ももっとも一般的な避妊法であり，強い宗教的な禁忌によって実施される避妊法である。たとえば，イス

ラムの伝統では，出産後40日間にわたり産後の出血（*nifas*）が止まるまで性交が避けられる。このような産後の禁欲は，とくにサハラ以南のアフリカ諸国に顕著であるが，世界中で確認される[84]。禁欲期間は数週間から数年まで幅があり，社会階級や宗教，あるいはエスニックグループによって異なっている。たとえば，マラウイ共和国の「ズールー（*Zulu*）」の人びと[88]の場合，北部の人びとの禁欲期間は17か月間にわたり，南部の人びとは10か月間，中央部の人びとは6.6か月間しかないことが明らかになった。しばしば禁欲は避妊のためではなく子どもや母親の健康を守るためになされる[88, 89]。Awusabo-AsareとAnarfi[89]によると，ガーナにおける研究では性行動を制限する禁欲は，男性よりも女性の方が相手に対して強く求めるため，エイズに脅かされている社会において禁欲期間を引き延ばすことには危険性がともなうという（サンプル集団の31％が12～13か月間の禁欲を行い，21.6％が24か月間かそれ以上の禁欲を実施）。なぜなら男性はポリガミー（一夫多妻・一妻多夫婚）の減少にともない，禁欲期間に婚外性交渉を通してHIVや性病への感染リスクが上昇し，夫婦関係が再開されたときに感染症を家庭内にもち込むことになるからである。

- **性交渉の制限**：婚前および婚姻後の性交渉の制限は，さまざまな社会・宗教・時代で広くみられる。婚前の貞節や純潔が重んじられるのと同様に，婚姻後の貞節の重要性が提唱される社会もある。たとえば，19世紀の米国では出生率のコントロールのために性交渉を制限することが母性保護運動（voluntary motherhood movement）とホワイトリボンキャンペーンによって提唱された。Belaunde[90]は，南米ペルーのアマゾンで生活する「アイロパイ（*Airopai*）」の

人びとの間で，いかに男性が妻への性的欲求を抑制するか，この抑制が文化的信念によって維持されているかについて言及している。アイロパイの男性は，狩猟能力の低下を恐れて直前の性交渉を避け，長時間にわたるシャーマンの儀礼に参加する場合も性交渉を控える。神々が性交渉の際の精液のにおいを嫌うからである。

• 膣外射精もしくは射精のコントロール：この方法は不確実だが，一般的に用いられている避妊法である。ある宗教集団や社会によっては禁じられている一方，是認されている方法でもある。たとえばKrengelとGreifeld[91]は，ウズベキスタンにおいて膣外射精はもっとも広く浸透した通常の避妊法であり，イスラム教聖典であるコーランの教えとも矛盾しない。射精のコントロールは，射精に至る前に男性器を引き抜くために，とくに中国の一部の集団やインドのクンダリーニ・ヨーガの実践者から，男性が身体内の生命エネルギーのバランスを維持するひとつの方法として支持されている。

• 周期避妊法およびカレンダー法：この避妊法は，排卵期の性交を制限するよう提言するものであり，教会によって支持されている。この避妊法は，女性の身体生理学と排卵のタイミングの理解に基づいて実施され，性交を避けるべき時期を確定するひとつの手段として，子宮頸管粘液の性状を確かめることが含まれる。

• 性器結合を伴わない性交：この避妊法は，性器の結合に代わるさまざまな代替行為である。とくに若者の間でマスターベーションやオーラルセックス，お互いの性器への刺激，大腿部を用いた性交が含まれる。また，たとえば植民地時代のニューイングランドにおいて未婚の男女がベッドに木製の間仕切りを置く慣習も含まれる[92]。そして肛門性交も含まれるべきであろう。肛門性交は，ラテンアメリカの若者の間で女性の純潔性を守るためだけでなく，とくに結婚前の妊娠を防ぐために広く用いられている[93]。しかしながら，肛門性交はエイズやB型肝炎のような性感染症のリスクを上昇させるだろう。

• 薬用植物による経口避妊薬：この方法は，女性が避妊に効果のある植物や果物を水薬として摂取することであり，多くの文化において報告されている。たとえばスリランカでは女性はパパイヤを毎日摂取する[92]。あるいはペルーのアマゾンで生活するアイロパイの人びとは，生姜に類似した固有の植物（cadanuni）を用いる[90]。Quijanoは，フィリピンの村落地域の伝統的な避妊法として，女性がどのように薬草カミアス（Bilimbi）と他の薬草を調合して飲んできたかを記している[94]。

• 膣内殺精子剤の使用とバリアー法：これは，ハーブや植物の種子，細かく砕いた根っこ，草，藻類，海藻，ときにビネガーなどの液体に浸したスポンジを膣内に入れる[92]。性交後に用いられるハーブや医療用灌水も含まれる。

• 伝統的なコンドームの使用：動物の腸から作られたコンドームは，何世紀にもわたり避妊と性病を防ぐために使用されてきた。動物の腸でできたコンドームの英国における最初の使用例は1640年のことである。ゴム製の大量生産品の登場は，1843年とされている[92]。

• 堕胎：堕胎は長い間，避妊法として実施されてきている。自ら実施する場合も他者にやってもらう場合もある。多くの社会において，器具を用いた方法と同じように薬草やミネラルを用いた方法も堕胎に含まれる。いずれにしても致死率や罹病率において母体へのリスクは高い。Molina[95]は，南米アルゼンチンのクリオーリョの女性は20種

類の薬草を煎じたものを避妊と堕胎の薬として使用する，と記述している。薬草には樹皮を煎じて用いる南米産のウルシ科の植物ケブラチョ（shipsis balancae）が含まれる。その合成の液体は，胎児が母体から排除されるまで数日にわたって飲用される。だが，それは母親の肝臓と腎臓にダメージを与える。避妊法としての堕胎は，旧ソ連の多くの国々で一般的であった。今日，大きく事情は異なるが，ソ連時代のウズベキスタンにおいて子宮内避妊具（IUCD）を用いた堕胎は，出生コントロールのもっとも一般的な方法であった[91]。より発展した社会では，生まれる前に羊水穿刺や超音波検査によって妊娠中の子どもの性別が明らかにされ，両親が特定の性別を望まない場合，堕胎を求める可能性がある。女児の堕胎は，アジア諸国で増加しており，インドで顕著である[96]。

- 嬰児殺し：望まれない，あるいは奇形の子どもの間引きは，長い間，嬰児殺しとして実施されてきた。とくに女児の嬰児殺しは，狩猟採集や戦闘あるいは重労働のために男児選好が認められる社会において報告されている。
- 呪術・儀礼的な方法：この方法は，生殖をコントロールするために祈祷師，護符あるいは特別な儀礼を活用することである。たとえばアマゾンのアイロパイの人びと[90]の間では，避妊について助言を求めるのではなく，男性シャーマンによって避妊のための儀礼が実施される。必要であれば，女性の生殖能力を強めたり，堕胎したりするための儀礼を行う。
- 産間調節（birth spacing）：これは文化的に固有な避妊方法のひとつである。避妊は妊娠と妊娠の間の最適な期間を作り出すとみなされている。たとえばDavids[97]によると，イスラエルへのエチオピア移民は，3

年間が最適な間隔であり，出産に耐えた女性の身体に回復のための時間を与えると信じているという。短期間に2回かそれ以上の妊娠はあまりに頻度が高く，「弱くなった血（dam manes）」によって母体の健康に対して深刻なダメージがあるとされる。

以上の伝統的な避妊法は，実際の効果や危険性，副作用がどのようなものであれ，何世紀にもわたり用いられてきており，人びとに信じられてきた。生殖に関する伝統的な方法は，今日の人口過多という現代的な課題に対して適用されている。たとえばインドでは，国立研究開発局[98]が，避妊薬としてのニームオイル（インドセンダン油）の効果を調査している。ニームオイルは，けがや皮膚病，感染症，関節炎や慢性の病気を治療するために，インド村落部で広く使用されてきた伝統的な治療薬である。近年，殺精子剤としての効果が認められ，ニームオイルは堕胎薬として，性交前および性交後の経腟避妊薬として注目されている。研究開発局は，ニームオイルはすでによく知られ利用しやすいので，村落部の人びとにとって避妊薬として受け入れやすいと考えている。

6

男性と妊娠

妊娠と出産は，身体的にも社会的にも女性が中心となる出来事であるが，男性にとっても重要な出来事である。多くの文化において男性は，妻の妊娠や出産，産褥期に一連の儀礼を実施することによって，情緒的に妻の出産に深く関わっていることが確認されている。

Heggenhougen[99]は，子どもの誕生に対する父親の役割についての文献のレヴューを行った。Heggenhougenは，ほとんどの欧米の産業諸国

の中産階級の文化において夫は最小限の役割，すなわち心配そうに見守る役割しか果たしていないと指摘している。概して男性はほとんどの文化において出産の場面から除外されている。しかしながら，これは一部のアメリカ先住民，「イヌイット（*Inuit*）」，アフリカ，「マオリ（*Maori*）」の人びとにはあてはまらない。

父親が出産に立ち会っている場合，父親には決まった役割が与えられており，父親は出産儀礼の一部に組み込まれている。父親はその役割に従い母親や子どもを守り，出産の負担を軽減することが求められる。この父親の役割は「男子産褥（ritual couvade）」（couvade はバスク語の出血や孵化に由来する）と呼べるであろう。多くの非産業国で，父親はある一定の厳しいタブーに従うことが定められている。たとえば，インドネシアのジャワでは夫は妻と同じタブーに従い，出産をサポートする。これは，グアテマラやフィリピンやヨーロッパ北部の一部地域でもみられる。中国南部の貴州省に住む「苗／ミャオ（*Miao*）」の人びとの間では，妻の産褥の間に夫は新生児を自分の寝床に連れて行くだけでなく，母親の役割を引き受けるという習慣がある。西アフリカのガーナに住む「アシャンティ（*Ashanti*）」の人びととシベリア北東部の「チュクチ（*Chickchee*）」の人びとの間では，子どもが無事に生まれるまで男性が邪悪な存在をからかうことで自分たちに注意をひきつける儀礼を行う。ニューギニアの「アラペシュ（*Arapesh*）」の人びとの間では，「子を産む」という動詞が男性・女性に分け隔てなく使われ，妊娠から出産までは，女性だけでなく男性にも非常に負担がかかると考えられている。米国の「ホピ（*Hopi*）」の人びとやパラグアイの「チリグアノ（*Chiriguano*）」の人びとの間では，夫と一番幼い男児の両方が妻の妊娠・出産の間に男子産褥を経験する。近代の欧米社会では，女性運動の影響と「自然出産」の流行のため，男性はパートナーの出産過程に関わり，出産の場面

にも立ち会うようになっている。しかし，この場合，伝統的社会にみられるような儀礼的に妊婦を保護する役割は与えられていない。

男子産褥が見られない文化では，妻の妊娠，出産および出産後の期間，男性の身体的もしくは心理的ダメージの両方が報告されている。これは，「男子産褥症候群（couvades syndrome）」と呼ばれ，世界中の地域で報告されている。Heggenhougen に従えば，男子産褥症候群は出産までの一連のプロセスへの無意識的な参加，さらにいえばその過程における妻との競争である。一方，儀礼的男子産褥は，同じく無意識的な基盤はあるかもしれないが，より意識的な出産への参加とみなせるであろう。

現在における男子産褥症候群については，以下の米国の事例が参考になるであろう。これらの症状は，原因が何であれ，男性も身体的・情緒的に深く妊娠と出産に関わっているという証拠である。ゆえに医師は，父親になる男性の身体的・心理的に説明しにくい症状について注意を向けるべきである。

事例研究　米国ニューヨーク州ロチェスターにおける男子産褥症候群

1982 年に Lipkin と Lamb[100] は，米国ニューヨーク州のロチェスターにおいて男子産褥症候群に関する研究を行った。Lipkin と Lamb はこの症候群を，妻の妊娠中に夫が経験する，客観的には説明ができない身体的・心理的な不調と定義づけた。妻が妊娠している男性 267 名のうち 60 名（約 22.5% に相当）もの人びとがこの症状に苦しんでいた。これらの症状の多くは曖昧かつ特定が難しい。たとえば，「疲れた」，「落ち込んだ」，「元気がない」，腰痛，生殖器のほてり，医学的には確認されないむくみ，胸焼け，股関節痛，めまい，急激な腹痛といった，妊娠に似た症状である。

●推奨図書 ―――――――――――――

Davis-Floyd, R.E. (1992). *Birth as an American Rite of Passage*. Berkeley: University of California Press.

Hahn, R.A. and Muecke, M.A. (1987). The anthropology of birth in five US ethnic populations: implications for obstetrical practice. *Curr. Probl. Obstet. Gynecol. Fertil.* 10, 133- 71.

Heggenhougen, H.K. (1980). Fathers and childbirth: an anthropological perspective. *J. Nurse-Midwifery*, 25(6), 21-6.

Lock, M. (1998). Menopause: lessons from anthropology. *Psychosom. Med.*, 60, 410-19.

Lupton, D. (1994) *Medicine as Culture*. London: Sage, pp. 131- 160.

Russell, A., Sobo, E.J. & Thompson, M.S. (eds) (2000) *Contraception across Cultures*. Berg.

van Teijlingen, E., Lowis, G. McCaffery, P. & Porter, M. (eds) (1999) *Midwifery and the Medicalization of Childbirth: Comparative perspectives*. Hauppage: Nova Science Publishers.

●参考図書・文献

[1] Keesing, R.M. (1981) *Cultural Anthropology*. Austin: Holt, Rinehart and Winston, pp. 27–9.

[2] MacCormack, C.P. and Strathern, M. (eds) (1981) *Nature, Culture and Gender*. Cambridge: Cambridge University Press.

[3] Kumar, P. and Clark, M., eds. (2005) *Clinical Medicine*, 6th edn. London: Elsevier Saunders, pp. 153–196, 1035–1100.

[4] Keesing, R.M.and Strathern, A.J. (1998) *Cultural Anthropology: a Contemporary Perspective*, 3rd edn. London: Harcourt Brace, pp. 270–281.

[5] Keesing, R.M. (1981) *Cultural Anthropology*. Austin: Holt, Rinehart and Winston, p. 150.

[6] Goddard, V. (1987) Honour and shame: the control of women's sexuality and group identity in Naples. In: *The Cultural Construction of Sexuality* (Caplan, P. ed.). London: Tavistock, pp. 166–92.

[7] Dunk, P. (1989) Greek women and broken nerves in Montreal. *Med. Anthropol.* 11, 29–45.

[8] Shepherd, G. (1982) Rank, gender, and homosexuality: Mombasa as a key to understanding sexual options. In: *The Cultural Construction of Sexuality* (Caplan, P. ed.) London: Tavistock, pp. 240–70.

[9] Ember, C.R. and Ember, M. (1985) *Cultural Anthropology* 4th edition. Harlow: Prentice Hall, pp. 137–56.

[10] Rosaldo, M.Z. and Lamphere, L. (1974) *Women, Culture, and Society*. Palo Alto: Stanford University Press.

[11] Parker, R. (1987) Acquired immunodeficiency in urban Brazil. *Med. Anthropol. Q. (New Ser.)* 1, 155–75.

[12] Caplan, P. (1987) Introduction. In: *The Cultural Construction of Sexuality* (Caplan, P. ed.). London: Tavistock, pp. 1–30.

[13] Devisch, R. and Gailly, A. (1985) A therapeutic self-help group among Turkish women: Dertlesmek: 'The sharing of sorrow'. *Psichiatrica Psicoter. Analit.* 4, 133–52.

[14] Lewis, I.M. (1971) *Ecstatic Religion*. London: Penguin.

[15] McGuire, M.B. (1988) *Ritual Healing in Suburban America*. Piscataway: Rutgers University Press.

[16] Stacey, M. (1988) *The Sociology of Health and Healing*. London: Unwin Hyman, pp. 78–97.

[17] Stacey, M. (1988) *The Sociology of Health and Healing*. London: Unwin Hyman, pp. 177–93.

[18] Fry, J., Brooks, D. and McColl, I. (1984) *NHS Data Book*. Lancaster: MTP Press.

[19] Royal College of General Practitioners (2005) *Profile of UK General Practitioners. RCGP Information Sheet No. 1*. London: RCGP.

[20] American Medical Association (2004) *Physicians in the United States and Possessions by Selected Characteristics*. Chicago: American Medical Association; http://www.ama-assn.org/ama1/pub/upload/images/373/internettable.gif (Accessed 31 August 2005).

[21] Spratley, E., Johnson, A., Sochalski, J. *et al.* (2000) *The Registered Nurse Population*. Washington, DC: US Department of Health and Human Services.

[22] World Health Organization (2005) *World Health Statistics 2005*. Geneva:World Health Organization, pp.45–52.

[23] Merry, P. (ed.) (1993) *NHS Handbook*, 8th edn. Wadhurst: JMH Publishing, p. 58.

[24] Nursing and Midwifery Council (2005) *Statistical Analysis of the Register*. London: NMC, pp. 3–4.

[25] Dixon, M. (1996) *Creative Career Paths in the NHS: Report No. 5*. London: Department of Health.

[26] Royal College of Nursing (2003) *Report on Congress Resolution*. London: RCN; http://www.rcn.org.uk/news/congress2003/display.php?ID=422andN=07 (Accessed 28 July 2005).

[27] Gamarnikow, E. (1978) Sexual division of labour: the case of nursing. In: *Feminism and Materialism* (Kuhn, A. and Wolpe, A.M. eds), pp. 96–123. Abingdon: Routledge and Kegan Paul.

[28] van Dongen, E. and Elema, R. (2001) The art of touching: the culture of 'body work' in nursing. *Anthropol. Med.* 8, 150–62.

第6章 ジェンダーと生殖

[29] Krantzler, N. (1986) Media images of physicians and nurses in the United States. *Soc. Sci. Med.* 22, 933–52.

[30] Littlewood, J. (1989) A model for nursing using anthropological literature. *Int. J. Nurs. Stud.* 26, 221–9.

[31] Sandelowski, M. (2002) Visible human, vanishing bodies, and virtual nursing: Complications of life, presence, place, and identity. *Adv. Nurs. Sci.* 24(3), 58–70

[32] Illich, I. (1976) *Limits to Medicine.* London: Marion Boyars.

[33] Gabe, I. and Calnan, M. (1989) The limits of medicine: women's perception of medical technology. *Soc. Sci. Med.* 28, 223–31.

[34] Stacey, M. (1988) *The Sociology of Health and Healing*, pp. 253–4. London: Unwin Hyman.

[35] Cooperstock, R. (1976) Psychotropic drug use among women. *Can. Med. Assoc. J.* 115, 760–63.

[36] Stimson, G. (1975) The message of psychotropic drug ads. *J. Communication* 25, 153–60.

[37] Titmuss, R.M. (1984) The position of women: some vital statistics. In: *Health and Disease* (Black, N., Boswell, D., Gray, A. *et al.*, eds). Maidenhead: Open University Press, pp. 71–5.

[38] Friseb, R.E. (1985) Fatness, menarche and female fertility. *Persp. Biol. Med.* 28, 611–33.

[39] Dalton, K. (1964) *The Premenstrual Syndrome.* Oxford: Heinemann.

[40] Gottlieb, A. (1988) American premenstrual syndrome. *Anthropol. Today* 4(6), 10–13.

[41] Lupton, D. (1994) *Medicine as Culture.* London: Sage, pp.131–160.

[42] Johnson, T.M. (1987) Premenstrual syndrome as a Western culture-specific disorder. *Cult. Med. Psychiatry* 11, 337–56.

[43] Furth, C. and Shu-Yueh, C. (1992) Chinese medicine and the anthropology of menstruation in contemporary Taiwan. *Med. Anthropol. Q. (New Ser.)* 6, 27–48.

[44] Lock, M.M. (1982) Models and practice in medicine: menopause as syndrome or life transition? *Cult. Med. Psychiatry* 6, 261–80.

[45] Kaufert, P.A. and Gilbert, P. (1986) Women, menopause and medicalisation. *Cult. Med. Psychiatry* 10, 7–21.

[46] Waldron, I. (1978) Type A behavior pattern and coronary heart disease in men and women. *Soc. Sci. Med.* 12B, 167–70.

[47] Rintala, M. and Mutajoki, P. (1992) Could mannequins menstruate? *Br. Med. J.* 305, 1575–6.

[48] Low, S.M. (1989) Health, culture, and the nature of nerves. *Med. Anthropol.* 11, 91–5.

[49] U205 Course Team (1985) *Medical Knowledge: Doubt and Certainty.* Maidenhead: Open University Press, pp. 73–81.

[50] Hahn, R.A. and Muecke, M.A. (1987) The anthropology of birth in five U.S. ethnic populations: implications for obstetrical practice. *Curr. Probl. Obstet. Gynecal. Fertil.* 10, 133–71.

[51] Nichter, M. and Nichter, M. (1996) Cultural notions of fertility in South Asia and their impact on Sri Lankan family planning services. In: *Anthropology and International Health: Asian Case Studies* (Nichter, M. and Nichter, M. eds) Reading: Gordon and Breach, pp. 3–33.

[52] Stacey, M. (1988) *The Sociology of Health and Healing.* London: Unwin Hyman, p. 52.

[53] Leavitt, J.W. (1987) The growth of medical authority: technology and morals in turn-of-the-century obstetrics. *Med. Anthropol. Q. (New Ser.)* 1, 230–55.

[54] Davis-Floyd, R.E. (1987) The technological model of birth. *J. Am. Folklore* 100, 479–95.

[55] Graham, H. and Oakley, A. (1981) Competing ideologies of reproduction: medical and maternal perspectives on pregnancy. In: *Women, Health and Reproduction* (Roberts, H. ed.) London: Routledge and Kegan Paul, pp. 99–118.

[56] Kitzinger, S. (1982) The social context of birth: some comparisons between childbirth in Jamaica and Britain. In: *Ethnography of Fertility and Birth* (McCormack, C.P. ed.). London: Academic Press, pp. 181–203.

[57] Browner, C.H. (1996) The production of authoritative knowledge in American prenatal care. *Med. Anthropol. Q. (New Ser.)* 10(2), 141–56.

[58] Declercq, E.R., Sakala, C., Corry, M.P., Applebaum, S. and Risher, P. (2002) *Listening to Mothers: Report of the First National US Survey of Women's Childbearing Experiences.* New York: Maternity Center Association.

[59] Harris, G., Connor, L., Bisits, A. and Higgingbotham, N. (2004) 'Seeing the baby': Pleasures and dilemmas of ultrasound technologies for primiparous Australian women. *Med. Anthropol. Q.* 18(1), 23–47.

[60] MacCormack, C.P. (1982) Biological, cultural and social adaptation in human fertility and birth: a synthesis. In: *Ethnography of Fertility and Birth* (McCormack, C.P. ed.) London: Academic Press, pp. 1–23.

[61] van Hollen, C. (2003) Invoking *vali*: painful technologies of modern birth in South India. *Med.*

Anthropol. Q. 17(1), 49–77.

[62] McGilvray, D.B. (1982) Sexual power and fertility in Sri Lanka: Batticaloa Tamils and Moors. In: *Ethnography of Fertility and Birth* (McCormack, C.P. ed.). London: Academic Press, pp. 25–73.

[63] Pillsbury, B.L. K. (1984) 'Doing the month': confinement and convalescence of Chinese women after childbirth. In: *Health and Disease* (Black, N., Boswell, D., Gray A. *et al*, eds). Maidenhead: Open University Press, pp. 17–24.

[64] World Health Organization (1978) *The Promotion and Development of Traditional Medicine.* Technical Report Series 622. Geneva: WHO.

[65] World Health Organization (1979) *Traditional Birth Attendants: An Annotated Bibliography on their Training, Utilization and Evaluation.* Geneva: WHO.

[66] World Health Organization (1990) *Traditional Birth Attendants: a Joint WHO/UNFPA/UNICEF Statement.* Geneva: WHO.

[67] Rageb, S. (1987) *Daya Training Programme: Trainer's Guide.* Toronto: Ministry of Health/ UNICEF.

[68] Sargent, C. and Bascope, G. (1996) Ways of knowing about birth in three cultures. *Med. Anthropol. Q. (New Ser.)* 10(2), 213–36.

[69] Becker, G. (1997) *Disrupted Lives.* Berkeley: University of California Press, pp. 80–98.

[70] Cosminsky, S. (1982) Childbirth and change: a Guatemalan study. In: *Ethnography of Fertility and Birth* (McCormack, C.P. ed.). London: Academic Press, pp. 205–39.

[71] Palgi, P. (1966) Cultural components of immigrants' adjustment. In: *Migration, Mental Health and Community Services* (David, H.P. ed.). Palisades: International Research Institute, pp. 71–82.

[72] Inhorn, M.C. (2004) Middle Eastern masculinities in the age of new reproductive technologies: Male infertility and stigma in Egypt and Lebanon. *Med. Anthropol. Q. (New Ser.)* 18(2), 162–82.

[73] Whelan, J. (2006) Sex is for fun, IVF is for children. *New Scientist* 192(2574), 42–45.

[74] Snowden, R., Mitchell, G.D. and Snowden, F. (1983) *Artificial Reproduction.* London: George Allen and Unwin.

[75] Stacey.M. (1991) Social dimensions of assisted reproduction. In: *Changing Human Reproduction* (Stacey, M. ed.). London: Sage Publications, pp. 1–47.

[76] Konrad, M. (1998) Ova donation and symbols of sub-stance: some variations on the theme of sex, gender and the partible body. *J. R. Anthropol. Inst.*

(New Ser.) 4, 643–67.

[77] Edwards, J. (2004) Incorporating incest: gamete, body and relation in assisted conception. *J. R. Anthropol. Inst. (New Ser.)* 10, 755–74.

[78] Gatrad, A.R. and Sheikh, A. (2001) Medical ethics and Islam: principles and practice. *Arch. Dis. Child.* 84, 72–75.

[79] Evans-Pritchard, F.F. (1951) *Kinship and Marriage Among the Nuer.* Oxford: Clarendon Press, pp. 98–123.

[80] Keesing, R.M. (1981) *Cultural Anthropology.* Austin: Holt, Rinehart and Winston, p. 161.

[81] Miller, B.D. (1987) Female infanticide and child neglect in rural North India. In: *Child Survival* (Scheper-Hughes, N. ed.). Dordrecht: Reidel, pp. 95–112.

[82] Potter, S.H. (1987) Birth planning in rural China: a cultural account. In: *Child Survival* (Scheper-Hughes, N. ed.). Dordrecht: Reidel, pp. 333–58.

[83] Kaufman, S.R. and Morgan, L.M. (2005) The anthropology of the beginnings and ends of life. *Annu. Rev. Anthropol.* 34, 317–14.

[84] Russell, A. and Thompson, M.S. (2000) Introduction: Contraception across cultures. In: *Contraception across Cultures* (Russell, A., Sobo, E.J. and Thompson, M.S. eds.). London: Berg, pp. 3–25.

[85] Islam, M.M., Rob, U. and Chakroborty, N. (2004) Menstrual regulation practices in Bangladesh: an unrecognized form of contraception. *Asia-Pac. Popul. J.* 19(4), 75–99.

[86] Rogers, I.S. (1997) Lactation and fertility. *Early Hum. Devel.* 49(Suppl.), S185–90.

[87] Anonymous (1988) Consensus Statement: Breast-feeding as a family planning method. *Lancet* ii(8621), 1204–5.

[88] Zulu, E.M. (2001) Ethnic variations in observance and rationale for postpartum sexual abstinence in Malawi. *Demography* 38(4), 467–79.

[89] Awusabo-Asare, K. and Anarfi, J.K. (1997) Postpartum sexual abstinence in the era of AIDS in Ghana: prospects for change. *Health Trans. Rev.* 7(Suppl.), 257–70.

[90] Belaunde, L.E. (1997) 'Looking after your woman': contraception amongst the Airopai (Secoya) of western Amazonia. *Anthropol. Med.* 4(2), 131–144.

[91] Krengel, M. and Greifeld, M. (2000) Uzbekistan in transition – changing concepts in family planning and reproductive health. In: *Contraception Across Cultures* (Russell, A., Sobo, E.J. and Thompson, M.S. eds.). London: Berg, pp. 199–220.

[92] Planned Parenthood Federation of America (2002)

A History of Contraceptive Methods. New York: PPFA; http://www.plannedparenthood.org/pp2/portal/files/portal/medicalinfo/birthcontrol/fact-020709-contraceptionhistory.xml (Accessed 22 August 2005).

[93] Parker, R. (1987) Acquired immunodeficiency syndrome in urban Brazil. *Med. Anthropol. Q. (New Ser.)* 1, 155–75.

[94] Quijano, N. (1986) Herbal contraceptives: exploring indigenous methods of family planning. *Init. Popul.* 8(2), 31–5.

[95] Molina, A.I. (1997) Ethnomedicine and world-view: a comparative analysis of the incorporation and rejection of contraceptive methods among Argentine women. *Anthropol. Med.* 4(2), 145–58.

[96] Jha, P., Kumar, R., Vasa, P. *et al.* (2006) Low male-to-female sex ratio of children born in India: national survey of 1.1 million households. *Lancet* 367(9506), 211–18.

[97] Davids, J.P. (2000) 'Weak blood' and 'crowded bellies': Cultural influences on contraceptive use among Ethiopian Jewish immigrants in Israel. In: *Contraception Across Cultures* (Russell, A., Sobo, E.J. and Thompson, M.S., eds). London: Berg, pp. 129–160.

[98] National Research Development Corporation (2005) *Neem-based contraceptives*. New Delhi: NRDC; http://www.nrdcindia.com/pages/need.htm (Accessed 22 August 2005)

[99] Heggenhougen, H.K. (1980) Fathers and childbirth: an anthropological perspective. *J. Nurse Midwifery* 25(6), 21–6.

[100] Lipkin, M. and Lamb, G.S. (1982) The couvade syndrome: an epidemiological study. *Ann. Intern. Med.* 96, 509–11.

（訳：磯野真穂，牛山美穂，
鈴木勝己，辻内琢也）

第7章

痛みと文化

●

痛みは，どういったかたちであれ，日常生活から切り離すことができないものである。痛みは，おそらく臨床実践の場面において最もよく見られる症状でもある[1]。そして痛みは，ケガや疾病と同様に，妊娠や出産や月経のような多くの通常の生理的変化にみられる特徴でもある。外科手術，注射，生体組織検査，静脈切開や瀉血などの治療や診断の多くの形態においても，何らかの痛みをともなう場合がある。いずれの場合も，痛みは神経生理学的な出来事を超えたものであり，社会的・心理的・文化的要素が結びついたものであることを考慮する必要がある。したがって本章では，以下の3点について検討する。

1. すべての社会的・文化的集団が，まったく同じ方法で痛みに反応するわけではない。
2. 人びとの痛みの知覚や反応は，どのような場合であれ文化的・社会的背景の影響を受けうる。
3. 人びとが自らの痛みを専門家や他の人にどのようにして伝えるのか，あるいは伝えないのかということも，文化的・社会的要素の影響を受けうる。

1

疼痛行動

生理学的視点からは，痛みは「体内の組織の損傷や生理的な機能不全を表すシグナル」と考えることができる[2]。痛みは，神経が有害な刺激を体内や体外から受けたときに起きる。したがって痛みは，潜在的に危険性のあふれた環境における身体の防御と生存のために極めて重要なものである。一般的に，鋭利なものや極度に熱いものや冷たいものに触れたときに普遍的な反応を示す。そのため，痛みは時に文化とは無関係ととらえられやすい。痛みは次のようなふたつの反応の形態に分けることができる。

1. 不随意反応：鋭利な物体から引き離すときなどの本能的反応。
2. 随意反応：
   a. 痛みの原因を除去したり症状に対処したりすること（例：鎮痛剤をのむ）。
   b. その症状を和らげてもらえるように他の人に助けを求めること。

痛み対する随意反応は，他者との関わりのなかで表現され，社会的・文化的要素の影響を受けている。

エンゲル（George L. Engel）[3] によれば，痛みは疼痛という感覚とその感覚に対する反応

というふたつの構成要素からなっている。この反応は，不随意のものであれ随意のものであれ，Fabregaと Tyma [4] が「疼痛行動（pain behavior）」と呼ぶものである。それには顔の表情の一定の変化や，しかめっ面，物腰や行動の一定の変化も含む。また，痛みに声を上げることや，助けを求めたり，自分の状況を説明したりすることも含む。しかし，痛み刺激がないにもかかわらず疼痛行動を示すことや，逆に痛みがあるのに目に見える行動を示さないこともありうる。この点を明らかにするために，「私的な痛み（private pain）」と「公的な痛み（public pain）」というふたつの疼痛行動について検討する。ここでは，「私的な痛み」を他者に表出されない痛みと考え，「公的な痛み」を他者に表出される痛みと考えることにする。

1.1. 私的な痛み

エンゲルの指摘によれば [3]，痛みとは，「私的なデータ」である。私たちが，ある人が痛みを抱えているかどうかを知るためには，言語的なものであれ非言語的なものであれ，その人が発するサインが必要である。痛みのサインが発せられたときに，痛みは「私的」なものから「公的」なものになる。痛みが体内で発生したときには，目立った外傷と違うために，しばしば「不可視なもの」となる。目に見える外傷と異なり，痛みが体内で発生したときには痛みを「共有」することは困難である。Scarry [5] によると，痛みは，「ある人自身の経験についてのリアリティと他の人のリアリティの間の絶対的な亀裂」を引き起こすのである。

社会的・文化的集団によっては，激しい痛みであってもその人が痛みを経験していることが外見的にははっきりとしない場合のように，痛みが私的な領域に留め置かれることがある。禁欲的であることをよしとするアングロサクソンの社会では，耐えがたい苦しみがあるときに唇

を噛む仕草をすることが多い [4]。また，ひるむことなく痛みに耐える能力，すなわち痛みを行動に表さないでいることは，男性らしさの表現の一形態となる文化もある。痛みに耐えることが少年から成人男性への通過儀礼の一部となっていることもある。たとえば，北米のグレートプレーンズに住む先住民「シャイアン（Cheyenne）」の間では，自らの男性らしさを表現して社会的威信を獲得しようと望む若い男性は，「サンダンス（Sun Dance）」の儀式に自ら耐えなくてはいけない。自分自身を，ポールから胸にフックを伸ばして吊しつつ，痛みに耐えることが求められる [6]。この例の他にも，なかば意識がなく麻痺している状態である場合や，自分の苦しみやその状況を十分に説明できないほど幼い場合なども考えられる。したがって，疼痛行動がみられないからといって，私的な痛みそのものが存在しないとはいえない。

1.2. 公的な痛み

社会的・文化的・心理的要素は，疼痛行動の随意的側面に影響を与え，「私的な痛み」が「公的な痛み」に変換されるか否かや，疼痛行動の形や，その行動が起こる社会的状況を決定する。

その決定は，痛みが「通常の」痛みか「異常な」痛みのどちらとされるかといったように，痛みの重要性についての個々人の解釈に基づく。通常の痛みの例は，月経痛である。ゾラ（Irving Kenneth Zola）[7] が引用する米国のふたつの研究によると，社会経済的に下位の集団も上位の集団も，いずれも月経と月経関連症状に注意を払っている人が極めて少なかった。女性たちの生活は，仮に痛みがあっても子どもの世話をしなければならないというような社会経済的文脈に埋め込まれているからである。また，異常な痛みは身体イメージや身体の構造・機能についての文化的定義にも依拠している [8]。一般的に，「心臓」が胸と一体視されているため，胸の痛み

は「心臓のトラブルや心臓発作」だと捉えられやすい。胸の痛みを抱えるある男性は，多くの検査で心臓に異常は見られなかったにもかかわらず，「心臓が痛いんだ」と言っていた[9]。

Zborowski[10] は，ポーランドなどでは陣痛が期待されかつ当然のものと捉えられている一方で，米国では異なっており，無痛分娩がしばしば求められていると指摘した。痛みに対するこうした態度は，家庭や共同体のなかで幼い頃に身につけたもので，子育てのなかで重要とされている。また，痛みに対する態度は，新しい技術の導入や流行などの社会や時代の変化によって変わりうるものである。

1.2.1. 災厄としての痛み

身体的痛みは，極めて鮮明で感情に負荷がかかる症状だと思われがちであるが，広義の「災厄（misfortune）」という文化的コンテクストによって理解するべきである。痛みは「病い（illness）」と同様に（第5章参照），「なぜ自分の身に起きたのか」，「なぜ今なのか」，「自分が何をしたというのだろうか」という問いを引き起こす。痛みが自分の行動に対する神の罰であるとされる場合には，痛みからの解放を求めることはせずに，痛みを償わなければならないと考えるかもしれない。もし痛みが道徳的罪や逸脱の結果によるものとされると，医療専門職による診察よりも，懺悔・断食・祈りを自ら求めることになる。もし痛みが邪術や妖術のような悪意によるものとされると，痛みから解放されるための戦略として儀礼や悪魔祓いのような非直接的な手法がとられることもある。

このように多くの文化において，痛みは広義の災厄のうちのひとつの苦悩とされている。西洋医療も，「心身相関的（psychosomatic）」「心因性の痛み（psychogenic pain）」の存在を認めてはいる。また，現代英語における痛みの慣用句として，「彼女は彼をひどく傷つけた（hurt deeply）」，「痛烈なコメント（biting comment）」，

「痛い経験（painful experience）」，「チクリとやる（mere pinprick）」，「痛手を受けた（it was blow to me）」などの表現がある。

事例研究 北インドにおける痛みの表現

Pugh[11] は1991年に，北インドにおける多くの痛みの意味とそれを表現するメタファーについて記している。西洋的心身二元論が存在しないなかで，伝統的治療者（hakims）も彼らの患者も，痛み（dard）を単に身体的な用語で考えることはしない。痛みについて語るときは，地域の文化や日常生活に由来する共有された表現・イメージ・メタファーが用いられる。メタファーには，「熱い（hot）」や「燃える（burning）」など，ひとつのイメージのなかに身体的・感情的経験が混ぜられている。そのため，同じ言葉や表現やメタファーが，身体的・心理的苦悩の意味を伝えることになる。たとえば，身体的痛みに対して用いられるあるメタファーは，感情の状態の表現にも用いられる。「熱い」食べもののように，悲哀や悲嘆は心臓を「燃やす」。ウルドゥ語の詩では，「心臓の燃えさかる痛み（burning ache）」や「恋愛の痛手（love-pain）」という表現がある。このようなメタファーは，「インド文化における心身の統合システム」を反映している。

痛みを表現するさまざまな言葉は，痛みの原因と治療についても示している。「熱い」や「燃えている」痛みという記述は，その原因が「熱性」の食べもの，「熱い」気候，不安や怒りのような「熱い」感情にあるということを暗示する。その治療は，「冷性」の医薬品（冷たいパックやマスク）などを用い，身体の熱を「冷まし」，熱を「穏やかにする」ことで，痛み・動悸・不安についての心理的・身体的負担を軽減する。

痛みの強さと文化的要因

治療者と支援者がどういうタイプであるか，そうした人が利用可能かどうかということもまた，疼痛行動を決定づける。医師の性格や文化的・社会的階層が，痛みの提示の有無や度合いに影響を及ぼす。こうした疼痛行動は，ある医

師には示されるが，共感的ではない医師には示されないことがあるため，医師の間での診断が分かれることもある。

痛みの感覚自体の「強さ（intensity）」もまた，文化的要因によって決まる。Lewis[13] が指摘するように，痛みの感覚の強さは，傷の深さなどから自動的に決まるものではない。痛みの意味や重要性についての信念や，それが起こった状況やその状況にともなう感情は，すべて痛みの感覚に影響を及ぼす。悪化するかもしれないという恐れは，痛みへの知覚を増大させることもある。希望をもてる場合には，痛みは和らぐこともある。このように，生理学的メカニズムは解明されていないが，痛みの感覚が変化することがある。

1.2.2. 公的な痛みの提示

文化的・社会的集団，時として個人や家族さえも，独自の「苦しみの表現（language of distress）」をもっている。病んだり不幸であったりする人が作り出す複合的慣用表現は，その人の苦しみを他の人に気づかせることになる。言語的なものであれ非言語的なものであれ，痛みや不快を知らせるための特定の方法，しばしば標準化された方法が存在している。疼痛行動の「様式」は，その行動への反応と同様に，広く文化的に規定されている。Landy[15] によれば，このことは，「それらの文化が感情を露わにすることや怪我に対して反応することに価値を置くか否か」ということに依拠している。ある文化においてははっきりと大々的に痛みに対する感情を露わにすることが求められるし，禁欲主義に価値を置く文化においてはその抑制が求められる。1966年のゾラによるイタリア系米国人とアイルランド系米国人の痛みに対する反応に関する研究によると[7]，イタリア系米国人は「表現が豊かで大げさ」とされた。それは，ゾラによると，「痛みについての強調した表現

を繰り返すことによってそれを解消する」ことで不安に対抗する防衛機制（この場合は「劇化（dramatization）」）である。逆にアイルランド系米国人は，体の不快感を無視したり軽視したりする傾向がある。ゾラは，この痛みの否認は，アイルランド農村文化の特徴とされる「耐えがたい罪悪感（oppressive sense of guilt）」に対する防衛機制であるとみなした。これらの異なるふたつの苦しみの表現は，とくに治療者が患者と異なる文化的背景をもつ場合には，医学的治療において否定的な効果をもたらすこともある。たとえばイタリア系米国人は，禁欲主義的な治療者には情緒過多や心気症と誤診されかねない。一方アイルランド系米国人は痛みを表現しないので，治療者にその苦痛が見過ごされかねない。

疼痛行動には「非言語的」なものもあり，これらも文化によって形作られる。そこには，身動きしないこと，しかめっ面，そわそわすること，興奮，うなること，叫ぶこと，悲鳴を上げること，あるいは特定の身振りをすることも含まれる。Le Barre[16] は，身振りは文化によって異なる一方で，同じ文化のなかでもコンテクストによって違う意味に解釈されると指摘した。たとえばアルゼンチンでは，同じ動作が，素晴らしいという意味の場合もあるが，状況や発話によっては痛みの表現となることもある。苦痛についての非言語表現は，身振りだけでなくさまざまな顔の表情や身体の姿勢，叫びなどを含み，それが発せられたコンテクストに基づく意味をもつ。したがって，第4章で述べたように，多種多様な疼痛行動は，非言語的な苦悩の表現に内在しており，時間をかけて家族や友人や医療専門家にも提示されていくのである。

痛みの模倣

「言語的」なものであれ「非言語的」なものであれ，疼痛行動はしばしば文化のなかで標準化されているために，「私的な痛み」なしに「公的な痛み」を提示することで同情や注意を引こう

とする人による模倣も可能である。こうした例は，心気症や仮病である。たとえば「ミュンヒハウゼン症候群（Munchausen's syndrome）」の人びとは本当の痛みの行動を正確に模倣することがあるため，ミュンヒハウゼン症候群だとわかるまで，繰り返し手術を受けたり検査をされたりすることがある[17]。疼痛行動はまた，極度の不安状態，うつや情緒的葛藤のような心理状態を覆い隠すこともある。その一例として個人的・文化的な「身体化（somatization）」がある（第10章参照）。この場合，患者が訴える初期症状は不安やうつではなく，逆に，疲労，息切れ，発汗，漠然とした痛み，特定の場所の痛みなどの身体的症状である。この種の「身体化」は，一般的に西洋の低所得者に多いと言われているが，地域・階層を問わず世界中で見いだせる。たとえば台湾では，感情的苦痛をおおっぴらにすることは推奨されないので，身体的・肉体的苦痛を表す言葉に代えて表出される。クラインマン（Arthur Kleinman）[18]によれば，台湾の華人文化においては，心理学的な症状があったとしても「身体的な訴えこそがおもな治療対象なのである」。台湾大学の精神科を訪れた患者の70%が，当初は身体的な症状を訴えていた[18]。台湾だけでなくその他の文化においても，うつ状態の患者がさまざまな痛みを訴えることがある。うつについての「身体化」された表現は，経済状態や心理的な症状の有無に関わらずすべての社会においても見られる。

　どのようにして痛みが述べられるのかということは，言語能力，医学用語へのなじみの度合い，個人の痛みの経験，身体の構造と機能についての一般の人の考え方のような多くの要素の影響を受ける。患者が痛みの表現をする際に，医学の専門用語を使用することが，医師を混乱させることがある。一般の人が「偏頭痛（migraine）」という言葉を使うときには，医学的な意味の偏頭痛よりも広い範囲の頭痛を指すこともある。医師は患者のまとまりのない訴えを，医学的に

認識可能な形態に変える。たとえば胸痛を鑑別するために，「それは左肩から左腕の方に突き抜けるような痛みでしたか」，「階段を昇るときに胸が痛みますか」，「胸が帯状にぴりぴりと焼けるように痛みますか」といった質問を行う。問診，診察，診断のための検査，健康教育キャンペーンは，はからずも，疾患特有の痛みの特定の型を同定したり描写したりする方法を患者に身につけさせるのである。それは患者に模倣の手がかりを与えることもある[9]。したがって医師は，「臨床の模倣（clinical mimicry）」が存在し，それが確かな診断を困難にしていることに留意すべきである。

1.2.3. 痛みの社会的側面

　公的な痛みは，苦悩のなかにいる人とその他の人びととの間に存在する「社会関係」をそれとなく示している。この関係が，まずその痛みが示されるかどうか，どのように示されるのか，そしてそれにどのような反応があるのかを決定する。Lewis[13]は，苦悩のなかにいる人の「期待」がどれほど重要かを記している。とくに，痛みに対して寄せられるであろう反応や，病気であることを明らかにした際の社会的なコストと利益に関する期待において顕著である。ケアや同情が得られる可能性や，病気の責任の所在が，病いの提示の仕方に影響を及ぼす。疼痛行動が当該社会の価値観に合致した場合に，最大の注目と同情を得ることができる。したがって，疼痛行動とそれへの周りの人の反応は相互に影響を与え合うという，個人と社会の間の動態が存在する（図7.1参照）。

　社会のなかで許容される疼痛行動は子ども時代に学習される。エンゲル[3]は，痛みは，個人の精神的発達において重要な役割を果たすと指摘した。それは，すべての幼少期の関係において不可欠なものである。幼少期には，痛みは号泣をもたらす。その号泣は，母親や他の人からの反応を引き出す。幼児期には，痛みと罰は密

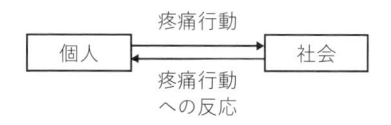

図7.1 個人－社会間における疼痛行動の関係性

接に関連している。大人の世界は，「悪い」行動に対して痛みを与える。したがって痛みは，痛がっている人が「悪い」人である合図になることもあれば，罪悪感を抱かせることにもなる。また痛みは，償いの重要な媒体となりうる。痛みは，攻撃と力の関係や性的な関係の一部となりうる。エンゲルは，「心理的な痛み」があり罪悪感を強くもつ者を，「痛みに親和性がある患者（pain-prone patient）」として描写した。エンゲルの視点では，こうした患者は，自己を罰し罪を償う手段として，さまざまな痛みを訴えやすい。悔い改め，自己否定，自己卑下は，罪悪感を取り除くための自罰の一形態として用いられることがある。

　罪悪感によって特徴づけられる文化は，断食，禁欲，隔離，清貧，むち打ち苦行のような償いと祈りための「痛みをともなう」儀礼にも価値を置くと仮定できる。

子育ての実践

　Zborowski[10] によれば，文化的価値観や親きょうだいや仲間の態度と密接に結びついている子育ての実践は，その後の人生における痛みに対する態度と期待を形作る。米国における1952年のZborowskiの研究によると，いくつかの宗教的・民族的集団出身の親は，「子どもの健康や，スポーツや遊びへの関わりに対して過保護・過干渉」な様子であることが明らかになった。その子どもは，しばしば風邪・怪我・喧嘩や，その他の脅威を避けることに気を揉んでおり，不満があって泣けば，すぐさま同情と関心が寄せられた。Zborowskiの観点では，親たちは痛みや異常に気づいて世話をしすぎるようで

ある。逆に「オールドアメリカン」と呼ばれるプロテスタントの家庭では，過保護にならない傾向がある。そうした家庭の子どもは，「小さなことで母親の元に駆けよるな」と言われており，スポーツや遊びのなかの痛みに過剰に反応しないように期待されている。

　その後の人生のなかで，こうした人びとが厳しい身体的な痛みに直面すると，どのように痛みを表現するかしないかは多様である。より感情的に激しく演技的に表出する場合もあれば，逆の場合もある。これらの文化的に定義された苦しみの表現は，どのように私的な痛みが他者に対して示されるかということや，他者にはどのような反応が期待されているのかということに影響を与える。しかし，苦悩する人と周りの人が，異なる文化的背景をもっていたり，異なる階級の出身であったりした場合に問題が生じる。そうした場合には，痛みのさなかにある人に対して期待される振る舞いや，痛みへの対処の方法が異なるからである。Zborowski[10] の研究では，「オールドアメリカン」の家庭に育った人は，身体的な痛みの詳細を医療専門家に報告する際に，あまり感情的にならず冷静さを保つ傾向があるという。彼らは，痛みへの対応やそれへのふさわしい反応に関して，「私は良きアメリカ人として振る舞うのだ」というように，より理想化された像を抱いていることがある。同様に「オールドアメリカン」的なことが多い病棟のスタッフは，痛みの閾値が低く過敏な患者の感情豊かな苦痛についての表現に接すると，より重症なのだと誤解しかねない。

　社会の変化や文化の融合にともなって，もはや現在ではZborowskiの発見の多くは適用できないかもしれない。しかし彼の研究は，異なる文化的集団が痛みの意味と重要性をどのように考えているか，異なる文化的集団が痛みの重大性をどのように異なった見方で見ているのか，ということに光を当てたものである。

出産における痛み

　出産時にどのような痛みが訪れるのか，そしてその痛みの表現や理解のされ方は実にさまざまある。第6章で述べたように，出産時の痛みが，怖れられるのではなく歓迎される文化的集団もある。たとえばVan Hollen [19] の報告によると，南インドのタミル・ナードゥ州で，出産のために国立病院に入院している多くの女性は，痛みが増すにもかかわらず，陣痛促進剤などの痛みを促進する薬剤の使用を要求している。これは，出産の痛みが女性の「シャクティ（sakti）」というスピリチュアルな再生産能力であり「生命の活力の源」のレベルを高めるとされているからである。大きな苦痛に耐えることで高次のシャクティを得られるとされるのである。こうした方法は，陣痛に対して否定的で，鎮痛剤や麻酔を歓迎する多くの欧米の女性とは異なる。

宗教と癒しにおける痛み

　文化的・宗教的集団によっては，苦悩する個人が，癒しの儀礼的コンテクストにおいて「私的な痛み」を「公的な痛み」に変換することを促されることもある。アフリカやラテンアメリカ，そして西洋のある宗教的集団においては，第4章で触れたように癒しの公的な儀礼が見られることがある。儀礼的状況においては，痛みは個人的・スピリチュアルな変容を意味することになる。たとえばSkultans [20] によれば，英国の「ウェールズ・スピリチュアリスト（Welsh Spiritualist）教会」では，病いをもつひとりのメンバーの痛みを，教会のメンバーに乗り移らせて痛みを共有する儀礼を行う。これにより，当人の私的な痛みが減るのである。また，Csordas [21] は，米国における「カトリック・カリスマ刷新運動（Catholic Charismatic Renewal movement）」の治療師について報告している。治療師の心に生じる痛みは，患者に起きている「心の癒し（heart healing）」を意味している。治療師は，癒しの過程で自分に生じる同じような痛みの経験を通して，患者が抱えている頭痛や背中の痛みを見出すのである。McGuire [22] は，米国の郊外における儀礼的癒しについての研究のなかで，聖公会のコミュニティでは，痛みを肯定的な現象とみなしていることを報告している。それは，痛みは生命について学び，神に近づくという一種の学びの機会になるという意味である。東洋的瞑想を行う集団のメンバーのなかにも，痛みを，潜在的に有用なレッスンや個人へのメッセージとみなす人がいる。あるヨーガの実践者は，「痛みは，あなたの身体からの声なのだ。身体からのメッセージは人生の方向転換のきっかけになりうるのだ」と説明した。精神分析家のMcDougall [23] は，痛みや不快感が，その人のアイデンティティや実存を保証する重要な心理学的な役割を果たしていると述べ，「痛みは生きていることの証である」としている。

　強烈な痛みをもたらすこと，とくに自らによるむち打ちや「性的禁欲」は，多くの宗教集団において長い歴史をもつ。そうした実践は，宗教の歴史においては，祝祭のため，宗教上の罪を償うため，神々を慰撫するため，超越の境地に達するため，肉体よりも精神の方が勝っていることを表現するために用いられることもある。こうした方法は，いくつかの宗教運動や現在のいくつかのキリスト教共同体と同様に，中世の修道院で実践されていた。フィリピンでは，イエスの受難の再現として自らによるむち打ちを行う集団がある。中東などでは，イスラム教シーア派では，鎖で背中を打ち，ナイフを使うことも多い。毎年スリランカ南東部で行われる「カタラガマ・エサラ（Kataragama Esla）祭礼」の際には，ヒンドゥー教や仏教の礼拝者のなかには，赤く燃える木を渡る火渡りをしたり，自らの身体をロープでつり下げフックで結びつけて宙を舞ったりする者もいる。

通過儀礼における痛み

Hsu[24] は，多くの社会において，公的に課される鋭い痛みは，「**通過儀礼（rites of passage）**」（第9章参照）の一部を構成するものであることが多いと指摘した。通過儀礼とは，新しい社会的アイデンティティを身につけることになる人に求められる儀礼である。たとえば子どもや若者に求められる割礼や，戦士階級に入るための痛みをともなう儀礼などである。彼女は，そうした場面で鋭い痛みを人前で課されることには，「社会的」な機能があると提起している。他の人びとにその人やその人の苦悩の存在を瞬時に気づかせる機能や，その人と周りの人の間に感情的な連帯を作り上げる機能である。Hsuは，中国の伝統的な鍼治療においては，針を刺すことによる鋭い痛みは治療の過程のなかで中心的な部分であり，痛みは別の機能ももっていると提起した。その機能とは，患者と治療師の間の社会的な結びつきを瞬間的に感じられるようにするものであり，その機能が治療効果として働く可能性を示唆したのである。これは，近代的に「医療化された」社会における方法とはまったく異なっている。「医療化された」社会では，どのような治療・手術・出産・病いにおいても，痛みは最小になるように注力される。そのため目に見える鋭い痛みの表現は，現代生活においては減少傾向にあるものの，一方で「静かな」慢性の痛みをともなう症候群は増えつつある。

したがって，これらの例が示しているのは，痛み，とくに鋭い痛みは，常に望まれない身体的な経験とみなされているわけではないということである。それが宗教的な経験につながる道になる場合もあれば，苦行という意味になる場合もあれば，深いレベルの自己認識に至る場合もある。治療や癒しというかたちになる場合もあれば，新しい社会的アイデンティティになる場合もありうる。

痛みのポリティクス

他者に身体的な痛みを意識的に与えることは，歴史上，多くの政治的システム，宗教的組織，抑圧的制度の特徴としてみられてきた。それは，戦乱期にも平穏期にも用いられていた。1985年に締結された「国連拷問等禁止条約（United Nations Convention against Torture）」などの多くの国際的規約によって非合法化されているにもかかわらず，拷問は多くの国において，公然と行われたり秘密裏に行われたりしている。身体的な拷問は，社会的孤立や性的屈辱など，さまざまなかたちの精神的虐待とともに行われる。抑圧的な社会では，拷問は捕虜・異端者・政治的対立者を責める際に多く用いられる。しかし，Scarry[25] は，そうした社会では拷問も重要な「政治的」な役割を果たしていると指摘した。「圧倒的な権力」によって作られる痛みの経験が，社会に「可視化」されるからである。拷問の結果として「私的な痛み」が「公的な痛み」に変換されることで，国家の専制的な権力の振る舞いを明るみに出すことができ，そうした権力やルールに対抗することにつながるからである。

2

慢性の痛み

痛みの典型的なかたちのひとつである慢性の痛みは，苦悩する人と周りの人に対して独特の問題を突きつける。Brodwin[26] が指摘したように，慢性の痛みは，極めて「個人的な障害」だと言える。突然始まり，ほんの短い時間で終わる急性の「鋭い痛み」とは異なり，本人にとってはまだ苦悩が続いているにもかかわらず，他の人にとっては慢性の痛みの「可視性」は時が経つとともに失われていく。痛みがトラウマ体験や大病とともに始まったのであれば，トラウマ体験や大病が終わって周りの人びとの記憶か

ら遠のいた後も，本人にとっての痛みは続くのである。目に見えるわずかな手がかり，たとえば傷や包帯のようなものは，しばしば人の関心を引きつけることもあるが，慢性の痛みは得して「不可視」なものである。Brodwin[26]は，こうした状況において慢性の痛みに苦悩する人は，注意と助けを呼び込むために，自らの「私的な痛み」を「公的」なパフォーマンスのなかで表現する道を見つけ出すこともあるという。「痛みのレトリック（rhetoric of pain）」は，苦悩の当事者と家族や雇用者や同僚などとの結びつきを強めることもある。このレトリックは，慢性の痛みに苦しむ人が必要とする社会的な関係性のある人びととのコミュニケーションを支えることができるためである。しかしながら，Hsu[24]が記したように，慢性の痛みは，しばしば周囲の環境から苦しむ人を遠ざけることになる。痛みは必ずしも社会的な結束を強めるわけではなく，ときにはそれを失わせてしまう。痛みへの共感が得られないことで，当事者の痛みはより増すことになる。

　慢性の痛みはしばしば，心理的・社会的な問題と密接に結びついている。たとえば対人関係の緊張が慢性の痛みを深めることもあれば，逆に慢性の痛みが対人関係の緊張を強めることもある。多くの家族や文化的集団においては，痛みの「パフォーマンス」は個人の苦痛を表現する唯一の方法であり，これは「身体化」の一例である。一方で，クラインマンら[27]によると，うつと不安や深刻な家族間の緊張は，慢性の痛みによって悪化することがある。このような，痛みとうつとの関係については第10章で詳しく述べる。

　近年の世界中での寿命の伸びにともない，慢性疾患の罹患率が上昇している。関節炎や加齢にともなうその他の病変は，多くの「慢性の痛み」をもたらすので，医療従事者にとって新たな課題となっている。クラインマンら[27]が強調したように，さまざまな質の痛みは，場所性

や歴史性という個々人の物語に位置づけて理解されるべきであろう。

●推奨図書

Good, M.D., Brodwin, P.E., Good, B.J. and Kleinman, A. (eds) (1992). *Pain and Human Experience: an Anthropological Perspective.* Berkeley: University of California Press.

Morris, D.B. (1993) *The Culture of Pain.* Berkeley: University of California Press.

Pugh, J.F. (1991). The semantics of pain in Indian culture and medicine. *Cult. Med. Psychiatry,* 15, 19-43.

Scarry, E. (1985) *The Body in Pain.* Oxford: Oxford University Press.

Wolff, B.B. and Langley, S. (1977). Cultural factors and the responses to pain. In: *Culture, Disease, and Healing: Studies in Medical Anthropology* (Landy, D. ed.). London: Macmillan, pp. 313-19.

●参考図書・文献

[1] Morrell, D.C. (1977) Symptom interpretation in general practice. *J. R. Coll. Gen. Pract.* 22, 297–309.

[2] Weinman, J. (1981) *An Outline of Psychology as Applied to Medicine.* De Soto: Wright, p. 5.

[3] Engel, G. (1950) 'Psychogenic' pain and the pain-prone patient. *Am. J. Med.* 26, 899–909.

[4] Fabrega, H. and Tyma, S. (1976) Language and cultural influences in the description of pain. *Br. Med. J. Psychol.* 49, 349–71.

[5] Scarry, E. (1985) *The Body in Pain.* Oxford: Oxford University Press, pp. 3–23.

[6] Hoebel, F.A. (1960), *The Cheyenne. Indians of the Great Plains.* Austin: Holt, Rinehart and Winston, pp. 11–16.

[7] Zola, I.K. (1966) Culture and symptoms: an analysis of patients' presenting complaints. *Am. Sociol. Rev.* 31, 615–30.

[8] Boyle, C.M. (1970) Difference between patients' and doctors' interpretation of some common medical terms. *Br. Med. J.* 2, 286–9.

[9] Helman, C.G. (1985) Disease and pseudo-disease: a case history of pseudo-angina. In: *Physicians of Western Medicine: Anthropological Perspectives on Theory and Practice* (Hahn, R.A. and Gaines, A. eds). Dordrecht: Reidel, pp. 293–331.

[10] Zborowski, M. (1952) Cultural components in responses to pain. *J. Soc. Issues* 8, 16–30.

[11] Pugh, J.F. (1991) The semantics of pain in Indian culture and medicine. *Cult. Med. Psychiatry* 15,

19–43.

[12] Wolff, B.B. and Langley, S. (1977) Cultural factors and the response to pain. In: *Culture, Disease, and Healing: Studies in Medical Anthropology* (Landy, D. ed.). London: Macmillan, pp. 313–19.

[13] Lewis, G. (1981) Cultural influences on illness behaviour: a medical anthropological approach. In: *The Relevance of Social Science for Medicine* (Eisenberg, L. and Kleinman, A. eds). Dordrecht: Reidel, pp. 1515–62.

[14] Levine, J.D., Gordon, N.C. and Fields, H.L. (1978) The mechanism of placebo analgesia. *Lancet* ii, 654–7.

[15] Landy, D. (1977) In: *Culture, Disease, and Healing: Studies in Medical Anthropology* (Landy, D. ed.). London: Macmillan, p. 313.

[16] Le Barre, W. (1947) The cultural basis of emotions and gestures. *J. Pers.* 16, 49–68.

[17] Hawkins, C.F. (1975) The alimentary system. In: *Conybeare's Textbook of Medicine* (Mann, W.N. ed.). Edinburgh: Churchill Livingstone, p. 326.

[18] Kleinman, A. (1980) *Patients and Healers in the Context of Culture.* Berkeley: University of California Press, pp. 138–45.

[19] van Hollen, C. (2003) Invoking *vali*: Painful technologies of modern birth in South India. *Med. Anthropol. Q.* 17(1), 49–77.

[20] Skultans, V. (1976) Empathy and healing: aspects of spiritualist ritual. In: *Social Anthropology and Medi-*

cine (Loudon, J.B. ed.). London: Academic Press, pp. 190–221.

[21] Csordas, T.J. (1993) Somatic modes of attention. *Cult. Anthropol.* 8, 135–56.

[22] McGuire, M.B. (1988) *Ritual Healing in Suburban America.* Piscataway: Rutgers University Press, p. 101.

[23] McDougall, J. (1989) *Theatres of the Body.* London: Free Association Press, pp. 140–161.

[24] Hsu, E. (2005) Acute pain infliction as therapy. *Etnofoor* 18(1), 78–96

[25] Scarry, E. (1985) *The Body in Pain.* Oxford University Press, pp. 27–59.

[26] Brodwin, P.F. (1992) Symptoms and social performances: the case of Diane Reden. In: *Pain as Human Experience: an Anthropological Perspective* (Good, M.D. Brodwin, P.E., Good, B.J. and Kleinman, A. eds). Berkeley: University of California Press, pp. 77–99.

[27] Kleinman, A., Brodwin, P.B., Good, B.J. and Good, M.J. (1992) Pain as human experience: an introduction. In: *Pain as Human Experience: an Anthropological Perspective* (Good, M.D. Brodwin, P.E., Good, B.J. and Kleinman, A. eds). Berkeley: University of California Press, pp. 1–26.

（訳：濱 雄亮）

文化と薬理学
医薬品・ドラッグ・アルコール・タバコ

●

本章のキーポイント

- 薬の処方や化学的な物質が人間の生理的・心理的状態に及ぼす影響は，薬理学的な特性によるものだけではない。
- 患者の性格や文化的・社会的背景など，その他のさまざまな要素が薬の効果を増幅させたり減弱させたりする。
- 医薬品，ドラッグ，アルコール，タバコの依存症においても，薬理学的な要因だけでなく，文化的・社会的要因が重要な役割を果たし，依存の持続や脱却に影響を与えている。

1
「薬の全体的な効果」

Claridge[1] は，薬が個人に及ぼす効果は，薬理学的特性によるだけでなく，多くの要素によって決まることを指摘した。これが「薬の全体的な効果（total drug effect）」である。

1. 薬それ自体の特性（味，形，色，名前など）。
2. 薬を受け取る人の特性（年齢，経験，教育，性格，社会的文化的背景など）。
3. 薬を処方する人もしくは供給する人の特性（性格，年齢，態度，専門家としての地位，権威など）。

4. 薬が処方されたり投与されたりする物理的環境（医師のオフィス，病院の病棟，研究所，社会的行事など）。

このような薬の物理的環境設定は「小さなコンテクスト（micro-context）」とみなすことができ，このモデルをさらに拡張させてみると，薬が使用される全体的な社会・文化・政治・経済的環境として次のような「大きなコンテクスト（macro-context）」を見出すことができる。

1. 薬の使用を奨励したり禁じたりするように働く道徳的・文化的価値観。
2. 貧困や失業のレベルなどの社会的・経済的状態。
3. 薬の生産，宣伝，販売における経済的な力の役割。
4. 薬が実際に使用される際の社会的グループのあり方（家族，友達のグループ，治療術のメンバーから，ヘロイン依存症の下位文化まで）。

どの場合でも，「大きなコンテクスト」における文化的価値観と経済的現実は，常に「小さなコンテクスト」に影響を与えている。そのため，もともと医学的に処方された薬やプラシーボ効果を対象にしてきたClaridgeのモデルを，すべての薬に拡張して考えることができる（図8.1参照）。
「薬の全体的な効果」は，多くの影響が混ざり

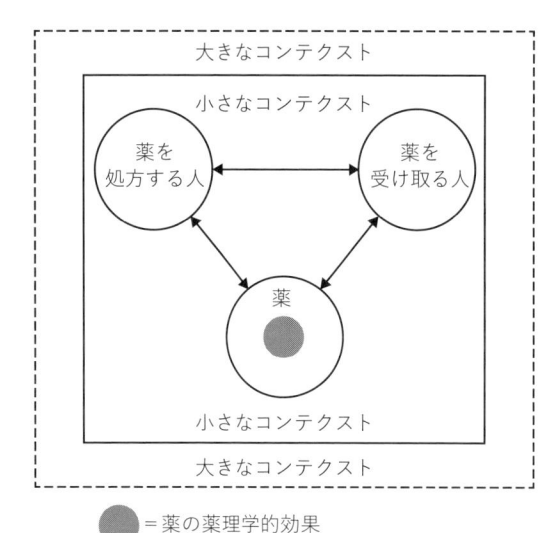

 の図中のテキスト：

大きなコンテクスト

小さなコンテクスト

薬を
処方する人

薬を
受け取る人

薬

小さなコンテクスト

大きなコンテクスト

◯ ＝薬の薬理学的効果

図8.1　「薬の全体的効果」

合って決まるため，同じ薬に対して人びとがみせる反応には多様なバリエーションがみられる。しかし，毒物のように非常に強力な薬の場合，薬の効果は完全に薬理学的作用の結果である。

2
プラシーボ効果

「プラシーボ効果（placebo effect）」は，薬の実在に依拠しない「薬の全体的な効果」である。医学文献のなかでは，「プラシーボ」と呼ばれる偽薬が，新薬開発時の二重盲検法の一環として投与される，単なる薬理学的不活性物質と捉えられる。だが，プラシーボ効果はこれよりももっと広範なものだと指摘する著者もいる。たとえばShapiro[3] は，プラシーボ効果とは「治療目的で与えられたあらゆる薬や処置の，精神的・生理学的・精神生理学的効果だが，薬の薬理学的効果や処置の効果とはほとんど無関係で，心理的なメカニズムを通して作用するもの」と述べる。つまり，プラシーボ効果とは，プラシー

ボ物質や処方を受ける人（および処方する人）がこれは効果があると考える「信念（belief）」に集約され，この信念が心理学的にも身体的にも実際に「効果」をもたらすのである。

1975年の文献レヴューでBensonとEpstein[4] は，プラシーボは実際に身体のあらゆる臓器に影響を及ぼすと指摘する。プラシーボは，狭心症，リウマチおよび変形性関節症，痛み，花粉症，頭痛，咳，消化性潰瘍，本態性高血圧などの多様な病気を軽減させると報告された。なお，プラシーボの心理学的効果には，不安，抑うつ，統合失調症の軽減も含まれる。

他の調査では，プラシーボが眠気などの副作用[5]（プラシーボ薬を試した4分の1の人はこうした副作用を訴えている）[6] や心理的依存まで引き起こすことが示されている[5]。こうした現象は「**ノシーボ効果（nocebo effect）**」，つまり信念や期待によって健康に及ぼされる悪影響の例である（第11章参照）。Hahn[7] は，信念は私たちを病気にすることも健康にすることもできると指摘した。

プラシーボ効果の力については今まで広く報告されてきたが，その正確なメカニズムはいまだはっきりとはわかっていない。しかし，科学的観点からプラシーボの鎮痛効果を説明しようとしてきた試みがいくつかある。Levin[8] とその仲間による調査報告によると，手術後の歯の痛みがプラシーボによって軽減された。ただ，この効果は，患者が麻薬拮抗剤の一種であるナロキソンを与えられたときになくなった。これは，プラシーボの鎮痛効果が体内麻薬かエンドルフィンに媒介されており，その効果がナロキソンによって中和されたからだと仮定できる。

プラシーボ効果を起こすには，ある特定の状況や環境設定が必要となる。薬にせよ医学的処置にせよ，プラシーボは普通，文化やコンテクストと結びついている。したがって，ある文化グループやコンテクストのもとで効いたプラシーボが，他のところでは効かないという可能性も

第8章 文化と薬理学──医薬品・ドラッグ・アルコール・タバコ

ある。

Adler と Hammett [9] によれば，プラシーボ効果はすべての治療の形式における本質的な構成要素である。彼らは，通文化的にみてすべての治療はふたつの特徴をもっていると考える。

1. 共有された認知体系への全員（患者，治療師，観客）の参加。
2. 文化的に支持された親のような存在（治療師）へのアクセス。

共有された認知体系は，心身の不調や不幸について，人びとがどのように現実を知覚し，解釈し，理解するのか，といったそのグループの文化的世界観を元にでき上がっている。

この世界観が合理的な社会もあれば，宗教的，超自然的な社会もある。どちらにしても，心身の不調の捉え方は，どのように世界が動いているか，また，どのように物事の「つじつまが合う」ようにできているのかといった世界観の一部なのである。他のメンバーと共有されたこの認知体系は，人生の無秩序さを理解可能なものにするとともに，人びとに安心感と「意味」の感覚を与える。

プラシーボ効果のもうひとつの構成要素は，社会のメンバーが「治療師（healer）」のような傑出した人びとに対して抱く深い感情である。治療師は尊敬・崇拝の対象となり，親の役目に匹敵する影響力をもつ。この関係における治療が効くのは，おそらく「原初的な母と子の二者関係における基本的な信頼感の再活性化」のおかげである。人びとがプラシーボから受け取るものは，彼らが人生に必要とするものである可能性がある。それは，世界観を共有するメンバーからもたらされる意味の感覚と安心感，ケアによって築かれる関係，親のような権威的象徴である（第10章参照）。

この特殊な設定のなかで処方されたすべての薬は，ある程度のプラシーボ効果をもつ可能性

が高い。Joyce [10] によれば，医師に処方されたすべての薬には，薬理学的に活性か不活性かに関わらず，プラシーボもしくは象徴的な要素がある。彼の推定では，英国の一般的な治療師によって書かれたすべての処方箋の5分の1近くがプラシーボ，もしくは象徴的な機能によるものであり，よって，英国には毎年少なくとも50万人の「象徴に依存している患者」がいることになる。彼の観点によれば，どのような薬でも2年以上与えられると，それを摂取する人にとって大きな象徴的意味をもつ。

2.1. 薬

薬のプラシーボ効果自体は，何人もの研究者によって研究されてきた。たとえば、Schapiraら [11] は，精神外来病棟において48人の患者を対象に，不安神経症を治療するために使われる薬の色の効果について研究した。不安神経症の症状と恐怖症の症状は，緑色の錠剤のときに最も効果があるということ，一方，抑うつ症状には黄色が一番効果があるということがわかった。黄色の錠剤は，不安神経症の患者にとっては一番好ましくない色だった。Schapiraらは，「どのような付随的な要素も，薬物治療に対する患者の反応を増幅する可能性があるので無視することはできない」と結論づけた。Branthwaite とCooper[13] の研究によると，自分で買う頭痛鎮痛剤の場合，鎮痛剤がよく知られている「登録商標」のある鎮痛剤かどうかによって，効果に幅があることがわかった。患者は，これらの商標つきの鎮痛剤の方が，商標のない同じ薬よりもより頭痛が和らぐと感じる。向精神薬の長期使用者のグループについての著者の研究では [15]，向精神薬が中止されたり入手できなかったりした場合，36パーセントの人が不眠症や不安感の解決のために登録商標のある鎮痛剤を飲むと答えた。薬の効果に影響を及ぼすのは，色や名前だけではない。サイズ，味，外見，全体的な見

た目も考慮に入れなくてはならない。

2.2. 受け手

薬を摂取している患者の性格もプラシーボ反応に影響を与えている。Claridge[16] によれば，これらのなかには，患者の「薬に対する態度と，薬についての知識と，摂取している薬についてその人が教えられてきたこと」が含まれる。また，患者が処方者と同じ，共通の認知体系に属しているかどうかということ，また，患者が特定の性格的特徴を有しているかということも関係する。この反応を示しやすい「プラシーボタイプ」の性格を定義するために，さまざまな試みがなされてきた。過度の不安感，感情的依存，未成熟，乏しい人間関係，低い自尊心といった性格が「プラシーボタイプ」として言及されてきた。Adler と Hammett[9] が述べたように，プラシーボは彼らの人生の欠けた部分を補っている可能性がある。それは，意味の感覚，安心感，何かに属している感覚，「親のような」処方者とのケアの関係などである。しかし，とくに深刻な病気を前にした場合，すべての病人が多かれ少なかれこのような特徴のいくつかを示すことには注意が必要である。この不安感，傷つきやすさ，依存心の感覚は，儀礼的治療におけるプラシーボ効果を増幅させる可能性がある。

2.3. 処方者とコンテクスト

治療師の特徴は，プラシーボ効果にとって非常に重要である。この正当性は，白いコートや聴診器や処方箋といった特定の儀礼的シンボルの使用によって目に見える形で提示される。治療の「コンテクスト」のなかでこれらのシンボルを操ることにより，治療師はプラシーボ効果が依拠している安心感を強化する（第9章参照）。治療師の年齢，外見，服装，作法や権威的な雰囲気，また，治療師自身の薬や行為に対する信

念や期待も重要である。Claridge が指摘したように，治療師の権威も，薬の効き目を操作するのに利用される。

処方者と患者の間の信頼感，相互信頼，理解もプラシーボ効果に寄与している。この効果を最大にするには，医師の治療に対するアプローチと，患者の病気に対する態度や治療に対する期待が一致していなければならない。こうした治療の状況は，社会的環境設定によっても影響を受ける。患者の周りの人びとの行動も患者の薬の効き目に影響を及ぼす。この種の反応は，非欧米社会における小規模の治療儀礼においてよりはっきりと観察される。なぜならこうした社会では患者が治療に期待を寄せる友人や親戚に囲まれているからである。しかし，欧米的な環境設定でも，特定の薬（または医師）に対する患者の家族，友人の経験や期待は，プラシーボ反応の度合いに影響を与える可能性がある。

プラシーボ効果は，タバコ，アルコール，ハードドラッグなどにも備わっているものである。これらの環境設定では，「処方者」の属性（ウェイターか，バーのホステスか，ドラッグの売人か）も，薬の全体的な効果に影響を与える。また，それらが摂取される場所の環境（レストランか，カフェか，バーか，パブか，ドラッグ常用者の溜まり場か）によっても影響を受ける。

2.4. プラシーボ効果の活用

プラシーボ効果は薬理学的な効果があってもなくてもみられるものだが，薬理学的な効果がない場合に，より鮮明に効果が述べられる。また，サンプルの3分の1は通常プラシーボに反応する。生理学的データのみを探求する医師たちは，この現象を単なる「プラシーボ効果」（よって，本当の薬ではない）と片づけてしまいがちだが，これは非工業国のほとんどの民俗治療師たち（および多くの欧米の補完代替医療の治療師たち）とは対照的である。彼らはプラシーボ効

果を敵ではなく協力者と考えているからである。彼らは，病理にだけ目を向けて患者を受け身の存在として捉えるのではなく，患者の信念のシステムのなかで，患者をアクティブなエージェントとして捉えて癒しの同盟関係を築こうとする。KienleとKiene[18]は，プラシーボ効果はその場のコンテクストや治療師の態度といったさまざまな要因に影響を受けるが，結局その大部分は患者自身の「自己治癒力（self-healing powers）」によるものなのではないかと指摘する。

プラシーボ効果の実際のメカニズムがどうであるにせよ，信念，期待，治療師と患者のよい関係における治療的効果は，すべての人間の文化，全世界の地域，そして人間の歴史を通して，治療師に活用されてきたということである。

なお，以下のケーススタディで示されているように，プラシーボ効果は患者の考えだけでなく，治療師の考えによっても影響を受ける。

事例研究 狭心症におけるプラシーボ効果

1979年，BensonとMcCallie[19]は狭心症のさまざまな治療の効果について述べた。X線照射，抗凝血剤，モノアミン酸化酵素阻害薬など多くの治療法が試みられ，のちに廃止された。それぞれの治療法が導入されるとき，その治療法の支持者は最初の治療で目覚ましい成功をみせた。ほとんどのこうした実験は，調査者が成功すると期待していたことによって引き起こされる強いプラシーボ効果によるものだったといえる。のちにその治療法に懐疑的な調査者によって実験が行われると，その治療法はプラシーボ効果以上のものはなかったことがわかった。だいたい新しい治療法に夢中になっている調査者が初めに行う実験では70～90％の成功がみられるが，懐疑的な調査者がのちに実験すると成功率が30～40％となる。この30％というのは，どのような薬や治療法でも引き起こされるプラシーボ効果の割合と変わらない。

なお，どの治療法に関しても，はじめの実験では80％以上の患者が，主観的に症状がよくなったと述べているだけでなく，より多く運動ができるように

なったとか，ニトログリセリンの使用量が減ったといった客観的な改善もみられ，長い場合はこの効果が1年続いた。

BensonとMcCallieは，「プラシーボ効果は，その治療法が効くと信じられる環境が続く限り継続する。患者と治療師がその治療法に効果があると信じており，継続的で強い関係を築いていると効果が長く続く」と指摘する。彼らはまた，新しい治療が出てくると，新しい治療に期待が移ってそちらにプラシーボ効果が現れるため，以前の治療法の効果が落ちるということが，狭心症の歴史によく表れていると述べる。

3 薬への依存と依存症

3.1. 薬への依存

Lader[20]は薬への「心理的依存（psychological dependence）」を次のように定義する。患者が薬による心理的作用を欲することで，これはふたつのタイプに分けられる。ひとつが薬によって引き起こされる症状や，根拠のない幸福感や緊張の低下といった感情の変化を欲すること。もうひとつが禁断症状を避けるために薬を摂取することである。

心理的依存と身体的依存のどちらにおいても，薬理学的な面だけでなくパーソナリティと社会的・文化的要素も重要である。プラシーボによる心理的依存が起こっていたり，薬を数年にわたって摂取していたために身体的な効果がなくなっていたりしても依存が起こる場合があり，薬理学的な面は依存にまったく関係ないこともある。こうした現象を理解するために，薬が処方されたり投与されたり摂取されたりする社会的・文化的コンテクストを考慮に入れなければならない。

第8章 文化と薬理学——医薬品・ドラッグ・アルコール・タバコ

1960年代初期より，精神安定剤や睡眠薬，とくにベンゾジアゼピン系薬のような向精神薬が欧米社会でよく処方されるようになった。英国では1965年から1970年の間にベンゾジアゼピン系薬の処方は59%増加し，非バルビツール酸系睡眠薬は145%増加した[21]。1972年には，英国の国民保健サービス（National Health Service：NHS）の家庭医によって4,530万件の向精神薬が処方された[22]。米国では1970年代にはベンゾジアゼピン系薬がもっともよく処方される薬であり[23]，1973年にはこれらの薬のひとつである「ジアゼパム（diazepam）」の処方は年間700万件まで増加したと見積もられていた[24]。しかし近年ではこうした薬の処方は減ってきており，商品名「プロザック（fluoxetine）」といった抗うつ剤のような新しいタイプの向精神薬が増加してきている。1987年のプロザックの登場以降，産業化された世界ではプロザックの人気は上がり続けている。1990年までにはプロザックは米国で精神科医によってもっともよく処方される薬となり，1994年までには潰瘍薬の商品名「ザンタック（ranitidine）」に続き世界で2番目によく処方される薬となった[25]。

1981年にWilliams[27]は，ロンドンの精神科の資料より，ほとんどの睡眠薬は3〜14日の継続的な使用で「睡眠促進作用」がなくなるため，不安治療のためのベンゾジアゼピン系薬が4か月目以降効いているという証拠はほとんどないという調査を引用している。つまり多くの人は向精神薬を薬理学的効果以外の部分で求めているということになる。薬を摂取する象徴的な意味は，心理的依存という現象の重要な要素となる。

向精神薬とそれを処方するという行為の両方は，「多声的（multi-vocal）」な儀礼の象徴（第9章参照）と捉えることができる。その象徴の力は，薬を処方するという儀礼によって起こるもので，その力は患者とその周りの人びとにとってさまざまな意味をもつ。表面上，薬は「明示された機能」として身体的な効果をもつとされ

るが，それを摂取する人にとって薬は「潜在的な機能」としてもっと多様な意味をもつ。

3.1.1. 社会的価値と期待

向精神薬の使用は社会的な期待と結びついている。これは「小さなコンテクスト」の重要な部分である。ここでは，自分の態度や感情を「正常（normal）」な行動とされるものの理想像に適合させるために薬が使用される。

1979年にCooperstockとLennardによって行われた，カナダのトロントにおける「依存調査基金（the Addiction Research Foundation in Toronto）」の調査[29]によれば，とくに仕事と家庭の板挟みになっている女性が「育児やケアの役割をするために」精神安定剤を使用していた。男性の場合は，「仕事をするために心身的な症状をコントロールする方法」として精神安定剤を使用していた。ここでは，向精神薬は仕事であれ家庭のなかであれ，社会的な期待に応えるために使用されていた。Pellegrino[30]の言葉によれば，欧米社会では「化学薬品をうまく使うこと」への社会的な支持がみられる。これは，気分をよくして社会関係をよくし社会的規範に適合できるようにするために，アルコール，タバコ，向精神薬を含む薬物を日常的に服用することである。Warburton[31]は，この現象を「成功への化学薬品まみれの道（chemical road to success）」と呼ぶ。

向精神薬の服用が普通のことだと社会的に認められていれば，薬に依存しているというスティグマは減る。1981年の筆者の調査[15]では，88%の人が自分が向精神薬を服用していることをほかの人も知っていると答えた。18%が人に薬を使っていることを非難されたと答え，10%が賛成されたと答えた。ここから少なくとも，向精神薬の服用はオープンに行われていること，とくに大きな道徳的非難もないことがわかる。Warburton[31]が英国で1978年に行った調査でも，68%の若者が友人や近親者から向精神薬を

もらっていた。

薬の「一般化（normalization）」の現象は，何がドラッグで何がドラッグではないかという一般の人の考えにも反映されている。Jones [32] の調査によると，80％の患者がヘロインはドラッグであると答え，50％だけがモルヒネや睡眠薬や精神安定剤をドラッグだと答え，3分の1の患者だけがアスピリンをドラッグだと答えた。一方，筆者自身の調査 [15] では84％の患者が向精神薬をドラッグだと考えていて，これらはそんなに強い薬ではないといおうとして苦心していた。向精神薬の影響力は少なくないし，これは意識状態にも影響を与えるが，患者は「これはちょっと気分を落ち着ける手助けをしてくれるんだ。止めたいときには止められるんだけど」とか，「これは他の薬と違ってずっと弱い」と述べた。

薬の一般化を支持する社会的価値観は，インターネットやテレビ番組や新聞や製薬会社からの広告や同僚の医師に影響された医師によってもたらされているのかもしれない。Parish [26] は，医師が患者の個人的な問題に対してこうした薬を処方することで，患者が本当の問題に向き合う代わりに薬によって問題に対処する形になっていることを示唆している。医師が繰り返し薬を処方したり補充したりすることで，患者は薬への心理的依存が暗に認められていると捉えてしまう。医学的に認可された形で向精神薬を服用することには，累積的な効果がある。Joyceが指摘するように，「人びとは薬による治療によって一度良い結果が出ると，次の機会にも良い結果が出る可能性が高い」と指摘する。これがさらなる依存に繋がっていく。Tyrer [33] によれば，服用量が決まっていて，長期的に服用されている場合ほど向精神薬に依存しやすい。

3.2. 「成功への化学薬品まみれの道」

「成功への化学薬品まみれの道」が西洋社会で広く受け入れられていることと「化学的嗜好品（chemical comforters）」の使用の増加は，西洋社会における「成功」への文化的な図式が，以下のようになっていることを示している。

個人＋化学薬品＝成功

この図式では，「成功」が精神的・身体的・社会的・性的・経済的な意味で定義される。「化学的嗜好品」には，ビタミンや栄養補助食品，お茶，コーヒー，タバコ，精神安定剤，アルコール，マリファナ，コカイン，ヘロイン，LSD，さらに，エクスタシーのような「デザイナーズドラッグ」などが含まれる。こうした「成功」の追求が，人間関係や結婚，仕事，娯楽など現代的な生活のさまざまな側面においてみられるようになってきている。スポーツの世界ですら，今ではドーピング薬物として知られる筋肉増強剤アナボリック・ステロイドが「パフォーマンスをあげる薬」としてますます使用されるようになってきている [34]。かつては不安，悩み，怒り，悲しみなどの感情は普通の生活の一部と思われてきたのに，現代的な「成功」の定義では，こうした感情がないことがよいとされるようになってきている。

3.2.1. 製薬会社の役割

この現象の一部として，薬の処方が重要なものになってきているが，これは製薬会社に大きな利益をもたらす。2004年の報告では [35]，米国人の44％が少なくともひとつの処方薬を飲んでおり，16.5％は少なくとも3種類の薬を服用していた。この割合は，1988年に比べると39％，1994年に比べると12％増えている。米国では，2004年には処方薬がすべての医薬品の請求額の10分の1を占めており，支出のうちもっとも急成長している商品となっている。また，

1998年以降，薬の支出は毎年少なくとも15%ずつ伸びてきている。もちろんこうした処方薬は健康のために大切なものだが，それでも疑問が残る。「医療化（medicalization）」の拡大にともなって，一体どれだけの薬が，本当は必要ないのに処方されているのだろうか？

また，こうした「医療化」のプロセスのなかで製薬産業はどのような役割を担っているのだろうか？ Elliott[36] は，こうした産業が医学的調査に助成金を出したり，医学的教育プログラムのなかで自分たちの製品をよく見せたりしていることを批判している。ある薬を肯定的に書いた記事に，学者の名前を著者として載せ，科学雑誌に掲載させるといったことも起こる。また，医師に高価な贈り物をしたり，気前よく助成金を渡したり，ぜいたくな旅行や会議をさせたりして，薬を処方するよう仕向けたりすることもある。Elliott は，製薬会社から助成された調査は，その製薬会社に都合よくなりがちであり，医師が製薬会社から贈り物や金をもらっている場合，医師はその会社の薬を処方する傾向にあると述べる[36]。このプロセスは間接的にであれ，現代生活における薬物治療の重要性を増す役割を果たしており，「成功への化学薬品まみれの道」を促進する結果となっている。

3.3. 広義の薬物依存症

「薬物依存症（drug addiction）」には，社会的・文化的要因が重要な役割を果たしている。Claridge[37] は，心理的依存と身体的依存の区別は現実にはあまりないと述べる。医学的に認識されている依存症は，すべての薬の摂取の連続帯の一番極端な例だというだけである。もっとも厳格な市民ですら，少量摂取する分には害のない「化学的嗜好品」を摂取している。こうした「化学的嗜好品」にはお茶，コーヒー，タバコ，向精神薬，アルコールなどが含まれる。どのような嗜好品がもっとも使われているかとか，

どのような状況のときに使われるかといったことは文化によってさまざまであり，普通はこうした嗜好品の使用をコントロールするための暗黙のルールがある。歴史的にも，さまざまな「化学的嗜好品」がどのように捉えられてきたのかということには変遷がある。あるときには危険で依存しやすく不道徳だと思われていたものが，またあるときには害のないものだとみなされていたこともある。ヨーロッパでは，チョコレート，お茶，コーヒー，嗅ぎタバコはすべて倫理的に悪いものだと思われていた[38]。1728年にG. B. Felici は，「私が思うに，さまざまな障害のなかで人間の寿命を縮める一番の疾病はチョコレートである」と述べている[39]。1701年に探検家のFranceso Carletti は「スペインなど，インド諸島に行った国の人びとはいったんチョコレートを飲む習慣に慣れると，これを毎朝飲まずにはいられなくなるという悪習に陥ってしまう」と述べる[39]。では，なぜ現代社会ではチョコレート，コーヒー，お茶が依存性のある物質とされないかというと，それが「ハードドラッグ（hard drugs）」と違って完全に無害だからというわけではなく，人びとがそれらを摂取していても仕事ができるからだといわれている[39]。

3.3.1. 薬物依存症の下位文化

ヘロインやモルヒネのようなハードドラッグの場合，ドラッグが使われる社会的・文化的コンテクストには暗黙のルールと制裁がある。依存症はしばしば「蔑視される下位文化（outcast subculture）」を形成する[40]。こうした下位文化が，ウイルス性肝炎やエイズのような疾病が広がるのに大きな役割を果たしている。

個人の依存症がどれだけこうした下位文化に組み込まれているかという点が，その人たちがどれだけハードドラッグを止めることができるかということと関わっている。もし何らかの理由によってこの下位文化がなくなってしまえば，驚くほど簡単に依存症が克服される可能性があ

る。たとえば，1971年にRobinsら[43]は，ベトナムから帰国した米国兵のドラッグの使用状況について追跡調査を行った。彼らは，943人の男性を帰国してから8〜12か月間調査した。ベトナムを発つときには495人の尿からアヘンの陽性反応が出て，4分の3がベトナムにいた間，薬物依存症だったと考えていた。帰国から8〜12か月後には，3分の1がまだアヘンを使用していたが，7％のみが身体的依存の兆候をみせていた。尿で陽性反応が出た人のうちほとんど誰も治療や依存症のリハビリテーションプログラムを希望していなかった。Robinsらは，「常識では薬物依存症になるのはすぐで，依存症から抜け出すのはほとんど不可能だと思われているが，ベトナムでたくさん薬物を使っていたほとんどの男性はベトナムを去るとすぐにこれを止め，8〜12か月後にも使用を再開していない」と指摘する。この理由として，ベトナムでの心理的・社会的・経済的なコンテクストが依存症の下位文化を継続しやすいものだったことが挙げられる。著者によると「ドラッグの価格も安く，不純物もなく，反対する家族もいなかった」ということである。

　つまり，身体的依存症は単なる身体的現象ではなく，社会的・文化的要素もこれに関わっている。ほかの事例として，Jackson[44]が引用している1960年代なかばの米国ミズーリ州のセントルイスでの調査がある。ここでは，ヘロインの供給が止まっても，ヘロイン依存症者のライフスタイルと活動は変化せず，ヘロインの代わりに覚醒剤のメタンフェタミンが使われだした。メタンフェタミンの薬理効果はヘロインとまったく逆にもかかわらず，依存症者は以前とまったく変わらない行動をみせた。彼らは薬物を注射するために同じたまり場へ行き，同じ薬物の流通ルートから同じ封筒を使って薬物（ヘロインの代わりにメタンフェタミン）を買っていた。Jacksonは，「ヘロインの下位文化によって維持されてきた依存症が，メタンフェタミンでも維

持されている。明らかに下位文化は目を見張るほどの力をもっている」と結論づける。

事例研究　米国ケンタッキー州のレキシントンにおける薬物依存症の下位文化

　1974年にFreelandとOrsensteil[45]は，米国ケンタッキー州のレキシントンにおける薬物依存症の下位文化について調査を行った。彼らは，薬物依存症と自分たちを定義しているグループは「自分たち以外の人びとの行動を否定的にステレオタイプ化することで，自分たちのあり方を正当化する」ことを発見した。彼らは，自分たちと他者を二項対立的に捉える考え方が強い。「他者」は「まじめ人間」で，彼らの人生は退屈で受け身的で偽善者ぶっていて臆病で従属的なものである。この否定的な図は彼ら自身の理想化されたイメージ「ばくち打ち」と対照的である。ばくち打ちとは，「活動的で，支配的で，能力があって，自発的で，周囲の状況によく気がつき，それをコントロールすることができる人間」である。彼らは自分たちを「人生を生き急いでいる」と考えている。最初に，ばくち打ちとしての自分があり，依存症者としての自分はその次にくる。ばくち打ちは，「他人を利用する能力を最大限にする」ことについての特別な知識をもっているとみなされていた。調査者の視点では，この自分たちと彼らという二項対立，そして，まじめ人間とばくち打ちのステレオタイプは，依存症のリハビリテーションプログラムの効果を小さくしてしまう。

　この状況を克服するために，彼らは依存症グループとまじめ人間グループのステレオタイプについての長い議論の機会を設けた。その狙いは，依存症者の自民族中心主義を減らすことで，ステレオタイプに走ってしまう傾向を減らすことだった。つまり，彼らにほかのグループから引き出された，世界を違う見方から見る方法を与えたのである。このグループのまじめ人間には医療スタッフや学生，教会や学校が含まれていた。両方のグループは相手側のステレオタイプについて議論し，こうしたステレオタイプが彼らの相互交流にどんな影響を及ぼすかについて検討するよう促された。依存症者は，ほかの社会についての映画を見せられ，人をステレオタイプ化

してしまうのは人間に共通した特徴だが，同時にそれは危険なことで，コミュニケーションを遮断してしまうということが指摘された。依存症者グループに，彼らのライフスタイルを「従属的で退屈で非活動的で受け身なものになることなしに」変えることができると説得することでこのプロセスは終わった。これは毎日の生活のリハビリテーションの大きなステップとなった。またこのプログラムは，依存症患者と医療スタッフの信頼関係を高めるうえでも役に立った。

事例研究 **米国ニューヨークのスペイン系スラム街におけるコカインの下位文化**

Bourgois[46]は1980年代後半に米国ニューヨークのスペイン系スラム街における「クラック（*crack*）」と呼ばれる高純度のコカインの密売人とその顧客の暴力的なストリート文化について調査を行った。彼は，この貧しい都心に住む，多くはプエルトリコ系の住民たちの希望のない人生と，コミュニティにおけるドラッグの取引，分配，消費についてのアンダーグラウンドな経済が果たす役割について述べた。彼はこの暴力的で犯罪が多発するドラッグの下位文化を理解するためには，「彼らを民族的差別やイデオロギー的周縁化から守ってくれるバリアや，生活していくための経済的状況の欠落による構造的な絶望」という，より大きな社会的問題を無視できないと述べる。

しかし，彼らの自己破壊的な人生にもかかわらず，Bourgoisはドラッグの密売人が「米国の主流の考え方とは切り離された非合理的な考え方」をしているわけではないと述べる。彼らは主流の経済や社会から完全に排除されているにもかかわらず，その価値観は主流の価値観から引き出されている。アンダーグラウンドのコカイン経済に参加している人びとは，歪められたアメリカンドリームを躍起になって追いかけているのである。普通の社会と同じように，彼らも経済的に上昇していき，同僚たちから尊敬され，華やかな消費財を買いためていくという野望をもっている。

無職・低賃金・差別に向き合うなかで，このスラム街に住む人びとのうち，好戦的な民間起業家にな

るものもいる。たとえば，「パピート（*Papito*）」と呼ばれる人びとは，ストリートの売人によって運営される「コカインのフランチャイズ」を経営している。彼のような人は「幸運や名声や破壊が一寸先にあるような予想できないフロンティアに挑戦する究極の個人主義者」だとBourgoisは書く。コカイン経済は，ボス，卸売販売業者，使い走り，ストリートの売人というヒエラルキーが明確にあり，ほかの普通の仕事と同じように回っている。しかし，コカイン経済全体は恐怖の文化と暴力，自己破壊にもとづいている。密売人は，競争相手を怖がらせ，顧客によい印象を与え，ほかの密売人との結束を固めるためにタフで暴力的でなければならない。その結果，コミュニティでは殺人，傷害，盗み，コカイン依存症がよくみられるのである。

彼らの暴力的で究極的に運命づけられてしまっているライフスタイルにもかかわらず，Bourgoisは周縁化されている都市部の若者にとって，アンダーグラウンドのコカイン経済のなかで働くことは「自立の感覚，自尊心，短期間での経済的上昇のチャンス」を与えることを強調した。

3.3.2. 薬物依存症の治療と予防

これらの調査は，薬物依存を引き起こし維持させる「非」薬理学的な要因の重要性と，これに対処する複雑さを強調している。どのような依存症の場合でも，こうした要因には社会文化的・経済的・地理的・個人的要因が混ざり合っている。そのため，薬物依存症とドラッグの製造，取引の文化は変えることがとても難しい。だからこそ，薬物依存症の治療は個人を対象にしたものだけでは足りない。ドラッグの需要と供給を減らすためには，長期的で視野の広い，経済的・社会的・文化的問題に取り組んでいかなければならない[47]。

しかし短期的には，薬物依存症を減らすためのさまざまなアプローチが取られており，そのなかには依存症者が生きている文化的環境をうまく使ったものもある。伝統的治療師や宗教的

な人物が，ハードドラッグから抜けて生活を変える手助けをする場合もある。こうしたものには，ラテンアメリカの「クランデロ（Curanderos）」と呼ばれる呪医や，タイの仏教僧，東アジアの鍼灸師や，西洋世界のさまざまな宗教的グループが含まれる。マレーシアでは，マレーの民俗的治療師か，「ボモ（bomoh）」と呼ばれるシャーマンが精神的な病気に効果的である[48]。1970年代以降，この国では20万人のボモの治療が依存症の予防や，ヘロイン治療，リハビリテーションに使われている[49]。この治療のなかでは依存症者はボモの屋敷という管理された環境に住む。そこで，彼らはハーブ治療，浄化風呂，宗教的儀礼が合わさった治療を受ける。ボモたちは自分たちに近い精霊である「ハントゥ・ラヤ（hantu raya）」と呼ばれる超自然的存在の手助けを得て治療を行うといわれており，かつての患者のなかには，治療後もドラッグを断っていられる理由は，「精霊」が怖いからで，また逆戻りすると罰が当たるのを恐れていたと語ったものもいる。多くの事例では，ボモの治療は通常の薬物依存症に対する医学的治療よりも効果的だと証明されている[49]。

4
飲酒と濫用

　アルコールはおそらく世界中でもっともよく使われている「化学的嗜好品」であろう。気分を変える物質としても飲まれているが，食物，薬，睡眠薬，抗うつ薬，媚薬，報酬，保存料，殺菌剤，神聖な飲みものとしても使われる。人間のコミュニティでアルコールが使われ始めたのは，人間が農業を始めたのと同時で，果物・穀物・野菜の発酵の副産物としてアルコールが利用され始めた。天候，その地域の農作物や植生の違いに応じて，世界中でさまざまなアルコー

ルが作られている。ウィスキー，ウォッカ，ジン，ビールはすべて穀類からできており，日本の酒は発酵した米から，ラムやブラジルの飲みものの「カシャッサ（Cachaça）」はサトウキビから，何種類もあるワインはさまざまな種類のぶどうから作られている。一般的に，南ヨーロッパは「ぶどう」の地域で，北ヨーロッパは「穀類」地域である[50]。

　アルコールの過剰な摂取は，社会的地位や収入の低い人びとに世界中で共通してみられる特徴である。アルコールの濫用とその社会的・経済的・心理的影響は世界中でもっとも深刻な公衆衛生問題のひとつであり，毎年180万件の死の原因となっている[52]。

　同じ社会であっても，アルコール依存症の発生率や儀礼などの定期的なアルコール消費は文化的・社会的グループによって大きく異なることが指摘されている。米国で1960年代から1980年代に行われた調査によると，イタリア系米国人とユダヤ系米国人はアルコール依存症になる割合が低く，アイルランド系米国人[53]といくらかのアメリカ先住民[54]がとても高い率でアルコール依存症になっていた。英国では，1990年代のアルコール消費量は，移民と民族的マイノリティグループ（アフロカリビアン，インド系，パキスタン系，バングラデシュ系）の間では比較的少なく，シーク教コミュニティには消費量が多かったグループもあった[55]。

　多くの人類学や社会科学の学説が，なぜある種の文化や社会グループはほかのグループよりもたくさんアルコールを飲むのか説明している。こうした研究は有効だが，個人レベルへの応用は限られたものである。彼らは，同じグループのなかでもなぜこの人はアルコールの問題を抱えるのに，同じグループの他の人はそうならないのかということを完全に説明することはできない。どの場合でも，飲酒と濫用の理由にはさまざまな影響が混ざり合っており，社会科学によってすべてが説明できるわけではない。

飲酒をする人個々人のレベルでは，アルコールの効果は身体的・心理的・社会経済的なさまざまな要因の影響を受ける。身体的要因には，飲む人の体質，肝臓へのダメージがあるかないか，空腹で飲むかどうかといったことが含まれる。これには，アルコール自体の薬理学的特性，とくに量・種類・濃度も含まれる。しかし，なぜどのように人びとが酒を飲むのか，それがどのように人びとの行動に影響を与えるかといったことを説明するのに，こうした身体的・薬理学的要因だけでは十分ではない。飲む人や家族，友人，飲酒をする環境についての社会的・文化的特徴も考慮に入れられなくてはならない。

4.1. アルコール依存のモデル

アルコール依存にはさまざまな要因が関わっており，これに対してさまざまな理論的モデルが挙げられてきた。それぞれのモデルは，「薬の全体的な効果」の異なる側面に焦点を当てている。Miller と Hester [56] は，アルコールの濫用を本当に理解し対処するためにはすべての異なるモデルを使う必要があると指摘した。もっとも影響力の強いモデルは以下の4つである。

1. モラル・モデル
2. 疾病モデル
3. 政治経済モデル
4. 社会文化モデル

4.1.1. モラル・モデル

モラル・モデルでは多くの場合宗教的なバイアスがかかっており，アルコール依存を個人の選択の結果として捉え，ほとんどの飲酒行動を間違っていて悪くて不道徳で罪深く，性格が弱く，自己をコントロールすることができず社会的にも責任感のないことの表れと捉える。そのため，対処としては，治療よりも罰が与えられることになる [50]。1826年設立の「米国禁酒協

会（American Temperance Society）」[56, 57] とともに，19世紀初期より，米国，英国，アイルランドでは多くの「禁酒メンバー」がみられるようになった。彼らは，もう酒を飲まないよう禁酒を誓う。米国ではこの運動は，クエーカー教徒，会衆派教会信者，長老派教会員など非国教徒のプロテスタント教会で強くみられた [57]。19世紀の終わり頃には，禁酒運動は飲酒に関するモラルだけでなく，健康を脅かすアルコール依存そのものの危険性にも注目するようになった。このモデルでは，アルコール依存は禁酒や社会的な制限を加えてアルコールを避けることによってのみ防止することができる。アルコールに対するモラル・モデルはとくに中東など世界の多くの地域で今でもよくみられる。

4.1.2. 疾病モデル

このモデルではアルコール依存を治療の必要な「疾病（disease）」として捉えるが，必ずしも治るものとは捉えていない。このモデルの焦点は，社会的・文化的・経済的なコンテクストよりも個人の診断や治療に当てられる。アルコール依存は「病んでいる状態」と捉えられるので，法律によって罰を与えられるのではなく，医師から治療を受けることが求められる。

アルコール依存の「医学モデル」には長い歴史がある。米国では，米国独立宣言に署名をしたことでも知られるベンジャミン・ラッシュ (Benjamin Rush) 医師が1784年に有名な小論文「人間の身体と精神に及ぼされるアルコールの効果についての問診とそれを治すための予防と治療についての説明」を出版し，そのなかでアルコール依存を「意思の病気」だと書いている [38]。英国では1804年に，Thomas Trotter が「飲酒についての医学的・哲学的・科学的考察とそれがもたらす人間の身体への効果」を出版し，「医学的には，飲酒は厳密にいえば疾病だと思う」[38]と述べた。この「医療化」のプロセス，すなわち，モラル・モデルから医学モデルへの転換は

現在に至るまで続いている。1957年には，米国医学会は正式にアルコール依存を「疾病」とし[58]，ほかの国々の医学会もそれにならった。1970年代以降，アルコール依存の原因として，とくに遺伝と身体プロセスに注目したさまざまな生物学的モデルが提案されてきた。これらのなかには，遺伝的脆弱性またはアルコールに対する体質（いわゆるアルコール遺伝子やアルコール分解酵素）[59]やアルコールが代謝できない体質といったものが含まれている。また，医療モデルには，禁断症状の苦しみを和らげたり，将来飲酒を控えることを助けたりするカウンセリングと組み合わせた薬物治療を強調するという側面もある[60]。

「心理学的モデル」ではアルコール依存を，パーソナリティの障害など，基本的に「精神疾患」と捉える[61]。さまざまな心理学的モデルが存在し，精神力動的・行動療法的・認知療法的などそれぞれが独自のアプローチをもっている。フロイトの「精神力動モデル」では，依存的で自己コントロールができず，口に何かを入れて満足しようとする「口唇期的性格」といった無意識の欲求に注目する[61]。緊張緩和理論のような「行動療法モデル」では，個人は不愉快なストレス症状を和らげるために飲酒することを覚えるとされている。古典的な条件づけ理論，モデリング，道具的学習，アルコール期待理論のような「社会学習モデル」では，人びとは過去に植えつけられた飲酒により予想される結果と，その結果による価値にもとづいて行動するとされる[61, 62]。

4.1.3. 政治的・経済的モデル

Baerら[63]によって例示されたこのアプローチは，「世界システム（world system）」の社会的・経済的な「不平等」と，それにより貧しく恵まれないコミュニティでアルコール依存を生み出してしまう働きに注目する。彼らは高いアルコール依存率が貧困，失業，社会的周縁化と結びついていることを強調する。また，飲酒とアルコール依存に関する政治経済学のような大きなコンテクストにも注目する。なかでも貧しい国でグローバル企業がアルコールを促進していることや，政府が「合法的な依存」[63]としてアルコールを促進していることなどに注目している。Baerらは，こうした大きな経済的影響を無視している社会文化的理論にも，貧困，失業，劣悪な住環境，人種差別といったより広い社会的要因を無視してアルコール依存を個人の問題として捉える「疾病モデル」にも批判的である。

4.1.4. 社会文化モデル

このモデルのほとんどは人類学かその他の社会科学によるものである。このモデルは個人よりも「大きなコンテクスト」に注目する。とくにアルコール摂取に対する文化的な考え方や行動，いつどのようにアルコールが飲まれるべきかという点に注意が注がれる。McDonald[50]は，「アルコールとその消費は本質的に文化の問題だ」と指摘する。アルコールが使用されるときはいつも特別な文化的意味が付与されており，行動に関する特定のルールや規範の影響下にある。こうしたルールが正常とされる飲酒と異常とされる飲酒のあり方を決める。それには，誰が，どのくらい，いつ，どこで，誰と飲むのかということが含まれている。こうした文化的「飲酒の規範」は，たとえば飲酒する人びとの人間関係やアイデンティティを作り出したり補強したりするといった，アルコールが果たす社会的役割を理解するうえで重要である。

飲酒の規範：正常とされる飲み方と異常とされる飲み方

ここで強調されることは，ある社会やコミュニティにおける飲酒の規範と，正常とされる飲み方と異常とされる飲み方の違いである。正常とされる飲酒とは食事の際の適度なアルコール摂取や，冠婚葬祭などの社会的・宗教的な機会

この分類は、日常的で正常な飲み方と、アルコール依存との両方を反映している。「禁飲的な文化」では、アルコールの摂取はどのような状況下でも厳しく禁止されており、飲酒に対して強い否定的な考えがなされる。北アフリカや中東のムスリム文化や、バプテスト派やメソジスト派などの欧米のいくつかのプロテスタント派などの教会がこの例である。こうした文化では正常とされる飲酒はそもそもみられず、飲酒そのものがしばしば非合法である。寛容な文化と比較して同様の問題のある異常な飲酒の率がおおずかに高い。O'Connor は強い禁飲の伝統のある米国南部の調査から「飲酒に対する親の反対が強いほど、問題のある飲酒者の率が上がる」ことを引用している。同じように、ほかの調査でもモルモン教の学生の間で大量の飲酒と依存症がよくみられることが指摘されている。禁飲的

この分類は、日常的で正常な飲み方と、アルコール依存との両方を反映している。「禁飲的な文化」では、アルコールの摂取はどのような状況下でも厳しく禁止されており、飲酒に対して強い否定的な考えがなされる。北アフリカや中東のムスリム文化や、バプテスト派やメソジスト派などの欧米のいくつかのプロテスタント派などの教会がこの例である。こうした文化では正常とされる飲酒はそもそもみられず、飲酒そのものがしばしば非合法である。寛容な文化と比較して同様の問題のある異常な飲酒の率がおおずかに高い。O'Connor は強い禁飲の伝統のある米国南部の調査から「飲酒に対する親の反対が強いほど、問題のある飲酒者の率が上がる」ことを引用している。同じように、ほかの調査でもモルモン教の学生の間で大量の飲酒と依存症がよくみられることが指摘されている。禁飲的

1. 禁飲的な文化
2. 相反する価値観をもつ文化
3. 寛容な文化
4. 過度に寛容な文化

異常とされる飲酒を理解するためには、文化的に定義された正常とされる飲酒を理解しなければならない。たとえばアイルランドの通夜では、飲酒によって酩酊することが認められているが、ほかの社会では異常と思われる。

「相反する価値観をもつ文化」には、アルコールに対するふたつの相反する態度がみられる。アイルランドでは、飲酒は普通のこと、ゆりかごから墓場まで、つまり洗礼式・結婚式・葬式でアイルランド人はアルコールをたしなむ。生活のすべてがアルコールを中心にまわっている。一方、過去150年間、さまざまな禁酒運動による飲酒への強い反対もみられてきた[57]。これはアイルランドの飲酒に対して一貫した態度が形成されてこなかったことを意味する。この状況下では、よく統合されたコントロールシステムをもたず、個人は相反する価値観の間に置き去りにされ、アルコール依存に陥ってしまう。

しかし、「寛容な文化」には、飲酒について社会的に広く共有された規範や慣習、価値観、拘束力がある。コントロールされた環境下において、誰でも飲酒をすることが許されている。こうした文化では、食事中に適度に酒を飲んだり、祭りのようなときに酔っぱらったり制御できないとされ、その一方で酔い潰れることには強い制裁が加えられる。イタリア人、スペイン人、ポルトガル人、正統派ユダヤ教徒などのグループではアルコール依存症に陥る人の割合は低い。たとえば Knupfer と Room[53] は、イタリア系米国人はワインを食べものの一種で食事の一部と捉えているが、正統派ユダヤ教徒は過ぎ越しの祝いや安息日などの宗教的儀礼の一部と捉えていることを指摘する。双方の社会において酔っ払いは軽蔑される傾向

における飲酒である。しかし、こうした状況の場合でも、アルコールの量やいつ誰と飲むのかといったことは文化的ルールや制裁によって厳しくコントロールされている。異常とされる飲酒では、こうした規範が破られ、アルコールを大量に飲んで制御できないほどの酔っぱらった行動をとる。どのような飲酒をするのが異常かは文化によって異なり、正常と異常の境界はあいまいでもある。たとえばアイルランドの通夜では、飲酒によって酩酊することが認められているが、ほかの社会では異常と思われる。

なグループに属するメンバーの飲酒は、いかなる飲酒の規範にもコントロールされていないため、アルコール依存がより起こりやすいのである。日常的に飲酒をする文化であれば、人びとはいつどれくらいの量を飲めば大丈夫かの暗黙のうちにわかっているが、こうしたグループでは、そうした知識がないので、一度飲み始めると無秩序でコントロールできない危険な飲み方をしてしまうのである。

にあり，酩酊状態は個人的，もしくは家族の不名誉で，食事と食事の間に酒を飲むことには顔をしかめる。フランスも酒には寛容な文化だが，O'Connorによれば「過度に寛容」だという。フランスではイタリアほどワインが飲まれていないが，アルコール依存の割合はフランスの方がずっと高く，酒の飲み方はこのふたつの国の間でずいぶんと異なる。フランスでは普通の飲酒が好まれるだけでなく，飲酒中の逸脱行為にも文化的に寛容な態度がみられる。飲酒は男らしさと結びついており，酩酊することはおしゃれでユーモアにあふれており，少なくとも許容できるものとして，広く社会的に浸透している。

総じて，アルコールに対して「寛容」もしくは「過度に寛容」な文化では，「禁欲的」もしくは「相反する価値観をもつ」文化に比べて，アルコール依存に陥る割合は少ない。そしてこうしたパターンは世代から世代へと受け継がれていく。

O'Connorの提示したモデルは，大きなコンテクストでは有益だが，個々の事例に応用するには限界がある。文化というのは決して一枚岩ではなく，同じコミュニティや家族のなかであっても，何が正常な飲酒で，何が異常な飲酒なのかという個々人の考え方はそれぞれに異なる。ただ，このモデルは，異常とされる飲酒を理解する前に，正常とされる飲酒のあり方に注目することの大切さを気づかせてくれる。

民族・宗教・文化の要因

ここでは，アルコール依存の割合に関して民族・宗教・文化の要因，とくに養育と家族の環境に注目する。たとえば1970年代後半にGreeleyとMcCready[65]は，「全米世論調査センター（National Opinion Research Center）」のデータを収集して，米国のさまざまな民族グループにみられる飲酒とアルコール依存の違いについて調査を行った。この調査はアイルランド系，ユダヤ系，イタリア系，スウェーデン系の約1,000

家族を対象に行われた。彼らは，どのように子どもが飲酒の習慣を身につけるのかを探り，飲酒パターンにみられる民族的多様性を説明するモデルを作り上げた。この調査によると，個人の養育環境と現在の状況の双方に関する5つの要因が「正常」な飲酒行動とコントロールの喪失に影響を与えている。

1. **家族の飲酒**：両親が飲酒をするか，そしてどれくらいするか，ということである。つまり，家族のなかの飲酒問題についてであり，両親が子どもの飲酒を認めているかどうかということである。
2. **家族構造**：とくに家庭内で子どもに関する事柄が両親のどちらか片方だけによって決められるのか，両方によって決められるのか，ということである。また，家庭内でははっきりとした愛情や相互的なサポートがどの程度あるかということである。
3. **パーソナリティの要因**：とくに達成・効力・権威に向けられた男性の態度がこれに当てはまる。権威的な家族構造は，唯一の決定者になりたがるという特定のタイプのパーソナリティをもった男性を生み出し，こうした男性の態度が飲酒の問題を起こしやすくさせるといわれている。
4. **配偶者の飲酒**：配偶者も大量に飲酒をする場合，アルコール依存になりやすい。
5. **飲酒環境**：社会的・宗教的・祝祭的な場を含めた社会文化的な環境下において，アルコール摂取の可否やどの程度アルコールが飲まれるかということである。

これら5つの要因が，飲酒パターンやアルコール依存の割合が民族的・文化的グループによって異なるおもな原因となっている。しかし，貧困，失業，無力感もアルコールの大量摂取を引き起こすので，こうした社会的・経済的環境も考慮にいれる必要がある。

O'Connor[64] は，アルコールをかなりの量摂取するグループにとって，アルコール依存が低い割合に抑えられているのは，それが特定の慣習や行為と関係しているからだという。このことは，前述の寛容な社会のほうが問題のある飲酒が少ないという事実にもあてはまる。こうした問題のある飲酒が少ない態度には，以下のような状況が含まれる。

1. 家族や宗教グループのなかで，子どものときからアルコールに接する機会がある。
2. 希釈された形でアルコールが飲まれる。
3. アルコールは「食べもの」と捉えられ，食事と一緒に消費される。
4. 親が節度のある飲み方の見本となっている。
5. 飲酒に，美徳や罪といったいかなるモラル上の重要性も与えられていない。
6. 飲酒が大人らしさや男らしさの証とは捉えられていない。
7. 禁酒が社会的に認められている。
8. 酔っぱらうことが社会的に認められておらず，「かっこいい，おもしろい，許される」とは考えられていない。
9. グループのメンバーのなかで「基本的な飲み方のルール」の共通了解がある。

アルコールの社会的機能：アイデンティティと関係性を創り出すこと

ここでは，社会的アイデンティティや人間関係を創ったり維持したりというアルコールの役割に注目する。このプロセスには，アルコールが飲まれる場（パブ，クラブなど）とその状況設定によって引き起こされる社会的機能が含まれる。また，飲酒がプライベートで行われるのか，パブリックに行われるのか，また「男らしい」もしくは「女らしい」空間で行われるのかといったことも関わってくる。

バーやクラブのようなパブリックな場での飲酒パターンは，人びとの社会的・文化的背景とは無関係である場合が多い。たとえば，Thomas[66] は米国ニューイングランドの5万人の都市の労働者階級コミュニティにある，バーや酒場でのパブリックな飲酒についての調査を行った。彼によれば，こうした「労働者男性のバー」は仕事終わりのクラブのような機能を果たしており，労働者階級の男性が平等で相手を互いに受け入れ合うような雰囲気のなかで会う場である。こうした状況では，アルコールは単なる潤滑油のようなもので，人びとがやってくるおもな理由にはならない。Thomasによれば，仕事が終わった後の午後4〜6時のバーでの時間は，正しい形での通過儀礼的な「コミュニタス（communitas）」になっており，仕事の世界の短い小休止にすぎない。そこには人びとに正常な飲酒を促す暗黙のルールがある。酔っぱらったり，問題のある飲み方をしたりすることはほとんどなく，そうした態度はバーでは逸脱行動とみられる。

Mars[67] が行ったカナダのニューファンドランドにおける港湾労働者らの調査によると，飲酒はアイデンティティのしるしという役割を果たしている。飲酒によってレギュラーメンバーのグループの絆を強め，「外部の男たち」を締め出しているのである。レギュラーメンバーとは船の積み荷を降ろすという保証された仕事をしている男たちのことで，彼らは波止場の酒場でいつも一緒にビールを飲んでいる。彼らのグループは，相互に助け合い，メンバーに「保険」を提供する。たとえば，病気になったメンバーのためにお金を集めたり，けがをしたメンバーのために血液を提供したりということである。また，雇い主と団体交渉をしたりもする。飲酒は，表向きは娯楽のようにみえるが，同じ仕事集団のメンバーとしか飲むことはない。つまり，一緒に飲み，お互いおごり合うということは，仕事の世界と娯楽の世界をつなぎながら，仕事仲間との関係を強くする働きをしている。逆に，「外部の男たち」（正規雇用ではなく，不規則に雇われて働く男たち）は，決して酒場では飲ま

ない。相互扶助のグループから排除されて，彼らはストリートや駐車した車のなかで，安いワインやラムを毎回別の男たちと回し飲みする。

Gefou-Madianou[69] は，アルコールはジェンダー・アイデンティティを創りだす重要な役割を果たしていると述べ，ギリシャ，スペイン，フランス，ハンガリー，スウェーデン，アイルランドでの調査を検討しながら，男性と女性でアルコールの消費のされ方が異なることを描きだしている。いかなる文化環境であっても，男性と女性は異なる飲酒の規範にしたがい，異なる状況で異なる種類のアルコールを異なる量飲む。McDonald[50] は，北ヨーロッパと南ヨーロッパを比較して，南では男性同士が一緒に飲むが，酔っぱらうことはほとんどないと指摘する。男性は「社会的な礼節の責任」を感じているからであり，「責任が果たされなかったときに不名誉に苦しむのは自分自身」だからである。北ヨーロッパでは，男性同士が一緒に飲むときには酔っぱらうのはよくみられることである。なぜなら，礼節の責任は男性のほうにあるのではなく，女性のほうにあるからであり，それは「女性にもともと備わっている気配り」のためであるとされる。

アルコールは民族的・宗教的・地域的・階級的アイデンティティを強化するためにも利用される。これはどのようなタイプのアルコールを飲むかということと関わっている。民族的・宗教的アイデンティティは，地元や家で造られた酒と強く結びついていることがあるからである。階級アイデンティティは，高価なスピリットやリキュール，希少性のあるビンテージワインなど，どのような酒を買うことができるかによって示される。キリスト教の聖餐式のワインやユダヤ教の安息日や祝祭のときに飲まれるワインのように，聖なる飲みものとして儀礼的に飲まれるときには，宗教的アイデンティティが現れる。

つまり，人類学的な見方からすると，飲酒はつねに社会的・文化的・経済的な背景に照らし合わせて考えられなければならない。ここには，「正常」「異常」の飲み方のパターンや，ジェンダー役割，社会的背景などが含まれる。その他の関係する要素としては，アルコールの製造とマーケティングに関わる経済的利益と，たとえば男性らしさ，大人っぽさ，反抗の証といった飲酒の意味などがある。なぜ，どのように，特定の個人が酒を濫用するのかを理解するためには，こうしたすべての要素を考慮に入れる必要がある。

事例研究　英国のケンブリッジシャーにおけるアルコールの社会的利用

Hunt と Satterlee[70] は，1986年に英国ケンブリッジシャーの村のふたつのパブにおけるアルコールの異なる使われ方について述べた。「グリフィン」という名前のパブには，村に新しく来た人たちがよく訪れた。彼らの大部分は将来性が豊かな中産階級で約3分の1が女性だった。ここではアルコールは新しい人間関係を築き，維持するための手段で，とくに「おごりのラウンド」という決まったやり方によってこれが行われていた。これは，ひとりがグループの20人くらいのメンバー全員に飲みものを買い，これをひとりひとり順番に回していくことである。それに対し，「スリー・バレルズ」という名前のパブでは，常連はほとんど男性で，多くは中年の労働者階級だった。彼らのほとんどはその村で生まれ，近所に住み，お互いのことを長い間知っていた。こうした雰囲気のなかでは，グループの団結は親族関係や近所付き合いの長い歴史のなかですでに保たれているので，「おごりのラウンド」は不必要でほとんど行われない。つまり，それぞれのパブではアルコールは異なる意味をもっており，グループの団結力を保つために異なる役割を果たしていたのである。

5

タバコの利用

　紅茶，コーヒー，アルコール，向精神薬と同じように，タバコもよく用いられる「化学的嗜好品」である。これも健康にとってはとても有害で，タバコの煙から60以上の発がん性のある化学物質が見つかっている[71]。タバコは米国大陸発見の後，15世紀にはじめてヨーロッパに持ち込まれた。ほかの嗜好品同様，喫煙の心理的な依存はニコチンやタバコの薬理学的特性だけでは説明しきれない。社会文化的要因も，誰が，どのような状況で，どういった理由から喫煙するのかを決めるうえで重要な役割を果たす。アルコールの場合と同様，喫煙する人とその周りの人びとにとっての象徴的な意味を理解することが重要である。ある文化的な背景が，喫煙や喫煙がもたらす影響から守ってくれる場合もある。1980年代初頭に行われた英国の調査では，インド亜大陸からの移民の少なくとも第一世代のなかでは，男性でも喫煙はまれで，女性に至ってはほとんど誰もいなかった[72]。

　米国では，喫煙は疾病と死を招くもっとも大きな原因で[73]，2005年には毎年43万8,000人，およそすべての米国人の死の5分の1の死因となっていると考えられている[74]。喫煙が関係する病気治療の費用も高い。1979年には，喫煙関連の疾病の費用は270億ドルだったが[75]，2002年には世界保健機関（World Health Organization：WHO）は米国の喫煙関連の疾病には年間1,500億ドル以上かかっていると推定した[76]。世界でも，2002年のWHOの評価では，毎年喫煙関係の疾病により10人に1人の成人が死亡しており，490万人の死因となっている[77]。もしこの状態が続けば，2030年までには喫煙により世界の6人に1人が死ぬことになるとWHOは推定している[76]。

　喫煙者の人口学的特性，とくに年齢・性別・教育・結婚・社会経済的状況を調査した研究があり，そこから喫煙行動に与える影響が推察できる。1977年，Reeder[78] はこのテーマに関して入手できるほとんどの文献について考察した。米国とヨーロッパでは，喫煙反対の宣伝活動にもかかわらず，タバコの消費が1930年以来3倍に増えている。米国の成人喫煙者の割合は下がってきているが，ティーンエイジャーの割合は上がってきている。男性の喫煙者の割合は減ってきているが，女性の喫煙者の割合は増えてきている。1970年代後半に21歳だった男女は，今でも同じ割合で喫煙しているが，50代の男性の多くは喫煙を止めている。喫煙者の割合は，高い教育を受けているグループほど低いが，女性の場合はそうではない。一般的に，主婦に比べて外で働いている女性の喫煙率は高く，ホワイトカラーの女性のほうがほかの職業の女性よりも喫煙率が高い。収入の多い男性はあまり喫煙しないが，同じレベルの女性の場合は喫煙している確率が高い。Reeder[78] は，これを女性の性役割が変化してきていることと結びつけて論じる。こうした女性の多くは大学で教育を受けて職業をもっている。最近の風潮では男女平等が目指されていて，喫煙率もこの男女平等を反映している。ただし，「社会経済的な地位に関してはまだ男女平等とはいえず少し遅れているため，喫煙行動はこれから社会的パワーと独立を得る層を表す指標と捉えられる」

　喫煙は若者の間でも問題となってきており，若いうちから喫煙を始めると長い間問題を引きずることになる。1994年の報告で，米国の公衆衛生局長官は，はじめての喫煙のほとんどは高校卒業前に行われており，この時期までタバコを吸わなければ，ほとんどの人は喫煙をし始めることはないと述べる[79]。にもかかわらず，2002年，WHOは世界中で13〜15歳の子どものうち5人に1人が喫煙しており，毎日8万人から10万人の子どもがタバコを吸い始めると推定している[76]。

ティーンエイジャーが喫煙する理由は複雑で多様である。Quinteroと Davis[80] は，米国ニューメキシコのヒスパニックとアメリカ先住民の調査から以下のような喫煙の動機をあげている。

1. 気分をコントロールする（ストレスを感じているときとか爆発しそうなとき，タバコを吸うとすごくリラックスできる。）
2. 喫煙する友人やピアグループとつき合うため。
3. 社会的なイメージを作ったり維持したりするため。（タバコを吸っていると大人になった気分になれる。）
4. 身体的・心理的にタバコに依存しているから。（とにかく吸わずにいられない。吸うとすっきりする。）

こうした要因や好奇心，個人の選択，家族の影響などにより喫煙行動が維持されている。そのため，ティーンエイジャー向けの喫煙反対キャンペーンを企画するときは，こうしたことを考慮に入れなければならない。

別の調査では，大量に喫煙することと，喫煙者の日々の無力感・疎外感・無益感が関係しているとする[78]。そのほかの成人の喫煙率の高さの原因としては，社会的・経済的地位が低くなったこと（男性の場合），離婚や離別の経験が挙げられる。ティーンエイジャーの間では，学業が振るわなかった場合や，片親による養育環境の場合に喫煙しやすくなる。アルコールと同様，ティーンエイジャーは家族や兄弟や友人がすでに喫煙していると喫煙しやすくなる。

政府やほかの団体がタバコの危険を警告しているにもかかわらず，多くの人が喫煙し続けている。いくつかの調査は，多くの喫煙者が喫煙は自分たちの健康に害を及ぼさないと信じていることを示している。Marshと Matheson[81] は，16〜66歳の2,700人の英国人喫煙者と1,200人の非喫煙者に対して調査を行った。45%の喫煙者は喫煙により心疾患が起こりやすくなるという見解を公然と否定し，33%が肺がんにかかりやすくなることを否定した。全体では，たったの14%が喫煙は心疾患を引き起こすことを認め，11%が肺がんを引き起こすことを認めた。

Dohertyと Whitehead[82] は，喫煙はとくに家族と友人の間でさまざまな社会的メッセージを伝えあう手段なので，なくなることはないだろうと示唆する。タバコは，ほかの人に向けて「しゃべろう」，「一緒にリラックスしよう」，「ひとりにさせてくれ」といったシグナルを送ることができる。喫煙は，アルコールと同様，さまざまな社会的役割を果たしている。

5.1. タバコ利用の経済的側面

喫煙が続けられる理由は，喫煙者の無力感やタバコのもつ社会的メッセージだけのせいではない。タバコの製造・宣伝・使用の経済的利益という側面も重要である。1991年に Nichterと Cartwright[83] は，世界中でタバコ産業は毎年タバコの宣伝と促進に125億ドルを費やしていると推定した。WHOによると1997年に米国のタバコ産業は，一日に約1,500万ドル（1年間に57億ドル）をタバコの宣伝に使っていた。一方，ロシアでは外国のタバコ会社がもっとも大きな広告主で，すべてのテレビ，ラジオの宣伝の40%をタバコの宣伝が占めていた（図8.2参照）。これらの数字は，政府がタバコを避けるよう訴えるために使っている金額とは対照的である。英国では，1991年に政府の「健康教育機関（Health Education Authority）」は年間550万ポンドを使って人びとにタバコを吸わないよう呼びかけていたのに対し，タバコ産業は1年に1億3,000万ポンドを費やして喫煙を勧めていた[84]。1991年の健康教育機関の推定によると，毎年28万4,159人が喫煙関連の疾病で国民保健サービス（NHS）の病院に運び込まれており，11万703

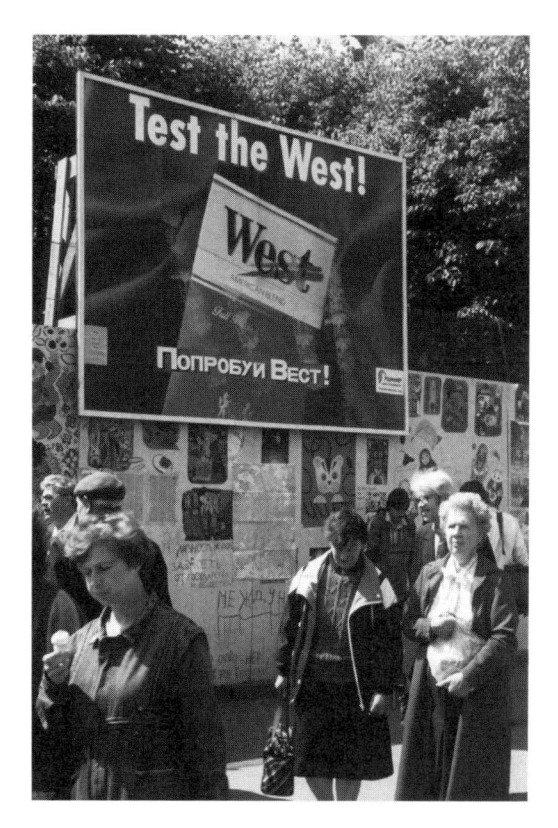

されており，17％は政府の利益をあげようとする国営の独占事業体により製造されている。その他は7つの巨大な多国籍企業によって占められている。2002年に中国は世界でもっとも大きなタバコの製造国となり，世界のタバコの葉の4分の1を製造していた[76]。

多くの国で，タバコ産業は多くの仕事をもたらすとともに，広告産業，政府の税収入，外国為替不足の際の外貨獲得をもたらしてきた。こうした経済的背景に対して，全米保険機構の報告書は，「タバコは明らかに避けることのできる疾病や死の原因なのに，政府がタバコに対して働きかけない」ことを非難する。2002年にはタバコの消費の全体的状況は悪くなり，WHOは世界中の成人男性の3分の1は喫煙者で，毎日150億本，毎分1,000万本のタバコが販売されていると推定した。

図8.2 ロシアのサンクトペテルブルグにおける路上のタバコ広告（出典：©Sean ASprague/Panos Pictures. より）

人の早死にはこうした疾病によって引き起こされ，国民保健サービスの入院患者の請求は毎年4億3,700万ポンドかかっていた[84]。WHOは，英国人では第二次世界大戦の死者の12倍の英国人が喫煙によって亡くなっていると推定した[76]。

1986年，「全米保健機構報告書（Bulletin of the Pan American Health Organization)」で，WHOのデータをもとに世界のタバコの使用について総括が行われた[85]。これによると，タバコは約120か国で生産されており，途上国が占める割合は1963年の50％だったが1983年には63％まで増加している。タバコの主要な生産・消費国は中国，米国，独立国家共同体（旧ソ連），インド，ブラジルである。世界中のタバコの37％は社会主義国家の統制する産業により製造

6

「合法的な依存」

人類学者のBaerらは，タバコとアルコールを「合法的な依存（legal addiction)」と呼ぶ[86]。米国では，ヘロインやマリファナといった「化学的嗜好品」は認められていないのに，タバコとアルコールは認められている。タバコとアルコールが合法的なドラッグになれた理由は，タバコ産業とアルコール産業の圧力があったからである。多国籍企業が多くを占めるこうした会社は，タバコやアルコールがドラッグに分類されるのを妨害するとともに，タバコやアルコールが依存症を引き起こしたり害を及ぼしたりすることを否定する。長い間，こうした会社の広告キャンペーンや資金提供活動は，とくに若者に対する製品の売り上げに大きな影響を与えてきた。Stebbins[87]は，南アメリカではとくに女性と若者をターゲットにした多国籍企業による

タバコのプロモーションが溢れていると述べる。こうしたプロモーションは、テレビの宣伝や屋外の広告掲示板だけでなく、スポーツや文化的なイベントの出資を通して行われる。

アルコールとタバコは、徐々に欧米諸国から開発途上国に向けて輸出されるようになってきた。たとえば1995年の「世界精神保健（World Mental Health）」の報告書[88]で引用されている調査は、おもに欧米のアルコール複合企業の貧しい国への拡大とその土地での市場の独占が急激に進んでいることを指摘する。アフリカ、アジア、ラテンアメリカ諸国は、強い酒とビールの輸入に関して現在急成長中の地域であり、世界の輸入のうち強い酒の15%、ビールの25%がこれらの国に輸入されている。ラテンアメリカの成人の15〜20%はアルコール依存か、過剰なアルコール摂取をしているとされており、中国の一部の地域でもアルコールの消費量が上がってきている[45]。

つまり、こうした合法的な「化学的嗜好品」をよく理解するためには、経済的問題と利益追求という大きなコンテクストを考慮に入れなければならない。

7

開発途上国における欧米の医薬品

この数十年間、おもに欧米の多国籍企業で作られた医薬品の、開発途上国への大規模な流入が起きている。多くの第三世界の国々では、こうした輸入医薬品への依存が起きてきている[89]。

Ferguson[90]は、こうした医薬品がおもに米国、ヨーロッパ、日本という限られた国の限られた会社によって製造されていると述べる（世界の医薬品の50%はわずか25の会社によって供給されている）。さらに、こうした会社は、貧しい国の人向けではなく、発展を遂げた国の人びとのニーズに合うように薬をデザインして製造する傾向がある。にもかかわらず、伝統的治療と地域で製造された薬よりもよく効くことを強調した宣伝キャンペーンに支えられて、大量の高価で古くなった包装済みの薬が第三世界に輸出されている。世界の人口の75%は低開発諸国に住んでいるが、薬の輸入はこうした国における主要な資金損失の原因となっている。1992年、WHOの長官は、こうした貧しい国は世界の薬の消費のたった20%を占めるにすぎないが、毎年約1,700億ドルかかっており、それでもまだ、世界の人口の半分はもっとも必要とされる57種類の薬を日常的に手に入れることができずにいると述べた[91]。

こうした輸入薬は、人びとが自分自身の病いをどのように治療するかに大きな影響を与える。人類学者は、異なる文化、異なるグループのなかで、同じ薬が異なる形で使われていることを示してきた[92]。薬は医学的基準よりも、民間伝承や伝統的な考え方に基づいて用いられる[92]。人類学者は、医療の専門家による薬の「正統な」使われ方と並行して、第三世界のさまざまな社会における薬の使用に関する巨大な「非正統的セクター」について述べてきた。ただ、このふたつはしばしば重なり合うこともある。多くの開発途上国では、欧米では処方薬としてしか手に入らないような薬が、比較的高い値段で店頭や地域の薬局、小売店主、露店商人から買えたり、「注射師（injectionist）」のような伝統的治療家やトレーニングを受けていない民俗治療師によって投与されたりする（第4章参照）。

多くの欧米の医薬品は、とくに医療の専門家やトレーニングを受けたプライマリ・ケアの実践者が使う場合、開発途上国で非常に役に立つ。たとえ露店商人や店頭で買う場合のように非正統的なセクターで用いられる場合でも、医薬品はさまざまな症状を和らげ、ありふれた不調を治療するのに極めて有益である[92]。また非正統

的なセクターは，医師や看護師がいないような地域にまで広く医薬品を届ける助けになる[93]。性感染症のようなスティグマを負った状態にある人びとにとっても，地域の医療専門家を受診するより，あちこちを巡回する「注射師」に，匿名で安く治療してもらうほうがよい場合もある。

しかし，こうした輸入薬は高いだけでなく，とくに自己治療する場合に多くの危険をともなう。たとえば，深刻な副作用，薬のアレルギー，自家中毒，事故による薬の過剰摂取，不適切な使用（ウイルス感染症に抗生物質を投与するなど），結核やマラリアのように薬剤耐性の病原菌や寄生虫の拡大といったものがこれに含まれる。使用期限が切れた薬が使われていて効果がなかったり，害があったりする場合もある。また，世界のさまざまな地域で，こうした薬が「注射師」の数を押し上げており，それとともに危険も増えてきている（第4章参照）。人類学者は，第三世界への大量の薬の流入は心身の不調の「医療化」を進め[90]，病気に対するより社会的・全体的もしくは土着のアプローチを遠ざけながら，薬治療というひとつの形の治療だけを強調することに寄与していると述べる。これは前述の「成功への化学薬品まみれの道」に通じる。

多くの開発途上国では，輸入薬の主要な小売店は地域の薬局である。Ferguson[90]は，中央アメリカに位置するエルサルバドルのアスンシオンという町での調査で，こうした薬局は貧しい人びとのヘルスケアの源になっており，薬だけでなくアドバイスや情報も与えていることを明らかにした。しかし，アスンシオンの薬局はほとんどの場合，無資格でときに読み書きができない薬局店員によって運営されていた。薬局店員のアドバイスは不適切だったり，民俗的な治療と生物医学的な治療を混ぜ合わせたりしたものだった。たとえば，ウイルス感染を患う客に特定の行動や「冷性」の食べものや飲みものを避けるようにアドバイスしながら，抗生物質を売ったりしていた。さらに，売られていた薬の多くは地域で作るか輸入した偽の薬で，ほとんど，もしくはまったく薬理学的効果がなかった。

7.1. 必須医薬品計画

この無秩序な状況に対処し，世界中でもっと合理的で公平に薬が分配されるよう，WHOは1977年以降，「必須医薬品のモデルリスト」（現在約250の薬が登録されている）を発展させてきた[94]。これらは誰でも使えるべき基本的な医薬品で，このリストからは欧米では入手可能な高価で非標準的な特許薬は排除されている。さらに1981年には，WHOの必須医薬品行動計画が策定された。これは，メンバーの国が「必須医薬品を選び，入手し，保管し，分配し，トレーニングや監視を通して医薬品が適切に使われているかをみる」[95]ことを目的に，それぞれの国の国家医薬品政策を発展させる手助けをするものである。また，この政策は「高品質の医薬品が日常的に支給できる」[94]ことを保証することを狙っている。こうした医薬品のほとんどは地域で製造されるか，製薬会社からジェネリックの形で安く大量に購入される。この政策の目的は，入手できる医薬品の質を高めて価格を下げるだけでなく，薬をさらに合理的に利用し，世界の人びとにさらに医薬品が行き渡るようにすることにあった。

この計画に対して，製薬会社からだけでなく，地域の人びとからも反発する力が働いている。第三世界の多くのコミュニティでは，国際的にもよく知られた商標つきの美しく包装された輸入薬は，安価で包装もみすぼらしい地域で製造されている政府の必須医薬品リストに載っている薬の代替品よりも，客にとってよく効くと思われているようである。（図8.3参照）たとえば，Ferguson[90]はエルサルバドルでこうした高価な輸入薬が地元の市場に浸透してきたことによって，エルサルバドルの会社で製造されているもっと安価で効果が同じ薬や，とても効果的

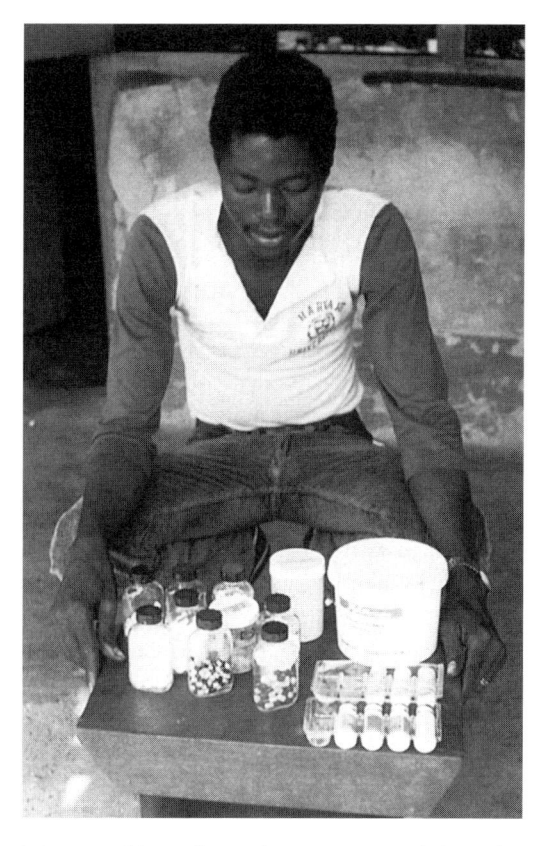

図8.3　西洋の医薬品を売るガーナの露店商人（出典：WHO/Goldschmidt, World Health, No. 3, May-June 1998, page 26. の許可を得て掲載）

な家庭における自己治療が駆逐されてきていると述べる。

　前述の向精神薬や「化学的嗜好品」と同様，タブレット（もしくは「注射師」の注射針）によって「すぐに治る」という考え方は，社会的・心理的なストレスを抱える第三世界に住む人びとにとって適切な解決手段とはならないのではないか。こうした薬に心身の不調を治療したり予防したりする役割があっても，貧しいコミュニティの健康問題は高価な抗生物質などでは解決できない。とくに疾病の原因ではなく症状だけを治療する薬治療を強調しすぎることには危険がある。「病いの解決は，生活環境を向上させることよりも薬を消費することだという考え方を育む」[90] ことは危険である。

事例研究　南カメルーンにおける西洋医薬品の分布

　1998年，Van Der Geest [93] は，中部アフリカの南カメルーンにおける公式・非公式な形での医薬品の流通について述べた。公式なセクターでは，薬は政府の運営する病院やヘルスセンターにおいて無料で与えられ，病院の薬局で支給された。教会が運営する病院やヘルスケアセンター，プライマリ・ケアプロジェクトなど，私営の非営利団体でも薬が処方されたが，有料である。さらに商業目的の私的経営薬局（全国で76か所あった）が処方箋なしで大量の薬を販売している。一般的に，薬剤師は企業家でもあるため購買力が高い地域にしか住まないので，薬局は都市にのみ存在する。薬局は利益の大きい多売の仕事で，1978年にこの商業セクターで流通していた薬の価格は公式なセクターで流通していた薬よりも50%高かった。こうした公的に認められた販売経路と並行して，南カメルーンには薬の流通の巨大な非公式セクターが存在する。何百人もの人びとが包装済みの薬を国中の町や村で販売している。こうした人びとには以下が含まれる。

- 小売店主：薬だけでなく一般的な食糧も販売している。（ある町では，75の一般的な店が少なくともひとつかふたつの薬を販売していた。）
- 市場の露店商人（market vendors）：自分たちの商品のかたわらで薬を販売している。
- 行商人（hawkers）：ココアの収穫の時期に村から村へと渡り歩き，ほかの品物と一緒に薬も販売する。
- 薬販売専門の商人（traders）：ほかのグループよりももっと大きな薬の詰め合わせを運んでいる。
- 医療機関の社員：患者に無料で配るべき薬を不法に販売している。（Van Der Geestは，政府が支給した薬の30%は患者に届かず，ヘルスワーカーによって私的に販売されていると推定した。）

　非公式の小売商は，公式セクターから多くの薬を入手している。ニジェールとの国境を越えて密輸される薬もあるが，ほとんどは薬局か病院の職員から購入される。いかに公式セクターと非公式セクターが密接に絡まり合っているかが示されている。Van

Der Geest は，この相互関係の例としてある病院を
あげている。ここでは，患者が医師に診てもらうま
で長い時間待たなければならないため，患者は待ち
時間に，総合病院のすぐ隣の病院のグラウンドにス
タンドを立てている薬の行商人から薬を購入すると
きもある。

　Van Der Geest は，鎮痛剤（13種類），抗生物質
（12種類），咳や風邪の薬，緩下剤，ビタミン剤，回
虫の薬，貧血の薬，抗マラリア薬など，70の薬が非
公式セクターに出回っていることを明らかにした。
彼は，非公式セクターが薬局よりも安く薬を入手さ
せるといった利点をもっている一方，健康には害を
及ぼすと指摘した。それにもかかわらず，非公式セ
クターをなくそうとするのはあまりいい考えではな
いだろう。なぜなら，非公式セクターを唯一の近代
医療へのアクセスとする人びとから薬を奪ってしま
うことになるからである。そのため，現実的対応は
薬の輸入を減らし，非公式セクターから危険だった
り効果のなかったりする薬を排除し，行商人と客の
知識を向上させることで，薬を正しく使うことがで
きるようにすることとなる。

8

神聖な薬

　多くの文化では，ドラッグは宗教儀礼，予言，
癒しなどに固有の神聖な薬物として使用されて
いる。世界中でもっともよくみられる儀礼的薬
物はアルコールである。その他にも儀礼で重要
とされる薬物には，タバコ，紅茶，コーヒー，
チョコレートがある。

　超越感や熱を帯びた状態を引き起こす幻覚誘
発ドラッグが使用され，こうしたトランス状態
のときにはその人はドラッグに備わっているパ
ワーに「憑りつかれる」とみなす文化的グルー
プもある。こうした儀礼は数時間から数日かか
ることもある。ドラッグは，シャーマンや儀礼
的治療師だけが用いることができる場合もある。

Dobkin de Rios [96] は，ペルーのイキトスにおけ
る都市のスラム街の民俗治療師である「アヤワ
スケロ（ayahuasquero）または「ベゲタリスタ
（vegatalista）」が使っていた幻覚剤「アヤワスカ
（ayahuasca）」について述べた。治療師は，儀礼
の一環として，アヤワスカを飲む。そのドラッ
グにより引き起こされるビジョンの内容が，病
気（妖術・邪視・スストなど）の原因と，どの
ように治療すればよいかを突きとめる手助けを
する。

　中世のヨーロッパでは，幻覚誘発剤が「魔女
の煮物（witches' brew）」や皮膚に塗りこむ軟
膏として使われていた。これには，「ベラドン
ナ（Atropa belladona）」，「ヒヨス（Hyoscyamus
niger）」，「マンドレイク（Mandragora offici-
narum）」，「ベニテングダケ（Amanita muscaria）」
がある。

　ほとんどの幻覚誘発剤には強力な薬理学的効
果があるが，それがどのように使われるかとい
う，文化によって異なるコンテクストもドラッ
グの経験に影響を及ぼす。占いの儀礼のとき，
ドラッグが使用されるコンテクストはシャーマ
ンの見る幻覚の内容だけではなく，儀礼そのも
のの構造やタイミング，参加者の期待や行動に
も影響を及ぼす。

　今日，儀礼で使用されるもっともよく知られた
幻覚誘発剤は以下の通りである。

- •「マリファナ（Cannabis sativa と Cannabis
  indica）」：中東や北アフリカでは「ハシシ
  （hashish）」や「キフ（kif）」，南アフリカ
  では「ダガ（dagga）」，カリブ海沿岸諸国
  のラスタファリ主義者の間では「ガンジャ
  （ganja）」として知られている [97]。
- •「サイロシビン（Psilocybe Mexicana Heim）」：
  メキシコ先住民グループの一部で使われて
  いる。
- •「ペヨーテサボテン（Lophophora williamsii）」：
  米国南西部のアメリカ先住民やアメリカ先

住民教会のメンバーに使用される[98]。

- 「アヤワスカ」もしくは「ヤゲ(yage)」のつる植物(*Banisteriopsis caapsis* と *Banisteriopsis inebrians*):とくにブラジル,エクアドル,ペルー,コロンビアなどの南アメリカ先住民が用いる幻覚誘発剤の飲みもの[99]。
- 「アサガオの種(*Rivea corymbosa* と *Ipomoea violacea*)」:メキシコ先住民が癒しの占いの儀礼のときに用いる。
- 「イボガイン(*Tabernanthe iboga*)」:中部アフリカのザイールとガボンの一部で幻覚誘発剤として用いられている。
- 「チョウセンアサガオ(*Datura stramonium*)」:米国北東部の先住民アルゴンキンによって使われている。また,「ダチュラ(*Datura*)」属のほかの種が,南アメリカ,アフリカ,アジア各地で使われている[100]。

中東のイエメンでは,「チャット(*Catha edulis Forssk* と *Catha spinosa Forssk*)」の葉が興奮剤,幻覚誘発剤として噛まれている。「チャット」はアフリカ東部のエチオピア,ソマリア,ケニアの一部でも使われている[101]。「コーラの実(*Cola nitada* もしくは *Cola acuminata*)」も西アフリカのとくにセネガル,シエラレオネ,コートジボワール,ガーナ,ナイジェリアで興奮剤や飢えを癒すために噛まれている[102]。これらは使用される前に,コショウ,塩,しょうが,タバコの花などで味つけされる場合もある。「コカ(*Ethroxylum coca*)」はペルー,エクアドル,ボリビアの高地に生えている[102]。その葉はライムペーストと混ぜられて,飢え・乾き・疲労を和らげるとともに,興奮剤として広く噛まれている。コカの葉が儀礼で使われ始めた歴史は,インカ帝国の時代にさかのぼる。コカインはコカの葉の派生物だが,栽培農家の間では,コカイン依存症者が好む形や量で使用されることはめったにない。一部のニューギニア,ソロモン諸島,フィジー,バヌアツを含むメラネシアで

は,「カバ(*Piper methysticum* の低木から取れる)」も噛まれたり,お茶として飲まれたりする。これは安定感と幸福感を与えてくれる[102]。「ピチュリ(*Duboisia hopwoodii* の低木から取れる)」は,オーストラリアのアボリジニが幻覚誘発剤として,あるいは痛み,疲労,飢えを和らげるために噛んでいる。またこれは,男性のイニシエーション儀礼でも重要な役割を果たす[102, 103]。

近年では,こうした幻覚を誘発する植物の利用は,もともと使用してきたグループやその儀礼のコンテクストを超えて広がっている。ドラッグは,公的な場で高度にコントロールされた宗教儀礼の一部として使われる代わりに,ほかの文化に属する個人によってコントロールされないやり方で誤用されるようになってきた[104]。産業化された世界では,多くのドラッグは娯楽として用いられてきた。影響を受けやすい人の場合は,依存,習慣作用,急性精神病,自殺行動などさまざまな障害が引き起こされる。伝統的に神聖な薬をコントロールされた形で使用してきたグループであっても,過剰摂取や濫用がよくみられるようになってきている。これは,大麻,チャット,コカ,アルコールといったドラッグにおいてもそうである。

● 推奨図書

Douglas, M. (ed.) (1987). *Constructive Drinking*. Cambridge University Press.

Gefou-Madianou, D. (ed.) (1992). *Alcohol, Gender and Culture*. Abingdon: Routledge.

McDonald, M. (ed.) (1994) *Gender, Drink and Drugs*. Berg.

Rudgley, R. (1993). *The Alchemy of Culture: Intoxicants in Society*. British Museum Press.

Van Der Geest, S. and S.R. Whyte (eds.) (1988) *The Context of Medicines in Developing Countries*. Kluwer.

● 推奨ウェブサイト

Centre for International Ethnomedicinal Education and Research: *http://www.cieer.orgldirectory.html*

International Society for Ethnopharmacology: *http://www.ethnopharmacology.org*

第8章 文化と薬理学 — 医薬品・ドラッグ・アルコール・タバコ

● 参考図書・文献

[1] Claridge, G. (1970) *Drugs and Human Behaviour*. London: Allen Lane.

[2] Wolf, S. (1959) The pharmacology of placebos. *Pharmacol. Rev.* 11, 689–705.

[3] Shapiro, A.K. (1959) The placebo effect in the history of medical treatment: implications for psychiatry. *Am. J. Psychiatry* 116, 298–304.

[4] Benson, H. and Epstein, M.D. (1975) The placebo effect: a neglected asset in the care of patients. *J. Am. Med. Assoc.* 232, 1225–7.

[5] Editorial (1972) *Lancet* ii, 122–3.

[6] Barsky, A.J., Saintfort, R., Rogers, M.P. and Borus, J.F. (2002) Nonspecific medication side effects and the nocebo phenomenon. *J. Am. Med. Assoc.* 287, 622–7.

[7] Hahn, R.A. (1997) The nocebo phenomenon: concept, evidence, and implications for public health. *Prev. Med.* 26, 607–11.

[8] Levine, J.D., Gordon, N.C. and Fields, H.L. (1978) The mechanism of placebo analgesia. *Lancet* ii, 654–7.

[9] Adler, H.M. and Hammett, V.O. (1973) The doctor–patient relationship revisited: an analysis of the placebo effect. *Am. Intern. Med.* 78, 595–8.

[10] Joyce, C.R.B. (1969) Quantitative estimates of dependence on the symbolic function of drugs. In: *Scientific Basis of Drug Dependence* (Steinberg, H. ed.). London: Churchill, pp. 271–80.

[11] Schapira, K., McClelland, H.A., Griffiths, N.R. and Newell, D.J. (1970) Study on the effects of tablet colour in the treatment of anxiety states. *Br. Med. J.* 2, 446–9.

[12] de Craen, A.J.M, Roos, P.J., de Vries, L. and Kleijnen, J. (1996) Effect of colour of drugs: systematic review of perceived effect of drugs and of their effectiveness. *Br. Med. J.* 313, 1624–6.

[13] Branthwaite, A. and Cooper, P. (1981) Analgesic effects of branding in treatment of headaches. *Br. Med. J.* 282, 1576–8.

[14] Jefferys, M., Brotherston, J.H. F. and Cartwright, A. (1960) Consumption of medicines on a working-class housing estate. *Br. J. Prev. Soc. Med.* 14, 64–76.

[15] Helman, C.G. (1981) 'Tonic', 'fuel' and 'food': social and symbolic aspects of the long-term use of psychotropic drugs. *Soc. Sci. Med.* 15B, 521–33.

[16] Claridge, G. (1970) *Drugs and Human Behaviour*. London: Allen Lane, p. 25.

[17] Claridge, G. (1970) *Drugs and Human Behaviour*. London: Allen Lane, p. 126.

[18] Kienle, G.S. and Kiene, H. (2001) A critical reanalysis of the concept, magnitude and existence of placebo effects. In: *Understanding the Placebo Effect in Complementary Medicine: Theory, Practice and Research* (Peters, D. ed.). Edinburgh: Churchill Livingstone, pp. 31–50.

[19] Benson, H. and McCallie, D.P. (1979) Angina pectoris and the placebo effect. *N. Engl. J. Med.* 300, 1424–9.

[20] Lader, M. (1979) Spectres of tolerance and dependence. *MIMS Mag.* 15 August, 31–5.

[21] Parish, P.A. (1971) The prescribing of psychotropic drugs in general practice. *J. R. Coll. Gen. Pract.* 21(Suppl. 4), 1–77.

[22] Trethowan, W.H. (1975) Pills for personal problems. *Br. Med. J.*, 3, 749–51.

[23] Hall, R.C. W. and Kirkpatrick, B. (1980) The benzodiazepines. *Am. Fam. Phys.* 17, 131–4.

[24] Editorial (1973) Benzodiazepines: use, overuse, misuse, abuse? *Lancet* i, 1101–2.

[25] Shorter, E. (1997) *A History of Psychiatry*. Chichester: Wiley, p. 324.

[26] Parish, P.A. (1971) The prescribing of psychotropic drugs in general practice. *J. R. Coll. Gen. Pract.* 2(Suppl. 4), 29–30.

[27] Williams, P. (1981) Areas of concern in the prescription of psychotropic drugs. *MIMS Mag.* 1 January, 37–43.

[28] Smith, M.C. (1980) The relationship between pharmacy and medicine. In: *Prescribing Practice and Drug Usage* (Mapes, R. ed.). London: Croom Helm, pp. 157–200.

[29] Cooperstock, R. and Lennard, H.L. (1979) Some social meanings of tranquilliser use. *Soc. Health Illn.* 1, 331–45.

[30] Pellegrino, E.D. (1976) Prescribing and drug ingestion: symbols and substances. *Drug Intel. Clin. Pharm.* 10, 624–30.

[31] Warburton, D.M. (1978) Poisoned people: internal pollution. *J. Biosoc. Sci.* 10, 309–19.

[32] Jones, D.R. (1979) Drugs and prescribing: what the patient thinks. *J. R. Coll. Gen. Pract.* 29, 417–19.

[33] Tyrer, P. (1978) Drug treatment of psychiatric patients in general practice. *Br. Med. J.* 2, 1008–10.

[34] Desjarlais, R., Eisenberg, L., Good, B. and Kleinman, A. (1995) *World Mental Health*. Oxford: Oxford University Press, pp. 87–115.

[35] National Center for Health Statistics (2004) *Health, United States, 2004*. Atlanta: Centers for Disease Control, pp. 4,17–18.

[36] Elliott, C. (2004) Pharma goes to the laundry: Public relations and the business of medical educa-

tion. *Hastings Center Rep.* 34(5), 18–23.

[37] Claridge, G. (1970) *Drugs and Human Behaviour*. London: Allen Lane, p. 231.

[38] Wellcome Institute for the History of Medicine (1985) *Morbid Cravings: the Emergence of Addiction* (catalogue). London: Wellcome Institute for the History of Medicine, pp. 11–27.

[39] Wellcome Institute (1985) *Morbid Cravings: the Emergence of Addiction* (catalogue). London: Wellcome Institute for the History of Medicine, p. 28.

[40] Burr, A. (1984) The ideologies of despair: a symbolic interpretation of punks' and skinheads' usage of barbiturates. *Soc. Sci. Med.* 19, 929–38.

[41] Plummer, K. (1988) Organizing AIDS. In: *Social Aspects of AIDS* (Aggleton P. and Homans, H. eds). Philadelphia: Falmer Press, pp. 20–51.

[42] Gamella, J.F. (1994) The spread of intravenous drug use and AIDS in a neighborhood in Spain. *Med. Anthrop. Q. (New Ser.)* 8(2), 131–60.

[43] Robins, L.N., Davis, D.H. and Goodwin, D.W. (1974) Drug use by US army enlisted men in Vietnam: a followup on their return home. *Am. J. Epidemiol.* 99, 235–49.

[44] Jackson, B. (1978) Deviance as success: the double inversion of stigmatised roles. In: *The Reversible World: Symbolic Inversion in Art and Society* (Babcock, B.A. ed.). Ithaca: Cornell University Press, pp. 258–71.

[45] Freeland, J.B. and Rosenstiel, C.R. (1974) A sociocultural barrier to establishing therapeutic rapport: a problem in the treatment of narcotic addicts. *Psychiatry* 37, 215–20.

[46] Bourgois, P. (1989) Crack in Spanish Harlem. *Anthropol. Today* 5(4), 6–11.

[47] Baer, H., Singer, M. and Susser, I. (1997) *Medical Anthropology and the World System*. Westport: Bergin and Garvey, pp. 125–58.

[48] Razali, M.S. (1995) Psychiatrists and folk healers in Malaysia. *World Health Forum* 16, 56–8.

[49] Desjarlais, R., Eisenberg, L., Good, B. and Kleinman, A. (1995) *World Mental Health*. Oxford: Oxford University Press, p. 110.

[50] McDonald, M. (1994) Introduction: a social-anthropological view of gender, drink and drugs. In: *Gender, Drink and Drugs* (McDonald, M. ed.). London: Berg, pp. 1–31.

[51] World Health Organization (2004) *Global Status Report on Alcohol 2004*. Geneva: WHO, Department of Mental Health and Substance Abuse, pp. 18–21.

[52] World Health Organization (2004) *Global Status Report on Alcohol 2004*, p. 1, WHO Department of Mental Health and Substance Abuse.

[53] Knupfer, G. and Room, R. (1967) Drinking patterns and attitudes of Irish, Jewish and White Protestant American men. *Q. J. Stud. Alcohol* 28, 676–99.

[54] Kunitz, S.J. and Levy, J.F. (1981) Navajos. In: *Ethnicity and Medical Care* (Harwood, A. ed.). Cambridge: Harvard University Press, pp. 337–96.

[55] McKeigue, P.M. and Karmi, G. (1993) Alcohol consumption and alcohol-related problems in Afro-Caribbeans and South Asians in the United Kingdom. *Alcohol Addict.* 28, 1–10.

[56] Miller, W.R. and Hester, R.K. (1989) Treating alcohol problems: towards an informed eclecticism. In: *Handbook of Alcoholism Treatment Approaches* (Hester, R.K. and Miller, W.R., eds). Oxford: Pergamon, pp. 11–13.

[57] McGrew, J.L. (2005) *History of Alcohol Prohibition*. Schaffer Library of Drug Policy; http://www.drug-library.org/schaffer/Library/studies/nc/nc2a.htm (Accessed 19 March 2006).

[58] Hobbs, T.R. (1998) Managing alcohlism as a disease. *Physician's News Digest*; http://www.physiciansnews.com/commentary/298wp.html (Accessed 21 March 2005).

[59] Couzigou, P., Begleiler, H. and Kiianma, K. (1999) Alcohol and genetics. In: *Health Issues Related to Alcohol Consumption* (Macdonald, I. ed.). Oxford: Blackwell, pp. 84–85.

[60] Griffiths, E., Marshall, E.J. and Cook, C.C.H. (1997) *The Treatment of Drinking Problems*. Cambridge: Cambridge University Press, pp. 284–304.

[61] Miller, W.R. and Hester, R.K. (1989) Treating alcohol problems: Towards an informed eclecticism. In: *Handbook of Alcoholism Treatment Approaches* (Hester, R.K. and Miller, W.R., eds). Oxford: Pergamon, pp. 6–7

[62] Miller, W.R. and Hester, R.K. (1989) Treating alcohol problems: Towards an informed eclecticism. In: *Handbook of Alcoholism Treatment Approaches* (Hester, R.K. and Miller, W.R., eds). Oxford: Pergamon, pp. 7–8.

[63] Baer, H.A., Singer, M. and Susser, I. (1997) *Medical Anthropology and the World System*. Westport: Bergin and Garvey, pp. 73–101.

[64] O'Connor, I. (1975) Social and cultural factors influencing drinking behaviour. *Irish J. Med. Sci.* (Suppl.), June, 65–71.

[65] Greeley, A.M. and McCready, W.C. (1978) A preliminary reconnaissance into the persistence and explanation of ethnic subcultural drinking patterns. *Med. Anthropol.* 2, 31–51.

[66] Thomas, A.E. (1978) Class and sociability among

urban

[67] workers. *Med. Anthropol.* 2, 9–30. Mars, G. (1987) Longshore drinking, economic security and union politics in Newfoundland. In: *Constructive Drinking* (Douglas, M. ed.). Cambridge: Cambridge University Press, pp. 91–101.

[68] Peace, A. (1992) No fishing without drinking. In: *Alcohol, Gender and Culture* (Gefou-Madianou, D. ed.). Abingdon: Routledge, pp. 167–80.

[69] Gefou-Madianou, D. (1992) Introduction: alcohol commensality, identity transformations and transcendence. In: *Alcohol, Gender and Culture* (Gefou-Madianou, D. ed.). Abingdon: Routledge, pp. 1–34.

[70] Hunt, G. and Satterlee, S. (1986) Cohesion and division: drinking in an English village. *MAN* 21, 521–37.

[71] Hecht, S.S. (2003) Tobacco carcinogens, their biomarkers and tobacco-induced cancer. *Nature Rev. Cancer* 3, 733–44.

[72] Jackson, S.H. D., Bannan, L.T. and Beevers, D.G. (1981) Ethnic differences in respiratory disease. *Postgrad. Med. J.* 57, 777–8.

[73] United States Department of Health and Human Services (1984) *A Report of the Surgeon General: Chronic Obstructive Lung Disease.* Publication 84-56205. Washington, DC: Office of the Assistant Secretary for

[74] Health. Centers for Disease Control (2005) *Fact Sheet: Adult cigarette smoking in the United States: Current estimates.* Atlanta: Tobacco Information and Prevention Source; http://www.cdc.gov/tobacco/factsheets/AdultCigaretteSmoking_FactSheet.htm (Accessed 9 March 2005).

[75] United States Department of Health, Education, and Welfare (1979) *A Report of the Surgeon General: Smoking and Health.* Publication 79-50066. Washington, DC: Office of the Assistant Secretary for Health.

[76] World Health Organization (2002) *Fact Sheets: Smoking Statistics.* Manila: WHO Regional Office for the Western Pacific; http://www/wpro.who.int/media_centre/fact_sheets/fs_20020528.htm (Accessed 7 July 2005).

[77] World Health Organization (2002) *World Health Report 2002.* Geneva: WHO, pp.64–65.

[78] Reeder, L.G. (1977) Socio-cultural factors in the etiology of smoking behaviour: an assessment. *Natl. Inst. Drug Abuse Res. Monogr. Set.* 17, 186–201.

[79] Desjarlais, R., Eisenberg, L., Good, B. and Kleinman, A. (1995) *World Mental Health.* Oxford: Oxford

[80] University Press, pp. 231–33. Quintero, G. and Davis, S. (2002) Why do teens smoke? American Indian and Hispanic adolescents perspectives on functional values and addiction. *Med. Anthropol. Q.* 16(4), 439–457.

[81] Marsh, A. and Matheson, J. (1983) *Smoking Attitudes and Behaviour: An Enquiry Carried Out on Behalf of the Department of Health and Social Security.* HMSO.

[82] Doherty, W.J. and Whitehead, D. (1986) The social dynamics of cigarette smoking: a family systems perspective. *Fam. Process* 25, 453–9.

[83] Nichter, M. and Cartwright, F. (1991) Saving the children for the tobacco industry. *Med. Anthropol. Q.* 5, 236–56.

[84] Health Education Authority (1991) *The Smoking Epidemic: Counting the Cost.* London: Health Education Authority.

[85] Anonymous (1986) Tobacco use and world health: a situation analysis. *Bull. Pan Am. Health Org.* 20, 409–17.

[86] Baer, H., Singer, M. and Susser, I. (1997) *Medical Anthropology and the World System.* Westport: Bergin and Garvey, pp. 73–124.

[87] Stebbins, K.R. (2001) Going like gangbusters: Transnational tobacco companies 'making a killing' in South America. *Med. Anthropol. Q.* 15(2), 147–70.

[88] Desjarlais, R., Eisenberg, L., Good, B. and Kleinman, A. (1995) *World Mental Health.* Oxford: Oxford University Press, pp. 91–97.

[89] Whyte, S.R. and Van Der Geest, S. (1988) Medicines in context: an introduction. In: *The Context of Medicines in Developing Countries* (van der Geest, S. and Whyte, S.R. eds), pp. 3–11. Dordrecht: Kluwer.

[90] Ferguson, A. (1988) Commercial pharmaceutical medicine and medicalization: a case study from El Salvador. In: *The Context of Medicines in Developing Countries* (van der Geest, S. and Whyte, S.R., eds). Dordrecht:

[91] Kluwer, pp. 19–46. Nakajima, H. (1992) How essential is an essential drugs policy? *World Health,* March/April 1992, p.3.

[92] Bledsoe, C.H. and Goubaud, M.F. (1988) The reinterpretation and distribution of Western pharmaceuticals: an example from the Mende of Sierra Leone. In: *The Context of Medicines in Developing Countries* (van der Geest, S. and Whyte, S.R., eds). Dordrecht: Kluwer, pp. 253–76.

[93] van der Geest, S. (1988) The articulation of formal and informal medicine distribution in South Cameroon. In: *The Context of Medicines in Devel-*

oping Countries (van der Geest, S. and Whyte, S.R., eds). Dordrecht: Kluwer, pp. 131–48.

[94] World Health Organization (1992) *The Use of Essential Drugs*, WHO Technical Report Series 825. Geneva: WHO.

[95] Antezana, F.S. (1992) Action for equity. *World Health*, March/April, 7–8.

[96] Dobkin de Rios, M. (1973) Curing with *ayahuasca* in an urban slum. In: *Hallucinogens and Shamanism* (Harner, M.J. ed.). Oxford: Oxford University Press, pp. 67–85.

[97] Littlewood, R. and Lipsedge, M. (1989) *Aliens and Alienists*, 2nd edn. London: Unwin Hyman, p. 18.

[98] La Barre, W. (1969) *The Peyote Cult*. New York: Schocken Books.

[99] Harner, M.J. (1973) Common themes in South American Indian *yagé* experiences. In: *Hallucinogens and Shamanism* (Harner, M.J. ed.). Oxford: Oxford University Press, pp. 155–75.

[100] Schultes, R.F. (1976) *Hallucinogenic Plants*. Houston: Golden Press, pp. 142–7.

[101] Kennedy, J.G. (1987) *The Flower of Paradise*. Dordrecht: Reidel.

[102] Rudgley, R. (1993) *The Alchemy of Culture: Intoxicants in Society*. London: British Museum Press, pp. 115–43.

[103] Dobkin de Rios, M. (1999) The *Duboisia* Genus, Australian Aborigines and suggestibility. *J. Psychoactive Drugs* 31(2), 155–161.

[104] Grob, C. and Dobkin de Rios, M. (1992) Adolescent drug use in cross-cultural perspective. *J. Drug Iss.* 22(1), 121–38.

（訳：牛山美穂）

第8章 文化と薬理学── 医薬品・ドラッグ・アルコール・タバコ

儀礼
人間は不幸をどのように解決するのか

「儀礼（ritual）」は，多かれ少なかれすべての社会に見られる特徴のひとつである。それは，それぞれの社会の人びとが，自分たちが生きている世界を祝福し，維持させ，再生させる重要な手段であり，また，その世界を脅かす危険や不確かさに対応する方法でもある。儀礼はさまざまな状況下で起こり，多くの形式と多くの機能を持ち，宗教的な意味合いを含む場合もあれば，ない場合もある。この章では，健康や病い，そして不幸との対峙に関連した儀礼について議論する。

1
儀礼とは何か

人類学者は，儀礼のさまざまな側面を明らかにし，そして，儀礼には参加者にとって重要な社会的・心理的，そして象徴的な意味合いがあることを指摘している。儀礼のポイントとなる特徴のひとつは，実際的な効果のない動作の繰り返しにより構成されていることである。たとえば，毎晩歯を磨くことは同じ行為の繰り返しであるが，それを儀礼ということはできない。なぜなら，歯磨きには歯から食べかすやばい菌を取り除くという特定の身体的効果があるからだ。しかし，もし歯磨きが，たとえば，特定の色の歯磨き粉を使うとか，歯を磨いている間や

その後に祈りの言葉を唱えるというような，その目的に直接的には関わらない他の行為や選択と共に行われているのであれば，このような行為は歯磨きをしている本人にとって特別な儀礼的意味合いをもつ行為であるといえよう。時には，個人的な祈りや，個人による宗教的なしきたり，強迫神経症の人びとに見られる行為のように，行われる一連の反復的行為すべてに何の実際的意味合いも見出せないときがある。しかし，一般的には，人類学者がこのような個人による儀礼的行為にはあまり注目をせず，むしろひとり以上の人間が参加し公の場で行われる儀礼により関心を払っている。

Loudon [1] は公の儀礼を「実践的な効果はもたず，ただ象徴的な，規定され反復される公式の行為の要素，ある慣習の一側面」と定義している。また，「その態度や行為は，その儀礼の状態，とくに参加している者のある特定の社会的状況を語っている」と述べている。ある社会状況下で，儀礼は，とくに人間同士もしくは自然および神秘的世界との関係において，その社会で共有されている価値観を表現し，新たに生み出す。ターナー（Victor Turner）[2] が述べているように，「儀礼とは，もしある社会において一種の統一性が存在しているならば，その文化の構成員が付き合っていかなければならない約束事項の周期的な再確認である」。ターナーは，儀礼にはふたつの機能があると考えている。ひとつは「表出的な機能」であり，もうひとつは「創

造的な機能」である。「表出的な機能」におい
て，儀礼は，ある特定の価値観や文化の立ち位
置を象徴的に描く。つまり，儀礼は，そのよう
な基本的価値観をドラマチックな方法で表現し，
それを参加者や観客に伝達するのである。リー
チ（Edmund Leach）[3] などの人類学者は，儀
礼のこの機能を最も重要であると考える。彼ら
の見解では，ある文化的コンテクストにおいて，
その意味を解読できる者のみが理解できるとい
う言語的な要素を儀礼はもっている。リーチが
述べたように，儀礼が内包しているメッセージ
を解釈する前に，私たちは文化的コンテクスト
について多くを知らなければならない。儀礼の
「創造的な機能」とは，ターナー[4] によると，
人間が現実を知覚するときに作るカテゴリー，
つまり社会構造の基礎となっている軸や，自然
や道徳的秩序の法則を，創造もしくは再創造す
ることである。儀礼は，ある価値観や社会の原
理，そしてどのように他の人びとと関係を構築
していくべきかを定期的に宣言し，また，その
社会の構成員の頭のなかに，共有された世界観
をもう一度創造する助けとなる。

2
儀礼の象徴性

「象徴（symbol）」を利用することにより，儀
礼の表現的であり創造的である機能が達成され
る。象徴の利用とは，儀礼において見られるあ
る特定のモノ・衣服・動作・ジェスチャー・言
葉・音・歌・音楽・香りや，それらが現れる順
番などが例として挙げられる。ターナーは，と
くに治療の儀礼に使われる象徴の形式や意味を
調査した。彼によれば，とくに文字使用以前の
社会では，儀礼はその社会についての情報を蓄
積し伝達するという重要な機能を備えている。
それぞれの儀礼は象徴の集合体であり，それは

「伝統的知識の倉庫」のような役割を果たしてい
る。儀礼で利用される象徴は「多声的（multi-
vocal）」，つまり，同時にたくさんの事柄を表現
している。このため，ターナー[4] は，それぞれ
の象徴は「倉庫の一区画」であり，そこには情
報が最大限に詰め込まれていると述べている。
ひとつひとつの象徴は複数の顔をもっており，
それぞれの顔が「その儀礼が行われるコミュニ
ティに存在している一連の価値観，規範，信仰，
情操や人間同士の関係性に呼応している」この
ように外から儀礼を観察しているものにとって，
象徴には目でみえているもの以上の意味がある。
それぞれの象徴はそこに参加している人びとに
あらゆる種類の連想を引き起こす。象徴は，ど
のように社会が構成され，自然や神秘的世界を
理解しているかといったその社会に存在する価
値観を伝えている。これらの価値の再確認は社
会が危険な状態や不安定になっているとき，つ
まり社会が事故，飢饉，戦争，死，深刻な人間
関係でのトラブルや病いなどの不幸により彼ら
の世界が危険に晒されていると恐怖を覚えると
きにとくに有効な働きをする。

上で述べたように，儀礼的な象徴は，使われ
るコンテクストにおいてのみ「解読」されるで
あろう。たとえば，病院の白衣はスーパーマー
ケットで着られているそれとは異なる種類の連
想を生む。両方の場合において白衣は衛生的な
理由により着られているが，そのコンテクスト
がその他の多くの意味をつけ加えているのだ。
治療現場で医師によって着用される白衣は，儀
礼的象徴とみなすことができるであろう。この
場合，白衣は衛生を守りほこりや汚染を避ける
という実用的な意味がある一方で，そのほかの
意味も数多く含んでいる。医療現場にいる人び
と（医師，看護師，患者）にとって，白衣は一
般的に医師がもっている多くの属性を象徴化し，
表現するものである。これら属性のいくつかを
表9.1に記載した。白衣という象徴がもつ多声
的な力は，特許薬のテレビや新聞における広告

表9.1 儀礼的象徴としての医師の白衣から連想される属性

医学的な訓練
医学を実践するためのライセンス
専門的団体と応対することが可能
医療専門家のひとりである
専門的で入手しがたい知識の宝庫
以下のような権限をもつ：
　病歴を聞く
　患者の人生の深細部まで聞き取り，身体を検査する
　さまざまな検査を課す
　薬や他の治療を処方し，生きるか死ぬかの決定に関与する
　時には患者の意思に反しても，患者を入院させる
　医学の階層構造で下に位置する人を支配する
ケアへの姿勢，苦難の回避
概念や技術への科学的態度
守秘義務
信頼性，合理性
感情，性欲からの乖離
清潔
敬意と上流階級
高収入
病い，苦悩，死の起こる状況に慣れ親しんでいる

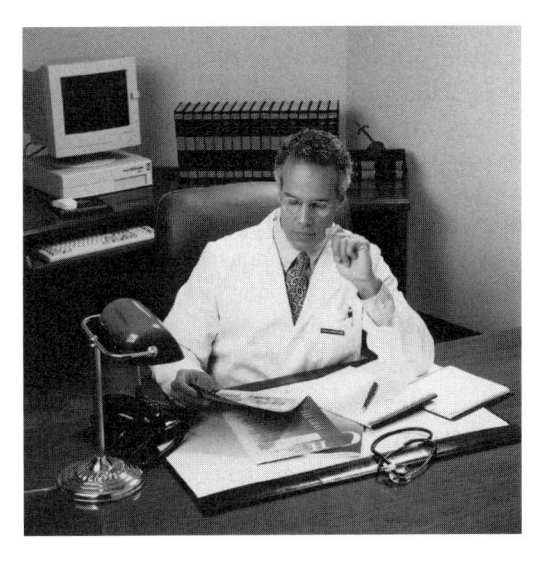

図9.1 医師の白衣：医学の治療における力を強力に見せつけることのできる儀礼的象徴（出典：©Corbis MED, 2016の許可を得て転載）

においても幅広く使われている。これら広告のなかで「専門家」が着用する白衣は，その薬の「科学性」や「信頼性」を象徴的に表しているのだ（図9.1参照）。

　同様に，衛生上の重要性はとくにないけれども，医療事務員や受付で働く人も白衣を着る場合がある。その白衣は（周縁ではあるけれども）治療を担う専門家の側にいることを象徴し，医師がもつ属性の一部を自らも担っていることを示す。しかし，白衣は看護師や技師などのコメディカルに幅広く着用されているために，治療現場にいる人びとに医師であるという象徴的メッセージを十分に伝えるには，聴診器や肩書きの記された名札などの副次的な象徴が必要となる。

　さまざまな象徴は一体となり白衣を着用しているものについての情報を伝達し，「医師」はどのように白衣を着用し，振る舞うべきかについてのイメージを伝達する。これら象徴は医師ひとりひとりを表すというより，むしろ科学やテクノロジーの力を患者の利益になるように使うグループの公的な治療専門家としての属性を表す。このように各々の医師は，白衣や聴診器のような強力な影響力をもつ医学の象徴を用いており，これは非西洋の治療者が宗教的象徴やさまざまなモノ（植物・お守り・水晶球・聖文・彫像など）を使用するのと同様である。このように，これら象徴の利用により社会の幅広い価値観が，直接医師と患者の関係性にもち込まれるのだ。

　英国では，米国や他のヨーロッパの国々と違い，たいていの一般開業医や多くの病院の医師は白衣を着用しない。この場合，服装の他の要素がより重要な儀礼的役割を担う必要がある。イングランドで行われたある研究では，患者の64％が，医師の服装は彼らがそれら医師の技術を信頼できるかどうかに関わると述べている。この調査の協力者は，自らの家庭医（general practitioner：GP）があまりインフォーマルな格好ではなく，伝統的でフォーマルな服装をすることを望んでいた。男性の場合はスーツにネクタイであり，女性の場合は白衣が好まれた。英国で行われた子どもたちの研究では，フォーマルな服装の医師は親しみにくいが有能であると見られ，逆にカジュアルな服装の医師は親しみやすいが技術的には劣ると見ていることがわかった。

ターナー[4]は「意味の分極化（polarization of meaning）」という儀礼のシンボルのもつもうひとつの属性を指摘した。これは，相反するふたつの多声的シンボルが，ひとかたまりでそれぞれの意味の関連性を示していることである。一方の極では，そのシンボルは「社会的および道徳的要素」に関連し，もう一方で「身体的要素」に関連している。そのようなシンボルの利用は治療的儀礼や社会的移行に関連する儀礼に見られる。たとえば，女子の初めての月経，つまり初潮を，特別な儀礼によって徴づける社会がある。その儀礼において利用されるいくつかのシンボルは，身体的出来事（初潮）と，成人であり生殖能力のある女性としてコミュニティの一員に新しく加わるという社会的出来事の両方に関連づけられる。そのシンボルは人間の肉体的段階と社会的段階の「橋渡し」としての役目を果たすのである。出産・妊娠・結婚・死などがこれら段階に含まれるであろう。これらシンボルの働きは，もし何のチェックもされないままやり過ごされれば社会的に問題となるような身体的変化（とくに妊娠）を，社会的な統一の保持のために働いている法律や価値観と結びつけておくためのひとつの方法である。ターナーが述べたように，「強烈な人間の生理的な欲求や感情のなかに存在する反社会的な要素は，儀礼のなかで剥ぎ取られ，儀礼中にある規範的な秩序と関連づけられる」。西洋の世界では，出産・妊娠・死に関連した，かつて見られた多くの儀礼はすでに存在しない。これは，このような人生

における大きな変化が，身体的意味をはるかに超えた意味合いを与える儀礼的な象徴性を失ってしまったことを意味する。それに対して多くの非西洋社会では，身体的変化はシンボルを介してさらに大きな社会的・宇宙論的な出来事と結びつけられる。たとえば妊娠は単に身体的出来事ではなく，「女性」から「母親」へという社会的移行を意味する。死は身体的出来事であるが，同時にそれは祖先として「生まれる」ことを意味することがある。

Ngubane[9]は，南アフリカの「ズールー（Zulu）」の人びとが癒しの儀礼で利用するシンボルをたとえに取りながら，儀礼のシンボルの多声的で二極的な側面を描いた。ズールーコミュニティの薬の利用でもっとも重要であると考えられているのは，その薬理学的特長ではなく色である。このような色の象徴的認識は，薬が予防目的や，治療しようとしている病いに超自然的起源があると考えられているときに，とくに重要となる。ズールーでは薬は「黒（Mnyama）」，「赤（bomvu）」，「白（mhlope）」にそれぞれ分類され，それぞれに身体的・社会的・宇宙論的（神話的）な観点からさまざまな意味がつけられている。「黒」は，夜・暗闇・排泄・汚染・糞・死・危険といった意味がある。排泄行為・排泄物・死は反社会的であるとみなされ，それらは通常社会の目につかないところになければならないと考えられている。また，夜は人びとが見えないときであり，また人びとが通常の社会行為を休止するときである。夜には，病人はより悪くなり，邪術師はより活動的になると言われる。祖先の霊は夢のなかで子孫を訪ねる。つまり，夢は死んだ人間とコンタクトを取ることができるポイントなのである。Ngubane[9]が述べたように，睡眠は人びとが意識的な生活から離れるミニチュア的な死であると見なされているのかもしれない。それに対して，「白」は人生の良いこと，健康や幸運を象徴する。「白」は，昼間や食事や社会的行為など昼間に起こる出来事を表す。昼間には，人びとは社会的活動に参加し，自らの人生を生

きる。「赤」は，日の入りや日の出のように，白から黒もしくは黒から白への移行を示す。「赤」は中間地点であり，わずかに白より危険で黒よりは安全である。また「赤」は，成長・再生・生まれ変わりなどの移行や変換の状態を示す。移行時における血液との関係性（出産や致命的な傷）もここでは見られる。病いの人間を治療する際に，ズールーの伝統では治療者は人間と環境のバランスによって成り立っていると見られている健康を取り戻そうとする。この治療は，赤や黒の治療法を使い身体から悪いものを追い出し，そして白の薬により身体を強くするという方法により行われる。これらの薬は，黒・赤・白という決まった順序で使われる。この順序には，病いから健康へ，夜の暗闇から昼間の明るさへ，危険から安全へ，非社会的行為から社会的行為へ，という移行を達成しようとする意味合いがこめられている。Ngubane は次のように描写した。

昼間は人生，健康をあらわしている。神秘的な意味で，病気になることは昼間から日没の薄暗さへ，そして夜へと移行してゆくことと結びつけられる。治療者は黒の薬を使い患者を神秘的な暗さから救い出し，赤の薬により日の出にみえる赤く染まった薄明のなかに連れ出し，白の薬により昼間と人生に連れ戻すのである[9]。

3

儀礼の種類

非常にたくさんの私的な儀礼がある一方で，人類学者は大まかに3つのタイプの公的な儀礼がみられると述べている。

1. **年中行事**：時間的な流れのなかで行われる儀礼
2. **通過儀礼**：社会的移行時期に行われる儀礼
3. **危機儀礼（機会儀礼）**：不幸な出来事が起こった際に行われる儀礼

3.1. 年中行事

時間的儀礼は，時の流れのなかで訪れる，季節の変化や，月・週・日の移り変わり，お祭りの日や聖なる日を祝う。その儀礼を行うグループのアイデンティティや世界観は，象徴的にそのときの流れのなかで起こる出来事と結びつけられたり，時間のサイクルのなかのある一定のポイントに位置づけられたりする。たとえば，収穫祭・夏祭り・クリスマス・イースターのような神聖なる日や，サンクスギビング・英霊記念日曜日のような記念日がこれにあたる。このようなお祭りや記念日は，たいてい季節のサイクルや，月・太陽・惑星の位置に基づいて行われる。このような儀礼において，シンボルは社会的・宇宙的な側面と結びつけられ，社会的組織や，社会の価値観を強化するのに役に立つ。

3.2. 通過儀礼

社会的移行のための儀礼，すなわち「通過儀礼（rite of passage）」は，さまざまな形でそれぞれの社会に存在している。そのような儀礼は，個人の生活における身体的な側面を社会的側面に結びつけ，ライフサイクルにおける変化を社会における社会的地位の変化と結びつけている。妊娠や出産，第二次性徴，初潮，結婚，葬式，重病などがその例であろう。それぞれのステージで行われる儀礼は，その儀礼に参加する個人が，今いるステージから次のステージに移行したことを徴しづける。たとえば，妊娠し，女性が「妻」から「母」に移行するようなことである。Standing[10] が指摘したように，出産にまつわる儀礼的な禁忌や決まりは，行動という観点において，彼女が将来母になることの手助けをし，社会全体のなかで起こる彼女のステータスの変化を意味あるものとする。西欧では思春期における儀礼は未だに存在しており，キリスト教の「堅信式」やユダヤ教の「バル・ミツ

バ（Bar Mitzvah）」のように，子どもから若年成人への移行を徴づける。洗礼や命名式，割礼等の誕生に関する儀礼も，生物学的な誕生に続いて社会的な誕生（新たに社会の一員となること）を徴す。

リーチ[11]はこのような儀礼の起源として，モノや行為を区別しそれぞれに名前や境界を設けることによって「カテゴリー化」しようとする人間の傾向が考えられるとしている（第1章参照）。「私たちは，言語的であれ非言語的であれ，モノや行動を区別するためにシンボルを使うときに，『本質的』にはつながっているフィールドに人工的な境界を設けている」とリーチは述べている。これらの「認識的にはつながりのあるフィールドに設けられた境界」は，曖昧さや危険といった感覚によって特徴づけられる。さまざまな定義やカテゴリーの中間にモノや行動が存在しているとき，たとえばそれらが魚でも家禽でもないとき，それらは居心地の悪さや困惑の元になる。このような感覚は，とくにそのようなものに対してよりはっきりとした区別をつけたい人びとのなかに顕著に現れる。リーチによれば，これは個人が人生のなかで得る，「子ども・成人・母・未亡人」といったさまざまな社会的アイデンティティにも応用できる。個人がこのようなアイデンティティの間を移行しようとするとき，この個人は「社会的時間の喪失」のなかにいるとみなすことができ，それは傷つきやすく「異常」で，本人にとっても他人にとっても危険な時期である。このため，このような移行期には特別な儀礼が用意されており，それによってその移行時期は徴しづけられ，さまざまな儀礼的禁忌や監視が個人と社会を守ることとなる。たとえば，多くの西欧の結婚式の儀礼が不運を避けるために執り行われる。新婦は新郎に結婚式の前夜会ってはならないとか，彼女はもはやどんな危険にも犯されないと完全にみなされる結婚式の段階まで，ベールをしていなければならないといった儀礼だ。多くの非西欧
社会では，傷つきやすいと考えられている移行期間は数か月，時に数年続くときがある。

リーチ[11]の考えでは，どのような社会でも，大半の儀礼は「ある社会的ステータスからもうひとつのステータスに移行し，そこに存在する社会的境界を越えるとき」に関連しているときに起こる。このような状況下において儀礼はふたつの機能をもつ。まず「ステータスの移行を宣言すること」，そして「神秘的にその移行を引き起こす」ことである。その儀礼の参加者にとって，その移行はその儀礼なしには引き起こされないものである。

3.2.1. 社会的移行に存在する段階ステージ

ファン・ヘネップ（Arnold van Gennep）[12]は，人生の節目となる出来事に存在している通過儀礼には3つの段階があると述べた。それらは，「分離（separation）」，「移行／過渡（transition）」，「統合（incorporation）」である。はじめの段階では，該当人物は自らの通常の社会的生活から切り離され，多様な儀礼やタブーによって時間が分離される。そして，移行の段階を通過すると，統合の段階に入り，そこではさまざまなお祝いの儀礼が行われ，その個人は通常の社会に戻ってゆく。この最後の段階は，しばしば儀礼的水浴やその他の象徴的浄化により徴しづけられる。ヘネップとリーチの研究によれば，このような社会的移行における3つの段階を図9.2のように表すことができる。

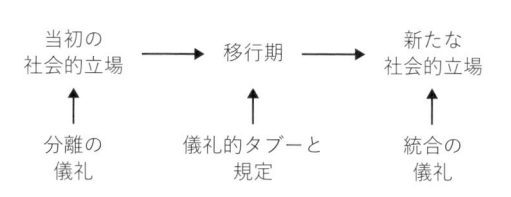

図9.2 社会的移行儀礼

第9章 儀礼──人間は不幸をどのように解決するのか

3.2.2. 妊娠と出産の儀礼

　すべての社会において，妊娠と出産は単なる生物学的出来事以上の意味がある。第6章で述べたように，これらは女性の社会的地位が「女」から「母親」に移行するという社会的出来事でもあるからだ。妊娠の間，女性はこのふたつの社会的地位の間に位置する。このような不確定な地位に置かれ，女性は往々にして，曖昧で社会的に異常であり，外界からの危険にさらされやすく，時に他人にも危害を及ぼすとみなされる。多くの伝統的社会では，妊娠した女性は通常の社会的生活から退き，他の人びとからいくらか距離を置き，食事や衣服や行動に関するある特定のタブーにしたがって生きる。このようなタブーは妊婦を守るために存在しているが，それだけではなく，妊婦が移行の段階にいることを徴づける役割もする。時に，これらのタブーは出産後も継続されることがある。たとえば，南アフリカのズールーでは，出産後の出血が止まるまではずっと傷つきやすい状態にあると考えられている[13]。さらに，この血液は夫の精力や畑の作物，家畜にまで害を与えると考えられている。

　近代の西洋産科学に関連する多くの慣習や考え方にも，儀礼的象徴や重要な儀礼的要素があると見ていいだろう[14]。そして，ここで使われる儀礼的シンボルとは，医学や医療技術のなかに存在している。これらのシンボルを通して妊婦やその家族に伝えられる文化的に特徴的なメッセージの詳細は，第6章ですでに述べたとおりである。全体的に見て，西洋の妊娠や出産は，世界の他の地域と同じように，西洋独自の方法で儀礼化されており，Kitzinger[15]はこれに関して次のように述べている。

　洗礼や割礼，名づけの儀礼，母になったばかりの女性やその子どもの隔離，出産女性のために行われる出産感謝の礼拝，出産後の性交禁止，そして出産後の検査でさえも，母と子が安全に自らの社会的居場所を構築し，そしてもはや危

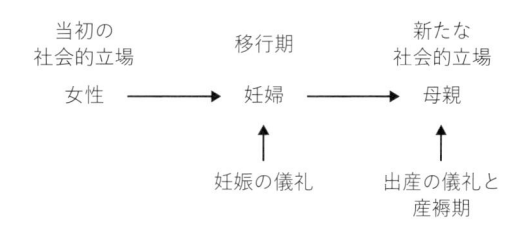

図9.3　妊娠と出産における儀礼

険ではないとみなされるまでになされる複雑に入り組んだ継続的なステップであると往々にしてみなすことができる。この妊娠と出産における3つの主要なステージは，図9.3のように描くことができる。

3.2.3. 死と服喪の儀礼

　エルツ（Robert Hertz）[16] は，社会的移行の儀礼のひとつである死と喪に関する儀礼の調査を行った。エルツは多くの社会の葬儀の慣習を調査し，多くのさまざまな共通点を見出した。まず，たいていの社会には実質的にふたつの種類の死が存在している。ひとつが「生物学的死（biological death）」な死であり，もうひとつが「社会的死（social death）」である。これらふたつの死の間に横たわる時間的間隔は，数日であったり数か月であったり，時に数年であったりとさまざまである。生物学的死は人間という有機体の終焉である一方で，社会的死はある人間のもつ社会的なアイデンティティの終焉とみなすことができる。社会的死は，葬儀を含めた一連の儀礼において確認される。葬儀は，社会の成員であった故人に別れを告げ，その故人がいなくともコミュニティを正常に機能させるために行われる。エルツは，たいていの非西洋社会における死は，ひとつの出来事としてとらえられるものではなく，時間をかけてゆっくりと個人を生者の世界から死者の世界へ送るプロセスであると述べている。同時に，それは生きている人間からすでに亡くなった祖先へという社

会的アイデンティティの移行でもある。生物学的死と最終的な社会的死の間の期間は，死者の魂は部分的にはまだ社会の成員であり，埋葬されず自由にさまよい歩いているため他の人びとに危害を与える可能性がある。この間，死者の魂は行き先の定まらない不安定な状態にあると考えられることが多い。この移行期間において死者の魂は，とくに遺族に対して，依然として社会的な権限をもつ。よって，故人の家族・親族は決められた儀礼を行い，特別な衣装を着て，通常の日常生活から退く。死者の魂と同じく，遺族もまた，社会的に不安定な状態に置かれ，その状態は彼ら自身にとっても他人にとっても危険なのだ。多くの文化では，未亡人の再婚が夫の死後一定期間禁止されている。エルツのモデルによれば，夫の社会的死が完全に完了しておらず，もしくはその完了後しばらくの間さえも，未亡人は元の夫の魂と婚姻状態にあり，移行期にあるとみなされるからである。

遺体の処理にはさまざまな方法がある[17]。チベットの天空葬（sky funeral）では，遺体の手足を切り離し，死肉をハゲワシなどについばませる。火を神聖視するインドのパルシー教徒は，火葬せずに遺体を「沈黙の塔」に安置する。マレー半島の島々では，遺体は手早く仮埋葬され，腐敗し，数か月から数年後の最終の葬儀の際に埋め直される。この仮埋葬と本埋葬の間，死者はかつて暮らしていた世界にまだ属していると考えられている。人びとは，最終の葬儀で本埋葬が行われるまで毎日2回，死者のために食事を運ぶ。最終の葬儀は，死者の魂を生者の世界から分離させ，死者を祖先の住む世界の住人にする。その一方で，移行期にあった遺族は通常の生活に再統合され，死にまつわる特別な禁忌や制約から解放される。最終の葬儀で死者の魂から危険性が取り除かれるため，死者の魂がさまよい歩くような霊的に不安定な状態ではなくなる[16]。

Eisenbruch[18]は，米国都市に住むアフリカ系米国人，中国系，イタリア系，ギリシャ系，タヒチ系，ラテン系，東南アジアからの難民といった異なる社会・文化的背景をもつ人びとが，どのように死者に別れを告げるのかについて述べ，死別において見られる信仰や慣習がいかに多様であるかを示している。英国では，Skultans[19]が異なる文化や宗教をもつ人びとの間にみられる死別の方法の多様性について述べている。たとえば，アイルランドにおける通夜では，死亡した人の親戚が数日にわたる昼夜，饗宴や飲酒をしながら死者の身体を見つめるという習慣がある。ギリシャのキプロスの住民の間では，社会的にパターン化された嘆き悲しむ方法があり，決められた期間，黒服に身を包み喪に服すことになっている。英国における正統派ユダヤ教徒は7日間の服喪がある。遺族は葬儀の後，7日間にわたり自宅にとどまり，弔問客に対応する。死後30日間，喪服を着用せねばならず，余暇を楽しんだり行楽に出かけたりすることは1年間禁じられる。この場合，生物学的死のすぐ後の葬儀から，墓石が奉納され服喪の期間が公的に終わるまで，移行期間は1年間続くことになる。墓石の奉納は，死者が徐々に現世を去るために用意されたさまざまな葬儀の最終の段階とみなすことができる。社会的死は，文化的に決められた段階を経ながら非常に緩やかに進行する。

葬儀に関する実践は，ある程度，死後の世界の存在や特質に影響されている。たとえば古代エジプトでは，高名な人物は，死後の世界やその世界での振る舞い方が書かれた故人のためのガイドブックである『死者の書』とともに埋葬された。したがって，円環的もしくは螺旋的な時間の概念をもち，死者の魂はいずれ現世に戻ってくるという輪廻の概念をもつ文化では，死を円環的なプロセスの一部ではなく一度限りの最後の出来事とみなす文化とは服喪の方法が大きく異なる。

伝統的な死の付添人

　ある社会では，遺体の取り扱いが家族のみにより行われる場合もある。一方で，コミュニティ内の定められた人びとにより行われる社会もある。このような人びとは，「伝統的な死の付添人（traditional death attendants：TDAs）」と名づけることができるであろう。伝統的な死の付添人は葬儀およびそれに続く服喪に必要なすべての儀礼に精通している。たとえば，正統派ユダヤ教徒の間には，ボランティアにより構成されているヘブラ・カッディーシャー（*chevra kadisha*）や葬儀保険組合という集団があり，遺体を処理し埋葬するための儀礼を取り行う役割を果たす。このため，家族や伝統的な死の付添人が遺体を扱うという慣習をもつ社会から移民してきた人びとは，自分たちの文化的背景を知らない専門の葬儀屋が遺体を扱うことを受け入れにくい。しかし近年では，伝統的な死の付添人ではなく専門業者を利用することが増えてきているのも事実である[20, 21]。

死と死のプロセスの「医療化」

　欧米の産業化された社会において，死は誕生と同様に急激に「**医療化（medicalization）**」され，住み慣れた家よりも病院で死ぬことが多くなっている。生物学的死にともなう自然な変化は，今日では不自然であり病理的であるとさえみなされることが多くなっている。多くの産業化社会では，「自然な原因」による死はほとんどみられなくなっている。Kaufman と Morgan[22]によると，米国では今や病院における死は社会的かつ医学的な失敗とみなされるという。そのために遺族は，家族の死は加齢や深刻な病気のせいというよりも，医師の能力不足のせいではないかと疑い，非難してしまうかもしれない。さらに Konner[23]は，人生の質を確保するよりも単に平均余命を伸ばすことに腐心するやり方，とくに病いをねじふせようとする英雄的で攻撃的，かつ不快で痛みをともなう治療を含む蘇生

を批判している。Konner は，ふたつの強烈な事例の比較検討を行っている。それは，多くの針をさされ，チューブにつながれ，周囲をあわただしく動き回る見知らぬ人びとに囲まれ，集中治療室で救急蘇生を受けている米国の半昏睡状態の老人と，ゆっくりかつ威厳をもって家族に囲まれながら自然な死を迎えようとしているインドのガンジス川河岸の街ベナレスに住む女性の比較である。

　米国では，他の西欧諸国と同じように，医療的な介入をしない自然死という概念と，財政面や情緒面の負担がどうであろうとも，強く延命を求める家族や医療者の意向との間に，相当な葛藤がある。たとえば Kaufman と Morgan[22]は，医療テクノロジーを有する多くの米国の病院において，死のプロセスが終わりのない交渉の場になっていると述べている。医療関係者と家族そして死にゆく当事者は，経管栄養や呼吸器，強力な医薬品によって死にゆくプロセスはどのくらい長く引き伸ばされるべきか交渉し続ける。自主性と個人の選択に重きをおく文化の場合，重要な決定は家族に託され，家族は非常に難しい状況におかれる。極度な情緒的ストレスを感じる状況において医療者と家族は，死にゆくプロセスにある者を治療するか否か，蘇生させるか否か，いつ医療的介入を停止し自然な死を受け入れるか，について決定することが求められる。

　死と死のプロセスの「医療化」と「心理学化（psychologization）」（第10章参照）は，遺族の精神状態にも及んでいる。遺族は，標準的な期間と方法で自ら喪の作業を行うことが期待されている。しかしながら，遺族がその悲嘆の強度や持続期間が解消できないほど病理的だと感じているならば，抗うつ薬やグリーフセラピーが用いられ，医療や心理学的対応がなされる。近年英国などの国々では，近親者を亡くした遺族にグリーフセラピーを提供する遺族カウンセラーが急増している[24]。

「死者は決して死なず」

　ほとんどの伝統的社会では，死者は少なくとも社会的もしくは情緒的意味において「本当に」死んでしまうことはない。サハラ以南の大半，アジア，そしてラテンアメリカの各地では，死者は親族の人生のなかに常に存在し，目にみえない家族の一員としてとどまり続ける（第10章参照）。このような社会の一員としての死は，その社会の先祖が生きる世界に誕生することにほかならない。死者はその世界において永遠に存在し，生きている人びとを見守り，守護し，ときに罰するのである。ゆえに祖霊は不可視の社会成員として子孫に強い影響をもつのである。KaufmanとMorgan[22]によれば，死者が生者をつくる。祖先崇拝が非常に一般的な社会では，祖霊を鎮めるために，頻繁かつ定期的に供え物がなされる。祖霊は夢やビジョン，あるいはある儀礼の一部分，伝統的治療師の助けを通して家族と意思疎通する。アフリカのサハラ以南の多くの地域では，祖霊は永続的な社会秩序の守り神であり，道徳律を破った子孫に病いや不幸を与える。メキシコでは，毎年11月上旬に「死者の日（*El Dia de los Muertus*）」が祝われる。墓石のそばで生者と死者が家族の継続性を祝い，共食する[25]。この儀礼はカトリックの「万霊祭（All Souls Day）」と古代アステカ文明の祖先崇拝が混合したものであると人類学者は考えている。ヨーロッパと北米では，墓地や墓石，メモリアル庭園，記念碑の建設は，死者を記念するだけではなく，死者と継続的な絆を保つことでもある。

3つの社会的死の段階

　上記の例が示すように，それぞれの社会や文化において看取りのあり方，服喪の実践や信念は非常に多様である。Eisenbruch[18]は，人間の死に対する悲嘆にはある程度の不変性があるが，それぞれの文化での悲嘆が同じような頻度やプロセスを経て発生するわけではないことを

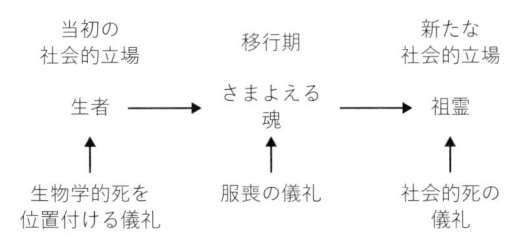

図9.4　社会的死の段階

強調している。3つの社会的死の段階を図9.4に示した。

3.2.4.　誕生と死──社会的な次元と生物学的な次元

　生物学的な誕生と死，そして社会的な誕生と死は，図9.5のようにまとめられるだろう。

　多くの社会において「社会的誕生（sosical birth）」は「生物学的誕生（biological birth）」の後に引き続いて起こり，その完了には数年を要する。成長することは，ある特定の社会において幾度も誕生することである。それぞれの段階において，そのコミュニティの一員としての地位を得るまで，個人は新しい社会的アイデンティティに「生まれ変わる」。西洋社会では「生まれ変わり」は，名前を得ること，そして洗礼もしくは割礼されることから始まる。その後に起こる，学校への入学，思春期の経験，学校の卒業，運転免許の取得，飲酒，性体験，投票という選挙権の行使，財産の相続，就職あるいは大学への入学，結婚，出産なども，社会的誕生の一形式である。

　しかし，社会的誕生が生物学的誕生より先に起こる場合もある。すでに述べたように，人工妊娠中絶に関する議論の中心にあるのは，胎児

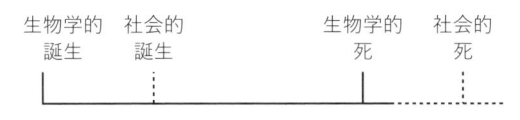

図9.5　社会的および生物学的な誕生と死

は社会的・法的権利がある人格なのか，そして
それは受胎の瞬間から認められるのか，妊娠の
ある時期から認められるのかという論点である。
女性によっては，実際の出産の前に超音波で見
る胎児のイメージが，母体内の胎児の社会的アイ
デンティティを形成するのに役に立つかもしれな
い。この胎児の社会的アイデンティティが母親と
胎児の情緒的・社会的な関わりあいとなる[26]。

　社会的誕生と同様に，「社会的死」は葬儀，服
喪，故人を追想する年ごとの行事といった一連
の儀礼のなかで，生物学的死の後に起こること
が多い。しかし，社会的死が生物学的死より何
年も前に起こる場合もある。この場合，ある個
人は生物学的には生きているが，その個人の家
族の目から見た場合，社会的に「生きていない」
場合がある。たとえば，監獄，老人ホーム，高
齢者病棟，末期療養者のためのホスピス，精神
障害者のための施設に長期にわたって閉じ込め
られている人びと，あるいは認知症を患う人び
とや身体障害者は，生物学的死よりも早く社会
的な死のプロセスを辿っているといえるかもし
れない。多くの社会では退職や失業でさえも，
やもめ暮らしや離婚，子どもを失ったり子ども
に恵まれなかったりしたこと，あるいはエイズ
やがんやハンセン病のような深刻な病気の診断
と同じような社会的死の状況を作り出すかもし
れない。「同一集団内の結婚（endogamy）」を重
視する社会やエスニックグループにおいて，婚
出した者は社会的死を迎え，あるいは正規の成
員ではなくなったとみなされる。このような社
会的死は，それぞれの状況において「ノシーボ
効果（nocebo effect）」を引き起こし，特定の個
人に向けられた否定的な態度は心身の健康状態
に深刻な影響を与える。社会的死の直後に生物
学的死が起こるもっとも極端な例は，ヴードゥー
死などの呪術的・魔術的死である（第11章
参照）。

　現代の医療技術は，死の性質に非常に大きな
影響を及ぼしてきている。重篤な病いに苦しん
でいたり，非常に高齢であったりする人びとの
場合，正確な命の終わりを医師がある程度コン
トロールできるようになっている。生命維持装
置は，生物学的死の期間を広げ社会的死をほと
んど無期限に延期させ，死をある特定の一時点
ではなく幅をもった時間のなかで起こる現象に
転換させた。たとえば脳死の場合のように，医
療技術により昏睡状態を数か月，時には数年も
継続させることが可能となった。これは同時に，
生命を維持する医療機器のスイッチを切ること
によって，医師が患者の命を終わらせることを
可能にしている。このような変化は，私たちの
死に対する見方に大きな影響を与えることとな
るだろう。

3.2.5. 死の儀礼の変容

　死と死別の儀礼は，グローバリゼーションと
急速な社会変化の時代において，変化し続けて
いる。とくに移民社会において変化は顕著であ
る。たとえばLaungani[20]は，英国に移住して
きたヒンドゥー教徒の死別に関する実践が，イ
ンド国内における人びとの実践と比較して変化
してきていると述べた。これらの変化は，死者
を公の場にさらすこと，火葬すること，聖なる
ガンジス河への遺灰の散布に影響している。こ
れまでは，家族成員が死別のために遺体を扱っ
ていたが，今では専門業者がこれを行う。かつ
ては葬儀の時期はより柔軟に決められ，ときに
ヒンドゥー教僧侶によって定められた吉祥の時
間に実施されていたが，英国における火葬は厳
しく管理されたスケジュールにしたがって実施
される傾向にある。にもかかわらず，英国にお
けるキリスト教徒の埋葬と比べて，ヒンドゥー
教徒の葬儀は依然としてよりコミュニティに基
づいており，公的な性格をもち，より強い感情
の表出を許されている。同じような葬儀の実践
の変化は，増加する人口移動や家族の縮小，あ
わただしい時間管理，伝統の衰退をともなって
世界中で起こっている。これらの変化には，次

の日本の事例研究でも確認できる。

事例研究 戦後の日本における 葬儀実践の変容

2003年に，Suzuki[21, 28]は第二次世界大戦後の日本の葬儀実践に関する大きな変容について報告した。とくに戦前の儀礼としての葬儀から，今日の一般的なセレモニーとしての「お葬式（o-soshiki）」への変化についてである。変化は葬儀に関する実践だけではなく，死そのものについての価値観にまで及ぶ。戦前の葬儀は，仏教によって特徴づけられる以上に手の込んだ儀礼であり，はっきりとしたそれぞれの段階を経て実施されていた。当時，死はおもに自宅で迎えられた。葬儀は，コミュニティの大半を巻き込む公的な出来事であり，黒不浄の性質をもつ荒ぶる魂を解き放つことによって引き起こされるという死への畏怖が反映されていた。荒ぶる魂は人びとや神々にとって危険な存在であった。儀礼の目的は，死者の魂を安全に次の世界に導き，荒御霊（あらみたま）から和御霊（にぎみたま）へ変換することであり，生き残った家族やコミュニティ成員との関係を強めることであった。実際の葬儀は，仏教僧侶と近隣の互助組織である講組成員によって実施された。

対照的に現代の日本では，死を迎える場所が自宅から病院に移されてきている。大半の人にとって死は，見知らぬ人びとの間で，なじみのない環境において起こる。葬儀の責任もまた専門業者の手に委ねられ，火葬もより一般的になってきている。伝統的な儀礼は，荒ぶる魂に対して遺された人びとと死者を守ったが，現代の商業的サービスはこの点の関心が薄い。代わりに，火葬の瞬間まであたかも生きているかのごとく，故人の生活と記憶を美化することに重きがおかれている。日本の葬儀業者は，きっちりとした時間管理に従うことによって産業化され，規格化された大量生産モデルとしての葬儀のあり方を採用している。これはつまりSuzukiが指摘する葬儀の「マクドナルド化」である。マクドナルド化した「お葬式」は，伝統的な葬儀とは異なり，効率や予測性，規格化，詳細な料金表によって特徴づけられている。

この日本の事例とは対照的に，葬儀における変化の多くは，より個人化しており，故人と深く関わるようになっている。これらの消費者寄りの葬儀は，多様化した新しい儀礼を含む。たとえば故人が好きだった詩の朗読や楽曲の演奏などである。さらに革新的なことは，たとえばガーナでは故人の職業や好みに関連させて自動車や飛行機，鳥，動物，魚や野菜などのかたちを模して精巧に作り込まれた木製の棺が用いられる場合がある[29]。死者を悼む気持ちは，ネット上のサイバー空間にまで及ぶ。臓器移植のドナーになった人びととの仮想の墓地では，氏名，生年月日，死没年月日，そして生前の暮らしぶりについて知ることができる[30]。そのほかの大きな変化は，とくに産業化された社会において，喪に服すことが少しずつ「医療化」されつつある。たとえば喪に服している人びとのグリーフワークを助け，喪失の痛みをうまく処理することを目的とした，有償または無償のカウンセリングおよびグリーフセラピーが急増している[24]。

3.2.6. 病院の儀礼

癒しの儀礼とは，多くの場合に「病いをもつ人」が「健康な人」に社会的に移行する儀礼でもある。この儀礼には，患者から日常生活を奪い，一定の治療とタブーに従わせる過程も含まれる。もし，患者が回復したならば，もう一度儀礼的に一般社会へ組み込まれる。しかし，この移行過程において患者は非常に脆弱であり，ときには他の人にとって危険な状態にあるとみなされている。病院は，この社会的移行の儀礼がなされる場であるとみなすことができる。入院をする患者は日常生活から離れ，脆弱さと危うさの感覚によって特徴づけられる不安定な状態に置かれる。軍隊や監獄のように，これまでの社会的アイデンティティを捨て去る儀礼を経験する。たとえば，入院用の服に着替えさせられ，病棟では番号により配置され，診断と治療のための「ケース」として扱われる。病院は，

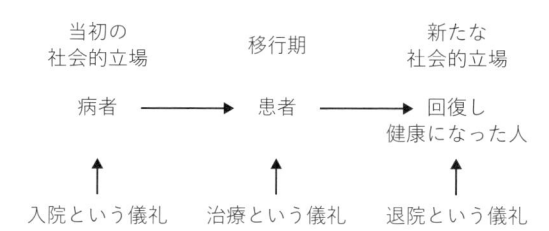

図9.6　社会的移行の儀礼としての入院

集中的な治療と観察を提供し，感染病を患う患者をコミュニティから引き離す。回復したあとは，もう一度自分の服を与えられ，「回復した」もしくは「より健康になった」個人として，新しい社会的アイデンティティをたずさえてコミュニティに復帰する。これはファン・ヘネップのいうところの分離・移行・統合という3つの段階と考えられる（図9.6参照）。医療者は，とくに患者が自分自身のあいまいで異常な社会的ポジションに不安や心配を感じているときには，入院にともなうこのような社会的側面の存在を十分に自覚しておく必要があるだろう。

3.3. "40" という数字がもつ象徴的な力

とくに出産と死に関する儀礼によくみられるが，多くの移行儀礼における興味深い特徴として，40という数字の象徴的な力が挙げられる。Schimmel[31] は，ユダヤ教，キリスト教，イスラム教の宗教的な伝統や民間伝承において40という数字がとくに重要とされていることを指摘する。たとえば，ノアの洪水が40日40夜続くことや，灰の水曜日から復活祭までの間の四旬節の期間が40日であること，イスラム教シーア派の最初の指導者であったアリの教えは40であったことなどが挙げられる。Schimmelは，多くの文化で，40という数字は，待機・準備・浄化・移行の期間を表すと述べる。たとえば，妊娠の期間は40週であり，隔離の期間も40日間である。

多くの集団において，境界的な期間である産褥期の終わりに行われる出産後の儀礼が，出産後40日間もしくは6週間続く。産褥期には母親はまだ宗教的な意味で不浄であるとされているが，この儀礼の終了後，母親は日常生活を再開することが許される。キリスト教の伝統では，2月2日の聖燭節は，イエスの出産から40日経ちマリアにとって出産期間が終了したことを意味する。英国では，女性の産後礼拝として知られる宗教的な社会への再統合の儀礼が過去には行われていたが，現在では産後の6週目の検査というより世俗的な儀礼に変化している。ギリシャ正教会では，新生児とその母親に対する「40日間の祈り（sarantismos）」は現在も行われている。また，メキシコ人やメキシコ系米国人の間では，la cuarentena と呼ばれる40日間の産褥期があり，この期間中，母親は休息を取り，新生児に適応していくことが期待されており，その間，家族のメンバーが家事を行う責任をもつ。このプロセスは中国のコミュニティにおける「坐月子（産後の肥立ち）」と類似したところもある（第6章参照）。イスラム教では，出産後40日間，産褥期の出血（nifas）が納まるまでは性交を行うべきではないとされている。イスラム教を含むいくつかの宗教では，喪に服する期間もやはり40日間続く。

3.4. 災厄の儀礼

これは，事故や重病といった予想もしなかった危機や災厄が降りかかった場合に行われる儀礼である。Loudon[1] はこのタイプの儀礼にはふたつの機能があると述べる。それは，特定の問題を解決するという明示的な機能と，壊れた人間関係を再構築するという潜在的機能である。産業化されていない小規模社会では，儀礼は社会と超自然的世界の間の関係修復の機能も果たす。フォスター（George M. Foster）とアンダーソン（Barbara G. Anderson）[32] はこれらの社会につ

いて次のように指摘している。

病いは，社会関係のなかでのストレスや亀裂の反映であるとしばしば解釈される。このため，治療の目的は病人を健康にするという目的にとどまらない。病いを引き起こした人間関係のストレスが治療されたことを周囲の人びとに示すことによって，病人が所属するグループ全体を社会的に治療することが目的となる。

したがって，病いは社会的な出来事とみなされる。ある成員の病いは，とくにそれが人間関係のいざこざがもとで，妖術や呪術によって引き起こされたとみなされた場合，その集団全体の結びつきや永続性を脅かす。このため，その集団は病いの原因を探し解決することで，犠牲者とその集団自体の健康を取り戻そうとする。その結果，このような治療儀礼は，多くの場合，公の場で執り行われる。これは，医師の診察において患者のプライバシーと医師の守秘義務が徹底的に守られる欧米とは対照的である。このような公の儀礼の目的は，人と人，人と神々，人と超自然的世界との調和を目に見える形で取り戻すことである。

災厄の儀礼はたいてい，診断もしくは災厄の原因を予言する段階と，起こった災厄によって引き起こされた心身の不調の治療および原因の除去という，ふたつの段階に分けることができる。心身の不調が起こった場合，はじめの段階では，病人が属する文化において意味のある言葉を用いて，その状態に名前をつけ分類を行う。これは，どのように災厄が起こったかということと，予想される自然な経過とその予後を示しており，それは治療者，患者，その周囲の人びとに共有される。病いの診断には，文化によって非常に多様な技術が用いられる。それは，神の降霊術から，洗練された診断技術の利用までさまざまである（第4章参照）。たとえば，Beattie[33]は，ウガンダの「ニョロ（Nyoro）」の人びとの間でみられる降神術について描写した。そこでは，預言者がトランス状態に入り，裏声を使っ

た小さな声で「人びとは霊が頭に入ったことを知っており，人びとは霊に尋ね始めた」という意味の特別な言葉を発する。質問は，夫婦間の問題や，泥棒，病いといったさまざまな災厄がなぜ起こったのかという診断に関わるものである。その原因について診断を下し，治療方法を伝えるのは霊であり，霊は預言者の口を借りて公に言葉を発する。これに対して，西洋医療の診断では，おもに患者の身体および感情の疾患のみが注目される。一般的には，神秘主義的で宗教的な信念や社会関係は診断や治療の中心とはみなされない。両方のケースで，これらの儀礼と社会的移行の儀礼は重なり合っている。多くの儀礼が，ファン・フェネップ[12]が示した3段階を通して，病んでいる人を「病人」から「回復者」という社会的アイデンティティへと移行させる。

4

儀礼の技術的な側面

治療の儀礼を考察する際に重要なことは，混在している儀礼的な側面と，実践的もしくは技術的な側面を区別することである。現実的には，このふたつの区別は明確ではない。純粋に宗教的な儀礼が，人間の行動や感情を永久的に変えてしまうという実践的で技術的な効果を生み出すこともある。技術的な側面はしばしば儀礼的側面に織り込まれている。たとえば，投薬，外科手術[34]，吸入，マッサージ，吸角法（吸い玉療法），注射，骨接ぎ，精神療法，助産術といった実践的な技術が織り込まれる。治療において儀礼的な側面ばかりが強調されるいわゆる原始的な社会でさえも，なぜどのように人は病いにかかるのかということ，人間の性質に関する知識，ある種の理論的・実践的な専門技術の習得に関して，治療師の側に鋭い観察と経験が求め

られる。

西洋社会でも，医学的診断や治療は儀礼的な時間や空間のなかで行われる。病院や診察室のように，日常生活から注意深く切り離された特定の時間や空間がある。このような状況では，もっとも技術的だと思われる治療でさえも患者は儀礼的な雰囲気に影響されており，プラシーボ効果にはそれがよく表れている。また，バリント（Michael Balint）[35] が指摘したように，プラシーボ効果において最も重要な「薬」とは医師のパーソナリティである。

5

儀礼の機能

儀礼は，個人と社会の両方に対して多くの機能を果たす。それらがどの視点から見られるかにもよるが，これらは心理的な機能，社会的な機能，そして防御的な機能の，お互いに重複する3つの機能に分類することができる。

5.1. 心理的な機能

予期しない災厄や病いが身に降りかかったとき，儀礼はその原因にある一定の説明を与え，混乱状態から脱する方法を提供する。突然発症した病いは，当事者やその家族を不安や焦りに駆り立て，「何が起こったのか」，「なぜこうなったのか」，「なぜ自分に起こったのか」，「これは危険な状態なのか」と自問自答させる。バリント [36] が述べるように，診察の場では患者は恐怖を感じ，何かを喪失した気持ちになり，健康になりたいと願っている。患者が知りたいことは，痛みと恐怖を与えているその病いは何かということであり，この問いは人の助けがなくては解けない問題である。治療の儀礼（および症状に対するケア）にみられる機能のひとつは，

その患者の文化に沿った病いの説明を行うことである。それは言い換えると，混沌とした症状を，肺炎であるとか「ススト（*susto*）」（第10章参照）であるというように名前を与え，原因を与え，治療を提供し，予後の診断を加えることで，理解可能でその文化に適した症状に変換することである。心理的な側面から見ると，診断それ自体に，理解できないものを理解可能なものに変え，患者やその家族の不確実さや焦りを減らすという治療効果がある。

儀礼はまた，妊娠のような身体的な変化が起こる際にもその不安を軽減する。多くの場合公の場で行われるこの儀礼は，不安定な移行期に際して現れる不安や焦りをコントロールする手助けとなる。Standing [10] は，妊娠の際に生じるすべての危険を一掃することはできないが，一定の儀礼を行いタブーを守ることによって，リスクを最小化するために最善は尽くしたという安心感を得ることができると述べる。診断の儀礼において災いや失敗を事後的に説明することによって，当事者が抱える罪悪感や自責の念が減らされる場合がある。たとえば，コミュニティによっては，奇形児を産んだ女性が，それは第三者が妊娠中に彼女に呪いをかけたからだと説明されることによって，自責の念を取り払うことができる。しかし，テクノロジーに大きく依存している近代の出産儀礼においては，むしろ負の効果の方が大きい場合もあるだろう。女性は人生の非常に重要な時期におかれているにもかかわらず，むしろより不安になり，自らの無力さを感じ，自分の身体をほとんどコントロールできていないように感じるかもしれない [38]。

死別のような極端な危機的状況において，儀礼は一定の行動規範を提供することによって，不安や喪失の感覚を和らげることができる。このような状況下では，皆が何をすべきか，どのように振る舞うべきかを知っており，これはそのコミュニティ内の秩序や継続の感覚を人びとに取り戻させるのに役立つ。また儀礼は，死別を

経験した者が死の事実に向き合い，死がひとつのサイクルの終わりではなく，新たな始まりなのだと捉えることを可能にさせる。段階的な死の事実の受け入れは，明確に定義された儀礼の段階のなかで起こるが，その儀礼の段階は文化によって異なる[18, 39]。多くの西洋コミュニティにおける最も一般的な嘆きの段階は，Murray Parkes[40]によれば「無感覚」から「再統合」への移行であり，これは儀礼的文脈のなかに配置され，それぞれの段階において遺族は必要なだけの社会的な援助と理解を得ることができる。たとえば，一世代前の英国やヨーロッパの国々では，遺族は黒い服や黒い腕輪を身につけていた。この印により遺族は周りの人びとと区別され，特別な保護的な態度を受けることが保証されていた。Skultans[19]は，死別を経験した人びとの死のリスクが高まってきているのは（第11章参照），彼らを保護する機能をもつ儀礼が消滅していっているからではないかと推測している。彼女は，近代の英国の中産階級では次のようなことが起こっていると述べる。死が起こったまさにそのときの儀礼や葬儀は現在も行われており，葬儀には家族が喪服に身を包み集まる。しかし，それに引き続く儀礼はほとんど消滅してしまっている。特筆すべきことは，死別を体験し非常に不安定な状態にある彼らにいかなる行動規範も準備されていないことである。彼らは，非産業化社会で行われているように，死別後のある一定期間社会から隔離されることもなければ，このような危機的状況に際して儀礼的な保護も与えられないのである。

今日では，死別を体験したものの行動や衣服が変化することはほとんどない。そして，その悲しみはしばしば「病理的」であるとされ，抗うつ剤などの薬によって治療されるべきものとみなされる。悲嘆の儀礼はむしろ悲しみの表出を奨励し，悲嘆の期間の終わりを正確に定めている。これは，おそらく悲しみが過剰になったり病理的になったりすることを抑制しているの

だろう。

儀礼はまた，負の感情を表出し緩和させる方法，つまり，精神浄化作用を提供している。これはとくに非西洋の小規模な社会でよくみられる。Beattie[33]が述べるように，儀礼は，小規模な社会では避けることのできない人びとの間で生じるストレスや緊張を表出し緩和する方法を提供している。このような状況下では，儀礼による「安全弁」の機能は個人や社会にとってよい方向に働く。診断や治療は家族や友達，隣人の立会いのもとで行われ，それぞれがその病いの発症にどう関わったかが開かれた場で話し合われ，患者を助けるためにはどうしたらよいかが協議される。欧米の臨床において，ターナー[41]は，もし神経症に苦しむ人びとに関わるすべての人びとが一堂に介し，病者に向けられた歪んだ感情を告白しあい，代わりに自分たち自身に対する病者からの恨みの告白に耐えることができたのなら，病者の神経症は緩和されるかもしれないと述べている。しかし，たいていの場合，そのような感情の浄化は，精神療法医やカウンセラー，精神科医，神父といったひとりの他者だけしかいないプライベートな空間で行われる。

儀礼における心理的な浄化作用の後に犠牲者が新たな社会的グループに加入することがある。その社会的グループとは，「苦悩の共同体（community of suffering）」であり，同じ苦しみを共有する人びとによって成り立っている。オマーンの人びとは「ザール（zar）」という精霊に憑りつかれると，それがもとで精神的もしくは身体的な疾患にかかる。Al-Adawiら[42]は，オマーンの人びとがramsaと呼ばれる1～7日間続く儀礼によって除霊を行うことについて述べる。クライアント（mobtala'a）は，伝統的治療師によって実施される除霊のための長時間の儀礼を経験する。その儀礼は歌，説教，リズム感のあるドラムの響き，断食とともに行われる。たとえ成功したとしても除霊の効果は長続きし

ないと考えられているため，*ramsa*それ自体が加入儀礼としても機能している。儀礼によって治癒された人は同じザールによる犠牲者同士のコミュニティに参加するのである。このグループは，将来ほかの除霊を行う。このグループは，集合的な治療師であると同時に，その成員にとってのある種の自助グループでもある。成員のなかには独自に除霊師になる者もいる。そのため，ザールの犠牲者は癒されるだけではない。彼らは，新たな，そして肯定的な社会的アイデンティティを獲得するのである。

癒しの儀礼は治療者自身の不安や不確実性を軽減するためにも機能する。Bosk[43]は，ケースカンファレンスやグランドラウンド（それぞれの科において行われる専門的な講義）や合併症・死亡症例研究会など，米国の医師によって行われる職業上の儀礼は，医師自身がもつ不安や疑いの念を緩和させ，必要とされる治療上の判断を下すことに役立っていると指摘する。Katz[34]が行った，米国社会における外科でみられる儀礼の詳細な研究も同様の結論に達している。

5.2. 社会的な機能

社会的な機能は心理的な機能と重なり合う部分がある。とくに小規模な社会では，個人間の衝突が社会全体の結びつきを揺るがしかねない。病いの原因をこのような個人間の衝突に帰することで，グループはこの災厄を利用して，衝突を明るみに出し公の場で解決するのである。これが，妖術や邪術のような悪意ある行為に病いの原因を求める社会の特徴である。病いはまた，犠牲者に対して一時的なケアのコミュニティを作りだし，ひとときではあるが以前の敵対関係を過去に葬る役割がある。なぜなら，病いの存在は，死や衰退に対するコミュニティの脆弱性を思い出させるきっかけとなるため，ある成員の病いや死別の後に行われる災厄や社会的移行

（服喪）のための儀礼が，コミュニティの存続と生存を再確認する手助けになるのである。

もうひとつの儀礼の社会的な機能は，社会の基盤となる原理を構築したり再構築したりするところにある。多義的な象徴の利用により社会の基礎となる原理が劇的に演出され，社会成員に再確認される。ターナー[2]によると，社会自体が存続していく様子は，儀礼により描かれて息を吹き込まれたモデルの模倣とみなされる。このように，儀礼は行為をより社会的なものに修正し，利己的な利益と社会全体の利益との間にある緊張を緩和する。色を象徴的に利用するズールーの人びとによる癒しの儀礼では，色は常に黒，赤，白の順に利用される。これは「反社会的」象徴から，移行期を経て，より肯定的な社会的象徴に至ることを表している。またそれは，排出・死・汚れから，生・食・清潔への移行でもある。他の社会における社会的移行の儀礼は，思春期の反社会的な性的衝動を，成人になっていく期間に課される厳しいタブーによりコントロールし鎮める働きをもっている。

5.3. 防御的な機能

心身の不調に関する儀礼は，心理・身体のふたつの側面から参加者を守ることができる。儀礼が病い，死，その他の災厄から生じる不安や不確実性から人びとを守る。それだけでなく，病いにかかった人びとや弱った人びとは儀礼の遵守により感染症といった身体的脅威から守られる。妊娠・誕生・分娩後に行われる儀礼は，とくにそれが日常生活から切り離される場合，女性や新生児を感染や怪我から守るかもしれない。病いにかかった人を社会的移行の一過程として隔離することは，コミュニティ全体への疾患の拡散を防ぐであろう。一方，公の場で行われる癒しの儀礼は，苦悩の分かち合いという効果を及ぼすかもしれない。清浄や浄化の儀礼は，たとえ儀礼的な目的からなされていたとしても，

現実的に防御的な機能を果たす。このような儀礼も汚れや細菌を取り除き，身体を清浄にしておく役割を果たすのである。

5.4. まとめ

本節は，とくに病いや災厄の儀礼においてみられる主要な役割，すなわち心理的・社会的・防御的機能について解説した。もしダグラス（Mary Douglas）[44] の指摘が正しく，産業化された社会が宗教から離れ，共有されている象徴に関与することがなくなっていっているとしたら，不幸や疾患，死に対して個人が適切に対処したり，人生のいくつかの段階をうまく乗り越えたりしてゆくことはますます難しくなっているのかもしれない。

以下の事例研究では，3つのタイプの災厄の儀礼が対比されている。ひとつ目は，非西洋社会における癒しの儀礼である。ふたつ目は，西洋社会におけるプライベートな空間で行われる診断の儀礼である。3つ目は，近年世界のあちこちで盛んになっている，西洋的な側面と伝統的な側面の両方を取り混ぜた新しいタイプの儀礼である。

事例研究 **ザンビアのンデンブの人びとの間でみられる治療の儀礼**

ターナー[41] は，1960年代にザンビアの「ンデンブ（Ndembu）」の人びとにより行われる治療儀礼を描写した。ンデンブの人びとはすべての慢性的，もしくは重症な病いの原因は，邪術師や妖術師による秘密の悪意や，祖先の霊が与えた罰といった社会的なものにあると考えている。親族や家族が互いに協力せずに，恨みあったり喧嘩ばかりしたりしていると，祖先の霊はそのなかのひとりを病気にしてしまう。死や病気，さまざまな災厄は，社会関係のなかに，その調和を崩すような緊張状態が存在しているからであると考えられるため，診断（占い）は公の場で行われ「ある種の社会的分析」という形態をとる。そして治療者は，患者の症状を取り除くとと

もに社会的亀裂も修復しようと試みる。ンデンブの儀礼を執り行う者や伝統的な治療者は *chimbuki* と呼ばれ，犠牲者，親族，隣人立会いの下で占術の会を行う。占い師は，犠牲者の親戚は誰であるとか，周りでどのようないざこざが起こったのか，犠牲者に対する隣人や親戚の噂や評価など，犠牲者の社会的状況をあらかじめ把握している。参加者にさまざまな質問を投げかけ，洞察力に満ちた観察を行うことにより，占い師は犠牲者の社会的状態と犠牲者を取り巻く社会的緊張を理解する。実際の占術は古いすり鉢に入った薬用の水を凝視することによって行われる。これにより，被害を起こしている祖先の霊の「影の魂」を見るというのである。占い師は，祖先が祀ってある神聖な祠の前に患者の親戚を呼び，すべての恨みや患者に対して抱いている負の感情を告白させる。患者もまた，治癒するために村人に対する恨みを公の場で告白する必要がある。この過程を経て，これまで表沙汰にならなかった社会的緊張は放出され，徐々に解決されてゆく。治療は患者の身体への邪悪な影響を取り除くために悪魔祓いの儀礼を含むこともある。また，薬草や他の薬の利用，手技や吸引法も利用され，また，ある薬物が皮膚に塗られることもある。犠牲者とその本人が所属するグループを浄化するため，これらの治療は踊りと歌とともに行われる。ターナーは，これらの儀礼に薬理学的な効果があることは疑っているが，公の場での表現や個人間のいざこざの解決，儀礼の間に犠牲者に注がれるまなざしには，犠牲者とコミュニティの両方に対して心理的な治療効果があると指摘している。

事例研究 **英国における家庭医の診察**

総合診療医や家庭医と患者の間で行われる診察は，ンデンブの場合とは大きく異なるが，それでも治療儀礼のひとつであることには変わりない。家庭医は，国民保健サービス（NHS）の一部であり，家庭医にかかることは無料で制限も設けられていないが，ほとんどの処方については有料である。診察は定められた時間と場所（医師のオフィスや診療所）で，行動，敬意，服装，話し合われるべき事柄についてのルールにしたがって行われる。診療所に入り，受付に名

前を告げ，待合室で待ち，順番に医師に呼ばれ，形式的な挨拶を済ませ，診察が始まる。このようにすべては決められた順序のもとに進行する。Byrne[45]によると，診察の過程には6つの段階がある。

1. 医師と患者の信頼関係の構築
2. 医師が，なぜ患者がきたのかを理解する
3. 医師が自らの言葉や身体を通して検査を行う
4. 医師と患者双方による症状に関する考察
5. 医師が治療やさらなる検査を列挙する
6. たいていは医師側から告げられる診察の終了

　診察の間，患者の症状や疾患の兆候はカルテに記録され，現在の状況は以前の疾患の状況と比較されながら観察される。言葉による診察のうち，「痛みはいつからありますか」とか，「腫れに気づいたのはいつですか」といった質問にはとくに注意が向けられる。フォスターとアンダーソン[46]が指摘するように，このような時系列にそった診断は西洋に特徴的なものである。他の文化では，治療者はさまざまな確認的な質問をすることなしに，患者のすべての状態を把握することが期待されている。家庭医は，病歴を聴いたり身体検査を行ったりすることによって臨床的な情報を得るだけではなく，ンデンブの*chimbuki*のように，コミュニティのなかで長年にわたって集めてきたインフォーマルな知識も利用して診断を行う。そのため，患者の診断は診察のみにより行われるのではなく，患者の環境，家族，仕事，既往歴，行動パターン，近所の社会的・文化的住環境に関する，家庭医の知識によっても行われる。

　診断はプライバシーと守秘義務によって特徴づけられており，そこに居合わせるのはたいていの場合，医師ひとりと患者ひとりである。これは，ふたりの間の儀礼的な情報の交換でもある。症状や不平は患者から医師へと一方向にしか流れず，診断やアドバイスは医師から患者への一方向に流れる。患者は実践的なアドバイスを受け取り（たとえば，1日か2日安静にしなさいというように），処方箋を受け取ったりする。医師と患者の名前が書かれた処方箋は契約に似ており，処方された薬は双方を結びつけている。薬は，患者が家に帰ってから服用されなければならないので（たとえば，7日間，毎食後3回服用しなさいというように），それは，医師の権威が診

察の場を越えて拡張されているといえる。他の癒しの儀礼と同様に，診察も，医師の権威を拡張するように設定された場所で行われる。医師の診察室は，実践的な目的のためにデザインはされているが，診察においてはそれほど使われないものも多く，それらは象徴的な目的も果たしている。たとえば，額縁に入った免許状，聴診器，耳鏡，眼鏡，血圧計，舌圧子，外科用メス，鉗子，針，注射器，たくさんの器具の入ったガラス製のキャビネットと，防腐剤や薬品の瓶，ときには複数ある電話，コンピュータの端末，難しそうな医学書や医学雑誌，大きな机，家族の写真，スタンプ台と判子，以前の患者のカルテの山などがそうである。現在，多くの家庭医は机の上にコンピュータを置いている。コンピュータは診察においてますます重要な役割を果たすようになってきており，現在ではそれ自体が儀礼的なシンボルとなってきている（第13章参照）。

　形式化された儀礼的時間や場所において，患者の雑多な症状は，ある診断名を与えられ，既存の医学モデルのなかで組織立てられていく。処方された薬だけでなく，この状況下における最も力のある薬は医師の治療する力に対する信仰である[23]。

事例研究　南アフリカのトランスカイにおける革新的な伝統的治療師「ドクター・ジョン」

　1991年にSimon[47]は，南アフリカの東部の田舎，トランスカイにおいてみられる「ドクター・ジョン」と呼ばれる，「コサ（*Xhosa*）」の人びとの間でみられる伝統的治療師について調査を行った。ドクター・ジョンは西洋医学で使われるような象徴や技法を利用するが，アフリカの伝統的な治療方法も用いることによってバランスを取っている。村の裏通りに彼の小さな荒れ果てた治療院がある。公式な認定はないけれども，外には「ようこそ。ドクター・ジョン：ホメオパシー医・自然療法医・植物学者」という殴り書きの看板がかけてある。どんなときでも20人から30人待ちであり，待合室に座っている人もいれば，庭の外で立っている人もいる。当座しのぎで作られた待合室の棚には，薬草や球根，干した殻，果皮，ひょうたんが雑多に詰められている。薬草やハーブの入った瓶の多くには，有名なブ

ランド名が書かれており，よく判別できない説明が走り書きしてあるものもある。実際の診断の際は，ネクタイとスーツの上に白衣を着て，緑色の眼鏡をかけた治療者が机越しに座っている（診察室のドアにはドクター・ジョンの診察室と書いてある）。テーブルの上にはキャンドルが二本焚かれており，たくさんの儀礼用のモノがおかれている。たとえばそれは，お香，小さなひょうたん，豆，聴診器，注射器，家庭向けから専門医用のものまで多岐にわたる医学書の山である。アシスタントは古老の女性であり，同様に白衣を着ている。すべての患者は，まず診察室に入ると，気分はどうかと聞かれ，聴診器によって検査をされる。その後，ドクター・ジョンは，診断を助け病気の原因を探るために精霊（*amakhosi*）を招聘する。さらに，最も有効な治療方法を探るために「医学書」を使うと患者に告げる。彼は該当箇所を患者に向かって読み上げ，その意味を患者に翻訳する。効果を強めるため，英語でその該当箇所を何度も繰り返す。そして，紙片（これは処方箋と同等の意味をもつ）に処方を殴り書きし，アシスタントの女性に手渡し，彼女から適切な薬草を受け取るように伝える。この地域の他の伝統的治療者と同じように，ドクター・ジョンも，常にひとつかふたつの薬理学的な物質を処方箋に含ませている。それは，咳止め薬や，アスピリン，下剤もしくはマグネシウムの白粉末を溶かした牛乳であり，彼はこれらを近くの小さな薬棚に保管している。Simonは，西洋とアフリカの治療方法を混ぜ合わせたこと，そしてふたつの医学的伝統を並行利用し，ひとつの治療方法だけにこだわらなかったことが多くの人をひきつけ，ドクター・ジョンをその地域で著名な医師にしたのであろうと推測している。

　治療が成功してもしなくても，ドクター・ジョンの診察室でみられる儀礼的な場は，現代において伝統的治療は変化するものであることを示している。多くの治療方法と同様に，地域社会の伝統的な治療方法も，時代に合わせて変化する概念や実践をともなう，動的で変化する専門的営みなのである。

● 推奨図書

Bryant, C.D. (ed.) (2003) *Handbook of Death and Dying* (2 volumes). Sage.

Katz, P. (1981). Ritual in the operating room. *Ethnology* 20, 335-50.

Kaufman, S.R. & Morgan, L.M. (2005) The anthropology of the beginnings and ends of life. *Annual Review of Anthropology* 34, 317-14.

Kaufman, S. (2005) *And a Time to Die: How American Hospitals Shape the End of Life*. Scribner.

Robben, A.C.G.M. (ed.) (2004) *Death, Mourning and Burial: A Cross-cultural Reader*. Oxford: Blackwell.

Turner, V.W. (1974). *The Ritual Process*. London: Penguin.

● 参考図書・文献

[1] Loudon, J.B. (1966) Private stress and public ritual. *J. Psychosom. Res.* 10, 101–8.

[2] Turner, V.W. (1968) *The Drums of Affliction*. Oxford: Clarendon Press and IAI, pp. 1–8.

[3] Leach, E. (1968) Ritual. In: *International Encyclopaedia of the Social Sciences* (Sills, D.L. ed.). New York: Free Press/Macmillan, pp. 520–26.

[4] Turner, V.W. (1969) *The Ritual Process*. London: Penguin, pp. 48–9.

[5] Dunn, J.J., Lee, T.H., Percelay, J.M., Fitz, J.G. and Goldman, L. (1987) Patient and house officer attitudes on physician attire and etiquette. *J. Am. Med. Assoc.* 257(1), 65–8.

[6] Gledhill, J.A., Warner, J.P. and King, M. (1997) Psychiatrists and their patients: views on forms of dress and address. *Br J Psychiatry* 171, 228–32.

[7] McKinstry, B. and Wang, J. (1991) Putting on the style: what patients think of the way their doctor dresses. *Br. J. Gen. Pract.* 41, 275–8.

[8] Barrett, T.G. and Booth, I.W. (1994) Sartorial elegance: does it exist in the paediatrician–patient relationship? *Br. Med. J.* 309, 1710–20.

[9] Ngubane, H. (1977) *Body and Mind in Zulu Medicine*. London: Academic Press, pp. 111–39.

[10] Standing, H. (1980) Beliefs about menstruation and pregnancy. *MIMS Mag.* 1 June, 21–7.

[11] Leach, E. (1976) *Culture and Communication*. Cambridge: Cambridge University Press, pp. 33–6, 77–9.

[12] van Gennep, A. (1960) *The Rites of Passage* (trans. Vizedom, M. D. and Caffee, G.L.). Abingdon: Routledge and Kegan Paul.

[13] Ngubane, H. (1977) *Body and Mind in Zulu Medicine*. London: Academic Press, pp. 78–9.

[14] Davis-Floyd, R.E. (1987) The technological model

of birth. *J. Am. Folklore* 100, 479–95.

[15] Kitzinger, S. (1982) The social context of birth: some comparisons between childbirth in Jamaica and Britain. In: *Ethnography of Fertility and Birth* (MacCormack, C.P. ed.). London: Academic Press, pp. 181–203.

[16] Hertz, R. (1960) *Death and the Right Hand.* London: Cohen and West, pp. 27–86.

[17] Bryant, C.D. (ed.) (2003) *Handbook of Death and Dying* (2 volumes) London: Sage.

[18] Eisenbruch, M. (1984) Cross-cultural aspects of bereavement. II: Ethnic and cultural variations in the development of bereavement practices. *Cult. Med. Psychiatry* 8, 315–47.

[19] Skultans, V. (1980) A dying ritual. *MIMS Mag.* 15 June, 43–7.

[20] Laungani, P. (1996) Death and bereavement in India and England: a comparative analysis. *Mortality* 1(2), 191–212.

[21] Suzuki, H. (2003) McFunerals: The transition of Japanese Funerary services. *Asian Anthropol.* 2, 49–78.

[22] Kaufman, S.R. and Morgan, L.M. (2005) The anthropology of the beginnings and ends of life. *Annu. Rev. Anthropol.* 34, 317–14.

[23] Konner, M. (1993) *The Trouble with Medicine.* London: BBC Books, pp. 138–60.

[24] Árnason, A. (2001) Experts of the ordinary: Bereavement counseling in Britain. *J. R. Anthropol. Inst. (New Ser.)* 7, 299–313.

[25] Sayer, C. (ed.) (1990) Mexico: *The Day of the Dead.* London: Redstone Press.

[26] Harris, G., Connor, L., Bisits, A. and Higging-botham, N. (2004) 'Seeing the baby': Pleasures and dilemmas of ultrasound technologies for primiparous Australian women. *Med. Anthropol. Q.* 18(1), 23–47.

[27] Jha, P., Kumar, R., Vasa, P. *et al.* (2006) Low male-to-female sex ratio of children born in India: national survey of 1.1 million households. *Lancet* 367 (9506), 211–18.

[28] Suzuki, H. (2003) The Japanese way of death. In: *Handbook of Death and Dying*, Vol. II (Bryant, C.D. ed.) Thousand Oaks: Sage Publications, 656–72.

[29] Secretan, T. (1995) *Going into Darkness: Fantastic Coffins from Africa.* London: Thames and Hudson.

[30] Sharp, L. (2001) Commodified kin: mourning and competing claims on the bodies of organ donors in the United States. *Am. Anthropol.* 103(1), 112–33.

[31] Schimmel, A. (1993) *The Mystery of Numbers.* Oxford: Oxford University Press, pp. 245–253.

[32] Foster, G.M. and Anderson, B.G. (1978) *Medical Anthropology.* Chichester: Wiley, pp. 115–17.

[33] Beattie, J. (1967) Divination in Bunyoro, Uganda. In: *Magic, Witchcraft and Curing* (Middleton, J. ed.). Austin: University of Texas Press, pp. 211–31.

[34] Katz, P. (1981) Ritual in the operating room. *Ethnology* 20, 335–50.

[35] Balint, M. (1974) *The Doctor, His Patient and The Illness.* London: Pitman.

[36] Balint, M. (1974) *The Doctor, His Patient and The Illness.* London: Pitman, pp. 24–5.

[37] Rose, L. (1971) *Faith Healing.* London: Penguin, p. 62.

[38] Davis-Floyd, R.E. (1992) *Birth as an American Rite of Passage.* Berkeley: University of California Press.

[39] Eisenbruch, M. (1984) Cross-cultural aspects of bereavement. I: A conceptual framework for comparative analysis. *Cult. Med. Psychiatry* 8, 283–309.

[40] Parkes, C.M. (1975) *Bereavement.* London: Penguin.

[41] Turner, V.W. (1964) An Ndembu doctor in practice. In: *Magic, Faith and Healing* (Kiev, A. ed.) New York: Free Press, pp. 230–63.

[42] Al-Adawi, S.H., Martin, R.G., Al-Salmi, A. and Ghassani, H. (2001) Zar: group distress and healing. *Ment. Health, Relig. Cult.* 4(1), 47–61.

[43] Bosk, C.L. (1980) Occupational rituals in patient management. *N. Engl. J. Med.* 303, 71–6.

[44] Douglas, M. (1973) *Natural Symbols.* London: Penguin, pp. 19–39.

[45] Byrne, P. (1976) Teaching and learning verbal behaviours. In: *Language and Communication in General Practice* (Tanner, B. ed.). London: Hodder and Stoughton, pp. 52–70.

[46] Foster, G.M. and Anderson, B.G. (1978) *Medical Anthropology.* Chichester: Wiley, p. 119.

[47] Simon, C. (1991) Innovative medicine – a case study of a modern healer. *S. Afr. Med. J.* 79, 677–8.

（訳：磯野真穂，牛山美穂，鈴木勝己）

異文化間精神医学

●

「異文化間精神医学（cross-cutural psychiatry）」は，異なる文化や社会集団における，精神の病いとその治療法の比較研究であり，「文化精神医学（cultural psychiatry）」としても知られる。異文化間精神医学は，医療人類学の主要分野のひとつであり，世界各地における健康と心身の不調の特質を理解するための貴重な情報源となってきた。歴史的にみると，本テーマの研究はふたつの異なる立場の研究者によって実施されてきた。

1. 精神科医：欧米式の教育を受けた精神科医たちは，非西洋世界の各地域で，なじみが薄く奇妙に思われるような一連の精神の問題に遭遇し，「統合失調症（schizophrenia）」もしくは「躁うつ病（manic depressive psychosis）」のような欧米の精神疾患カテゴリーの言葉でその症候群を理解しようと努めてきた。
2. 人類学者：社会・文化人類学者たちは，異文化における正常性と異常性の定義のされ方，パーソナリティ構造の形成における文化の役割，精神の病いの原因や表出の仕方，治療への文化的影響に大きな関心を持ってきた。

これらふたつのアプローチは，このテーマについて異なる視点を導いてきており，精神科医と人類学者は臨床の問題において以下のような

関心を共有してきた。

1. 医療従事者と患者が異なる文化的背景をもつ場合の，精神の病いの診断と治療。
2. 貧困や生活苦だけでなく，移住や都市化，その他の社会変動がメンタルヘルスに与える影響。

異文化間精神医学の焦点は，おもに精神の「疾病（disease）」よりもむしろ精神の「病い（illness）」にある。すなわち，精神障害の生物学的側面よりも，それらに関連する心理学的・行動的・社会文化的な側面が問題にされる。神経梅毒，アルコールによる振戦せん妄，脳性マラリア，認知症のような，その状態が生物学的理由を明らかに持っているときでさえ，人類学者は「文化的な要因」がどのように患者の認知や行動，幻覚や妄想の内容，それらに対する人びとの態度に影響しているのかということに対して最大の関心をもつのである。

精神の病いにおける「文化」の役割は，次のように要約することができる。

- 文化は，ある特定の社会における「正常性」と「異常性」を規定する。
- 文化は，「異常性」と「精神の病い」の間の差異を規定する。
- 文化は，ある病気の原因となり，また病因を説明する論理となりうる。

- 文化は，精神の病いの臨床症状と，その地理的ひろがりや頻度に影響する。
- 文化は，医療従事者を含む社会の人びとが，精神の病いをどのように理解し，分類し，説明し，対処するかを規定する。

1

正常性と異常性

1.1. 社会的行動のスペクトラム

　社会的行動のスペクトラムを，図10.1に示した。この図は，ある社会や文化における，社会的行動に対する理解のあり方を示している。すなわちこの図は，人びとがある行動を「正常（normal）」とみなすか「異常（abnormal）」とみなすか，また，その行動が社会規範やルールによってコントロールすることが「可能」か「不可能」かということ示している。いかなる集団においても，文化によって規定された条件を満たせば，特定の時間と場所において，「異常」な行動をとることが許されている。逆にほとんどの文化では，明らかに社会規範から外れている公共の場における行動形式を，「狂気（mad）」や「悪行（bad）」として非難している。図のよ

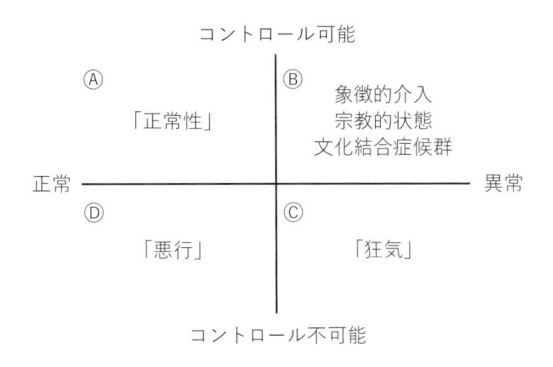

図10.1　社会的行動のスペクトラム

うに，それぞれの社会における集団や個人の認識に従って，社会的行動に関する4つの領域（Ⓐ，Ⓑ，Ⓒ，Ⓓ）が認められる。

　これらの領域は流動的なカテゴリーであり，時間と状況，そして見る人の視点によって変化するスペクトラムである。ある集団での「正常」な行動が，ほかの集団では「異常」とみなされるかもしれない。たとえば，アルコールの消費はさまざまな時代と場所で，正常であったり，道徳的に悪行であったり，精神的疾患の徴候とみなされたり，儀礼や宗教の場面で受容される一部であったりする。しかしながら，Ⓐ「コントロール可能な正常性」，Ⓓ「コントロール不可能な正常性」，Ⓑ「コントロール可能な異常性」の領域に該当するは，その社会の規範に順応しているかどうかは別として，その個人は少なくとも社会規範が何であるかについては自覚している。

1.1.1. 正常性

　「正常性（normality）」の定義は，「健康」の定義のように世界中で大きく異なっており，多くの文化で「正常性」と「健康」の概念は重なっている。健康に関する医学的定義は，人体の生理学的な指標が正常範囲内であることに基づく（第4章参照）。もっとも極端な還元主義者は，精神疾患を診断するさいに，脳機能障害の物理的な徴候に注意を向ける。しかし本章では，とくに正常性と異常性の「社会的な定義」について検証したい。これらの定義は，ある集団内で共有されている信念に基づき，文化的な「正常」と「異常」の一連のルールを提供している。正常性は「多面的」な概念であり，個人の行動に関連することだけでなく，たとえば，着衣・髪型・身体装飾・臭い・衛生状態・姿勢・態度・動作・感情・表情・声調・言語の使用など，すべてが対象となる。さらに「正常性」は，これらの多面的な特性が集まって成立するものである。たとえば，仕事・娯楽・人間関係・社会的

状況のようなひとつひとつのコンテクストに対して適切であることを意味する。たとえば休日に海水浴場で過ごす際の正常な行動は，職場や宗教儀礼における正常な行動とは大きく異なる。

正常の社会的定義（図10.1Ⓐ）は，ある特定の人口集団のなかで決して同一ではない。ほとんどの文化は，異なる年齢集団，ジェンダー，職業，社会的地位，社会内部の文化的マイノリティにとって適切とみなされる幅広い社会規範をもっている。外国人やマイノリティの人びとの正常な行動は，奇妙で，こっけいで，恐ろしいといったステレオタイプな視点で見られがちである。

1.1.2.　コントロール可能な異常性

正常な行動に対する強固な規範をもつ社会では，ある特別な状況で規則が意図的に破られたり逆転して利用されたりして，「異常」な行動が個人や集団のなかで「正常」とみなされることもありうる（図10.1Ⓑ）。外部者には完全に「異常」に見えるかもしれない行動が，いつ起こるか，どのように起こるか，そしてどのくらい長く続くかに関して，その社会では実際に厳しくコントロールされている。このひとつの例を，人類学者は「逆転の儀礼（rites of reversal）」や「象徴的逆転（symbolic inversions）」と呼んでいる。これをBabcock[1]は，言語学的・文学的・宗教的・社会的・政治的な文脈で，文化的規則や価値，規範を逆転し，否定し，無効にするような表現行為としている。社会的束縛からの自由を感じる方法であるが，コントロールされた状況でのみ許されるのである。

集団行動

たとえば特定のお祭り，古代ローマの「バッカス祭（bacchanalia）」，ブラジルやカリブのカーニバルなどの特別な状況では，ときに正常な行動や役割の集合的逆転が起こる場合がある。西洋社会においても，エープリルフール，仮装舞踏会，ハローウィンなどにおいてみられる。ルイス（Ioan M. Lewis）[3]によれば，アフリカ憑依カルトにも同様なことがみられる。この他に，「コントロールされた異常性」の例として，戦争も挙げられるだろう。戦争の状況下では，たとえば殺人などの一般の社会生活のタブーを破ることを兵士たちは許される。公共の場における群衆の「異常」行動のすべては，規律によって厳密にコントロールされ，終了後に「正常」な日常行動へ戻るように参加者は期待される。

個人行動

より個人的なレベルにおいて，標準的な日常生活による「異常」とされる行動は，それがあらわれる文化的背景に照らしあわせて考えなければならない。「異常」とされる行動は，たとえばカーニバルや「逆転の儀礼」における群衆の行動のように，どのようにいつあらわれるかを決定する絶対的な文化規範によって許される範囲内で制御される。多くの文化で，とくに産業化されていない世界で，個人は対人関係のいさかいにまきこまれ，不幸，罪の意識，怒り，無力感などを経験し，「苦しみの表現（language of distress）」という標準化された言語でこれらの感情を表現することができる（第5章参照）。これらの「苦しみの表現」は，純粋に言語的にあらわれる場合もあり，また身体症状として現れることもあれば，衣服・行動・姿勢の極度の変化を含むこともあるだろう。

たとえば西洋的環境において，「呪文をかけられた」，「霊もしくは神に憑依された」，「自分に話しかける祖先の声を聞くことができる」といったことを言う人びとは，欧米式の精神医学モデルによって「精神病的でおそらく統合失調症」だと診断されるだろう。しかしながら世界の多くの場所で，超自然力によって「憑依」されることや，重要なメッセージをもたらす夢やヴィジョンを見ることなどが，人びとによって認められている。たいていの場合，このような現象

はコミュニティにおいて精神の病いの証拠とは考えられていない。このひとつの事例として，アフリカのある地域における「霊的憑依（spirit possession）」があり，心身の不調の原因とみなされている。とくに女性は憑依の犠牲者になりやすい。女性たちにあらわれた症状や行動変容によって，悪意のある病原となる精霊の特徴が明らかになる。

　ルイス[3]がいうように，このような社会では憑依は正常な経験であり，人びとが実際にトランス状態にあるかどうかに関わらず，本人が憑依されたことを感じ，社会の他のメンバーがそれを認めたときに，憑依が成立するのである。多くの人びとは人生のなかで，一度は憑依されることを認識しているが，霊の憑依が「正常」だというわけではない。ある環境下における，ある種の身体的・心理的疾患を説明する，文化的に特異な方法のひとつなのである。これらの社会では，精霊やその憑依を信じることは，正常な出来事として受入れられている。精霊による憑依あるいは妖術のリアリティが，宗教的な観念を成立させているのである。このように，苦痛は悪意をもった霊の憑依もしくは妖術によって引き起こされうると人びとが一般的に信じている場合，霊の力や妖術の力を信じないことは，逆に奇妙で常軌を逸しているとみなされるだろう。このような社会において霊や妖術を否定する人びとを異常とみなすことは，現代の非宗教的な社会において憑依や呪いを信じる者を異常とみなすことと，実際には大差ないだろう。

　憑依は個人レベルでは「異常」な形態のひとつであるが，文化的価値を形づくるものであり，文化的規範によって厳重にコントロールされる。これらの規範は，どのような環境において，誰がどのような方法で憑依されるのが妥当なのかを示すガイドラインを提供する。

　もうひとつの「コントロール可能な異常性」として，「異言の賜物（glossolalia）」という現象がある。この現象は，個人にもたらされた超自然的な力から生じており，人を通して聖なる言葉が語られると信じられている。それは解離であり，トランス状態である。参加者は，目を閉じる傾向があり，体をびくつかせる動作をし，そして倒れるだろう。紅潮し，汗をかき，涙を流すかもしれない。それは，インド，カリブ海沿岸諸国，アフリカ，南ヨーロッパ，北米，そして英国や西インド諸島のペンテコステ派教会における宗教実践の特徴である。米国では，約200万人の「異言の賜物」実践者がいると信じられており，ルーテル派，監督教会，長老派教会といったさまざまな教派を含む。「異言の賜物」は，いつも協会などの特定のコンテクストや，教会活動の特定の時間に起きる，「コントロールされた異常性」の形式のひとつとみなすことができる。欧米式の教育を受けた精神科医にとっては，ある種の精神病の根拠に見えるかもしれないが，そうではない。カリブ海沿岸諸国と西インド諸島の統合失調症患者の研究によると，患者たちは，教会の高度に様式化された儀礼にふさわしい行動ができず，解離行動を十分にコントロールできていなかった。一見すると患者たちは「異言の賜物」を実施したように見えるかもしれないが，実際は文化的にも「コントロール不可能」な状態であり，コミュニティのほかのメンバーからも精神の病いとみなされていた。

　上述したように，スペクトラム上のコントロールされた領域における「異常」行動（図10.1Ⓑ）は，「異言の賜物」，「霊的憑依」，宗教儀礼における幻覚剤の使用，そしてシャーマンの治癒儀礼（第8章参照）のような，宗教的世界観の実践としばしば重なる。後者は，多くの文化でみられる，神聖な民俗治療師である。「霊を自在に扱う能力がある」として知られるシャーマンは，コントロールされた環境や降霊会において自発的に憑依するようになり，コミュニティの災いと病いの原因を診断し治療する。たとえば，南

米アンデス地方の呪術師「ベゲタリスタ（*vegetal-istas*）」は，アヤワスカ（*ayahuasca*）のような幻覚を起こさせる薬物の助けによってトランス状態に入る。欧米の精神科医にとって，トランス中にシャーマンがとる行動は，統合失調症患者の行動に似ていると思うかもしれない。しかしながら，シャーマンは文化的信仰と実践に則って儀礼を遂行しているのである。実際のところ，精神病的であったり統合失調症的であったりする者は，厳格なシャーマン的役割に照らし合わせて「風変わりで，信用できない」者として除外されるのである。

長期にわたって続く「コントロール可能な異常性」の他の実例として，ヒンドゥー教の「サドゥ（*sadhu*）」がある。サドゥは神聖な男性であり，さまよえる苦行者である。すべての物質を所有することを放棄しており，日常生活に必要なものは施しに頼りながら，自身をもっぱら宗教的実践に捧げる。多くの場合，ほとんど全裸で歩きさまよい，その身体には灰が塗りつけられ，髪・髭・爪は長くて伸びたままである。西洋の人びとから見ると，これは「自己放棄（self-negrect）」であり，そうでなければ精神病を患っている証拠にさえ見えるだろう。しかし，サドゥが暮らしているコミュニティにとっては，彼らの修行上の行動は文化的意味をもち深く尊敬される。

「コントロール可能な異常性」に該当する行動（図10.1Ⓑ）のスペクトラムには，「文化に結合した（culture-bound）」または「コンテクストと結合した（context-bound）」精神病も位置づけられる。これらの状態は，ある程度までは社会規範のコントロールのもとに置かれている。たとえば，病いが発生するタイミングと条件は予想でき，病いの症状や行動の変化などの臨床像は予測不可能なものではなく文化によってパターン化されているのである。次に述べる東アフリカの例（図10.1Ⓒ）のような制御不能な精神病とは異なり，文化的に説明可能な原因が常

に見いだせる。たとえば，予期せぬ事故や恐怖のあとの「ススト（*susto*）」や，贅沢な生活様式に対するねたみが引き起こした「邪視（evil eye）」などである。これらの状態は，前述のシャーマンのように寺院や儀礼という正式な状況では起こらないが，文化的要因がその表現や認知そして治療に影響するのである。

1.1.3. コントロール不可能な異常性

社会の人びとが，ある社会行動を「正常」とみなすか「異常」とみなすかの判断基準にはスペクトラム（連続する範囲）がある。たとえば「異言の賜物」や「霊的憑依」，カーニバルなどでみられる行動には，「コントロール可能」から「コントロール不可能」までの異常行動のスペクトラムがあるということである。第8章で述べた，コントロール不可能な飲酒行動（大酒飲み・泥酔）のように，コントロールできない行動こそが深刻な社会問題とみなされ，「狂気」（図10.1Ⓒ）か「悪行」（図10.1Ⓓ）のいずれかにラベリングされる。フォスター（George M. Foster）とアンダーソン（Barbara Gallatin Anderson）[5]によれば，どのような文化においても，文化的に定義される行動のコンテクストによって，「風変わりな，情緒的におかしい，不気味な，奇妙な」といった行動を認識するのである。Kiev[6]によれば，精神障害を示すであろう症状は，制御できない不安，うつ，焦燥，せん妄，現実とのひどく破壊的な接触，自傷他害を含む。Edgerton[7]は，どのような行動が狂気や精神病を構成するのかという一般人の考えを，ケニア，ウガンダ，タンザニアに住む東アフリカの4つのエスニックグループで調査した。その結果，どのような行動が「狂気」とみなされるかというルールに，4つの社会で広く一致する共通点があることがわかった。たとえば，暴力行為，全裸での徘徊，意味不明な話，または，藪のなかに隠れたり寝たりする行動である。それぞれの事例で，何の理由もなく起こったことが重要であった。つま

り，暴力や全裸での徘徊などが，明らかな目的をともなわずに起こったり，確認できる了解可能な外的理由（呪術・邪術・大量飲酒など）を欠いていることである。Edgerson [7] が述べるに，とりわけ統合失調症のような西洋における精神病の定義と，東アフリカにおける異常行動の目録はそれほど著しく矛盾はしない。その文化において，社会規範によって制御不能であり，はっきりとした原因や目的がないとすれば，行動は「狂気」（図10.1ⓒ）としてラベルづけされるのである。比較文化的にみて，「統合失調症」と「双極性障害（bipolar disorder）」のような主要な精神医学的な分類と，それぞれの文化における「コントロール不可能な異常性」はおおきく重なるのである。

1.1.4. コントロール不可能な正常性

　社会規範によってコントロールされないある種の行動は，社会的に望まれず違法と分類されることもあるが，それでも社会的に「正常」とみなされる。これらは，「悪行」か「犯罪（criminal）」として分類される行動（図10.1ⓓ）である。犯罪を犯した人は，有罪ではあっても「正常」とみなされる。規則が存在するところには，どこにでもこれらの規則を破る人がいることを社会は認めている。裁判において弁護士と司法精神科医によって議論される問題は，被告人が社会的規範や法律を認識しているか否か，自分の行動に対する責任をとって行動を正そうとする自覚を持っているか否か，ということであろう。もし被告人がそれらを認識できているならば，犯罪行為として罰せられるに値する。認識できていなければ，精神病として治療するのがふさわしい。

　欧米諸国では，歴史的に一度は「犯罪」として捉えられた行動様式が，のちに「疾病」や「障害」として再分類されたことがある。非嫡出，不登校（無断欠勤），物質依存，自慰，同性愛などである。これらはみな，1952年に発行された

米国における「精神障害の診断と統計マニュアル（Diagnostic and Statistical Manual of Mental Disorders：DSM-I)」において「社会病質的人格障害（sociopathic personality disturebance）」として分類されたものである。このうち同性愛は，1968年に発行されたマニュアル第2版「DSM-II」において「性的逸脱（sexual deviation）」に変更され，最終的に1973年にアメリカ精神医学会によって精神障害の項目から削除された。

1.1.5. 「異常性」の強み

　ある状況下の「異常」行動は，コントロールできるか否かに関わらず，精神的・社会的・経済的な利点としてとらえられることもある。たとえば「仮病」や「心気症」と同様に，「病者役割（sick role）」（第5章参照）を手に入れること，「霊の憑依」に苦しむこと，「妖術」の犠牲になること，もしくは，シャーマン的なトランス状態に入ることなどが含まれるだろう。個人レベルでは，これらの異常行動によって，より多くのケアや周囲の関心，思いやり，社会的援助，もしくは経済的利益さえももたらすかもしれない。集団レベルでは，カーニバルや祭りに参加することは，極めて満たされた，歓喜に満ちたカタルシスをもたらし，コミュニティの結束をもたらすことだろう。

　「コントロール不可能な異常性」が短期間で極端な行動ではない場合は，経済的にも有益であろう。この実例として心臓病専門医が記した「タイプA行動パターン（Type-A Behaviour Pattern：TABP）」がある。積極的で，野心家で，競争心が強く，短気で，常に時間に追われているようなタイプの人である（第11章参照）。タイプAの人は，のんびりしたタイプの人よりも冠動脈性心疾患にかかりやすい傾向がある。しかし，タイプAの人は多くの場合，ビジネスや政治活動，もしくは専門職として早いうちから成功することが多い。そのように考えると，医学書が示唆するように，タイプA行動

パターンは「病理的」だとは言えないだろう。Martin[9] は，現代の米国における経済社会の変化が，ますます新しいタイプの人物像に焦点をあてていることに言及する。それは，起業家精神にあふれ，競争的で柔軟性があり，創造的で周囲の事情によく気がつくという人物像である。このようなタイプの人物は，新しい経済環境において高い価値があるとされる。このような理由から，「躁うつ病（双極性障害）」と「注意欠如多動性障害（attention deficit hyperactivity disorder：ADHD）」は，マイナスの点としてではなく社会に役立つものとして捉え直されている。Martin[9] が述べたように，「躁病的な生き方（manic style）」は米国社会において強く望まれるような人物像に合致する。つまり，変化の兆しをつかむために全体を見渡すことに優れ，あらゆる限界を押しあげて進み，次から次へと飛躍し，未来のためにエネルギーを集中してものごとをやり遂げる人物像である。

2

精神障害の比較

世界のさまざまな地域によって「正常」と「異常」の文化的定義に際立った違いがあるとすれば，異なる集団と社会における精神の病いを比較することは可能だろうか。Landy[10] は，この問題を研究する医療人類学者や異文化間精神医学者が直面するふたつの問いを次のようにまとめている。

1. 行動が「正常」か「異常」かということを，人類に普遍的な感覚をもってして語ることができるのか。
2. 欧米の精神医学の知識や疾病分類にもとづく精神疾患は，文化を超越した普遍的なものなのか，それとも文化的な圧力と状況に

よって強力に形作られたものなのか。

このふたつの問いは，精神の病いが文化の違いを超えて適切に診断され治療されうるか，精神の病いの有病率を異文化間で比較できるか，さらには，なぜある種の精神の病いのパターンが世界のある地域で広く一般的に見られるのか，という難題に解明の光を当てるだろう。

前節で述べたように，「異常」であるかどうかの判断で最も重要なのは，生物学的疾患や感情の状態よりも，むしろ「社会的行動」である。たとえ生物学的な問題があったとしても，精神障害の臨床像や理解のされ方には，文化的要因が影響しているのである。第三世界の多くの地域では，精神の病いは「心の問題」というよりはむしろ「行動の問題」として認識されている。精神の病いを，たとえば妄想のような心理状態をもとに診断しようとする場合，妄想の内容が社会のほかのメンバーと共有されているような地域では診断が難しいだろう。たとえばある文化では，自分に対して呪いをかけてくる隣人を告発する人は，社会的に受容可能であり合理的方法で行動していると理解される。しかし，もし彼が，邪術に対処するコミュニティで認められている方法で告発するのではなく，社会的に認められていない個人的な暴力を行使したとすれば，その人は「狂っている人」もしくは精神異常だとみなされるであろう[11]。一方，欧米式の教育をうけた医師による精神病の診断は，病いを患った人の行動や生物学的な変化（食欲不振，不眠，性欲の低下など），そして心理テストへの反応の評価といった医師自身の臨床的な観察のみではなく，患者の行動が患者自身のコミュニティにどのように受け入れられるかという観点からも行われる。それゆえ，精神の病いを異なる社会において比較する際に，欧米式の臨床的評価を用いた方法と，それぞれの文化の認識に沿った方法がある。

これらの問題の探求には，「生物学的アプロー

チ（biological approach）」，「社会学的アプロー
チ（social labelling approach）」，そして「両者を
組み合わせたアプローチ（combined approach）」
の3つの手法がある。

2.1. 生物学的アプローチ

　「生物学的アプローチ」は，欧米の精神医学
モデルの診断カテゴリーを人類に普遍的に当て
はめることができると考えるものである。文化的
要因による地域の多少の違いはあるものの，人
類には「生物学的」な基礎があるからである。
Kiev [12] の観点では，精神障害の様式は，病気
の現れ方に文化的コンテクストがあるにもかか
わらず，本質的には世界共通である。たとえば，
「統合失調症」や「躁うつ病」といった精神疾患
は人間の生物学的な性質によって様式が決まっ
ている一方で，幻覚と妄想の内容のような精神
の病いの二次的特徴は文化的要因による影響を
受けていると考えるのである。このような観点
から，Kiev [13] は欧米の精神医学モデルの診断カ
テゴリーのなかに，さまざまな「文化結合障害
（culture-bound disorders）」の分類を始めている。
たとえば，東南アジアにみられる「コロ（koro）」
や中央アメリカにみられる「ススト（susto）」，
そして妖術をかけられたと信じるようなことは，
「不安症（anxiety）」の一様式と考えられる。日
本にみられる「神経質（shinkeishitsu）」は「強
迫神経症（obsessional compulsive neurosis）」
であり，「邪視（evil eye）」や「ヴードゥー死
（voodoo death）」は「恐怖症（phobia）」の一例
である。精霊の憑依や，マレーシアにみられる
「アモク（amok）」，そして中国の「邪病（Hsieh
ping）」は「解離状態（dissociative states）」の
一例である。Kiev [13] の意見では，これらの状
態は，新たな独立した疾患ではなく，実際には
欧米社会における既知の疾患に類似したものだ
という。
　この生物学的アプローチは，普遍的な実体（第

5章参照）として疾病を捉える見方に類似して
いるが，欧米的な診断と分類体系を最高位のも
のとしている点で批判されている [14, 15]。さらに
言えば，精神の病いの欧米的な診断カテゴリー
も，欧米という特定の社会と歴史の産物であり，
「文化結合（culture-bound）」，すなわち文化と
密接に結びついたものなのである。それゆえに，
欧米のモデルが人類に普遍的に適応可能なわけ
ではない。クラインマン（Arthur Kleiman）[16]
は，統合失調症を西洋と非西洋社会で比較した
「世界保健機関（World Health Organization：
WHO）」が行った国際的な試験的研究を批判し
ている。彼が主張するのは，この研究が欧米の
精神医学モデルである統合失調症の症候学を使
用しており，この定義が研究結果を歪めている
かもしれないということである。その歪みは，
観察者が観察した行動をパターン化することや，
異文化間のサンプルの均質性を保つためにロー
カルな文化的影響を選択的に除外することなど
による。欧米の統合失調症モデルを世界の他の
地域に適応させることは，クラインマンが言うと
ころの「カテゴリー錯誤」に相当する。すなわ
ち，特定の文化グループのために開発された分
類学的カテゴリーを，他の文化グループに適応
させることの妥当性は確立していない。それゆ
えに，カテゴリー錯誤の危険性は生物学的アプ
ローチに数多く潜在しているのである [17]。カー
マイヤー（Laurence Kirmayer）とミナス（Harry
Minas）[18] が指摘するには，脳の機能障害が強
調されたり，精神疾患の身体的・遺伝学的側面
が強調されたりする，近年の精神医学における
「生物学化（biologization）」の動向が，ますます
この傾向を助長している。
　生物学的アプローチに関するさらなる批判は，
「同一」の精神の病いが，異なる社会では「異な
る」社会的役割を演じる可能性があるというこ
とである。他の文化における精神の病いのエピ
ソードをより完全に理解するためは，常に社会・
文化・政治・経済的なコンテクストについて知

らなければならない。

2.2. 社会学的アプローチ

「社会学的アプローチ」は，社会学者によって展開されたものである。精神の病いを，生物学的事実ではなく「社会的事実（social fact）」として捉えるのである。社会は，ある症状や行動のパターンを逸脱者として捉え，なかでもある特別な逸脱のタイプを「精神の病い」とみなす。この精神の病いというものは，ひとたび診断のラベルが貼られると，そのラベルを外すことは困難になる。Waxler[19] によれば，精神の病いは固有の社会との関係において定義され，普遍的な存在であるとは言えない。社会的引きこもり，活力の不足や悲哀感は，西洋社会において一般的に「うつ（depression）」とラベリングされるが，同じ現象であってもスリランカでは注意を向けられることはなく，ほとんど治療を受けることもない。このように，精神の病いの定義は文化によって特異的である。ラベリングが行われる過程として，ある個人のささいな逸脱行為が「精神の病い」としてみなされることもある一方，逸脱行為としてみなされる可能性のある文化特異的な行為が許容され，このラベリングから免れることもある。そこには，その人の年齢や性別，そして人種や経済的な地位といった，ラベルをつける社会と個人との力関係が存在する。ひとたび人が「精神の病い」としてラベリングされると，精神の病いをもつ者としてふさわしい振る舞いを社会的・文化的に要求される。そして，自らのラベルをはがし患者役割から解放することは，その社会から許されない限り極めて難しくなるのである。

この社会学的アプローチがもつ価値は，精神の病いの症候学において，精神症状がどのように社会的に構成され維持されているのかを明らかにできるということであろう。「社会によるラベリング」という観点からすると，精神の病いはラベリングを決定する社会の価値観によってのみ存在し，あくまでも相対的な概念であり，異なる社会の間で容易に比較することはできないということになる。

しかしこのアプローチは，精神の病いの生物学的な側面，とくに明らかな特徴のある状態（脳腫瘍，アルコールによる振戦せん妄，認知症，脳マラリアなど）を無視しているとして批判されてきている。また，世界中に普遍的にみられる，より重度な精神病を無視しているという批判もある。

2.3. 両者を組み合わせたアプローチ

このアプローチは生物学的および社会学的な観点を統合する，多くの医療人類学者が賛同するものである。この観点では，行動・思考・情動における典型的な重度の障害という，ある種の異常行動が世界に普遍的に存在すると考える。異常行動の形式や分布の多様性があり，文化によって異なるラベルが貼られているが，欧米的カテゴリーの主要な精神病である統合失調症や躁うつ病に相当する状態は世界中で認められている。すでに例示したように，4つの東アフリカの民族的カテゴリーで「狂気」とみなされる行動が，欧米的な定義における「精神病」に類似している。このように，臨床上の現れ方はローカルな文化に影響されているものの，器質的脳疾患からおこる病気と同様に，主要な精神病はすべての社会で認識されているようである。たとえば，ある小規模社会における精神病者たちは，自分たちは強力な妖術師や邪術師によって操られているというかもしれない。一方で，欧米社会では，宇宙人や火星人，そして空飛ぶ円盤に操られていると感じるかもしれない。このような重度の精神疾患を患う人びとは，社会行動のスペクトラムのなかでも「コントロール不可能な異常性」（図10.1ⓒ）に位置づけられるだろう。フォスターとアンダーソン[5] は，文化

を超えた比較は，診断カテゴリーで行うのではなく，「症状のパターン」でなされるべきだと提言している。この視点によって，他の文化の精神病を欧米的診断カテゴリーに合致させてしまう問題点が克服されるのである。

　症状のパターンを比較することによって，さまざまな「文化結合障害」を理解することができ，多くの障害が欧米の精神医学モデルにおける「神経症（neuroses）」もしくは「機能精神病（functional psychoses）」として区分することができるようになるかもしれない。この状態は，とくに神経症的症状や身体症状が大半であり，主要な精神病よりも比較はさらに難しい。それらの多くは，特徴的な症状と行動変化を引き起こす一群であり，特定の文脈や特定の文化の内部で意味をなし，ほかの社会においては同じような意味をもたないことが多い。たとえば，「ススト」のような特別な症状のパターンは，少なくとも英国生まれの英国人にはみられることはない。文化は，「文化結合障害」の臨床上の現れ方のみでなく，病者や家族そしてコミュニティにとっての障害の「意味」をパターン化するのであり，それを西洋の観察者が評価し定量化することは難しい。しかし，Rubel[20]が述べるように，「民族的な病い」は文化のなかにおいて一定の臨床上の現れ方をもっているため，標準的な疫学的手法を用いて定量化し調査することができると，多くの人類学者は考えているのである（第15章参照）。

3

精神医学診断における
文化的・社会的影響

　精神障害の比較には，まずは診断が必要である。近年多くの研究が，精神医学的診断を標準化する難しさを示しており，それはとりわけ異なる国の精神科医の間で顕著である。たとえば「統合失調症」の診断において，臨床診断基準におけるバリエーションが英米の精神科医の間や英仏の精神科医の間で認められてきた。フランスにおける診断カテゴリーのなかで，たとえば「慢性妄想病（délires chroniques）」と「妄想をともなう急性錯乱（bouffées delirantes）」は，米国のアングロサクソン系の精神医学における診断カテゴリーとは著しく異なっている。また，ソビエト精神医学における診断カテゴリーとして「ものぐさ統合失調症（sluggish schizophrenia）」があり，旧ソビエト連邦に限ってのみ用いられていた。このような精神科医の間の診断における不一致は，異なる国同士における罹患率の統計を比較する際の信頼性とともに，精神の病いの治療と予後の両方に影響するので重要である。

　このような診断カテゴリーの国による違いが生じる理由として，精神医学的診断自体がもつ性質が挙げられる。身体医学における「疾病」の診断とは異なり，精神医学の診断技法で明らかにされた場合には，典型的な生物学的な機能不全のような証拠はほとんど捉えられない。一方，生物学的な根拠が存在したとしても，精神医学における特異的な臨床症状とそれを結びつけることは難しい。たいていの精神医学的診断は，ある標準化された心理検査の結果とともに，患者の外見や話し方そして行動に関する医師の主観的評価に基づいている。その目的は，「典型的」な教科書の記述にあるようなよく知られた精神の病いカテゴリーに，症状と徴候をうまく当てはめることである。しかしながらKendell[23]によれば，診断の仕方についての訓練が，精神科医の間での診断の違いに影響を与えるのだという。精神科研修医が出会う患者の多くが，特定の精神障害に関する「典型的」な症状群を持ち合わせていないとKendellは指摘する。その結果，精神科研修医は，臨床指導医がひとつの診断名とみなす患者をみて，それを真似る形で診断の仕方を学ぶことになる。研修中の若い精神

科医は，厳密な教科書による診断分類を使うよりも，指導医の診断分類を手本にする傾向があるというのだ。したがって，精神医学的診断概念は決して安定したものではなく，治療のスタイルや病因論についての考えなど，指導医の特徴的なものの見方に左右されるのである[23]。

このような指導医の与える影響として，Kendell[24] は，精神科医のパーソナリティと経験，診断面接の時間，情報収集の方法と臨床判断などを列挙している。このほかにも，精神科医の偏見や宗教，政治的立場，そして診断が行われる文脈と同時に，精神科医の社会階級と所属するエスニックグループ，「正常性」と「異常性」を定義する文化的背景，などを加えることが可能である。

1968年にTemerlinら[25] によって行われた興味深い古典的実験がある。精神科医と臨床心理士が3つのグループに分けられ，正常な行動を演技するように訓練された俳優に対する面接の録画ビデオを見せられた。ビデオを見せる前に，第1グループのひとりには，「一見神経症的に見えるが実はとても精神病的なとても興味深い人物」であるという，その患者に関する情報が流れるように仕組まれた。第2グループには，「とても変わった人物だが，完璧に健康な人だ」という情報が仕組まれた。第3グループには何の事前情報も与えられなかった。それぞれグループに属するすべての専門家が「患者」の状態を診断するように指示されたところ，第1グループに属する95名のうち，60名は「神経症」か「パーソナリティ障害 (personality disorder)」と診断し，27名が「精神病 (psychosis)」と診断し，そして8名が「正常」だと判定した。第2グループでは，20名全員が「正常」であると判定した。そして第3グループでは，21名中12名が「正常」だと判定し，9名が「神経症」か「パーソナリティ障害」だと診断したのだった。

もうひとつの精神医学的診断における主観的な要素として，診断カテゴリーそれ自体が変化

しやすいといった特性がある。Kendell[26] の指摘のように，カテゴリーの多くは一部が重複する傾向があり，病者は病気が進展する各々の段階で異なるカテゴリーに当てはめられる可能性がある。精神医学における各々の診断カテゴリーや症候群は，確かに「典型的」な臨床所見から成りたっている。しかし，Kendell[26] によれば，うつや不安のように，典型的な臨床所見の多くは，時によって，あるいは人によって，さまざまな姿で現れるものである。一般的に診断のカテゴリーや症候群というものは，鍵となるような個々の症状の現れのようなものではなく，ある病いのカテゴリーを他の病いのカテゴリーと判別するために，時とともに変化し続ける，症状の集合体の全体としてのパターンだと考えられる。

Eisenberg[27] の指摘では，欧米の精神医学の知見は決して一枚岩ではなく，精神の病いに対するいくつもの異なる見解を含んでいる。そこには，生物医学的モデル，力動精神医学的モデル，行動学的モデル，社会学的モデル，といった明らかに矛盾する多数のモデルが含まれている。各々のアプローチは，それぞれ異なる臨床像を強調し，異なる治療法を提案するのである。どのような説明モデルを採用するか，そしてどのような診断名を選択するかは，医師としてのトレーニングの問題であると同様に，その医師の特性も関連しているかもしれない。

3.1. 精神医学の政治的役割

精神医学的な診断名を選択する際に，政治的あるいは倫理的な問題が一部関連してくることがある。たとえば，ある社会において逸脱する行動が，「狂気」であるのか「悪行」であるのかを判断するように求められることもある。このようなことは，欧米社会における裁判の仕組みの一部としてよくあることであり，同性愛やアルコール依存，無断欠勤や肥満症などの判断

にも応用されてきた。精神医学批判を行った Szasz[28] らは，法を犯した者らを精神科病院に監禁することは，「悪行」よりもむしろ「狂気」としてラベルづけすることによって，表向きには治療のためだとしていながら，実際のところは適切な弁護や裁判を受けられなくする別のかたちの処罰であると指摘してきた。犯罪者を精神科病院に監禁する決定をくだす精神医は，社会的・政治的な権力や，同僚の意見，そして自分自身の倫理的な観点や偏見の影響を受けている可能性がある。ある社会では，数多くの政治的な異議申し立てが精神の病いとしてラベルづけされている。支配階級と支持者らは真実を独占することを当然のこととしており，彼らに反対することが明らかな精神病の証拠と考えられるのである。Wing[29] は，支配階級の精神科医たちが，政治的に反対意見を唱える人々を「狂気」としてラベルづけしているさまざまな国の事例を記述している。Merskey と Shafran[22] は，旧ソビエト連邦において，ソビエトの政治システムに異議を唱える人びとが「ものぐさ統合失調症」と診断され，彼らの意志に反して精神科病院に監禁されていたことを報告している。

米国における歴史的事例

このような，政治的な異議申し立てを「狂気」としてラベルづけする行為には長い歴史がある。たとえば米国南北戦争以前の 1851 年に，Samuel A. Cartwright 医師[30] がニューオリンズ医学外科雑誌に，黒人奴隷たちはふたつのタイプの精神の病いに苦しんでいると記している。ひとつは「徘徊症・出奔症（drapetomania）」であり，「労役からの逃亡」が主要な症状であり，奴隷であることから逃れようとするコントロールできない衝動であった。Cartwright 医師は，このような黒人奴隷の精神の病いは，ほかの精神異常と同じような心の病気であるが，より治療がしやすいと述べた[30]。推奨される治療として「奴隷のムチ打ち」が含まれ，「足指の切断」までもが

挙げられていた。もうひとつのタイプの症候群は，「エチオピア型の感覚異常（dysathesia aethiopica）」であり，反抗的であったり，農園を破壊したり，仕事を拒否したりすることを含む奴隷たちの「異常」行動であった。奴隷監視人は，この障害を「悪党行為」と呼んでいた。南部地方の奴隷の支配人たちは，このような行為が奴隷支配による残酷な状況ゆえに奴隷たちが自由を希求しているために起きているのではなく，精神の病いによるものなのだという Cartwright 医師の見解によって安心を得ていたのである。

英国におけるエスニックグループの研究

英国における移民の精神の病いに関する研究で Littlewood と Lipsedge[11] は，精神医学はいまでも社会統制のために使われ得ると述べている。たとえば，アフリカ系カリブ人の社会的差別に対する反応だけでなく，宗教とその他の行動までも統合失調症のエビデンスとして理解されることなどである。アフリカ系カリブ人には統合失調症が高率にみられるが，うつ病の診断は少ない。Littlewood と Lipsedge[11] は，経験的な証拠がなんであれ，黒人の患者はよく統合失調症（奇妙で，理性を欠いており，屋外にいる）と診断され，うつ病（容認可能で，理解可能で，屋内にいる）とはあまり診断されないのは，欧米側からのステレオタイプの見方だと指摘している。そして，移民や貧しい者を扱う際に，社会的な格差を病気として隠蔽してしまう精神医学の機能に警告を促している。しかしながら他の研究者は，英国の精神科医のなかに民族や人種に対する偏見が現存していることを認めながらも，それだけをアフリカ系カリブ人を統合失調症と過剰診断することの要因とみなすことには反論している。たとえば Lewis ら[32] は，1990 年に行われた英国人精神科医 139 人を対象とした研究で，アフリカ系カリブ人に対するステレオタイプの見方と「人種についての考え」のエビデンスを見つけた。英国人精神科医

は，アフリカ系カリブ人の患者を白人の患者に比べて潜在的により暴力的で，薬物治療に不向きで，犯罪行為に走りやすいと見なしていたのである。英国人精神科医は，黒人患者を「大麻精神病（cannabis psychosis）」や「急性反応精神病（reactive psychosis）」と診断する率がより高く，「統合失調症」と診断する率は少なかった。しかしLewisらは，このように精神医学的診断への偏見の影響を明らかにしたものの，「人種」という理由による強制入院や閉鎖病棟管理に関するエビデンスを見つけることはできなかった。

1993年に行ったマンチェスターの精神科病院への強制入院研究で，Thomasら[33]は英国生まれのアフリカ系カリブ人第二世代は，白人よりも統合失調症の率が9倍も高いことを見つけた。しかしこれは，精神医学的な誤診によるというよりもむしろ，おもに貧しい都市の住宅事情と失業率の高さといった社会経済的に不利な点が，統合失調症の高発症率に関連していると考えられた。それゆえにThomasらは，エスニック・マイノリティグループのメンタルヘルスの改善には，社会的な格差の解消と雇用を促進する努力が必要だと指摘した。Wesseleyら[34]は，1991年に英国ロンドン南部に住むアフリカ系カリブ人の研究で，ほかのグループと比較して統合失調症がより高率であることを見つけたが，この違いは出生地には関係なく，民族性によるものというよりはむしろ社会的困窮によってより説明可能だとしている。

政治的・社会経済的影響に関する研究上の問題

このような民族や人種に関する研究は，英国の全土にいるエスニック・マイノリティグループで検証されているわけではない。また方法論の観点からいくつかの問題点が指摘できるだろう。たとえば，社会のなかでの「人種」，「文化」，「民族」，「社会階級」の間の精密な相互関係を見極めることは難しい。さらに言えば，たとえば「アフリカ系カリブ人」，「アジア人」，「白人」の

ようにエスニックグループによって人びとを分類すること自体に問題がはらまれている。なぜなら，グループそれぞれが均一ではなく，極めて異なる背景を持つ人びとから成っているからである。特定のコミュニティにおける特定の精神医学的診断の比率が問題のすべてではなく，その診断が生まれる政治的・社会経済的な「コンテクスト」と，診断がそのコミュニティにおいてどのように「意味づけ」されるかが同様に重要である。最後に関連がある問題点としては，異なるコミュニティにおいて精神療法のような治療へのアクセスが等しく提供されているかどうかということや，精神療法がそのコミュニティの文化にきちんと合っているかどうかという点なども挙げられる。

Eisenberg[27]は，逸脱した行動がどのようにして道徳的に「悪行」もしくは医学的に「狂気」だとみなされるようになるのかについて，他の例をあげている。たとえば，倦怠感・発汗・動悸・労作性胸痛などを含む同じ症状や徴候で，しかも身体の客観的な所見が認められない際に，これらは「神経循環性無力症（neurocirculatory aesthenia）」や「ダコスタ症候群（Da Costa's syndrome）」のような医学的な問題として扱われたり，もし戦闘中の兵士に認められる場合には「臆病者」といった道徳的な問題として扱われたりしてきた。しかしこれらの兆候は今世紀に入って大きく変わり，軍隊のなかの「臆病や軟弱」といった倫理的な基準ではなく，「砲弾神経症（shell shock）」，「戦闘疲弊症（battle fatigue syndrome）」，「心的外傷後ストレス障害（post-traumatic stress disorder：PTSD）」といった医療化された基準で判断されるようになってきている。さらに最近では，Blackburn[35]が，「サイコパス（psychopath）」あるいは「精神病質パーソナリティ（psychopathic personality）」といった精神医学的な臨床診断が，社会的な規範に沿わない人びとというある種の道徳的な基準の仮面となっているとも指摘している。

3.2. 精神医学的診断への社会文化的
影響

本節のまとめとして、精神医学的な知識と臨床実践の両方が、文化的に構成されたものだということがいえるだろう[15]。異なる社会において、数多くの因子が精神医学的な診断概念の標準化に影響を与えているということが示された。つまり、しっかりとした心理学的データの不足、診断カテゴリーの曖昧さ、多様な説明モデルの存在、診断における主観的な側面、そして精神科診断における社会・文化・政治的な力の影響などが含まれているのである。

**英国と米国における
精神医学的診断の違い（1）**

Cooperら[36]は1969年に、英国と米国の病院で働く精神科医の間で、さまざまな病気の診断率に著しい差異がある理由について調査を行った。病院記録に記載されている「躁うつ病」による入院率を英米で比較したところ、英国は米国の州立精神科病院の10倍高かった。この違いは単にロンドンとニューヨークという2都市の違いによるものなのか、それとも病院精神科医のふたつの集団によって使われる診断の定義と概念が異なるためなのだろうか。Cooperらは、各都市の精神科病院における35〜59歳の年齢における145の入院事例を対象に、研究プロジェクトに参加する精神科医による標準化された診断基準に基づいた客観的な評価を行い、それぞれの国の病院精神科医によって行われた診断と比較を行った。ロンドンおよびニューヨーク両都市の病院精神科医は、研究プロジェクトに参加する精神科医よりも、全体的に「統合失調症」をより多く診断し、躁うつ病や抑うつ神経症といった「気分障害」をより少なく診断していることがわかった。この傾向はとくにニューヨークで顕著であった。さらに、ニューヨークでは「統合失調症」がより多く診断される傾向があり、ロンドンでは「気分障害」がより多く診断される傾向が見いだされた。しかしながら本研究の結果からは、ふたつの精神科医の集団の間の文化

的な違いが、どのように診断行動に影響を与えているかについてまでは明らかになっていない。

**英国と米国における
精神医学的診断の違い（2）**

1969年にKatsら[37]は、英国と米国の精神科医の間での精神医学的診断のプロセスについて、より詳細に調査した。研究の目的は、診断における意見の相違が「患者に対する精神科医のものの見方が異なっているためか、それとも実際に患者の症状や行動が異なっているためなのか」を明らかにすることだった。英国と米国の精神科医のグループは、患者面接のビデオを見せられて、精神病理学的な症状を書き出し、そして診断を下すよう要請された。その結果、症候学的理解のパターンが異なっていると同時に、明らかな診断の不一致が英国と米国の精神科医の間で見られた。英国の精神科医の特徴として、一般的にあまり病理化せず、「精神遅滞（retardation）」や「感情鈍麻（apathy）」といった鍵概念はエビデンスに乏しいとみなし、「妄想性の防衛機制（paranoid projection）」や「知覚のゆがみ（perceptual distortion）」という見方もほとんどしない。反対に、米国の精神科医と比較して「不安・内罰的方向（anxious intropunitiveness）」を見いだす傾向がある。このような統合失調症の鍵となる症状をより少なく見積もるので、英国の精神科医は統合失調症をより少なく診断するのである。たとえば、米国の精神科医の3分の1が「統合失調症」と診断した患者を、英国の精神科医は誰ひとりとしてそう診断しなかった。Katsらは、文化的な背景が症候学的な理解と診断の選択に明らかに影響していると結論づけている。

**英国内での
精神医学的診断の違い**

Copelandら[38]は1971年に、4年以上の精神科臨床の経験があり、同等の専門資格を持っている200人の英国精神科医の診断行動について研究を行った。英国の精神科医らは3人の患者面接のビデオを見せられ、精神異常の特徴を標準的な基準によって評価し、診断カテゴリーに割り当てるよう依

頼された。診断はおおむね一致していたが，例外としてグラスゴーでトレーニングを受けた精神科医は，統合失調症ではなく気分障害と診断する傾向がとても強く，また，ロンドンのモーズレイ病院でトレーニングを受けた精神科医は，異常行動の判定が少なかった。一方，ベテランの精神科医や精神療法のトレーニングを受けた精神科医は，若い精神科医よりも，より多くの異常を見いだしていた。Copelandらは，「異常」として評価する行動は，何を病気とみなし何を健康とみなすか，何を正常とみなし何を異常とみなすか，という評価者のスタンスの影響を受ける可能性が高いと指摘している。

事例研究 英国とフランスにおける精神医学的診断の違い

Van Os ら[39] による1993年の論文は，92人の英国人精神科医と60人のフランス人精神科医の統合失調症の概念について調査したものである。Van Os らは，英国とフランスの精神科医が，病因・診断・障害への対処をどのように概念化するかについての相違点を発見した。フランスでは，精神分析的理論，すなわち家族の動態と父と母という要素がもつ病因論的役割が強調されてきた。一方，英国精神医学はそれよりも身体医学を重視し，神経発達と遺伝的原因に注意をむけてきた。同様に，治療においても英国の精神科医は，フランスの精神科医と比較して，より生物学的で行動学的なアプローチを好む。本研究では，両国での統合失調症の発生率における相違点も発見された。フランスでは，統合失調症による精神科病院への初回入院の患者数が，45歳未満では英国よりも多いが，45歳以降では少ない。それは，フランスの精神科医が45歳以降の患者を「統合失調症」と診断することに躊躇するからである。また，45歳未満の患者の場合，フランスの統合失調症の概念には，「類破瓜病（heboidophrenic）」や「仮性精神病質（pseudopsychopathic）」といった数多くの慢性的な心理学的状態が含まれるが，こうした心理学的状態は英国の「統合失調症」の診断には含まれていなかった。

それぞれの文化はそのメンバーに，「病い」を患っているとみなされる状態や，形のない苦しみを認識可能な実体のある病いに形作る方法や，原因や治療の説明を提供する。身体的な病いに関しては第5章でも説明したが，精神疾患の場合もこれと同様で，一般の人の説明モデルでは，「個人，自然界，人びとの世界，超自然的世界」の4つの領域に病気の原因があると考える。そのため，精神疾患は，たとえば魂の憑依，妖術，宗教的タブーをやぶること，神の報い，そして悪霊に捕らわれることなどによって説明されることがある。フォスターとアンダーソン[5] は，精神疾患についてのこれら「人格的な」説明は，非西洋世界ではよくみられることだと指摘する。対照的に西洋では，心理的な要因，人生の経験，ストレスの影響を，主要な病気の原因として強調する。近年では，遺伝的もしくはほかの生物学的な要因が，精神疾患の原因として強調されるようになってきた。

身体的な病いと同様に，文化も「苦しみの表現」に影響を与える。この「表現」には，行動，話し方，姿勢，顔の表情，装い，衛生に関する変化といった，ある文化に特有の「異常」の定義が多く含まれる。幻覚や妄想についての記述など，感情的な苦しみを言葉によって表現する場合，普通は患者の属する文化におけるシンボル，イメージ，モチーフが多く利用される。たとえば，LittlewoodとLipsedgeの研究によると[40]，カリブとアフリカ生まれの重症の精神病患者の40%が宗教的な経験に関連づけて彼らの病いを構成していたのに対し，英国生まれの白人患者の場合はそうしていたのは20%だけだった。同様に，シェパー＝ヒューズ（Nancy Scheper-Hughes）[41] が指摘するには，西アイルランドにあるケリーという農村部では，精神病患者は

聖母マリアと救い主イエス・キリストをモチーフとするような宗教的な妄想を抱く傾向にあった。それに対し，米国人の統合失調症患者は，「世俗的な妄想もしくは電磁波による被害妄想」を持つ傾向があった。アフリカでは「悪霊」による憑依が報告されるが，欧米の患者の間では「火星人」または「地球外生物」に憑依されるという報告がなされる。「コントロール不可能な異常性」の領域においてさえ，それぞれの文化は象徴とイメージのレパートリーを提供し，精神疾患はそれをもとに形作られる。第9章で述べられた儀礼的象徴のように，精神疾患は，一方で個人の心理的もしくは感情的な考えを表し，他方でより広い社会的・文化的な価値を表す。

精神疾患の患者が文化的もしくは民族的マイノリティー出身の場合，彼らは心理的な苦悩について語り，援助を得るためにマジョリティーの文化に関わる象徴を使わざるをえないことがある[42]。すなわち，彼らは，支配的な文化の価値体系を内面化しなければならず，これら価値の一部である語彙を使用しなければならないのである。いくつかの事例では，自分たちを迫害する人びとや偏見や人種差別的な考えに過剰に同一化してしまうことすらある。この一例として，Littlewood[43] は，宗教的な考え方をもつロンドン在住34歳のジャマイカ人未亡人の事例を記述した。彼女は，自分の「黒人性」を，彼女のなかにある邪悪で，醜く，受入れられないものとして強く拒否しており，自分の心身の衰弱は悪魔（黒い）の陰謀によって引き起こされていると考えていた。このようにLittlewoodは，「黒」は「悪，罪，性的な無節制，汚なさ」を表すという，植民地ジャマイカと英国における支配的で人種差別的な象徴を，彼女がどのように内面化したかについて説明した。彼女の宗教においても，「黒」は「憎悪，邪悪（邪悪な人びとは，心が黒いといわれる），悪魔，闇，悲しみ」を表していた。一方「白」は，「宗教，純潔，そして自制」と結びつけて考えられており，花嫁

と天使はともに白を身にまとっていた。それゆえに彼女は人種差別の犠牲者であるだけではなく，彼女の妄想の内容も，白黒の道徳的な二項対立に関わる人種差別的な考えを使って表現されていた。

5

身体化

複数の文化にまたがって精神医学的な診断を行う際に，「身体化（somatization）」（第5章，第7章を参照）という問題に頻繁に直面する。これは文化が，心理的・社会的な疾患を身体的な苦しみの表現としてパターン化したものである。Swartz[44] によれば，身体化は「身体の声」すなわち身体を通して苦しみを表現する方法である。この現象は世界中の数多くの文化と，それぞれの社会内部の社会的・経済的に多様な集団から報告されている。この「身体化」は，とりわけ「うつ」[15] や個人的な苦悩や不幸の臨床的な特徴だともいえる。うつの人びとは，慢性的な疲労，頭痛，動悸，体重減少，めまい，さまざまな痛みといった，とりとめなく頻繁に変化するさまざまな身体的症状を訴え，落ち込みや悲しみなどの個人的な問題については否定することが多い。たとえば，Hussain と Gomersall[45] は，英国におけるアジア系移民のうつ病は多くの場合，全身倦怠感，胃腸の心配，心臓発作の過剰な恐れ，生殖器官の健康についての心配事，夢精，精液を尿として排出してしまうこと（*dhat* または *jiryan* として知られる）[46] といった身体症状として現れると述べた。ただし，これらの症状があるからといって，常にうつ病を意味するわけでない。

クラインマン[47, 48] は，うつ病のような不快な状態が，異なる文化や社会的階級によって，異なる形でパターン化されることを指摘する。

ある人びとにとって「身体化」は，これら不快な状態に対処するための文化的に特有な方法であり，また「身体化」は直接的な表現だけでなく，内省することを減らしたり阻止したりするように機能する。「気が滅入る」ではなくて「痛みがある」というように，不快な状態は心理的でない慣用句によって表される。クラインマンによれば，この傾向は，米国では伝統的なライフスタイルを営んでいる貧しい社会階級，つまり高校教育かそれ以下しか受けていない労働者階級の間でよくみられる。一方で，うつ病を心理学的な問題として捉える「心理学化（psychologization）」（第9章参照）は，大学や大学院教育を受けた上流中産階級の専門職や経営者において多くみられる。総じて，身体を通して苦しみを表出するという様式は，抽象的で心理的な形で苦しみを表出する様式よりも，広く世界中でみられるだろう。

しかし，多くの事例において，「身体化」と「心理学化」の区別は現実よりも理論にもとづいている。後述するOts [54] の中国における事例研究によれば，表出されている身体症状は，実際には苦しみや悲しみなどの強力な「感情」に関するメッセージを運んでいるかもしれず，それは治療者と患者の両方によってはっきりと理解される。1989年の英国における研究でKrause [49] は，パンジャブ系移民が「身体化」を示す傾向がありながら，苦しみを心理学的な用語ではっきりと説明することができ，さらに身体症状がある場合でも，それは身体的苦しみだけでなく心理的な苦しみをも表すと考えていることを発見した。さらに，主観的な精神状態を記述するために抽象的な心理学用語や概念を使う「心理学化」は，理論上「身体化」の正反対にあるにもかかわらず，身体的または非心理学的慣用句で表現されることも多い。たとえば，日常英語で感情的苦悩はしばしば身体的慣用句によって表現される。「心が壊れる＝悲嘆にくれる」(broken hearted)，「首が痛い＝不快にさせられる」（a

pain in the neck），「胃で消化できない＝我慢できない」(can't stomach something)，「痛みに満ちた経験＝辛い経験」(a painful experience)，「注目に飢えている＝愛情を求めている」(hungry for attention) などがその例である。1985年の米国マサチューセッツでの筆者自身による研究では [50]，心身症患者は，彼らの感情や気持ちを，まるで具体的に形のある「もの」で，彼らのなかに入り込み身体にダメージを引き起こすものであるかのように説明した。「私は多くのものを内側に抱える傾向がある。それは，怒り，緊張，敵意，さまざまな恐怖であり，私はそれらが腸（colon）に押し込められていると考えている」，「私はネガティブな気持ちを自分のなかに溜めている。医師はしばしば，怒りは腸（colon）に蓄えられていると言う」。とくに怒り，恐れ，妬みのような反社会的な特定の感情を，「病原体」や「威圧的な力」として捉える欧米的な見方は，その原因が自己の内部にあるか外部世界にあるかに関わらず，徐々に一般的になってきている。多くの場合，こうした感情は個人のなかに蓄積され，それらをすべて外に出すことができない限り，身体の特定の部位で苦しみや病気を引き起こすと信じられている。

クラインマン [47] は，台湾において「身体化」はとてもよくみられると述べる。福建語と中国語はともに台湾において話される言語であるが，心理学的状態を述べるための言葉が少なく，身体的な器官の用語によって「苦しい」とか「不安である」という感情が表現される。この文化では自己省察することは推奨されておらず，クラインマンは，台湾で働く米国人精神科医として，台湾人患者から「個人的な考えと感情を引き出すことがとても難しい」ことを発見した。

カーマイヤーとヤング（Allan Young）によると [52]，臨床医，精神科医，人類学者は，「身体化」の現象をそれぞれ異なるやり方で解釈し，それぞれの解釈的スタンスによって，身体化の徴候を下記のどれかひとつもしくは複数を示す

ものとして捉える。

- 病気もしくは障害の兆候
- 精神的な葛藤の象徴的な表出
- ある特定の精神病理の徴候
- 苦しみの表現
- 人生経験や感情のメタファー
- ローカルな社会のなかでの地位を示す行動
- 社会的批判や抗議の形

5.0.1. 異文化間のうつ病

うつ病に関する異文化間の文献を参照しながら，Patel [15] は，欧米の精神医学はうつ病の主要な特徴として，悲しみ・絶望・失望といった「気分の変化（mood change）」に注目していることを指摘する。しかし，Patelの指摘によると，実際にうつ病のもっともよくみられる症状は，長期にわたってみられる多様な「身体の症状（somatic symptom）」であり，これは欧米社会，非欧米社会ともにそうなのである。これらの症状には，疲労，虚弱，さまざまな部分の痛み，めまい，動悸，睡眠障害がある。しかし，うつ病の症状は身体症状だけというわけではない。欧米以外のコミュニティにおいても，問診を通じて心理学的な症状を簡単に引き出すことができる。これら心理学的な症状としては，日常や社会活動における興味の喪失，自殺念慮，集中力低下，過度な不安がある。全体として，表れる症状がどんなものであっても，うつ病の有病率は，産業化された社会かそうでないかに関わらずすべての文化圏で高いようである。

欧米では「うつ病」は気分の変化と強く関連していると考えられているが，比較文化的にうつ病を評価する際の問題は，非欧米圏の言語には，「うつ病」の欧米の診断カテゴリーと明確に対応する言葉がない場合がある点である。Patelが述べるように [15]，悲哀の経験がうつ病の基本的な特徴であるという考え方は，欧米的な発想にすぎないのである。さらには，多くの非欧米

圏の言語において，「うつ」と「不安」の間に明確な違いが設けられていない場合がある。そのため，Patelは，こうしたコミュニティでうつ病を診断しようとする際には，精神科医は欧米のうつ病というカテゴリーを患者に押しつけるのではなく（これを行うと「カテゴリー錯誤」となる）[16]，まったく同じではないけれどもうつ病に似ている，たとえば，東アフリカのジンバブエで「考え過ぎること」と呼ばれる「**クフンギシサ**（*Kufungisisa*）」，中国における「**神経衰弱**（*Shenjing shuairuo*）」，ラテンアメリカにおける「**ススト**」のようなローカルな概念を見定めるよう努めるべきだと述べる。

事例研究　香港におけるうつ病

Lauら [53] は，1983年に香港で6か月以上家庭医を訪れたうつ病のケース213事例（うち女性が142人，男性が71人）について調査した。患者の主たる訴えは，胃部不快（18.7％），めまい（12.2％），頭痛（9.8％），不眠（8.4％），全身倦怠感（7.5％），熱感（4.7％），咳嗽（4.7％），月経不順（3.3％），背腰部痛（3.3％）であった。96％の症例において身体症状が最初の不調として訴えられた。うつ病患者は，心理的苦痛を最初の主たる訴えとしては述べなかったのである。全体のうち85％が，単独もしくは併存する訴えとして痛みをもっていた。そのため，著者らは身体症状のせいで，うつ病と診断できなくなる危険性について警告している。

事例研究　中国の南京における心身相関症状

Ots [54] は1990年に，中国の南京において243人の患者を対象に研究した。この患者のほとんどは「心身症」を患っており，中国伝統医療に通っていた。Otsは，中国では，台湾や香港と同様に，あからさまな感情の表現は推奨されないと指摘した。その代わり，深刻な不幸や心理社会的ストレスで苦しむ人びとは，おもに身体的な不調を訴え，とくに「肝臓」と「心臓」の訴えが多かった。

心身二元論に基づく西洋医療と異なり，中国伝統医療では感情と身体の機能を厳密に区別しない。つ

まり，どちらも同じひとつの現象の一部であると考えられているのである。中国伝統医療は表向きには，「肝臓」，「心臓」，「腎臓」のような特定の臓器の異常に注目するが，こうした診断は，実際の身体疾患のことを指しているのではなく，ある感情の状態のメタファーを指している。そのため，中国伝統医療においては，心理的な症状や治療よりも身体的な症状や治療が強調される。それにもかかわらず，治療者はこれら身体症状を感情のメッセージとして「読む」ことができ，そして裏に潜んだ心理学的な問題を明らかにする。中国伝統医療の疾病分類学において，「肝」は怒り，「心」は不安，「脾」はうつ，「腎」は生殖能力低下のメタファーである。クリニックでは，肝臓に関連する診断の約80％が，実際には肝炎のような身体的な病気には関連しておらず，むしろ怒りの感情という面が関連していた。たとえば，「肝陽上亢」という診断は，人びとが怒りを抑圧しており，それが身体，とりわけ「肝」に影響を与えていることを意味した。これを治療しなければ，「肝による脾への攻撃」により，「脾」の障害を導きかねない。言い換えると，内側に向かう「怒り」は，最終的には「うつ」の原因になる可能性がある。

つまり，Ots が指摘するように，中国伝統医療の治療者は主として身体的な症状に注目するが，原因がなんであれ感情の状態を無視することはない。ここでの治療は，精神療法や「心の浄化（catharsis）」ではなく，「身体の機能を調和することで感情を調和」することを目的とする。「肝－怒り」の場合には，10〜15の薬草の組合せにより「肝」の治療がなされる。

Ots が示唆するように，文化によって患者や治療者が抱く身体に対する考え方は異なるため，欧米の心身症モデルは簡単に中国に当てはめることができない。そして中国人は，文化を通して「身体の声を聴く」という訓練をされているが，これは西洋医療には馴染みのない方法である。

5.1. 文化的身体化

「身体化」は，倦怠感，虚弱，発熱，全身の痛みといった，曖昧な全身性の症状を呈することが多い。しかし，「身体化」に関する特別な様式が発生する文化や社会集団もある。つまり，すべての症状と不安の焦点としてある特定の臓器が選ばれることがある。私は，この現象を「**文化的身体化（cultural somatization）**」と呼ぶ。肝臓，脾臓，腎臓，心臓など，選ばれた臓器はその集団にとって，しばしば象徴的もしくは隠喩的に重要な意味を持つ。この例として，Ots の調査した中国[54]，イランの「**心臓疲労（nara-hatiye qalb）**」（第5章参照），インド大陸のパンジャブ地方の「**衰弱する心臓（dil ghirda hai）**」（第5章参照），フランスにおける「**肝臓の発作（crise de foie）**」，英国[55]やその他の国における腸，いくつかの中国系グループにおける「**コロ（koro）**」で患うペニスが挙げられる。どの事例においても，個人は特定の症状に苦しんでいるだけでなく，彼らが生きている文化の核となるものをその身体上に「具現化（embodiment）」[56]しているのである。

特定の臓器や身体のパーツに焦点をあてるという考えは，欧米の精神分析医が記述した，もっと個人的で独特な「身体化」の形式とは区別されるべきである。たとえばフロイト（Sigmund Freud）とブロイラー（Eugen Bleuler）によるヒステリーのモデルでは，足などの身体部位における痛みや麻痺といった局所的な身体症状は，その個人に特有の内的な葛藤の表れであるとされる[57]。この場合，選択された身体部分は，その個人にとって特別で象徴的な重要性をもつ。心身症の研究者らは，なぜ個別のある臓器は症状の出る器官として選択される一方でほかの臓器はされないのか，「器官選択（organ choice）」の理由を理解しようとして，フロイトらとよく似たアプローチを採用した（第11章参照）。しかし，多くの個人の事例では，臓器は文化的な

基準と個人的な基準の両方に基づいて選択されている可能性が高い。

Mumford[58] は，どのように「身体化」が文化的背景と関係するかどうかを理解するためのモデルを提案した。Mumford は，最初に症状に気がつくところから実際の臨床的な症状が現れるまで，文化が身体症状を形作るまでに3つのレベルがあると指摘する。

1. 言語と慣用句：これがなければ感覚や気持ちは表現できない。
2. 健康と病気の概念：これがなければ症状は解釈できない。
3. 文化的に認められた病いの行動：これがなければ，他者に対して症状を示すことができず，他者に理解されなければ治療をしてもらえない。

大抵のコミュニティでは，「文化的身体化」が起こり，それが周囲の人びとによって理解されるためには，これら3つのレベルすべてが必要とされる。

5.2. 「心身相関」という概念が抱える問題

「心身相関（psychosomatic）」という用語が初めて使われたのは1818年だが[59]，この言葉は第二次世界大戦以降よく使われるようになった。この言葉は，心理的・身体的要素の両方が含まれる状態のことを指し，両者の間に因果関係がみられる場合もある。この言葉は，原因が完全に心理的な問題で，身体的な異常はみつからない状態（たとえば緊張性頭痛や過敏性腸症候群），もしくは身体的な障害が心理的な要素によって悪化している状態（たとえば家族間の葛藤により誘発される喘息発作）を指すときに用いられていた。しかし，人類学者と医学研究者は，心身二元論を暗に意味するこの用語を批判

してきた。Lipowski によれば[60]，心身相関という考え方は，心理的な現象と身体的な現象のふたつのレベルが存在するという想定に基づいている。つまり，この用語は，人間の苦しみに「方法論的・意味論的な二元論」を押しつけるものといえる。「疾病」と「病い」のものの見方を結びつけようとしたにもかかわらず，本質的な二元論の考え方がまだ残っている。さらには，心身相関の障害は，生物医学において特異なカテゴリーとして追いやられている。多くの医学書に掲載される「リアル」な病気と異なり，心身相関の障害は，診断・説明・予測・治療・予防が難しい状態が多く，明らかに身体的な異常がみつかることは滅多にない。そのため，いくつかの事例では，心身相関の障害は「被害者叩き」，つまり，治療の失敗を患者に押しつけ，患者の心の欠陥のせいとするという態度につながるおそれがある。

さらなる問題は，心身相関という言葉が，心理学的要素（たとえばパーソナリティ・性格・特性・葛藤・感情）と特定の症状や身体的変化の間に直線的な因果関係があるという意味を含んでいることである。20世紀初期，この「心因」仮説は，ある特定のパーソナリティや性格特徴をもつ人びとが，ある特定の身体疾患を患うということを示唆していた。たとえば喘息患者は，「受け身で依存的な傾向がある人びと」とよく言われた[61]。そのため，それぞれの心身相関の型は，それぞれの精神病理の型と結びついていると言われた。精神分析の文献のなかには，内的（精神的）リアリティが外的（身体的）リアリティに働きかけることにより心身相関の症状があらわれるという，精神と身体の空間的モデルを示しているものもあった。精神は，何かを伝えて物語を語るために身体を利用しているのだというイメージ，すなわち精神は能動的で身体は受動的というイメージは，身体化の議論を含めて，心身症の文献でよくみられる[62]。

心身相関の定義を，社会的で文脈に依存する

要素を含む，複数の因果関係をもつモデルに発展させようと努力してきた研究者もいる。たとえばエンゲル（George L. Engel）[63]は，「生物－心理－社会モデル（bio-psycho-social model）」を提唱した。これは二元論でなく，精神的・身体的要因を社会的要因と統合するものであった。このほかの複数の因果関係を示すモデルとして，アレキサンダー（Franz Alexander）ら[64]による，障害は以下の3つの要素からなるという学説がある。

1. 子ども時代から続くその人の「特徴的な精神力動学的な葛藤のパターン」。
2. この葛藤のパターンの活性化の引き金となる，特定の「病気が始まる状況」。
3. 特定の臓器の脆弱性や弱さといった「要素X」。

家族療法の視点から，ミニューチン（Salvador Minuchin）[65]は「家族システム理論」を発展させた。ここでは，家族は平衡状態を維持するよう努める相互関係のシステムとして捉えられる。この平衡状態は，家族の一員が「拒食症（摂食障害）」のような心身症を引き起こす代価を払ってでも維持されるよう努められる。

近年では，心身相関研究は，洗練された生理学的モデルに焦点を当てている。この生理学的モデルは，心理学的な状態と，とりわけ免疫・内分泌・神経システムといった身体における特定の生理学的な変化の結びつきを見つけようとする。たとえば，「精神神経免疫学（psychoneuroimmunology：PNI）」[66]という比較的新しい領域は，うつ病のような心理学的状態における変化に対し，免疫システムがいかに敏感であるかを示す。また，染色体・代謝・内分泌異常のような身体的な要因が，行動だけでなく感情や知能の状態にも影響を与える点に注目している研究もある。ただし，初期の心身症モデル同様，これら同時代の生理学的モデルもまた二元論的

である。なぜなら，これらモデルでは，その状態の原因・解釈・治療における社会・文化的な要因がしばしば無視されるからだ。

近年，「心身相関」という用語は，生物医療の言説と同様に，ますます欧米の民俗文化の一部になってきている。人類学により，心身相関という概念がどのように一般人に拡がり，現在どのように理解されているかを知ることができる。とりわけ英語圏の国々では，「心身相関」という言葉は，身体の病気のように実在しておらず，その原因と慢性的な経過は患者の責任であることをしばしば意味している。あまりにも長期にわたる医療専門家との接触により，こうした状態が助長されてしまうケースもある。心身症患者は，医療専門家やほかの情報源から，こうした病気の道徳的な含意や，医学的治療にもかかわらずそこから回復できないことの道徳的な意味を学ぶのかもしれない。米国マサチューセッツにおける筆者自身の研究[50]によれば，潰瘍性大腸炎を患った女性は，「医者は全員，この病気になったのは私自身のせいで，医者たちの言う通りにしていればよくなったはずなのに，と言いました」と述べた。一方で，潰瘍性大腸炎に罹患している医学生は，「なぜ自分がこの病気になったのか理由を知りたくて一生懸命に調べました。みんなは，その原因は心理学的なものに違いない，君のなかに心理学的な要因があるはずなんだと言いました。そう医学の教科書に書いてありますからね」と述べた。

5.2.1. 身体・心理・社会の相関による障害：コンテクストの役割

人類学的な視点からみると，二元論，多元論，分類学的理論，生理学的理論のどれであれ，多くの心身相関理論は有用だが十分とはいえない。包括的な心身相関の理論を実現するには，疾患の原因・説明・理解における文化的・社会的・政治的・経済的な「コンテクスト」を含む必要がある。この点において，本書で概説

された人類学的理論のうち有用なものがある。それらは、「文化的・象徴的な癒し」と同様に、身体と自己の文化的構築（第2章参照）、「病い（illness）」（第5章参照）、疼痛行動（第7章参照）、プラシーボ効果とノシーボ効果（第8章参照）、儀礼（第9章参照）、そしてストレス（第11章参照）などである。つまり、こうした研究は、正確には「身体・心理・社会の相関による障害（Psychosociosomatic disorders）」についての研究と呼ぶべきだろう。

このコンテクストを重視するアプローチは、「文化結合障害」として知られている事例において、最もよく適応できる。

6

文化結合による障害

6.1. 「文化結合」または「コンテクスト結合」

「文化結合障害（CBDs: culture-bound disorders）」は、ある特定の集団、文化や地域に特有の民俗的病いである。「文化」は決して均一でないうえに、ある特定の時間・場所・社会環境というコンテクストにおいてこうした症状が起こる傾向があるために、これを「コンテクスト結合障害（context-bound disorder）」と称してもよいだろう。

それぞれの文化結合障害は、その文化に属するメンバーによって認識され、ある決まった形で反応される特定の症状・徴候・行動変化の一群である（第5章参照）。文化結合障害は一般的に、罹患者とその周囲の人びと両方にとって、象徴的・倫理的・社会的・心理的な意味の領域を持っている。文化結合障害は、病いの個人的なケースを、患う人とコミュニティ、超自然的な力、自然環境との関係を含むより広い関連事項と結びつける。多くの場合、文化結合障害は、文化的に決まったやり方で反社会的な感情や社会的衝突を表現し、解決するという重要な役割を果たす。文化結合障害は、純粋な行動的・感情的障害からあらゆる身体的要因をもつものまで含まれる。次のように多数の文化結合障害が挙げられる。

- アフリカ諸国とそのほかの地域での「精霊の憑依（spirit possession）」[3]。
- イスラム諸国での「ジン（*jin*）」や「ザール（*zar*）」という霊による憑依[68]。
- 「アモク（*amok*）」は、人びとや動物、無生物に対して突然暴力行為に及ぶことで、マレーシアの男性におこる。
- 「邪病（*Hsieh ping*）」は、中国人の間で見られるトランス状態であり、これに罹った患者は、腹を立てた親類や友人の死者が自分に憑依したと信じている。
- 「コロ（*koro*）」は、中国人男性の間で見られる妄想であり、男性器が腹部に埋没して、究極的には死を引き起こすという考えである。
- 「ダート症候群（*Dhāt syndrome*）」は、精液（Dhāt）を尿として喪失することへの極度の不安状態であり、インドの男性にみられる。
- 「邪視（evil eye）」もしくは「マルデオホ（*mal de ojo*）」は、ラテンアメリカ人の間で見られ、妬んでいる人物に「強く見つめられる」と罹る病いである。
- 「ラター（*latah*）」は、東南アジアにみられる、過度に暗示にかかりやすく、模倣行動をとる症候群である。
- 「ヴードゥー死（voodoo death）」は、カリブ海沿岸諸国で見られる、強力な邪術師の呪いによる死である。
- 「神経質（*Shinkeishitsu*）」は、若い日本人の間でみられる不安神経症や強迫神経症である。

- 「ウィンディゴ症候群（*windigo*）」は，中央・北東カナダのインディアンのうちアルゴンキン語話者の間でみられる人肉を食べたいという衝動的な欲求である。
- 「ススト（*susto*）」は，ラテンアメリカで広くみられる，「魂を失う」という考えである。
- 「心臓疲労（*marahtiye qalb*）」は，イランでみられる（第5章参照）。
- 「衰弱する心臓（*dil ghirda hai*）」は，パンジャブ人にみられる（第5章参照）。

　文化結合障害は，すべてがこのリストが示すように「エキゾチック」なものではない。なお，「肥満症」（第3章参照），「拒食症」，「月経前症候群（premenstrual syndrome：PMS）」，冠動脈疾患に関連した「タイプA行動パターン」（第11章参照）などは，欧米の文化結合障害であるといえる。Littlewood と Lipsedge [69] は，現代の英国でよくみられる以下の症状を欧米の文化結合障害のリストに加えた。

- 処方薬の大量服薬による「自殺未遂行為（parasuicide）」
- 「主婦の疾患」といわれる「広場恐怖（agoraphobia）」
- 裕福な中年女性による「窃盗症（shoplifting）」
- 「露出症（exhibitionism）」
- 「家庭内での立てこもり（domestic sieges）」：たとえば離婚して子どもと面会することを拒否された男性が，家庭内で人質をとること。

　こうした症状には，ある特定のよくみられる行動パターンが含まれており，そのパターンは今日の文化の核となるものを表している。だからこそ，こうした症状は「文化結合」とみなすことができる。

6.2. 新しい文化結合症候群

　従来の「文化結合症候群（culture bound symdrome）」に加えて，産業化した世界では，近年多くの新しい症候群が現れてきている。多くの新しい文化結合症候群はたいていメディアによって作られており，まだ本格的な文化結合症候群ではないけれども，大衆文化や言説に広く浸透しはじめている。いくつかの新しい文化結合症候群は医学に由来する文化結合症候群もあり，精神医学の教科書に載るようなものさえある。世俗化が進行した現代において，多くの文化結合症候群は，反社会的もしくは非協力的な行動（第5章参照）の医学的イメージを表しており，しばしば「狂気」と「悪行」の境界に位置する。英国では，新しい文化結合症候群として次のものが挙げられる。

- 攻撃的な行動，もしくは「激怒（rage）」症候群。たとえば，車の運転をする人同士の喧嘩である「ドライバー激怒症（road rage）」，「機内暴力（air rage）」，スーパーマーケットの客同士の喧嘩である「ショッピングカート激怒症（trolley rage）」など。
- 反復する暴力的な行動の症候群。「連続殺人（serial killing）」，「幼児虐待（child abuse）」，「老人虐待（granny bashing）」，「いじめ（bullying）」，「被虐待女性症候群（battered wife syndrome）」など。
- 中毒もしくは依存症候群。「仕事依存症（workaholism）」，「買い物依存症（shopaholism）」，「チョコレート依存症（chocoholism）」，「ギャンブル依存症（lottomania）」，「セックス依存症（sex addiction）」，「インターネット依存症（internet addiction）」（第13章参照）など。
- 精神エネルギーを失う症候群。たとえば，「燃え尽き症候群（burnout syndrome）」，「ストレス」（第11章参照），「慢性疲労症候群

(chronic fatigue syndrome)」など。

- その他の症候群。「登校拒否（school refusal syndrome）」，「注意欠如多動性障害（ADHD）」，「虚偽記憶症候群（false memory syndrome）」など。

　これらの症候群は，広い社会・文化的な考えをひとつの診断のイメージやメタファーに凝縮させたものであり，現代的な生活が生み出したいびつな産物ともいえる。これら症候群のうち，時間が経つにつれて一般的になっていったものもあれば，徐々に下火になったものもある。Acocella[70] は，過去20年間の米国における「多重人格障害（multiple personality disorder：MPD）」の趨勢を描き，これが同時代における社会的な流行や学術的な趨勢と関連していることを指摘した。

　Hahn が述べるように[72]，身体的であれ，心理学的であれ，社会的であれ，すべての症候群は，ある程度「文化結合」的である。つまり，標準的な生物学的な疾患でさえも，常にある独特のローカルな文化的側面が症状に存在するのである。上述の症状はどれも，劇的に行動や精神状態が変化すること，明らかな身体的変化がないこと，症状にさまざまな象徴的意味が付与されていることなどの共通点があり，それゆえに「文化結合」的と呼べるものを構成している。

事例研究　ラテンアメリカにおける「ススト」

　1977年に Rubel[20] は「ススト」の特徴について述べた。「ススト」は，人間は身体と魂によって構成されていて，ある状況に置かれると魂が身体から離れて自由に飛び回るという考え方である。これは寝ているときや動揺したときに起こる。先住民の間では，これは患者が大地や川や池や森や動物の精霊を怒らせたために，魂が捕まえられて起こると考えられている。魂は，精霊の怒りがなだめられるまで捕えられたままとなる。先住民以外の人々は，驚いたときやドキドキしたときに「魂が奪われる」と考

えている。「ススト」の症状として，不眠，抑うつ，倦怠感，食欲不振，着衣や衛生に無関心になる，などがみられる。

　民俗治療師による治療儀礼の最初のセッションでは，病気になったエピソードが特定され，治療セッションでは，魂は身体に戻るように説得され懇願される。身体から病気を取り除き，魂が戻りやすくするために，マッサージが施され，汗をかかされる。Rubel によれば，「ススト」は社会の期待に応えられないなど，社会的にストレスのかかる状況に置かれたときに起こるとされている。

事例研究　米国におけるラテンアメリカ系移民にみられる「神経の発作」

　1986年に De La Cancela ら[73] は，米国のプエルトリコ系と他のラテンアメリカ系移民の間でみられる「神経の発作」を意味する「アタケ・デ・ネルビオス（ataques de nervios）」について述べた。症状は，震え，胸に熱感や圧迫感を感じること，四肢が動かせなくなること，手や顔が無感覚になったりヒリヒリしたりすること，頭が空っぽになること，意識を失ったり攻撃的な態度に出たりすることから始まる。この病気は，家族関係や住居のことや家計といった問題が積み重なっていったあげくに突然発症する。ラテンアメリカ系移民は，これを治療が必要な病気としては考えず，ストレスのかかる出来事による動揺や怒り，フラストレーションや悲しみの表現で，一時的な共感や手助けを得るための方法と考えている。しかし，この病気は個人のミクロレベルで理解するだけでなく，米国におけるラテンアメリカ系移民の社会的・政治的・経済的立場と，彼らの多くが経験している「希望も救いもなく統制されていない」状況といったマクロレベルからも理解する必要がある。

事例研究　南アフリカにおける精霊の憑依

　1998年に Swartz[74] は，南アフリカの「コサ（Xhosa）」語と「ズールー（Zulu）」語を話すアフリカ人にみられるふたつの「文化結合障害」について述べた。これはどちらも「精霊の憑依」だが，ひとつは否定的に，もうひとつには肯定的に捉えられて

いる。*Amafufunyana* という憑依の場合，コントロールできない行動をとり，時には自殺しようとしたりするようなヒステリックな行動を取る。これは妖術などにより，悪い精霊が憑依して起こると考えられている。ズールーの人々の間では，憑依は，異なる民族グループからきた精霊たちの大群によって引き起こされると言われている。憑依は個人に起こる場合もあれば，女学校などで大量に起こることもある。憑依は，基本的に社会的・経済的に弱い立場の人々，とくに女性に起こり，さらに，大きな社会変動のときに起こりやすい。憑依により，こうした人々の苦しみに目が向けられ，ケアのネットワークが発動することになる。治療は，伝統的治療師により行われる。

一方，*ukuthwasa* という憑依はもっと肯定的な意味合いをもつ。これは治療師になるための必要な感情の混乱状態と捉えられ，治療師になるのを手助けしてくれる祖先の霊との肯定的な関係の現れと考えられている。

6.3. 穴の開いた自己

欧米では身体と自己が本質的に同じものであり，個人というのは，皮膚にくるまれた独立した存在だと捉えられている。非西洋社会では，自己と身体がともにたくさんの穴が開いたものと捉えられている。つまり，魂や精霊や悪意などが身体に入ったり出たりすることができると考えられている。欧米では，皮膚を身体や自己を外部から守る境界と捉え，他の人間や外の環境から自己が守られていると考えるのと対照的である。いくつかの社会では，そもそも皮膚は外部に対して開かれていると考えられていて，たとえばアラブの憑依の場合は，「ジン」や「ザール」という精霊が皮膚を通して人間の身体に入り込んでくると考えられている[68]。また，人間の魂や霊といった目に見えないものが一時的に身体から皮膚を通して出ていき，「ススト」のような症状が出たりシャーマンの病気治しが行われたりすると考える文化もある。シャーマンの

場合は，シャーマンの魂が身体から抜け出て旅をし，病気の原因を発見したり，病んだ人を治療したり，悪霊と闘ったり，動物や鳥に成り変わったりすると考えられている。こうした，魂や霊が身体から抜け出る状態は，異常だとは考えられているが，あくまでも「コントロールされた異常」に含まれる。

産業化された欧米社会では，細菌・環境物質・放射線などによってときに透過されるにしても，皮膚という境界によって「個人」は閉じた存在であり，「身体」と「自己」は本質的には同じものだと考えられている。現代の心理学でも穴がたくさん開いた自己の概念の痕跡が残っており，心理学者によってよく使われる空間的なメタファーの基礎をなしていることが多い。たとえば，「投影 (projection)」，「摂取 (introjection)」，「自我境界 (ego boundaries)」，「包含 (containment)」などである。

6.4. 「文化結合障害」に対する批判

Hahn[72] は，すべての症状は多かれ少なかれ「文化に結合」しているものであり，「文化結合障害」という概念を批判する。彼は，「ススト」や憑依のように，心理的な症状や行動に関係するような病気は「文化」によって引き起こされるもので，がんや心臓発作のような身体的な症状は文化とは関係なく事実として存在する病気だという考え方に疑問を呈している。文化結合障害は，米国の「精神障害の診断と統計マニュアル（DSM）」の主たる分類からは外されている。文化結合障害のほとんどは非西洋社会のものだが，さまざまな症状を文化結合障害として捉えてしまうことで，こうした社会はエキゾチックで変わっていて原始的な社会だと思わせてしまう。Hahn は，すべての人間の苦しみには，身体的・心理的・社会的側面が含まれているのだから，文化的な病気なのか本当の病気なのかという切り分けをするのではなく，自然と文化の

連続体のなかで病気を理解するべきだと主張する。たとえば、「ススト」はより文化的で、「がん」はより生物学的かもしれないが、どの病気も身体・心理・社会という3つの側面を多かれ少なかれ含んでいるのである。

7

医療化——「コントロール不可能な異常性」の増大

　産業化社会におけるもっとも重要な文化的変容のひとつは、人間の行動や心の状態がますます「医療化（medicalization）」（第6章参照）されていることであり、精神医学においてとくに顕著にみられる。図10.1に照らし合わせてみると、これは©の「コントロール不可能な異常性」の領域が徐々に拡大しているということであり、以前は「正常」や「悪行」とされていたものが、精神医学的な問題として再び概念化されているということである

　欧米世界の精神医学には、精神疾患を診断したり治療するために広く使われているふたつの基本的な分類システムがある。そのふたつは、「世界保健機関（WHO）」が制作した「精神および行動の障害（International Classification of Diseases：ICD-10）」と[79]、アメリカ精神医学会が編纂した「精神疾患の診断・統計マニュアル（DSM）」である[80]。1世紀以上を経て、多くの精神疾患、すなわち「異常」として分類される行動のタイプと「コントロール不可能な異常」の領域に位置するものが、両方の分類システムのなかで急速に増加してきた。たとえばアメリカでは、1840年の人口調査にはひとつの精神疾患カテゴリー「白痴（idiocy）／狂気（insanity）」しかなかった。しかしこれは、1880年までに7つ「躁病（mania）、うつ病（melancholia）、不全麻痺（paresis）、痴呆（dementia）、渇酒症

（dipsomania）、てんかん（epilepsy）」に増加した。1918年の精神異常者の施設使用のための統計マニュアルは22の精神疾患の主要カテゴリーを含んでいた。DSM第1版（DSM-I）が出版された1952年までには、106の診断カテゴリーが列挙されており、その本自体は129ページの厚さであった。一方で、1994年に発行されたDSM-IVは357の診断カテゴリーが掲載されており、厚さも900ページにおよんでいる[81]。

7.1. DSM批判

　DSM-IVにおける数多くの新たな診断カテゴリーは、診断技術と精神医学理解の進歩を表わしているが、この多くの病気の浸透は人間の普通の行動を「医療化」するさらなる証拠であるという批判もある。つまり、以前は「正常」や「悪行」とみなされてきた行動のより多くのタイプが「コントロール不可能な異常性」に位置づけられる傾向があるということである。法律の分野では、これは逸脱行為を「悪行」から「狂気」へと定義するようになることを意味し、それゆえ、罰よりも治療を施すということになる。同じように、道徳的モデルから医学的モデルへの移行は第8章で述べたようにアルコール依存症に対する態度に関しても起こってきた。

　KutchinsとKirk[82]は、「日常の行動を病理化している」としてDSMを批判している。彼らが指摘するには、これら多くの新しい「症候群」は、かつては望ましくないとみなされていたとしても「正常」とされてきた行動や心の状態であった。たとえばDSM-IVには、「年齢に関連した認知機能の低下」、「カフェイン誘発性睡眠障害」、「性的欲求低下障害」、「男性の勃起障害」、「破壊的行動障害」、「分離不安障害」が含まれている。DSMでは診断が揺れ動くこともある。前述したように、米国では「同性愛」はかつては犯罪行為と見なされており、そして、1952年には精神の「病い」と分類され、ようやく1973年

にそのような分類から外された[8]。「自己敗北型人格障害」は1987年のDSM-III-Rの付録に登場したが，1994年のDSM-IVでは削除された[82]。ほかの行動もまた，「脱医療化」されてきている。たとえば「自慰」はかつて不道徳な行為として考えられていたが，その後精神疾患として分類された。しかし現在では精神疾患とは見なされていない。

日常の行動の「医療化」は，一般の人びとによるカテゴリー，つまり前述の「新たな文化結合障害」の増加と呼応している。精神医学と一般の人びとの言説の両方におけるこのプロセスの影響は，個人的もしくは社会的な苦悩について個人の責任を軽減し，そして，外部からの影響（育ち，子どものときの経験，経済的背景，もしくは遺伝や脳の機能不全）に責任を負わせる傾向として現れてきている。刑罰から治療へ，つまり関与する者が法の執行者から医療従事者へ変わるというこのシフトは，製薬会社がこれら新しい「障害」の治療のために薬を提供するというますます重要な役割を担うようになったことも意味する。また，KutchinsとKirk[81]が示したように，いったんある行動がDSMに載ると法的・医療的・経済的な意味をもつ。たとえば，DSMに載っている状態で苦しんでいると診断される人びとのためには，精神療法，入院，そして薬物治療の費用を保険会社が補償するようになるということである。

DSMはまた，精神医学の分類と治療において，文化的な問題を十分に考慮していないとして批判されてきた。DSM-IV-TR（2000）[80]には25の「文化結合症候群」についての議論が付録としてついているが，カーマイヤーとミナス[18]は，これらはいわば書籍の巻末に「エキゾチックな美術館の一種」を載せているようなもので，文化を超えた普遍的な診断カテゴリーだという大前提にわずかな注釈程度の文化的な配慮を加えただけだと指摘する。

全体として，クラインマン[83]は，DSMそれ自体が文化結合分類システムであり，ある状況においてそれを適応することは前述した「カテゴリー錯誤（category fallacy）」に陥る可能性があると述べる。彼はまた，DSMは考え得るどのような精神医学的状態でも，臨床医が民間の医療保険や政府のプログラムから報酬をもらうことを正当化できるような疾病としてうまく整理されていると批判した。

8
精神の病いに対する
文化的・象徴的な癒し

非西洋社会，とりわけ農村部や小規模のコミュニティにおいて，精神の病いは，家族や友人そしてコミュニティを巻き込んだ，より社会的な出来事として捉えられている。精神と身体の不調は，多くの場合で社会組織における葛藤や緊張を示しているのである。クラインマン[83]が「文化的な癒し（cultural healing）」という用語を用いるのは，治療儀礼が社会的なほころびを修復しようと試みるものであり，脅かされた価値を再び顕わにして社会的緊張を仲裁しようとするものだという意味からである。癒しは，多くのレベルで生じる。つまり患者自身が健康を取り戻すレベルだけでなく，彼らが住むコミュニティのレベルでも生じるのである。治療師の目的は，第9章で記述されたアフリカの「ンデンブ（Ndembu）」の人びとの伝統的治療師「チンブキ（chimbuki）」のように，患者の病いの原因となる葛藤に対処したり，集団の結束を修復したり，患者を通常の社会に再統合したりすることだ。

欧米世界と異なり，気分障害はコミュニティにとって有用であるとよくみなされる。たとえば，Waxler[19]は，小規模社会において精神の病いがどのように有用であり，必要なのかにつ

いて述べている。精神の病いは，たとえば家族・友人・近隣の者が公的な治療儀礼へ参加するために資金を提供させるなど，人びとの間に義務を負わせ，また集団内と集団間の絆を強めるというある種の統合機能をもつのである。このような社会では，社会的な統合を促進するための中央集権的な法的・政治的・官僚的組織のような特別な制度は存在せず，精神の病いのような社会的逸脱がこの統合の役割を演じる。このような現象は，不幸や心身の不調に関する認識システムを共有する社会において一般的にみられる。たとえば，ある個人における精神病の原因が，家族・氏族・部族の誰かからの邪術や妖術にあるとみなされれば，加害者とされる集団は犠牲者の集団に対して債務を負うことになり，公的な儀式で返済されるべきだということになる。Waxler[19] によれば，このプロセスは患者のケアにおける家族の重要な役割を意味し，伝統的な非西洋社会における精神の病いが治りやすく，より一時的であることを意味するのである。これに対して欧米社会では，精神医学による治療は伝統社会のような統合機能をもっておらず，逆に精神の病いが病気をもつ個人を社会からも疎外してしまうのである。欧米社会の精神医学は，患者のまわりに境界を設定してしまい，親類やほかの集団（核家族は例外かもしれないが）との間の社会的な結びつきを作りだしたり再建したりすることはない。欧米社会における統合失調症は慢性的であり再発を繰り返すものだとみなされており，治癒することはなく，既往歴のある人は，「統合失調症を患っていた人」ではなく「寛解状態にある人」と見られるのである。このようにWaxlerによると，欧米社会に統合機能が欠けていることによって，欧米の精神疾患の予後が悪く，長い病歴を持つ患者が生み出されているのである。

クラインマン[84] が指摘するように，病気を患った人は治療儀礼の機会を作り出すが，それとは別に「文化的な癒し」は広くストレスを癒

しているともいえる。しかしながらWaxlerが指摘するように，社会的衝突の解決方法が精神病患者にとって有益でない場合もある。つまり，投獄や殺害，そしてコミュニティから彼らを排除するような場合である。例として，太平洋のニューヘブリディーズ諸島やフィジーにおいて，悪霊に「憑かれた」人びとはかつて日常的に生き埋めにされていた。このような事例はあっても，多くの非産業化社会では，家族やコミュニティのなかで精神の病いは比較的よくケアされている。

さらに伝統的な社会においては，精神の病いは日常的に伝統的治療師によって扱われてきた。たとえば，台湾の「タンキー／童乩（tâng-ki）」，マレーシアの「ボモ（bomoh）」，ラテンアメリカの「クランデロ（curandero）」，モロッコの「フキー（fqih）」，アフリカ・ンデンブの「チンブキ（chimbuki）」，アフリカ・ズールーの「イサンゴマ（isangoma）」である（第4章参照）。実践のいくつかと，これら儀礼治療者の精神療法的機能についてすでに記述がなされてきた。おそらく最も有名な伝統的治療師は，アラスカからアフリカに至るまで数多くの異なる文化に存在する「シャーマン（shaman）」であろう[76]。彼らは，欧米における霊媒師，透視能力者，あるいはチャネラーに相当する。ルイス[85] が示唆するように，シャーマンは精神の病いを患う人びとと同様に一時的に霊に憑依されることがあるが，治療儀礼のようなシャーマンが選んだ時と場所に応じた憑依であり，コントロール可能であるところが患者とは異なるのである。「コントロール可能な異常性」（図10.1 Ⓑ）という状態において，シャーマンが霊を操り鎮めることができるという事実は，コミュニティにとって大きな安心感となる。シャーマンは，病人に取り憑いている悪霊を同定し除霊することができ，その過程を通して，不安・恐怖・罪責感・葛藤などを緩和するのである。Murphy[86] は，文化的治療としての，儀礼における精神療法的側面

について次のようにまとめている。

- シャーマンはグループにおいて共有された信念のもとで働き，そのシャーマンの働きによってグループにおける信念がさらに強化される。
- 儀礼では，患者は親しい友人や親類に囲まれており，シャーマンはコミュニティを巻き込むだけでなく個々人をも巻き込んでいく。
- 「憑依」されることによって，シャーマンは心身の不調を引き起こす他の霊に対する支配力を示す。

シャーマンは儀礼のなかで，精神の病いの原因（たとえばタブーに背いたといったようなこと）を特定し，治療に効果があると信じられている（タブーに背いた）罪を償うための適切な方法を指し示し，最後に患者が本当に病気から回復したことを証明するのである。つまり，シャーマンが患者に対して指示することと患者自身が治癒過程に参与することを通して，このような目に見えるかたちの儀礼の実演が，自分は健康な状態へと回復していっているのだという患者自身の心理学的な気づきにつながっていくのである。コミュニティの宗教的・社会的生活におけるシャーマンの役割は幅広く，ルイスによれば「シャーマンは単なる精神科医でなく，それ以上の存在」なのである[85]。

8.1. 象徴的な癒し

おもに癒しの社会的側面に焦点をあてた「文化的な癒し」こそが，これまでに人類学者たちが「象徴的な癒し（symbolic healing）」と呼んできたものである。すなわち，いかなる物質的・薬理学的な効能にも頼ることのない，むしろ言葉や儀礼そして力強い文化的象徴の操作に基づく癒しである。これまでに述べてきた伝統的・宗教的な癒しと同様に，精神分析や精神療法そ

してカウンセリングといった欧米で一般的な「会話療法（talk theraphy）」もこの象徴的な癒しに含まれる。

本節では，象徴的な癒しにともなうさまざまな主要な問いについて検討していきたい。象徴的な癒しはどのように効果を発揮するのか，精神の病いに対する効果はどうなのか，どのような社会においても共通の特徴が見られるのか，といった問いである。この現象を理解するためには，これまでに議論してきたプラシーボ効果（第8章参照），儀礼的治療（第9章参照），民俗治療師（第4章参照），病気の物語／ナラティブ（第5章参照），薬の全体的な効果（第8章参照）といった内容も重要である。さらには，Dow[87]，クラインマン[88]，Csordas[89]，Moerman[90]らによる革新的な研究がとりわけ有用である。

象徴的な癒しが行われる際には，治療師とクライアント，そしてコミュニティを含んだいくつもの条件が満たされなければならない。欧米の会話療法のような世俗的な治療，そしてより宗教的な治療においても共通して，以下のような条件が挙げられる。

1. 治療師は，問題の原因と性質そして対処法をめぐる首尾一貫した説明システム，もしくは参照する枠組みをもっていなければならない。Dow[87]はこれを「神話的世界（mythic world）」と呼んだ。これは，経験的なリアリティを表すモデルであり，文化に特有な信念・隠喩・慣用表現などの要素によって構成され，人間が抱える諸問題への解決方法を提示するものである。とりわけ小規模社会においては，この神話的世界はグループのほとんどのメンバーに共有されている。近年のヨーロッパや米国において，カリスマ的な治療師やカルトのリーダーによって新たに作られた神話的世界が，新カルト集団・宗教・ライフスタイル・会話療法・治療システムといった形で，とても

第10章 異文化間精神医学

小さなグループで共有される現象が急増している[91]。神話的世界は，口述伝承という形式だけでなく，ある種の聖書もしくは教科書といった形で標準化された形で存在することもある。また神話的世界は，神聖あるいは世俗のどちらの形をとることも可能である。たとえば，アーユルヴェーダのような宗教的な世界観という形，精霊の憑依を扱うような民俗的な伝統という形，フロイトの精神分析学などにみられるパーソナリティ理論のような形，そして生物医療にみられるような身体の科学的モデルという形などが挙げられる。

2. クラインマン[88]が「象徴的な架け橋（symbolic bridge）」と称したような，個人的な経験と，社会的な関係性そして文化的な意味との間を橋渡しする役割を，神話的世界は含んでいなければならない。すなわち，社会のなかで苦悩する個人が，自身の状況を象徴やイメージと関連させて理解し解決できなければならない。Finkler[92]が述べるように，象徴は「文化的経験の深層から立ち現れ，個々の経験の最も奥深いレベルにおいて文化の伝承者に手渡される」ものである。象徴が表しているのは，「自分の外的世界と内的世界における位置づけを統治している深淵なる文化的な文法」[92]なのであり，個々人を社会的世界と同時に超自然的世界にもつなげる働きをもつ。

3. 苦悩を抱えた人びとが治療師に相談にくると，治療師は彼らの固有の問題が神話的世界における象徴によって説明ができることをクライアントを納得させるために，「象徴的な架け橋」を活性化させよう努力する。患者の苦悩は，たとえば霊が憑依している証拠であったり，「邪視」による苦しみであったり，神経症であったりというような形に再定義され組み直すことができると，患者たちは納得させられる。したがって，

この段階における治療師の目的は，患者が自分の経験を理解するための有効なモデルとして神話的世界を受入れることであり[87]，その目的を達成するために治療師たちは多くの異なる演劇的で修辞学的な技術を用いるのである。

4. ひとたび患者と治療師がこのような神話的世界の存在について合意に達すると，次に治療師は患者を神話的世界の象徴に知的にも情緒的にも結びつけるようとする。つまり，治癒的な変化が起こる前に，患者はまず最初に自己に対する気づきを得て，治癒のプロセスに情緒的に参与しなければならない。そして患者は，自分が置かれている個人的な状況とさまざまな象徴との関連性を見出さなければならないのである。例として，患者の過剰な怒りの原因が，怒った悪霊の「憑依」によるものとして捉えられたり，もしくは幼少期からの深刻な内面的「葛藤」として解釈されたり，または，憂うつな感情を「ススト」のように「脱魂」として理解されたりすることなどが挙げられる。それぞれの事例の目的は，治療師の神話的世界の象徴との，怖れや希望といった情緒的な結びつきだけでなく，より広い社会的・文化的・宇宙論的な関心に患者個人がつながることである。

5. この段階は，神話的世界の象徴を操作することで，治療師は治療的な変化を導き始める段階である。たとえば，患者に霊が憑依していることを確認し，悪魔祓いの複合的な儀礼を執り行い，最後に除霊が完了したことに患者が安心し，通常の生活に戻ることができるといった例が挙げられる。その他にも，患者が精神療法家によって幼少期からの内面的な葛藤を乗り越え，安心を得るといった例もあるだろう。また「ススト」の事例では，患者は儀礼が終了した後に，魂は無事に身体に戻ることができたと告げ

られるといったこともある。クラインマン[88]によれば，経験の変容を通じて，癒しはその効果を発揮する。患者らは，過去と現在の経験を再評価して組み直すことを学ぶのである。さらにクラインマンはこのプロセスを，患者の身体的・心理的な自己を社会的関係やさらに広い文化的関心へと結びつける方法として理解した。このように経験の変容は，感情の状態だけではなく，生理学的にも，他者との関係性にも，さらに広く社会的・文化的な関係性に対しても影響を与える。

6. 「癒された」患者たちは，象徴的な言葉によって自分たちの経験を概念化し，そして自分たちの経験を機能させる新しい方法を獲得する。またこの過程で彼らは，過去と現在そして起こりうる未来を新しく形作る「物語／ナラティブ（narrative）」を獲得しているのである。物語が，たとえば悪魔祓いのように短くても精神分析のように長くても，その物語には，患者にどのような出来事がおこり，治療師がなぜどのようにして患者の幸福と健康を回復させることができたのか，ということがうまくまとめられている。

8.1.1. 世俗的な「象徴的な癒し」： 会話療法

家族療法を除いて，欧米世界における「会話療法（talk therapy）」の多くは，おもに個々のクライアントに焦点をあてる。どのような思想に基づく会話療法であっても，その大多数はクライアント自身を主要な問題として捉え，クライアントの感情状態・行動・自己洞察・妄想などを治療で扱うおもな領域として考えるのである。クライアントの治療は，たとえば精神療法家のオフィスやクリニックのような特別に設定された場で行われる。いずれの場も，プライバ

シーと守秘義務に守られた社会的な環境から隔絶した場である。クライアントとセラピストがよく似た社会文化的背景をもつ場合には，心理的疾患の原因・性質・治療法についての考えを共有するかもしれない。しかしながら，昨今の会話療法の急増する状況では，クライアントはそれぞれの会話療法の世界を構成する概念，象徴や語彙をセラピーを通じて学ばなければならない。これは「文化的適応（acculturation）」の形式としてみなすことができ，たとえばフロイト派・ユング派・クライン派・レイン派，その他の心理学モデルといった，新しい神話的世界を獲得することを意味している。この神話的世界は，たとえクライアントとセラピストとの間で共有されたとしても，セラピーの場を共有しないクライアントの家族やコミュニティにとっては近づき難いものである。

Karasu[93]は，精神療法が作用するメカニズムについて研究した。現在では400種類もの精神療法があるが，どのタイプにおいても共通する3つの「治療的変化の作用因子」を明らかにした。

1. 情緒的体験（affective experiencing）：情緒的な気づきを導きだすプロセスである。セラピストの指示に次々と反応していくなかで，クライアントはそれまでにとってきた心理的態度をいわば「溶解」させていき，新しい認知パターンを受け入れるための準備をする過程である。

2. 認知的統御（cognitive mastery）：セラピストがクライアントに対して，合理的な説明や解釈を与え，問題を解明するプロセスである。ここで，新しい認識や思考パターン，そして自己への気づきが得られ，それらの統合が保証されるのである。

3. 行動制御（behavioral regulation）：セラピストがクライアントを教育していくプロセスである。クライアントが習慣的な行動パ

ターンを修正し，特定のネガティブな行動と習慣をコントロールできるようにするために，セラピストが継続してクライアントを支援する過程である。

精神療法のタイプによって，主としてどの「治療的変化の作用因子」に焦点をあてるかが異なる。たとえば，原初療法やドラマセラピーなどは「情緒的体験」に焦点をあて，認知療法・セックスセラピー・支持療法などは「認知的統御」に焦点をあてる。また，バイオフィードバック・嫌悪療法・アサーティブトレーニングなどは「行動制御」に焦点をあてる。Karasu[93] は，それぞれのセラピーの焦点は異なっているが，成功した精神療法にはこれら3つの「治療的変化の作用因子」が異なる比率ではあっても必ず見出すことができると述べている。

精神分析

「精神分析（psychoanalysis）」はとくに影響力のある象徴的な癒しであり，欧米世界に限定的ではあるが，数多くの「会話療法」の基礎となっている。Dow[87] によれば，精神分析は欧米文化における最も意義のある精神療法である。一方 Stein[94] は，精神分析の概念は，いかなる文化的・社会的文脈においても適応できる，人間を理解するための普遍的な方法を提供していると述べている。精神分析のセラピーは，一般的な文化的な癒しとは異なった形で行われる。クライアント個人にのみ焦点があてられ，家庭環境や社会・文化的背景は配慮されない。セラピーのセッションは，ひとりの精神分析家とひとりのクライアントによって行われる。セッションは分析家のオフィスなどの決められた場所で行われ，決められた時刻に，正確に50分の時間で行われることが多い。クライアントはオフィスの寝椅子に目をつむって横になり，分析家はクライアントのすぐ後ろの視界に入らないような場所に腰掛ける。クライアントは，「どのよう

なことでもよいので，頭に浮かんできたことをお話しください」というように「自由連想」が促される。セラピーで強調されるのは，分析セッションの間にクライアントの心のなかに現れてくる現象であり，とりわけ過去の経験に対してクライアント自身が与える意味を重要視する。Dow[87] は，セッションを通じて，「患者が編み出した神話的世界の内容をもとに，分析家によってクライアントとの相互作用によって象徴が産み出される」と述べており，これによって前述した治療的変化の基礎が形作られるのである。ある分析家[95] が述べるように，精神分析によって，満たされない人生や不可解な症状の潜在的な意味を発見する洞察力を得たいという願いは，心理的症状の究極的な原因は「自分自身のなかにある」ということを受け入れるということを意味しているのである。

人類学者は，精神分析の実践はとりわけ教育を受けた中産階級の人びとが抱く欧米文化の価値観が示されたものだと主張してきた[96]。ここで強調されるのは，自己への気づき，洞察力，個人の成長，個人主義，プライバシーの順守であり，言葉や自分の苦痛を言語化する能力に高い価値が置かれ，外部にある社会的な世界よりもむしろ精神の内部の奥深いところにある葛藤の源（とりわけ性的な）を重要視するのである。「精神」のメタファーは，二元論的であるのと同時に，多くの場合「空間的」である。つまり，「外部」である身体のなかに隠された「内部」の精神であり，それゆえ外部から内部への「洞察」が必要とされるのである。また，精神分析における時間の観念は矛盾している。欧米の「時計的な時間」（厳密な50分の分析時間）を厳しく守らなければいけない一方で，セラピーは無制限に何年間も続く。

象徴的な癒しがより伝統的なスタイルであればあるほど，精神分析と比較して構造化されなくなる傾向がある。癒しは他者の面前で行われることが多くなり，日常生活の社会的もしくは

超自然的な側面に強く関連づけられる傾向にある。伝統的な癒しのスタイルでは，患者に洞察を求めることはなく，患者に「個性」が求められたり「個の成長」が目指されることはない。クラインマン[97]が指摘するように，このような違いは，自我中心的な欧米文化と，社会中心的な非欧米文化との間の根本的な差異を示しており，文化がケアのありように対して強い影響を及ぼしていることを表しているのである。

Denin[98]は，英国ロンドンのスタンフォード・ヒルにおける超正統派ユダヤ教徒ルバビッチ派運動の健康と癒しに関する行動について調査した。不妊のような状態も含む病い全体に対して，このコミュニティは近代医療と象徴的な癒しを組み合わせて対処する。病いが重篤で長期化し治療に反応しない場合，彼らは医師や補完代替医療の治療者に相談をするだけでなく，宗教的癒しも使う。宗教的な癒しとは，祈りや詩編の朗唱，善行を行ったり寄付をしたりすること，家にある聖句箱などの宗教用具に不備がないかなどについて宗教的指導者であるラビに助言を仰いだりすることである。米国ニューヨークにいるルバビッチ運動の指導者である「ラビ」が1994年に亡くなる前には，彼の助言や祝福を受けるために，深刻な病いや不幸に陥った人びとや家族がラビ宛に手紙を書いたりファックスをしたりしていた。彼の死後も，祝福を受けるために，彼の墓へ向けて手紙を書き続ける現象もみられた。

Dein[98]の研究は，「医療多元主義（medical pluralism）」がいかに比較的小規模なコミュニティにおいても存在し，また病いや不幸に対処する際に，人びとがいかに近代医療と象徴的な癒しを自由に組み合わせているのかを示している。

8.1.2. 象徴的な癒しの場面設定

一般的に，象徴的な癒しが行われるためには特別な時間と場が不可欠である。第9章で述べたように，場の設定そのものが癒しのプロセス

において重大な役割を担っており，舞台が設定され，癒しへの期待を高める雰囲気が作られ，治療師の背景や癒しの力の源泉，そして治療師が信じている世界についての情報が与えられるのである。たとえば，ウィーンやロンドンにある精神分析家フロイト（Sigmund Freud）の相談室へ入った患者は，古代ギリシャ・ローマ・エジプトからの工芸品が数多く飾られた机や棚を目にしたことだろう。それは，患者の秘められた幼少期の経験に対するフロイトの関心を反映しており，精神分析家の仕事がいわば壊されて埋められた遺跡を発掘する考古学者に似ていることを意味しているのである[99]。

宗教的な癒しにおける場は，教会，寺院，神社，墓，宗教的指導者の家，巡礼で訪れる聖地などに設定される（図10.2参照）。たとえば，El-Islam[100]によれば，多くのアラブ諸国では，深刻な精神的問題をかかえる人の家族は，原因を「邪視」・「妖術」・「精霊の憑依」だと考え，儀礼的な癒しを最初に執り行うのである。儀礼的な癒しには，「シャイフ（sheikh）」と呼ばれる長老たちの墓への参拝，尊敬されるシャイフや「宗教的指導者（Al-Asyaad）」への相談，聖句が書かれた護符・お守りの使用，そして，お清めの水を飲んだり体を洗ったりする「浄化儀礼（Mahuw／Mahaya）」などがある。

「ウンバンダ（Umbanda）」[77]というブラジルの宗教は，キリスト教カトリックの教義とアフリカ系ブラジル人の信仰，そしてヨーロッパのスピリチュアリズムの要素が組み合わさっており，宗教的指導者による癒しや相談は「公的な宗教儀礼（sessoes）」において行われる。儀礼は，神々の像や絵で華やかに飾られた場所で催され，カトリックの神々，先住民インディオの霊，もしくはアフリカ人奴隷の霊などアフリカ起源の神々が召喚され，激しい音楽と共に参加者たちは変性意識状態に入り，踊り歌う。儀礼のなかでは，憑霊された信者がほかのメンバーに対して「霊的な相談者」としてふるまい，病

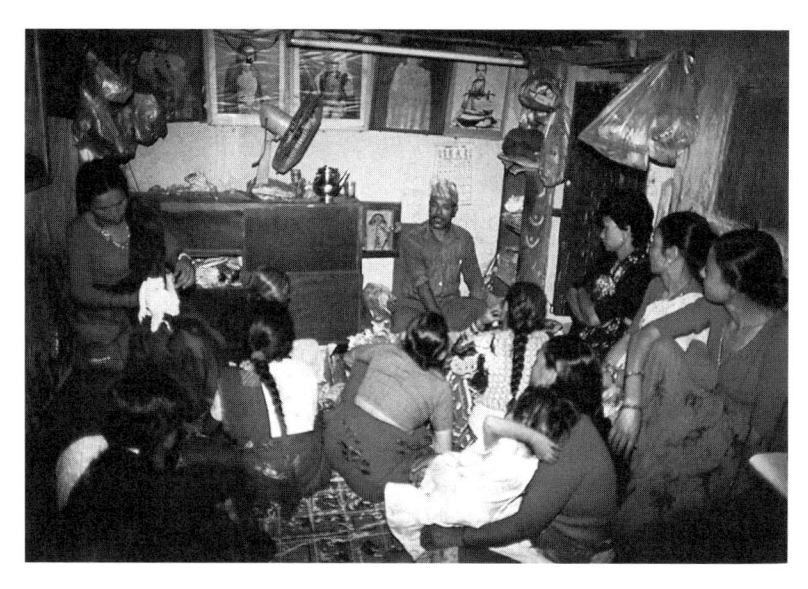

図10.2 ネパールのカトマンズにおけるヒンドゥー密教治療師（*jharphuke vaidya*）とクライアント。治療師は，さまざまな病いのために癒しを提供する。とくに，妖術や超自然的原因による身体疾患・社会的問題・精神の病いなどを対象とする。（出典：©David Gellner の許可を得て掲載）

いや不幸の原因についての霊言を伝えたり，悪魔祓いによって病いを癒したりする。

「マリア・リオンザ（*Maria Lionza*）」という南米ベネズエラの小規模な新宗教グループでは，霊媒がある特定の精霊を自分に憑依させ，相談に来た人びとに助言を与えるのである。健康をどのように維持するのか，家族もしくは仕事の問題をどのように扱うか，経済状況をどのように改善するか，といったさまざまな困りごとへの対処の仕方に答えるのである[101]。霊媒の主目的は，相談に来た人びと自身や日常生活がより良いものに感じられるようにすることである。病気の相談の場合，近代医療の医者や，「クランデロ」と呼ばれる地域の伝統的治療師に紹介することもある。

象徴的な癒しが聖なるものであろうと世俗的なものであろうと，癒しが行われる場の設定と，そこで使われる儀礼的象徴は，癒しのプロセスにおいて極めて重要である。癒しの場と象徴は，癒しが創出される神話的世界を作り出す上での，言葉では表せないものの重要な役割を果たしているのである（図10.2参照）。

8.1.3. 象徴的な癒しの効果

各種の象徴的な癒しの効果を評価することは難しい。なぜなら，癒しの成功の定義がさまざまであるからである。心理的な苦痛が和らいだことをもって成功と考える場合もあるが，そうでない場合もある。

Flinkler[102] が，メキシコ農村部におけるスピリチュアリズム寺院における癒しに関する詳細な研究を行ったところ，癒しは統合失調症などの精神病には効果はないものの，神経症や心身症，そして「身体化障害（somatized syndrome）」には有用であるということが示された。患者が病人役割を捨て去り，正常な行動へと戻り，自分が「病気である」という感覚を取り除くことを可能にしたのである。

クラインマン[103] は，台湾の治療師である「タンキー」の癒しについて研究し，象徴的な癒しにはおもに神経症と身体化のエピソードに対する効果があることを示した。さらに癒しは，い

わゆる「疾患（disease）」を治すよりも，「病い（illness）」を癒すことにより価値があると述べた。タンキーの癒しは，病いのエピソードをわかりやすい用語で説明することによってより広い文化的文脈に適合させ，病者への社会的サポートを集め，病者の基本的な存在価値と集団の結束を再認識させることによって，病者とその家族の不安を和らげるのである。

1997年にCampionとBhugra[104]は南インドのタミルナドゥにおける研究で，198人の精神科入院患者のうち45％の者が，病気の初期にヒンドゥー教・イスラム教・キリスト教の宗教的治療師に助けを求めていたことを明らかにした。このうち30％の者が何らかの恩恵を得ていたが，そのうち90％の者は入院によってその宗教的癒しを継続して受けることができていなかった。

以上をまとめると，宗教的もしくは世俗的な「象徴的な癒し」によって多くの人びとが助けられていることに人類学者の多くは同意するだろう。しかしながら，「癒すこと（healing）」は「治すこと（curing）」とは異なる。とくに重篤な精神病や身体障害の事例では顕著である。病者とその家族は「癒された」と感じるかもしれないが，従来の精神医学や身体医学の観点からは「治った」とはいえない。Csordas[105]が指摘しているように，心身二元論を基盤にもつ医学や精神療法などを含む世俗的な癒しと，心身霊三元論を基盤にもつ宗教的な癒しの間には，極めて重大な違いがある。Csordas[106]は米国におけるキリスト教カトリックの聖霊による癒しを，次のような4種類に整理している。

- 身体的な癒し（physical healing）：身体の病いを対象にした癒し。
- 精神的な癒し（inner healing）：心の傷や精神の病いを対象にした癒し。
- 救出・解放（deliverance）：悪魔や悪霊の好ましくい影響を取り除く癒し。
- 霊的な癒し（spiritual healing）：罪を背負っ

た魂に対する告解や聖餐式と呼ばれるような神の恩恵を授ける儀式による癒し。

ここでは，もしある事例で最初の3つの癒しが失敗して精神や身体の病いが残ったとしても，「癒しの試みの失敗に対する防御策」とCsordasが呼ぶ霊的な癒しはまだ可能である。

これまでの章でも述べてきたことであるが，外科的治療や近代医学的な治療までも含むすべての癒しは，何らかの象徴的な構成要素を持っているということを改めて指摘しておくべきだろう[107]。近代医学や精神医学は，どちらも技術的なシステムであると同時に象徴的なシステムだといえる。したがって，近代医学や精神医学の概念と技術が世界規模で普及することにともない，次の事例研究のような精神の病いに対するアプローチにおいて，伝統的な神話的世界と精神医学的な神話的世界の間の複雑な相互作用や葛藤が今後は増えていくものと考えられる。

事例研究 札幌における「狐憑き」のケース

松岡（Matsuoka Etsuko）[108]が記述したのは，狐の魂に憑依されたと訴える43歳の未婚女性ミチコであった。「狐憑き（Kitsunetsuki）」は日本における精神障害でよくある言葉である。ミチコの病気は，両親が死去した後に始まった。ミチコは「奇妙な音と雑音が聴こえるようになってとても不安だ」と訴えた。ミチコは精神科医の診察を受けたが，「医療は助けにならない，霊は医療で治癒されることはなく，医者は決して霊の憑依を理解しない」という。苦痛をやわらげ，症状についての説明を得るため，ミチコは7人のシャーマンに順番に相談をした。7番目のシャーマンは，仏教の修験道に属していたが，霊媒を介して死者の霊と交信をしてミチコが悪い狐に憑かれていることを確認した。ミチコとその先祖が，前世でたくさんの狐を殺したためであった。数回の儀礼の後，狐の霊が重要な事実を述べた。ミチコは高貴な生まれであり，不幸は彼女の過ちではなく，ミチコが不幸の星の下に生まれてきたことによるというのだ。少しずつその狐は，憑依霊から個人

的な守護神へと進化した。同時に，ミチコはクライアントからシャーマンへと変容していった。宗教的な実践に関するミチコの不断の努力によって，「憑きもの」という病いは「シャーマンの能力」として置き換えられた。その結果，ミチコの心理状態は著しく改善した。しかし，この改善と同時に，精神科医はミチコの状態は悪化しており，幻聴と憑依状態から妄想知覚と誇大的な信念と慢性期統合失調症の徴候へと移行していると判断した。それゆえに本事例が示唆することは，少なくとも精神医学的な観点からは「癒されること」と「治療されること」には相違があるということである。

事例研究 イスラエルのエルサレムにおける精神医学と宗教の癒し

Bilu[109] らは，イスラエルのエルサレムでの医療環境において，世俗的な精神療法と神聖なユダヤ神秘主義の癒しがどのように相互作用をもつかについて述べた。セラピストは催眠術や誘導イメージ療法，そして従来の精神療法を用いることで，宗教的な問題を抱える精神病患者アブラハムの治療にあたることができた。セラピストは，患者の神話世界とユダヤ神秘主義の複雑なメタファーと象徴体系に働きかけたのだ。催眠術下で患者アブラハムを励ますことで，セラピストは患者を悩ましてきた黒い悪魔に立ち向かい，悪魔を追い払って患者の精神状態と社会的機能を大いに改善させることができた。治療セッションの間，患者は象徴的に導かれ，砂漠を通り抜けてついに静かな緑のオアシスに心の安定を見つけた。楽園とエデンの園の出現は，「きれいな泉，甘い香り，美しい庭，そしてとりわけ敬虔な住民」で満たされていた。患者個人の治療は，より広い文化的な概念と結びつけられていた。治療は患者にとって馴染み深いユダヤの伝統と神学における苦境からの脱出と救済につながっていたのである。

事例研究 ブラジルのポルトアレグレにおける降霊術者による治療法

Greedfield[110] は，ブラジル南部のポルトアレグレにおいて「カーザ・ド・ジャージム（Casa do Jardim）」として知られるスピリティストによる新しい「異種混合的な宗教（シンクレティズム）」の治療実践を調査した。それは，アフリカ系ブラジル人の民俗宗教と医科学が融合した治療である。そのセラピストには医師もいる。人びとは相互にコミュニケーション可能な並行するふたつの世界，物質世界ともうひとつの霊的な世界を信じている。人間はそれぞれ身体と同様に魂を持っており，ある状況下では魂もまた不調になるのである。そのような場合，セラピストは魂を身体から「解放」する。そして病んだ魂を宇宙的な世界へ送る。宇宙的な世界では，病者の魂を肉体へ戻す前に，魂のセラピストチームが「愛と施し（Amor e Caridade）」と呼ばれる魂の病院において診断し，治療する。精神の病いは，霊的存在が住む宇宙的世界（アストラル界）からきた実体をもたない悪霊が原因であると信じられている。その治療は除霊である。セラピストは問題をおこす霊を実体化し，宇宙的世界へ送り返すのである。一般的な宗教団体と同様に，カーザ・ド・ジャージムは，社会的規範が欠如したブラジル都市部において，増大する不安と生活のリスクに直面する個人のために，社会的なサポート，実際的な支援，そして精神療法も提供する。

9

人類学と家族療法

人類学は基本的には個人よりはむしろ集団の研究である。だが，ときに個人はある集団の文脈内において研究される。すべての人間社会において，第一の社会集団は常に家族である。家族の構成は文化間で大いに異なる。それぞれの家族成員の生き方に対して家族が果たす役割が異なるからである。

産業化された国々の都市郊外では，夫婦と子どもという核家族が極めて一般的である。親・子・孫の三世代にわたる拡大家族は，世界中で確認されるもっともありふれた親族パターンのひとつである。世界の貧困地域において，この

拡大家族の単位は，小規模の自己充足的なコミュニティか自助組織として機能する。そのような家族集団では，資産や日常生活の仕事や責任の大部分を家族成員が共有する。家族がどのような形態であれ，またどのような文化であっても，家族は生物学的であると同時に社会的な単位である。そのため，家族は生物学的な関係性のない成員を含む。つまり配偶者や配偶者の一族だけでなく，擬似的な親族として親しい友人・隣人・健康専門職さえも含まれるだろう。

近年，医療人類学者，家族療法家，一部の精神科医は，「患者」の家族やコミュニティを含められるように「患者」の定義を個人を越えて幅広く捉えようとしている。多くの臨床医にとって，第4章で述べた民俗治療師と同様に，診断と治療には個人ではなく家族が焦点になることがある。

9.1. 文化と家族力動

「家族力動（family dynamics）」と文化との関係は，複雑で論争の多いものである。McGoldrick ら[118] は，米国におけるアイルランド系の家族，イタリア系の家族，そして英国系米国人の家族といった異なるエスニックグループの家族文化の「微小民族誌／ミニエスノグラフィー（mini-ethnogrphy）」を描き，家族療法家がそれぞれの家族と向き合うときに直面する問題について述べた。微小民族誌は，たとえばイタリア系の家族が共通にもつ文化的な特徴を理解できるようにするためには有用なのだが，すべてのイタリア系の人びとをステレオタイプにあてはめてしまう危険性が残るだろう。ある家族のエスニックグループとしての文化的特徴に注目することは，宗教・経済的階層・社会階級・教育などに基づくより大きなレベルの家族の特性を無視してしまう。たとえ同じエスニックグループ出身であっても差異があるのである。McGoldrick の著書を批判した Maranhao[119] は，以下

のようなことを論じている。家族志向のエスニックグループは，家族の目標よりもむしろ個人を強調するアングロサクソン家族の型と異なるために，まるで「病理的」であるかのように描かれることがありうる。Maranhao によれば，家族に関わる文化的背景の知識は有用ではあるが，治療が行われるために必須ではない。「インタビューを行う際に人類学を知る必要はなく，ただ気配りのできる家族療法家であるべき」だと述べている。

DiNicola[120] は，家族のメンタルヘルスと文化の関係を記述する方法を提案している。「文化的装い（cultural costume）」と「文化的偽装（cultural camouflage）」である。「文化的装い」は，経験に意味とかたちを与え，共通の儀礼や象徴体系によって，経験と経験をつなぎ合わせるものであり，個々の家族文化における文化的信念をあらわす。この「文化的装い」は，文化が，家族における個人の心理状態や相互関係の在り方を覆い隠すものとして使われるときに「文化的偽装」になる。つまり，ある病理的な行動パターンは，その文化的背景における正常な表現に過ぎない，と家族は主張するのである。その例として，「私の夫はとてもよく酒を飲むけど，それはアイルランド人だから」，「私の息子が神経衰弱に陥ったのは，ギリシャ正教会に行くことをやめてギリシャ人としての生き方を失ったからだ」といったことが挙げられる。

Maranhao[119] と同様に，Lau[121] が指摘するのは，西欧または北米の家族療法家が，他の文化の家族パターンを病理的または逸脱していると誤診するかもしれないという点である。これはとくにより家族療法家にとって馴染みのない家族構造に接する場合に起こる可能性が高い。たとえば西インド諸島人の片親だけの家族や，アジア人・中国人・ギリシャ系キプロス人にみられる多世代の拡大家族などである。Lau が指摘するには，多くの非欧米文化では，世代と集団の継続性が望まれる。個々人の区別や自立に

関する考え方は，それぞれの集団で異なる意味をもっており，欧米の核家族のモデルとは異なる。Barot [122] は，エスニックマイノリティ出身の家族をあつかう際に，家族の文化へ焦点をあてるだけでは不十分かもしれないと述べている。なぜならば失職，人種差別，貧しい住環境，不十分なケア，移民の影響など，生活に影響するより広範囲の組織的で構造的な要因の分析も必要とされるからである。さらに，このような外的要因は，伝統的文化と家族の結束を弱めてしまうかもしれない。

　国際的な観点に基づくさまざまな研究が，世界各地における家族文化の基本的なバリエーションを示してきた。しかし，このような研究による一般化は，それぞれの国やコミュニティ内部のバリエーションを考慮に入れていない。たとえば田村と Lau [123] は，日本と欧米の家族構造を比較した。日本における家族の文化は，とりわけ家族内において互いの結びつきが強調され，集団の結束と幸福に高い価値が置かれる。日本人の基本的かつ内的な心理学的な概念として「家族的自己（family self）」があり，家族内の情緒的な親密さ，身内を受け入れる水準の高さ，家族や身内の評価に対する強い自己同一性，などが認められる。個人は，境界のはっきりした自我としてよりも，むしろ互いの結びつきによる網の目の一部とみなされる。日本における家族の核は，欧米における夫婦の二者関係ではなく，母子の二者関係である。なぜなら子どもは明確に女性側の領分であり，子どもが問題をかかえていてセラピストのところへ行く場合でも，多くの日本人男性は妻に同行したがらないだろう。

　一方，北米と北西ヨーロッパにおける家族構造は，互いの結びつきよりむしろ，自立性と相互の独立を可能にする個人の「分離」を強調する。欧米人は，自己と他者の境界をもち，自立し独立した個人として認められるよう期待されている。欧米では家族のライフサイクルにおけ

る成長と情緒的発達は個人化の過程とみなされるが，日本ではひとつの統合の形式から別の統合の形式への移行とみなされる。このように田村と Lau [123] は，超個人主義という欧米的のものの見方を日本人家族へ押しつけることによって，日本人家族の相互の結びつきを誤解してしまうことに対して警告を発している。日本人セラピストは，家族の問題を，過剰な結びつきではなく，希薄な結びつきから生じるとみなす傾向がある。したがって，セラピーでは個人を分離し断片化させるよりも，家族単位の統合へ向かうよう働きかけることが多い。また，日本人のクライアントはセラピストが権威的で指示的であり，あたかもセラピストが年長家族のようにつながっていることを期待する。一方で日本の家族は，家族内で問題を解決する能力がないことに対して恥と罪の意識を感じるために，セラピストに会うことを避けることもありうる。

メンタルヘルスにおける拡大家族の役割

　Shankar と Menon [124] は，インドでは統合失調症のような深刻な精神疾患を患った人びとのケアにおいて，伝統的に拡大された合同家族が鍵となる資源であると強調している。インドでは，精神科病院，研修を修了したメンタルヘルスの専門家，社会福祉による恩恵の不足とともに，広範囲の貧困と失業が存在する。そのため統合失調症患者がいる家族に介入を計画しているセラピストは，国内に存在する社会的・経済的・文化的な要因やインフラに対する複雑な見取り図を考慮に入れる必要がある。大多数の精神疾患の患者は家族によって管理され，家族はコミュニティにおける患者のケアの要となっている。欧米の場合と異なり，このようなインドの家族は，精神疾患の病因に関わるラベルが貼られることはないので，身内が治療プログラムに参加するように求められても家族は罪の意識を感じない。それゆえに Shankar と Menon が指摘するように，インドでは統合失調症患者をケ

アする際に，病気の発症や症状が悪化した場合も家族を責めたてることは決してない。インドにおいて家族は治療の協力者であり，治療に対して潜在的に敵対するような存在ではない。セラピストは，病いをもつ患者と同じく，家族のニーズにも気配りをするべきであり，患者のケアに対する家族の積極的な役割を強化するよう努めるべきなのである。セラピストは，家族に対して統合失調症に関する十分な情報を伝え，患者の薬物治療を見守る立場として再発などの早期の徴候を見逃さないように家族を支援すべきなのである。

El-Islam[100]は，アラブ社会において広範囲に共有されている精神医学に関する一般的特徴を挙げている。アラブ社会における伝統的な拡大家族は，内と外を区別する行動よりも周囲に親しみを示す行動を好む。たとえば伝統的な子育てでは，個性化・合理化・自立・区別を志向する振る舞いよりも，配慮・調和・協力・愛着・相互扶助を志向する振る舞いを教え込む。より伝統的なコミュニティでは，女性は男性に比べて社会文化的に不利である。たとえば一夫多妻がいまだに実施され，見合い結婚が多く，男性は女性よりも離婚を決断しやすいのである。このような状況では，同じ家族のなかの高齢者と欧米化した若い世代の間で衝突がよくみられ，とくに性行動，教育，結婚相手の選択に対して意見の対立がある。しかし，El-Islamによれば，たとえば統合失調症のような精神疾患をもつ人びとにとって，拡大家族は管理入院する場合よりも良好な予後をもたらし，より良い治療的環境を提供しているのである。

Al-Adawiら[68]は，中東のオマーンにおいて，悪霊「ザール」に取り憑かれた女性がシャーマンによって除霊された後，同じ霊に取りつかれた女性たちがつくるコミュニティ加わる慣習について述べている。このコミュニティはある種の擬似家族となり，何年にもわたって続く長期的な関係をつくる。

このように，心理学と精神医学と医療人類学の知見を融合させることによって，「家族療法」という分野が極めて実りある領域になるといえるだろう。とくに，精神の病いの原因と治療を考える際に家族の役割を理解することは重要であり，「家族療法」分野の研究は今後ますます増えていくと考えられる。

10
異文化間精神医学の診断

本章では，異文化間精神医学の診断をする際の複雑さ，とくに他の文化に属する人びとの「正常」と「異常」を定義する問題について解説してきた。より重要な問題は，臨床医が患者の行動を説明する際に文化を過剰に強調し，それゆえに基本的な精神病理学を無視する可能性があることである[125]。したがって，異文化間の診断を行う臨床医は，以下の項目に注意を払うべきである。

- 文化的要因が，西洋精神医学の診断カテゴリーと診断技術にどの程度影響しているか。
- 患者のもつ文化への理解が，患者の心理的な苦悩を理解するためにどのように役だつか。
- 患者の考え方や行動が，その文化グループの他のメンバーからどのように見られているか。患者の異常性がそのグループにとって利益があるとみなされるかどうか。
- 患者が示す症状・兆候・行動変化が，彼らのコミュニティにおいて「文化結合」による精神障害の根拠として理解されるかどうか。
- 患者の状態が，精神の病いを示すのではなく，むしろ患者に対する社会的・政治的・経済的な負荷を示していないかどうか。

● 推奨図書 ───────

Bhui, K. and Bhugra, D. (eds) (2007) *Culture and Mental Health.* London: Hodder Arnold.

Desjarlais, R., Eisenberg, L., Good, B. and Kleinman, A. (eds) (1995) *World Mental Health.* Oxford : Oxford University Press.

Kleinman, A. (1988). *Rethinking Psychiatry.* New York: Free Press.

Kutchins, H. and Kirk, S.A. (1997) *Making Us Crazy: DSM - The Psychiatric Bible and the Creation of Mental Disorders.* New York: Free Press.

Littlewood, R. and Lipsedge, M. (1997). *Aliens and Alienists,* 3rd edn. Abingdon: Routledge.

Swartz, L. (1998). *Culture and Mental Health: A Southern African View.* Oxford: Oxford University Press.

Tseng, W-S. (2003) *Clinician's Guide to Cultural Psychiatry.* London: Academic Press.

● 推奨ウェブサイト

Annotated Bibliography of Cultural Psychiatry: http:// www.admsep.org/culture.html

Society for the Study of Psychiatry and Culture (USA): http://www.psychiatryandculture.org

World Psychiatric Association: http://www.wpanet.org/ home.html

World Association of Cultural Psychiatry: http://www. waculturalpsychiatry.org

● 参考図書・文献

[1] Babcock, B.A. (1978) Introduction. In: *The Reversible World: Symbolic Inversion in Art and Society* (Babcock, B.A. ed.). Ithaca: Cornell University Press, pp. 13–36.

[2] Abrahams, R.D. and Bauman, R. (1978) Ranges of festival behaviour. In: *The Reversible World: Symbolic Inversion in Art and Society* (Babcock, B.A. ed.). Ithaca: Cornell University Press, pp. 193–208.

[3] Lewis, I. M (1971) *Ecstatic Religion.* London: Penguin, pp. 178–205.

[4] Littlewood, R. and Lipsedge, M. (1989) *Aliens and Alienists,* 2nd edn. London: Unwin Hyman, pp. 174–81.

[5] Foster, G.M. and Anderson, B.G. (1978) *Medical Anthropology.* Chichester: Wiley, pp. 81–100.

[6] Kiev, A. (1964) Implications for the future. In: *Magic, Faith and Healing* (Kiev, A. ed.). New York: Free Press, pp. 454–64.

[7] Edgerton, R.B. (1977) Conceptions of psychosis in four East African societies. In: *Culture, Disease and Healing: Studies in Medical Anthropology* (Landy, D. ed.). London: Macmillan, pp. 358–67.

[8] Kutchins, H.. and Kirk, S.A. (1997) *Making Us Crazy: DSM – The psychiatric bible and the creation of mental disorders.* New York: Free Press, pp. 55–99.

[9] Martin, E. (1999) Flexible survivors. *Anthropol. News* (September 1999), 5–7.

[10] Landy, D. (1977) Emotional states and cultural constraints. In: *Culture, Disease and Healing: Studies in Medical Anthropology* (Landy, D. ed.). London: Macmillan, pp. 333–5.

[11] Littlewood, R. and Lipsedge, M. (1989) *Aliens and Alienists,* 2nd edn. London: Unwin Hyman, p. 207.

[12] Kiev, A. (1972) *Transcultural Psychiatry.* London: Penguin, pp. 11–25.

[13] Kiev, A. (1972) *Transcultural Psychiatry.* London: Penguin, pp. 78–108.

[14] Kleinman, A. (1980) *Patients and Healers in the Context of Culture.* Berkeley: University of California Press., pp. 176–7

[15] Patel, V. (2001) Cultural factors and international epidemiology. *Br. Med. Bull.* 57, 33–45.

[16] Kleinman, A. (1987) Anthropology and psychiatry. *Br. J. Psychiatry* 151, 447–54.

[17] Littlewood, R. (1990) From categories to contexts: a decade of the new cross-cultural psychiatry. *Br. J. Psychiatry* 156, 308–27.

[18] Kirmayer, L.J. and Minas, H. (2000) The future of cultural psychiatry: an international perspective. *Can J Psychiatry* 45, 438–46.

[19] Waxler, N. (1977) Is mental illness cured in traditional societies? A theoretical analysis. *Cult. Med. Psychiatry* 1, 233–53.

[20] Rubel, A.J. (1977) The epidemiology of a folk illness: *Susto* in Hispanic America. In: *Culture, Disease and Healing: Studies in Medical Anthropology* (Landy, D. ed.). London: Macmillan, pp. 119–28.

[21] Pichot, P. (1982) The diagnosis and classification of mental disorders in French-speaking countries: background, current views and comparison with other nomenclatures. *Psychol. Med.* 12, 475–92.

[22] Merskey, H. and Shafran, B. (1986) Political hazards in the diagnosis of 'sluggish schizophrenia'. *Br. J. Psychiatry* 148, 247–56.

[23] Kendell, R.E. (1975) *The Role of Diagnosis in Psychiatry.* Oxford: Blackwell, pp. 70–71.

[24] Kendell, R.E. (1975) *The Role of Diagnosis in Psychiatry.* Oxford: Blackwell, pp. 49–59.

[25] Temerlin, M.K. (1968) Suggestion effects in psychi-

atric diagnosis. *J. Nerv. Ment. Dis.* 147, 349–53.

[26] Kendell, R.E. (1975) *The Role of Diagnosis in Psychiatry*. Oxford: Blackwell, pp. 9–26.

[27] Eisenberg, L. (1977) Disease and illness: distinctions between professional and popular ideas of sickness. *Cult. Med. Psychiatry* 1, 9–23.

[28] Szasz, T. (1954) Psychiatric justice. *Br. J. Psychiatry* 154, 864–9.

[29] Wing, J.K. (1978) *Reasoning about Madness*. Oxford: Oxford University Press, pp. 167–93.

[30] Cartwright, S.A. (1851) Report on the diseases and physical peculiarities of the Negro race. *New Orleans Medical and Surgical Journal*, May 1851, 691–715.

[31] Littlewood, R. and Lipsedge, M. (1989) *Aliens and Alienists*, 2nd edn. London: Unwin Hyman, pp. 249–54.

[32] Lewis, G., Croft-Jeffreys, C. and David, A. (1990) Are British psychiatrists racist? *Br. J. Psychiatry* 157, 410–15.

[33] Thomas, C.S., Stone, K., Osborn, M. *et al.* (1993) Psychiatric morbidity and compulsory admission among UK-born Europeans, Afro-Caribbeans and Asians in Central Manchester. *Br. J. Psychiatry* 163, 91–9.

[34] Wesseley, S., Castle, D., Der, G. and Murray, R. (1991) Schizophrenia and Afro-Caribbeans: a case–control study. *Br. J. Psychiatry* 159, 795–801.

[35] Blackburn, R. (1988) On moral judgements and personality disorders: the myth of the psychopathic personality revisited. *Br. J. Psychiatry* 153, 505–12.

[36] Cooper, I.E., Kendell, R.F., Gurland, B.J. *et al.* (1969) Cross-national study of diagnosis of the mental disorders: some results from the first comparative investigation. *Am. J. Psychiatry* 125(Suppl.), 21–9.

[37] Katz, M.M., Cole, J.O. and Lowery, H.A. (1969) Studies of the diagnostic process: the influence of symptom perception, past experience, and ethnic background on diagnostic decisions. *Am. J. Psychiatry* 125, 109–19.

[38] Copeland, J.R. M., Cooper, J.E., Kendell, R.F. and Gourlay, A.I. (1971) Differences in usage of diagnostic labels among psychiatrists in the British Isles. *Br. J. Psychiatry*, 118, 629–40.

[39] Van Os, J., Galdos, P., Lewis, G. *et al.* (1993) Schizophrenia sans frontiers: concepts of schizophrenia among French and British psychiatrists. *Br. Med. J.* 307, 489–92.

[40] Littlewood, R. and Lipsedge, M. (1989) *Aliens and Alienists*, 2nd edn. London: Unwin Hyman, p. 117.

[41] Scheper-Hughes, N. (1978) Saints, scholars, and schizophrenics: madness and badness in Western Ireland. *Med. Anthropol.* 2, 59–93.

[42] Littlewood, R. and Lipsedge, M. (1989) *Aliens and Alienists*, 2nd edn. London: Unwin Hyman, pp. 218–42.

[43] Littlewood, R. (1989) Anthropology and psychiatry: an alternative approach. *Br. J. Med. Psychol.* 53, 213–25.

[44] Swartz, L. (1998) *Culture and Mental Health: A Southern African View*. Oxford: Oxford University Press, pp. 121–39.

[45] Hussain, M.F. and Gomersall, J.D. (1978) Affective disorder in Asian immigrants. *Psychiatric Clin.* 11, 87–9.

[46] Rack, P. (1990) Psychological and psychiatric disorders. In: *Health Care for Asians* (McAvoy B.R. and Donaldson, L.J. eds). Oxford: Oxford University Press, pp. 290–303.

[47] Kleinman, A. (1980) *Patients and Healers in the Context of Culture*. Berkeley: University of California Press, pp. 146–78.

[48] Kleinman, A. and Kleinman, J. (1985) In: *Culture and Depression* (Kleinman A. and Good, B. eds). Berkeley: University of California Press, pp. 429–90.

[49] Krause, I.B. (1989) Sinking heart: a Punjabi communication of distress. *Soc. Sci. Med.* 29, 563–75.

[50] Helman, C.G. (1985) Psyche, soma, and society: the social construction of psychosomatic disorders. *Cult. Med. Psychiatry* 9, 1–26.

[51] McDougall, J. (1989) *Theatres of the Body*. London: Free Association Books, p. 139.

[52] Kirmayer, L.J. and Young, A. (1998) Culture and somatization: clinical, epidemiological, and ethnographic perspectives. *Psychosom. Med.* 60, 420–30.

[53] Lau, B.W. K., Kung, N.Y. T. and Chung, I.T. C. (1983) How depressive illness presents in Hong Kong. *Practitioner* 227, 112–14.

[54] Ots, T. (1990) The angry liver, the anxious heart and the melancholy spleen. *Cult. Med. Psychiatry* 14, 21–58.

[55] Payer, L. (1989) *Medicine and Culture*. London: Gollancz, p. 116–18.

[56] Csordas, T.J. (1990) Embodiment as a paradigm for anthropology. *Ethos* 18, 5–47.

[57] Freud, S. and Breuer, J. (1966) *Studies on Hysteria* (trans.J. Strachey) New York: Avon.

[58] Mumford, D.B. (1993) Somatization: a transcultural perspective. *Int. Rev. Psychiatry* 5, 231–42.

[59] Lipowski, Z.L. (1984) What does the word 'psychosomatic' really mean? A historical and semantic

第10章 異文化間精神医学

293

inquiry. *Psychosom. Med.* 46, 153–71.

[60] Lipowski, Z.L. (1968) Review of consultation psychiatry and psychosomatic medicine. *Psychosom. Med.* 11, 273–81.

[61] Knapp, P.H. (1975) Psychosomatic aspects of bronchial asthma. In: *American Handbook of Psychiatry* (Reiser, M.F. ed.), 2nd edn, Vol 4. New York: Basic Books, pp. 693–707.

[62] McDougall, J. (1989) *Theatres of the Body*. London: Free Association Books, pp. 17, 55.

[63] Engel, G.L. (1977) The need for a new medical model: a challenge for biomedicine. *Science* 196, 129–36.

[64] Alexander, F., French, T.M. and Pollock, G.H. (eds) (1968) *Psychosomatic Specificity*, Vol. 1. Chicago: University of Chicago Press.

[65] Minuchin, S., Rosman, B.L. and Baker, L. (1978) *Psychosomatic Families*. Cambridge: Harvard University Press.

[66] Ader, R., Cohen, N. and Felten, D. (1995) Psychoneuroimmunology: interactions between the nervous system and the immune system. *Lancet* 345, 99–103.

[67] Tseng, W-S. (2003) *Clinician's Guide to Cultural Psychiatry*. London: Academic Press, pp. 89–142.

[68] Al-Adawi, S.H., Martin, R.G., Al-Salmi, A. and Ghassani, H. (2001) Zar: group distress and healing. *Ment. Health Relig. Cult.* 4(1), 47–61.

[69] Littlewood, L. and Lipsedge, M. (1987) The butterfly and the serpent: culture, psychopathology and biomedicine. *Cult. Med. Psychiatry* 11, 289–335.

[70] Acocella, J. (1998) The politics of hysteria. *The New Yorker,* April 6, 64–79.

[71] Bose, R. (1997) Psychiatry and the popular conception of possession among the Bangladeshis in London. *Int. J. Soc. Psychiatry* 43(1), 1–15.

[72] Hahn, R.A. (1995) *Sickness and Healing: An Anthropological Perspective*. New Haven: Yale University Press, pp. 40–56.

[73] De La Cancela, V., Guarnaccia, P.J. and Carillo, E. (1986) Psychosocial distress among Latinos: a critical analysis of Ataques de Nervios. *Hum. Soc.* 10, 431–47.

[74] Swartz, L. (1998) *Culture and Mental Health: a Southern African View*. Oxford: Oxford University Press, pp. 162–6.

[75] Ngubane, H. (1977) *Body and Mind in Zulu Medicine*. London: Academic Press, pp. 144–50.

[76] Vitebsky, P. (1995) *The Shaman*. London: Macmillan.

[77] Brown, D.D. (1994) *Umbanda*. New York: Columbia University Press, pp. 72–92.

[78] Lewis-Williams, D. and Pearce, D. (2004) *San Spirituality*. Capetown: Juta/Double Storey.

[79] Cooper, J.E. (1994) *ICD-10: Classification of Mental and Behavioural Disorders*. Edinburgh: Churchill Livingstone/World Health Organization.

[80] American Psychiatric Association (2000) *DSM-IV-TR: Diagnostic and Statistical Manual of Mental Disorders,* 4th edn. Arlington: American Psychiatric Association.

[81] Kutchins, H. and Kirk, S.A. (1997) *Making Us Crazy: DSM – the Psychiatric Bible and the Creation of Mental Disorders*. New York: Free Press, pp. 21–54.

[82] Kutchins, H.. and Kirk, S.A. (1997) *Making Us Crazy: DSM – the Psychiatric Bible and the Creation of Mental Disorders*. New York: Free Press, pp. 126–75.

[83] Kleinman, A. (1988) *Rethinking Psychiatry*. New York: Free Press, pp. 5–17.

[84] Kleinman, A. (1980) *Patients and Healers in the Context of Culture*. Berkeley: University of California Press, pp. 82, 360.

[85] Lewis, I.M. (1971) *Ecstatic Religion*. London: Penguin, pp. 37–65.

[86] Murphy, J.M. (1964) Psychotherapeutic aspects of Shamanism on St Lawrence Island, Alaska. In: *Magic, Faith and Healing* (Kiev, A. ed.). New York: Free Press, pp. 53–83.

[87] Dow, J. (1986) Universal aspects of symbolic healing: a theoretical synthesis. *Am. Anthropol.* 88, 56–69.

[88] Kleinman, A. (1988) *Rethinking Psychiatry*. New York: Free Press, pp. 108–41.

[89] Csordas, T.J. (1983) The rhetoric of transformation in ritual healing. *Cult. Med. Psychiatry* 7, 333–75.

[90] Moerman, D.E. (1979) Anthropology of symbolic healing. *Curr. Anthropol.* 20(1), 59–66.

[91] McGuire, M. (1988) *Ritual Healing in Suburban America*. Piscataway: Rutgers University Press.

[92] Finkler, K. (1985) *Spiritual Healers in Mexico*. Westport: Bergin and Garvey, p. 8.

[93] Karasu, T.B. (1986) The specificity versus nonspecificity dilemma: towards identifying therapeutic change agents. *Am. J. Psychiatry* 143(6), 687–95.

[94] Stein, H. (1992) Medical anthropology and the depths of human experience: contributions from psychoanalytic anthropology. *Med. Anthropol.* 14, 53–75.

[95] McDougall, J. (1989) *Theatres of the Body*. London: Free Association Books, p. 7.

[96] Kleinman, A. (1988) *Rethinking Psychiatry*. New

York: Free Press, pp. 122.

[97] Kleinman, A. (1988) *Rethinking Psychiatry*. New York: Free Press, pp. 117.

[98] Dein, S. (2004) *Religion and Healing Among the Lubavitch Community in Stamford Hill, North London: a Case Study of Hasidim*. New York: Edwin Mellor Press, pp. 127–149.

[99] McDougall, J. (1989) *Theatres of the Body*. London: Free Association Books, p. 51.

[100] El-Islam, M.F. (1982) Arabic cultural psychiatry. *Transcult. Psychiatry Res. Rev.* 19, 5–24.

[101] Placido, B. (2001) 'It's all to do with words': An analysis of spirit possession in the Venezualan cult of María Lionza. *J. R. Anthrop. Inst.* 7(2), 207–24.

[102] Finkler, K (1981) Non-medical treatments and their outcomes. Part Two: Focus on the adherents of spiritualism. *Cult. Med. Psychiatry* 5, 65–103.

[103] Kleinman, A. (1988) *Rethinking Psychiatry*. New York: Free Press, pp. 319–52.

[104] Campion, J. and Bhugra, D. (1997) Experiences of religious healing in psychiatric patients in south India. *Soc. Psychiatry Psychiatric Epidemiol.* 32(4), 215–21.

[105] Csordas, T.J. (1987) Health and the holy in African and Afro-Brazilian spirit possession. *Soc. Sci. Med.* 24, 1–11.

[106] Csordas, T.J. (1983) The rhetoric of healing in ritual healing. *Cult. Med. Psychiatry* 7, 333–75.

[107] Katz, P. (1981) Ritual in the operating room. *Ethnology* 20, 335–50.

[108] Etsuko, M. (1991) The interpretations of fox possession: illness as metaphor. *Cult. Med. Psychiatry* 15, 453–77.

[109] Bilu, Y., Witzum, F. and van der Hart, O. (1990) Paradise regained: 'miraculous healing' in an Israeli psychiatric clinic. *Cult. Med. Psychiatry* 14, 105–27.

[110] Greenfield, S.M. (1992) Spirits and spiritist therapy in southern Brazil: a case study of an innovative, syncretic healing group. *Cult. Med. Psychiatry* 16, 23–51.

[111] Ember, C.R. and Ember, M. (1985) *Cultural Anthropology*, 4th edn. Harlow: Prentice Hall, pp.

171–7.

[112] Simpson, B. (1994) Bringing the 'unclear' family into focus: Divorce and re-marriage in contemporary Britain. *MAN (New Ser.)* 29, 831–851.

[113] Sayer, C. (ed.) (1990) *Mexico: The Day of the Dead*. London: Redstone Press.

[114] Helman, C.G. (1991) The family culture: a useful concept for family practice. *Fam. Med.* 23, 376–81.

[115] Christie-Seely, J. (1981) Teaching the family system concept in family medicine. *J. Fam. Pract.* 13, 391–401.

[116] Byng-Hall, J. (1988) Scripts and legends in families and family therapy. *Fam. Proc.* 27, 167–79.

[117] Prince-Embury, S. (1984) The family health tree: a form of identifying physical symptom patterns within the family. *J. Fam. Pract.* 18, 75–81.

[118] McGoldrick, M., Pearce, J.K. and Giordano, J. (eds) (1982) *Ethnicity and Family Therapy*. New York: Guildford Press.

[119] Maranhao, T. (1984) Family therapy and anthropology. *Cult. Med. Psychiatry*, 8, 255–79.

[120] DiNicola, V.F. (1986) Beyond Babel: family therapy as cultural transition. *Int. J. Fam. Ther.* 7, 179–91.

[121] Lao, A. (1984) Transcultural issues in family therapy. *J. Fam. Ther.* 6, 91–112.

[122] Barot, R. (1988) Social anthropology, ethnicity and family therapy. *J. Fam. Ther.* 10, 271–82.

[123] Tamura, T. and Lau, A. (1992) Connectedness versus separateness: applicability of family therapy to Japanese families. *Fam. Proc.* 31, 319–40.

[124] Shankar, R. and Menon, M.S. (1993) Development of a framework of interventions with families in the management of schizophrenia. *Psychosoc. Rehabil. J.* 16, 75–91.

[125] Lopez, S. and Hernandez, P. (1976) How culture is considered in evaluations of psychotherapy. *J. Nerv. Ment. Dis.* 176, 598–606.

（訳：吉田尚史，牛山美穂，
鈴木勝己，辻内琢也）

第11章

ストレスと苦悩の
文化的要素

●

1

ストレスの性質

「ストレス（stress）」は，現代社会において
もっともありふれた言葉のひとつである。一般
的には，ストレスは個人や集団における「苦悩
（suffering）」や，日々の暮らしのなかで出会う
あらゆる困難を表現する「メタファー（隠喩）」
としてもっとも広まっている。「ストレス」とい
う単語は，先進諸国では普段の何気ない会話に
よって広まり，新聞や雑誌，ラジオやテレビに
おいても頻出している。「ストレス」の概念は，
1936年にセリエ（Hans Selye）[3] によって初め
て報告されるとともに一躍脚光を浴びた。そし
て，1976年までには11万以上の論文が出版さ
れ，一般的に使用される概念になった [4]。

工学的な考えに基づくセリエの初期のモデル
は，「ストレス」が有機体の環境からの働きかけ
に対する普遍的反応であるとしている。ストレス
に対する反応は生理的なメカニズムである。さ
らにストレス刺激が有機体に加えられた際，そ
の反応は有機体に行動を起こさせるための準備
をさせ，実際の行動に移せる。すべてのスト
レスが有機体にとって有害とは限らない。ストレ
スが適度な水準，すなわち「ユーストレス
（eustress）」なレベルであれば，防御や適応に際
して有用な機能を果たす。しかし，ストレスが高
い水準，すなわち「ディストレス（distress）」の

レベルであれば，ストレス反応は病理的となり，
死さえも引き起こす。実際の環境に対するストレ
スを生み出す身体的・心理的・社会文化的な影
響が「ストレッサー（stressor）」と呼ばれる。セ
リエは，有機体におけるストレッサーへの反応に
よる出来事の連続を「汎適応症候群（General
Adaptation Syndrome：GAS）」と呼んだ。これ
には3つのステージがあるとされている。

1. 警告反応期：有機体がある有害な刺激に気
   づいたことによる反応段階。
2. 抵抗期または適応期：有機体がストレスを
   受ける前の状態に回復するため反応段階。
3. 疲憊期：ストレッサーによる影響が持続す
   るなかで，もはや生態の「ホメオスタシス
   （恒常性）」を維持または回復させることが
   できない段階。

有機体において生じる生理学的な変化は，第
3の段階において病理的となり，病気や死に帰
結する。生理学的な観点から，汎適応症候群は
副腎髄質や視床下部－下垂体－副腎皮質系を経
由してもたらされ，幅広い範囲の身体的な変化
を含んでいる [5]。

2

セリエ・モデルへの批判

　初期のセリエ・モデルは，多くのストレス研究において基礎的なモデルとして広く受け入れられたにもかかわらず，その機械的アプローチとストレス反応の生理的要因を過度に強調しているために批判されている。心理学者Weinman[6]は，心理的反応，あるいはストレッサーに直面した際の個人の「コーピング（ストレス対処法）」の重要性を指摘した。それは，不安や恐怖を感じている「警告反応期（alarm and shock state）」の状態から，主観的に不快な状況にうまく対処しようとしている状態，そして，うつ病・引きこもり・自殺・薬物依存のような極端な心理的反応にまで及ぶ。人びとがストレスに満ちた経験に意味を与えるのと同様に，これらの心理的反応はすべて，個人の個性・教育・社会環境・経済状況と文化的な背景などの影響を受けている。このように「ストレス」は社会科学者にとって，単に生理的なストレス反応という以上に興味深いものである。

　セリエのストレス学説に対する人類学者ヤング（Allan Young）[7]の批判は重要である。ヤングは，まるで「ストレッサー」がある特定の社会的・政治的な前後関係，特定の時間や場所から切り離された「モノ」であるかのように記述されていることを批判する。ストレッサーは，ある個人に病気や不幸を引き起こす，目に見えない病原体や力であるかのように記述されることがある。しかし，脱文脈化されたストレッサーとその生理的な影響に過度に焦点化しすぎることは，個人の健康に害を与えかねない大きな経済的・社会的な影響を見落としてしまうことになるという。

　Pollock[8]も，セリエのアプローチは物理学や工学から知見を引用した機械的なモデルであったことを批判している。その後，ストレス

理論は過度に心理学的な研究になり，感情や知覚によって病気が生み出されることが強調されていったが，根源的には生理学モデルの域を出ることはなかった。ストレス理論の要である，ストレスと病気との具体的な関連は，依然として不明瞭なままで証明されていない。

　セリエ・モデルへの批判は，ストレスの外的要因を過度に強調することにも向けられた。その結果，ストレス関連の文献において，個人は環境の受動的被害者として描かれる。しかし，心理学の観点からみると，ストレスの多くの根源は個人の内部で発生する可能性がある。初期のストレスの発生状況がどうであれ，ストレスに満ちた生活には，誇張された恐怖，慢性的な不安，攻撃性，自信のなさ，人生に対する過敏さや過剰な期待など，個人の心理の内的要因の方が外的要因よりもはるかに強く影響を与えるだろう。

　ストレスが個人に対して常にネガティブな影響があるという仮説にも疑問が出されている。マッケロイ（Ann McElroy）とタウンゼンド（Patricia K. Townsend）[9]は，多くの文化において，身体的・情緒的なストレスが特定の儀礼の治療プロセスの一部として働くことを指摘している。たとえば，火渡りのような痛みの刺激，極度の身体的疲労，睡眠の欠如，著しい暑さや寒さ，過呼吸，変性意識状態などがあり，またこのような儀礼には，幻覚作用のある薬物を用いることもある（第8章参照）。これらのストレスの多いプロセスは，文化的な集団のメンバーにとって癒しに必要な要素なのである。身体的レベルにおいては，文化的ストレスは痛みの知覚を減少させるエンドルフィンまたは内因性の脳内モルヒネの放出を促す場合があり，幸福感を引き起こすなどポジティブな生理学的な作用がある[9]。

　これらの多くの批判にもかかわらず，セリエのストレスモデルは，私たちが人生の逆境に対抗していく方法を理解するための出発点として

有効である。ストレスモデルの限界に対して自覚的であり，心理・社会・文化・経済的な文脈の役割が考慮されるのであれば，ストレスモデルはひとつの分析ツールとして使用できるからである。

3
ストレッサーと
ストレス反応の関係

　セリエによると，「ストレッサー」は，生物に「ストレス反応（stress response）」を引き起こさせる環境因子や影響力だと定義される。それゆえ潜在的ストレッサーの範囲は非常に広く，深刻な病いやトラウマ，自然災害，死別，離婚，夫婦喧嘩，失業，退職，仕事における対人関係，宗教あるいはその他の要因による迫害，経済的な困窮，転職，移住，戦時下の兵士，そして著しい暑さ，寒さ，湿気，騒音にさらされることも含まれうる。しかし，ストレッサーとストレス反応の関係はより一層複雑である。たとえば同じ出来事であっても，ある人はストレス反応を引き起こすかもしれないが，他の人は何ともない。また，Parks[10]も指摘するように，ストレスはライフスタイルの大きな変化を意味する昇進，婚約，子どもの誕生，莫大な金銭を得るなどのようなポジティブな経験からも引き起こされる。個人がどのようにして人生の変化，たとえば死別のようなより深刻な状況に対処し，適応するかは，それぞれ異なるのだ。どちらにしても世界保健機関（World Health Organization：WHO）が指摘するように，ストレス性の疾患は，環境に適応しようとして失敗した結果として身体の一部に表出される。したがってストレス疾患は，環境要因そのものの影響というよりも，環境要因に対して身体レベルで適応しようとしながらも失敗してしまった結果なのである。

この適応の失敗には，身体的・心理的・社会文化的な要因も含めた多くの理由がある。たとえば年老いた虚弱な高齢者は，強靭な若者よりも，寒さや湿気のある気候をよりストレスと感じるだろう。また退職や引退のような出来事は，大きなストレス反応を引き起こす人もいる一方で，まったく問題のない人もいるかもしれない。Weinman[6]は，特定の状況や対象が脅威となるのは，その個人に本来備わっている耐性を超えて受け止められるためだと述べている。

　セリエ[4]によれば，個別のストレッサーとその反応との関係は非特異的であるという。たとえば消化性潰瘍・高血圧・冠動脈血栓・精神疾患などのストレスが関連する疾患は，夫婦喧嘩，仕事の失敗，戦場における疲弊，火傷といった特定のストレッサーと，それぞれ対応しているわけではない。夫婦喧嘩というストレッサーは，ある人には消化性潰瘍，またある人には気管支喘息をもたらすかもしれないのである。これは心身医学研究（第10章参照）における「器官選択（organ choice）」の問題として知られ，なぜある特定の器官が選択され，他の器官が選択されないのか，ということについて多くの学説が唱えられてきた[12]。それゆえ，ストレッサーとその反応の関連は，経験的な根拠をもとに，ある意味で「事後」に得られるのである。

　たとえば病原菌による感染[13]やリューマチ性関節炎[14]のような疾患のプロセスにおいて，ストレスは個人の「抵抗力」を弱らせるので，疾患の原因や疾患の一因であるとみなされることもある。「精神神経免疫学（psychoneuroim-munology：PNI）」という比較的新しい分野では，個人の心理的な状態と内分泌システムや免疫システムとの関連を調べようとしている[15]。まだ明確に証明されているわけではないが，うつと不安は免疫システムに悪影響を及ぼす可能性が示されているので，うつや不安によって感染症や他の疾患にかかりやすくなる[15]。その他の事例としては，TrimbleとWilson-Barnet[16]が，

器質的な疾患をもつ人がストレスに反応して再発する現象として，てんかん発作の事例を報告している。病気の回復が遅れがちであったり，あるいはその病気が他の体調不良の原因なったりしている場合，とくに収入や雇用保障の損失，または人間関係の変化などを伴った場合，身体疾患それ自体がストレスに満ちた経験になるだろう。

3.1. ストレスと生活の変化

これまでに述べてきた多くのストレッサーは，死別，移住，子どもの誕生のように，人びとの生活様式における長期にわたる重要な変化を含む。近年，生活の変化が心身の健康に及ぼす可能性に注目が集まっている。この観点からすると，ストレスは変化に対する不適応を意味している。不適応とは，仕事での昇進や配偶者との死別による孤独などの人生の変化に対してうまく対処できないことを意味する。Parkes[10] は，このような心理的・社会的変容を分析する有効な方法を示している。Parkesは，自己の「生活空間（life space）」が侵害される状況において，このような心理的・社会的変容が発生しうることを指摘した。この生活空間は，自分と密接に関わっている環境や，自分の行動が規定される環境といった，自己と環境の相互作用からなる。すなわち，自分以外の人，自分が所有している物，家庭や職場といった慣れ親しんだ世界，そして自己と切り離して認識した自分自身の身体や心，そういったものからなるのである。心理的・社会的変容は，私たちがこの世界に対して抱く基本的な前提となる認識における変容も含む。Parkesによれば，ストレスの発生源となる心理的・社会的変容は，比較的短い時間で発生し，ストレスの影響が長引き，人びとが自分自身の世界に対して抱いている前提に大きな影響を与える場合に引き起こされやすいという。この意味において，想定していない配偶者あるいは仕事の喪失

は，人間の成長や成熟というゆるやかな変化よりも，重大なストレスになりやすい。死別や失業，移住のような変化は，社会関係や職業上のステータス，財政的安定，住宅環境といった個人の生活空間の要素を多分に含み，よりストレス反応を引き起こしやすくするだろう。

心と身体の変化の影響は，これまで多くの研究者によって研究されてきた。たとえばParkesら[17] による，1960年代に行われた死別ストレスに関する古典的な研究がある。Parkesらは，妻の死後9年間にわたって55歳以上の寡夫4,486人の死亡率を調査したところ，そのうち213名が最初の6か月間に死亡したことがわかった。これは同じ時期に結婚した男性の死亡率を40％以上も上回るものであり，心不全による死亡率は67％以上高かった。1年が経過すると，配偶者と死別した者の死亡率は，結婚した者の死亡率と同様のレベルまで戻っていた。Parkesらは，精神内分泌機能の変化をともなう，死別に対する情緒的作用のために死亡率が上昇すると考えた。

生活の変化と体調不良の正確な因果関係は不明瞭のままであるが，数多くの仮説が検証されてきている。1980年にMurphyとBrown[18] は，ストレスの多い状況が，身体の組織やシステムの病的な構造変化と関連した病いのエピソードを引き起こすか否か，という問いを検証した。その結果，多くの事例において病いはストレスとなる経験そのものから引き起こされるのではなく，ストレスと関連した精神的な不安定から引き起こされるのではないかと指摘した。MurphyとBrownは，精神疾患をもつ人びとの器質的な疾患の罹患率が非常に高いことに着目し，ストレスの多い環境は「精神的な不安定」を引き起こし，その結果，器質的な疾患が引き起こされるという仮説をたてた。この研究では，ロンドンの111人の女性のうち，6か月以内に新たな器質的疾患を発病した人は81人であった。深刻なライフイベントに遭遇していた者の割合

は，疾患を発症した81人のうち30％であり，一方疾患を発症しなかった者では17％であった。器質的疾患を発症した者の30％は，発症する7週間前に精神的に不安定な状態に陥っていたことが明らかになった。一方，発症しなかったグループのうち精神的な不安定を経験していた者は2％にすぎなかった。器質的な疾患の直接的原因は，深刻なライフイベントというよりも精神的な不安定にあると結論づけた。

予期せぬ妊娠や親族の末期の病いなどのように，精神的な不安定の原因になりうる出来事は，長い間にわたって生活空間を脅かす。しかし，ライフイベントと精神的な不安定や器質的疾患の関連性を裏づける生理学的メカニズムは，いまだに明らかではない。エンゲル（George L. Engel）[19] は，対処できないと感じているような精神的な不安定が，病いや死さえも促進させることを指摘している。エンゲルはこれを，周りに諦められると自分も諦めてしまう「諦めの連鎖（giving-up-given-up complex）」と名づけた。これは次に述べる感覚によって特徴づけられる。すなわち，心理的な「無力感（giving-up）」であり，もはや通常のやり方でコントロールできない低い自己イメージ，人間関係や社会的役割から得られる喜びの喪失，過去・現在・未来の連続性の崩壊，無力感と諦めの記憶の再生である。この場合，これらの複合体自体が直接的に疾患を引き起こすのではなく，むしろ疾患の発生に寄与するものである。ただし，疾患の発生に関する正確な生理学的メカニズムは解明されていないままである。しかし，前述した3つの視点，心理的・社会的変容，ライフイベント，「諦めの連鎖」は，健康と病いに対する影響力として，移住，占領，難民状態，都市化，急速な社会変化，技術革新，あるいは呪術による死といった生活空間における劇的な変化を分析する有益な概念となっている。

4

ストレス反応に影響する要因

セリエのオリジナルモデルでは，ストレスは環境によって強いられる身体の病理的反応を意味している。しかし，この反応は次のようなさまざまな要因の影響を受ける。

1. 個々人の特性
2. 物理的な環境
3. 利用できる社会的サポート
4. 経済的な状態
5. 文化的背景

4.1. 個々人の特性

ストレスに対して影響を与える個々人の特性には，年齢，体重，体格，遺伝的な体質，栄養状態，過去の健康状態といった身体的なものや心理的なものがある。Weinman[6] は，個々人のパーソナリティの違いが，いかにストレス反応に影響するのかを指摘している。たとえば，まったく反応を示さないタイプから，胃に反応するタイプや心臓血管系に反応するタイプといったような，最初に身体が反応するタイプまでさまざまである。乳幼児期や小児期の経験は，自分が人生をコントロールできるかどうかという認識の形成に関連している。たとえばKarasekら[20] は，仕事において自分をコントロールできているという感覚が低い人は，ストレス反応が高いレベルにあることを示している。希望・恐れ・野心を含む個々人の人生観は，初期の生育環境と同様に社会文化的な背景によりさまざまなレベルで影響される。

4.2. 物理的な環境

　ストレスとなる物理的要因は，極端な暑さ，寒さ，乾燥，湿気や風，そして同様に公害や満員電車のような過密状態，病原体による組織損傷，火傷，外傷などを含む。これらすべてのケースにおいて，環境的ストレッサーの特質や程度がストレス反応の過酷さに影響を与えるであろう。

4.3. 社会的サポート

　社会的・文化的な要素は現実的には重なり合う傾向にはあるが，分けて考えられるものであろう。人生のいずれの局面においても，ストレスから身を守る上で社会的サポートが重要であることが多数報告されている。Weinman [6] は，幼少期の不十分な社会的サポートが，いかにのちの人生において身体的および行動上の異常性を生じさせるかについて述べている。Brown と Harris [21] は，11歳以前に母親を失った女性は，成人期において抑うつ状態になりやすいこと，そして他人との強固な信頼できる関係は精神障害を引き起こすストレスを防ぐことを明らかにしている。また，Kritz と Moss [22] は社会的環境とストレスの関係性について指摘した。彼らによると，他者に対する過剰な責任感は生理学的ストレス反応を増加させる一方で，社会的なサポートがあることや所属しているグループが結束しているという感覚はストレスから身を守ることになる。またストレス反応は，一定の時間内に膨大な業務をこなさなければならないといった業務上のプレッシャー，身体的また心理的に傷つけられるかもしれないといった不安定な状況，そして転勤・失業・解雇のような心理社会的な環境の変化などによっても増加する。ドメスティック・バイオレンス，犯罪に関係した暴力や政治的な暴力などのような社会的要因も，個人の精神的・身体的な健康に大きな衝撃をもたらし，重要なストレッサーとなりうるのである。

4.4. 経済的な状態

　とりわけ経済的要因は，ストレス反応に関係がある。失業・剥奪・貧窮，それらに関連した貧相な衣食住・衛生状態，そして犯罪や暴力と同様に，身体や精神の病気によって収入を失ったり経済的に不安定になったりすることも，強力なストレッサーである。たとえば，身体や精神の病気によって収入を失ったり経済的に不安定になったりすることである。今日の産業化した世界では，過度な競争心や成功への強い期待，長時間労働，労働の安全保障の欠如も，ストレス反応を高めているのである。

4.5. 文化的背景

　文化的要因は，ストレス反応において複雑な役割を果たしている。一般的に文化的要因は，ストレスから身を守る役割を果たす一方，逆に「文化に起因するストレス」のように病理的な役割を担うこともある。文化はまた，ストレス反応を誰にでも理解できる苦悩をあらわす言葉へと作りかえる。これは，男性と女性で異なるように，類似したストレッサーにさらされても文化的集団によって異なったストレス反応を示すこともある。Gurthrie ら [23] は，1975年にフランス，米国，フィリピン，ハイチの大学生に対する研究を行い，この4つの集団においてストレスに対する異なった症状を見いだした。たとえば，米国人には胃腸症状が現れやすく，フランス人には気分や思考の変化が見られやすかった。とりわけフィリピン人の女性は，頻脈や息切れといった心臓血管系の症状を強調する傾向がった。めまい・頭痛・悪夢や筋肉のひきつれといったような症状は，4つの集団すべてにおいて，とくに女性にみられた。Gurthrie らは，男性はこの一連の症状を認めたり，感じたりすることが社会的に受け入れがたいのかもしれないと述べている。

ある集団において共有されている文化的な価値規範は，人びとをストレスから守ることもあるだろう。たとえば文化的な価値規範は，社会的つながり，および家族の団結や相互支援を強めることによって，個人が人生の浮き沈みに対してよりうまく対処できるようにする。また，文化的世界観は，個人の苦悩をより広い不幸の文脈に位置づけることができる。これは宗教における世界観において特徴的であり，不幸を神の意志や神に与えられた運命だと説明する人びとにあてはまる。このような共有化された世界観が存在する集団に属することは，日々の生活に意味と一貫性を与えることになり，同時に人生の不確実性に対するストレスを減らすことにも役立つ。競争的であることや物質的な豊かさに価値を置く文化よりも，むしろ瞑想や熟考に価値をおく文化は，おそらくその文化に属するすべての者に対してストレスの少ない状況になっているだろう。

多くの社会において，子育てにともなうストレスは，両親と同じ役割を果たす拡大家族の成員によって共有されており，育児ストレスから母親を守る機能を持ち合わせているといえる。しかしながら，非欧米社会あるいは産業化以前の社会をみる場合に，より「原始的」な存在であることがストレスフリーであるという考えが神話に過ぎないことも理解すべきである[24]。

5

文化に起因するストレス
──ノシーボ効果

文化がストレスに対して保護的に働く一方で，ストレスをより強化してしまう可能性もあり，それを「**文化に起因するストレス** (culturogenic stress)」という。つまり，ある文化的な信念・価値・期待・実践は，個々に降りかかったスト

レス要因を増加させる恐れがある。それぞれの文化は，「成功」や「失敗」，「名声の獲得」や「面子の喪失」，「良い知らせ」や「悪い知らせ」を構成する何かしらの基準をもっているが，さまざまなバリエーションが存在する。たとえばニューギニアの一部では，ある特定の儀礼の際に他の部族と交換するだけの十分な豚やヤムイモがないことは，面子を失うというストレスにつながる。欧米の世界では，通常のライフスタイルにおいて誰もが求めるものを手に入れられず，「隣人に負けまいと見栄を張る」ことができないことが主観的ストレスを生み出すかもしれない。それぞれの社会において個人は，文化的集団がその成員である個人に期待する，定められた目標，保つべき威信レベル，振る舞いの基準に達するように努力する。目標がたとえ他の社会の構成員にとって不合理に見えても，目標に到達することができないことは，欲求不満，不安や抑うつ，あるいは前述した「諦めの連鎖」を生み出すかもしれない。特別な力のある人物が防御力のない人に対して呪いをかける例からわかるように，文化的信念には直接的にストレスになりうるものもある。「ヴードゥー死 (*voodoo* death)」のように，短期間のうちに犠牲者の死という結果を招くケースもあるかもしれない。その他のストレスを引き起こす文化的価値には，好戦的な振る舞い，結婚相手や金やモノや威信に関する強烈な競争などが挙げられる。文化に起因する富の不平等な分配は，日々の暮らしに追われる貧しい人びとにとってストレスである。しかし経済的に豊かなこともまた，競争や貧しさへの恐れによる高い水準のストレスを含むことがある。Marmot[25]が述べているように，相対的な社会の不平等は，日々の暮らしや仕事に対するコントロールが欠如した感覚をともない，高水準の罹病率と死亡率に関係している。これは裕福な国にも貧しい国にも当てはまる。

信念のネガティブな側面とポジティブな側面

の両方が，健康に影響するのである。Hahnとクラインマン[26]によると，「信念は殺しもするし，または治しもする」という。この種のストレスは「ノシーボ効果（nocebo effect）」のひとつと言える。ノシーボ効果は，信念と期待が健康に対してネガティブな影響を与えるものであり，「プラシーボ効果」とは正反対の現象である（第8章参照）。

5.1. 文化に起因するストレス
——事例紹介

5.1.1. 社会的·文化的な死

　人類学者により記述された，文化が原因のストレスであり，ノシーボ効果のもっとも極端な例は，「ヴードゥー死」，「呪いによる死」あるいは「呪術による死」として知られている。Landy[27]は，これを「社会的·文化的な死（socio-cultural death）」と述べた。この現象は，ラテンアメリカ，アメリカ，アフリカ，カリブ海そしてオーストラリアを含む世界のさまざまな場所で報告されており，ほとんどが伝統的で産業化以前の社会においてみられる。呪術による死では，自分が呪術によって死を運命づけられたと信じる人びとが，短期間の間に一見自然な原因で病気にかかったり死んだりする。犠牲者やその周囲の人間が，死に至る呪いが犠牲者にかけられたと信じると，関係者すべてが犠牲者は死が運命づけられたと考える。Landyによれば，その過程は，社会の代表として力を及ぼす呪術師が，告発や断罪の儀式を通じて，宗教的あるいは社会的な罪を犯したとされる者に死を宣告することによって始まる。そしてたいていは24時間から48時間という短い間に実際に犠牲者は死ぬのである。人類学者のレヴィ＝ストロース（Claude Lévi-Strauss）[28]は，文化的伝統において罪を犯したとされる人物が死すべき運命にあることを自覚することによって，この過程が始まると説明した。その人物の家族や友人はこの信念を共有し，次第にコミュニティが犠牲者を遠ざけるようになる。コミュニティの成員は，この不運な犠牲者が死すべき運命にあり，そして事実上死んでしまっていることをくり返し犠牲者に思い起こさせる。しばらくのちにコミュニティの成員は，犠牲者を死の世界に送るべく神聖な儀式を執り行う。最初に犠牲者は家族や社会的つながりのすべてから暴力的に引き離され，自己意識を形成していたすべての行動や活動から排除される。犠牲者は，次の3点に届してしまうのである。1点目は複雑にからみ合った恐怖，2点目はグループによってもたらされていた文化的価値基準が完全に奪われること，3点目はかつては生きている人間としての権利と義務が保証されていたが，逆にグループから死人として恐怖・儀礼・タブーの対象と宣告されることである。

　この状況は，エンゲルの「諦めの連鎖」の典型的な例である。エンゲルは，これを病いや突然の死につながる生活状況と考えている。1971年，エンゲルは170例の突然死の報告を分析し[29]，それらの大半に存在する，ある共通のテーマを発見した。

- 犠牲者は，無視することのできないような重大な出来事に巻き込まれていた。
- 犠牲者が耐えがたい情緒的興奮状態を経験したり，脅かされたりしていた。
- 犠牲者がその状況をコントロールできないと信じていた。

　このケースの10例が地位あるいは自尊心の喪失にともなう突然死であった。たとえば，重要な役職への昇進を確信的に期待していた男性2名は，自分たちの期待が予期せず取り消されたときに死んでしまった。文化に起因する突然死のメカニズムを説明するために，さまざまな仮説が提示されてきた。キャノン（Walter B. Cannon）[30]は，犠牲者が文化的な状況により

行動することができなくなり，闘争も逃走もできない状況に際して，「闘争・逃走反応（fight-or-flight）」という交感神経作用の過活動によって，突然死が引き起こされたと考えていた。エンゲル（George L. Engel）[31] によれば，心疾患の既往歴のある患者では血管迷走神経失神や心臓の不整脈によって突然死が引き起こされる。これは，交感神経（闘争−逃走）と副交感神経（回復−休息）システムが同時に作動するような，情緒的興奮と心理的不安定性が存在する事例に対して起こる。Lex[32] の観点では，この同時的な活性化は，呪術による死に典型的な状況下で起こる。このような状況において，神経システムは「共鳴状態」あるいは過敏になっており，呪術的な手段で死ぬであろうという宣告に影響されやすくなるのである。また犠牲者は，急激な副交感神経の過剰反応や，迷走神経反射による心停止に陥りやすいのかもしれない。

「呪術による死」は文化起源のストレス反応の究極かつ劇的な形態である。これは「社会的死（social death）」が生物学的死に先行するため，エルツ（Robert Hertz）[33] の死別モデルの逆を表している（第9章参照）。欧米社会では，精神病院，老人ホーム，老年科の病棟や監獄への長期間の入所，そして退職，解雇，破産，子どもがいないこと，やもめ暮らし，離婚でさえも社会的・文化的な死とみなされる。これらはいずれも日常生活の環境における大きな変化を含んでいる。いずれの場合も入所した人びとは，一連の新たなストレス要因に遭遇するが，これはゴフマン（Erving Goffman）[34] が，全制的施設として知られる精神科病棟の事例において詳しく描写したものと同種のストレスである。

現代における社会的死は，流行初期のエイズ患者に，そしていまでも開発途上国のエイズ患者に見て取ることができる。Cassen[35] は，当時HIV感染と診断された同性愛の男性が経験した，ストレスに満ちた社会的出来事について描写した。感染した男性同性愛者は，身体的な病

いと同様に，罪や不安，確実な死への恐怖，他の人びとの強い偏見に対処しなければならなかった（第16章参照）。彼らのセクシュアリティに関するプライバシーが失われ，職業を失う可能性もあり，家族や友人により拒否されることもあった。マスメディアは，エイズは罪と悪行の報いであるという言い方でおぞましい物語を流し続けた。こうした出来事は，エイズ患者の社会的な疎外と拒否の感覚を悪化させるものでしかなかった。しかし現在，HIV感染者あるいはエイズ患者に付与されるスティグマの程度は，少なくとも先進国においては相当に減少してきている。

5.1.2. 診断名の効果

エイズほど極端な例ではないが，文化に基づくストレスには，診断名の影響が健康や行動を損なってしまうことも挙げられる。たとえば医師が患者に「あなたはがんです」，「心臓が弱っています」，「高血圧です」と伝えることである。Waxler[36] によると，患者に対する周囲の人びとの態度と同様に，診断名は患者の症状，振る舞い，社会関係，予後，自己認識に影響を及ぼしうる。診断名の効果は身体の病気がなくても起こりうる。この場合，実際に具合が悪くなってしまうというノシーボ効果は，「弱い心臓」や「高血圧」の原因や意義，重篤さや予後，そのような状況に苦しむ人びとにふさわしい立ち居振る舞いといった一般の人の信念に基づいているのである。家族や友人が患者に食事や振る舞いを変えるように促したり，特別な方法で対応したりするにつれて，患者は自分自身を病人あるいは身体障害者とみなしていく。患者だけでなく，関係者の態度もある疾患に関する文化的信念に基づいて形作られる。子どもの場合，これは一生続く影響があるかもしれない。「喘息っぽい」と診断された子どもの親は，みずからの幼少期の喘息に関する記憶に基づき，自分の子どもが社会的活動やスポーツ活動をすることを禁

止する。診断名は，このように自分から予言に沿うように行動し，予言を実現させてしまうという効果をもたらす。

　「病人」と診断された個人には，診断名を消失させることよりも，維持させようとする団体に絡めとられてしまう人もいるかもしれない。Waxlerは，「アルコホーリクス・アノニマス（Alcoholics Anonymous：AA）」のメンバーの大半の社会生活がその団体や他のメンバーとのやり取りに集中していることから，それが一般の関係性からメンバーを孤立させ，「アルコール依存者」としての役割を強化してしまっていること，そしてそれが結果的にアルコール依存という個人のラベルを長引かせる結果となってしまっていることを指摘している。また，Waxlerは，心疾患の証拠がないにもかかわらず，医師の誤診のために「心疾患」を患っていると自分たちをラベルづけしてしまっていた米国の農家に関する研究を引用している。結果的に農家たちはより注意深くなっており，心臓病を患っている者のように行動していた。Waxlerの指摘するところによると，ラベル名それ自体が，対象者に症状や疾患がまったくないときでさえ，対象者の振る舞いに重大な影響を及ぼしていた。ラベル名の日常生活への影響についての他の研究では，高血圧に関して工場労働者に検査を行ったHaynes[37]とその共同研究者による記述がある。「高血圧」と告げられた無症候性の患者は，ある時期の仕事の欠勤率が80％にのぼっており，同時期の通常雇用者における欠勤率を9％上回っていた。ゆえにある診断名は，それがたとえば「がん」かもしれないというような心配や予兆を引き起こす場合，付加的なストレスとして作用するに違いない。もしその人がすでに身体的に病んでいれば，なおさらストレスとして作用するだろう。

5.1.3. 環境

　同様に病院や診療所のような環境は，人びとに不安を引き起こし，その不安は病気と誤診されうるような生理的な反応を引き起こすかもしれない。この現象のもっとも良く知られている例は，「白衣高血圧（white coat hypertension）」と「白衣高血糖（white coat hyperglycemia）」である。白衣高血圧は，自宅で測定したときに比べて医療機関などにおいて測定したときに，高血圧の記録が出ることである。白衣高血糖は，自宅で測定されたときに比べて，クリニックで測定されたときにより高い血糖値が出ることである。

5.1.4. タイプA行動パターン

　文化的価値が成員のストレスや疾病に関係することを示す最後の例は，心臓の冠動脈疾患のケースである。この病気は多元的な病因をもつとされており，病気を進行させるさまざまなリスクファクターが指摘されてきた。リスクファクターには，過剰な脂肪摂取，運動不足，喫煙，血中コレステロールの上昇，高血圧などが含まれる。しかし，フリードマン（Meyer Friedman）とローゼンマン（R. H. Rosenman）[40]の研究では，対象となる人びとの感受性が高い場合，心理社会的な様式，とりわけ行動様式やパーソナリティのタイプもまた，病気の原因として関わりをもつとされる。フリードマンとローゼンマンは，1959年に初めて「タイプA行動パターン（Type A behavior pattern：TABP）」と名づけた性格について記述した。これはとくにできる限り短時間のうちに多くの目標を達成しようとして長期にわたり悪戦苦闘している人びとに当てはまる。タイプA行動パターンと思しき人びとは，著しい攻撃性，野心，そして競い合うような闘志を示す。このような人びとは，猪突猛進型で働き過ぎであり，締め切りばかり気にし，慢性的に短気でもある[40]。彼らの個人的な生活は情緒的にはドライで不十分なものである。

家族もレジャーも，仕事とその野心に比べるとあまり重要ではないのである。長期間の追跡研究では，この行動パターンを有する人びとは，これらの特徴を有しない，タイプB行動パターンとして知られる同年代の人びとの2倍近く冠動脈疾患に罹りやすいことが示されてきた[41]。

フリードマンとローゼンマンによれば，今日の欧米の産業社会はタイプA特性を助長し，誉め称えてきた。タイプAの特性をもつ人びとが，大企業の重役，専門家，政治家，経営者，専門技官や有能なセールスマンになるのである。しかし，これらの成功には，失敗や降格や制御不能になることへの継続的な不安がついてまわる。Apples[42]は，このようなパーソナリティの人物こそが，産業化したテンポの速い，成功志向の社会のプレッシャーと上手につき合うことができず，まさにその失敗によって，この成功志向の社会の特性を端的に表している，と述べる。Applesは22の社会に関する研究で，冠動脈疾患による致死率は，成果主義の社会が過度に成功を求めることと有意に関連していることを明らかにした。Waldron[43]は，タイプA行動パターンと米国内のジェンダーとの関係を検証した。その結果，冠動脈疾患のリスクが男性は女性の2倍あることがわかった。Waldronは，男性の脆弱性はホルモン因子による一方で，文化的な要因もまた関与していると指摘する。とくにタイプA行動パターンは，社会における伝統的な男性役割や専門的な職業における成功に寄与しうるが，伝統的な女性役割はそうではないのである。それゆえ親や子どもの社会化を促す人びとは，男児の場合はタイプA行動パターンを促進し，女児の場合はそうではない。これは成人した後の女性を冠動脈疾患の危険から守っているかもしれない。

タイプAの人すべてが心臓発作を起こすわけではないし，冠動脈疾患に罹っているすべての人がタイプAというわけでもない。それゆえ，タイプA行動パターンは欧米社会の「文化結合症候群（culture-bound syndrome）」（第10章参照）とみなす考えが有益である。タイプA行動パターンは，競争，野望，物質主義，通勤のラッシュアワーや締め切りによる切迫した時間観念が日々の暮らしを独占している，産業化された資本主義社会の文化的価値体系の多くが具現化されたものだからである。さらにこのストレス過多の行動モデルは，欧米社会の文化的価値における矛盾を内包しており，タイプA行動パターンの人物はそれらの矛盾を具現化した存在なのである。

たとえばタイプA行動パターンの人物は，ウェーバー（Max Weber）[45]が「際限なき欲望」の哲学と名づけている考え方に従って行動しようとすることで賞賛されるが，その一方で敵意に満ちた，競争的な行動は反社会的でもあり，家族や友人，共に働く同僚を傷つけることになる。社会によって反社会的行動が持続的に評価されているという価値の逆説は，タイプA行動パターンの人物が心臓発作を患うことによって「罰せられ」，そして病院で控えめで攻撃性の低いタイプBに変容することによって一時的に解消される[44]。

6
集団的ストレスと社会的苦悩

たとえば「移民」や「移住」という条件下にあっては，その条件に当てはまるほぼすべての人びとがストレスに晒されていると捉えられるかもしれない（第12章参照）。しかし，「社会的苦悩（social suffering）」は，とりわけ戦時下，内戦状態，自然災害，民族移動，政治的な圧迫，経済的不安定や深刻な貧困など，移民ではない人びとにも生ずるものである。複数の事象が同時に同じ場所で発生する場合もある。

20世紀から21世紀初頭は，集団的な苦悩を受

けるという意味では人類史のなかでもっともストレスに満ちた時期のひとつであった。この期間には，ふたつの世界大戦に加えて，数多くの内戦，民族紛争，広域にわたる政治的抑圧が行われてきた。「ジェノサイド（大量虐殺）」や「民族浄化」には，第一次世界大戦時のアルメニア人の大量虐殺，第二次世界大戦時のナチスによるホロコースト（ユダヤ人の大量虐殺），カンボジアやルワンダにおける大量虐殺，ボスニア，コソボ，ダルフール（スーダン）やその他の地域における大量殺人，そして多くのテロリストによる残虐行為，人質として拉致されること，自爆テロなども含まれる。冷戦期の10年間は，核による「ハルマゲドン（最終戦争）」への絶え間ない不安によって特徴づけられている。さらにDesjarlaisら[46]は，世界メンタルヘルス調査のなかで，集団レベルでの大きなストレスや緊張状態を引き起こす特徴的な原因として，アジアやアフリカ，ラテンアメリカ諸国で確認される低強度の紛争を引き合いに出している。一般にこれらの紛争の目的は，領土よりも住民を支配することであり，その結果，暴力は国内のいたるところで発生し，その被害は兵士のみならず一般市民にも及ぶ。中強度・高強度の紛争と同様に，これらの低強度の紛争も多くの人びとを不安，抑うつ，精神疾患や社会的機能障害，そしてトラウマ体験の「フラッシュバック」という「心的外傷後ストレス障害（PTSD）」の状態に追いやる。その影響は紛争が終わり「ストレス」が遠のいたずっと後まで留まるのである[46, 47]。なぜなら，これらの紛争の多くは貧困地帯，世界経済の周縁に位置する国家で起こるため，多くの被害者は身体的・精神的な医療サービスにアクセスできないからである。

　社会的なストレスに苦しんでいるコミュニティはどのように癒されるのだろうか。Desjarlaisら[46]によると，集団的治療のプロセスのほとんどすべてにおいて，痛みと苦悩についてオープンに語ることが含まれている。政治的な権力者は，しばしば人びとを沈黙させようとするが，人びとは癒しを得るためにはこの「沈黙の壁」を破る必要がある。人びとがこうした物語やトラウマのストーリーを人びとやセラピストの前で語ることは，自分たちの過酷な体験に意味を見出し，過去から解放されるための唯一の方法なのである（第5章参照）。たとえばSwartz[47]が述べているように，南アフリカでは人種差別システムであるアパルトヘイトの圧政の下，数百万人もの非白人が暮らしていた。ほぼ50年以上，有色人種の人びとの多くは，断続的な屈辱と，社会的および政治的差別を受け，一家離散，不当逮捕，強制移住，そして時には拷問を受けたり，非合法的に殺されたり，行方不明にされたりすることもあった。この人種差別システムが人びとの健康に与えた影響を量的に表すことは困難であるが，貧困や暴力，犯罪，薬物濫用などを含む，社会的・心理的・経済的な問題という負の遺産の後回しになっていた。これらの問題を集団レベルで治療するために，アパルトヘイト後の南アフリカは「真実和解委員会（Truth and Reconciliation Commission：TRC）」を設置し，このストレスに満ちた段階からの「国家的治癒（national healing）」の達成に挑んだ。中心的なスローガンは，「真実──自由への道（Truth, The Road to Freedom）」であった。このモデルは，大部分において「治療の基礎としての真実の探求」という個別の精神分析アプローチを基本にしている。真実和解委員会は，互いに赦しと償いを得るために，加害者と被害者の双方にアパルトヘイト下で実際に起こったトラウマとなりうる出来事，そこでの彼らの役割を公の場で語るよう促した。しかしSwartzは，この国民的治療は必要ではあるが，必ずしもひとりひとりの被害者を癒してはいないと指摘する。真実和解委員会によって明らかにされた事実は，これに参加した人びとに精神の浄化作用をもたらしたことを証明できる場合もあった。しかし一方でまったく逆の影響，つまり人びとの苦し

みの経験を思い起こさせ，結果として気分を害することもあった。精神の浄化作用があった場合となかった場合のどちらのケースにおいても，苦悩（ストレス）や国民的治療への個々人の反応は，それらが集団的な体験の一部であるにもかかわらず，個人の特異性によるものであり，他のストレス反応のように予測することは難しく，典型的な特徴は見いだされない。

6.1. 難民とストレス

もっともありふれた集団的ストレスの形態は難民のなかに認めることができる（第12章参照）。難民の多くは過激な暴力行為を目撃していたり，ときに当事者として暴力や性的虐待などを経験していたりする。難民は家や財産，あるいは愛する家族を失うだけではなく，容赦のない心理社会的な変容を経験したのである。難民のなかにはEisenbruchが，いわゆる「文化の喪失（cultural bereavement）」（第12章参照）と名づけている状態に苦しめられる人もいるだろう。つまり，彼らが何者であったのか，どのように生きてきたのかを確かめるための慣れ親しんできた文化的価値基準のすべてを失うという悲嘆である。難民は日々の暮らし，安心感やコミュニティへの帰属意識，さらには自分自身の感覚さえも失う。難民の多くは受け入れ先の人びとからの敵意に直面するだろう。また，感染病の発生や健康問題も経験するだろう。とくに若い世代の難民はアルコール依存症やドラッグ依存症，あるいは他の反社会的な行動として問題が生じるかもしれない。概して「故郷」を逃げ去ることは，難民の間で身体的・情緒的・認知的な苦しみや長期間にわたるPTSDを起こしやすくする[47]。社会的サポートが家族や友人，同じコミュニティに属する人びと，あるいはボランティアの人びとから生まれるのであれば，難民の保護は，ある程度まで彼ら難民自身のなかから生じるだろう。宗教と伝統的治療者も効果的

な役割を演じるかもしれない。宗教上の信仰や観念的な確信は，ある状況において難民が抱えるストレスを改善させてくれる場合もある。今日では難民の規模があまりにも巨大すぎるが，個人レベルの癒しと全体レベルの癒しの双方は相対的に小さな規模で可能になるだろう。多くの難民のひとりひとりにとって，本当の癒しとは彼らが安心できる家に帰るとき，あるいは新しいコミュニティで新しい生活が受けいれられるときに始まるのかもしれない。

7

ストレスと苦悩の一般の人のモデル

過去数十年間の間にストレスの概念は大衆的な言説として広まり，現在は書籍や雑誌，ラジオ，テレビ，インターネットなどでもよく使用されている。「ストレス」について一般の人が考える概念は，拡散した目に見えない力であり，社会環境と個人の心身の状態の間を媒介するものである。

一般の人が考える「ストレス」という概念は，欧米社会におけるもっともよく広まった多元的な意味をもつ「民俗的病い」といえる。さらに重要なことは，現代というより世俗的な時代において，ストレスという概念は人間の苦悩に対してもっともよく使用される「メタファー」であり，とくに苦悩の原因を人間の外部に責任転嫁する場合によく使用される。たとえば「心臓疲労」や「衰弱する心臓」（第5章参照）のように，一般の人が考えるストレスの概念は，否定的な感覚や情緒，身体感覚が，ある種の社会的・文化的・経済的な環境のなかで，ひとつのイメージとしてまとめられたものである。とくに苦悩が人間の外部の要因で起こる場合，災いや不幸についてのより古く伝統的なモデルは，ストレ

スという概念に吸収されてきた。ストレスの概念は，運命や天罰，悪霊による憑依，妖術や邪術，その他の対人関係上の悪意といった超自然的な概念の，世俗的なバージョンとなってきている。ストレスの現代的イメージは，セリエによるもともとのストレス概念がどのように大衆文化に溶け込み，古い不幸のモデルと混ざりあってできあがっているのかを示していて興味深い。そして，現代のストレスという概念は，人間の苦悩に対する一般の人びとと，医学，宗教，それぞれの説明がちょうど重なり合うポイントとなっている。

筆者自身[12]が1984年にマサチューセッツ州で行った研究によれば，研究対象となった心身症を抱える患者の95％は，自分たちの健康状態と個人的な苦悩はストレスが原因であるとみなしていたが，ストレスの意味は以下のように人によってさまざまであった。

- 急性ストレス障害のように，環境のなかに存在する，個人に圧力をかける目に見えない力。
- 病気の原因となる，他者によって作り出される不可視かつ悪意ある力。
- 発散させない限り，自分のなかに溜まっていくもの。

「ストレス」によってものごとを説明するという態度は，英国においても一般的である。1998年に行われたある研究[48]では，英国の家庭医を受診した406人の患者のうち53％は，病いの原因としてさまざまなタイプのストレスがある，としていた。そして患者は，自身の不調に対して医学的な説明を受け，症状について話し合うことによって改善すると考えていた。

英語圏の国には，ストレスという言葉と結びついたイメージとメタファーが数多く見出せる。ストレスの一般モデルの多くは，一般の人が考える「神経の病い（nerves）」の概念と重なる部分がある。メタファーの多くは，重量物，機械，自動車，バッテリー，電線，弦，ゴムバンド，やかん，陶器など，日常生活でみられる道具や技術に由来する。このうちのいくつかのメタファーはストレスそのものの喩えとして，ほかのものはストレスに対する反応の喩えとして用いられる。これらのうちで，よく使われるメタファーは以下の通りである。

1. **重量物としてのストレス**：このストレスのイメージは目に見えない重いものである。とくに胸，頭，肩など，上から人を押しつぶすものや，持ち運びが困難なものとして想像される。たとえば「ストレスに押し潰されている」，「圧迫されている」，「緊張下におかれている」，「自分のうえにのしかかってくる」，「多くのことが気にかかる（あるいは多くのことを抱え込む）」という表現がある。

2. **針金あるいは線としてのストレス**：神経は針金，線，ゴムバンド，バイオリンやギターの弦のようなものとして描かれる。たとえば「緊張」，「緊迫」，「張り詰める」，「行き詰まり」といったものがあり，ほかにも神経が「折れる」，神経を「すり減らす」，神経が「逆なでされる」といったものもある。

3. **内的無秩序としてのストレス**：ここではストレスは，コントロールのできない身体内部の不調，無秩序，変化，動きとしてイメージされている。たとえば「撹拌されること」，「混乱させられること」，「動揺させられること」，「胸騒ぎ」などがある。

4. **断片としてのストレス**：ここでのイメージは，ストレス下でバラバラになった皿や陶磁器のかけらのようなものである。たとえば「粉砕」，「ばらばら」，「粉々」，「くたくたに疲れる」「精神的にめちゃくちゃになる」などがある。

5. **機械の機能不全としてのストレス**：これは

身体と自己はもはや動かなくなった機械，あるいはエンジンとみなされる。たとえば，「神経衰弱」，「バーンアウト（燃え尽き）」，「歯ぎしり」，「衝突」，「息切れ」，「充電の必要」などがある。

6. **生命維持に不可欠な液体の枯渇としてのストレス**：これは血や母乳，あるいは機械にとっての燃料や蒸気のような生命機能を維持するための液体が枯渇することである。たとえば「疲れ果てる」，「空っぽ」，「干からびる」，「ガス欠」，「気力を失う」，「低いエネルギーレベル」などがある。

7. **内部爆発としてのストレス**：蒸気機関の時代に由来するこのストレスのイメージは，安全弁がない場合，内的な力や圧力が溜まると突然爆発するという考え方である。たとえば「胸の内を吐き出す」，「ボイラーが破裂する」，「怒りを爆発させる」，「キレる」といったものがある。

8. **人間関係のなかで生じるストレス**：これは，「重量物としてのストレス」で示したイメージと類似しているが，ある人間がストレスを感じたり，病気になったりする場合，他者が原因となっているものが含まれる。たとえば，「上司がストレスである」，「同居人と一緒に住んでいてストレスを感じる」，「彼女のせいで彼は神経をやられてしまった」，「彼は母親を失望させてしまった」などである。

「ストレス」という概念を描くために機械のメタファーを用いることは，もうひとつの現代的なイメージ，つまり危険で疾患を生み出す性質をもつ「近代性（modernity）」そのものとも関連がある。近代性が病気の原因となるという考え方は，決して新しいものではない。たとえば1897年に内科医ウィリアム・オスラー（Osler William）[49] は，「動脈の変性」を近代的な生活による不安と緊張から引き起こされたり，強いプレッシャーと機械を最大限に稼働させてしま

うような慣習から引き起こされたりするものだと述べた。ニューエイジやその他の形而上学の思想運動においても，現代の生活および食生活，都会の暮らしを根本的にストレスに満ちたものであるとみなしている [50]。とある米国人女性は，McGuire [51] に「ストレスは欧米文化と関係している。欧米文化とは，成果主義，競争，見られること，発言力があること，達成すること，先を争って競い合うことである。これらは私たちの正気を失わせ，私たちを心底うんざりさせる」と述べている。こうした考えは，ある種のノスタルジーの感覚，つまりより自然な暮らし方や，産業化以前の，共同体的で競争やストレスのない「エデンの園」を求める感覚と結びついている。

7.1. 民俗的な「神経の病い」

さまざまに異なった形態および文化においてみられる，もっとも一般的な苦悩の民俗イメージに，「神経の病い（nerves）」という概念がある。「神経の病い」は，とくにヨーロッパ，北米，南米などの英語圏の女性の間で一般的であり，ストレスについて一般の人が考えるモデルと重なり合う。ストレスと同じように，神経の病いも身体的・心理的・社会的な経験をひとつのイメージに統合する。神経の病いも，表面的ではあるが，身体的現象であることを強調する。身体の漫然とした不調は，神経の病いとして漠然と描かれる。すでに述べたように，神経の病いはさまざまな形で概念化されてきた。しかし，ストレスモデルと異なり，神経の病いは，感情的な苦しみや病い，日々の生活のストレスに対する脆弱性といった，個人の内的要因を強調しているようにみえる。それゆえに，「弱い神経」あるいは「悪い神経」をもって生まれる人もいれば，それを両親から受け継ぐ人もいる。あるいは子ども時代や大人になってから，トラウマとなる出来事によって神経がすり減ったり，砕

け散ったり，壊れたり，ズタズタにされたりしたとき，神経の病いになることもある。それぞれのケースにおいて神経の病いは，人の健康を脅かすものとして非難される。ある72歳の喘息女性は，「神経質（nervous）な人間は喘息になるのよ。私は今までの人生で自分が神経質だなんて思ったことはなかったけど，たぶんそうだったのよ。今から思えば，すべては神経の病いだったってことよね」と述べた[12]。

人類学的調査によれば，神経の病いはひとつの概念でもなく，ひとつの民俗カテゴリーや文化結合症候群でもない。どれをとっても，神経の病いに関連した明確で一貫した一連の症状というものはない。神経の病いという概念は，その言葉が使用されている，ある特定の社会的な文脈においてのみ理解されるものでもある。たとえば神経の病いは，個人のパーソナリティを説明するため，あるいはある出来事に対する身体的・心理的・社会的な反応を説明するために用いられる。問題は，医師が神経の病いとそれに関連する症状の重要性を誤解していることである。Finker[52]が指摘するように，医師は不調が埋め込まれている患者の経験と不調そのものを区別して客観的に捉え，不調は生理学的な機能不全によって引き起こされていると考える。医師は神経の病いの「病い（illness）」としての側面よりも，むしろ「疾患（disease）」の側面に目を向けることによって，神経の病いの重要性，あるいはそれがどのように治療されるべきかを理解できずにいた。

事例研究　コスタリカのサンホセにおける神経の病い「ネルビオス」

1981年の，中央アメリカにあるコスタリカの首都サンホセにおける調査において，Low[53]はあらゆる社会階級における老若男女全員が「神経の病い」である「ネルビオス（nervios）」に罹ることを明らかにした。家族の絆や安定性が非常に重要とされる文化では，家族の不和や崩壊が「ネルビオス」の徴候となる。たとえば息子が好ましくない女性と結婚したり，子どもが非嫡子として生まれたり，親しい人との突然の死別の際に，ネルビオスの危機が引き起こされる。人びとは「ネルビオス」を，貧しい子ども時代や，慢性アルコール依存症の父親，未婚で子どもを出産した母親らのせいにする。「ネルビオス」は，頭痛・不眠症・嘔吐・食欲不振・心身疲労・怒り・恐れ・失見当識を含めた，多様で曖昧な身体的・感情的症状として表現される。これらの症状では，人はコントロールできない感覚，あるいは身体と自己が分離したような感覚を抱く。したがって「ネルビオス」は，家族関係において何か間違ったことが起きており，家族成員が共感や注目を必要としていることを他者に知らせる，文化的に認められた方法なのである。概して，「ネルビオス」に通底する信念は，文化的にふさわしい行動と文化的規範の遵守，とりわけ家族関係を強化し，家族の団結を促すような態度を促進するのである。

事例研究　カナダのモントリオールにおけるギリシャ移民の神経の病い

Dunk[54]は，1989年に，おもに女性の間でみられる身体化の形式として，カナダのモントリオールに住むギリシャ系移民の間でみられる「神経の病い（nevra）」について述べた。神経の病いの発作は，コントロールを失った感覚，自分の神経に翻弄され，破裂し破綻する感覚としてあらわれる。多くの場合，人はこれと同時に悲鳴を上げたり，叫んだり，物を投げたり，子どもを叩いたりする。しばしば頭痛や首の痛み，肩の痛み，めまいのような漠然とした身体症状が出現する。神経の病いに苦しむ人は，「私の神経が壊れた！」という言い回しを用いる。身体化の原因は，移民生活の特殊な状況に関連がある。その状況には，経済的抑圧や過密な住宅環境，移住が家族に及ぼす影響，ジェンダー役割に関する葛藤，家事をこなしながら働きに出るという女性に課された二重の重荷などがある。それゆえに，神経の病いは文化的に構築された苦悩のメタファーであり，助けを求める叫びなのである。家族の成員がきちんと反応する場合，神経の病いが現実的な対処方法となりうる。

● 推奨図書 ─────────

Ader, R.A., Cohen, N. and Felten, D. (1995) Psychoneu-roimmunology: interact ions between the nervous system and the immune system. *Lancet 345,* 99-103.

Hahn , R.A. (1997) The nocebo phenomenon: concept, evidence, and influence on public health . *Prev. Med.* 26, 607-11.

McElroy, A. and Townsend, P.K. (1989) *Medical Anthro-pology in Ecological Perspective,* 3rd edn, Chapter 7. Boulder; Westview Press.

Helman, C.G. (1987) Heart disease and the cultural construction of time: the Type A behaviour pattern as a Western culture-bound syndrome. *Soc. Sci. Med.* 25, 969-79.

Pollock, K. (1988) On the nature of social stress: produc-tion of a modern mythology. *Soc. Sci. Med. 26,* 381-92.

Young, A. (1980) The discourse on stress and the repro-duction of conventional knowledge. *Soc. Sci. Med.* 14B, 133-46.

● 推奨ウェブサイト

Health and Safety Executive (UK): http://www.hse.gov. ukJ stress National Institute for Occupational Safety and Health (USA): http://www.cdc.gov/niosh/topics/ stress/WEB

● 参考図書・文献

[1] Yahoo (2005) *'Stress'* http://search.yahoo.com/ search? p=%27stress%27andfr=FP-tab-web-tandto ggle=1andcop=andei=UTF-8 (Accessed 25 Septem ber 2005).

[2] Google (2005) *'Stress'* http://www.google.co.uk/sea rch?hl=enandq=%27stress%27andmeta= (Accessed 25 September 2005).

[3] Selye, H. (1936) A syndrome produced by diverse nocuous agents. *Nature* 138, 32.

[4] Selye, H. (1976) Forty years of stress research: prin-cipal remaining problems and misconceptions. *Can. Med. Assoc. J.* 115, 53–7.

[5] Bridges, P.K. (1982) The physiology and biochem-istry of stress: some practical aspects. *Practitioner* 226, 1575–9.

[6] Weinman, J. (1981) *An Outline of Psychology as Applied to Medicine.* De Soto: Wright, pp. 60–84.

[7] Young, A. (1980) The discourse on stress and the reproduction of conventional knowledge. *Soc. Sci. Med.* 14B, 133–46.

[8] Pollock, K. (1988) On the nature of social stress: production of a modern mythology. *Soc. Sci. Med.,*

26, 381–92.

[9] McElroy, A. and Townsend, P.K. (1996) *Medical Anthropology in Ecological Perspective*, 3rd edn. Boulder: Westview Press, pp. 252–6.

[10] Parkes, C.M. (1971) Psycho-social transitions: a field for study. *Soc. Sci. Med.* 5, 101–15.

[11] World Health Organization (1971) Society, stress, and disease. *WHO Chron.* 25, 168–78.

[12] Helman, C.G. (1985) Psyche, soma, and society: the social construction of psychosomatic disorders. *Cult. Med. Psychiatry* 9, 1–26.

[13] Tyrell, D.A. J. (1981) Respiratory infection: new agents and new concepts. *J. R. Coll. Phys. Lond.* 15, 113–15.

[14] Baker, G.H. B. and Brewerton, D.A. (1981) Rheu-matoid arthritis: a psychiatric assessment. *Br. Med. J.* 282, 2014.

[15] Ader, R., Cohen, N. and Felten, D. (1995) Psychoneuroimmunology: interactions between the nervous system and the immune system. *Lancet*, 345, 99–103.

[16] Trimble, M.R. and Wilson-Barnet, J. (1982) Neuropsychiatric aspects of stress. *Practitioner* 226, 1580–86.

[17] Parkes, C.M., Benjamin, B. and Fitzgerald, R.G. (1969) Broken heart: a statistical study of increased mortality among widowers. *Br. Med. J.,* 1, 740–43.

[18] Murphy, F. and Brown, G.W. (1980) Life events, psychiatric disturbance and physical illness. *Br. J. Psychiatry* 136, 326–38.

[19] Engel, G. (1968) A life setting conductive to illness: the giving-up-given-up complex. *Ann. Intern. Med.* 69, 293–300.

[20] Karasek, R.A., Russell, R.S. and Theorell, T. (1982) Physiology of stress and regeneration in job-related cardiovascular illness. *J. Hum. Stress* 8, 29–42.

[21] Brown, G.W. and Harris, T. (1979) *Social Origins of Depression.* London: Tavistock.

[22] Kiritz, S. and Moos, R.H. (1974) Physiological effects of social environments. *Psychosom. Med.* 36, 96–113.

[23] Guthrie, G.M., Verstraete, A., Deines, M.M. and Stern, R.M. (1975) Symptoms of stress in four soci-eties. *J. Soc. Psychol.* 95, 165–72.

[24] Foster, G.M. and Anderson, B.G. (1978) *Medical Anthropol..* Chichester: Wiley, pp. 93–4. [25] Marmot, M. (2004) *Status Syndrome.* London: Bloomsbury, pp. 1–36.

[26] Hahn, R.A. and Kleinman, A. (1983) Belief as pathogen, belief as medicine: voodoo death and the 'placebo phenomenon' in anthropological perspec-tive. *Med. Anthropol. Q.* 14, 3.

第11章 ストレスと苦悩の文化的要素

[27] Landy, D. (ed.) (1977) *Culture, Disease and Healing: Studies in Medical Anthropology*. London: Macmillan, p. 327.

[28] Levi-Strauss, C. (1967) *Structural Anthropology*. Grantham: Anchor Books, pp. 161–2.

[29] Engel, G.L. (1971) Sudden and rapid death during psychological stress: folklore or folk wisdom? *Ann. Intern. Med.* 74, 771–82.

[30] Cannon, W. (1942) Voodoo death. *Am. Anthropologist* 44, 169–81.

[31] Engel, G.L. (1978) Psychologic stress, vasopressor (vasovagal) syncope, and sudden death. *Ann. Intern. Med.* 89, 403–12.

[32] Lex, B.W. (1977) Voodoo death: new thoughts on an old explanation. In: *Culture, Disease and Healing: Studies in Medical Anthropology* (Landy, D. ed.). London: Macmillan, pp. 327–31.

[33] Hertz, R. (1960) *Death and the Right Hand*. London: Cohen and West, pp. 27–86.

[34] Goffman, E. (1961) *Asylums*. London: Penguin.

[35] Cassens, B.J. (1985) Social consequences of the acquired immunodeficiency syndrome. *Ann. Intern. Med.* 103, 768–71.

[36] Waxler, N.E. (1981) The social labelling perspective on illness and medical practice. In: *The Relevance of Social Science for Medicine* (Eisenberg, L. and Kleinman, A. eds) Dordrecht: Reidel, pp. 283–306.

[37] Haynes, R.B., Sackett, D.L., Taylor, D.W. *et al.* (1978) Increased absenteeism from work after detection and labelling of hypertensive patients. *N. Engl. J. Med.* 299, 741–4.

[38] Long, J., Gillilan, R., Lee, S.G. and Kim, C.R. (1990) White-coat hypertension: detection and evaluation. *Maryland Med. J.* 39, 555–9.

[39] Campbell, L.V., Ashwell, S.M., Borkman, M. and Chisolm, D.J. (1992) White coat hyperglycaemia: disparity between diabetes clinic and home blood glucose concentrations. *Br. Med. J.* 305, 1194–6.

[40] Friedman, M. and Rosenman, R.H. (1959) Association of specific overt behaviour pattern with blood and cardiovascular findings. *J. Am. Med. Assoc.* 169, 1286–96.

[41] Rosenman, R.H. (1978) Role of Type A behaviour pattern in the pathogenesis of ischaemic heart disease, and modification for prevention. *Adv. Cardiol.* 25, 35–46.

[42] Appels, A. (1972) Coronary heart disease as a cultural disease. *Psychother. Psychosom.* 22, 320–4.

[43] Waldron, I. (1978) Type A behaviour pattern and coronary heart disease in men and women. *Soc. Sci. Med.* 12B, 167–70.

[44] Helman, C.G. (1987) Heart disease and the cultural construction of time: the Type A behaviour pattern as a Western culture–bound syndrome. *Soc. Sci. Med.* 25, 969–79.

[45] Weber, M. (1948) *The Protestant Ethic and the Spirit of Capitalism*. St Leonards: Allen and Unwin.

[46] Desjarlais, R., Eisenberg, L., Good, B. and Kleinman, A. (1995) *World Mental Health*. Oxford: Oxford University Press, pp. 47–50, 116–35.

[47] Swartz, L. (1998) *Culture and Mental Health: A Southern Africa View*. Oxford: Oxford University Press, pp. 167–88.

[48] Woloshynowych, M., Valori, R. and Salmon, P. (1998) General practice patients' beliefs about their symptoms. *Br. J. Gen. Pract.* 48, 885–89.

[49] Osler, W. (1897) *Lectures on Angina Pectoris and Allied States*. New York: Appleton.

[50] Levin, J.S. and Coreil, J. (1986) 'New Age' healing in the US. *Soc. Sci. Med.* 23, 889–97.

[51] McGuire, M.B. (1988) *Ritual Healing in Suburban America*. Piscataway: Rutgers University Press, p. 105.

[52] Finkler, K. (1991) *Physicians at Work, People in Pain*. Boulder: Westview Press, pp. 38–40.

[53] Low, S.M. (1981) The meaning of *nervios*: a sociocultural analysis of symptom presentation in San Jose, Costa Rica. *Cult. Med. Psychiatry* 5, 25–47.

[54] Dunk, P. (1989) Greek women and broken nerves in Montreal. *Med. Anthropol.* 11, 29–45.

（訳：鈴木勝己）

第12章

移住・グローバリゼーション・健康

1
グローバリゼーション

「グローバリゼーション（globalization）」と
は「全世界に広がる社会関係や相互依存を強め
るプロセス」であり，「世界中の国とひとをつな
ぐ複雑な社会経済的紐帯」の結果としてもたら
され，「政治的・社会的・文化的・経済的要素が
同時に結びついて」引き起こされると社会学者
アンソニー・ギデンズ（Anthony Giddens）[1]
は述べている。そして，ひと・考え・モノ・サー
ビス・カネ・情報の時空を越えた移動を即座に
可能にする。

現代世界においては，個人・集団・国家は人
類史上かつてないほど相互に依存し合っている。
ローカルとグローバルとの新たなつながりの多
くは，遠距離通信・情報技術・輸送手段が発展
したことによるものである。このような技術革
新は，たとえ，何千マイル離れていても，人び
とをより深く結びつけ，意思伝達・情報共有・
商品取引を可能にする。グローバリゼーション
によって，文化はますます密接に関連するよう
になり，ある文化に属する病いの信念や治療に
ついての考えと実践は，別の文化に統合されて
いく。

ギデンズ[1] も言及しているように，グロー
バリゼーションは，地球規模の情報伝達に基づ
いた世界経済の統合，また，「政府間組織（inter-
governmental organizations：IGOs）」，「国際的な
非政府組織（non-governmental organizations：
NGOs）」の増加によっても推し進められている。
同時に，大規模な「多国籍企業（transnational
corporations：TNCs）」の発展が国際金融市場に
おいて重大な影響を及ぼしている。

グローバリゼーションは良い社会的効果をも
たらすものであるが，同時に多くの危険をはら
んでもいる。グローバリゼーションによっても
たらされるあらゆる相互の結びつきは，さまざ
まな犠牲のうえで実現される。ある国で発生し
たウイルスがジェット機で即座に運ばれること
もあれば，ある地域の金融危機が別の地域の似
たような危機のきっかけとなることもある。ま
た，グローバリゼーションは貧富の差，地域格
差を拡大させ，それゆえ健康被害をもたらすこ
とで非難されてきた。グローバリゼーションは，
富裕層にしか恩恵をもたらさない。多くの人び
とにとって，グローバリゼーションは，非西洋
世界に西洋文化や経済力をいやがうえにも押し
つけることを意味しており，ローカルな文化や
生活様式の犠牲のうえに成り立っている。

ヘルスケアの観点からグローバリゼーション
は，最新の医学研究の知見を広めたり，必要な
場所へ医療技術・設備・医薬品を届けたり，世
界規模の患者サポートグループ（第13章参照）
に同じ病気で苦しむ人びとをつないだりする，
といった好ましい影響をもたらしている。また，
地球温暖化のような環境による健康被害の危険

性や，エイズ，重症急性呼吸器症候群（severe acute respiratory syndrome：SARS），鳥インフルエンザのような世界的な流行病の脅威など，人びとは世界的視野でものごとを捉えられるようになってきている。グローバリゼーションは，この種の疾病を拡散させたり，環境汚染を広げたりしているのである。

1.1. グローカリゼーション

グローバリゼーションに対抗する方法のひとつは「グローカリゼーション（glocalization）」である。すなわち，グローバルな力や影響に「その土地の特色を与える」ことによってローカルな出来事とグローバルな出来事を統合することであり，そして，それらを統合していくなかで，それらを「使いこなす／飼い慣らす（taming）」ようになるのである。後に言及するが，インドのアーユルヴェーダ医療がドイツのローカル文化に適合したり，生物医療が非西洋社会に変化して取り入れられたりしている（第4章参照）。

グローバリゼーションはまだすべての人びとに影響を及ぼしているわけではない。少なくとも貧困国においては，インターネットにアクセスし，海外旅行ができ，国際金融に関われる，ごく一部の特権階級の人びとにのみ影響しているのである[2]。また，グローバリゼーションの影響は一方向的のものでもなければ，止められないものでもなく，日常生活に向けられた支配的な影響を阻止するさまざまな方法もある。

グローバリゼーションに拮抗する勢力は，ローカルな世界に目を向け，そこに立ち返ろうとすることによって「マクドナルド化（McDonaldization）」[3]と呼ばれる支配的な力に抵抗する個人・コミュニティ・国家の動向である。これには宗教的原理主義や「外国人嫌悪／ゼノフォビア（xenophobia）」に立ち返ろうとする動向も含まれる[4]。より身近な例として，多くの欧米諸国において，産業革命以前に盛んであった薬草

の愛用，マッサージや健康食品などの自然療法を重用しようとすることが含まれる。

2

移住／移動

グローバリゼーションの最も重要な構成要素のひとつは「移住／移動（migration）」である。移住／移動は人びとのグローバルな動向という意味だけではなく，思想・モノ・サービス・イデオロギー・治療形態の動向をも意味している。

2.1. 人の移住

2.1.1. グローバルな移住の全体像

前例のないほど多くの人びとが現在，仕事，安全な場所，娯楽，新しい生活を求めて，ある地域から別の地域へ移住したり，再び元の場所に戻ったりしている。このような移住は国境を越えることもあれば，国境を越えないこともある。2002年に「国連人口局（United Nations Population Division：UNPD）」[5]は，世界人口の2.3%にあたる1億7,500万人が祖国を離れて暮らしており，その内1,500〜2,000万人が難民で，移民の数は着実に増加していると概算した。最新の世界人口増加率が提示され，2050年までには移民がおよそ2億3,000万人にのぼると予測されている[6]。興味深い移住のパターンは，移民の48%が女性であり，これは以前よりも単身で移住する女性が増えたことを示しており，「国際移住機関（International Organization for Migration）」[6]が「移住の女性化」と呼ぶ現象である。この分布を見ると，全世界の移民の約60%が先進国に暮らしており，40%が開発途上地域に暮らしている[5]。移民の大多数はヨーロッパ（5,600万人），アジア（5,000万人），北米（4,100万人）で暮らしている[5]。

自発的移住・非自発的移住

「自発的な移民 (voluntary migrants)」は，より良い経済，より高い生活水準を求めて，また，子どもにより良い教育，ヘルスケアを受けさせるために祖国を離れることを選択している。しかしながら，戦争・政治動乱・迫害・経済的困窮・自然災害のために祖国を追われた「非自発的な移民 (involuntary migrants)」も多くいる。15世紀から19世紀にかけて行われたアフリカの奴隷貿易は人類史上最も規模の大きい非自発的移動のひとつであり，何百万人ものアフリカ出身者が奴隷として米国やカリブ海のヨーロッパ植民地に送られた。

今日，「国連難民高等弁務官事務所 (the United Nations High Commissioner for Refugees：UNHCR)」[7] は最も多くの非自発的移民を保護する国際組織である。UNHCRからのデータでは2005年初めまでに支援を必要とする移動者の総数は1,920万人に上ったことが示されている。その3分の1である690万人はアジアに，490万人はアフリカに，440万人はヨーロッパに，85万3,300人は北米に，200万人は南米に，8万2,400人はオセアニアに居住していた。UNHCRは移動者全体を5つに分類した。

- 難民 (refugees)：920万人が近隣国に安全を求めて祖国での迫害を逃れた。2004年には，難民受入上位国はイラン（104万6,000人），パキスタン（96万1,000人），ドイツ（87万7,000人），タンザニア（60万2,000人），米国（42万1,000人）であった。
- 亡命庇護者 (Asylum seekers)：83万9,200人が庇護を求めて祖国から逃れ，法的保護，そして物資支援を他国に求めた。2004年には，67万6,400人が世界中で亡命を求め，その3分の2がヨーロッパに亡命した。
- 国内避難民 (Internally displaced persons：IDPs)：557万4,000人が難民と類似した状況に巻き込まれ，故郷を逃れたが，祖国の

国境内部に留まっていた。
- 帰還民 (Returnees)：149万4,500人の難民が紛争の治まった後に帰還し，定住することができた。2002年から2005年にかけて，500万人の難民のうち350万人がアフガニスタンへ帰還したが，その多くは帰還後もUNHCRの支援を必要とした。
- 無国籍者 (Stateless persons)：世界中で約205万3,100人。

国内移住

移住は経済的理由のため国境の内部で頻繁に起こる。これは「都市化 (urbanization)」現象の一部であり（第18章参照），地方出身者が大都市に，より魅力的な経済的な見通しがあると信じて移住することである。最も劇的な例は中国であり，そこでは地方出身の1億人から1億5,000万人が仕事を見つけるために[8]，広東・北京・上海・遼寧・天津・江蘇など沿岸部の都市に移住している[9]。この地方から都市への人口流入は人類史上，労働移住の最も大きな流れのひとつとして述べられてきた。

国内移住の別類型にはダム建設のような大規模経済開発プロジェクトによる強制退去や核実験のための地域一掃がある[10]。政府によって退去させられた人びとは，通常，損失補償がなされ，代替地に定住させられるが，数十年にわたって失った故郷に思いを馳せるものである。

一時的な移民・永続的な移民

とくに経済的理由から，新しい国，地域，都市に永続的な移住の意思をもって故郷を離れる移民もいる。しかし，移住する者の多くは一時的な移民であり，最終的に故郷に戻りたいという意向がある。これには移住労働者，季節労働者，ビジネスパーソン，留学生，外交官，軍事関係者，短期契約の在外専門家，貿易商，遊牧民のような「自発的な移民」と同様に，難民，政治亡命者のような「非自発的な移民」も含ま

れる。特筆すべきは「かつて海外に居住していた者（ex-expatriates）」であり，一時期海外で生活し，働いていたため，祖国や以前の生活様式に再適応することが難しい。

不法な移民

移民のひとつに正式な渡航文書や労働許可証のない不法な移民が挙げられる。「人身売買業者（human traffickers）」によって国境を越え，密航してきた者もいれば，自分で渡航してきた者もいる。「国連開発計画（United Nations Development Programme：UNDP）」は約3,000万人いると推定しているが，正確な統計は存在していない[11]。大多数の国では，このような不法な移民は非常に脆弱な境遇にある。不法な移民は，健康不良であり，かつ十分な医療ケアが受けられないうえに，あからさまな敵意，法的嫌がらせ，経済的搾取，身体的暴力に曝されており，生活は不安定で窮迫している。「適法」な移民とは異なり，不法な移民は公的，または，国連難民高等弁務官事務所（UNHCR）のような国際援助機関からの扶助をしばしば受けられないでいる。

社会的移動／移民

人は実際に場所を変えることなく，社会的・経済的に「移動する」ことができる。これを「静的な移動（static migration）」と呼ぶ。たとえば，貧しく生まれたものの富をなし，社会的地位が急速に上がった人は，「**社会的移民（social migrant）**」の一例と捉えられうる。このような社会的地位の上昇は，著しい感情的変化をもたらす。それは新たな精神的不安定，心配事やプレッシャー，起こりうる家族や友人からの疎外感，以前の関係性の崩壊などの，膨大なストレスである。たとえば，Dressler[12]はカリブ海沿岸諸国と米国のいくつかのコミュニティにおいて，近代化・経済発展・社会変化に関連する血圧の上昇や心身症のようなストレス反応の類型

を検討した。多くの場合，経済発展は成功への期待感を引き上げ，競争を煽り，不満を増加させ，貧富の差を広げてしまう。たとえ異なった理由や方法であったとしても，この状況では，社会的地位が高まる人も，そうでない人も，かなりのストレスを抱えてしまう。

もうひとつの「静的な移動」の例として，異なる国や地域そしてエスニックグループから移住してきた場合に，その周辺の長期居住者が体験するものがある。彼らは，少しずつ隣人の雰囲気，生活音やにおいが自分たちとは異なっていることに気づいていく。この変化を歓迎する元からの居住者がいる一方で，自分が「異質な」存在であることに気づいていく人びともいる。たとえ物理的に場所を変えなかったとしても，とくに年配の人にとっては，ある種の「カルチャーショック」のように感じられるかもしれない。

MacLachlanら[13]は「一時的な文化的適応（temporal acculturation）」という用語を用いて，ある国において元から長く住んでいる人びとに対する文化変容がもたらす心理的影響を研究した。アイルランドにおける彼らの研究では，「新しいアイルランド」という最近の大きな社会変化を受容することができなかった人びとは，メンタルヘルスの問題が生じる割合が極めて高かったことを明らかにした。

2.1.2. 移民の新たな多様性

移住は，西洋世界のほとんどの都市に文化的・社会的多様性をもたらす結果となっている。このことは，移住先の「ホストコミュニティ（host community）」に同化することで自分の文化的・宗教的アイデンティティを喪失させるよりもむしろ，維持しようと望む人が多いことによって生じている。国連開発計画（UNDP）[11]によると，グローバリゼーションは，高い収入を得られる国に移動するひとを増やしながらも，個々の文化的アイデンティティや祖国とのつながり

を維持しようと願うことで，量的にも質的にも人の国際移動の新たなかたちを作り出している。このプロセスはコミュニケーション網の発達，安い航空運賃での移動といった技術革新によって促進され，祖国との密接なつながりを維持することを可能にする。自分のアイデンティティを維持しようとする願いは，新しい国で生まれ，数世代にわたってその地に留まっているマイノリティの人びとにも当てはまる。

この新たな多様性は英国においても見られる。2000年の研究[14]では，ロンドンの学童のうち，第一言語として英語を話すのはわずか3分の2のみであり，全体では307の言語が使用されていることが明らかになった。1991年から2001年まで110万人以上の人びとが英国で働くために移り住んでおり，2001年までにはアイルランド出身の49万4,850人，南アジア出身の94万1,384人，ドイツ出身の26万2,276人，米国出身の15万5,030人を含む430万人が英国ではない場所で生を受けている[15]。同時に，数万人の英国出身者が海外で生活するために移住している。*Sunday Times*紙が報じているように，1,420万人の英国国籍者が海外で生活し，その子孫は「移出民（emigrants）」となっており，国外者が英国国民としての権利を付与されている[16]。そのなかには，オーストラリア・カナダ・南アフリカで生活している者が数百万人おり，米国で生活する者が50万人，スペインで生活する者が20万人，フランスで生活する者が20万人いる。

米国でも文化的・民族的多様性は21世紀の特徴である。「米国国立多文化研究所（the National Multi Cultural Institute：NMCI）」[17]によると，2005年には3人に1人の米国人が人種やエスニシティにおいて少数派に属しており，5人に1人の学童が家庭では英語以外の言語を話すという[18]。カリフォルニア，テキサス，ハワイ，ニューメキシコの4州では，人種やエスニシティの少数派は州の総人口の半数以上にもおよぶ。カリフォルニア州は米国でヒスパニッ

ク系，アジア系の人口が最も多く，黒人人口が最も多いのがニューヨーク州である[18]。NMCIは2050年までに米国総人口の4分の1がヒスパニック系に，2分の1が「有色人種」になるであろうと予測している[17]。

多くの西洋国家において，移民グループやマイノリティは，たとえ望んだとしても，経済的・社会的，または宗教的差別によって，主流の文化に加わることはできない。ましてや不法な移民は社会のさらに周縁に位置づけられる。

「ディアスポラ／離散」の時代

ユダヤ，アイルランド，ギリシャ，アルメニア，レバノンなどの「ディアスポラ（Diaspora）／離散」はかなり古く前から存在してはいたが，20世紀，21世紀はディアスポラ／離散の時代と称される。ほぼすべての国では，数百万人にのぼる市民が他国で暮らさざるをえない状況になっている。英国のディアスポラと同様に，中国のディアスポラは3,000万人から5,000万人に上ると推定されている[11]が，インドのディアスポラは2,000万人よりも多いと概算されている[19]。ロンドンの*Times*紙は2006年，旧ソ連の一部であったウクライナ，ベラルーシ，ラトヴィア，リトアニア，キルギスに暮らすロシア人が2,500万人いると報じた[20]。それぞれの移民グループは世界の特定の地域に集中する傾向にある。たとえば，ヨーロッパ内部では，アルジェリア移民の92%はフランスに暮らし，ギリシャ移民の81%はドイツに暮らしている[11]。

多くの「ディアスポラ的状況におかれたコミュニティ（diasporic communities）」では，母国でのつながりを維持しようとしつつも，移住者は新しいアイデンティティを形成していく。ひとつの特殊な例として，母国の独立運動や市民戦争に対して出資することで，母国に対して政治的・宗教的な関わりを持とうとすることもある[10]。医療人類学の観点からは，ディアスポラ的状態にある個々人が，健康や病いについての

母国の文化や宗教的視点（第5章参照），伝統的衣装や身体観（第2章参照），食に関する実践（第3章参照），伝統的治療の実践（第4章参照）を維持しようとすることが重要である。

2.1.3. 難民

難民は「非自発的な移民」であり，戦争・革命・社会的無秩序・経済危機・民族浄化・自然災害のために故郷から逃れることを余儀なくされる。難民の数についてさまざま概算がなされており，2002年に国連開発計画（UNPD）は，世界中で1,600万人の難民が存在しており，その内訳はアジアに900万人，アフリカに400万人，先進国に300万人と発表した[5]。2000年，ヨーロッパは200万人の政治亡命者を受け入れたが，その数は北米の4倍以上であった[11]。たとえば，2002年に英国では，11万人を越える人びとが庇護を求めて流入し，その数は5年間で250％増であった[21]。1990年代なかばに，国連難民高等弁務官事務所（UNHCR）はすべての難民の約80％は「女性と子ども」であると発表した[22]。公式には，安全な場所を求めて国境を越え，他国に入ることによって難民として認定される。しかし，このような難民に加えて，故郷から退去させられ，国境付近に留まっている国内避難民（IDPs）が2,000万人いると推定され，UNHCRは500万人を支援している[7, 22]。

難民であるということは，社会的関係性と同様に心身の健康においても極めて負の影響を持ちうるのである。

2.1.4. 移民の構成要素
男性の移住

多くの男性は家族単位の一部としてというよりもむしろ個人で，残してきた家族を援助するべく先進国で働くために貧しい国から移住してくるが，その仕事の多くは低賃金で社会的地位も低く，安全ではない労働環境によって怪我や命の危険にさらされている。

ほとんどの男性移動者は最終的に故郷に戻るが，新しい国に滞在し続け，十分に資金を稼いで家族を呼び寄せる者もいる。このプロセスは「連鎖移住（chain-migration）」として知られている。また，現地の女性と結婚，同棲する男性もいる。男性がたったひとりで移住する場合は，ときに売買春に頼ることもあり，エイズのような「性感染症（sexually transmitted disease：STDs）」の発病率も高くなってしまう。また，男性は軍役によって，ある国から別の国へと移住することもある。戦争のような目に見える危険と同様に，労働者が目に見えないSTDsにかかる危険性も高いのである。

女性の移住

多くの女性が家族単位の一部として移住する一方で，他国にひとりで移住する女性の数も増加している。個人で移住する女性のほとんどがフィリピン，インドネシア，スリランカなどアジア出身者であるが，アフリカや南米出身者も多い。近年では，外国への移住者のほとんどが女性である国もある。たとえば，2000年にフィリピンの移民労働者の70％が女性であり，彼女たちは家族を同伴せず，海外に暮らし，送金することで家族を支えていた[6]。なお，イタリアで働く家事労働者の約50％がEUの外側からの移民である[23]。女性の移民労働者は家族への送金を通して，海外通貨を自国に流通させる。たとえば，スリランカでは1999年，女性たちは自国に約10億米ドルのうち62％を送金したのである[6]。

女性移住者は日本，マレーシア，シンガポール，香港，サウジアラビアや他の湾岸諸国といったアジア諸国と同様に[24]，ヨーロッパのより豊かな国々や北米に向かう傾向がある。このような女性移住者の大半が家事労働者，病院労働者，ベビーシッター，介護者として働いている。残りの女性たちは，経済的・社会的搾取や性的嫌がらせを受けながら，工場や農場で不定期で低賃金の仕事に従事することになる。中には売

春を強要され[6]，HIV感染の危険にさらされる女性もいる[24]。冷戦終結以来，東ヨーロッパや旧ソ連邦出身の若い女性たちが「人身売買」によって不法に西ヨーロッパに連れてこられ，意思に反して売春婦として働かされた。また，数え切れないほどのアジア，旧ソ連邦出身女性が「インターネット花嫁（internet brides）」として西ヨーロッパに連れてこられた。近年では，多くの看護師や医療専門職が貧しい国から富める国に移住するようになっている。

男性はまず新しい国に移ると生活基盤を確立させたのちに妻や家族を呼び寄せるが，このことが女性にとっては不利に作用してしまうことも多い。妻が夫のいる国に到着したときに，すでに夫は環境に適応しており，また現地語を流暢に話せるようになっていることに気づき，さらに家にいるように強いられるならば，孤立感が増してしまう[26]。子どもたちもまた，急速に新しい環境に順応していき，新しい言語でのみ会話するようになる。妻は夫がその間に現地の妻を手に入れていたことに気づくかもしれないし，後に夫と死別し子どもも独立すると，もし現地語を話せずに外で働いてもいなければ，さらに孤独感を深め，結果としてうつ病を患ってしまうかもしれない。

子どもの移住

大人を伴わない子どもの移住は歴史上起こっている。どのくらいの数の子どもが移住したのかについてはさまざまな説があるが，子どもの移住の多くは英国において始まったと言われている。貧しく親のいない子どもの集団が，イングランドから米国ヴァージニア州のリッチモンドに送られたのは1618年のことであり，最後に子どもがオーストラリアに送られたのが1967年のことであった[27]。19世紀から20世紀にかけて，多くの子どもが大英帝国のさまざまな地域に送られた。1869年から1930年代初頭にかけて，10万人以上の大英帝国の子どもが植民地の農場労働者不足を補うために，また家事使用人として働くためにカナダに送られた[28]。オーストラリア議会のウェブサイトでは，「優秀な白人種（good white stock）」の人口を増加させるために，1922年から1967年まで平均年齢8歳9か月の子どもたち15万人が大英帝国からカナダの英国自治領，ローデシア，ニュージーランド，オーストラリアに船で運ばれたことを明らかにした。これらの多くは，教会や宗教関連の施設に送られた[29]。大英帝国の子どもの移住者は，家族や故郷から離され，精神的・身体的に苦しむことになった[27]。

このほかにも，子どものみの移住は第2次世界大戦の直前に起きている。1938年から1940年にかけて大英帝国政府は17歳以下の，ナチスドイツ，オーストリア，チェコスロヴァキア，その他ヨーロッパ諸国から難民として英国に逃れてきたユダヤ系子どもたち1万人の移住を受け入れた。これは「子どもの集団疎開（Kindertransport）」として知られている[30]。子どもたちは列車でヨーロッパ大陸から英国に送られ，その多くはホロコーストで殺害されてしまった親に二度と会うことはなかった。

今日，子どもの多くは養子として移住する。海外留学のために親戚のもとに送られたり，少年兵士として徴兵されたり，難民，また亡命庇護者として移住したりもする[31]。また，かつてベトナム戦争後に，東南アジアからヨーロッパや北米に移住したように，多くの孤児は大人の親戚を伴わずに目的地に到着する。非政府，政府を問わず，さまざまな組織がこのような難民の子どもたちを支援するが，彼らは「文化の喪失（cultural bereavement）」も含め，精神的な問題を抱えている[31]。

2.1.5. 医療専門職（医師・看護師）の移住

国際労働市場が成熟した結果，多くの医師・看護師が貧困国から富裕国へ移住することになった。だが，「頭脳流入」が起こることで利益

を得る国がある一方で，「頭脳流出」による医療専門職不足が起こる国もある。さらに，医師・看護師を養成するには多額の費用がかかるため，頭脳流出国は医療専門職の教育に資金を投じることによって，間接的に頭脳流入国を「援助」してしまうことになる。この状況は，すでに疲弊し衰退してしまったヘルスケア・システムを深刻なレベルで損なう。専門教育にはそれにふさわしい雇用機会をともなわなければならない。

長年にわたって，多くのフィリピン人医療専門職が他国に移住している。たとえば，1970年代なかばには，1万3,480人がフィリピンで働いていたが，その他の医師の1万410人は米国で働いていた。加えて，毎年，約1万5,000人のフィリピン人看護師が海外で働くために出国し，現在では30か国以上の国で働いている[32]。

「医療専門職の移住（medical migration）」は先進国間で生じる場合もある。1990年から2000年までの10年間，3,720人のカナダ出身の医師が海外へ，とくに米国に移った[32]。しかし，依然として米国で働く外国出身者のほとんどは，貧困国出身である。Bach[32]は医療専門職の移住に関する文献を検討し，1972年に世界の医師の6％が他国で働いており，そのうち86％が5つの先進国（カナダ，米国，英国，オーストラリア，ドイツ）で働いていたことに言及している。1972年以降，医療専門職の移住割合はさらに増加した。2000年には，米国の看護師のうち約10万人が海外で養成され，米国の医師の25％が海外の医学部を卒業している[32]。2004年の英国では，約21万人の医師のうち，約30％が海外で養成されていた[33]。

Bach[32]は移動の決定は個人的な要因だけではなく，病院，政府機関，雇用を斡旋する民間機関といった組織の意向にも左右されることを指摘している。ときに政府の政策と対立するこれらの民間機関は，医療専門職を勧誘するために積極的に途上国を訪れる[32]。医療専門職の多くが移住した国においてうまくやっていくが，

それ以外の人びとは，低賃金で昇給もなく，以前より低い地位に置かれ，より難しい仕事をさせられ，差別されている。

事例研究 ガーナから英国に移住した医師・看護師たち

Mensahら[33]は西アフリカのガーナから英国に移住した医療専門職の人びとについて検討した。1970年代以降，ガーナで養成された医師の50％以上が他国に移住した。2004年には，ガーナで養成された293人の内科医と1,021人の看護師が英国で働いている。医療専門職の人びとは，より高い収入と労働環境，新たな職務上の能力を求めて移住した。ガーナ人看護師の多くは，積極的に英国の看護関係の諸機関によって引き抜かれ，それらの機関の民間部門で働いている。ガーナ出身の医療専門職の多くが，移住することで財政的利益を得て，送金することができるようになる一方で，高い生活費，家族関係の緊張状態，人種差別や虐待，いじめ，医療技術の過小評価，相対的に低い賃金などの不快な職場経験，といった移住による負の側面もある。国家レベルでは，この医療専門職の移住は，ガーナの医療体系に深刻な影響をもたらしてもいる。グローバリゼーションは，英国とガーナの間の医療体系を統合しようとすることで両者の境界を曖昧にした。しかし，移住はほとんどガーナから英国へ一方的になされるために，ガーナにとって損失となる。Mensahらは，英国で働くために移住した医療専門職はガーナの公費または私費で養成されているにもかかわらず，専門職がもたらす恩恵はガーナ以外の別の場所で創り出されているということを指摘している。英国の保健サービスは人材を育成することなく利用しているのであり，このような人材の多くは後進国出身である。Mensahらは，英国の医師教育は1人あたり22万ポンド（2004年当時1ポンド約170円，約3,740万円），看護師教育は3万7,500ポンド（約640万円）の経費がかかると見積もる。ガーナ人医師・看護師の雇用によって，それぞれ6,500万ポンド（約110億円），3,800万ポンド（約65億円）の節約を意味する。ガーナ出身の医師・看護師を雇用することで英国の費用節減は莫大な額にのぼり，その結果，

貧困国が富裕国を援助していることになる。著者たちは，この事例を援助の逆転の典型例とみなしており，このような援助は，道義に反する不公平なものと考えている。国際的な水準において，ヘルスケアへのアクセスの不平等をより悪化させるものだからである。

2.1.6. 旅行者の移動

　余暇，気晴らし，健康，冒険を求めて人びとが大量に移動する現象は比較的新しいものである。観光は移住の一時的な形態であるが，これは地域的・国際的に大きな影響を及ぼす。観光は数百万規模のグローバル産業であり，何百万人もの雇用を可能にするが，同時に健康にとっては有害なものともなりうる。

　世界旅行者の動向は，国連機関であり，138か国で組織される「世界観光機関（World Tourism Organization：WTO）」によって管理されている。WTOは「前世紀の最も顕著である経済社会的な現象のひとつ」として観光旅行を捉えている。「海外からの帰国者（international arrivals）」の数は1950年の2,500万人から2004年の7億6,300万人へと急速に増加している。この間，国際的な観光旅行の割合は，ヨーロッパ大陸やアメリカ大陸と比較してとくにアジア，太平洋地域，中東で上昇している [34]。

　観光の経済的影響はとくに貧困国において大きい。2003年にWTOは観光が商品やサービスの総輸出の6％に相当すると発表した [35]。貧困国にとって，観光は良いことばかりではない。観光は外貨をもたらすが，一方では「換金作物」が引き起こすように，人びとから土地を奪い，食物生産から引き離し，人びとを現金経済にさらに依存させてしまう。このことは観光産業が需給の世界的な変動に対して脆弱であり，自然災害やテロリストの攻撃，犯罪，政情不安といった地域情勢に非常に影響されやすいためである。過剰な開発や観光地に人びとが集中してしまうことによって，その土地の環境が損なわれ，社会的なつながりが弱まり，薬物摂取やその他の反社会的行為が横行し，地域医療施設に負担がかかるようになる。

　健康状態を高めるためにスパ，温泉，ハイドロセラピーセンター，養生施設（health farms）に行く旅行者もいる。地中海に面する国々や中東諸国の多くは関節炎や皮膚病といった軽い病気に対する治療法として「治療目的の旅行（therapeutic tourism）」を提供している。ロンドンタイムズ紙は毎年15万人の外国人が股関節や膝関節の置換術といった緊急を要しない健康問題に対して，インドの病院での治療を求めて，より費用が安く進歩したインドの医療サービスを利用していると報じている [36]。

観光における健康リスク

　観光は，死・損傷・疾病を含めたさまざまなリスクをもたらしている。時差ぼけや船酔い，また，水泳・スキューバーダイビング・スキーといった運動による身体的損傷が結果として生じる。その土地の犯罪，テロ，政情不安，飛行機や鉄道の故障，酒や薬物の濫用，自然災害，ひどい衛生設備や水の供給，食中毒，虫刺され，マラリア，黄熱病，デング熱，ダニ熱などの風土病がもたらす潜在的な危険性もある。心理的なレベルでは，旅行者は夫婦間や世代間の衝突を経験し，とくに休暇を期待したほど楽しめなかった場合には，うつ状態，不安，ホームシックに苦しむかもしれない。さらに，「セックス・ツーリズム」などによって，未成年の少年少女を性的に搾取し，エイズや他の性感染症を拡散させてしまうかもしれない。

2.2. モノの移動

　本節では，人ではなく，モノ・薬剤・思想・カネ・信念体系といった「移動」のさまざまなタイプを取り上げる。

2.2.1. 治療体系の移動

　グローバリゼーションによって，医療概念，設備，診断技術，治療が世界中に広まる。植民地政策の初頭以降，西洋生物医療はアフリカ，アジア，南米の国々に伝わっていった。今日では，高価な薬剤，実験室，製薬，CTやMRIスキャンのような技術のすべてをまかなう余裕のない国々が，徐々に売り込みの対象となっている。こうした医療機器を貧困国に輸出したとしても，もし人びとがその機器を使用したり維持したりする費用がまかなえなければ，経済的な持続性は見込めないだろう。さらなる経済援助が行われれば，こうした国は，部品の取り換え，メンテナンスや修理の際に，技術提供国に永続的に依存してしまうことになる[4]。

　グローバリゼーションはまた，ある国から別の国へ異なったヘルスケア体系を広めてもいる。WhitefordとNixon[37]は別の国に移されたヘルスケア体系は，その土地の社会経済状況に適合しない可能性と公衆衛生に負の影響をもたらす可能性があると指摘した。

　産業化された世界では，19世紀のドイツのホメオパシーや20世紀の米国のオステオパシーを含めてさまざまな治療法が長きにわたり伝えられてきた。精神分析，認知行動療法，ゲシュタルト療法，交流分析，サイコシンセシスといった精神療法やカウンセリングは欧米のある国で始まり，後に他の国の支持を得た（第10章参照）。

　生物医療のグローバルな広がりは，その土地の伝統的治療師に影響を与えた。彼らの多くは聴診器や白衣といった生物医療の象徴を「借用」し，自らの治療体系のなかに組み込んだ。この例として挙げられるのが，開発途上国における「注射師（injectionists）」（第4章参照），南アフリカのトランスカイにおける「コサ（Xhosa）」の人びとの治療師「ドクター・ジョン（Dr John）」の事例（第9章参照）である。両事例とも西洋生物医療の拡がりによって，新しいものと古いもの，科学と魔術，土着のものと海外から取り入れたものが混ざり合った治療の新しい混合形態が生まれた。

　他方で，鍼灸，指圧，ヨーガ，瞑想，アーユルヴェーダ医療，薬草治療といった伝統治療の多様性は，とくにアジアからヨーロッパや北米に持ち込まれた。加えて，アフリカやカリブ海発祥の「スピリチュアルヒーリング（心霊治療）」のさまざまな形態と同様に，アメリカ先住民の「ネオ・シャーマニズム（neo-shamanism）」はますます人気を獲得してきている[39]。こうした国から伝統的・宗教的治療師が大量に入ってきたことにより，欧米の医師による西洋と非西洋の混合形態の医療実践が発展した。

> **事例研究　ドイツにおけるインド・アーユルヴェーダ医療の実践者**
>
> 　FrankとStollberg[40]は1980年代以降，ドイツにおいてアーユルヴェーダ医療が発展し，流行っている理由について研究した。現在，ドイツにはアーユルヴェーダ医療センターが9施設あり，アーユルヴェーダ医療を実践する約100人の医師と25人の「ハイルプラクティカー（Heilpractikers）」という資格の治療師がいる。このことは，ドイツが自然療法やホメオパシーを含めた非正統的医療の伝統を持ち，政府当局が比較的自由であることによる。しかしながら，たいていの患者は生物医療における投薬による副作用や限定的な効能を否定的に捉えることによって，アーユルヴェーダ医療に魅力を感じていた。ほとんどの患者は身近な友達や親族から特定の治療家を勧められており，一度診てもらうとアーユルヴェーダを信じるようになる。患者は心のこもった態度や脈診断，マッサージ，食事指導，植物治療などによって好ましい体験をしていた。また，患者は長い時間をかけて診察されることを好み，生物医療の医師よりも個人の要求，感性や生活様式に焦点をおいた個人に合わせたアプローチを好んだ。患者はアーユルヴェーダ医療を生物医療よりも「自然」であり，疾病を治療するというよりも身体を「丈夫にする」医療とみなしたのである。
>
> 　人びとは伝統的なドイツの考え方である「浄化

（purification）」に親和性があるため，食事やマッサージによるアーユルヴェーダの「浄化（purifying）」や「洗浄（cleansing）」という考え方を受け入れたのだろうと著者は指摘する。ドイツの「浄化」の考え方は，1900年以降，自然治療のムーブメントの始まりとともに目立つようになってきていた。しかしながら，患者は緊急事態，急病，外科学的な異常に対しては，いまだに生物医療を選択している。

ドイツのアーユルヴェーダ医療はインドのものとは異なっている。ドイツ人が求めるものに適応するなかで，激しい腸内洗浄のような治療は取り除かれていったからである。つまり，外国の治療体系は「変化しなければ地理的な国境を越えられない」ともいえる。

2.2.2. 医薬品・ドラッグの移動

欧米の医薬品，アルコール，タバコが開発途上国に伝播していく（第8章参照）のとは逆に，アジアなど開発途上国発祥の治療や薬が欧米やその他の地域に伝えられることがある。Hsu[41]は，中国薬（Chinese medicines）がタンザニアでどのように普及していったのかを検討している。「キチワの薬（ダワ・ヤ・キチワ／*Dawa ya Kichiwa*）」として現地で知られている薬の多くは，中国の製薬会社で製造され，アフリカに輸出されたものである。

これらの適法薬物に加えて開発途上国からの薬物の流通もある。とくに，欧米での薬物常用者の需要を満たすために，アジア，南米，カリブ沿岸諸国で栽培されたヘロイン，コカイン，マリファナなどの違法取引が盛大に行われているのである。

2.2.3. 微生物の移動と環境的リスク

世界中の輸送網が発達したために，蚊，バクテリア，ペット，鳥を媒介とした微生物が急速に地域から地域へと拡散するようになった。エイズ（第16章参照），SARS，インフルエンザ，空港マラリア（第17章参照）の拡散は，グロー

バルヘルス（第18章参照）に脅威をもたらす事例である。

さらに，大気汚染，酸性雨，地球温暖化，放射能の拡散といった環境や人体に及ぼされる脅威は国境内で留まっているわけではなく，たとえば，ある国でエアゾール噴霧剤を過度に使用すると，オゾン層が破壊され，最終的には，別の国で皮膚がんのリスクを増加させてしまう[4]。同様に，アジアの開発途上国で起こっている産業国による資源の過剰な開発は，国境を越えて環境に悪い影響をもたらしている[4]。

2.2.4. 料理の移動

料理のグローバリゼーション（第3章参照）が起こっていることは，エスニック食材，レストラン，レシピ，調理法の国際的な拡がりをみれば明白である。現在，英国において食べることのできる「チキンティッカマサラ」[42]や「チキンカレーピザ」のように混ぜ合わされた新しい料理とともに，こうしたエスニック料理が広がっていることは，欧米諸国の最近の特徴である。もうひとつは，社会経済開発の影響を受けている開発途上国の「栄養転換（nutrition transition）」（第3章参照）が挙げられ，不健康な食行動が増え，高カロリーで，脂肪過多，塩分過多，添加物の入った，「早い（fast）」，「便利な（convenience）」食物に取って代わってきている。包装された商品としての食物のグローバリゼーションは食物の品質や新鮮さを保障するものであるのと同時に，その土地の料理や栄養面からすれば，好ましくないとものともいえる。移民コミュニティや「欧米化」しているコミュニティにおける母乳育児の減少といった，世界的にみられる乳幼児の食事の変化において，健康に重要な影響が生じている。開発途上国における肥満の流行，摂食障害の増加は，理想的な身体イメージと同様に食物と食習慣のグローバリゼーションに関連しているのである。

2.2.5. 臓器の移動

　移植のために使用される身体組織の国際取引と，商品として扱うべきではないものの「商品化（commodification）」が増加している（第2章，第14章参照）。このような取引の多くは違法であり，開発途上国出身の貧しい臓器ドナーからの腎臓などの臓器が先進国出身の裕福なレシピエントに移植される。シェパーヒューズ（Nancy Scheper-Hughes）[43]はグローバリゼーションにおける貧富の格差と搾取の例として，生物資源の盗賊行為を「バイオパイラシー（bio-piracy）」（第2章，第14章参照）という言葉を用いて説明し，開発途上国の臓器ドナーは，貧困のせいで腎臓などの臓器を手放すことを強要されていると指摘した。貧しいがゆえに，臓器だけが彼らの持てる「担保」だからである。

2.2.6. 情報の移動

　ギデンズ[1]によると，新たなコミュニケーション技術は，たとえ数千マイル離れていたとしても，同時に人をつなぐことによって「時空の圧縮」を容易にしている。ゆえに，マクルーハン（Marshall McLuhan）[44]が予測しているように，世界は「地球村（global village）」に圧縮されるようになる。

　情報の移動は，人びとのアイデンティティに大きな影響を与え，結果として地域固有のアイデンティティを浸食するか，もしくは強化し，異なった文化の要素からなる「アイデンティティ」を新たに形成する[1, 11]。ローカル・アイデンティティよりもグローバル・アイデンティティを選択する人もいるかもしれない。その場合，このグローバル・アイデンティティは，地理的に分散させられた人びととの間で過激派の宗教的・政治的運動のメッセージを広めることもある。情報の流れのあらゆる過程において，異なった集団間における対立や敵意を誘発するかもしれないが，一方で協力体制を産み出すかもしれない。カーマイヤー（Laurence J. Kirmayer）

とミナス（Harry Minas）[2]が提言しているように，情報がグローバルに伝達される時代においては，物理的に近くにいるものよりも，離れているものの方が身近で頻繁に関わるのかもしれない。したがって，情報の流れやコミュニティ，もしくは個々人という観点から，グローバルシステムという大きな流れのなかのローカルな渦として文化を考えることは重要であろう。情報技術（第13章参照）は最近の医学研究，医療技術，治療に関する情報を拡散させる一方で，どのような医療も実現できるという非現実的な期待を生じさせてしまう。多くの場合，グローバルなコミュニケーションによって移民グループは健康・病い・災厄についての伝統的な考えを含む母国の文化とつながっていることができる。

2.2.7. 宗教の移動

　歴史的にみて，宗教は地域信仰に取って代わることで，地球上を伝播してきた。仏教はインドからアジア諸国に布教された。一方，キリスト教とイスラム教は征服や説教によって広まった。南米では現在，多様な諸派統合の宗教，主としてカトリックとアフリカと土着の要素が習合した宗教，たとえば，ブラジルの「ウンバンダ（*Umbanda*）」と「カンドンブレ（*Candomblé*）」，キューバの「サンテリア（*Santeria*）」，ハイチの「ヴォドゥン（*Vodun/Vodou*）」などが存在している。ここ数十年で宗教の移動プロセスは迅速に，複雑に増加している。移民が宗教を持ち込むだけではなく，宣教師，書籍，マスメディア，インターネットによっても広められている。仏教が産業化された世界でますます多くの人を引きつけるようになったのとは異なり，プロテスタントの福音派は南米，アフリカ，ヨーロッパ，太平洋地域で広範に人びとを改宗させている。改宗は健康に関しても影響力があり，病いや災厄，治療に対する向き合い方，生活様式，服装，禁忌される食べもの，「化学的嗜好品（chemical comforters）」の使い分け方について，

新しい見方を含んでいる。

2.2.8. 武器の移動

　国際的な武器取引は重要であり，莫大な利益をもたらすと同時に死や損傷によって莫大な費用がかかる（第18章参照）。このグローバル産業は，自動小銃のような小型武器，迫撃砲や機関銃のような軽火器，戦闘機やミサイルのような大型兵器，カンボジアやアフガニスタンに埋設されている地雷などの，合法または違法な武器取引を行っている。富裕国から貧困国へ武器が流れることで，地域紛争を煽り，すでに脆弱な経済社会体系を一層不安定にしてしまう。第二次世界大戦以降，85％の武力紛争は貧しい国々で起こり，このような紛争の犠牲者の多くが市民，とりわけ女性と子どもであった[45]。

2.2.9. 資本・職業・負債の移動

　すでに述べたように，グローバリゼーションは貧富の格差，国家間，国内での格差を拡大させ，国境を曖昧にし，一国の政府から多国籍企業や組織に権力を移し変える。労働費用がはるかに低い国に仕事を「外部委託すること」によって，投資者の利益はさらに増加する一方で，地域レベルでは産業や商業に負の影響がもたらされる。この方法で安い費用で製造された商品は他の市場にあふれ，地域では失業者を出し，経済が後退し，貧困が増し，健康状態の減退を引き起こす（第1章参照）。彼らのわずかな収入のほとんどは，社会的・経済的発展に使われる代わりに，借金の返済に充てられる。グローバルレベルでは，WhitefordとNixon[37]は「国際通貨基金（International Monetary Fund：IMF）」，「世界銀行（World Bank：WB）」といった国際組織や，「関税および貿易に関する一般協定（General Agreement on Tariffs and Trade：GATT），「アジア太平洋経済協力（Asia-Pacific Economic Cooperation：APEC）」，「北米自由貿易協定（North American Free Trade Agree-ment：NAFTA）といった国際貿易協定による強い支配力は，一国の政府の発展や国民を保護する能力を制限してしまうと述べた。

3

移住の利点

　移住は身体的・心理的問題を引き起こすが，同時に移民，その家族，故郷のコミュニティにかなりの利点をもたらしうる。移住した家族はさらに固い絆で結ばれる。紛争地域から逃れた難民や非自発的な移民にとって，迫害や身の危険から逃れることに価値があるのは当然であるが，その一方で，大都市に自発的に移住した人びとにとっても，移住には他の多くの利点がある。移住は経済的地位が改善されるだけではなく，より良い教育，医療機関，スポーツ施設，娯楽施設へのアクセスを可能にする。移住は新しい考え，新しい選択肢や生活様式，新しい世界観に出会い，自律性，個人的・社会的な安全の感覚を獲得する。移住した女性は伝統的な祖国で手にしていたよりも多くの選択肢を得ていることに気づくかもしれないし，移住した子どもたちはふたつの文化に属し，2か国語を話すことを誇りに思うかもしれない[46]。もし，資産形成がうまくいけば，家族を援助するために送金し，さらには家族を祖国から呼び寄せることもできる。貧しい国々にとって，家族，コミュニティへの送金は外貨獲得につながる。国連によると，移民による送金額は1990年の300億米ドルから2002年の800億米ドルに上昇している[11]。

4

移住の健康リスク

　どのような形の移住であれ，移住は健康上の問題とリスクをともなうものである。

　どんなに利点があったとしても，移住は，個々のアイデンティティ，コミュニティ構造，伝統的指導者，宗教的権威を喪失させ，地域の重要な建造物を放棄するといったトラウマ経験となりうる。とくに難民は，難民キャンプに収容されることで自律性が失われる。これらすべては，他者との関係に作用するのと同様に，移民の心身の健康に作用するものである。

　先進国の都市の貧困地域に暮らしている人びとの健康リスクは，長年にわたって暮らしているエスニック・マイノリティの人びとの健康リスクと類似している。Betancourtら[47, 48]は米国における民族的，人種的少数派が心血管疾患，高血圧，糖尿病，喘息，がんといった疾病に高い割合で苦しんでいると述べる。移民の健康リスクは，多くの開発途上国の都市部で貧困に苦しむ人びとや「欧米化」の途上にある貧困国の健康リスクとも類似している。経済的・文化的なグローバリゼーションに起因する新たな健康リスクとしては，糖尿病・心臓疾患・摂食障害などを助長する「グローバルな肥満の蔓延（global obesity epidemic）」（第3章参照），アルコールやタバコを含む適法な医薬品，不法薬物の世界的な拡散（第8章参照），とくに都市部におけるHIV／エイズ，その他の性感染症の増加傾向（第16章参照），マラリア（第17章参照）・デング熱・結核（第18章参照）のような疾病にさらされている状態，さまざまな精神障害やストレス症状，離婚，ドメスティック・バイオレンス，10代の妊娠，性的虐待，アルコールや薬物の濫用が増加傾向にあるといった社会的混乱（第10章，第11章，第18章参照）が挙げられる。

事例研究　移住が血圧に与える影響

　1975年にCassell[49]は移住が血圧に与える影響についての研究を行った。ある研究では，米国南部地方からシカゴに移動した黒人とシカゴ生まれの黒人を比較し，都市生活の期間が長ければ長いほど，血圧が高くなることが示された。別の研究では，西アフリカのカーボベルデ島民の血圧と，米国東部地方に移住したカーボベルデの人びとの血圧を比較検討した。各年代で血圧を測ったところ，島民の老若の差よりも，移民の老若の差の方が大きかった。さらに，米国に移住したアイルランド系の人びとの方が本国に暮らす兄弟と比較して，より高い割合で高血圧であることが提示された。このような研究結果[49]は，移住した人と移住しない人の間の遺伝的な差異から導き出されたものではなく，環境の影響をどれだけ受けやすいかという遺伝的な特質から導き出されたものである可能性がある。このような環境の影響として，カロリー摂取量，カロリー消費量／運動量，塩分摂取量などがある。そして，ホスト国では，出身国と異なり，倦怠感や貧血，そして血圧の低下を引き起こす寄生虫や疾病がないといった要因がある。しかし，移民が伝統的なやり方で生活に適応しようとしてもそれが通用しないなど，社会心理的要因もまた重要である。

4.1. 精神疾患

　理由は複雑であり，十分に解明されていないものの，移住にともなう精神疾患のリスクは高い傾向にある。このリスクは，移住国で生まれ育った人びとよりも高いというだけではなく，祖国に残って暮らす人びとよりも高い。その根拠は，精神病院への入院率，アルコール依存度，薬物依存度，自殺率，自殺未遂率の高さに基づくものである。これらのリスクの影響を受ける移民グループもあれば，影響されないグループもある。しかし，研究者たちが指摘しているように[50]，一方では年代，社会階層，職業的地位，エスニックグループといった要素，他方では診断に文化的バイアスがかかっていることを

考慮に入れなければ，移民のメンタルヘルスについて分析することは難しい。これができなければ，移住と精神疾患の割合との間に有意な関連があるということを論証することはできない。

Desjarlaisら[22]は，移民であるということが，必ずしも精神疾患を引き起こすわけではないということを指摘している。雇用状況，住宅事情，ホストコミュニティの反応といった外的要因を含めた別の要因も関係している。「外国人嫌悪／ゼノフォビア」，差別待遇，人種的偏見[51]，人種的ハラスメントのような要因は，ホストコミュニティでの経済的・政治的状況と同様に，移民の精神や身体の不調の一因となる。これらに加えて，パーソナリティ要因，移民の文化的背景，そして移住の理由なども考慮しなければならない[26]。

近年の研究では，いくつかの移民グループは別のグループよりも精神疾患や他の病気に罹りやすいということが示されている。たとえば，FitzpatrickとNewton[53]によれば，イングランドとウェールズにおけるアイルランド出身の移住者の健康状態は，南アジアやカリブ出身者グループと同じくらいか，それよりも悪い。虚血性心疾患，肥満，糖尿病や他の身体障害の発生率と同様に，とくに，自殺，アルコール濫用，メンタルヘルスにおける問題の発生率が増加している。さらに，これらの健康問題やより高い死亡率は，アイルランドコミュニティにおいて，第一世代が移住した後，第二，第三世代へと継続してくことがわかった[54]。

移民の間で精神疾患が発生する場合，とくに若者の間で顕著であるが，「あらゆるところが痛い」といった身体的徴候を示すようなうつ的状態から急激な精神の崩壊，自己放任（セルフネグレクト），自殺未遂，薬物，アルコール濫用，ドメスティック・バイオレンス，反社会的行為まで幅広い症状がみられる[10]。心を閉ざしたり，何も感じなくなったりする人もいれば，故郷を発った瞬間からアイデンティティを凍結させ，思い出を捨てず先へ進もうとしない人もい

る。たとえば，Colson[10]は，難民グループが，悲嘆によって生活が支配され，新しい現実に適応できず，うまく生活していくことができない様子を記述した。

英国や米国に移住した高齢者の間で，うつ病や認知症といったメンタルヘルスに関する問題が高い割合で発生していることが報告されてきた[55]。英国における近年の研究では，LivingstonとSembhi[55]は，高齢のアフリカ系カリブ人の移民の認知症の割合が，白人や英国で生まれたエスニック・マイノリティの人びとよりも高いとの知見を得た。これは，彼らの移民としての立場，社会経済的貧困，社会的孤立のためだけではなく，このグループにおける高血圧と糖尿病の罹患率がより高いことと関連しているかもしれない。

4.1.1. 移動の家族構成への影響

移住は，移民家族の絆を深めたり，時には壊したりもする。そして，家族のメンタルヘルスに影響を及ぼしうる。多くの場合，移住は，家族の結束，協力，心のつながりを強化させることによって，肯定的な影響を及ぼす。他方では，差別，失業状態，臨時労働市場，家族の分散といった外的な力が，移住以前の家族の強固なつながりを解体させてしまうかもしれない[56]。

移住した後，多くの場合，新たに家族内での変化が表れる。家族は，第一・第二・第三世代の文化的世界観が異なるといった状況のもとで，徐々にふたつ，もしくは3つの文化や言語をもつようになるだろう。世代によって，言語だけではなく，文化が期待することも異なるので，世代間のコミュニケーションは徐々に難しくなっていく。移住先の国で生まれ育ち，祖父母（第一世代）と意思疎通が図れない孫（第三世代）は，元の文化的伝統との関係を絶ってしまう。また，ジェンダー役割の変化によって夫婦間が衝突したり，宗教的習慣，アルコールや薬物の濫用，性行動，結婚相手の選択をめぐって

世代間の衝突が起こったりする。

とりわけ移住は，家族の日常生活において，断絶の感覚をともなう。伝統的・習慣的行動様式は，もはや機能しない。移民は，故郷から離れ，同時に新しい環境にも落ち着けないというどっちつかずの場所にいるような感覚にとらわれる。不運なことに，公私を問わず，彼らが出会った人びとの多くは，このような感情をわかってはくれないだろう。Closon[10]によれば，移民とは，文化的な継続を強く望んでいるにもかかわらず周囲から認められないような世界に生き，居心地の悪さを感じている，どっちつかずの立場におかれている人びとのことである。

移民の家族構造の「反転」

家族が田舎の伝統的環境から先進国の都市部に移る場合，移民は断絶を経験する。その場合，彼らの移住は，以前の生活，社会的役割，世界観の「反転（inversions）」と筆者が称するものを含んでいる。以下の4つの「反転」は家族のすべて，あるいは何人かの健康状態に負の影響を与えるものであろう。

1. 世代の反転（Generational inversion）：移住先の国で生まれ育った子どもたちが，両親よりも移住先の言語・文化・科学技術を理解している状況のことである。世代間の通常の力関係の反転において，両親そして受け継がれてきた伝統を越えて，このような状況が，新たな力を子どもたちに付与している。現在，移住先で子ども（第三世代）の知識に依存しているのは，祖父母，両親（第一，第二世代）なのである。たとえば，若い息子が医師や看護師に対して母親の婦人科的な症状を通訳するよう求められた場合など，移民の親たちが医療専門職への通訳として子どもたちに頼ることで，恥ずかしい思いをすることもある。Greenら[46]は，子どもが医師に対して複雑な病歴を通訳するときに，とくに医療技術や解剖学の単語が含まれている場合や，親と医療専門職の間で衝突が発生して子どもが仲裁を期待されるような場面において生じやすいことを明らかにした。しかしながら，Greenら[46]は，英国で2言語を操る子どもの通訳が問題をおこしているとみなされるべきではなく，2言語を操り，両親の役に立っていることを誇りに思う「活動的で社会的な代理人」としてみなされるべきであると論じている。

2. ジェンダー役割の反転（Gender role inversion）：伝統的なコミュニティにおいて，女性が移住した後に以前よりも自立した状態になったときに起こる。たとえば，女性は教育を受け，社会に出てキャリアを積み，若ければ結婚相手を自分で見つけることを望むだろう。英国の伝統的な南アジアコミュニティにおいて，いわゆる「名誉の殺人」として，娘たちの恋人や婚約者の選択に強硬に反対した親たちによって，多くの若い女性たちが殺された。あるコミュニティでは，女性は夫が仕事を見つけることができなかったり，障害があったりした場合に稼ぎ手として働くこともあるが，このことが家庭内で不和や衝突を生じさせるかもしれない。Colson[10]は，他者に依存する難民としての生活が，男性から意思決定者としての以前の地位を奪ってしまったと指摘した。そして，難民女性が「男性役割」を演じ，その結果，難民男性はほとんど何もすることがなく，意気消沈し，無気力でときに暴力的になった事例を提示した。

3. 時間の反転（Time inversion）：故郷にいた過去が，現在，もしくは未来よりもはるかに重要であるように感じる状況のことである。とくに，未来が不確かなもので，不和に満ちたものである場合に生じやすい。絶えることのない望郷の思い，移住したこと

第12章 移住・グローバリゼーション・健康

への後悔，得たものよりも失ったものが多いことへの嘆き，といった状態である。若者世代，とくに移住先で生まれた世代にとって，この時間の反転による親世代との断絶は，感情的な動揺をもたらしやすい。

4. 空間の反転（Space inversion）：移住した数年後に起こりやすく，慣れ親しんだ空間，すなわち，記憶や回想，古い写真や文書によって消えることのない祖国の地形や情景のほうが，現在居住する不慣れな空間よりもはるかに重要なものに感じられる状況のことである。「そこ（故郷）」は「ここ（移住先）」よりもはるかに現実的で，重要な空間になる。この場合，移民は現在の環境よりもむしろ，Parkes[57]が「生活空間」と呼ぶ彼らの以前の空間で生活し続けている。時間の反転と同様に，新たな国に適応し，新たな生活設計を行うように懸命に努力する子どもにとって，空間の反転は感情的に受け入れがたい。カーマイヤーとミナス[2]が提言しているように，テレビの衛星中継やインターネットなどによって情報がグローバルに伝達される時代においては，物理的に近くにいるものよりも，離れているものの方が身近で頻繁に関わることができるのかもしれない。グローバル化された世界では，この現象はより普遍的になり，人びとのアイデンティティは，グローバルな要素がローカルな要素を徐々に統合されて形成されるものになっていくだろう。

これら4つの「反転」の総体的な影響は，移民のアイデンティティを喪失させるということである。「反転」は，第一世代，第二世代の権力を弱め，伝統の力を減衰させ，夫婦間や世代間の衝突を増加させ，重要なライフサイクルの儀礼（第6章，第9章参照）を変化させる。また同時に，社会的排除，人種差別，差別待遇，失業といったホスト側の環境によって精神的苦痛

が生じ，個人や集団を問わず，精神的な不安定，社会的規範の喪失（アノミー），疎外感，怒りの感情が生じるようになる。

4.1.2. 難民の健康

移住の健康に関する研究の多くは，故郷を逃れる前後と最中についての難民研究に集中している。自発的な移民と異なり，難民は，突然移住するために，心づもりをする機会も成り行きを予測する機会もない。急な移動は，彼らが食糧・金銭・衣服・家具・貴重品・家宝・宗教的グッズを準備する時間も与えてくれない。この移動はまた，一家を離散させ，故郷を逃れる際，高齢者や病気の近親者を見捨てることをも余儀なくさせる。農耕コミュニティでは，家と共に作物・家畜・農具を残して出発しなければならない。これらすべての要素は，難民のメンタルヘルスにとって深刻で，長期間にわたる影響を及ぼしうる。

心身の障害

BurnettとPeel[58]は，難民の健康について検討した。彼らは，難民が一般の人びとよりも心身の健康問題を抱え，苦しむ傾向にあることを報告している。たとえば，英国では難民の6分の1が生活に影響を及ぼすほど深刻な身体問題を抱えており，3分の2が不安症やうつ病を経験していることが報告された。英国オックスフォードでの難民の学童115人を対象にした研究において，FazelとStein[21]は，彼らの4分の1が同じエスニック・マイノリティの他の子どもたちよりも明らかな心理学的な障害を抱えており，その数は国の平均の3倍にあたるとの知見を得た。

BurnettとPeel[58]はまた，米国，オーストラリア，ヨーロッパからの難民研究を挙げ，難民がもたらす健康問題の性質を説明した。多くの難民が，心身のトラウマと同様に，栄養不良や不衛生な状態を経験していた。その結果として，

彼らは，結核，Ａ型肝炎，髄膜炎，HIV／エイズ，良性の第三期マラリア，ピロリ菌感染，腸内寄生虫といった疾病と同様に，身体的外傷をも受けやすい。東ヨーロッパ出身の難民が糖尿病，高血圧，冠動脈性心臓病に罹患する割合の高さが報告されている[58]。また，Bodekerら[59]は，タイにおけるビルマ難民が，暴力や排除の結果として生じる心理社会的な障害と同様に，結核，栄養不良，呼吸器感染症，HIV／エイズ，薬剤耐性のあるマラリアに罹患する割合が高いことを報告した。

　心理学的な観点からは，現在の差別待遇や孤立した状況と同様に，幼い頃の強制された移住経験の結果として，不安，うつ，パニック発作，広場恐怖に苦しむ可能性がある。社会的観点からは，難民家族のコミュニティにはさまざまな異なる社会的破滅が生じる可能性がある。それは，離婚やドメスティック・バイオレンス（DV）といったものから，ストレス対処法としての薬物濫用などといったものである。他の移民のように，彼らもまた「文化の喪失」に苦しむであろう。

4.1.3. 移住とメンタルヘルス：病気の原因

　なぜ，移住は，精神疾患の高リスクと関連づけられるのか。Desjarlaisら[22]が指摘するように，必ずしも，移住だけがメンタルヘルスに悪影響を及ぼしているわけではなく，移住の最中やその前後のさまざまな要因が関連しているのである。それはホストコミュニティの対応と同様に，移住者の体験，パーソナリティ，財産，移住時の年齢[55]，文化的背景，雇用状況，住居の状況，そして社会的結びつきの程度といった要因である。

　国境を越えるか否かを問わず，移住が精神疾患を患うリスクを高めていることはわかっているものの，その原因は複雑に絡み合っており，いまだに十分に解明されていない[55]。しかし，研究者たちが指摘しているように[50]，一方では

年齢，社会階層，職業的地位，エスニックグループといった要素，他方では診断に文化的バイアスがかかっていることを考慮に入れなければ，移民のメンタルヘルスについて分析することは難しいのである。しかしながら，移住者が精神疾患に罹患する割合がより高いところでは，なぜそのようにいえるのか，そして，なぜ罹患率が高いコミュニティもあれば，そうではないコミュニティもあるのか，正確に説明することが求められる。本項では，この問題に取り組むべく6つの異なった概念を扱う。

- 移住の多相性（Multi-migration）
- プッシュ移民とプル移民（Push-pull）
- 選択仮説とストレス仮説（Selection-stress）
- 「ホストコミュニティ」対「移民」（Host versus migrant）
- 心理社会的移行（Psychosocial transitions）
- 文化の喪失（Cultural bereavement）

移住の多相性

　移住は，とくに難民にとって心身のトラウマとなりうる。なぜなら，ある国から別の国へ移住することは，筆者が移住の多相性と称するいくつもの異なった移住のタイプを同時にともなうからである。移住は，国を変えるというだけではなく，伝統的実践や宗教的世界観を備えた小さな田舎街から，孤独で社会的規範のない誘惑に満ちた，音や色彩にあふれた混沌とした欧米の大都市への移動を意味し，そして，抑制の効いた世界から，ありとあらゆる生活様式やセクシュアリティに曝露させられる世界への移行をも含んでいる。新たな環境において，移民はなじみのない気候，居住環境，異なった生業方式，新たな余暇活動，極めて異なった家族形態や社会組織に出会う。また，公私を問わず，ホスト側の人びとからの敵意とも出会う。移住は，生活の重要な一部となる慣れ親しんだ宗教を信仰する世界から，まったく異なる信仰をもつ世

界，あるいはまったく信仰心のない世界への移行をともなう。このように，伝統社会から移動する人びとは，以前属していた社会の基本要素，すなわち家族・地域・宗教・ジェンダー役割・職業などが，もはや重要ではなくなり価値を失った新しい環境へと入り込んでいくのである。これらの結果として生じる「カルチャーショック」は，トラウマとなり人間関係や心身の健康状態に作用しうる。

プッシュ移民とプル移民

ここで重要なのは，なぜ移民が故郷を離れたのか，移住が「自発的／プル（pull）」だったのか，それとも「非自発的／プッシュ（push）」だったのかという点である。実際には，移住に至るこれらふたつの道筋は，しばしば重なり合っている。貧困によって疲弊した国から「押し出される（プッシュ）」一方で，それは同時に他国で新たな経済的好機へと心理的に「引き寄せられる（プル）」ということも意味しているだろう。「経済的移民」とも呼ばれる「プル移民（pull migrants）」は，新たな環境で結果を出すことができなければ落胆を経験し家族をも失望させるだろう[25]。「プッシュ移民（push migrants）」は，常に過去を失った悲しみを抱え，こことは違うどこかの地を強く求めているため，新しい環境に順応することへの困難さを経験するだろう。過剰に理想化された故郷のイメージを持ち続けることが，彼らを現実に再び向き合わせることを困難にし，たとえ故郷に戻ることがあったとしても，その現実にすら向き合うことを困難にするだろう。いずれにせよ，「プル」と「プッシュ」両者共に，歓迎されるか敵対視されるか，または，寛容に扱われるか搾取的に扱われるかといった新たな「コンテクスト」が，移民のメンタルヘルスに主要な影響を及ぼすであろう[22]。

選択仮説とストレス仮説

Cox[60]は，移民の精神疾患罹患率の高さを説明するために3つの仮説を提示した。

1. 「選択仮説（the selection hypothesis）」：精神障害は，被害者（victims）を移住へと駆り立てる。
2. 「ストレス仮説（the stress hypothesis）」：移住のプロセスがストレスを作り出す。そして，それが影響されやすい個人に精神疾患となって現れる。
3. 移住と，年齢・階層・文化的衝突といった他の変数との間には，直接的な関連はない。

第一の「選択仮説」では，精神的に不安定な人びとが，個人的な問題を解決しようとして，頻繁に移動していると考える。たとえば，1965年のオーストラリアでの研究において，Schaechter[61]は，移住して3年以内に精神病院に入院した英国出身ではない女性移民の45.5%が，移住前から精神疾患に苦しんでいたということを明らかにした。到着前から精神疾患の「疑いのあった事例」を含めると，その率は68.2%にのぼった。2003年のZahidら[25]の研究では，クウェートで働く出稼ぎ家政婦の精神疾患の割合が，クウェート人女性の2倍から5倍であることが明らかにされた。その重要なリスク要因として，彼女たちの祖国における身体疾患だけでなく精神疾患の病歴を発見した。そのほかのリスク要因として，とくにスリランカ出身の家事労働者の場合，より低い教育水準と非イスラム教徒であるという要因が発見された。

「ストレス」の概念（第11章参照）は，移民が新しい環境で出会うプレッシャーや困難を表現したものである。しかしながら，LittlewoodとLipsedge[62]が指摘するように，英国への移民の精神疾患に関する研究から，これらの障害は「ストレス仮説」と「選択仮説」を含めた多くの異なった要因が複雑に絡み合っていること

が示されている。その要因は，人種差別，移民と移住地で生まれた子どもたちとの間の衝突だけでなく，過密な共同住居，生活環境の快適さの欠如，高い失業率，低い世帯収入といった物質的・環境的な喪失が挙げられる。とくに，男性よりも遅れて移住国に到着し，家のなかに閉じ込められがちな女性移民にとって，言語を習得する難しさもまた重要な部分である。たとえば，1981年の英国ニューキャッスルでの研究[26]は，パキスタン女性の58%はほとんど，またはまったく英語を話すことができず，男性の15%と女性の66%は，ほとんど，またはまったく学校教育を受けておらず，完全に読み書きできなかったことを示した。文化変容のストレスと選択の影響というふたつの考え方を結びつけると，ここで示したような社会経済的要因が，移民第一世代の精神疾患の罹患率の上昇のより良い説明となる。このほかにも，政治的・人種的・道徳的な偏見が，精神科における診断率や入院率に反映している可能性もある。また，移民の文化的信念や苦しい社会状況に対する反発行為が「狂気（madness）」や「悪行（badness）」と誤解されている可能性もある。

「ホストコミュニティ」対「移民」

ここで重要なのは，移民側の問題ではなく，ホストコミュニティ側の問題である。はたして，コミュニティは，新しく移住してきた人びとを歓迎するかどうか，それとも敵意をもつかどうか。彼らをただ差別し，身体的に傷つけることまでするのかどうか。喜んで仕事や住まいを提供するかどうか。差別しないで受け入れるかどうか。コミュニティから遠ざけるかどうか。個別のレベルで，あるいは制度的のレベルで人種差別主義を採っているかどうか[51]。これらのすべての要素は，難民の健康状態[63]や適応に影響を与えうる。たとえば，Mestheneos と Ioannidi[64] は，「ヨーロッパ連合（EU）」の15か国における難民への姿勢について検討した。これ

らの国家のほとんどが多民族国家であるが，そのなかには多様な政治的体制がある。移民を排除する立場から統合する立場まで，民族同化政策を行う立場から文化的多元主義を「干渉せず（laissez-faire）」に受け入れる立場まで，さまざまな体制である。しかしながら，難民は個人から制度の広範囲に及ぶ人種差別と無関心を感じており，このことが彼らや家族のEU諸国における社会的統合の最も根本的な障壁となっていると自覚していた。教養のある中産階級の人びとは，彼らの身分が新たな国で認められなかった場合はとくに，社会的地位の喪失によって恥をかかされたと感じていた。

心理社会的移行

ある地域や文化から移住することは，しばしばトラウマ経験を引き起こす。なぜなら，Parkes[57] が個人の「生活空間（life space）」あるいは「仮想世界／仮説的外界（assumptive world）」と定義した空間や世界を崩壊させることになるからである。自分以外の人びと，自分の所有物，家や仕事場といった慣れ親しんだ世界，あるいは，自分自身とは切り離して知覚できる範囲の自分のからだやこころ，そういったまわりの空間や世界といった環境の一部との関係や相互作用によって，私たちの行動が形作られているわけである。

難民などの非自発的な移民は，このように形作られた空間や世界が暴力的に破壊されるのである。とくに，この変化がとても急激で不可逆的で，「生活空間」の大部分が含まれる場合に，空間や世界が崩壊することになる[57]。影響はそれほど深刻ではないものの，いつか故郷に帰還するという選択をしたとしても，主要な「心理社会的移行」は自発的な移民にも影響を及ぼしうるのである。

文化の喪失

　移住の経験は，ある意味で死別や能力喪失に類似している。Eisenbruch[31] は，慣れ親しんだ場所や文化の，トラウマを負うような形の永続した喪失感に苦しむ人びとのために「**文化の喪失（cultural bereavement）**」という用語を造り出した。この用語は，とくに亡命者や難民のような，戦争や迫害によって突然追いたてられた非自発的な移民に対して使用される。そのようなグループが経験する心の張り詰めた変化は，個人が経験する死別による悲嘆に類似している。家を失い，過去を失った悲嘆は何年も続き，時には一生続くことさえある。また，その他の喪失の型として，深刻なうつ病，ひきこもり，薬物やアルコール依存，心身症，ドメスティック・バイオレンス（DV），その他の反社会的行為など，病理学的で典型的ではない悲嘆反応もあるだろう。以下に記述されるが，移民コミュニティは，「文化の喪失」にとらわれることを防ぐべく，さまざまな戦略を展開させている。

　「文化の喪失」は，ある国や地域から別の国や地域へと物理的に移動した後に生じるだけではなく，前述のような「静的な移動（static migration）」においても生じうる。

4.2. 多様な移民の精神疾患罹患率

　移民やエスニック・マイノリティのなかでも，グループによって精神疾患の割合や類型は異なっているようである。Littlewood とLipsedge[62] によれば，すべてのマイノリティ・グループにあてはまるような，精神疾患の割合が異なるということを単純に説明する方法はない。グループを比較する最も良い方法は，選択，ストレス，複合的な剥奪（multiple deprivations），言語習得の難しさ，社会的・専門的地位の喪失，新旧の文化的価値観の不一致などといったネガティブな要因を総括し，コミュニティにとってのリスク要因を示す「スコア」を見つけ出すこ

とである。たとえば，英国において，食べものや気候への不満，差別待遇，経済的・法的な困難，「典型的な英国人気質」による嫌な経験，性的パートナーがいないこと，まわりより少し年長であること，中産階級へのあこがれ，試験に失敗したときの奨学金取り消しの恐怖，などによって，西アフリカの学生が精神疾患の罹患に対していかに脆弱かを述べている。精神疾患の罹患率が最も低いのは中国やイタリア，そしてインドの出身者であるが，彼らは通常，移住を自ら決定し，経済的理由により移住し，故郷に戻る意志を持ち，あまり現地に同化しようせず，高度な経済活動を行う。対照的に，難民として強制的に国を離れ，戻ることのできない移民は，精神疾患の罹患率が高い傾向にある。

　Krupinski（1967）[52] はオーストラリアにおける移民グループの性質のいくつかを検討し，英国や西ヨーロッパから移住してきた未婚の若い男性に精神疾患の割合が高く，彼らには慢性のアルコール依存症などもともと情緒不安定な部分があったと述べた。移住のストレスは，とくに南ヨーロッパと東ヨーロッパからの移民グループにあり，とくに第二次世界大戦でのトラウマ経験に苦しんだり，オーストラリアで職業的地位を失ったりした東ヨーロッパからの移民グループに強くあらわれていた。社会経済的に見て低い階層は，大学は卒業した者のうち，英国系移民ではたったの20%であるのに対し，東ヨーロッパ系移民では70%に及ぶ。Krupinskiはまた，統合失調症は，英国に到着してから1～2年後の男性移民に最も多く発症しており，一方，女性移民の発症ピークは到着してから7年から15年後であったということを確認した。女性のこのような徴候は，更年期の徴候や子どもの自立とともに母親の役目を終えたことに原因があるとされた。

4.2.1. 病原的要因と予防的要因

移民コミュニティ内部では，ある文化的特性が，健康や社会的機能に危険性をもたらすこともある。これらには，厳しい性別役割，女性の社会的孤立，多様な宗教的タブー，宗教的規範，ホスト社会への敵意，家族が数世代にわたって同居する住まいの様式，世代間の衝突，子どもに対する財政的・学究的・社会的成功への強い圧力，「文化に起因するストレス（culturogenic stress）」（第11章参照）などが含まれる。

逆に，これらの精神疾患のリスクに対して移住者を保護する文化的特性もあり，以下の8つに整理できる。

1. 個人でというよりも，むしろ家族単位で移住する場合。
2. 移住した後，家族が一丸となって助け合う場合。
3. 起業するための意欲や技術をもっている場合。
4. 教育を受けさせ，適切な住居を確保し，医療を受けるための財源があるような場合。
5. 基本的計算能力を身につけており，また新しい言語をうまく使いこなせる場合。
6. 教育を受けており，移住しても使えるような専門的・知的・身体的な力を身につけている場合。
7. 新しい国に住んでいる家族や知人がいる場合。
8. とくに家族の結束を固めるような，宗教的あるいは文化的世界観がある場合。

パーソナリティの要因もまた，重要な役割を果たしている。より積極的に前向きに取り組む移民もいるが，そうではない移民もいる。成功した移民の多くは，良い社会戦略を立て，他人に接触しようとするパーソナリティをもち，支えとなるソーシャルネットワークを構築する力がある。しかしながら，Mestheneos と Ioannidi [64] が指摘しているように，このようなポジティブなパーソナリティの要因を備えていたとしても，難民が新しい国において，成功するには十分ではない。もし，ホストコミュニティにおける社会的資源が欠如し，敵対関係にあったり，アクセスしたりすることが難しければ，社会的統合のプロセスは非常に困難であり，多くの人びとを社会的辺境地に追いやり，社会的排除すら引き起こしてしまうだろう。

4.2.2. 英国への移住がもたらすメンタルヘルスの問題

メンタルヘルスの問題は英国への移民，とくに第一世代の人びとに多いことが報告されており，以下の4事例をもとに考察する。

事例研究 英国マンチェスターにおける移民の精神疾患

Carpenter と Brockington [65] は1980年，英国マンチェスターに暮らしているアジア，西インド諸島，アフリカからの移民の精神疾患の発症率を調査し，移民の精神病院への入院率は英国生まれの人びとの約2倍で，とくに年齢が35歳から44歳までに多く，またアジア出身の女性が多いことを明らかにした。被害妄想をともなう統合失調症は，移民のなかでは極めて一般的な疾病であり，多くの他の移民研究においても言及された現象である。Carpenterらは，社会的・言語的孤立や不安定性，そして周囲の受け止め方が，被害妄想を生み出す説明となりうる，と述べている。

事例研究 英国ブラッドフォードにおける国外出身者の精神科病院への入院

Hitch と Rack [66] は1980年，英国ブラッドフォードの精神科の病院への最初の入院割合について研究し，外国生まれの人が英国生まれの人よりもかなり高い割合で精神疾患を患うことを明らかにした。ブラッドフォードにおけるポーランド出身，ロシア出身の難民が急激な精神の崩壊をおこす割合は，彼らが英国に居住してから25年間検討されてきた。両

国出身者とも英国生まれの人びとよりも，とくに統合失調症，妄想性障害といった精神疾患を患う割合が高く，また，ポーランド出身者はロシア出身者よりもその割合が高い。Hitch らは移民グループの間の差異は，ポーランド出身者とロシア出身者の国家的・民族的アイデンティティの強さの違いによるものであると提示した。民族的・社会的支援は，環境的なストレスに対する保護という役割だけではなく，アイデンティティを付与するという役割もあった。Hitch らは，「戦争体験とカルチャーショックは，その直後には適切に対処することはできても，のちにストレスに対する精神的脆弱性を引き起こすことがある」ということを示した。

英国バーミンガムにおける移民の自殺未遂

　1976年に3つの論考を発表した Burke は，英国バーミンガムにおけるアイルランド[67]，アジア[68]，西インド諸島[51]からの移民の自殺未遂について検討した。彼の所見では，とくに女性移民が，祖国で生活する人びとよりも自殺未遂の割合が高いということが示されている。英国バーミンガムで生活する北アイルランドやアイルランド共和国で生まれた人びとの自殺未遂の割合は，スコットランドのエディンバラで暮らす人びとよりも30％高く，また，北アイルランドのベルファストやアイルランド共和国のダブリンで暮らす人びとよりも高かった。その他にも，アルコール依存症，薬物依存症，精神疾患といったストレスによって引き起こされる疾患も，移民グループにおいて多く認められた。

　インド，パキスタン，バングラデシュといった南アジアからの移民の自殺未遂の割合は，英国バーミンガムで生まれた人びとよりも低かったが，それらの割合は，出身国で生活する人びとよりも高く，とくに女性において顕著であった。Burke は，アジア出身の男性たちは，女性よりも数年早く移動してきて英語を習得し，英国文化に精通する機会を得ているため，女性にとって英語習得の困難さが自殺未遂の割合の高さに影響しているということを指摘している。つまり，自殺未遂を引き起こすような移住にともなうストレスは，男性よりも女性に作用する傾

向にある。また，若い西インド諸島出身者のストレスとして，不安定な低賃金労働，経済的・心理的にうまく対処することの難しさ，都市環境における大家族の不在などがある。これらの要因はすべて，移民のストレスに耐える力を弱めてしまうだろう。

イングランドとウェールズにおける移民の自殺率の水準

　1992年，Raleigh と Balarajan[69]は1979年から83年までの4年間で英国のイングランドとウェールズにおける17の移民グループの自殺率について分析した。20歳から69歳までの男性と女性移民の死亡率に関するデータを用いることで，彼らは多くの移民グループ，とくにポーランド，ロシア，フランス，ドイツ，南アフリカ，スコットランド，アイルランドからの移民が，イングランドやウェールズ出身者よりも自殺率が高いことを突きとめた。20代のスコットランド，アイルランド移民の自殺率はとくに高かった。カリブ諸国，インド亜大陸，イタリア，スペイン，ポルトガルからの移民グループは，英国の平均よりも自殺率がはるかに低かった。しかしながら，さまざまな移民コミュニティの自殺率と出身国のものとを比較すると，それらは非常に類似していることがわかった。このことは，男性移民には当てはまるが，女性移民，とくにアイルランド，ポーランド出身女性には当てはまらなかった。

　よって，Raleigh らは，移民グループにおける自殺率の水準は，イングランドやウェールズにおける自殺率の水準よりも，祖国での自殺率の水準と類似しているために，この所見は移住が自殺リスクを増長させるものではないと結論づけた。彼らは，移住に関連する経済的・社会的変容がストレスフルなものであるということには同意したが，このようなストレス反応は，祖国で植えつけられた社会的・文化的態度に基づいているということを示した。

研究の限界

　1970年代から90年代にかけて実施された英国におけるこれら4つの研究は，他国で生まれ育った移民の第一世代を扱ったものであるということが重要視されるべきである。たとえ高い罹患

率が第二，第三世代にわたって継続していたとしても，英国で生まれ育った経験と文化適応の程度は，第一世代のものとは必ずしも同じではない[53]。さらに，4つの研究のすべてがより高い水準での第一世代の身体的・心理的・社会的問題を示しているが，それらは一枚岩ではない。たとえば，Burkeの研究[51, 67, 68]では，英国へ移住する人びとの自殺未遂の割合がより高いことが示されているが，RaleighとBalarajan[69]は1970年から83年までのイングランドとウェールズにおいて，自殺率がある移民グループの間で非常に増加したにもかかわらず，移住する人びとの実際の自殺水準は高くないことを確認した。さらに，異なる集団がどのように移動に反応するかは多様である。これらの研究は，移民のストレスを説明するためには役に立つが，移民の文化的実践や世界観が移住状況にどのように影響しあうかについては，十分な資料を提供していない。たとえば，移民コミュニティにおいてどのような文化的特性が移民をストレスから保護するのか，もしくはストレスを抱え易くするのか。どのような文化的集団が他の集団よりもストレスを抱えることなく移住するのか。「出稼ぎ労働者（gastarbeiters）」のような一時的な移住者は永続的な移民・亡命者・難民よりもストレスを抱え易い傾向にあるか否か。人種差別や偏見は，移民の心身の健康にどのような影響を及ぼすのか。ある受け入れ国の文化が，他の文化よりも移民にとってよりストレスを抱え易いものなのか。

その他の要因（第10章，第15章参照）として，ホスト側の医療や関係機関が，移民の異常な行動を「狂気（mad）」または「悪行（bad）」とみなすかどうかを決定するということが挙げられる。なぜなら，このような方法で人を分類することは，移民の精神疾患の罹患率に重大な影響を及ぼしうるからである。

5

移動者のメンタルヘルス問題への対処法

5.1. 精神療法

産業化された社会では，精神的苦痛を経験する多くの移民は，移民コミュニティの治療を行っている精神療法士・カウンセラー・精神科医などの医療専門家を訪れることになる。しかしながら，このようなアプローチによって，移民の苦痛が和らげられはしない。たとえば，欧米の「会話療法（talking therapy）」や「象徴的な癒し（symbolic healing）」（第10章参照）を用いることは，伝統的社会に属するクライアントにとっては極めて不適切なこともあるというところに，精神療法の問題点がある[58]。第一に，家族あるいはコミュニティではなく，個人にのみ目を向けることは，集団を基盤とした社会に属するクライアントにとっては，受け入れがたいものであろう。第二に，トラウマ経験を打ち明けることは，人を困惑させ，辱しめ，危害を加えるものとして捉えられるであろう。クライアントはトラウマについて話すことが，「妖術（witchcraft）」や「邪視（Evil Eye）」を引き寄せ，あるいは悪霊に目をつけられることよってそれがもう一度起こると信じるかもしれない（第5章参照）。精神療法はまた，結果として面目を失わせ，公衆の面前で自分の汚れた下着を洗わせるようなもので，幼少期のしつけや両親の行動様式といった，家庭の秘密を打ち明けさせるようなものでもある。男性にとって，人生設計を自分で行えないような難民でいるということは，すでに骨抜きにされているようなもので，そのような状態であることを他人に話せば，精神状態をより悪化させてしまうだろう。

したがって，移民に対する精神療法は，とくに，難民であるという独特なトラウマ経験といっ

た文化的事象に注意を払ったうえでなされるべきであり，訓練された通訳，弁護人，支援グループ，宗教的指導者，伝統的治療師の協力を必要としている[58]。たとえば，Sveaass と Reichelt[70]はノルウェーでの難民家族のために家族療法を行ううえでの問題を取り上げ，どのようにしてその問題を克服したのかを検討した。一般的な個人的問題や家族の問題と同様に，難民家族は，過去のトラウマ経験によってだけではなく，現在進行形の無力さを感じるような状況や，「文化を理解し対処する能力（cultural competence）」（第1章参照）の喪失によって心理的に過重負担を強いられており，また，経済的な困難をかかえ社会的支援もほとんどない。難民家族に関わるためには，感受性をもち，共感的で，現実的な問題に関わろうとする意思をもち，そして治療を行うことができる心理的な「安全地帯（safe space）」を創り出すことが重要である。

　移民の多くは欧米の精神療法で使われる基本的概念に馴染みがないだろう。それは，現在の心理的苦痛が幼少期の体験と関連しているという想定や，潜在意識と呼ばれるものが存在しているといった概念に及ぶ。彼らはまた，「境界」，「抑制」，「投影」，「取り入れ」，「抑圧された感情」，「内的世界」，「安全地帯」といった，現代心理学において一般的に使用される空間的メタファーを理解しないか，誤って解釈するであろう。

　精神療法を行う者は，たとえ自分たちの対処法と異なっていたとしても，移民の人びとの心理的苦痛へのさまざまな文化的な対処法を尊重することが必要である。Burnett と Peel[58] は「すべての文化には，それぞれメンタルヘルスのための枠組や，危機のときに助けを求めるための枠組がある」ということを指摘している。たとえば，東アフリカのモザンビークの難民では，「忘れる」ということが，困難への対処の文化的意味合いをもつ。エチオピアの人びとはこれを「積極的忘却法（active forgetting）」と表現する。もちろん，これは西洋の精神療法に特徴的な「積極的想起法（active remembering）」とはまったく異なった姿勢である。

5.2. 精神医学

　精神医学の実践は，グローバリゼーションと移住／移動による影響をますます受けるようになった。その影響を，カーマイヤーとミナス[2]は次の3つに整理している。

1. グローバリゼーションと移住／移動は，個人だけでなく集合的なアイデンティティにも影響を及ぼす。それは，アノミーの感覚，つまり社会的秩序が乱れているという感覚を引き起こしたり，心理的苦痛をお互いに交流させることを通して，アイデンティティや文化的表現の「クレオール化（creolization）」といわれる「混交」を引き起こしたりするのである。つまり，人びとは，さまざまな異なる文化的背景をもとに，新たな混ざり合ったアイデンティティをもつようになるだけではなく，医療の専門家などに苦痛を表現する方法として複雑に混ざり合った「苦しみの表現（language of distress）」（第5章参照）を用いるようになるのである。このようなことから，カーマイヤーらは，アイデンティティのハイブリッド化に対応するメソティーソ（mestizo：混血）精神医学の出現と，それに対応した精神病理学や治療法の出現を予測している。
2. グローバリゼーションにともなう経済的格差によって，貧困や失業，貧しい住環境や差別といった，精神疾患が増えるような社会的状況が作り出されている。
3. 精神医科学の知識それ自体の形成と普及によって，「医療化（medicalization）」のプロセスが助長される。精神医科学は，個人の問題として政治的・社会的問題を再構成しようとする社会的力と意図せずに結びつい

ている可能性がある。つまり，政策立案者は，貧困・経済的不平等・低開発といった社会的要因の役割を見落とし，同時に，欧米の精神医科学の考え方の普及がこの再構成の仕組みを支えているのである。これがまさに「医療化」のプロセスなのである（第4章，第5章，第8章参照）。

移民，とくに高齢者に対する精神科的治療は困難がともなう。たとえば，「苦しみの表現」や，助けを求める行動，精神科的治療をどれだけ受け入れられるか，といった文化的要因があり，さらに，アクセスの難しさによっても困難となりうる[55]。

5.3. 伝統的治療

難民，とくに施設に収容されたままの難民にとって，欧米式の診断や心理社会的な治療では不十分であろう。むしろ，難民は，伝統的治療師が施す治療やそれに西洋医療を組み合わせた治療を望むかもしれない。このような民俗治療師は，人間の苦痛に対してホリスティックでスピリチュアルな観点を提示すると同時に，大いなる文化的継続性の感覚を提供しうるだろう。たとえば，Bodekerら[59]は，タイとミャンマー国境付近の難民キャンプに居住するミャンマーの難民の間で，伝統的治療師（薬草医）の広範なネットワークを見出した。Bodekerらは，ミャンマーの難民にとってネットワークの利点と，西洋的な医療サービスと伝統的治療師の協働が，文化的継続性と難民のアイデンティティを含めた健康と福祉に直接的に関わっていることを指摘する。彼らは，このような状況のもと，西洋と伝統的実践を統合することが有益であるということを示唆している。さらに，伝統的治療を用いることで，難民の自律性を高め，海外支援への依存を減らし，ステレオタイプの寄付金提供者と難民の関係性を作っている人道的支援に対抗できるようにする可能性があるだろう。

5.4. 自己治療と予防戦略

グローバル化された世界において，現在，移民グループは彼らのアイデンティティを維持し，「文化の喪失」を軽減しようとする以下のようなあらゆる戦略を取ることができる。

1. ミクロな文化圏の再創造：自宅や同一民族の集まり，女性グループ，レストラン，寺院，商店などで行われる。ニューヨークの中華街やイタリア人街，ロンドンのバングラデシュ人街のような都市内部に民族的な集住地ができる場合もある。そこでは，民族的・宗教的祝賀行事が行われ，祖国らしさに浸ることができる。
2. 祖国の文化の強調：混ぜ合わさった下位文化が造り出されることによって，「大英帝国時代に祖国を去ったイングランド人は，祖国の人びとよりもよりイングランド人らしく，また，北米在住のアイルランド人は，祖国の人びとよりもよりアイルランド人らしい」というような「祖国」の文化の強調も存在する。
3. 祖国とのつながりを維持すること：頻繁に故郷に戻り，墓などの資産を購入すること，そして，家族，友人，コミュニティに対する気前のよい振る舞いだけでなく，近親者の結婚式への出席，葬儀への参列，宗教的祝賀行事への参加などによって，名実ともに故郷に貢献することである。
4. 帰還や訪問することなく祖国との関係を維持すること：家族の写真やビデオの送付，近親者に会わせるためのこどもの定期的な帰郷，教育の享受，宗教学校での学習，結婚相手探し，故郷への送金によってなされる。
5. つながりを維持するためにメディアを活用すること：グローバルコミュニケーション

の時代において，容易になってきていることである。祖国の人びとや出来事との接触を保つために，その民族の新聞や雑誌，ラジオや衛星放送に加えて，電子メールやウェブカメラ，携帯電話などを利用することができる。

6. **自助・互助グループ（Self-help or mutual support groups）**：ベルギーにおけるトルコ出身の女性移民の支援グループ，エチオピア出身者の健康支援ネットワーク，英国におけるキプロス人相談サービス（第4章参照）などがある。これらのグループは，移住国の情報・法律・習慣と同様に，社会的・精神的・経済的支援を提供している。

7. **実際に帰還することはなくとも「帰還の夢」を維持すること**：短期的には移民を保護してくれるが，年齢・病気・政治変動やその他の要因によって最終的に「故郷」に帰還できないことを認識することによって，長期的にはネガティブな精神的影響をもたらす。

8. **最終的に祖国で生活するために行き来すること**：格安航空券の出現，仕送りする経済力などによって実現可能になる。移民が第三国へ発つことを選択する場合もあるが，今ではこの「循環型移住（circular migration）」がより一般的になってきている。

9. **祖国や祖国の文化を絶ち切り，「新しい生活」を形成すること**：移民が意識的に努力して文化的・社会的に同化し，「文化の忘却（cultural amnesia）」によって，自己認識を新たにすることである。つまり，母国語で会話することを拒否し，名前を変え，改宗し，移住先の人と国際結婚することによってなされる。この選択は，伝統的なヨーロッパ社会においてというよりもむしろ，新興の「文化のるつぼ（melting pot）」ともいえる国々においてみられる。

移民個人にとって，これらの多様な戦略は，成功するかもしれないし，しないかもしれない。前述のように，彼らの成功はまた，パーソナリティ，雇用状況，住宅事情，政策の変化，移民に対するホスト国の基本的な姿勢を含む，個人の統制力をはるかに越えたさまざまな力によって決定される。グローバルな人口移動の急激な拡大のため，これらの要因は，将来ますます重要になっていくであろう。

● 推奨図書

Colson, E. (2003) Forced migration and the anthropological response. *J Refugee Studies* 16(1), 1-18.

Desjarlais, R., Eisenberg, L., Good, B. & Kleinman, A. (eds) (1995) *World Mental Health*. Oxford: Oxford University Press, pp. 136-54.

Frenk, J., Sepulveda, J., Gómez-Dantés, O., McGuiness, M.J. and Knaul, F. (1997) The new world order and international health. *Br. Med. J.* 314, 1404-07.

Giddens, A. (2001) *Sociology,* 4th edn. Cambridge: Polity, pp. 50-77.

Scheper-Hughes, N. (2000) The global traffic in human organs. *Curr. Anthropol.* 41(2), 191-224.

● 推奨ウェブサイト

United Nations High Commissioner for Refugees (UNHCR): http://www.unhcr.ch

International Organization for Migration: http://www.iom.int

Population Reference Bureau: http://www.prb.org

Refugees International: http://www.refugeesinternational.org

World Tourism Organization: http://www.world-tourism.org

● 参考図書・文献

[1] Giddens, A. (2001) *Sociology,* 4th edn. Cambridge: Polity Press, pp. 50–77

[2] Kirmayer, L.J. and Minas, H. (2000) The future of cultural psychiatry: an international perspective. *Can. J. Psychiatry* 45, 438–446.

[3] Ritzer, G. (2000) *The McDonaldization of Society*. London: Sage.

[4] Frenk, J., Sepúlveda, J., Gómez-Dantés, O., McGuiness, M.J. and Knaul, F. (1997) The new world order and international health. *Br. Med. J.* 314, 1404–7.

[5] United Nations Population Division (2002) *International Migration 2002*. New York: United Nations.

[6] International Organization for Migration (2003) *World Migration 2003*. Geneva: IOM.

[7] United Nations High Commission for Refugees (2005) *Basic Facts: Refugees by Numbers (2005 edition)*. Geneva: UNHCR; http://www.unhcr.ch/cgi-bin/texis/vtx/basics/opendoc.htm?tbl=BASICS andid=3b028097c (Accessed 26 July 2005).

[8] Kleinman, A. and Kleinman, J. (1999) The transformation of everyday social experience: What a mental and social health perspective reveals about Chinese communities under global and local change. *Cult. Med. Psychiatry* 23, 7–24.

[9] International Institute for Applied Systems Analysis (2005) *Urbanization*. Laxenburg: IIASA; http://www.iiasa.ac.at/Research/LUC/ChinaFood/argu/trends/trend_30.htm (Accessed 31 May 2005).

[10] Colson, E. (2003) Forced migration and the anthropological response. *J. Refugee Studies* 16(1), 1–18.

[11] United Nations Development Programme (2004) *Human Development Report 2004*. New York: UNDP, pp. 83–105.

[12] Dressler, W.W. (1985) Psychosomatic symptoms, stress, and modernization: a model. *Cult Med Psychiatry* 9, 257–86

[13] MacLachlan, M., Smyth, C., Breen, F. and Madden, T. (2004) Temporal acculturation and mental health in modern Ireland. *Int. J. Soc. Psychiatry* 50(4), 345–50.

[14] Baker, P., Eversley, J. and Lam, A. (2000) *Multilingual Capital*. London: Battlebridge.

[15] British Broadcasting Corporation (2005) *British Immigration Map Revealed*; http://news.bbc.co.uk/1/hi/ uk/4218740.stm (Accessed 7 September 2005).

[16] Elliott, J and Mayes, T. (2002) Wish you lived here? *Sunday Times,* August 11 2002, 17.

[17] National Multicultural Institute (2005) *The case for diversity: Why diversity? Why now?* Washington, DC: NMCI; http://www.nmci.org/otc/default.htm (Accessed 29 August 2005).

[18] Pear, R. (2005) U.S. minorities are becoming the majority. *Int. Herald Tribune,* 13 August 2005; http://www.iht.com/bin/print_ipub.php?file=/articles/2005/08/12/news/census.php (Accessed 13 August 2005).

[19] Ministry of Overseas Indian Affairs (2004) *The Indian Diaspora*. New Delhi: Ministry of External Affairs, Government of India; http://indiandiaspora.nic.in (Accessed 5 November 2005)

[20] Page, J. (2006) Putin rolls out the red carpet for exiles of old Soviet empire. *The Times,* 10 February 2006, 44–5.

[21] Fazel, M. and Stein, A. (2003) Mental health of refugee children: comparative study. *Br. Med. J.* 327, 134.

[22] Desjarlais, R., Eisenberg, L., Good, B. and Kleinman, A. (1995) *World Mental Health*. Oxford: Oxford University Press, pp. 136–54.

[23] United Nations International Research and Training Institute for the Advancement of Women (2004) *Fact Sheet.* Santo Domingo: INSTRAW; http://www.uninstraw.org/en/index.php?option=content andtask=viewandid=603andItemid= (Accessed 29 October 2005).

[24] Bandyopadhyay, M. and Thomas, J. (2002) Women migrant workers' vulnerability to HIV infection in Hong Kong. *AIDS Care* 14(4), 509–21

[25] Zahid, M.A., Fido, A.A., Alowaish, R., Mohsen, M.A.E. and Razik, M.A. (2003) Psychiatric morbidity among housemaids in Kuwait III: vulnerability factors. *Int. J. Soc. Psychiatry* 49(2), 87–96.

[26] Wright, C.M. (1981) Pakistani family life in Newcastle. *J. Mat. Child Health* 6, 427–30.

[27] Bean, P. and Melville, J. (1989) *Lost Children of the Empire. The Untold Story of Britain's Child Migrants*. London: Unwin Hyman, p. 1.

[28] Canadian Center for Home Children (2005) *Home-page.* Cavendish: CCHC; http://www.homechildren.ca/ (Accessed 28 October 2005).

[29] Parliament of Australia, Parliamentary Library (2001) *Child migrants from the United Kingdom.* Canberra; Parliament of Australia; http://www.aph.gov.au/library/intguide/sp/childmigrantuk.htm#Background (Accessed 29 October 2005).

[30] United States Holocaust Memorial Museum (2005) *Kindertransport, 1938–40.* Washington, DC: UNHMM; http://www.ushmm.org/wlc/article.php?lang=enandModuleId=10005260 (Accessed 28 October 2005).

[31] Eisenbruch, M. (1988) The mental health of refugee children and their cultural development. *Int. Migr. Rev.* 22, 282–300.

[32] Bach, S. (2003) *International Migration of Health Workers: Labour and Social Issues.* (Working Paper WP.209) Geneva: International Labour Office.

[33] Mensah, K, Mackintosh, M and Henry, L (2005) *The 'Skills Drain' of Health Professionals From the Developing World*. London: MedAct.

[34] World Tourism Organization (2004) *Historical Perspectives of World Tourism*; http://www.world-tourism.org/frameset/frame_statistics.html (4 November 2005).

[35] World Tourism Organization (2004) *Tourism and the world economy*. New York: UNWTO; http://www.worldtourism.org/facts/menu.html (Accessed 4 November 2005).

[36] Mortishead, C. (2006) Medical tourism gives healthy boost to India. *The Times* (11 February 2006), 64

[37] Whiteford, L.M. and Nixon, L.L. (2000) Comparative health systems: Emerging convergences and globalization. In: *Handbook of Social Studies in Health and Medicine*. (Albrecht, G.L., Fitzpatrick, R. and Scrimshaw, S.C. eds). London: Sage, pp. 440–53.

[38] Adams, G. (2002) Shiatsu in Britain and Japan: personhood, holism and embodied aesthetics. *Anthropol. Med.* 9(3), 245–65.

[39] Vitebsky, P. (1995) *The Shaman*. London: Macmillan, pp. 150–53.

[40] Frank, R. and Stollberg, R. (2002) Ayurvedic patents in Germany. *Anthropol.Med.* 9(3), 223–44.

[41] Hsu, E. (2002) 'The medicine from China has rapid effects': Chinese medicine patients in Tanzania. *Anthropol. Med.* 9 (3), 291–313.

[42] Editorial (2000) Curry's favour; The finest Indian chefs are our true culinary ambassadors. *The Times*, February 26, 23

[43] Scheper-Hughes, N. (2000) The global traffic in human organs. *Curr. Anthropol.* 41(2), 191–224.

[44] McLuhan, M. (1967) *Understanding Media: The Extensions of Man*. London: Sphere Books, pp. 58–84.

[45] Southall, D.P., O'Hare, B.A.M. (2002) Empty arms: the effect of the arms trade on mothers and children. *Br. Med. J.* 325, 1457–61

[46] Green, J, Free, C., Bhavnani, Newman, T. (2005) Translators and mediators: bilingual young people's accounts of their interpreting work in health care. *Soc. Sci. Med.* 20, 2097–110.

[47] Betancourt, J.R., Carillo, J.E. and Green, A.R. (1999) Hypertension in multicultural and minority populations: Linking communication to compliance. *Curr. Hypertens. Rep.* 1, 482–88.

[48] Betancourt, J.R., Green, A.R. and Carillo, J.E. (2003) Defining cultural competence: A practical framework for addressing racial/ethnic disparities in health and health care. *Publ. Health Rep.* 118, 293–302.

[49] Cassell, J. (1975) Studies of hypertension in migrants. In: *Epidemiology and Control of Hypertension*. (Paul, O. ed). Alexandria: Stratton, pp.41–61

[50] Gelder, M., Gath, D. and Mayou, R. (eds.) (1983) *Oxford Textbook of Psychiatry*. Oxford: Oxford University Press, p.289.

[51] Burke, A.W. (1984) Racism and psychological disturbance among West Indians in Britain. *Int. J. Soc. Psychiatry* 30, 50–68.

[52] Krupinski, J. (1967) Sociological aspects of mental health in migrants. *Soc. Sci. Med.* 1, 267–281.

[53] Fitzpatrick, M. and Newton, J. (2005) Profiling mental health needs: what about your Irish patients? *Br. J. Gen. Pract.* 55(519), 739–740.

[54] Harding, S. and Balarajan, R. (2001) Mortality of third generation Irish people living in England and Wales: longitudinal study. *Br. Med. J.* 322, 466–467

[55] Livingston, G. and Sembhi, S. (2003) Mental health of the ageing immigrant population. *Adv. Psychiatric Treat.* 9, 31–37.

[56] Barot, R. (1988) Social anthropology, ethnicity and family therapy. *J. Fam Ther.* 10, 271–82.

[57] Parkes, C.M. (1971) Psycho-social transitions: a field for study. *Soc. Sci. Med.* 5, 101–15.

[58] Burnett, A. and Peel, M. (2001) Health needs of asylum seekers and refugees. *Br. Med. J.* 322, 544–7.

[59] Bodeker, G., Neumann, C., Lall, P. and Oo, Z.M. (2005) Traditional medicine use and healthworker training in a refugee setting at the Thai-Burma border. *J. Refug. Stud.* 18(1), 76–98

[60] Cox, J.L.(1977) Aspects of transcultural psychiatry *Br. J. Psychiatry* 130, 211–21

[61] Schaechter, F. (1965) Previous history of mental illness in female migrant patients admitted to the psychiatric hospital, Royal Park. *Med. J. Aust.* 2, 277–79.

[62] Littlewood, R. and Lipsedge, M. (1989) *Aliens and Alienists,* 2nd edn. London: Unwin Hyman, pp. 83–103.

[63] McKenzie, K. (2003) Racism and health. *Br. Med. J.* 326, 65–6.

[64] Mestheneos, E. and Ioannidi, E. (2002) Obstacles to refugee integration in the European Union member states. *J. Refug. Stud.* 15(3), 304–20.

[65] Carpenter, L. and Brockington, I.F. (1980) A study of mental illness in Asians, West Indians and Africans living in Manchester. *Br. J. Psychiatry* 137, 201–5.

[66] Hitch, P.J. and Rack, P.H. (1980) Mental illness among Polish and Russian refugees in Bradford. *Br. J. Psychiatry* 137, 206–11.

[67] Burke, A.W. (1976) Attempted suicide among the Irish-born population in Birmingham. *Br. J. Psychiatry* 128, 534–37.

[68] Burke, A.W. (1976) Attempted suicide among Asian immigrants in Birmingham *Br. J. Psychiatry* 128,

第12章 移住·グローバリゼーション·健康

343

528–33.

[69] Raleigh, V.S. and Balarajan, S. (1992) Suicide levels and trends among immigrants in England and Wales. *Health Trends* 24, 91–4.

[70] Sveaass, N. and Reichelt, S. (2001) Refugee families in therapy: from referrals to therapeutic conversations. *J. Fam. Ther.* 23, 119–35.

（訳：日野智豪）

第13章

遠隔医療
テレメディスンとインターネット

●

インターネットは，ここ数十年にわたる医療の発展に大きな功績をあげてきた。とくに，世界中における医療情報の流れや医療者と患者の関係に対して多大な影響をもたらしてきた。

1
インターネット

インターネットを用いて健康や医療に関する情報を探す人は多い。今やインターネットを用いるもっとも一般的な理由のひとつが健康に関する情報へのアクセスとなっている。

インターネットユーザーの多くは，自分や自分の家族に関わるメンタルヘルスの問題など，特定の健康上の問題についての情報を探している。同じ状況に苦しんでいるほかの人たちとオンラインの患者支援団体でつながるためや，担当医師やほかの医療者とコミュニケーションをとるためにインターネットを使う人もいる。このような動きは医療の文化に多大なインパクトを与えてきており，「遠隔医療（telemedicine）」の発展の一部をなしている。

2
遠隔医療――テレメディスン

2.1. 遠隔医療――テレメディスンとは何か

遠隔医療――テレメディスンとは，場所や人びとをつなぎ健康についての情報を伝送することであり，ここ2, 30年で多くの国で広がりをみせてきた[6]。医療者とクライアントの間の伝統的な対面式（face-to-face）の診療（F2FやFTFと呼ばれることもある）とは異なり，遠隔医療は遠隔地から行われる医療を指す。Coiera[7]にとっては，その本質は距離を隔てた情報の交換であり，その情報には声，画像や映像，医療記録の一部分，手術ロボットに対する命令などがある。したがって遠隔医療とは「臨床ケアを容易にするために情報を遠隔地から伝達すること」である。遠隔医療の概念を広くとらえれば，CraigとPatterson[6]がいうように，病気の診断・治療・予防，医療ケア提供者と消費者の教育，研究と評価など広範囲にわたる医療活動を含む。もっともシンプルで初期の遠隔医療は，患者と医師の電話診療であろう。その後，コンピュータ・衛星通信・ラジオ・テレビ電話・ウェブカメラ・ビデオ会議・携帯電話ネットワークなど，より高度な技術の進展とともに，何万キロも離れている人びとの間で新たなコミュニケーションのかたちがとれるようになってきた。いずれ

の場合も，遠隔医療それ自体を医療ケアのかたちとみなすのではなく，医療者によって患者に提供された医療を補完するものとしてとらえるのが理想的である。

Craig と Patterson [6] は遠隔医療が医療へのアクセスを改善する手段として活用されており，(1) ほかに代わりがない場合（たとえば，遠隔地での緊急事態）と，(2) 既存のサービスより良い（遠隔地の地方病院による遠隔画像診断の利用）場合，その価値を見出すことができると指摘する。具体的には，遠隔医療はまず，伝達情報があらかじめ記録され，たとえば電子メールのようにある程度の時間を経て送られているか，電話での会話やビデオ会議などのように同時的でリアルタイムに両者の間にすぐ連絡をとるのが可能であるかという観点から二分できる。さらに，コミュニケーションに使われる媒体（文字，音声，静止画像，映像など）によって分類できる。

遠隔医療プログラムは着実に増加してきており，その傾向は先進国において顕著である。米国では1999年までに40州以上が遠隔医療プログラムを開発し，全国で70以上の電子医療ネットワークが使われていた[8]。全体としては，1996年から2001年の間に，米国の遠隔医療プログラムは90から205に増大した[9]。米国外では，2005年には52の遠隔医療プログラムがあり，うちカナダに10，オーストラリアに9，英国に9のプログラムがあった[6]。遠隔医療はとくにオーストラリアやカナダのように非常に国土が広く，人びとが比較的離れて暮らしており，医療施設や医療図書館など情報源へのアクセスが必ずしも良くない国では有用である。近年では貧困国や開発途上国，とくに僻地や農村地帯で利用が拡大している。

遠隔医療に関連したふたつの概念でとくに看護に関わるものとして，患者に対する遠隔地からの看護やコミュニティサポートの提供[6]を指す「テレケア（telecare）」もしくは「遠隔看護（telenursing）」と，必ずしも具合が悪くないが，健康で自立していたい人びとに対する遠隔地からの保健サービスの提供[6]を指す「テレヘルス（telehealth）」がある。

2.2. コミュニケーション・パターンの類型

遠隔医療では，患者や医療者の間であらゆるコミュニケーションのかたちをとりうる。コミュニケーションは電話・ラジオ・コンピュータ・ビデオカメラ・ファックスなどさまざまな機械を媒介として行われる。やり取りのあり方や，どういう人を巻き込んでいるのか，情報が流れる方向などにより，機械の果たす役割はさまざまである。遠隔医療の主要な6種のコミュニケーションを表13.1に示した。

2.2.1. 専門家↔機械↔専門家

このパターンでは，遠隔医療は，医療の専門家同士が相談しあったり，情報や研究成果を共有しあったり，特定の臨床上の問題について助言を乞うのに活用される。とくに僻地にいるプライマリ・ケアの医師や看護師と，非常に遠方にありがちな病院の専門医との間で使われている[7, 10]。こうした「遠隔相談（teleconsultation）」のプロセスの例として，フィンランドの地域の家庭医と眼科医が特定の臨床的事例についてビデオ会議で話し合った「遠隔眼科診断（teleophthalmology）」のケース[11]やトルコの「遠隔皮膚科診断（teledermatology）」プログラ

表13.1 遠隔医療におけるコミュニケーション類型

1. 専門家	↔ 機械 ↔	専門家
2. 専門家	↔ 機械 ↔	患者
3. 患者	↔ 機械 ↔	専門家
4. 患者	↔ 機械 ↔	患者
5. 専門家	↔ 機械 ↔	データベース
6. 患者	↔ 機械 ↔	データベース

ムで，皮膚損傷の画像を診断のためにほかの場所にいる皮膚科医に送るケースがある。

この種の遠隔医療では，電子メールやデジタル化された画像・映像などあらゆるコミュニケーションメディアが活用されるが，症例検討会を行ったり研究成果をほかの場所に住んでいる医療関係者と共有したりするのにビデオ会議を活用するケースが増えている。機械が専門家を媒介するこのパターンには，「遠隔放射線画像診断（teleradiology）」や「遠隔病理診断（telepathology）」といった「遠隔診断（telediagnosis）」もある。この場合，X線像・コンピュータ断層撮影（CT）スキャン・心電図・血液検査結果のプリントアウト・その他病理検査の結果を，別の場所にいる専門家に送り，専門家が解釈したうえでその後どうすべきか助言する。遠隔放射線画像診断は現代の臨床実践にもっとも統合されている遠隔診断のひとつのかたちである[6]。

2.2.2. 専門家↔機械↔患者

このパターンでは，医療者が患者とコミュニケーションを図るために，さらには治療するために機械が活用される。このもっとも古いかたちは専門家と患者との間の電話相談である。このテーマの概説のなかで，CarとSheikh[13]は，電話相談には，医学的助言をしたり，トリアージを行ったり（患者が緊急治療や照会を要するかどうかを決定する），予約の欠席や病気の経過を確認したり，予防的な保健対策に関わる情報（予防接種の期限など）を提供できるなど，多くの利点があると指摘している。同時に，電話相談の効果を上げるために，臨床医が特定のコミュニケーションスキルを身につける必要があると指摘する。

昨今では，「サイバー・ドクター」が全面的にインターネットで行われる臨床実践を展開し，「バーチャル往診」をしたり，オンラインで医師が助言や情報を提供したりしている[4]。

専門家と患者をつなぐ遠隔医療として，以下で

は「遠隔教育（tele-education）」，テレケア，「遠隔手術（telesurgery）」，「遠隔精神医療（telepsychiatry）」と「サイバー治療（cybertherapy）」を取り上げる。

遠隔教育

「遠隔教育（tele-education）」は，健康教育として活用されている。たとえばYipら[14]は，香港で2型糖尿病の患者グループが地域病院の糖尿病センターから伝送された糖尿病についての健康教育講義を受け，こうした遠隔糖尿病教育が高い満足度を示したことを明らかにしている。Yip[15]によれば，遠隔医療（電話やテレビ電話）により糖尿病患者とクリニックや病院の糖尿病の専門家をつなぐことで，相互にコミュニケーションを直接頻繁にとることができるようになり，患者支援や患者の経過をモニターする機会が増えることになる。こうした遠隔教育により，病院や糖尿病クリニックから患者のいる場にケアが移ることになり，患者は「遠隔エンパワーメント（tele-empowerment）」[16]を受け，自律心や統制力，疾病を管理する自信が高まることになる。

テレケアと遠隔モニタリング

高齢者や障害者，慢性疾患で寝たきりの患者に対する遠隔在宅医療——ホームテレケアや「遠隔モニタリング（telemonitoring）」の使用が広がりをみせている。医師や看護師が患者の家にいなくとも，患者の健康状態をモニターしたり，質問に答えたり，助言をすることが可能となるからである。Ruggiero[18]は，入院からコミュニティケアへの移行が進むなか，遠隔在宅医療が急速に発展していると指摘する。ただし，遠隔在宅医療は人のケアに代わるものではなく補完するものとして活用されるのが望ましいとも指摘している。たとえばBaerら[19]は，慢性的な脚の傷や潰瘍の在宅治療の場合，訪問看護師がデジタルカメラで傷の写真を撮影し，傷の

治療を専門としたベテラン看護師に画像を送り，助言と治療計画を受けることで治療が改善されると考察した。患者の血圧[20]・脈拍・血糖値や呼吸機能などを機械でモニタリングし，アセスメントのために専門家に直接結果を送ることも可能である。Maoloら[21]によるイタリアのローマでの調査では，重度の呼吸器系疾患をわずらい酸素療法を受けている患者の動脈血酸素飽和度と心拍を自宅でモニターした。患者が週2回計測し，結果が通常の電話回線を介して病院に自動的に伝送され，呼吸器系外科医が確認した。この遠隔モニタリングを12か月続けたところ，入院者数が50％，自宅での急速悪化をともなったケースが55％減少し，入院コストの大幅削減につながった。

遠隔モニタリングを集中治療室などにすでに入院中の患者を対象に行い，患者の身体につけられたモニターや有線テレビ（CCTV）を用いて，バイタルサインや全体的な状況を別の場所にいる看護師がモニターすることも可能である。

しかしこうした遠隔医療は，看護実践を特徴づけると一時はされていた身体的な働きかけを欠くことから，看護師のなかには疑問を呈する者もいる[22]。

遠隔手術

「遠隔手術（telesurgery）」とは，ある場所にいる執刀医がほかの場所にいる患者の手術をすることである。実際の手術は電子通信機器や電気通信機器を通じて執刀医がコントロールするロボットによって行われ，「遠隔ロボット手術（telerobotic surgery）」といわれる[23]。理論的には，適切な設備と地域の医療スタッフがその場にあることが条件となるが，遠隔手術を活用して人工股関節置換手術のような手術を執刀医の数が少ない地域で行うことが可能となる。2001年9月7日には，初の大西洋横断手術（腹腔鏡下胆嚢摘出術）が行われ，ニューヨークの執刀医らが7,000キロ離れたフランスのストラスブー

ルの患者の胆嚢を，ゼウス・ロボット・システム（Zeus Robotic System）を用いて遠隔制御で摘出するのに成功した[23]。こうした成功例があるものの，遠隔ロボット手術については技術的問題が多数残されている。たとえば，執刀医からみれば触覚フィードバックが欠けていることや，執刀医とロボットの間に安定的で継続的な電子接続を維持する問題などである。

2.2.3. 患者↔機械↔専門家

このパターンでは，おもに患者が専門家とコミュニケーションを図るためにテクノロジーを活用する。たとえば医師や看護師に相談するため，病いや治療の経過を報告するため，病院やクリニックの予約に電話やインターネット，無線を用いたりするケースがある。また，インターネット上で薬局に直接注文する「テレファーマシー（telepharmacy）」もこのパターンに含まれる[4]。不妊カップルが精子や卵子を注文したり，代理出産を手配したり，他国からの養子縁組の照会をするのにインターネットを活用するケースもある。英国では，公的な国民健康サービス（National Health Service：NHS）の提供する「NHSダイレクト（NHS Direct）」という24時間の電話サービスが特別に訓練された看護師によって運営されており，一般の人びとに向けて健康に関する助言・情報を提供し安心をもたらしている（第18章参照）[24]。このサービスの利用者の多くにとっては，NHSの有用な補助となり，必要であれば運営に関わる看護師が利用者をさらなる治療につなげるため病院や担当医師に照会することも可能である。

2.2.4. 患者↔機械↔患者

このパターンでは，ある特定の身体疾患や精神疾患を抱えている人びとや，個人的な問題や生活上の問題を抱えている人びとが同じような経験をしている人とコミュニケーションを図ることができる。世界中に広がる患者支援団体が

あるほか，掲示板ブログを通して，インターネット上でほかの人びとから反応を得ることができる。こうしたブログのなかには，個人的な病いの語り（pathography）を載せて，自分が抱える特定の疾患の経過について，具体的に履歴や変化を記述するものもある。

ある程度，集団内のメンバー間のコミュニケーションは同時的でリアルタイムに行うことができる。オンラインの支援団体は多くの場合，バーチャルな「苦悩の共同体（community of suffering）」（第4章参照）を形成し，国境を越えた流動的な会員を擁し，実際に面と向かって会う機会をもつ場合もあるものの，サイバースペースにのみ存在する。メンバー，とくに慢性疾患を抱えている人びとは多くの恩恵を受けることが可能である。たとえば，感情面で相互にサポートし，経験を共有し，具体的な助言をしあい，医療情報を交換し，社会との接点を生み社会からの孤立感を和らげることができる。

Laskerら[25]が明らかにしたオンライン患者コミュニティの例として，「原発性胆汁性肝硬変患者の会（PBCers Organization）」という，比較的まれな自己免疫肝臓疾患である原発性胆汁性肝硬変をわずらう人びと（おもに女性）の組織がある。この疾患を抱える人びとや家族のためのメーリングリストを有して，支援や情報を提供し，資金集めの活動や，権利擁護運動，教育プログラムなども行っている。

チャットルームやソーシャル・ネットワーキング・サービスの問題

同じようなライフスタイル・性的指向・健康上の問題をもつ人びとのためのチャットルームやソーシャル・ネットワーキング・サービス（SNS）は，利用者に多くの恩恵をもたらすが，危険も引き起こすことがある。Hospersら[26]によるオランダでの研究によれば，オンラインのゲイチャットルーム利用者の多くはチャットルームで出会った男性とその後，性関係をもち（チャット・デート），このような男性と性関係をもった人びとの30％は安全な性行為を一貫して行っておらず，HIV／エイズなどの性感染症のリスクが高いとされた。さらに，チャットルームで出会ったセックス・パートナーの増加にともない，無防備な性行動の頻度も上がっていた。そのうえで，HospersらはHIV／エイズを拡大させる危険や安全な性行為を実践することの重要性など健康に関わるメッセージを広める手段としてゲイチャットルームを活用する可能性を提示した。

オンライン・チャットルームやSNSの匿名性により，利用者が想像上のアイデンティティや架空の自己を作り上げることもでき，小児性愛者やほかの犯罪者が脆弱な若い人たちをネット上で見つけてネットストーカーになるきっかけとなりうる。ネット上の情報が，不健康なライフスタイルや健康に対する姿勢を後押ししてしまうこともある。たとえば2005年には，TIME誌は500ほどの摂食障害を支持するウェブサイトの存在を報じて，これらのウェブサイトが，拒食症は疾患というよりむしろライフスタイルの選択である，という考え方を広めていたことを明らかにした[27]。

2.2.5. 専門家↔機械↔データベース

このパターンでは，医療者がさまざまな検索エンジンを用いてオンラインの医療図書館，ジャーナルや教科書を閲覧し，特定の疾患や診断・治療について尋ねたり，最新の研究成果や臨床ガイドラインについての情報を得たりする。データベースは特定の医療機関に置かれている場合もあれば，同じ国の別地域や他国にあるという場合もある。こうしたデータベースを閲覧することも，医学生涯教育の一部として認定されうる。今後医療情報や教科書さえも，インターネットからダウンロード可能となったり，デスクトップ・コンピュータや携帯端末にプログラムされたりすることもあるだろう。臨床医

によるオンライン情報の利用は，下記の事例にあるように広がりをみせている。

オーストラリア・ニューサウスウェールズ州における臨床現場のオンライン情報利用

Westbrookら[28]は，2000年当時，5万5,000の臨床現場の人びとと（医師，看護師，コメディカルスタッフ）による，オーストラリアのニューサウスウェールズ州の「臨床情報アクセスプログラム（Clinical Information Access Program：CIAP）」というオンライン情報資源の利用状況と臨床実践との関連について調査を行った。Westbrookらは，CIAP上のこうした参考文献検索状況は，州全体の入院数と相関があるとした。つまり，臨床家は病態，そして病態をどう管理すべきかについての情報を獲得するためにCIAPを用いていたのである。結論としては，患者の治療に関わる疑問をきっかけに，臨床家がオンラインの臨床情報にアクセスすることがあり，臨床場面での決断を左右する可能性があるということであった。

2.2.6. 患者↔機械↔データベース

このパターンでは，患者が特定の疾患や治療についての情報を得るためにデータベースにアクセスする。利用者が与えられたステップを踏んでプログラムとやりとりし，必要とする特定の個別化された情報を獲得するためプログラムに「能動的」にアクセスするケースと，オンライン図書館の場合が多いが利用者がウェブサイトと直接やりとりできず，情報を獲得するためにしか用いることができない「受動的」アクセスのケースがある。

能動的アクセスの例としては，DiefanbachとButz[29]が取り上げている「前立腺がん双方向教育システム（Prostate Interactive Education System：PIES）」という，患者と家族が初期の前立腺がんのあらゆる側面について詳しい情報を得たうえで，治療について決断できるよう支援する双方向マルチメディア・ソフトウェア・

プログラムがある。ほかの例としては，スイスのウェブサイトでの個人化された禁煙プログラムがあり，ファクトシートや冊子を提供し，ひとりひとりにカウンセリングの手紙や毎月の電子メールリマインダーを提供している。また，のちに詳述する認知行動療法の「ムード・ジム（MoodGYM）プログラム」もある。

健康教育（遠隔教育）や特定の疾患や治療，薬や治療の副作用などについての情報提供という面において，より受動的なデータベースへのアクセスは有用である。利用可能な地域資源についての情報（自助グループのリストや，近所の医師・クリニック・病院など）を提供することもできる。あらゆる種類のがんに関わるウェブサイトがとくに広く活用されている[32]。先進国では，2003年のデータで推定39%のがん患者が家族や友人を介して間接的に情報にアクセスしていたと推定されている[33]。

英国では，政府出資の「NHSダイレクトオンライン（NHS Direct Online）」（第4章参照）が，情報サービスと個人質問サービスをあわせて提供している。特定の病状についての情報を提供するウェブサイトは，バイオテロなど公衆衛生上の危機をむかえた時に，一般向けに情報提供することができる[34]。もちろん，健康関連のウェブサイトで提供された情報が必ずしも信頼できるとは限らないことに留意する必要はある[34]。

オンライン・データベースへの能動的・受動的アクセスはともに，無機的で匿名であり，内密に行われるため，スティグマ化されていたり型にはまらないライフスタイルをもっていたり，性的健康や性的指向・避妊・妊娠や感情に関わる問題や人間関係の問題など個人的な問題を抱えている人びとにとって魅力的でありうる。

2.2.7. マスメディアの役割

遠隔医療について論じるにあたって，人びとの健康に関わる情報の獲得方法が文化的に変容を遂げている状況を無視することはできない。

近年ではラジオ，テレビ，新聞，雑誌などマスメディアが健康に関わる情報の一般に向けた伝達に果たす役割が着実に増大しつつある[35]。メディアは健康や食物に関わる不安を全人口に急速に広めることができるが（第3章参照），プラスの効果をもたらすこともある。ラジオシリーズ，テレビドラマや映画によって具体的な健康問題に関する一般の知識が増強され，特定の病気のスティグマを軽減することもある（たとえば1988年の映画『レインマン』による自閉症のスティグマ軽減）。いずれの場合も，マスメディア（とくにラジオやテレビ）は，健康に関わる知識の重要かつ権威ある資源とますますみなされるようになっている。それによって，遠隔医療を用いることや，オンラインで医療情報を得ることに抵抗がなくなる。他方で，Hjelm[36]によれば，遠隔医療においては私たちのコンピュータモニターの見方がテレビ鑑賞経験に影響されているため，医師患者間の遠隔診療が両者から「リアル」なものとして経験されないことが大いにありうる。現実ではなく「フィクション」だと思われてしまうこともあろう。

今の時代は，マスメディアの重要性が高まっており，健康に関わる情報を得る方法も文化的に変容してきている。昔ながらの親・親類・友人・近所の人といった身近な人はもちろん，宗教指導者・地域の年長者・伝統的治療師や医師などといった人から情報を得るような個人的なアプローチは，かげりをみせている。今や，マスメディア・インターネット・本や雑誌といった，個人を介さない無機質な情報源に人びとは強く依存するようになりつつある。

2.3. 遠隔精神医療・遠隔心理学・サイバー治療

「遠隔精神医療（telepsychiatry）」は，賛否両論はあるものの，遠隔医療のなかでも重要な位置を占めるようになってきた。単独で行われることはまれで，ほとんどの場合ほかの医療者と協力して行われる。精神科医が少なく患者をクリニックに移送するのが容易でないような精神医療が十分に整備されていない僻地[37, 38]だけではなく，刑務所のような機関で用いられることも多い[38]。症例検討会，スタッフ教育，リエゾンと呼ばれる他診療科との連携医療で活用されるほか，精神症状について遠隔診断を下したり[38]，精神療法を行い治療後の経過を評価したりするなど，実際の臨床実践として用いられることもある。遠隔精神医療には，メンタルヘルスの問題を抱えた人びとを対象としたオンライン支援やディスカッショングループ[38]，英国の「サマリタンズ（Samaritans）」や，子どもや若者を対象とした無料電話相談「チャイルドライン（ChildLine）」などのような，精神的危機に陥った時の電話カウンセリング相談窓口なども含められよう。

遠隔精神医療は，人口が拡散しており精神医療の資源が限られている非常に広大な国でとくに有用である。たとえば94万8,000平方キロメートルほどの広さにわずか1,400万人が暮らす南オーストラリアでは，「南オーストラリア僻地遠隔医療メンタルヘルスサービス（South Australia Rural and Remote Mental Health Service）」が行っている遠隔精神医療は，臨床実践と非常にうまく統合されており，患者と医療者双方に広く認知されている。とくに，緊急の相談や，入院患者のリエゾン，退院後のフォローと支援，専門教育や会議などにおいて活用されている[38]。カナダではUrnessら[9]が14の遠隔精神医療サービスを概観し，十分に確立されていると評価したものの，病院や精神科クリニックのなかでの活用事例をはじめ，より広範な地域を対象とする事例まで，対象領域や複雑度にばらつきがあると指摘した。さまざま教育・臨床場面での役割を担い，重度の精神疾患から摂食障害まで，また，心理テストから自閉症の管理まで，実に広範な精神障害を扱っていた。

遠隔精神医療の長期的な臨床効果の研究はまだ進行中である。Zaylor[8] の概説によれば，特定の患者グループには効果的で費用対効果が高い。Zaylor は，双方向テレビを用いた場合の臨床転帰は，個人診察と大差なく，臨床医との直接面接がまったくない状況で，双方向テレビを用いて重症患者を適度に治療することも可能であると結論づけた。こうした手法の長期的効果，また，こうした技術が妄想性障害などの特定の精神障害を患う患者にもたらしうる悪影響については，今後の評価を待たねばならない。

2.3.1. サイバー治療：オンライン精神療法

精神療法やカウンセリングをオンラインで行うことはできるだろうか。トークセラピーやその他の「象徴的な癒し」（第10章参照）は電話・電子メール・テレビ電話などの手法で遠隔地から行うことはできるのだろうか。「**サイバー治療（cybertherapy）**」（eセラピーや遠隔精神療法とも呼ばれる）には限界があるものの，とくに精神療法やカウンセリングサービスにほとんどアクセスのない人びとにこうしたサービスを拡張できるという点で，通常の精神療法やカウンセリングサービスを補完する有益なものであるという者もいる[39, 40]。

Suler[40] は，先進国の精神療法家やカウンセラーが利用可能な技術がどれだけあるかリストアップしている。そのなかには，ビデオ会議，電話相談，電子メールやテキストチャット，掲示板やチャットルーム，SNS，オンライン患者支援団体，オンライン自助プログラム，オンライン心理評価ツール，オンライン実験的プログラム（たとえばコンピュータ化されたカウンセリングやリラックステクニック），メンタルヘルスの問題についての情報ウェブサイト，そして個人ウェブサイトやオンライン日記などが含まれる。Suler は，精神療法家が対面の精神療法と組み合わせるかたちで，上記のいくつかの技術を活用するようなマルチメディア・サイバー治療

アプローチを取り入れることも可能だと指摘している。Suler はまた，サイバー空間における精神療法の賛否についても考察している。会話の文字記録は正確であり，対面していないほうが正直になったり表現が豊かになったりするクライアントがいる。またクライアントによっては，個人的な問題について他者にオープンに話すより，書いて伝えるほうがよいという人もいる。

文字によるコミュニケーションの問題点としては，読み書き能力やタイピング能力の程度が両者とも問われることである。こうしたコミュニケーションでは，声のトーン，ボディランゲージ，外見など，対面なら見てとれる手がかりが排除されてしまう。クライアントによっては，治療関係における親密性や信頼そしてお互いに関わり合うという感覚が，物理的な存在が欠落しているために弱まってしまう。加えて，クライアントとセラピストの間でメッセージをリアルタイムでやりとりすることで，双方に十分な振り返りの時間が与えられなくなることがある。こうした問題があるにせよ，Suler[40] は，伝統的な精神療法ではセラピストとクライアントの関係性が癒しをもたらすとされる一方，オンライン精神療法では同様の効果をもつ別の種類の治療関係が築かれる可能性があると指摘する。

サイバー治療におけるビデオ会議

精神療法では，ビデオ会議が何らかの理由で同室にいることができない人びととの間の双方向コミュニケーションを図るのにとくに有用であり[41]，病院や精神科クリニックで徐々に活用されてきている[9]。とくに家族療法においては効果的であるとされ[41]，家族が離れて暮らす場合に，伝統的な治療法に加わったかたちでビデオ会議が活用されることがある。北フィンランドでは，家族・心理学者・ソーシャルワーカー・教師・自治体関係者など，お互いに離れていて別の場所で暮らしていたり働いていたりする人びとを含めた，治療に関わる人全員をつなげる手

段としてビデオ会議が活用されている[41]。児童思春期遠隔精神医療においても，Pesämaaら[42]が，ビデオ会議の有用性を明らかにしている。

サイバー治療における認知行動療法

数ある精神療法のうち，「認知行動療法（cognitive behaviour therapy：CBT）」は，対面でのコミュニケーションだけではなく，オンラインや自己啓発本による読書療法（ビブリオセラピー）を活用する際にも適しているようである[31]。オンラインでCBTを用いれば費用対効果も高い。米国の南カロライナ州では，Cluverら[37]が末期のがん患者に対して，治療者とクライアントの間の映像と音声のコミュニケーションを可能としたテレビ電話を用いて，別の場所にいるにもかかわらずCBTを治療に用いることができた。この研究によれば，患者は，実際の対面治療はもちろん遠隔治療にも満足していたことがわかった。機密保持の面での懸念があったものの，概してテレビ電話を介した精神療法が，患者の満足度を損ねることなく伝統的な対面式治療にとってかわって用いることができると結論づけた。

認知行動療法は，コンピュータ上に直接，もしくは，インターネットを介してアクセス可能な双方向性コンピュータ・カウンセリング・プログラムにも活用されてきている。英国では，ManchandraとMacLaren[43]が，双方向性ビデオを介した認知行動療法により不安が軽減され，社会的機能が向上し，よい成果があがったことを報告している。オーストラリアでは，Christensenら[31]が，若者のうつを治療・予防することを目的とした無料のインターネット上のCBTサイト，ムード・ジムの利用状況や利用者の満足度を分析した。このサイトには行動トレーニングのモジュール，個別ワークブック，双方向性ゲームやフィードバック記入欄が掲載されていた。6か月のセッションの間，81万7,284ヒットと1万7,636双方向セッションが記録された。全モジュールを順に沿って進みサイトを長時間みていた人ほど，有意にうつが軽減し不安のスコアが低下していることがわかった。しかし調査設計における限界から，このメンタルヘルスプログラムが精神症状の軽減に効果があるとは結論づけることはできないとしている。

サイバー治療の限界

サイバー治療の個人レベルおよび文化レベルにおける長期的効果についてはまだ検証を要する。精神療法に機械が導入されていくと，長期的な有益性が確認できるのだろうか。あるいは，臨床医と患者の間の距離を増大させることになるのだろうか。コミュニケーションを無機質すぎると感じたり，距離感が大きいと感じたりしてしまう人は多いのだろうか。このような精神療法は，世界中の文化的集団において同じように有用であるのか。あるいは，先進国に暮らす人びととにおもに適したものであろうか。この点に関連して，触覚に頼り対話を重視している，あまり個人主義的ではないような文化的あるいは家族的背景のある多くの人びとには，サイバー治療が適切ではない可能性があることを指摘しておく。本書でほかにも論じているように，癒しの場において，触れたり，抱擁したり，踊ったり，ひざまずいたりといったあらゆる非言語的コミュニケーションが行われることを期待する社会的・文化的集団は多い。そのような人びとにとって，適切な癒しの儀式であれば視覚や音だけでなく，触覚・味覚・質感・嗅覚・体温・体臭・踊り・同期運動・音楽・香り・詠唱・特別な服装など，広範囲にわたる感覚様相を動員しなければならない。癒しは，特定の空間的・社会的コンテクストのなかで行われるべきであり，他者の参加を通常ともなうものである。

皮肉なことに多くの先進国では，コンピュータを，擬人化された「第二の自己」[44]や，診察の場における強力な儀礼的シンボルとする見方が広がりをみせており，それにともなって，コ

ンピュータ自体を治療者や助言者として認め,サイバー治療を受け入れやすくなっているような人もいる。こうした人びとにとっては,コンピュータは単なる技術的道具や生気のない物体以上のものとなっている。苦しみや不確実性に直面したときに頼る世俗化された聖像・偶像・神託として,より神秘的で超常的な機能を果たし,もはや生きているかのような知恵・知識・癒しの源となってきているのである。

3
遠隔医療に対する批判

　遠隔医療が急速に普及しているにもかかわらず,遠隔医療に対して多くの疑問が投げかけられてきている。本当に効果はあるのか。安全や実用面で価値があるのか[45]。長所だけではなく弱点は何か。Coiera[7] によれば,遠隔医療の効果を実際,科学的に証明する根拠はいまだに弱い。Hailey ら[46] によれば,遠隔医療においては良質の研究がまだかなり少なく,たいていの評価報告の一般化可能性は限定的である。

　Hjelm ら[36] は,今後に向けた遠隔医療の潜在的長所を多く挙げている。たとえば,情報や医療サービスへのアクセスを改善し,専門教育を向上させ,医療コストを削減しうるのである。高齢者や慢性疾患を抱えている人,寝たきりの人びと,とくに糖尿病・高血圧・透析患者の在宅遠隔モニタリングに効果が期待できるとしており,遠隔医療により病院ではなく家庭で治療を受けることができるようになるのである。また,遠隔医療によって病院内の医療者がビデオリンクでつながり,症例や病理所見について議論できるようになるほか,患者・プライマリ・ケア従事者や健康に関わる専門家がビデオリンクを通じて「仮想クリニック」で集うことも可能となる。Hjelm[36] は同時に,遠隔医療のあら

ゆる短所についても指摘している。医療の非人格化が進み,患者と医療者との間の関係が崩壊してしまうことがあるのだ。遠隔地のスタッフが自らの自律が脅かされたり,自らの役割が単なるテクニシャンやカメラ技師になり下がったりしてしまうと感じ,医療者間の関係も崩壊する可能性がある。機密保持・オンライン健康情報の質や信頼性の問題[47]や,組織的・手続き上の困難といった問題もある。

　2002 年に Hailey ら[46] は,1966 年から 2000 年の間に行われた 66 の遠隔医療に関する科学的研究を系統的に概観している。56%（37 件）の研究ではほかのアプローチより優れた点としており,36%（24 件）では弱点を指摘するか効果に疑問を呈しており,8%（5 件）では遠隔医療以外のアプローチに分があったとのことである。全体としては,遠隔放射線画像診断（とくに脳神経外科）・遠隔皮膚科診断・遠隔在宅医療・遠隔モニタリング・遠隔メンタルヘルス・心エコー画像の伝送や,医療相談の場面で,遠隔医療の効果に根拠があるとされた。2001 年に Miller が行った数か国の 38 研究の分析によれば,80% が医師患者間コミュニケーション（触覚などの非言語的手がかりの欠落を除き）手段として,遠隔医療の効果を肯定的にみていた[48]。Taylor[45] は,2005 年時点では,遠隔医療が実用的で費用対効果の高い代替手段であるという,確かな証拠を見出すのは困難であると指摘した。

3.1. 技術的問題

　遠隔医療には多数の技術的な問題があり,その多くはいまだ解決されていない。

　ひとつは,電力供給のコストや,維持管理費に修理費,そして盗難や損壊から守るための人件費など,必要な設備がとても高額になるという問題である。遠隔医療の促進には大きな商業的利害がからんでおり,Taylor[45] の指摘では,遠隔医療についての現時点での情報の多くは実際,

同じ機器の製造者に由来するとのことである。

そのほかの技術的問題としては，遠隔放射線画像診断の際にオンラインで伝送されるデジタル画像の正確性や信憑性[49]などの品質管理の問題や，患者の機密情報がハッカーなどのサイバー犯罪者から違法にアクセスされうるという問題がある。場所によっては，電気ケーブルやラジオ塔の損壊や盗難の危険や，衛星通信やラジオコミュニケーションに悪影響をもたらすような大気条件が生じることもありうる。

さらなる問題として，ウェブサイトやデータベースに掲載された実際の情報の質が低かったり，信憑性が十分でなかったりする可能性がある。こうした情報の多くは管理や規制の対象となっていない[47]。場合によっては，製薬会社や遠隔医療機器メーカーは，患者のケアを向上させるという目的のほかに自分たちの製品やサービスを売りたいという思惑をもっていることがあり，営利組織が情報を載せることもありうる。オンラインの健康情報の量の膨大さやウェブサイトの多様性によって，データ過剰という問題もおこりうる。解釈し活用するのに十分な個人的経験や知恵や理解をもちあわせていない状況で，純粋な情報やデータをもっていても，後述の「サイバー心気症（cyberchondria）」の例のように，有害無益になる可能性もある。

3.2. 専門家−患者関係に対する影響

Andersonら[4]によれば，インターネットは基本的には，公衆衛生やあらゆる医療サービスの組織的構造や提供のありかたを変容させる潜在力をもちあわせている。欧米の多くの国にみられる消費者文化の拡大は，情報に通じた批判的な消費者を生み出す傾向にあり，医師−患者関係にプラスの影響をもたらしている。医療情報の資源としてのインターネットの拡張にともない，患者に対する医師の権力は弱くなり，患者が，みずからの受ける治療により能動的に関

わり，情報に通じ，自立した治療参加者となってきた[4]。さらに，匿名性が確保されることにより，非常に個人的で恥ずかしさをともなうような質問をしたい，という人びとにとって，インターネットの有用性はとくに高まっている。しかし，場合によっては，人びとが重篤な状態にあっても医師にまったくかからなくなってしまったり，不適切な自己診断を下したりする傾向を生み出してしまってもいる。

3.3. 人類学的視点──コンテクストの役割

人類学的視点からみれば，遠隔医療はいくつかの点で批判の対象となりうる。とくに，患者の家族やコミュニティ，宗教的・文化的背景はもちろん，個人的経験・生活状況・社会経済レベルなど，心身の不調や苦悩のより広いコンテクストについてのデータが通常提供されていない点が問題である。さらに，触覚・嗅覚・体温といったさまざまな感覚様相やボディランゲージ・姿勢・ジェスチャー・動きや顔の表情などを広範にとらえる視点も排除されている。したがって遠隔医療では，人間の苦悩に対する限定的で還元主義的な視点，つまり，第5章で論じたような「疾病（disease）」の視点に非常に類似した，不調を抱えた人の抽象化されたイメージしか医師に提示することができない。

さらに，遠隔医療の診察場面で実際用いられるテクノロジーは，ビデオカメラ・コンピュータ・マイク・モニタリング機器・ウェブカメラのどれであろうと，単なるニュートラルな物体とみなすことはできない。医師のデスクトップ・コンピュータのように，癒しというできごとの儀礼的文脈の一部となり，それ自体が時間を経て癒しの象徴になることも多い。

遠隔医療はホール（Edward T. Hall）[50]が「低コンテクスト・コミュニケーション」と呼ぶものの一例であり，利用者間で伝えられる情報のほとんどが，コンピュータやビデオスクリーン・

X線画像・CTスキャンや身体の一部の画像など，わかりやすい媒体そのものに内在する。これは，治療師とクライアントの間で伝えられるほとんどの「情報」が明白ではない，世界中の癒しや癒し儀礼の多くの特徴でもある「高コンテクスト・コミュニケーション」（第9章参照）とは対照的である。高コンテクスト・コミュニケーションの癒しの場では，情報は，外的コンテクストとしての出会い自体の物理的状況（さまざまな儀礼的シンボル，神社やクリニックのような特定の場など）に「符号化」されていたり，隠されていたりする。または，内的コンテクストとしての両者の以前の経験や期待・文化的前提・信念・偏見に情報が内在化されることもある。遠隔医療は，深みのある対人コミュニケーションを可能とするような，こうした文化的・社会的・個人的情報の多くを除外してしまうのである。

いったん情報がオンラインで伝えられると，その情報は文化に依存したものになる。第一に，情報伝達に使う物理的テクノロジーひとつとっても，社会的・文化的・経済的コンテクストからひき離すことはできない。機器を設計・販売・設置・説明・維持・修理する人びとや，その人たちの姿勢や行動も関わってくる。同時に，機器の個々の利用者の社会的・文化的環境の違いによって，同じ視覚情報の見方や理解の仕方も変わりうる。人はその人個人の感覚・前提・期待・偏見・不安や恐怖など（文化的背景に由来するものが多い）を経験に持ち込むため，ロールシャッハのような心理テストでもみられるように，人が違えば，まったく同じ画像を前にしても，視覚的刺激の見方や解釈の仕方にも時折相違がみられるのである。

患者の教育レベルも遠隔医療の社会的コンテクストの一部をなす。オンライン健康情報を活用するには，ある程度のリテラシーやコンピュータ・プログラムの内なるロジックについての理解，リスクや確率といった複雑な統計概念を解

する能力が必要とされるからである。

紙・羊皮紙・コンピュータスクリーンどれに書かれていようと，利用者の文字に対する姿勢に関わる問題がもうひとつある。その人固有の文化的・宗教的背景によって文字情報のとらえ方にずれがでてくるのである。文字情報に権威があるところでは，信憑性のある情報源とみなされるであろう。一方，健康など日常生活に関わる重要な知恵は自分の経験や，親・家族・友人・宗教的指導者・伝統的治療師といった他者からくるものと思われていて，文字情報は関係ないとされることもあろう。

3.3.1. インターネット利用の文化的コンテクスト

インターネットや遠隔医療の利用は，コンテクストや文化に依存する。ほかのすべての人間の行動と同じく，時間・場所・社会関係や世界観といった特定の文化的コンテクストに常に埋め込まれている。たとえば，テキストメッセージを送る，ブログを書く，ネットサーフィンをするなどの対人コミュニケーションの行動・様式は，近代産業文化の共通項となっており，社会組織の新しいかたちを生み出している。さらに健康に関わる内容を扱っているものも含めて，ウェブサイトの実際の内容やアプローチは，文化的産物と常にとらえられよう。用いられている言語や専門用語，視覚的デザインや仕様，ウェブサイトの内的ロジックや構成はいずれもプログラマーやウェブデザイナーの何らかの個人的・文化的前提のうえに成り立っているのである。以下の事例にあるように，ウェブサイトには文化的背景の根本にあるテーマ・前提・偏見などが立ち現れるものだ。

事例研究　乳がん・前立腺がんの英国ウェブサイトにみられる文化的前提

Scale[52] は英国で乳がんや前立腺がんに関わる人気のウェブサイトにみられるジェンダーのステレ

オタイプを考察した。乳がんのサイトでは，将来子どもを持ちたいか，育児をどうするか，子どもにどう診断や自分たちの外見について伝えるか，などといった，目先の治療とは別の問題について決断を下さなければならないものとして，女性が描かれている。ときには考えかたを変えたり，決断プロセスから身を引く権利をもったり，家族や友人に十分に相談するよう期待されることもあった。それに対して，前立腺がんをわずらう男性は孤立していて家族や友人とのつながりが希薄であったり，治療の決定についてより能動的で大きな役割をもつべきとされたり（医師より自分自身が主たる決断者であるとみなすよう期待されることもある），家族や友人に相談することなく決定をくだすべきものとして描かれている。こうした決断のプロセスのなかで男性が抱えうる多大なストレスについての議論はなく，がん体験の個人的物語はほとんど掲載されていなかった。Sealeはこの結果をふまえて，「男性も女性もがん治療について決断するにあたって考慮しなければならないと感じる」ような，根底にあるジェンダー規範がどれほど影響しうるか，臨床家は認識しなければならないとしている。

3.4. 遠隔医療の社会的影響

遠隔医療によって非常に遠く離れた人びとの間でコミュニケーションが可能になるが，一方で，病いや医療の経験が個人化され，孤立化されてしまう面もある。コンピュータ端末を使用するのは（常時ではないものの）一度にひとりであるため，本当の医師や看護師との対面の診察や，伝統的治療師によって実践されるような公共の，より共同的な癒しのかたち（第4章参照）と遠隔医療とは大きく異なってくる。

感情入力に関していえば，遠隔医療には，視覚と聴覚の情報しか含まれないという限界があるために，かえってビデオや音声技術という道具に乗って，中枢神経系の範囲が「延長」されることになる[53]。現状では，遠隔医療は身体のあたたかさ・匂い・運動・顔の表情などそのほ

かの感覚様相をともなわない。遠隔手術の場合をのぞくと，現在触覚技術も開発中ではあるが，一般に，触覚は使われない。そしてすでに指摘しているように，世界中の癒し儀礼を特徴づけている，癒しのコンテクストや，特定の空間的・時間的・演劇的・感覚的状況が果たす役割（第9章参照）を排除してしまうことが何よりの問題である。

インターネットの社会的影響はとくに健康分野において多大であろう。まず，医療者と患者の間の権力・知識のバランスに影響を与えよう[4]。患者のエンパワーメントにつながるのみならず，医療の「脱専門化」をうながすことになろう。Coiera[47]と同様，GerberとEiser[54]はインターネットのアクセスが身近になってきた結果，患者がより情報通となって，知識をもつようになってきていると指摘する。GerberとEiserによれば，健康関係のウェブサイトにアクセスする人は増えつづけている。2001年までに米国では5,200万人が健康・医療情報をインターネットで検索していた（2003年までには7,000万人にまで上昇した）[4]。GerberとEiserは，こうした状況が拡大すると医師が医学的知識を占有しているとはもはやいえなくなる可能性があり，実際には患者の多くが医師に医療に関わる決定の責任を取らせようするにせよ，医師の権威や地位も損なわれる可能性があると指摘する。一般の人が所有する知識の増大にともない，医師－患者関係や医療に関わる決定プロセスが変容することもあろう。たとえば医師の診察を受ける前に，患者自身がどの治療を望み，また望まないのかについて自己決定し，診察にくることもあろう。GerberとEiserからみれば，この状況は衝突を引き起こすものではなく，診察における「参加型」共有決定モデルの構築につながるものである。さらに，ウェブサイトの多くに不正確な情報が掲載されている状況があるなか，医師が，より信憑性のある特定のウェブサイトを推奨する（インターネット処方）役割を

担ったり，医師みずから実践ウェブサイトをつくったりすることさえできる。一方でGerberとEiserは，患者が獲得したインターネット情報が決断プロセスにもちこまれると効率性が上がるのか下がるのか，まだわからないとしている。

遠隔医療は，特定の集団に対してマイナスの社会的影響を及ぼすこともありうる。たとえばSinha [55] は，遠隔医療が表向きは僻地に手をさしのべることを目的としながら，多くの場合，都市部に医療専門家や資源をさらに集約させてしまうという代償のうえに行われていると主張する。同時に，外にあるクリニックや病院に患者を移送することなく刑務所や軍事基地といった閉鎖的コミュニティに手をさしのべる力があることで，社会の主流からますますこうしたコミュニティの人びとが孤立してしまうことがありうる。さいごにSinhaは，遠隔医療が患者に多くの恩恵をもたらす（コスト軽減になり，僻地の人びとがよりアクセスしやすくなる）ものの，米国では政府・技術産業や医療職の一部などの既得権益が，遠隔医療実践とそのなかで使われる機器から多大な利益を上げていることも指摘している。

3.5. コンピュータ時代の新「症候群」

インターネット利用の拡大は心理的・身体的健康へ悪影響を与えており，あらたな「障害」がいくつか近年取り上げられている。こうした心理的障害のひとつに「**サイバー心気症（cyber-chondria）**」がある。インターネット上で集めた健康に関する情報から，自分の希少な症状を大きな病いと誤診して不安に陥った人びとがかかる心気症の一種である。「**インターネット依存**」もみられる。ネット依存になるとギャンブル，ゲーム，オークション，ポルノ，サイバーセックスなどの特定のウェブサイトへのアクセスに心理的に依存するようになり，アクセスできなくなると心理的ひきこもりの症状に苦しむ

こともある。オンラインチャット，ネットサーフィンやデータベース検索に強迫性がおびてくる者もいる。こうした病気はコンピュータ時代にあらたに出現してきた「**文化結合障害（culture-bound disorders）**」の一種とも考えられよう。

頻繁なコンピュータ使用にともない，手・手首・首や腰の痛みや，姿勢の問題，反復運動損傷，手根管症候群，目の疲れや頭痛といった身体症状が立ち現れることもある [56]。

4

途上国における遠隔医療

現在，遠隔医療は，おおむね豊かな国の領域となっている。貧困国は高価な機器を購入したり，僻地に運送したりする余裕もない。機器を操作するのに熟練したスタッフや安定的な電気の供給，衛星通信，盗難や損傷から機器を守る手段ももちあわせていない。しかしながら，遠隔医療は限られた健康関連施設しかない貧困国でも，使われる技術がシンプルで安価でありさえすれば大いに活用されうる。こうした国々，とくにサハラ以南のアフリカの人びとの健康状態を向上させるためには，Odutola [57] は，情報通信技術への投資の拡大が必要であると説いている。投資により情報技術の格差が縮小され，健康に関する情報を継続的に「全域にローコストで効果的に拡散・検索」できるようになり，こうした貧困コミュニティの健康状態やエンパワーメントがともに向上するのである。遠隔医療がすでに実践されつつある途上国もある。たとえば1998年以降，中央アジアのウズベキスタンでは，保健省およびNATO（北大西洋条約機構）と英国の公益財団の支援を受けて遠隔医療が発展をとげている [58]。首都タシュケントの国立救急医療センター（National Centre of Emergency Medicine：NCEM）は，全国13地域にある臨床科，17の救急チームとおよそ800人の医師と連携している。

医療インフラの整備が十分でない貧困国における遠隔医療の3つの活用事例を以下で取り上げる。

事例研究　バングラデシュのダッカにおける遠隔医療

Vessallo ら[59] は，2001年に南アジアにあるバングラデシュの首都ダッカの麻痺患者リハビリセンター（Centre for Rehabilitation of the Paralysed：CRP）と英国やネパールにいる神経学・整形外科学・リウマチ学・腎臓学などのあらゆる医療専門家や小児科医の間で遠隔医療の連携に成功した。デジタルカメラで撮影した患者の画像・映像・X線・心電図やほかの検査結果が，専門家の助言やセカンドオピニオンを得るために電子メールで送信された。照会件数のうち70％については，照会されてから1日以内にCRPから電子メールの返信があり，3日以内に100％のメール返信が確認された。照会件数の89％が成功と評価された。こうした成功事例では，診断が明確化されたり，治療が変更されたり，患者が安心できていることがわかった。

事例研究　ロシアのアルハンゲリスク州における遠隔医療

Sørenson ら[60] は1999年に北西ロシアのアルハンゲリスク州における遠隔医療の活用について報告している。アルハンゲリスク州は，フランスほどの広大な土地に人口約1,500万人の過疎地域である。1994年以降，アルハンゲリスクの地域病院の医療専門家と，コトラス（700km）やヴェルスク（500km）といった遠隔地の病院や，その後はクリャズマ，ニャンドマやセヴェロドヴィンスクの地域病院などとの間で遠隔医療の連携がはじまった。遠隔地の病院の者がデジタルカメラで患者メモ・X線・心電図や臨床検査の静止画像を撮影し，専門家に電子メールの添付ファイルとして，あるいは静止画像送信システムを介してコンピュータから直接送り，助言を求め

た。北西ロシアは広大であり，アルハンゲリスクからの患者移送コストは非常に高いが，こうした患者について遠隔医療で専門家の助言を得ながら地域の病院で治療をすることができるようになり，費用対効果が高まった。アルハンゲリスクの医師とノルウェー北部のトロムソの医療者との間では，遠隔教育や情報交換のために，スピーカーつきの電話を用いながら同様のシステムが活用された。

事例研究　ペルーのアルト・アマソナスにおける遠隔医療

Martinez ら[61] は，2004年にベルギーの2倍の広さをもつ南米ペルーのアルト・アマソナス郡における農村遠隔医療システムの開発について調査した。この地域は，95％の医療施設が川からしかアクセスできない，道路も少ない未開発のエリアであり，地域の医療施設の2％のみが電話線につながっていた。医療は，地域の保健センターと連携した農村のヘルス・ポストのネットワークにより提供されている。2000～2001年にかけて，39地域の1地域病院，7保健センター，そして31のヘルス・ポストにWiFiなどの無線通信機器が整備された。いまや地域のヘルス・ポストのスタッフは，保健センターに向けて緊急時には音声メッセージや電子メールのメッセージを送信することができ，そこから首都リマの医学の権威とインターネットでコミュニケーションを図ることができる。本調査により，こうした連携が，専門の医師への相談，疫学監視報告，医療機器の注文，スタッフの遠隔教育，疾患や自然災害・医療的緊急事態の発生についての当局への情報伝達など，さまざまな役割を果たしていることがわかった。救急の場合，病院への搬送に要する時間も軽減され，このシステムにより28％のケースで患者の命が救われていた。おおむね，遠隔医療がヘルス・ポストの診断・治療能力を向上させるのに役立っていたといえよう。

5

医師のデスクトップ・コンピュータ

今日では，ますます多くの人にとってコンピュータは日常生活の一部となり，現代社会の象徴ともなっている。コンピュータを，最大の知識資源・助言者・教師・預言者・治療師・案内役・儀礼的物体や世俗的な神のような存在とみなす人もいる。第4章にあったように，近代医療を特徴づけるものとして，機械の技術面だけではなく象徴的な力の高まりがある。とくにデスクトップ・コンピュータという機械は近代の医師の道具として浸透しており，診断や治療，コミュニケーションのプロセスに欠かせないものとなっている。とくに診察室や外来における診療で，コンピュータの利用が広がりをみせている。たとえば1995年までに，英国の家庭医（GP）の80％，デンマークの家庭医の70％，スウェーデンの家庭医の60％，オランダの家庭医の40％がオフィスで医療記録の保存にデスクトップ・コンピュータを利用していた。

コンピュータは，今や患者のデータの保存や診察の予約や請求書の送付に使われるだけではなく，最新の治療法や研究成果，薬物間相互作用や副作用など新薬の情報にアクセスするために活用されている。

5.1. デスクトップ・コンピュータの 医師−患者関係への影響

こうした利点があるにせよ，デスクトップ・コンピュータが医師−患者関係に対して及ぼす心理的・社会的影響について十分に考慮する必要がある。

Hsuら[63]の研究などでは肯定的な影響が報告されているが，はっきりしない結果の調査報告もある。たとえばRethansら[64]はオランダの263人の患者を対象に調査したが，96％がコンピュータ導入後も家庭医との関係が以前と変わらず容易で個人的なつながりを感じられると答えていた。同時に，66％の人が自分の医療ファイルがコンピュータ上にあることでプライバシーが十分に守られないという不安を露呈した。Greatbachら[65]による英国のLiverpoolの家庭医の診察の調査では，コンピュータが医師患者間のコミュニケーションに微妙な悪影響を与えていることが明らかとなった。たとえば，医師がコンピュータに気を取られがちで，コンピュータに向かっている間に患者との会話が途切れがちになり，結果的に患者と目を合わせて向き合う時間が減ってしまう。医師がコンピュータに入力している間，患者の側も医師の作業を妨げないように話を中断してしまうこともある。前向きな側面としては，コンピュータの存在により，両者がコンピュータ画面をともに見て画面に出ている内容について話し合うかたちで協力して病状を理解する可能性が出てきた。

デンマークで調査したAls[62]は，医師が患者と対話する時間がコンピュータ利用で少なくなってきていることを明らかにした。さらに，医師はよく医療と関係のないことにコンピュータを用いることがあった。たとえば，とくにひと息つきたい時や問題を解決しなければならない時に，会話を中断して休憩時間をとることがあった。キーボードをたたくことによって患者の話をさえぎり，会話の形式やリズムを変えようとする医師もいた。ある瞬間になぜコンピュータを使っているのか，実際に診察中に患者に説明していたケースは非常に少なかった。興味深いことに，コンピュータの画面上には医学的事実・計画・結論の情報など出ていないのに，そうした事実について患者に話しながら「マジックボックス」とみなされるコンピュータを指さしてみたり，コンピュータに向かって相づちをうってみたりしているケースが，診察のおよそ4分の1にのぼっていた。Alsの見解では，

コンピュータという機械そのものが権威の象徴的資源となってきたのである。

5.2. 儀礼的象徴としてのデスクトップ・コンピュータ

コンピュータは，物体としてはつやのある長方形の物体，表面はメタル・ガラス・プラスチックで輝きを放ち，大量生産社会や科学技術革新の成果を体現した物体であった。コンピュータを使えるということ自体，技術・経済の発展ぶりやインフラの十分な整備状況があることを意味し，その利用には電気やバッテリー・モデム・電話線・光ファイバーケーブルなどの整備やグローバル電信システムへのアクセス確保が欠かせない。さらに，コンピュータが提供する情報は図やビデオを含むことも多いにせよ，ほとんど文字情報であるため，利用者がある程度の読み書き能力や計算能力を持ち，ソフトウェア・プログラムの機能やデザインについて理解していることが必要である。

すでに述べているように，デスクトップ・コンピュータは，役に立つ技術的物体，近代の象徴のひとつとしてだけでなく儀礼的象徴とみられている（第9章参照）。先進諸国の多くでは，医師の身につける白衣・壁にかけられた免許状・医療器具の入ったガラスとびらのキャビネット・本棚にならべられた立派な医学の教科書などと同じように，現代的な安らぎと安心感を与える儀礼的な効果に欠かせないものとなってきている（図9.1参照）。患者の多くにとって，担当医師の癒す力を象徴し，みえない力や近代医学の広範な知識とのつながりを示唆するものとなっている。医師のデスクにどっしり座っているデスクトップ・コンピュータは，医師と患者の対話に組み込まれるか否か，さらにはスイッチが入っているかどうかには関係なく，ゆるぎない象徴的な力をもっている。

表13.2に，儀礼的象徴としての医師のデスク

表13.2 儀礼的象徴としての医師のコンピュータから連想されるもの

- 近代性／モダニティをあらわすもの
- 医師がハイテクに対応し，常に「最新」であるというしるし
- 知識や助言を与える権威のよりどころ
- 秘められた医科学の偉大な力へのリンク
- 国内の他地域や世界中にいる医学的権威の世界的ネットワークとのリンク
- 非常に高い記憶力・ロジック・計算力をそなえた外部の「脳」
- 現在の医学的知識や研究成果を網羅した倉庫。医療専門家の「知の集合体」
- 患者や，その人の病歴についての知識の宝庫
- 客観的で冷静な助言・診断・予後診断を行う者
- 広範な知識や経験を備えた信頼性の高いセカンドオピニオン。「第二の医師」
- それ自体に力のある治療師や癒しを与える物体

トップ・コンピュータから連想されるものをリストアップしている。

6

「サイバー・ボディ」と「サイバー・セルフ」

過去50年間のテレビ・ラジオ・インターネットのいずれの成長も，近代の身体観や自己観に微妙な影響をもたらしてきている。こうした影響が遠隔医療にみられることもあれば，こうした身体観・自己観の変容の結果，遠隔医療が台頭してきているともいえよう。

6.1. 「サイバー・ボディ」

1960 年 代 に マ ク ル ー ハ ン（Marshall McLuhan）[53] は，テレビやラジオが人間の身体，その中枢神経系の「延長」となってきたと唱えた。テレビやラジオによって何千キロも離

れた場所で同時に起きているできごとについて，まるでその場で見て，聞いているようになり，世界が感覚的に「グローバルビレッジ」となりつつあると主張したのである。同じように，インターネットにつながったコンピュータは，データや画像・映像を集約する能力を備え，世界中の人びととのやりとりを可能にすることで，感覚器のあらたなタイプとして機能しうる。こうした新技術により，多くの人びとがみずからの身体やその境界について新たな感覚を抱くようになってきている。

　Marshall[66]の指摘では，近代の西洋世界では自己・家族・エスニック集団・国などの「境界不安（boundary anxiety）」が大きな懸案事項となっている。とくに，集団間の境界や，境界を維持する手法に不確かさがともない不安を呼ぶのである。移民や難民などの外集団との境界・職場と家庭の境界・内なる心理的境界，いずれも不安を呼ぶ要素となる。オンライン・チャットルームのメンバーについての研究のなかで，Marshallはメンバー間の身体性に欠けるコミュニケーションが境界の曖昧性を増強させ，身体観の変容をもたらすことを明らかにした。メンバーはオンライン上で，自らの物理的身体についての意識が失われる「イマージョン体験」があると語った。オンラインの身体が幽霊のようで形のない，通常の空間や時間に制約を受けることのない，軽く空気のような存在であり，いつでも世界中をすぐ旅することができるような感覚を覚えるのである。オンライン上では，人は他者の身体に物理的に作用することはいっさいできないため，身体は現実世界からの抵抗や制約という物質性から自由なのだ。オンラインの集団では，仲間がまだそこにいるのか，耳をかたむけているのか誰にも知られることなく，いつでも出入りすることが可能であるために，オンライン上で過ごすことは，ある種の不明瞭さや，境界を越えたり，あるいは境界が壊れていたりすることによって特徴づけられている。

チャットルームから誰かを追い出すことも困難であった。Marshallは，こうしたプロセスが「境界不安」を増大させると指摘し，この問題に対処するためには，個人のネット上の仮想人格と実際の生活でのアイデンティティとの間の境界や対立を強化し，デカルト的な心身二元論を新たに検討しなおす必要があるとした。世俗的な時代にあって，そのようなバーチャルなオンライン身体に「魂」，「精神」，「心」といった観念が宿ることもあろう。

6.1.1. 情報としての身体

　ほかの面においても，人間の身体はバーチャルなかたちでも存在しているとますます考えられるようになってきている。バーチャル身体の例として「ヴィジブル・ヒューマン・プロジェクト（Visible Human Project：VHP）」がある。VHPは1989年米国の国立医学図書館で開始された。VHPは一般的な成人男性や女性の身体解剖のデジタル画像のオンライン・ライブラリであり，多数のMRIやCTスキャン，解剖学的画像からできている。VHPも「ヒトゲノム・プロジェクト（Human Genome Project：HGP）」も，身体を情報として再概念化したものであり，潜在的にはインターネットユーザーが誰でも利用できるものとなる（第2章参照）。Sandelowski[22]が指摘したとおり，こうしたプロジェクトにおける身体は，データがコンピュータ画面上で息を吹き返したものである。VHPやHGPにより，実際の身体に入り込むことなく，バーチャル身体を何度も確認のためにめぐることが可能となるのである。VHPもHGPも，明確に定義された自己ないし，肉体をともなわない情報構造という，Sandelowskiのいう新たな身体，「ポスト・ヒューマン・ボディ」の事例である。

　インターネットも遠隔医療も，情報のみに還元されうる身体観を増大させるだろう。こうした情報は，ほとんど個人的・文化的なものではなくスピリチュアルな意味もほとんどないが，

保存することができ，インターネット・ラジオ・電話を通じてひとつの機械から別の機械に伝達することができる。こうした傾向や現象は，昨今発展を遂げている遺伝学でもみられる。遺伝学においては，身体が，その人の遺伝的性質や将来の疾患リスクについてのみえない「遺伝子コード」の集合体として徐々に再概念化されている。そして，こうした遺伝情報は近代医学やテクノロジーでのみ解読が可能なのである。

　身体を一義的に情報とみなすことで，生物ウイルス伝染とコンピュータウイルス伝染というふたつの異なる伝染についての言説を一体化する。Parikka [67] は，生物ウイルスもコンピュータウイルスも「情報の疾患（information diseases）」であるかのように語られていると指摘する。前者は，特定の遺伝子コードを，後者は特定のソフトウェア・プログラムを備え，商品ではなく情報の生産に重きを置くようになってきた社会経済に特有のものである。Thacker [68] の見解では，私たちの文化では，コンピュータウイルスをますます生物学的にとらえるようになっており，生物ウイルスが生体に感染するように，コンピュータウイルスが，機械に「感染」することができる「有形物」であるかのように扱ってきている。同時に，疫学者のほうも，伝染病がどのように拡大するか，コンピュータネットワークの数理的研究を活用して，解明や予測を図ろうとしている。

　人とコンピュータとインターネットの親和性の高まりを象徴するものとして，最後に，人間と機械が融合したサイボーグとしての身体観の広まりをあげておきたい。遠隔医療においても，医療者も患者もお互いや自分自身を，部分的に機械でできているかのようにとらえる傾向が大きくなる可能性があり，そのプロセスは「サイボーグ化（cyborgization）」と呼ばれる。

6.2. 「サイバー・セルフ」

　長期的にみれば，コンピュータやインターネットが生活に入りこむにつれて，何が人間を成り立たせるのかについて再定義がすすむであろう。Turkle [44] の指摘するとおり，コンピュータは今日の多くの人びとにとり，身体の外にある擬人化された「考える機械」のような「第二の自己」となりつつある。同時に，人の心や自己に対する私たちの見方が，コンピュータ化の影響を受けつつある。Turkleは，そこでふたつの疑問を投げかけている。「コンピュータが人間の心のモデルであると考えるようになると，何がおきるのか」という疑問と，「人びとが自分たちのことを機械だと考えはじめたら，何がおきるのか」という疑問である。どうやらますます多くの人びとが，心とは頭蓋骨の「ハードウェア」のなかに位置する単なる「ソフトウェア・プログラム」であり，ある条件のもとで「再プログラム化」できるものだ，と捉えるようになってきているのである。Turkleいわく，「マイクロプロセッサとしての心」という見方の別の側面としては，「脱中心化」され分散した自己観をうみだすことにある。つまり，自分自身のコアにあるのは，単に行動やプロセスの集合体であり，「I」や「me」のような，統合化された個としての自己は実際には存在しない，という自己観である [34]。このような空洞化した自己観は，機械が機械を超えた存在によってコントロールされて動かされるように，外から「制御されている」感覚も引き起こす。

　van Dijck [51] は，1966年以来出現してきた，今ではブログとして知られるオンライン日記の社会的影響について論じている。van Dijckによれば，2004年までに，米国には推定1,000万人以上のブロガーがいたとのことだった。このようなブログは，広範なバーチャル・コミュニティを形成することがある。

　したがって，インターネット化により，新た

なコミュニティの定義が生みだされるだけでな
く，新たな自己観が生まれてきているのである。

●推奨図書

Coiera, E. (2003) *Guide to Health Informatics,* 2nd edn. London: Arnold, pp. 261-318.

Powell, J. and Clarke, A. (2002) The WWW of the World Wide Web: Who, What, and Why? *J. Med. Internet Res.* 4(1), e4.

Sinha, A. (2000) An overview of telemedicine: the virtual gaze of health care in the next century. *Med. Anthropol.* Q. 14(3), 291-309.

Taylor, P. (2005) Evaluating telemedicine systems and services. *J. Telemed. Telecare 11,* 167-77.

Turkle, S. (1997) *Life on the Screen: Identity in the Age of the Internet.* London: Simon and Schuster.

●推奨ウェブサイト

Fibreculture Journal: http://journal.fibreculture.org

International Society for Mental Health Online: http://www.ismho.org

Journal of Medical Internet Research: http://www.jmir.org

●参考図書・文献

[1] Global Reach (2004) *Global Internet Statistics (by Language)*; http://www.glreach.com/globstats (Accessed 21 February 2006).

[2] Internet World Stats (2006) *World Internet Usage and Population Statistics*; http://www.internetworldstats.com/stats.htm (Accessed 21 February 2006).

[3] Kalichman, S.C., Weinhardt, E., Benotsch, E. and Cherry C. (2002) Closing the digital divide in HIV/ AIDS care: development of a theory-based intervention to increase internet access. *AIDS Care* 14(4), 523–37.

[4] Anderson, J.G., Rainey, M.R. and Eysenbach, G. (2003) The impact of cyberhealthcare on the physician–patient relationship. *J. Med. Systems* 27(1), 67–84.

[5] Tatsura, H., Mitani, H., Haruki, Y. and Ogushi, Y. (2001) Internet medical usage in Japan: Current situation and issues. *J. Med. Internet Res.* 3(1), e12.

[6] Craig, J. and Patterson, V. (2005) Introduction to the practice of telemedicine. *J. Telemed. Telecare* 11, 3–9.

[7] Coiera, E. (2003) *Guide to Health Informatics,* 2nd

edn. London: Arnold, pp. 261–82.

[8] Zaylor, C. (1999) Clinical outcomes in telepsychiatry. *J. Telemed. Telecare* 5(Suppl. 1), 59–60.

[9] Urness, D., Hailey, D., Delday, L. Callanan, T. and Orlik, H. (2004) The status of telepsychiatry services in Canada: a national survey. *J. Telemed. Telecare* 10, 160–4.

[10] Wootton, R. (1999) Telemedicine and isolated communities: a UK perspective. *J. Telemed. Telecare* 5 (Suppl. 2), 27–34.

[11] Lamminen, H., Salminen, L. and Uusitalo, H. (1999) Teleconsultations between general practitioners and ophthalmologists in Finland. *J. Telemed. Telecare* 5, 119–21.

[12] Oztas, M.O., Calikoglu, E., Baz, K. *et al.* (2004) Relaibility of Web-based teledermatology consultations. *J. Telemed. Telecare* 10, 25–28.

[13] Car, J., Sheikh, A. (2005) Telephone consultations, *Br. Med. J.* 326, 966–9.

[14] Yip, M.P., Mackenzie, A. and Chan, J. (2002) Patient satisfaction with telediabetes education in Hong Kong. *J. Telemed. Telecare* 8, 48–51.

[15] Yip, M.P. (2000) Telemedicine to improve patients' self-efficacy in managing diabetes. *J. Telemed. Telecare* 6, 263–7.

[16] Levy, S., Bradley, D.A., Morison, M., Swanston, M.T. Harvey, S. (2002) Future patient care: tele-empowerment. *J. Telemed. Telecare* 8 (Suppl.2), S2–4.

[17] Reznik, M., Sharif, I. and Ozuah, P.O. (2004) Use of interactive videoconferencing to deliver asthma education to inner-city immigrants. *J. Telemed. Telecare* 10, 118–20.

[18] Ruggiero, C., Sacile, R. and Giacomini, M. (1999) Home telecare. *J. Telemed. Telecare* 5, 11–17.

[19] Baer, C.A., Williams, C.M., Vickers, L. and Kvedar, J.C. (2004) A pilot study of specialized nursing care for home health patients. *J. Telemed. Telecare* 10, 342–5.

[20] Aris, I.B., Wagie, A.A.E., Mariun, N.B. and Jammal, A.B.E. (2001) An internet-based blood pressure monitoring system for patients. *J. Telemed. Telecare* 7, 51–3.

[21] Maiolo, C., Mohamed, E.I., Fiorani, C.M. and De Lorenzo, A. (2002) Home telemonitoring for patients with severe respiraootory illness: the Italian experience. *J. Telemed. Telecare* 9, 67–71.

[22] Sandelowski, M. (2002) Visible human, vanishing bodies, and virtual nursing: Complications of life, presence, place, and identity. *Adv. Nurs. Sci.* 24(3), 58–70

[23] Tang, J.C. (2003) Telesurgery – the way of the

future? *McMaster Meducator* 2, 15–18; http://www.meducator.org/archive/20030319/telesurgery.html (Accessed 27 June 2005).

[24] Banks, I. (2000) *The NHS Direct Healthcare Guide*. London: NHS Direct.

[25] Lasker, J.N., Sogolow, E.D. and Sharim, R.R. (2005) The role of an online community for people with a rare disease: Content analysis of messages posted on a primary biliary cirrhosis mailinglist. *J Med Internet Res* 7(1), e10.

[26] Hospers, H.J., Harterinck, P., van den Hoek, K. and Veenstra, J. (2002) Chatters on the Internet: a special target group for HIV prevention. *AIDS Care* 14 (4), 539–44.

[27] Song, S. (2005) Starvation on the Web. *Time Magazine*; http://www.time.com/time/magazine/printout/0,8816,1081370,00.html (Accessed 15 July 2005).

[28] Westbrook, J.I., Gosling, S. and Coiera, E. (2004) Do clinicians use online evidence to support patient care? A study of 55,000 clinicians. *J. Am. Informatics Assoc.* 11(2), 113–20.

[29] Diefenbach, M.A., Butz, B.P. (2004) A multimedia interactive education system for prostate cancer patients: development and preliminary evaluation. *J. Med. Internet Res.* 6(1), e3.

[30] Etter, J-F. (2005) Comparing the efficacy of two internet-based, computer-tailored smoking cessation programs: a randomized trial. *J. Med. Internet Res.* 7(1), e2

[31] Christensen, H., Griffiths, K.M. and Korten, A. (2002) Web-based cognitive behavior therapy: Analysis of site usage and changes in depression and anxiety scores. *J. Med. Internet Res.* 4(1), e3.

[32] Bader, J.L. and Theofanos, M.F. (2003) Searching for cancer information on the internet: Analyzing natural language search queries. *J. Med. Internet Res.* 5(4), e31.

[33] Eysenbach, G. (2003) The impact of the internet on cancer outcomes. *CA Cancer J. Clin.* 53(6), 356–71.

[34] Kittler, A.F., Hobbs, J., Volk, A.A. Kreps, G.L. and Bates, D.W. (2004) The internet as a vehicle to communicate health information during a public health emergency: A survey analysis involving the anthrax scare of 2001. *J. Telemed. Telecare* 6(1), e8.

[35] Eriksson, T., Maclure, M. and Kragstrup, J. (2005) To what extent do mass media health messages trigger patients' contacts with their GPs? *Br. J. Gen. Pract.* 55, 212–17.

[36] Hjelm, N.M. (2005) Benefits and drawbacks of telemedicine. *J. Telemed. Telecare* 11, 60–70.

[37] Cluver, J.S., Schuyler, D., Frueh, B.C., Brescia, F. and Arana, G.W. (2005) Remote psychotherapy for terminally ill cancer patients. *J. Telemed. Telecare* 11, 157–9.

[38] Hawker, F., Kavanagh, S., Yellowlees, P. and Kalucy, R.S. (1998) Telepsychiatry in South Australia. *J. Telemed. Telecare* 4, 187–94.

[39] Dunaway, M.O. (2000) Assessing the potential of online psychotherapy. *Psychiatric Times* 17, Issue 10; http://www.psychiatrictimes.com/p001058.html (Accessed 27 June 2005).

[40] Suler, J. (2000) Psychotherapy in Cyberspace: a 5-dimensional model of online and computer-mediated psychotherapy. *Cyberpsychol. Behav.* 3, 151–60.

[41] Kuulasmaa, A., Wahlberg, K-E. and Kuusimäki, M-J. (2004) Videoconferencing in family therapy: a review. *J. Telemed. Telecare* 10, 125–9.

[42] Pesämaa, L., Ebeling, H., Kuusimäki, MJ, Winblad, I, Isohanni, M. and Miolanen, I. (2004) Videoconferencing in child and adolescent telepsychiatry: a systematic review of the literature. *J. Telemed. Telecare* 10, 187–92.

[43] Manchanda, M. and McLaren, P. (1998) Cognitive behaviour therapy via intractive video. *J. Telemed. Telecare* 4(Suppl. 1), 53–5.

[44] Turkle, S. (1984) *The Second Self*. London: Granada, pp. 281–318

[45] Taylor, P. (2005) Evaluating telemedicine systems and services. *J. Telemed. Telecare* 11, 167–77.

[46] Hailey, D., Roine, R. and Ohinmaa, A. (2002) Systematic review of evidence for the benefits of telemedicine. *J. Telemed. Telecare* 8(Suppl. 1), 1–7

[47] Coiera, E. (1996) The internet's challenge to health care provision. *Br Med J* 312, 3–4

[48] Miller, E.A. (2001) Telemedicine and doctor-patient communication: an analytical survey of the literature. *J. Telemed Telecare* 7, 1–17.

[49] Taylor, P. (1998) A survey of research in telemedicine. 1: Telemedicine systems. *J Telemed Telecare* 4, 1–17.

[50] Hall, E.T. (1977) *Beyond Culture*. Grantham: Anchor Books, pp. 105–116.

[51] van Dijck, J. (2005) Composing the Self: Of diaries and lifelogs. *Fibreculture*, Issue 3; http://journal.fibreculture.org/ issue3/issue3-vandijck.html (Accessed 5 July 2005).

[52] Seale, C. (2205) Portrayals of treatment decision-making on popular breast and prostate cancer web sites. *Eur. J. Cancer Care* 14, 171–4.

[53] McLuhan, M. (1967) *Understanding Media: the Extensions of Man*. London: Sphere Books, pp.

58–84.

[54] Gerber, B.S., Eiser, A.R. (2001) The patient–physician relationship in the Internet Age: future prospects and the research agenda. *J. Med. Internet Res.* 3(2), e15.

[55] Sinha, A. (2000) An overview of telemedicine: the virtual gaze of health care in the next century. *Med. Anthropol. Q.* 14(3), 291–309.

[56] Tenner, E. (1996) *Why Things Bite Back: Predicting the Problems of Progress.* London: Fourth Estate, pp. 161–183.

[57] Odutola, A.B. (2003) Developing countries must invest in access to information for health improvement. *J. Med. Internet Res.* 5(1), e5.

[58] Doarn, C.R., Adilova, F. and Lam, D. (2005) A review of telemedicine in Uzbekistan. *J. Telemed. Telecare* 11, 135–139

[59] Vassallo, D.J., Hoque, F., Roberts, M.F. *et al.* (2001) An evaluation of the first year's experience with a low-cost telemedicine link in Bangladesh. *J. Telemed. Telecare* 7, 125–38.

[60] Sørensen, T., Rundhovde, A. and Kozlov, V.D. (1999) Telemedicine in north-west Russia. *J. Telemed. Telecare* 5, 153–6.

[61] Martínez, A., Villaroel, V., Seone, J. and del Pozo, F. (2004) A study of a rural telemedicine system in the Amazon region of Peru. *J. Telemed. Telecare* 10, 219–25.

[62] Als, A.B. (1997) The desk-top computer as a magic box: patterns of behaviour connected with the desk-top computer; GPs' and patients' perceptions. *Fam. Pract.* 14(1), 17–23.

[63] Hsu, J., Huang, J, Fung, V. *et al.* (2005) Health information technology and physician–patient interactions: impact of computers on communication during outpatient primary care visits. *J. Am. Med. Inform. Assoc.* 12, 474–80.

[64] Rethans, J.J., Hoppener, P., Wolfs, G. and Diederiks, J. (1988) Do personal computers make doctors less personal? *Br. Med. J.* 296, 1446–1448.

[65] Greatbeach, D., Heath, C., Campion, P. and Luff, P. (1995) How do desk-top computers affect the doctor–patient interaction? *Fam. Pract.* 1 (1), 32–6.

[66] Marshall, J. (2004) The online body breaks out? Asence, ghosts, cyborgs, gender, polarity and politics. *Fibreculture,* Issue 3; http://journal.fibreculture.org/issue3/issue3_ marshall.html (Accessed 5 July 2005).

[67] Parikka, J. (2005) Digital monsters, binary aliens – computer viruses, capitalism and the flow of information. *Fibreculture,* Issue 4; http://journal.fibreculture.org /issue4/issue4_parikka.html (Accessed 5 July 2005).

[68] Thacker, E. (2005) Living dead networks. *Fibreculture,* Issue 4; http://journal.fibreculture.org/issue4/issue4_thacker.html (Accessed 10 September 2006).

[69] Turkle, S. (1995) *Life on the Screen: Identity in the Age of the Internet,* pp. 258–269. Simon and Schuster.

（訳：堀口佐知子）

第14章

新しい身体・新しい自己
遺伝学とバイオテクノロジー

●

本章では，「遺伝学（genetics）」の近年の発展が，健康や病いや人間の行為に与える文化的影響について取り上げる。遺伝学の発展によって，産業化した多くの社会では，「身体」，「自己」，「リスク」，「エイジング」，「疾病（disease）」などの概念が大きく変わりつつある。遺伝学の研究結果の多くは，人間のありようや「人格／個性（personhood）」の本質について，根本的な問題を提起する。「人」とは何か。いつから「人」になるのか。いつ「人」であることが終わるのか。本章ではこうした問題を検討していきたい。

1
遺伝学

1.1. 遺伝学革命——新しいパラダイム

1940年から1970年の間に，生物学のなかで大きな影響力をもつ新しいパラダイムとして分子生物学（molecular biology）が確立した。分子生物学の発展は，X線結晶学，電子顕微鏡法，放射線トレーサーなど，多数の新しい科学技術によって促された。分子生物学では，人体組織の全ゲノム情報を解読する国際プロジェクト，「ヒトゲノム・プロジェクト（Human Genome Project：HGP）」が進められてきた。「ゲノム（genome）」とは，生物のもつDNA（図14.1参照）の全遺伝情報のことである。専門用語で説明するなら，ゲノムは「核のなかの染色体とミトコンドリアDNAを含む，有機体と細胞に含まれるすべてのDNAから成る」[1]。ヒトゲノム・プロジェクトは，13年の歳月と30億ドルの費用

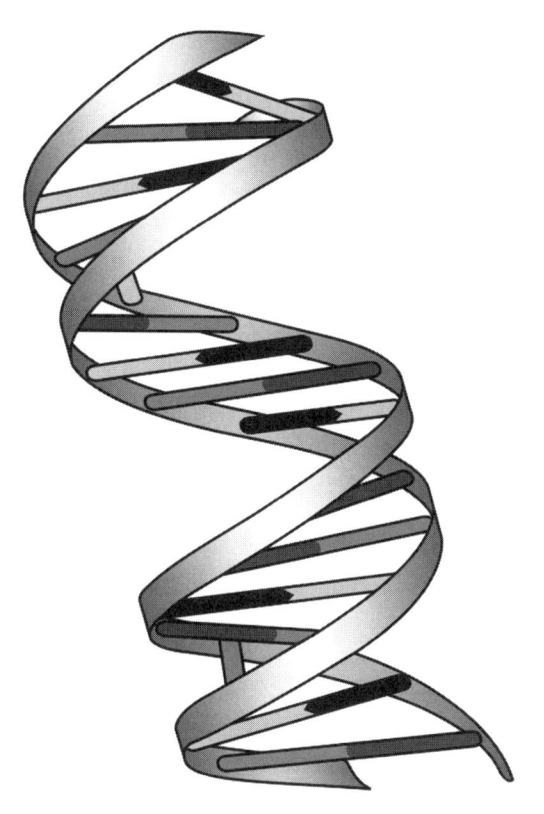

図14.1 ワトソンとクリックによって1953年に解明された，DNA（デオキシリボ核酸：deoxyribo-nucleic acid）の二重らせん構造は，現代を象徴するアイコンとなりつつある。

を費やし，2003年に完了した[2]。その目的は，およそ2万から2万5,000のヒトのDNAの遺伝子すべてを特定し，ヒトのDNAを構成する30億の化学塩基配列を解読することだった[3]。こうしたゲノム配列・解読・分析・調査・ゲノム操作に関わる科学の研究分野は「**ゲノミクス（genomics）**」といわれ[4]，遺伝子とその機能，その健康と病いとの関係について解明する。

Rheinberger[5]は，分子生物学におけるゲノミクスの飛躍的な発展を，科学的思考の革命だと捉える。19世紀後半に細菌論が台頭し，1940年代に抗菌薬が開発されたときと同じように，ゲノミクスは医学に大きな影響を与えている。彼は，「分子生物学が医学を乗っ取る」ことによって，人間の行動，関係，疾病の起源などに関わる人間のありようについて，ある変化がもたらされるだろうと述べる。すなわち，「遺伝か環境か」，「生物学か文化か」という従来の議論に影響を与えながら，医学だけでなく，社会科学や行動科学においても，生物学的説明が重んじられる傾向が強まるだろうと指摘する[5]。

1.2. 「生まれ／遺伝」か「育ち／環境」か

Mauron[6]は，分子生物学の根底にある「**ゲノム形而上学（genomic metaphysics）**」を見出した。すなわち，遺伝子研究では人間の生命の前提として「ゲノムは，有機体生命に特徴的な形質や個性を決定づけ，特定の種の一員であることを保障するための存在論的な中核であるという信念」がある。それゆえ，非宗教的な現代では，ゲノムが「宗教から切り離された意味で，魂に相当する」ようになりつつある[6,7]。伝統的なヒューマニズムにおいては，「人間の生物学的な性質（自然）」は，授けられ，厳密に決定された不変のものとみなされていた。他方で，「人間の精神と行動は可変的で教育によって完成するもの（文化）」とみなされていた。しかし，ヒトゲノム・プロジェクトと「遺伝工学」の発展

は，人類がもはやゲノムに埋め込まれた不変の生物学的な特質によって決定づけられるものではないことを明らかにした[6]。「自然」もまた可変的であり，知識や行為，科学技術などの「文化」によって変更可能なものなのだ。生物学は，もはや文化と区別できるようなものではない。

Rheinberger[5]も，「生まれ（Nature）」（内部にあり固定的で不変なもの）と「育ち（Nurture）」（外部にあり変更可能なもの）という従来の二項対立が行き詰まりを迎え，遺伝（人間の本性も含む）も環境と同様に変更可能なものとして捉えられつつあると述べる。Cetina[8]にとっては，こうした事態は，人間の理性の発達や人類社会の向上という理想を掲げていた18世紀の啓蒙主義の人間主義的プロジェクトの終わりを意味する。彼女は，個の身体やゲノムへの関心が増すにつれ，社会や理性による救済に対する信頼が崩壊すると予想する。代わって，ポスト啓蒙主義時代の現代では，社会や文化ではなく，自然に変更を加えることに重点が置かれ，理性の発達や社会的条件の改善ではなく，遺伝や生物学，バイオテクノロジーによって改良され向上する新しい人間観が提供される[8]。生物工学・ナノテクノロジー・情報科学・認知科学などによって，人間の性能が改良されていくにつれ，人間と機械の区別はなくなっていくだろう[8]。

1.3. 遺伝子決定論

遺伝学という新しいパラダイムの誕生は，「遺伝子決定論」と「情報システム」としての身体という，新たな視点への転換を促した。情報システムとしての身体という見方によれば，生命体としての人間は「コミュニケーションと制御の媒体」であり，個人の遺伝子の組み合わせは情報（遺伝子コード）を生み出し，情報に記された指令によって身体は造られ機能する。遺伝情報が常に「DNA→RNA→タンパク質」の順に伝達されるというこの仕組みは「セントラル・

ドグマ（中心的教義）」と呼ばれている。

Sandalowski[9] は，情報としての身体「ポストヒューマン・ボディ」という見方への転換を描いている（第2章，第13章を参照）。遺伝子情報としての身体という見方をもつ科学者や医師や遺伝子工学者は，個人の遺伝的形質を修正可能な「ソフトウェア・プログラム」のようなものとして表現することがある。ヒトゲノム・プロジェクトで扱われる身体も，また，情報システムとみなされる。しかしながら，この情報システムとしての身体は，個人の心理的・社会的・文化的背景についての情報にはいっさい言及しない。

一部の遺伝子決定論者は，人間はDNA→RNA→タンパク質→組織→臓器→人体といった階層化された線形構造をしており，その多くが遺伝子によって決定されていると考える。Mauron は，「人間」を構成するものについての概念が変化しつつあると指摘する。つまり，「人間」をコントロールしているのは遺伝子であり，「精神（mind）」ではないのだ[6]。極端にいえば，遺伝子決定論は，人間の行動，知能，ジェンダー，エスニシティ，セクシュアリティ，慣例に従わないライフスタイル，身体的・精神的健康に対する，遺伝子的要因の影響を過度に強調する。しかしながら，こうした見解[2]は，人間のアイデンティティを形作る心理的・文化的・環境的要因の役割をないがしろにしていると批判を受けやすい。結局のところ，多くの遺伝学者にとって人間の身体の発達は，生物学と環境要因の相互作用が重要なのだ[12]。

2
「遺伝学化」

分子生物学，なかでもヒトゲノム・プロジェクトの目覚ましい発展は，生物医学や精神医学だけでなく，人間の生命のあらゆる側面において「遺伝学化（geneticization）」[7, 13] の可能性をもたらした。「人間の本性」と行動は，これまで，「文化的・教育的・社会経済的影響（環境）」から理解されていたが，「遺伝学化」によって，「生物学的メカニズム（遺伝）」から理解されるようになってきた。この傾向は「医療化（medicalization）」現象とも重なる。

遺伝形質と疾病の罹りやすさの関係についてのさらなる研究がすすめば，「遺伝学化」は精神医学と生物医学の両方に重要な役割を果たすだろう。精神医学では，すべての精神疾患と行動障害は脳の機能障害が原因であり，文化的・社会的要因は無関係とする考え方は危険であると警鐘を鳴らしてきた[14]。それでも，現在でもなお，遺伝的特質と統合失調症などの精神疾患の関連性について研究を行う者はいる。しかし，現時点では，このふたつの間に明確な関係を見出すことはできておらず，実際は，極めて複雑であるようだ[15]。また，エスニシティ[7]，障害[16]，性的不一致，犯罪行為，人類文化，社会組織にいたるまで，多くのことを遺伝子で説明することに対する懸念も表明され始めている。

2.1. 「遺伝学化」とアイデンティティ

ここ数十年，社会科学者は，一般の人びとが遺伝学の知識を得るようになって，個人的・集合的アイデンティティについての概念，また，人格や個性の意味を含む「パーソンフッド（personhood）」についての文化的概念が変化しつつあることに懸念を表明し始めている。

2.1.1. パーソンフッド（人格／個性）

Mauron[6] は，「パーソナル・アイデンティティ（personal identity）」は，時間が経っても変わらない要素を含む概念だと指摘する。しかし，不変の要素とはいったい何だろうか。パーソンフッドという概念は，その人がその人であるための根源的な条件であるが，さまざまな捉え方

がある。宗教的な考え方をする人は,「パーソンフッド（personhood）」は受精の瞬間に誕生すると捉える。あらゆる人権が受精時に発生する「人としての受精卵（zygote-as-person）」[6] という考え方は,現在,宗教的・政治的な問題として中絶賛成派と中絶反対派の論争に強い影響を与えている。

それに対し,社会科学や行動科学では,パーソンフッドは時間とともに「作られる」という見方が一般的である。パーソンフッドはある一時点で決まるのものではなく,ある個人の成長の過程において,家族やコミュニティや社会が関わる社会的プロセスなのだ。多くの文化では,新生児は,未熟で,未発達で,性差も発達していない,つまり完全な人間ではないため,人間を作ることは,本質的に社会的プロジェクトであると考えられている（第9章参照）[17]。

人類学者は,ジェンダー,人種,パーソナル・アイデンティティについて,「生物学は宿命だ」とは考えない。ジェンダー・アイデンティティは,XとYの性染色体によって決定されるわけではなく,心理的・社会的・文化的次元も関与している（第6章参照）。人間の本性は,生物学的・心理的・社会的・環境的な影響の複雑な相互作用によってもたらされるのだ。

2.1.2.「民俗遺伝学」

人間が集団を構成し,自集団と他集団を区別し,自集団のアイデンティティを定義する際に,メンバーの能力,才能,性格,道徳的行為を,両親や先祖から受け継いだ資質として説明することがある。集団のアイデンティティや個人の性格についてのこのような民間に根ざした説明方法を「民俗遺伝学（Folk genetics）」と呼ぶ。次のような言い方はよく聞かれるだろう。「彼は,とてもクリエイティブだ。きっと父親に似たんだ」,「彼が短気なのは,母方の親族ゆずりだ」。民俗遺伝学は,個人の才能や知能,性格だけでなく,精神疾患,犯罪行為,不道徳な行為を説明するために重要だと考える人もいる。国や民族レベルで民俗遺伝学が持ち出される場合,共有された生物学的遺産（たとえば,母国に対する忠誠心）や,民族としての強さ,能力,宿命といった概念が引き合いに出されることもある。

Davison[18] は,英国の民俗遺伝学では,ひとりの人間に,父方母方両方の家系の遺伝的形質が等しく関与すると考えられていると述べる。これは,生物学的・社会的特徴や身体的特徴（髪の色,目の色,体質,特定疾患),体質（強いか弱いか,長寿の家系か病気になりやすいか),パーソナリティ（気質,情動面,行動スタイル）などに対して言える。Richards[19] も,遺伝子についての英国の民間信仰は,医学の考え方と大きく異なり,人びとは遺伝子や染色体についての特定の知識や優性・劣性疾患のメカニズムや確率よりも,世代間での生物学的な特徴の遺伝に関心を示すと指摘する。そのため,遺伝子検査や遺伝性疾患についての人びとの考えを理解する際には,こうした遺伝についての民間信仰を考慮に入れる必要がある。

2.1.3. 境界的な存在

医療技術と分子生物学の発展は,「生命の周縁にいる新しい生の形態」,あるいは「生と死の間の不分明な領域にいる存在」[17] ともいうべき「境界的な存在（liminal being）」を出現させつつある。「境界的な存在」としては,長い間,重度の認知症の昏睡状態にあるような「社会的死（social death）」の過程を経た人たちが挙げられる。また,ヒトの幹細胞,DNAサンプル,凍結受精卵,卵子と精子など,生物学的には「死んではいないが,完全に生きているわけではない」存在もある。これらの小さな存在は,「人間」なのか,人間の一部なのか,あるいは,単なる細胞や分子のかたまりとみなすべきなのか[6]。さらに次のような問題もある。仮に,ドナーが死亡してしまった場合,その亡くなったドナーの凍結精子は,どのような存在として扱うべきだ

ろうか。ドナーの死後，ドナーの同意なしに，凍結生死を卵子と受精させることや，中絶した胎児の細胞を使って研究や遺伝子治療に役立てることは，倫理的にどう判断されるだろうか。臨床医は，生命倫理学者や人類学者と協働して，こうした問題を解決していく必要があるだろう。

2.1.4. 「正常性」の消失

Clayton [20] は，ヒトゲノム・プロジェクトには，定義しづらい人間の本質を決定するというひとつの目的があったが，プロジェクトの結果はそれを裏切るものだったと述べる。個々人の遺伝子の配列やゲノムは，何万もの塩基によって異なるため，「遺伝的にまったく同じ」二人の人間は存在しない [20]。さらに，誰もが，「正常」な遺伝子と，病気にかかりやすい「異常」な遺伝子の両方をもっているため，完全に「正常」で「健康」な人間は存在しない。「健康」で「正常」な身体と，「病気」の「異常」な身体の間の境界は，不明瞭なものになりつつあるのだ。

2.1.5. 「境界の不安」

「境界の不安（Boundary anxiety）」は，現代の西欧社会の主要な関心ごとのひとつとして描かれることが多い [21]。「自己（self）」と集団をめぐる，境界を保つための従来の多くのやり方が，有効性を失いつつあるからだ。社会変化の急激な時代にあって，そのような境界は，不安感を増大させる根源となりつつある。

個人レベルでは，人間の身体は目にみえない光線や汚染物質や「細菌」にさらされ，それらが身体内部に浸潤していくような感覚に，人びとは自己の脆弱性を感じるだろう（第10章参照）。

グローバリゼーションの影響で，以前は同質的だった社会でも移民の増加や文化的多様性が高まり，集団の境界はますます曖昧になっている [7]。遺伝子研究は，こうした状況にさらなる不安要素を与えるものとなるだろう。たとえば，異なるエスニックグループ間において，遺伝的差異ではなく，遺伝的類似性が明らかにされることによって，「エスニシティ（ethnicity）」と「人種（race）」概念は瓦解するかもしれない。あるいは，人間と他の種の境界が曖昧になるかもしれない（たとえば，人間の全遺伝子情報の98％は，チンパンジーのそれと同じである）[6]。「遺伝工学（genetic engineering）」は，身体（人間の本性さえも）が，科学技術によって可変であることを示唆している。その一方で，「遺伝子決定論」は，宿命論的な感覚をもたらし，自律性や自由意志という概念を弱体化させるかもしれない。

このように，遺伝学の展開によって，不変のアイデンティティをもつ境界を備えた自律的な個人という概念は，損なわれていくであろう。

2.1.6. 遺伝学と社会関係

遺伝学は，人びとの関係を証明したり，つなげたりするために利用され始めている。DNAテストは，父子判定や，兄弟姉妹間の生物学的関係の鑑定に利用される。犯罪科学捜査では，遺体から採取されたDNAを生存している親族や子孫のDNA構造と照らし合わせ，遺体の身元を突きとめる。刑事司法システムでは，DNAサンプルは，刑事裁判の有罪無罪を立証するために利用され，民事事件では遺産や財産を証明するために使われる。

同じ遺伝疾患をもつ人びとはサポートグループを結成し，将来的には，新しいタイプの親族集団とみなされるようになるかもしれない。ラビノウ（Paul Rabinow）[23] は，同じ遺伝疾患に基づいた新しい集合性と個人のアイデンティティの形成を，「生社会性（biosociality）」という現象として予見している。アメリカでは，すでに，神経線維腫症グループなどの新しいコミュニティが形成され，メンバーたちは「疾患の経験を共有し，さまざまな活動を行い，子どもたちに教育し，環境を作り変える」ために集う。新しい遺伝学は，ゲノムの類似性によって結束

したメンバーたちが新しい形のコミュニティを作るきっかけとなるだろう。

2.1.7. 遺伝学と時間

「遺伝学化」の傾向が強くなるにつれ，文化的な時間認識が変化する可能性がある。個人のゲノムには，現在・過去・未来が埋め込まれている。遺伝子検査によって，その個人の過去について何らかのことがわかる。たとえば，両親や祖先から「異常」な遺伝子を受け継いでいることや，親との生物学的なつながりがないことがわかるかもしれない。ある疾患に罹患するリスクや，その疾患が子世代へと遺伝するリスクなど，未来についての情報もわかる。とくに精神疾患や深刻な障害の場合は，そうした未来についての情報が，個人の将来の結婚やパートナー選びに影響を与えるだろう。その意味で，遺伝子検査では過去と将来のデータがひとつのメッセージとして凝縮され，その過程で，診断と予後の違いはなくなってしまうだろう。

2.1.8. 遺伝学と社会的文脈

ラビノウ[10]が指摘するように，分子生物学や遺伝学も含めて，科学技術の理論と実践は文化的・社会的影響を受ける。その影響は，特定の社会組織や文化的世界観や，金銭的利害関係や政治的圧力，宗教的慣習から生じる[2]。そのため，同じ技術が，異なる社会的文化的背景の人びとによって，異なって使用されたり理解されたりすることがある。

たとえば，臨床遺伝学の診断は，「純粋」な科学的データだけに基づいて行われるのではなく，主観的な要素も含まれる。Shaw[10]は，英国の遺伝クリニックでは，臨床診断が，専門医，実験室の科学者，臨床マネージャー間の話し合いという社会的なプロセスのなかで行われることを描いた。実験室のデータだけでなく，科学者の経験，検査技師の直感的な知識，同僚との議論や前例との照らし合わせなど，遺伝子につい

ての主観的・客観的情報を取り入れた上で診断は行われる。

カリフォルニア大学ロサンゼルス校の「社会とゲノミクス・センター（Center for Society and Genomics）」[25]は，ヒトゲノムは，言語や道具の進化，そして動植物が家畜化／栽培化と共に進化してきたと指摘する。この「共進化（co-evolution）」の影響の例として，たとえば，食の欧米化，デスクワーク中心のライフスタイルへの移行にともない，いくつかの開発途上国では糖尿病の発生率が上昇しつつあることが挙げられる。何千年もの間，頻発する飢饉や予測不可能な食糧供給危機に対処するために人間の代謝は進化してきたため，現在の新しい生活環境に対処することができないのだ。こうした現代の問題にアプローチするためには，遺伝的形質の役割だけでなく，社会的・文化的・経済的要因を考慮に入れる必要があるだろう。

それでは遺伝子情報は，特定の社会的文脈において，私的なデータから市場向けの商品へとどのように変換されているのだろうか。次に事例をひとつ紹介する。

事例研究　スウェーデンのウメオ市における商業的バイオバンク

Høyerは[26]，スウェーデンのウメオ市にある8万5,000人から採取した1万1,000の血液サンプルが保管されている，世界で最も大規模な商業的バイオバンク（ヒトの組織の貯蔵コレクション）について報告している。血液サンプルの提供者は，ライフスタイルや既往歴についての詳細なアンケートに答えなければならない。

彼は，血液サンプルの提供者の「パーソンフッド」についての見方には，ふたつの見方があることを明らかにした。すなわち，ライフスタイル（物語）についてのアンケート情報に宿るものとしての「パーソンフッド」と，血液（あるいは遺伝子）に宿るものとしての「パーソンフッド」という見方である。後者の考え方をする人にとっては，遺伝子コードの情報を他人に売るということは，「まさにその人自

身を売る」ということを意味する。

バイオバンクは，血液サンプルから得られた，人間の一部としての遺伝子コードを，取引可能な商品，つまり情報へと変換し，それを医療研究者や製薬会社，企業へと売る。医療バイオバンクは，人間の生命と経済の間の重要な仲介者となり始めているのだ。

3

応用遺伝学

3.1. バイオテクノロジー

応用分子生物学のなかでも，バイオテクノロジー分野の進歩は顕著である。バイオテクノロジーは，生体細胞を利用し，農業・畜産・工業・医療などに役立てようとする技術である。その技術は，さまざまな動植物種の遺伝子操作（たとえば，遺伝子組み換え作物など），薬，農薬，肥料，工業用潤滑油，その他の化学物質の作成のために活用されている。また，微生物による排水処理，油や化学物質の汚染除去にも活用されている。

3.2. 遺伝子治療

遺伝子治療では，遺伝子異常が臨床疾患を引き起こす前に，好ましくない変異に「正常」遺伝子を組み入れることによって，遺伝子異常を修正する可能性をもたらす[11]。Rheinberger[5]によると，「ヒトゲノム国際機構（Human Genome Organization）」の前会長は，今後数十年の間に，「分子医学」によって，心疾患，いくつかのがん，遺伝性アレルギー，さらには，失読症などの遺伝的要素をもつ教育上の問題など，5,000程度の臨床疾患に対し改善策が提供されるだろうと述べている。

3.3. ヒトES細胞

応用遺伝学のなかで，重要だが，意見のわかれる発展が，「ヒトES細胞（human embryonic stem cells）」の利用可能性をめぐる研究である。1998年に初めて，受精の4〜5日後のES細胞が，ヒト胚細胞の胚盤胞から摘出された。ES細胞は，筋肉，神経，心筋などの，さまざまなタイプの細胞に分化する可能性をもった細胞である。将来的には，損傷を受けた細胞や年齢とともに劣化した細胞と取り替えることがきる可能性をもつ。しかし，近年は，ES細胞が「人間」なのか否かをめぐって，大きな議論を呼んでいる。

3.4. ヒトクローン

クローニングとは，ひとつの細胞から，ふたつ以上の遺伝学的に同一の細胞や有機体を人工的に作り出すプロセスのことである。羊の「ドリー」は，1996年にクローニングによって作成された。バイオテクノロジーによる実現可能な技術のうち，ヒトクローンは，最も意見が分かれる。宗教的・倫理的・実践的・政治的理由から反対意見がある[27]。クローンを禁じる法的規制もあり，1997年には欧州評議会の「人権と生物学・医学とに関する協約（Convention on Human Rights and Biomedicine）」によって禁止された[28]。

3.5. バイオ老年学

「バイオ老年学（biogerontology）」は，老化についての生物学的原理を研究する分野で[29]，老化による影響を遅らせたり，食い止めたり，寿命を延ばす方法を研究する。おもに「再生医学」分野で行われており，年齢にともなう身体の劣化を克服するためにヒトES細胞を利用したり，高齢になって遺伝的に発症する糖尿病・脳卒中・心疾患・パーキンソン病などの疾患に対し細胞

補充療法や細胞修復が行われたりする[30]。つまり，内部から老化を遅らせるのだ[29]。

「再生医学」においては，老化が治癒されるべき「疾病（disease）」とみなされるため，老化の「生物医療化（biomedicalization）」[31]が進行しているといえる。身体は年齢を問わず無限の操作可能性に開かれており，医療専門家は生命そのものを操作し最大限に生かす。「老化せずに年をとる」という期待を持たせるのだ。老化治療には，いくつもの倫理的・社会的・経済的課題がある。たとえば，「寿命を延長する」技術を買うことができる金銭的余裕がある人びとと，そうでない人びととの間に不平等を生む可能性もある[32]。

4

遺伝疾患

4.1. 遺伝疾患と血縁

多くの遺伝疾患は，血縁関係を通じて発生する。血縁関係が，子孫の遺伝的先天性障害の発症率を増加させる例として，常染色体劣性疾患である嚢胞性線維症やテイ・サックス病，サラセミア病，鎌状赤血球症などがある。また，先天性奇形，精神遅滞，失明，聴覚障害の発症率も増加する[33, 34]。

数世代にわたって，同じ家族・地域・エスニック集団や宗教集団から結婚相手を選ぶ「内婚制度（endogamy）」によって，多くの遺伝的疾患の発症率は高くなるため，婚姻と親族パターンについての人類学の研究は重要である。

4.1.1. いとこ婚

HamamyとAlwan[34]の1997年の報告によれば，地中海東部や中東地域において，遺伝的先天性疾患の高い発症率が見られる。原因は複雑

だが，遺伝子検査のための公衆衛生対策が不十分であること，女性の高齢出産（とくに大家族の場合），伝統的な近親婚率の高さなどが挙げられる。彼らの報告によると，当該国の全婚姻のなかの「いとこ婚（cousin marriage）」の割合は，ヨルダンでは32％，サウジアラビアでは31.4％，クウェートでは30.3％，アラブ首長国連邦では30％，イラクでは29.9％，エジプトで11.4％，ムスリムのレバノン人の間では17.3％，クリスチャンのレバノン人の間では7.9％であった[34]。

英国に移民したパキスタン系の人びとの間でもいとこ婚率が高く，遺伝性疾患の原因となっていると報告されている。DarrとModellによって1988年に100人のパキスタン系英国人の母親を対象に行われた研究では，彼女らの母親は33人がいとこ婚をしていたのに対し，彼女らは55人がいとこ婚をしていることが明らかになっている。パキスタン系英国人の移民コミュニティでは近親婚の割合が高くなり，それにより，サラセミア病などの遺伝性疾患に罹患する子どもをもつリスクがより増大することが明らかにされた[35]。Modell[36]によれば，パキスタンでは，女性を拡大家族や一族内から選ぶ「父系内婚制（patrilineal endogamy）」が一般的である。こうした状況において，少なくとも母親に対し，遺伝性疾患のスティグマが付与されることはあまりない。なぜなら，ほとんどの家族は血縁関係にあり，遺伝性疾患はすでに家族のなかにあるものとして捉えられているからだ。さらに，血族には利点があり，コミュニティを社会的に安定させる役割を担っているともいわれている[37]。

事例研究 **サウジアラビアのリヤド市における遺伝カウンセリング**

Panter-Brick[38, 39]は，1988年に，サウジアラビア王国のリヤド市の専門病院の遺伝性疾患をもつ子どもの両親を調査した。両親の81％は，「いとこ婚」あるいは「はとこ婚」をしており，3分の1は遺伝

性疾患によって1〜4人の乳児を亡くしており，3分の2は乳児死亡の経験はないものの1〜2人の病気に罹った子どもを生んでいた。両親らは，遺伝性疾患の原因について，科学（遺伝学），宗教（神の意志），民間伝承（邪視）が入り混じった解釈をしていた。なかでも宗教の役割が大きく，信仰を通して子どもの疾患への責任を放棄するため，苦しむ子どもを産んでしまったことへの罪の意識を認める両親はほんの少数であった。また，疾患の遺伝的根拠を理解していたのは3分の1の両親のみだった。西欧とは異なり，彼らには，遺伝性疾患への対処方法に治療的中絶という選択肢はなく，離婚や一夫多妻（どちらも，健康な子どもを産む可能性のある新しい妻を迎える）しかない。39％は自分の子どもに伝統的な「いとこ婚」をさせないと答えたものの，36％は依然として伝統的な「いとこ婚」が望ましいと答えている。こうした選択肢の違いは，急激に変化するサウジ社会のなかの家族像を反映している。Panter-Brickは，近親婚はサウジの文化に深く根ざしているため，遺伝子カウンセリングを行ったとしても，近親婚が広く阻止されない限り，ほとんど効果がないと結論づけている。

4.2. 遺伝性疾患の予防的側面

　遺伝が特定の病気を引き起こすこともあるが，逆に，特定の病気の発症を防ぐこともある。もっともよく知られた事例は，劣性の鎌状赤血球遺伝子だ。父親と母親の両方からこの遺伝子を受け継いだ場合にのみ，血液疾患を発症する。鎌状赤血球貧血，鎌状赤血球病は，よく知られている遺伝性疾患である[40]。この疾患は，とくに乳児期や小児期に発症すると生命に危険性がある。しかし，劣性遺伝子（鎌状赤血球形質）を保因しているだけならば健康上問題はなく，ある地域においては生存上有利になる。アフリカの多くの地域では，マラリアは風土病であり命に関わるが，この遺伝子をひとつ保有していれば熱帯マラリア原虫による病気の発症を防ぐことができる。サハラ以南のアフリカでは，何

世紀にもわたる自然淘汰によって，世界中のどこよりも多くこの遺伝子を保有している人がいる。たとえば，ナイジェリアでは約25％の成人が遺伝子の保有者である[40]。

　この地域でマラリアの予防が進めば（第17章参照），鎌状赤血球貧血症患者や，その遺伝子を保有していない人びとは，恩恵を受けることができるだろう。しかし，マラリア予防が進まないにもかかわらず，鎌状赤血球形質を撲滅するための「遺伝子治療」を行ってしまうと，より多くの人がマラリアに罹りやすくなるという危険性が生じてくる。

4.3. 遺伝性疾患のスクリーニング

　特定のクリニックや病院で行われる遺伝子検査では，遺伝性疾患の診断を受けることができる。場合によっては，出生前検査によって，子宮内の胎児の性別だけでなく，遺伝子異常の有無を調べることができる。遺伝子検査は，ある個人の遅発性の疾患のリスクの確率が，兆候や症状が出る何十年も前からわかる[11]。しかし，将来病気になる遺伝的傾向があるといわれた人にとって，健康であるとはどういう意味をもつのか。自己意識や存続の感覚に何をもたらすのか。過去と未来に対する認識はどのように変わるのだろうか。

4.3.1. 遺伝学と「リスク」

　第15章で描くように，医療専門家と一般の人びとの「リスク」概念は，多くの場合，まったく異なる。そもそも，リスクの発生確率の疫学的なモデルは，大規模集団の研究に基づいているのに対し，一般の人びとのモデルは，個人や家族の経験に基づいている。しかしながら，最近の医学では「リスクファクター」を個人の遺伝子に埋め込まれたものとみなすようになってきた。KavanaghとBroom[41]によれば，個人の身体に埋め込まれたこうした遺伝子のリスクは，

「環境」リスク（たとえば汚染，核廃棄物）や「ライフスタイル」リスク（たとえば喫煙，食習慣，運動）とはまったく異なる。そのため，一般的に，遺伝子検査は，疾病の責任を，社会全体ではなく個人，あるいは家族や祖先に負わせる意味も持ちうる。

4.3.2. 潜在患者

Konrad[42] が「発症前患者（pre-symptomatic person）」，「潜在患者（the pre-patient）」と名づけるように，健康な人びとに対する遺伝子検査によって，新しい人のカテゴリーができつつある。分子・細胞・ホルモンレベルの診断技術によって，臨床疾患が発症するずっと以前に，健康な人の疾患の可能性を検出することが可能なのだ（第4章参照，第5章「病いなき疾病」参照）。遺伝子診断の発展によって，病気を予測する側（科学者）と治療する側（医師）の能力が，大きく乖離し始めている[42]。遺伝子検査技術が発展しても，疾患に罹患する「リスク」を効果的に予防治療する術は見つかっていないため[41]，患者にも医師にも新たなジレンマをもたらしている。

4.3.3. ハンチントン病

ハンチントン病は進行性の神経変性疾患で，現時点で予防法も治療法もない。これは，遺伝性疾患（常染色体優性疾患）であり，中年期（35歳から45歳）になって，舞踏病運動などの不随意運動，認知症，深刻なうつ病，その他の精神症状が現れ死に至る。男女差はなく，ハンチントン病罹患患者の子孫は50％の確率でハンチントン病を発症する。

ハンチントン病は進行性で難治性の病気であるため，リスクがある人でも，遺伝子検査を受ける決断をするまでに，何年，何十年と費やす人や検査受診を拒否する人もいる。Cox[44] は，カナダのブリティッシュコロンビアで行った研究で，ハンチントン病の診断が，当事者やその配偶者，子ども，親族に，いかに重い意味をもつかを明らかにした。ハンチントン病のリスクがある個人が，最終的に遺伝子検査を受ける決意をするまでの経路はさまざまだ。理性的に，あるいは，自分本位で受診を決断するというより，子どもや家族への影響を考慮したり，病気を発症している親族に対する愛着があったりすると，その人にとっての「リスク」の程度や疾患は身近なものとなり，受診するか否かの決断にも影響する。

ハンチントン病のような遺伝子検査の診断は，遺伝子の保有者に予後を示すことを意味する。Konrad[42] によると，遺伝子検査は，健康な人を「発症前患者」に変え，実際に病気の兆候が現れるまでの数年から数十年の間は，患者は，生と死の間にいるような，不安定な状態にいなければならない。

5

遺伝子研究とその応用に対する反応

遺伝子研究とその応用については，その倫理的・社会的・経済的な観点から，強い危惧の念と厳しい批判にさらされている。

5.1. 宗教的問題

1996年のクローン羊のドリー，1998年のヒトES細胞の分離，2000年のヒトゲノムの解読以来，幹細胞，胚，クローン技術の使用をめぐって倫理的・宗教的視点から議論が交わされている。宗教集団や信心深い人のなかには，遺伝学の応用（遺伝子工学，遺伝子治療，クローンなど）は，科学者が神の意志に手を加える行為であり，受け入れがたいと考える人もいる。宗教的理由だけではなく，倫理的・実用的・安全性

の問題から反対する者もいる。

5.2. 守秘義務の問題

　大規模な遺伝情報データベースが，さまざまな国で，さまざまな目的のもと発展してきている。犯罪捜査や法手続きで有罪無罪を立証するために警察や司法当局によって使われるデータベースや，遺伝子分析や薬剤の生産などに使われるデータベースがある。たとえば，英国の「国立DNAデータベース（National DNA Database）」[45]や，スウェーデンのウメオ市にある「バイオバンク（biobanks）」[26]などがある。こうしたデータベースには守秘義務の問題がある。データが渡るべきではない人の手にわたってしまった場合，商業的・政治的に利用されたり，恐喝などに悪用されたりする可能性もある。また，医学的・人種的背景や親権，欠陥遺伝子についての詳細な情報が漏洩する可能性もある。仮に，欠陥遺伝子の保有者であることが誰かに知られた場合，偏見や差別を経験するだけでなく[11]，保険加入，就職，結婚などで悪影響が出ることもあるだろう。

5.3. 文化的問題

　遺伝子研究では，被検査者から採取した髪の毛，血液，唾液，その他の体液などの組織標本を詳しく調べるが[11]，Sleemboom[2]は，多くの文化では，知らない人から組織を採取されることを忌み嫌うと指摘する。人びとは，神聖な部位を侵犯されることや，採取された体液に魔女などから呪いがかけられることを恐れるからだ。また，アジア社会の多くは，宗教的な考え方のなかに人間の生命についてのホリスティックな見方があり，人の本質はゲノムに還元され得ないと考える。さらに，遺伝子情報は，個人の所有物ではなく，家族・コミュニティ・部族・国家などの集団の所有物だと考えられている。

そのため，関係のなかに自己を位置づけ，ホリスティックな自己概念をもつ人びとにとっては，「遺伝子工学」による介入は，生命体の相互依存関係を阻害するものとなる。

　不妊治療の「体外受精（In Vitro Fertilization：IVF）」の際，「良くない」社会階級，カースト，宗教，エスニックグループから精子や卵子が提供される場合，受け入れない人びともいる。また，動物由来の臓器を人に移植する「異種間移植（xenotransplantation）」に抵抗感をもつ場合もある（第2章参照）。

　したがって，遺伝子研究とその応用について考える場合，文化的な背景とその文化特有の「自然」，「文化」，「パーソンフッド」の概念を考慮しなければならない。

5.4. 法医学と倫理問題

　遺伝子研究とその応用によって，個人の健康リスクについての情報を生み出す遺伝子研究は，不安と混乱を駆り立て，家族関係を損なうこともある。また，保険加入や雇用機会を失うこともあり[11]，考えるべき問題は山積している。

　すでに述べたように，遺伝子の守秘義務に関する問題がある。たとえば，雇用主は，ある病気にかかりやすい遺伝子をもつ人の雇用を拒否することはできるのだろうか[2]。ヘルスケアや生命保険の提供を拒否することは可能だろうか。さらに，「インフォームドコンセント」への同意は，当人の知識や同意なしに得られたもの（たとえば，血液サンプルから抽出された遺伝物質など）にも適用されるのか[11]。

　また，自分の遺伝子について良くない結果，たとえばハンチントン病や乳がんに罹患する可能性をもつ遺伝子を保有しているとわかったら，どのような心理的・社会的影響を被るだろうか。明確な予防法がないのであれば，リスクについて知らない方がいいだろうか。

　さらに，アジアのいくつかの地域では，超音

波スキャンや羊水穿刺，染色体分析などの出生前診断によって，「出生前ジェンダー差別」や「性別選好のための中絶」として，毎年，何百万もの女子の胎児が中絶されている（第18章参照）。こうした検査は増えているが，それが現代版の優生学という結果をもたらすのか否かは，今後見定めていかなければならない。

5.5. 経済的・政治的問題

ヒトゲノムの「商品化（commodification）」の問題について取り上げてみよう。商品化とは，すなわち，顕微鏡でしかみえないほどの遺伝子情報のユニットに人間が変換され，それらが製薬会社やその他の企業によって利益へと変換されるプロセスを指す。商品化のプロセスでは，特定地域の人や特定地域に生息する動植物から得られた遺伝子配列について，特許の問題が生じる。開発途上国の国々では，地域の植物相や動物相や土着の人びとのゲノムが，西欧のバイオテクノロジー企業によって略奪されている事態に懸念が高まっている。とくに，伝統医療として使用される植物やハーブの遺伝配列の特許が，商業上の利益のために利用されている[2]。こうしたプロセスは，生物資源の盗賊行為である「バイオパイラシー（bio-piracy）」（第18章参照），「生物植民地主義（biocolonialism）」と呼ばれる。

したがって，分子生物学には関連機関による規制が必要である。ゲノミクスの場合，国家的にも国際的にも，遺伝子研究とその応用を規制し，誤用乱用を防止する取り組みが行われつつある。1997年には，国連教育科学文化機関（UNESCO）が，「ヒトゲノムと人権に関する世界宣言（Universal Declaration on the Human Genome and Human Rights）」を全会一致で採択した。このなかで，「ヒトゲノムに関するいかなる研究又はその応用も，とくに生物学，遺伝学および医学の分野におけるものも，個人の又

は該当する場合は集団の人権，基本的自由および人間の尊厳に優越するものではない」ことが宣言されている[47]。

しかしながら，遺伝子研究がどこに向かい，長期的にどのような社会的影響をもたらすのかについては，依然として課題もある。次のゲノム薬理学をめぐる論争はその一例である。

6

ゲノム薬理学

「ゲノム薬理学（pharmacogenetics）」は，遺伝子構成が，特定の薬物反応にどのような影響を及ぼすかについて研究する分野であり，薬の臨床効果と安全性の向上を目指している。実践的には，薬剤が「個別化」され，配合や投与量は，個々の患者の遺伝子構成に基づいて調合される[48, 49]。場合によっては，個人だけでなく，特定集団の遺伝子構成に合わせて薬剤が作られる。たとえば，2005年に，アフリカ系アメリカ人のための心不全の治療薬として「バイディル（BiDil）」がアメリカ食品医薬品局（FDA）によって認可された[50]。ゲノム薬理学では，現在，心臓病・がん・感染症・神経変性疾患・うつ病・疼痛性疾患など，さまざまな疾患の治療薬の実現にむけて研究が行われている[49]。こうした発展にもかかわらず，ゲノム薬理学は，臨床家や社会科学者に倫理的・政治的な問題を投げかけている。

6.1. 倫理的問題

PieriとWilson[48]が述べるように，倫理的問題としては，ゲノム薬理学の研究では，メジャーな疾患が優先され，治療薬を開発するためのコストに見合わないマイナーな疾患は除外されているのではないかということだ。Schubert[49]

は，ゲノム薬理学よって「遺伝学化」，「遺伝学的還元主義と決定論」が進み，結果的に「遺伝学化する社会」になると懸念する。このことによって，あるエスニック集団やある遺伝性疾患の保有者たちは，深刻で治療不可能な遺伝的傾向をもつ人たちの集団として，スティグマ化されてしまうかもしれない。また，遺伝子データが市民を統制し罰するためのツールとして政府によって乱用されたり，製薬会社や企業によって不正使用されたりする危険もある。これらを防ぐために，厳しくデータ保護を強化する法律の制定が緊急に必要とされている。

6.1.1. ゲノム薬理学と「人種」

　人類学者たちは，特定のエスニック集団に合った薬剤を調合することによって，19〜20世紀に蔓延したアイデンティティ，行動，性格，倫理観，さらには文化ですら生物学的な遺伝によってあらかじめ決定されているとする，今では失墜した「人種」概念を再び復活させてしまうのではないか，という懸念を表明している。

　現代の多くの人にとって，「人種」は人類の多様性を理解する方法としては限界があるが，通俗的なカテゴリーとしては依然として広く普及している[51]。「人種」の概念は，生物学的には間違っているかもしれないが，時に，社会的にはリアルに感じられる。とはいえ，人類学者は，人類の起源や進化や移住について調査するために遺伝学は有効であるとしながら[52]，ひとつの「人種」集団のなかにも遺伝的多様性があり，また，異なる「人種」集団のメンバー間にも類似性があるのだと指摘する[51]。さらに，遺伝子型（遺伝的特徴）と表現型（目にみえる身体的特徴）は，必ずしも1対1の関係ではなく，顔の特徴や体格のような観察可能な人間の特徴の多くは，遺伝子と環境の相互作用によって生成される[11]。そのため，人類学者は，「人種」を科学的に有効な概念とはみなさない[53]。その代わりに，人間の行動に，社会や文化や環境が与える影響に焦点を当てる。

　CartmillとBrown[54]は，人種概念は，生物学的には非現実的であり，実践においてもほぼ価値がなく，歴史的に見ても苦悩や不公正を生み出してきたと述べる。Simpson[7]は，人間の類似性や差異の決定的な指標としてDNAが広く知られたことによって，「人種化（racialization）」とエスニシティの本質化の可能性が広がりつつあると述べる。エスニック・アイデンティティが「想像の遺伝的共同体（Imagined genetic communities）」として再構成され，現代遺伝医学の言語・概念・技術が，彼らのアイデンティティや境界形成に関わっていくようになる可能性も出てくる[7]。こうした「想像の遺伝的共同体」では，集合的アイデンティティは，文化や歴史よりも，共通のDNAに依拠するようになるかもしれない。グローバル化や移民の増加によって，アイデンティティが希薄になりつつあるローカルコミュニティでは，遺伝子は，過去を共有し，未来に向けてアイデンティティを固定化できるひとつの方法となるかもしれない。

　このように，ゲノム薬理学の危険性は，意図せずして，生物学と文化の間のつながりを強化してしまうことがありうるというところにある[7, 48]。なぜなら，エスニック集団やその他の社会集団を研究や治療のカテゴリーとして利用することによって，生物学的定義に基づいたイメージ形成を後押ししてしまうからだ[48]。こうした「エスニシティの遺伝学化」は[49]，エスニック・アイデンティティを形成する社会的環境の役割を無視してしまっているため，社会的・政治的悪影響を招くだろう[7]。

●推奨図書

Brodwin, P.E, ed. (2000) *Biotechnology and Culture.* Indiana University Press.

Clark, A. and Parson s, E. (eds.) (1997) *Culture, Kinship and Genes: Towards Cross-Cultural Genetics.* Palgrave.

Kaufman, S.R. and Morgan, L.M. (2005) The anthropology of the beginnings and ends of life. *Annual*

Reviews of Anthropology 34, 317-14.

Mauron, A. (2002) Genomic metaphysics. *J. Mol. Biol.* 319, 957-62.

Rabinow, P. (1996) *Essays on the Anthropology of Reason.* Princeton: Princeton University Press, pp. 91- 111.

● 推奨ウェブサイト

Centre for Economic and Social Aspects of Genomics (UK): http://www.cesagen.Iancs.ac.uk

Centre for Society and Genomics (The Netherlands): http://www.society-genomics.nl

National Human Genome Research Institute (USA): http://www.genome.gov

UCLA Center for Society and Genetics: http://www.societyandgenetics.ucla.edu/vision.htm

● 参考図書・文献

[1] National Human Genome Research Institute (2006) *Genome*; http://www.genome.gov/glossary.cfm?key=genome (Accessed 25 March 2006).

[2] Sleeboom, M. (2001) *Asian Genomics: Why and How.* Leiden: International Institute for Asian Studies.

[3] Human Genome Program (2006) *History of the Human Genome Project*; http://www.ornl.gov/sci/techresources/Human_Genome/project/hgp.shtml (Accessed 29 March 2006).

[4] Economic and Social Research Council (2004) What is genomics? *Genomics Network*, Issue 1, September 2004, p. 3 (ESRC Genomics Network).

[5] Rheinberger, J.J. (2000) Beyond nature and culture: modes of reasoning in the age of molecular biology and medicine. In: *Living and Working With the New Medical Technologies* (Lock, M. Young, A. and Cambrosio, A. eds). Cambridge: Cambridge University Press, pp. 19–30.

[6] Mauron, A. (2002) Genomic metaphysics. *J. Mol. Biol.* 319, 957–962.

[7] Simpson, B. (2000) Imagined genetic communities. *Anthropol. Today* 16(3), 3–6.

[8] Cetina, K.K. (2005) The rise of a culture of life. *EMBO Rep.* 6 (Spec. Iss.), S76–81.

[9] Sandelowski, M. (2002) Visible human, vanishing bodies, and virtual nursing: Complications of life, presence, place, and identity. *Adv. Nurs. Sci.* 24(3), 58–70

[10] Rabinow, P. (1992) Studies in the anthropology of reason. *Anthropol. Today* 8(5), 7–10.

[11] Coleman, C.H., Menikoff, J.A., Goldner, J.A. and Dubler, N.N. (2005) *The Ethics and Regulation of Research with Human Subjects.* Newark: LexisNexis, pp. 707–55.

[12] Shaw, A. (2003) interpreting images: diagnostic skill in a genetics clinic. *J. R. Anthropol. Inst. (New Ser.)* 9, 39–55.

[13] Cox, S.M. and Starzomski, R.C. (2004) Genes and geneticization? The social construction of autosomal dominant polycystic kidney disease. *New Genet. Soc.* 23(2), 137–646.

[14] Kirmayer, L.J. and Minas, H. (2000) The future of cultural psychiatry: an international perspective. *Can. J. Psychiatry* 45, 438–46.

[15] Hyman, S.E. (2000) The genetics of mental illness: implications for practice. *Bull. WHO* 78(4), 455–463.

[16] Cox, S.M. (2004) Human genetics, ethics, and disability. In: *Toward a Moral Horizon: Nursing Ethics for Leadership and Practice* (Storch, J.L., Rodney, P. and Satrzomski, R. eds). Toronto: Pearson Education Canada, pp. 378–395.

[17] Kaufman, S.R. and Morgan, L.M. (2005) The anthropology of the beginnings and endings of life. *Ann. Rev. Anthropol.* 34, 317–41.

[18] Davison, C. (1997) Everyday ideas of inheritance and health in Britain: implications for predictive genetic testing. In: *Culture, Kinship and Genes* (Clark, A. and Parson, E. eds). Basingstoke: Palgrave, pp. 167–174.

[19] Richards, M. (1997) It runs in the family: lay knowledge about inheritance. In: *Culture, Kinship and Genes* (Clark, A. and Parson, E. eds). Basingstoke: Palgrave, pp. 175–194.

[20] Clayton, B. (2002) Rethinking postmodern maladies. *Curr. Sociol.* 50(6), 839–51.

[21] Marshall, J. (2004) The online body breaks out? Asence, ghosts, cyborgs, gender, polarity and politics. *Fibreculture,* Issue 3; http://journal.fibreculture.org/issue3/issue3_ marshall.html (Accessed 5 July 2005)

[22] Helman, C.G. (1992) *The Body of Frankenstein's Monster: Essays in Myth and Medicine.* New York: W.W. Norton, pp. 29–47.

[23] Rabinow, P. (1996) *Essays on the Anthropology of Reason.* Princeton: Princeton University Press, pp. 91–111.

[24] Simpson, B. (2000) Imagined genetic communities. *Anthropol. Today* 16(3), 3–6.

[25] University of California Los Angeles Center for Society and Genetics (2005) *A Vision for the UCLA Center for Society and Genomics.* Los Angeles: UCLA; http://www.societyandgenetics.ucla.edu/vision.htm (Accessed 31 July 2005).

[26] Høyer, K. (2002) Conflicting notions of personhood in genetic research. *Anthropol. Today* 18 (5), 9–13.

[27] Bruce, D.M. (2002) Stem cells, embryos and cloning – unraveling the ethics of a knotty debate. *J. Mol. Biol.* 319, 917–25.

[28] Council of Europe (1997) *Additional Protocol to the Convention on Human Rights and Biomedicine on Prohibition of Cloning Human Beings.* European Treaty Series 168. Strasbourg: Council of Europe.

[29] Rattan, S.I.S. (2004) Anti-ageing strategies: prevention or therapy? *EMBO Rep.* 6 (Spec. Iss.), S25–29.

[30] Ho, A.D., Wagner, W. and Mahlknecht, U. (2005) Stem cells and ageing. *EMBO Rep.* 6 (Spec. Iss.), S35–8.

[31] Kaufman, S.R., Shim, J.K. and Russ, A.J. (2004) Revisiting the biomedicalization of aging: Clinical trends and ethical challenges. *Gerontologist* 6, 731–8.

[32] Helman, C.G. (2005) Cultural aspects of time and ageing. *EMBO Rep.* 6 (Spec. Iss.), S54–8

[33] Kingston, H.M. (2002) *ABC of Clinical Genetics*, 3rd edn. London: BMJ Books.

[34] Hamamy, H. and Alwan, A. (1997) Genetic disorders and congenital abnormalities: strategies for reducing the burden in the Region. *East. Mediterr. Health J.* 3(1), 123–132.

[35] Darr A. and Modell, B.(1988) The frequency of consanguineous marriage among British Pakistanis *J. Med. Genet.* 25,186–90.

[36] Modell, B. (1997) Kinship and medical genetics: A clinician's perspective. In: *Culture, Kinship and Genes* (Clark, Λ. and Parson, E. eds.). Basingstoke: Palgrave, pp. 27–39.

[37] Qureshi, N. (1997) The relevance of cultural understanding to clinical genetic practice. In: *Culture, Kinship and Genes* (Clark, A. and Parson, E. eds.). Basingstoke: Palgrave, pp. 111–19.

[38] Panter-Brick, C. (1991) Parental responses to consanguinity and genetic disease in Saudi Arabia. *Soc. Sci. Med.* 33(11), 1295–302.

[39] Panter-Brick, C. (1992) Coping with an affected birth: Genetic counseling in Saudi Arabia. *J. Child Neurol.* 7(Suppl.), S69–72.

[40] Akinyanju, O.(1997) Coping with the sickle cell gene in Africa. In: *Culture, Kinship and Genes* (Clark, A. and Parson, E. eds.). Basingstoke: Palgrave, pp. 133–46.

[41] Kavanagh, A.M. and Broom, D.H. (1998) Embodied risk: my body, myself? *Soc. Sci. Med.* 46 (3), 437–44.

[42] Konrad, M. (2003) Predictive genetic testing and the making of the pre-symptomatic person: prognostic moralities among Huntington's-affected families. *Anthropol. Med.* 10(1), 23–49.

[43] Cox, S.M. and McKellin, W. (1999) 'There's this thing in our family': predictive testing and the construction of risk for Huntington's Disease. *Sociol. Health Illn.* 21(5), 622–46.

[44] Cox, S.M. (2003) Stories in decisions: how at-risk individuals decide to request predictive testing for Huntington Disease, *Qual. Sociol.* 26 (2), 257–80.

[45] Cutter, M. (2005) Innocent until proven suspicious? DNA and the police. *Genomics Network,* Issue 2, June, 5–6.

[46] National Human Genome Research Institute (2006) *Questions About the BRCA1 and BRCA2 Gene Study and Breast Cancer*; http://www.genome.gov/10000940 (Accessed 28 March 2006).

[47] UNESCO (1998) Universal Declaration on the Human Genome and Human Rights. *Eubios J. Asian Int. Bioethics* 8(1), 4–6.

[48] Pieri, E. and Wilson, S. (2004) Pharmacogenetics. *Genomics Network*, Issue 1, September 2004, p. 5–6 (ESRC Genomics Network).

[49] Schubert, L. (2004) Ethical implications of pharmacogenetics – Do slippery slope arguments matter? *Bioethics* 18(4), 361–78.

[50] United States Food and Drug Administration (2005) FDA Approves BiDil Heart Failure Drug for Black Patients. *FDA News*, June 23; http://www.fda.gov/bbs/topics/NEWS/2005/NEW01190.html (Accessed 8 April 2006).

[51] Banton, M. (2005) Genomics and race. *Anthropol. Today* 21(4), 3–4.

[52] O'Rourke, D.H. (2003) Anthropological genetics in the genomic era: a look back and ahead. *Am. Anthropol.* 10 (1), 101–9.

[53] Lieberman, L., Kirk, R.C. and Littlefield, A. (2003) Perishing paradigm: Race – 1931–99. *Am. Anthropol.* 105(1), 110–13.

[54] Cartmill, M. and Brown, K. (2003) Surveying the race concept: a reply to Lieberman, Kirk, and Littlefield. *Am. Anthropol.* 105(1), 114–15.

（訳：碇 陽子）

疫学における
文化的要因

●

1
疫学と人類学

　疫学とは，人間の病気の分布と決定因について研究する分野である。これは，個人に注目するのではなく集団に注目する。たとえば肺がんのようなある特定の病気の調査を行うとき，疫学者は病気の原因論を見つけるために，病気の発生と分布と，たとえば喫煙行為のような病気になった人の多くにみられるさまざまな要因を結びつけようとする。よく調査される要因は，病者の年齢，性別，配偶者の有無，職業，社会的経済的地位，食事，環境，行動である。疫学者の目的は，これらの要因と病気の因果関係を発見することにある。

疫学的アプローチと人類学的アプローチ

　Hahn[1] は，疫学と人類学のアプローチの仕方と，それぞれの学問がどのように互いに貢献できるかということを比較した。「人類学者は特殊性にたどり着くために普遍性を展開するのに対し，疫学者は普遍性を追い求めるため特殊性を大目に見る」という明らかな違いが両者にはある。にもかかわらず，両者の間には多くの共通点がある。両者とも，個人よりも「集団」を扱う研究である。両者とも，社会が個人の生活にいかに影響を与えるか，ということを理解しようとする。それぞれ，人間の健康と人間が病気になる理由に対し，独自の見方を提供する。医療人類学は，健康に関する考え方や行動など文化に関連する要因により大きな関心をもっているが，たとえば確率や「リスクファクター」といった多くの疫学の概念もますますこれに関連するようになってきている。

　多くの疫学調査は，ひとつかふたつのアプローチを使うか，ふたつを組み合わせて使う。「症例対照研究（case-control study）」では，特定の病気にかかった集団からサンプルを取り出し研究する。たとえば，肺がんにかかった人が長期にわたる喫煙者だった場合，もし，特定の要因とある疾病の発症との間に統計的に有意な相関関係があることを証明できれば，そのふたつの間に因果関係を仮定することができる。「コホート研究（cohort study）」では，特定の病気になるかどうかを調べるため，健康な集団（一部の人びとは喫煙のようなリスクファクターと仮定される要因をもつ）を長期間にわたり追跡調査する。もし，特定のリスクファクターをもった人びとが後に病気を発症することが判明すればリスクファクターと病気との間の因果関係を仮定することができる。しかし，このような疫学研究の多くは，見出された相関関係が本当に因果関係をもつものかを説明することはできず，さらなる証拠の蓄積なしにはこの相関関係が推測の域を出ることはない。しかし，肺がんと喫煙や，先天性の出生異常と妊娠中のサリドマイド使用のような事例では，因果関係はもっと明確

で生理学的用語でも説明できる。

　しかし，個人レベルでは，「リスクファクター」という概念は限界つきの予測といった価値しかもたない。たとえば，すべてのヘビースモーカーが肺がんになるわけではないし，すべての移民が自殺に至るようなうつ病になるわけでもないし，すべての「タイプA行動パターン」の人間が冠動脈性心臓病にかかるわけでもない。なぜ特定の人びとが特定の病気にかかるのかを理解するには，遺伝学的・生理学的・心理学的・社会文化的な幅広い要因と，それらの要因同士の相互関係を考慮に入れなければならない。複数の要因からなる心身の不調の説明は，ひとつのリスクファクターとひとつの病気の間の因果関係しか想定しない単純な仮定よりもより有用である。

疫学研究における人類学・社会学の貢献

　これらの複雑な要因がどのように病気に関係しているかを理解するために，人類学者も社会学者も重要な貢献をしてきた。彼らは，社会階級，経済的地位，ジェンダー，人生の出来事，文化的考え方や実践などの要因が特定の病気の発生率と分布に関係していることを指摘してきた。たとえば社会学者のMurphyとBrown[3]は，ロンドンの111人の女性を対象にした1980年の研究において，過去6か月の間に辛い出来事の後，どのように心身の不調が起こったかを明らかにした（第11章参照）。さらに「マクロ」レベルでは，1982年の英国保健省によるブラック・レポート[4]において，英国で社会階級と健康の間に関係があるということ，そして，より豊かな階級の市民に比べて低い社会経済階級の人びとがより健康を損ないやすく，より高い死亡率であることが示された。開発途上の世界においても，健康と収入の間には明確な関係がある。開発途上国に住む人びとの大半は栄養不足で弱っているため，感染症や伝染性の病気にかかる。これらの病気は汚れた水や食料の供給，

公衆衛生の低さや住居の不足によって伝播することが多く，こういったことは適切な収入さえあれば改善できるのである[5]。ほとんどのケースでは経済的不平等が状況をより悪くしている。そのため，健康と病気における文化的要因について考える際には，まず経済的・社会的不平等の問題を考慮に入れなければならない。

　開発途上の世界では，風変わりな病気の原因を明らかにするのに人類学的洞察がとくに有用だった。この有名な例が，脳の進行性変性疾患である「クールー病（*kuru*）」である。1950年代の疫学研究により，これはニューギニアの東高地の狭い領域に住む女性と子どもだけにみられることがわかっていた。さまざまな理論がこれを説明するために打ち立てられたが，ついにそれは脳の「遅発性ウイルス」感染によるもので，その地域の一部の女性と子どもによって行われる死んだ親戚を食べるという儀礼的カニバリズムによって感染することがわかった[6]。この発見によって，カールトン・ガジュセック（Daniel Carlton Gadjusek）は1976年にノーベル賞を受賞した。ほかにも人類学的研究は，なぜ人びとが喫煙，飲酒，麻薬摂取，身体損傷，栄養食物の忌避，避妊のアドバイスの拒否，危険な娯楽，ストレスの多い職業やライフスタイルを追求するのか，といったことを解明しようとしてきた。Marmot[7]は，このようなリスクをともなう行動には文化的要因（および社会的・心理学的要因）が影響を及ぼしていることを指摘した。ほとんどの医療疫学研究では喫煙，食物の摂取，肥満に関するリスクについては説明されるのに，喫煙，食習慣，肥満のあり方を決める文化的影響には十分な注意が払われていない。これらの文化的要因に注意を注いできた研究によると，文化的な信念や実践は，数ある病気の原因論の一部にすぎないと指摘されている。たとえば，クールー病の事例の場合は，ウイルスと性別役割分業，カニバリズムの実践のすべてが原因に含まれる。

文化的要因と疾病

人類学的な洞察は，地域指向型プライマリ・ケア（community oriented primary care：COPC）[8] と深く関連している。これは個人，家族のプライマリ・ヘルスケアだけでなく，地域コミュニティの健康に関するニーズや健康問題も視野に入れたものである。地域の健康についての継続的調査では，文化的な信念と行動が健康を促進させる，あるいは病気の原因にもなることが意識されている。

文化的要因は数値で表すのが難しいため，医療疫学者や統計学者にとってはあまり興味をそそられるものではない。しかし，それにもかかわらず，文化的要因が病気の進行に寄与していることを裏づける充分な科学的エビデンスがある。なお，文化的要因が心身の不調を予防することもある。Marmotら[9, 10] は，日本，ハワイ，カリフォルニア在住の日本人男性のサンプルの間で，冠動脈性心疾患の発生率を比較した。伝統的日本文化を守っている度合いと，冠動脈性心疾患の発生率には相関関係があった。3つのグループのなかで，日系アメリカ人の罹患率が最も高く，伝統的文化との距離が離れるほど発生率が高くなることがわかった。

移民や難民，エスニックマイノリティのコミュニティ（第12章参照）の場合，彼らがあまり健康でない理由として，彼らの文化的信念や実践の役割を強調しすぎてはいけない。マイノリティが健康を損なっていることを取り上げて「犠牲者を責めること」は，その民族のもともとの文化の役割をよくみえなくしてしまう。McKenzie[11] が指摘するように，とくに人種差別が，移民やマイノリティの心身に悪影響を及ぼすことを調査は示している。米国，英国，その他のヨーロッパの国々におけるマイノリティグループの調査では，人種差別が高血圧や低出生体重児，呼吸器疾患などの増加につながっていることが示されている。人種差別や不平等が引き起こす健康への影響は，公衆衛生の主要な問題であり，疫学者の主要な関心事でもある。

2
疾病の特定と文化

疫学者と研究対象グループの文化的な背景は，収集された疫学データの妥当性に影響を及ぼす可能性がある。疫学という学問は常にある特定の文化の見方を反映している。Trostle[12] は，人類学的視点からみると「疫学は知の産出のひとつのシステムにすぎない。簡単にいえば，疫学も文化にすぎないということだ」と述べる。たとえば，疫学者は自文化のなかでだけ仕事をしているため通文化的な見方が欠如しており，発見したことがらを生物医療の理論だけに沿って理解しようとする。また，死亡診断の仕方や人種の定義といった，彼らが依拠するデータ自体が文化的なバイアスを反映している場合もある[13]。統計的モデルを使い，質的データよりも量的データを重視して計測に過度に依拠しすぎると，疫学調査がより「文化に結合した（culture-bound）」ものになってしまう。

この一例として，病気を特定するために，さまざまな国の疫学者の間で異なる診断基準がいまだに使われていることが挙げられる。診断基準が違えば，さまざまな国での発生率も不正確にしか捉えられない。Fletcherら[14] は，英国では「慢性気管支炎」が，北米国では「肺気腫」が多くみられる点について調査を行った。そしてこの理由として，ある一連の症状が，英国では「慢性気管支炎」と診断されるのに，米国では「肺気腫」と診断されていたためであることがわかった。英国と米国の精神科医について調査したほかの研究でも（第10章参照），米国の精神科医は英国の精神科医よりも統合失調症の診断を下しやすいというように，両者の間で診断基準が異なることが示されている。これと類

似した研究で，フランスと英国における統合失調症の発生率が明らかに異なることを示したものがある[15]。45歳以下の患者の場合，統合失調症による精神病院の入院率はフランスのほうが高いが，この年齢以上の場合は，フランスの方が低くなる。この研究は，年齢による違いが診断のバイアスによって引き起こされていることを示唆する。フランスの精神科医は，45歳以上の人には統合失調症という診断を下したがらないが，45歳以下であればもっと簡単に統合失調症と診断する。そしてこの場合，「英国では症状なしとして除外されるような多様な慢性症状が，フランスの統合失調症概念には含まれている」

ほかの調査でも，ヨーロッパ5か国の医師の間で，さまざまな疾病に対する診断の割合が明らかに異なることが示されている[16]。これらの違いは，5か国間で病気の罹患率が実際に多様であるせいなのかもしれないし，これらの国の医師が特定の症状や徴候を診断する方法が異なるせいなのかもしれない。

疫学は，「病い（illness）」よりも，「疾病（disease）」の研究を志向している。その科学的アプローチは，異常な血圧測定値，グラフ，血液検査や測定可能な身体の構造や機能の変化といった客観的に検証できるデータを強調する傾向にある。しかし，これはとくに第5章と第10章で述べた「文化結合症候群（culture-bound syndrome）」のような多くの病いを除外してしまう。Rubel[19]のような人類学者は，たとえば結核や梅毒のような疾病の研究に使われる疫学的技術は，ラテンアメリカにおける「ススト（susto）」のような民俗的病いにも適用することができると述べる。ちょうど医療疫学者が結核を「リアル」なものとみなすのと同じように，これらの民俗的病いは，社会のメンバーによって「リアル」なものと認識される。これらはまた，人びとの行動や精神的・身体的健康に大きな影響を及ぼす。Rubelによると，ススト の特徴である文化的考え方，症状，行動の変化は，

インディアンか非インディアンかに関わらず，多くのヒスパニックアメリカンのグループの間で驚くほど類似した形でみられる。スストにかかった人びとのエスノグラフィーに基づいた事例研究を通して，Rubel は，スストの発症に関連する要因を特定することに成功した。スストやほかの民俗的病いには複数の要因がある。つまり，これらは病者の以前の健康状態，パーソナリティ（社会の期待に対し，個人がそれに応えられていると感じているかどうかということ），社会のシステム（とくに個人の役割に対する期待）の複雑な相互作用の結果である。スストは，家族や友人や雇い主の期待に応えられないときなど，個人がストレスを感じている状態で起きるため，「ヒスパニックアメリカンの農民と都市に住む社会の人びとが，自らがストレス下におかれていることを表現するための伝達手段」といえる。病いを特定する仕事は民俗的な考え方や人類学者の観察に委ねられているが，疫学の技術は，病気の発生がどのように社会的・文化的・心理学的な要因と関わっているかをみるのに価値を発揮するはずである。

2.1. 文化的な疫学

Weiss[20]が指摘するように，ほとんどのヘルスケアの官僚組織や支援組織は，障害調整生命年（disability-adjusted life years：DALYs）の計算に寄与する厳密な疫学データには関心を払うが，文化的な問題にはあまり関心を払わない。国際健康政策（international health policy）では，国の疾病による損失を測るのに障害調整生命年が使われるようになり，世界保健機関（World Health Organization：WHO）が毎年出す世界保健報告（World Health Report）[20]でも用いられている。しかし，とくに精神医学分野では，通文化的な疫学研究を実施するにあたり大変な困難がつきまとう。そこで，文化をまたいで疾病を比較する際の問題に対処するために，近年，

「文化的な疫学（cultural epidemiology）」による多分野をまたぐアプローチが現れてきた[20]。重要な点は，Wiass[21]が発展させてきた「説明モデル・インタビュー目録（Explanatory Model Interview Catalog：EMIC）」にある。これは，医学の概念である「疾病」よりも，地域社会における「病い」の概念と，それが引き起こされる地域の文脈に注目する。EMICの質問項目は，量的な側面と質的な側面の両方を含んでいるが，コミュニティにおける苦悩のパターン（症状と，それが引き起こされた社会的文脈を含む）だけでなく，病いの原因が何だと考えられているか，人びとの病いの意味づけ，どのように助けを求めるか，といったことも含む。この質問により得られる詳細なデータにより，文化間の症候群を分析し比較するだけでなく，より適切なヘルスケアの介入ができるようになる。たとえば，ハンセン病や精神疾患といった健康問題にはスティグマが付随するが，それが状況をより悪くする場合もある。そこで，そうしたスティグマを特定し，状況の悪化を最小限に抑えるような健康政策を策定するためにEMICを利用することができる。

2.1.1.「うつ」の疫学

精神医学では，文化比較の問題は重要である。Patel[22]は，異なる文化間で「うつ（depression）」を比較調査する場合には明らかな問題があると述べる。欧米の精神医学はうつの特徴として「気分の変化」に注目するが，疲労や痛みやめまいといったさまざまな身体的症状の兆候を見逃してしまい，有病率を不正確に計測してしまう可能性がある。また，欧米以外の国には，気分の変化を特徴とする欧米のうつと同じ状態を表す言葉がないところもある。また，「うつ」と「不安」の間に明確な区別がない場合もある。Patelは，異なる文化間でうつを診断する場合，精神科医は，無理に欧米の基準にあてはめてうつを診断するよりも，その地域のうつに類似し

た，たとえばススト（のような概念を見つけるべきだと述べる。この観点を具現化するために，地域社会で編まれた質問項目が数多く用いられてきた。これらは，地域の言語で書かれているというだけでなく，こうした文化的問題を考慮に入れ，もっと理にかなったやり方でうつを診断する方法を提示している。その一例は，「中国式健康調査票（Chinese Health Questionnaire）」や「インド式精神科調査票（Indian Psychiatric Survey Schedule）」である[22]。

うつを理解するためによりホリスティックなアプローチを用いた例が，次のインドの事例のなかで述べられている。

事例研究　インドのバンガロールにおける「うつ」の文化的側面

Raguramら[23]は，2001年にインドのバンガロールにある「国立精神保健神経科学研究所（National Institute of Mental Health and Neuro Sciences）」の精神科外来にきた80人の患者に，EMICの質問項目を用いたインタビューを行った。全員がWHOの国際疾病分類（ICD-9）の基準にもとづいて「うつ」と診断されていた。はじめの時点で，患者の85％は，悲しみや気分の落ち込みよりも，疲労や痛みや食欲の減退といった身体症状を訴えていた。さらに調査していくうちに，90％が感情に関わる症状もあると認めたが，たった4分の1だけが悲しみをもっとも悩んでいる症状としてあげた。彼らは，症状が家族の問題や人との衝突，経済的問題，性的な問題，ストレス，「神経（nara）」，「身体の過剰な熱」といった生活の多くの側面に由来すると説明した。医師の診断を受けている人たちは，治療に満足しておらず（「医師はあまり話をせず，薬を処方するだけ」），個人的，社会的な問題を医師が無視していることを不満に感じていた。うつは人びとの日々の生活や人間関係に埋め込まれているため，著者は「心理的うつは単に精神の状態ではなく，どんなコミュニティでもみられる社会的文化的言説の経験にもとづいたネットワークのなかで引き起こされるものなのだ」と述べる。これを効果的に治療するためには，人び

との苦悩の経験，信念のシステム，日々の生活のリアリティを理解する必要がある。貧しい国ではとくに，高価な抗うつ剤や精神安定剤を処方するだけでは不十分なのである。

3

疾病の疫学における文化的要因

　ある種の考え方や行動といった文化的要因は，心身の不調の原因，関連要因，予防になりうる。この節では，こういった多くの文化的要因をあげる。このリストはすべてを網羅しているというわけではなく，人類学者と疫学者によってよく調査されてきたものを選んでいる。これらの関係性については，章の後半で多くの事例とともに紹介する。しかし，第1章で述べたように，こうした文化的要因は独立した「事柄」として捉えられるべきではない。どんな事例においても，こうした事例は特定の文脈のなかに置かれている。その文脈には，貧困，不平等，ジェンダー，人びとが実際に住む住居の状態などが含まれる。こうした文脈が，文化的信念や行動に影響を及ぼしているかもしれず，さらには健康に悪影響を及ぼしている可能性もある。

3.1. 経済的状況

- 富が社会に平等に分配されているかどうか。
- 研究対象が社会の他のメンバーと比較して貧しいか富んでいるか。
- 適切な住居，栄養，衣服を満たすのに十分な収入があるか。
- 富，貧困，雇用，失業と関連した文化的価値。
- 富を稼ぎ蓄積し分配する基本的な経済単位は，個人か，家族か，より大きな集団か。

3.2. 家族の構造

- 核家族，拡大家族，合同家族，片親家族など，どういった家族が規範的か。
- 家族のメンバーにおける相互作用，団結，相互援助の度合い。
- 個人の成果よりも家族の成果の方が強調されるか。
- 子育て，食事，老人・病者や死にかけている人のケアが，家族のメンバー内で共有されているか。

3.3. ジェンダー役割

- 性別役割分業について。とくに，誰が働き，誰が家に残り，誰が食事の準備をし，誰が子どもの面倒をみるか。
- 男女のジェンダー役割に付随する社会的権利，義務，期待について。
- その文化において，それぞれのジェンダーにとって適切とされる行動について。（たとえば，酒を飲むこと，喫煙，競争的な態度は，男性にとっては「自然な」ものだと考えられるが，女性にとってはそうではない）
- それぞれのジェンダーの患者がどこまで医師に相談できるか。
- 女性のライフサイクルの「医療化」の度合い。

3.4. 婚姻パターン

- 一夫一婦制，一夫多妻，一妻多夫のどれが望ましいとされているか。
- 「レヴィレート婚（levirate）」（寡婦が死亡した夫の兄弟と結婚する習慣）か，「ソロレート婚（sororate）」（妻が死亡した場合に妻の姉妹と結婚する習慣）が行われているか。（第16章参照）
- 婚姻は，自分の家族・親族グループ・クラン・一族と結婚しなければならない「族内婚

(endogamy)」か，自分のグループの外から
パートナーを選ばなければならない「族外婚
(exogamy)」か。

同族結婚（族内婚）の場合，劣性遺伝子が溜
まっていくため，血友病，サラセミアメジャー，
囊胞性線維症，テイ・サックス病のような遺伝
病が起こる可能性が高い。

3.5. 性行為

- 初めて性的関係をもった年齢。
- 乱交，婚前交渉，婚外性交は奨励されている
  か，禁止されているか。
- これらの性的規範は男性にだけ適用されるか，
  女性にだけか，それとも両方か。
- 独身や乱交といった特別な性的規範は，修道
  女や娼婦のような限定されたグループにだけ
  適用されるのか。
- 娼婦に頼ることは社会的に認められているか。
- 男性女性両方において，同性愛は許されてい
  るか，禁止されているか。
- 肛門性交のような特定の性的実践は容認でき
  るものとみなされているか。
- 妊娠中，生理中，授乳中，産褥期の性交にタ
  ブーはあるか。

3.6. 避妊のパターン（第6章参照）

これは，避妊と中絶についての文化的な考え
方を指す。これら両方のタブーがあると，家族
は増えるが，場合によっては，身体の健康に悪
い効果を及ぼす。土着のやり方も含めて，特定
の形式の避妊や中絶も，精神保健上危険かもし
れない。コンドームやほかの避妊方法について
の態度は，クラミジア，淋病，梅毒，B型肝炎，
エイズといった性的感染症の蔓延に影響を及ぼ
す可能性がある。

3.7. 人口政策

これは，たとえば中国の「一人っ子政策」の
ような家族の最適なサイズと，子どもの性別に
ついての文化的な考え方を指す。嬰児殺しや中
絶が行われるのは，こうした考え方が関係して
いるせいかもしれない。Wagley[24] によると，
ブラジル先住民のテネテハラの人びとの間では，
女性は3人しか子どもはもつべきではなく，子
どもは全員同性ではいけないと考えられている。
もしもふたりの娘がいる女性が3人目にも娘を
もうけたらその子どもは殺される。長期的には，
こうした考え方は地域のコミュニティの大きさ
や性別の比率に影響を及ぼす可能性がある。こ
れは，多くの子どもをもつことが，男性らしさ，
女性らしさの成熟のしるしとみなされるか否か
ということと関係する。

3.8. 妊娠と出産の実践（第6章参照）

- 妊娠中の食事・衣服・行動の変化。
- 出産に用いられる技術と助産師の働き。
- 陣痛中の母親の姿勢。
- へその緒の処理。（切ったばかりのへその緒に
  大便を塗る文化もあり，それが新生児破傷風
  を引き起こすこともある）[25]
- 隔離や特別なタブーを順守しなければならな
  いといった産褥期の慣習。
- 母乳か，粉ミルクのような人工的な食事か，
  どちらが好ましいとされているか。

3.9. 子育ての実践

- 寛容か権威的かといった子育ての情緒的雰
  囲気。
- 子どもたちの間でどの程度競争が促されてい
  るか。（これは，成長してから精神的病い，自
  殺，冠動脈疾患を患いやすくなる「タイプA
  行動パターン」の性格になるかといったこと

と関わっている）

- どの程度までの心身の虐待なら社会的に「普通」と捉えられるか[26]。
- 割礼や皮膚の乱切など，誕生したときや思春期に行われるイニシエーション儀礼。

3.10. 身体イメージの変容（第2章参照）

- 男性と女性の割礼，皮膚の乱切，タトゥー，耳や唇のピアス，纏足，美容整形手術など文化的に認められた身体の切除や変容。
- とくに女性の痩身，高身長，肥満など特定の身体の形を支持したりしなかったりする文化的価値観。

3.11. 食事（第3章参照）

- どれだけの量の食事が配分されるかということに，ジェンダーが関係しているか。
- 「食べもの」か「食べもの以外」か，「神聖なもの」か「穢れたもの」か，「熱性」か「冷性」かなど，栄養学的な価値とは別に，食べものが象徴的にどう分類されているか。
- 菜食主義や肉食といった規則があるか。

3.12. 衣服

- 男性，女性として，また特別な機会にどのような衣服が適切であるかについての文化的規定。
- ぴったりしたドレス，コルセット，ハイヒール，厚底の靴など，ファッションが疾病や傷害を招くかもしれないこと。
- 化粧品，宝石，香水，髪染めなど装飾品が肌の障害を引き起こすかもしれないということ。

身体の大部分を覆う長い衣服は，ある病気にかかりやすくさせる可能性をもつ。Underwoods[27]は，イエメンの女性が着る長い衣服

やベールと「ハーレム」に閉じ込めてしまうことが，骨軟化症，結核，貧血の増加と関係していると述べる。英国では，菜食主義，太陽光の欠乏，自宅に閉じ込めてしまうこと，長い衣服が，アジア系女性の骨軟化症の罹患率が高い原因だと考えられている[28]。

3.13. 個人の衛生状態

- 個人の衛生状態は軽視されているか，促進されているか。
- 洗髪，散髪，着替え，入浴の頻度。
- 洗浄，浄化の儀式は定期的に行われるか。
- 入浴は，個人で行われるか，共同か。

3.14. 住居

- 生活空間の構成，敷地，間仕切り，換気，室温調整。
- この空間が同じ家族，氏族，部族のメンバーで占められているか。
- 一部屋，一家，一小屋あたりに占める人数。人数によっては感染症に影響を及ぼす可能性がある。
- 内部空間が，年齢，ジェンダー，婚姻状態の有無によってどのように割り振られるか。

3.15. 衛生設備

- 誰がどのように糞尿や廃棄物を捨てるか。
- 廃棄物は通常埋めるか否か。近隣の居住地，食物供給，浴場，水源などに捨てられるか。

3.16. 職業

- 男性と女性は似たような職業に就くか，それとも異なった職業に就くか。
- インドの伝統的カースト制度や，南アフリカのアパルトヘイトのような職業の限定。

- 特定の職業が高い威信と高い報酬を得ているか否か。
- 事故死・トラウマ・感染症への罹患に関する，伝統的狩猟・漁労・農耕・採掘などの特定の技術を使用すること。
- 炭鉱作業員の塵肺症，染物労働者の膀胱がん，金属研磨機の珪肺症，アスベスト労働者の中皮腫など，特定の疾病と関連するいくつかの近代産業的職業。

3.17. 宗教

- 宗教が首尾一貫していて安心感を与えてくれるような世界観をもっているか。
- 断食，食物タブー，沐浴，饗宴，割礼，自傷もしくはむち打ち，火渡り，集団巡礼といった，特定の疾病を引き起こすような宗教的実践が求められるかどうか。

たとえば集団巡礼によって，髄脳膜炎やウイルス性の肝炎のような感染症の流行が起こる可能性がある。

3.18. 葬送の習慣

- いつ，誰が，どのように遺体を処置するのか。
- 遺体はすぐに土葬，火葬されるのか，あるいは感染症が広がる可能性があるが公的な場に安置されるのか。
- 土葬場，火葬場，遺体を安置する場所はどこか。またこれらは居住地，食物や水の供給場所の近くにあるか。

3.19. 文化が原因のストレス
（第11章参照）

- 文化が原因のストレスとノシーボ効果は，文化的価値観，目標，ヒエラルキー，規範，タブー，期待などにより，引き起こされたり，

悪化したり，維持されたりするか。
- 文化は「仕事中毒」的な態度を育むか，もっとリラックスした態度を育むか。
- ある世代の社会的期待と，次の世代の社会的期待の間に対立があるか。

3.20. 移住や移動の影響（第12章参照）

- 経済的移民のような自発的な移住か（プル要因），難民のような不本意な移住か（プッシュ要因）。
- 移住先のホストコミュニティの文化と，移民・移住者への受容や差別・偏見。
- 行動・食事・言語・衣服における新しい文化への適応。
- 移住後の，家族構造や宗教的世界観（聖職者や伝統的治療師へのアクセスも含む）の維持。
- 旅行者・巡礼者・遊牧民・出稼ぎ労働者などの季節的な大量移住のパターン。

3.21. 「化学的嗜好品（chemical comforters)」の使用
（第8章参照）

- タバコ，アルコール，お茶，コーヒー，嗅ぎタバコ，処方薬，非処方薬，ドラッグ，神聖な薬としての幻覚剤などの文化的価値。
- ハードドラッグ依存や中毒をめぐる下位文化における習慣や行動パターン。

3.22. 娯楽の追求

- さまざまなスポーツ，娯楽，旅行。
- こうした娯楽が身体的な運動を含むかどうか。
- これらは競争的かどうか。
- これらには傷害や疾病のリスクがあるかどうか。
- これらをしていると長時間太陽光（と紫外線）を浴びることになるか。

3.23. 家畜と鳥

- ペットと家畜の種類と数
- それらは家のなかで飼われているか，外で飼われているか。
- 人間とこうした動物がどれだけ直接触れ合うか。

さまざまなウイルスの病気がペットと関わっている。たとえば，良性リンパ性細網内皮症（「猫ひっかき熱」）やオウム病，猫の糞から感染するトキソプラズマ症のような原虫病などが挙げられる。

3.24. 自己治療の戦略と一般の人びとの治療

これは，第4章で述べた「民間セクター（popular sector）」と「民俗セクター（folk sector）」のすべての治療法を指す。たとえば，伝統的治療師によるハーブ治療，特殊な食事，触診，注射，吸玉（カッピング）療法などが挙げられる。私的な診察よりも公的な儀礼で行われる一般人の治療のほうが，感染症を広げてしまいやすい。鍼灸のようなある種の代替的治療は，B型肝炎などの病気の蔓延に関与している可能性がある。またこれは，抗生物質，経口補水療法，予防接種のような医学的治療と予防戦略に対する文化的態度も指す。

事例研究 ラテンアメリカの子宮頚がん

子宮頚がんは，その分布に文化的要因（この場合は性的規範と実践）が関与していることが数多く報告されている。多くの調査が，これは尼僧にはあまり見られず，娼婦にはよくみられると報告している。また，ユダヤ人，モルモン教徒，セブンスデー・アドベンティスト信者の女性にはほとんどみられない。子宮頚がんにかかっている女性は，性交を始めたのが早く，早婚で，複数の性的関係をもつパートナー

がおり，複数回結婚している傾向がある。子宮頚がんの原因はいまだわかっていないが，要因は複数あり，ヒューマン・パピローマ・ウイルスというウイルス感染が関与していると推定されている[30]。

もともとは，女性の性的行動のみが子宮頚がんのリスクを高めると考えられていた。しかし，1982年に，Skeggら[31]は女性が一生にひとりしか性的パートナーをもつことができず，婚前交渉や婚外交渉に対して強い文化的制裁が働くラテンアメリカで，子宮頚がんの発生率が高いことを指摘した。彼らは，もしも子宮頚がんが感染によって起こるという仮定が正しければ，女性がこの疾病にかかるリスクは，彼女自身の性的行動よりも，彼女の夫やパートナーの性的行動によって決まると示唆した。そのため社会全体の性的行動，とくに「男性」の性的行動を見なければならない。これをもとに，彼らは以下の3つのタイプの社会を仮定している。

1. Aタイプ：男性も女性も婚前交渉，婚外交渉が強く阻止されている。（モルモン教，セブンスデー・アドベンティスト信者など）
2. Bタイプ：ラテンアメリカ社会や20世紀のヨーロッパのように，女性のみが婚外交渉が強く阻止されているが，男性は多くの娼婦などの婚外交渉の相手をもつことが期待されている。
3. Cタイプ：男性も女性も一生のうちに複数の性的パートナーをもつ。（近代西欧の「寛容な社会」のように）

子宮頚がんの発生率はAタイプでもっとも少なく，Bタイプの社会でもっとも高かった。ユダヤ人などのAタイプのグループで発生率が低いのは，同族結婚，性的パートナーがひとりしかいないこと，売春婦を頼みとしないことによる。逆に，ラテンアメリカでは売春婦に頼ることが普通である。Skeggらが引用した調査によると，コロンビアの男子学生の91％に婚前交渉の経験があり，そのうち92％に売春婦との性交の経験があった。著者は，売春婦が感染源となるため，これがラテンアメリカにおいて子宮頚がんが高い発生率でみられる理由ではないかと示唆している。同様に，英国と米国（Cタイプの社会）で，疾病による死亡率が減っている理由は，よ

り「寛容な」社会では売春婦に頼ることが少なくなるため，男性の性的行動パターンが変化したせいなのかもしれない。

事例研究　文化的実践とB型肝炎

　Brabinら[32]は，1985年にB型肝炎ウイルスの感染における文化的要因についての研究を行った。感染のレベルは，国，民族グループ，部族などによって大きく異なる。その理由には，性的行動パターン，家族や結婚パターン，女性とその子育ての年齢に影響を与える変化といった多くの文化的要因が挙げられる。たとえば，ウイルスによる感染のリスクはどれだけ不特定多数の相手との性行為がなされているかによって決まる。そのため，そうしたパートナーの配偶者に感染症の大きなリスクがあることになり，これはとくに妊娠している女性にとって重要である。彼らは，とくに熱帯国では，婚外交渉，一夫多妻制，頻繁な離婚，パートナーの交換といった結婚のパターン，そして売春が広く行われていること，これらのすべてがウイルスを拡散させると指摘する。頻繁な養子縁組や，子どもが家族間をよく移動するといった家族のパターンや，村のなかで女性が結婚して移動することも感染を広める。対照的に，ほかのコミュニティとの結婚が禁止されている結婚パターンの場合は，感染が特定の地域や民族に制限される。たとえば，英国や米国の中国人移民や，フィジーのインド系移民は，母国同様にB型肝炎抗原のレベルが低い。戦争・移民・社会的激変といった社会変化が，ウイルスを地域に封じ込めていた障壁を壊して感染を広める。B型肝炎抗原（これはウイルスの垂直感染と相関する）の罹患率は年齢とともに低くなっていくため，ほとんどの垂直感染は女性が若くして出産した場合に起こる。文化変化により晩婚化が進むと，垂直感染と感染の拡大が減少する。

事例研究　日本，ハワイ，カリフォルニアに住む日本人の冠動脈性心疾患

　1970年代にMormotら[9, 10]はカリフォルニア，ハワイ，日本に住む日本人・日系人1万1,900人に対して冠動脈性心疾患の疫学調査を行った。調査の目的は，日本に住む日本人と，カリフォルニアとハワイの移民グループの罹患率を比較することで，3つのグループの遺伝要素以外の要素の影響を特定することだった。彼らは，日本では冠動脈性心疾患の発生率がもっとも低く，ハワイが中間で，カリフォルニアがもっとも高いことを発見した。この疾病によく関連するリスクファクターである高血圧・食事・喫煙などの要因も調査されたが，こうしたリスクファクターだけでは，3グループの発生率の違いが説明できなかった。しかし，この発生率は，各グループがどれだけ日本文化を守っているかの程度に関係していた。伝統的な価値観に忠実であるほど，発生率が低かったのである。MormotとSyme[10]は，「この結果から，人が生まれ育ってきた文化が，成人になってからその人が冠動脈性心疾患になりやすくなるかに影響を与えると仮定できる」と指摘する。日本の場合，団結，集団での達成，社会的安定が文化的に強調され，「周りの人同士，緊密に支え合うような安定した社会が，冠動脈性心疾患を引き起こすような社会的ストレスから人を守る役割を果たしているのかもしれない」と指摘している。

事例研究　文化的実践と寄生虫症

　Alland[33]は，文化的実践と寄生虫症の発症・分布・蔓延の関係について調査した。この調査は1969年に出版されたものだが，ここで発見されたことのほとんどは現在でも適用でき，感染症とも関係している。彼は居住空間の配置，家の配置のタイプ，ひとつの家や部屋あたりの人数といったことが，すべて疾病の蔓延や抑制に影響を与えていると述べる。厳格なカースト制度のように特定のサブグループが社会的に孤立していると，特定のコミュニティのなかで病気が流行する。遊牧民的なライフスタイルのように，人が移動するのも，人間の排せつ物が広範囲にまき散らされることを通して寄生虫症などの感染症を蔓延させる。寄生虫の成育環境に近づかないという文化的実践も感染を減らしてくれる。たとえば，川に排せつ物を捨てるのではなく，深く穴を掘ってトイレを作ると，糞尿を介して広まる寄生虫感染の予防になる。家畜や人間の住居から離れた場所に水が汚染されるような場所を設けることや，入

浴や洗濯で使う水と飲料水を分けることで，水の汚染も防ぐことができる。頻繁に唾を吐くというような文化的実践もウイルスやほかの感染を広げてしまう。病人のお見舞いや大きな儀礼や祭りに参加することも，疫病の蔓延に関係している。

事例研究 ## ブラジルの都市におけるエイズと性的実践

Parker[34] は1987年にブラジルの都市における性的実践を，エイズの増加との関係で調査した。彼は，「性的実践は文化が違っていても同じで，特定の社会や文化のコンテクストには影響を受けない」という前提を批判し，米国や西ヨーロッパのエイズの感染モデルは，ブラジルの文化的コンテクストには適していないと指摘した。性的行動には，ヘテロセクシュアルとホモセクシュアルとバイセクシュアルの3種類しかなく，この3種類ははっきり分かれているという前提は，ブラジルの複雑な文化的リアリティを反映していない。たとえば，すべてのホモセクシュアルの人が「ホモセクシュアル」と捉えられているわけではない。ブラジル文化では，同性パートナーにおいて「能動的に挿入する側（*homem*）」と「受け身に挿入される側（*viado, bicha*）」を区別する。社会的スティグマはおもに後者につくが，前者は「男らしい男性としてのアイデンティティ（masculine identity）」を損なうことなく，男性とも女性とも性的関係をもつことができる。同じ区別は，もっと能動的な男娼（*miche*）と受け身の異性装者（*travesti*）にも適用できる。一般的な考えでは，ホモセクシュアルというカテゴリーは「受け身」のパートナーにだけ適用され，同性同士で性交するときの「能動的な」パートナーのほうは，はっきりしないカテゴリーになっている。このあいまいさが，「ホモセクシュアル」とみなされやすい挿入される側の男性にだけ向けられた予防戦略や健康教育を作り出してしまう。

ブラジルにおけるその他の重要な特徴は，男性同士，男性と女性の間でも肛門性交が広く行われていることである。またこれは男性の顧客と娼婦の間でもよく行われている。思春期でも望まない妊娠や処女膜の裂傷（いまだに若い女性の性的純潔の重要な

サインとされている）を避けるために肛門性交がよく行われる。ブラジルのさまざまなグループにおいて頻繁に肛門性交が行われることは，ヨーロッパや米国とはっきり区別されるエイズの疫学的状況を映し出す。これらのパターンは，ブラジルのハイリスクグループの定義を大きく変え，エイズの感染をさらに拡大してしまう。そのため，Parkerはエイズの疫学調査は疾病を「社会文化的であると同時に生物学的な現象」として認識されるべきであり，予防戦略を立てる際には常にこれを考慮に入れなければならないと結論づけた。

4
医学的治療と診断の多様性

疫学的技術は，さまざまな国の医師の診断や治療行動の違いについての調査にも使うことができる。医学的治療の場合，2か国における（たとえば扁桃腺摘出術のような）特定の治療の割合は，両国における病気の状態（この場合は再発性の扁桃炎）の実際の有病率と比較することができる。もしも，扁桃炎の有病率がそれほど高くないのに，扁桃摘出手術の割合が片方の国でずっと高ければ，それぞれの国の文化が影響していると推察できる。医療者の人的資源や病院の設備だけでなく，経済的・技術的要因もこの現象に影響を与えている。こうした調査は，社会的・産業的発展の度合いが似た国の間で調査されれば，より妥当なものとなるだろう。

事例研究 ## 米国，カナダ，イングランド，ウェールズにおける手術の割合の比較

Vaydaら[35] は1966年〜76年にかけて，米国とカナダ，そして英国のイングランドとウェールズにおける手術の割合を，以下の4点の関係について調査した。

1. 各地域における10万人あたりの手術の割合。
2. 選択された資源。（手術の人的資源と病院の病床数）
3. 国家の優先度。これはGNPにおけるヘルスケアの割合によって計測される。
4. 有病率。これは手術の対象となりうるような疾病による死亡率によって計測される。

　10種類のよくある手術の割合が3か国で計算され，比較された。この手術は，水晶体の摘出術，扁桃腺手術，前立腺切除術，膝関節軟骨の切除術，鼠径ヘルニア縫合術，胆嚢摘出術，結腸切除術，胃切除術，子宮摘出術，帝王切開術である。10年間の調査の間に，全体の手術の割合はイングランド，ウェールズ，カナダで一定だった一方，米国の割合は25％増加していた。ただし，カナダの割合はイングランドの割合よりも60％高く，米国の割合は1966年にはイングランドとウェールズよりも80％高かったのだが，1976年には125％高くなっていた。帝王切開術は3か国すべてで53％から126％まで増加した。1976年にはすべてのカナダ人とアメリカ人の出産の12％は帝王切開術で行われたが，イングランドとウェールズの割合はたったの7％だった。子宮摘出術の割合はイングランドに比べるとカナダと米国では2倍高かった。病床の利用可能数を比較すると，1976年には3か国のなかでイングランドがもっとも数が少なかったが（手術数も少なかった），カナダは米国よりも30％多く病床数があり，米国の手術の割合はカナダよりも40％高かった。10年間の調査の間，イングランドとウェールズはGNPの5％をヘルスケアに使っており，カナダは7％，米国は9％使っていた。この調査では3か国における手術の割合と病床数や医療の人的資源の関係についてはっきりとした関連を見出すことはできなかった。どの要素も，それぞれの国の10個の疾病のそれぞれの死亡率となんの関連も見いだせなかった。その代わり，死亡率の違いは，治療の方法と患者の管理に対する考え方が異なること，これらの国の価値観が異なること，ヘルスケアに割り当てる優先の度合（GNPにおけるヘルスケアの割合），テクノロジーの変化（とくに米国とカナダにおける心臓，血管，胸の手術の増加）により起こっていた。著者は，「手術の割合

が異なるのは，消費者と提供者の考え方の反映といったほうがいいだろう。そのために，結果は，死亡率よりも，生活の質（QOL）と手術後の疾病の罹患率で計測されなければならない」と述べている。これはなぜかというと，ほとんどの手術は，手術するかどうかを本人が選択できるものであり，致命的な状態を救うために行われたものではないからである。つまり，外科医・患者・社会の文化的価値が，手術が行われる頻度を決定する役割を果たしているといえる。

5
一般の人びとの疫学と「リスク」という概念

　疫学は集団の調査であり，集団レベルでのリスクファクターの調査でもあるので，研究結果を特定の個人に適用することは難しい。同じように，ある人にとっては，この調査結果を自分自身の人生と関係づけることも難しい。たとえば，一般的に喫煙は肺がんや心臓疾患を引き起こすということがよく知られているが，自分自身の家族のなかにヘビースモーカーでありながら高齢まで生きた人を何人も知っている，という場合である。

　人びとが自分自身の病いの将来のリスクを評価することを「一般の人びとの疫学（lay epidemiology）」とみなす。ウェールズの調査では，Davisonら[36]が，とくに「心臓発作を起こしそうな」人のリスクに関して，心疾患に対する一般の人びとのモデルと医学的モデルの類似点と相違点を示した。彼らは，心疾患の原因に関する個人の理解が，メディア，本，雑誌，新聞，医療専門家との接触，周りの人びとの意見，自分自身の経験（第4章参照）など，いかに多様なソースの情報から引きだされてきているかを示した。これに基づいたもっとも「リスクの高

第15章 疫学における文化的要因

い」人びとについて一般の人びとが挙げたのは，ヘビースモーカーか大酒飲み，もともと悩みやすい性格，ストレスがかかっている人，肥満，赤ら顔か灰白蒼白，家族に心臓の問題を抱えている人がいる人，過剰に脂っこいものを食べる人である。個人的な性格とライフスタイルの組み合わせによってできているこれらの説明は，彼らの知っている「誰かが，なぜ心臓発作を起こしたのか」を説明するために後から振り返って引きあいに出されてきたものである。しかし，この一般の人びとが挙げた「リスクの高い」人びとのリストはあまりにも幅広いため，ほとんどのようなタイプの人でも心臓発作の候補者になってしまう。なぜ「リスクの低い」人びとが病気になり，「リスクの高い」人びとが健康を保っている場合もあるのかという説明として，彼らは「運，チャンス，運命」といった代替的な民俗概念を利用する。心疾患は，予想できない「ランダムキラー」で，「気まぐれなことで名高い」状態だと思われていた。公共の保健機関は，「リスクファクター」のための大規模なスクリーニング調査や主要な健康教育キャンペーンを擁護しているが，とくに彼らが「飽和脂肪を食べなければ心臓発作を避けることができます」というようなアドバイスをする場合に，この運命論的アプローチが障壁となってしまう。一般の人びとのモデルのように，「ほとんどの致命的な心臓発作はハイリスクグループから外れた人びとに起こり」，特定の人が心臓発作を起こすか起こさないかを予想することはできないため，リスクの疫学的概念は限定的なものとなってしまう。個人に集団モデルを適用することの難しさは，公的にもよく知られるところとなってきており，一般の人びとの疫学に重要な影響を与えている。

ヘルシズムの台頭

個人のリスクの概念は，より広い文化的・社会的コンテクストからも影響を受けている。こ

のひとつの側面として，Crawford[37] がはじめに言及したことだが，とくに産業化された国での中産階級にみられる「**ヘルシズム (healthism)**」の台頭が挙げられる。この動きは，健康問題を環境やより広い社会を原因とするのではなく，個人の問題にしてしまう。ひとりひとりが自分の健康を維持する責任を負っているとみなされ，疾病は自分自身の失敗だとみなされる。Crawfordによれば，健康をとても価値のあるもので，人生のすべての良きものの隠喩とすることで，ヘルシズムは健康を求める営みを個人化するよう強制してしまう。ある人びとにとっては，「ヘルシズム」は世俗化された宗教，つまり「罪深い人生」が「不健康なライフスタイル」に置き換わっただけの新しいモラルの言説ともみなされる（第5章参照）。これは，台頭しつつある「ライフスタイル」，「健康食品」，「フィットネス」，ビタミン産業と密接に関わっている消費者運動でもある[38]。「健康的なライフスタイル」の利点にもかかわらず，「ヘルシズム」の問題は，心身の不調の「リスク」を個人の行動のなかに位置づけることで，貧困・不平等・人口過密・汚染といったより大きな社会的原因を無視していることにある。

「リスク」概念の流行

医学の発展もリスクの個人の概念に影響を与える。このひとつに，疾病の原因として個人の「リスクファクター」を医学的に強調することがある。子宮頸がん検査のような大規模なスクリーニングキャンペーンの狙いは，集団の概念である「リスクファクター」（この場合は子宮頸がんのリスクファクター）を，個人と関係づけようとすることにある。しかし，Kavanagh とBroom[39] は，これにはあまりよくない結果がついてくることがあると指摘する。ほんの少し異常な細胞が見つかっただけの場合，「前がん状態」だといわれた女性は多大な不安を抱えることになるかもしれない。これは外部からではな

く彼女自身の内側から出てきた「具現化された
リスク」となる。何らかの異物や「外部」のも
のが身体のなかにあるという感覚は，集団につ
いての事実を個人にとって意味のあるものへと
変換するという複雑な作業をともなう。こうし
た類の状況は，医学技術がますます洗練されて
いくことに必然的にともなう結果だが（第4章
参照），「病いなき疾病」（第5章参照）の一例で
もある。

　これにもかかわらず，「リスクファクター」の
概念は現代の生物医学の主要な特徴となってき
ている。Skolbekken[40] は1967年から1991年の
間に，英国，米国，スカンジナビアの医学雑誌
のタイトルか要旨で「リスク」という言葉が何
回出てきたかを分析した。彼は，この期間に「リ
スクに関する論文」が急激に増大したことを発
見した。「リスクの流行」がもっとも起こったの
は疫学雑誌の分野だった。ここでは1986年から
1991年の間に出版された論文の50％は「リスク
関連論文」だった。Skolbekken は，「リスク」は
もはや心臓病やがんやHIV／エイズといった主
要な病いだけに関係したものではなく，さらに
広い環境に適用できるものだと指摘した。「もし
私たちが疫学的リスクを信じるとしたら，人生
で純粋に健康的，もしくは非健康的と断言でき
るものはほとんどなくなってしまう」とSkol-
bekken は警告している。

　私は「ジャーミズム（germism）」[41] という
言葉を使って，現代的な弱さの感覚，そして微
生物，花粉，放射能，天候，社会変動など，目
にみえない外部の危険がいつでも身体の境界に
攻撃を加えて侵入してくる感覚を記述しようと
してきた。このリスクの感覚の増加と，自分が
コントロールしなければならない人生の領域に
またがる不安に対処するため，人びとは「健康
的なライフスタイル」にだけではなく，人生の
小さな領域をコントロールすることにますます
取り組むようになってきた。たとえば，身体・
食事・衣服・車・家屋・庭・個人的な人間関係

のケアなどがそれである[42]。

　Trostle[43] は「民間疫学（popular epidemi-
ology）」もしくは「コミュニティ疫学（community
epidemiology）」という言葉を使って，コミュニ
ティがその環境にある健康リスク（花粉，放射
能，疾病の発生など）を見つけて監視する状況
について述べ，この情報に対して公衆衛生管理
者・疫学者・学者・政治家・メディアに注意を
向けさせた。たとえば，専門家はある工場や有
害廃棄物のごみ集積所の近くにがんの集団がい
るというような，ある地域における特定の疾病
の有病率を示す地図を集めるかもしれない。多
くの場合，こうしたコミュニティでの発見は，
専門の疫学者によってより詳細に調査されるこ
ととなり，その結果，事実が確認されたり確認
されなかったりする。

5.1．個人的なリスク管理の概念

　「リスク」の個人の概念はある程度人びとの周
りの重要な社会集団によって決まる。ダグラス
（Mary Douglas）[44, 45] は『文化理論（Cultural
Theory）』のなかで4種類の世界観と行動の仕方
を特定した。この4種類は，社会集団のタイプ
と，日常生活のなかでこれらのグループが果た
す役割によって決まる。この分類はふたつの軸
（もしくは連続帯）に基づいている。ひとつ目の
軸は「集団（group）」である。これは，カトリッ
ク教会のような巨大な集団ではなく基本的に顔
と顔を突き合わせる集団のように，集団の親密
さと団結の程度を意味し，メンバーが共有する
経験の強度を含む。もうひとつの軸は「拘束性
（grid）」である。これは，メンバーの行動がそ
の集団のルールや慣習によってどの程度制約さ
れるかということである。4つのタイプそれぞ
れが異なる価値，態度，世界観と結びついてい
る。人類学者の Gerald Mars[46] は，『文化理論』
をうまく使って，健康リスクと個人的なリスク
管理についてのさまざまな態度について説明し

ている。彼のモデルは，病気になったときに病気を説明し，将来病気をどう予防するかについての4つの異なる方法について述べている。

1. **集団性も拘束性も高い場合**：人びとはヒエラルキーに基づいた見方をしており，医師を含む権力者に敬意を払っており，仕事・家族・娯楽であっても人びとの行動は集団のルールによって厳しく制約されている。彼らは普通保守的で伝統的な見解をもっており，行動を変えることを渋る。彼らにとっては，ルールを破ったとき，とくにそれが医師や宗教的リーダーなどの身分の高い人によって作られたルールの場合，病気になると考えられている。「医師の指示を守らなかった」など「何か間違いを犯したとき」に病いを患うと説明される。伝統的な社会では，出産にともなう死のような深刻な出来事は「彼女は不倫をしたに違いない。だから病気になった」というように説明される。そのため，リスクを避けることはルールを守ることとなる。

2. **集団性が高く，拘束性が低い場合**：人びとは普通より小さな集団に属しており，平等主義的な世界観をもっている。彼らはすべてのヒエラルキーを拒否し権力者には不信感をもつ傾向にある。集団内では人びとの間にはあまり壁はないが，集団の外の世界には深い疑いの念をもっている。すべての悪い出来事や感染症は集団の外側からくると考えられている。そのため，こうした人びとは健康リスクを「外側」からくるものと捉え，魔術，汚染，微生物，核廃棄物，見えない光線，グローバリゼーション，大企業，など外側の力のせいにする。また，彼らは政府や医療の専門家のような権力者が発する健康へのメッセージに対して不信感を抱く傾向にある。リスクの回避は，菜食主義，特定の食事，瞑想，その他の「代替的（alternative）」戦略のように集団内でゆるやかに共有されている行動が基本となっている。

3. **集団性が低く，拘束性が高い場合**：人びとは普通孤立しており，無力で社会規範をもたない。人びとは貧しく，自立性や選択の余地がほとんどない仕事をしている。彼らの間に社会的繋がりはほとんどないが，彼らの生活は，政府，地域の権力者，警察，雇用主，大家，政治家，失業や不況の程度など，外側からの力によって厳しく制約されている。彼らは自分たちの生活をほとんどコントロールできないという感覚をもっているので，「心臓発作を防ぐことなんてできないよ。そのときがきたら発作が起こるだけ」といったように，健康リスクに対しては運命論的な態度を示す傾向にある。彼らは権力者や自分たちより「上の立場」にいる人からの健康に対するアドバイスを無視する傾向にある。彼らは，人生はギャンブルで，病気は「運命」，「運がなかった」，「運任せ」だと考えているので，彼らのリスク管理は非常に部分的で一貫性がない。

4. **集団性が低く，拘束性も低い場合**：人びとは企業家やクリエイティブな専門家など，高度に個人化し独立した生活をしている。彼らはとても競争的で人びととはゆるやかなネットワークを通して繋がっているだけである。このネットワークにしても彼らは利益やメリットのために利用しているだけで，社会の外側からのプレッシャーによって強く制約されているとは感じていない。彼らは，最新治療や食事や「奇跡の治癒」といった最新の健康ブームを受け入れる傾向にある。彼らのリスクの見方はさらに個人化されていて，「もし何か間違いがあれば，それは自分のせいだ」というように，病気の原因は自分自身や自分の行動のせいだと考える傾向にある。タイプ2のように，

彼らはヒエラルキーや権力者に対してあまり敬意を払わない。彼らのリスク管理戦略とは，よりよい治療や「セカンドオピニオン」を求めて，常に「ドクターショッピング」をする意志があるということになる。

この4つの分類は明らかに理念的で抽象的なものであり，それぞれ重なり合っている部分も多い。疫学モデルのように，これらは簡単に個人に当てはめることはできない。しかしそれでも，この考え方は，健康促進キャンペーンが集団のメンバーに届かなかったり，意図したのと同じように理解されなかったりする場合があるのはなぜかを理解する助けとなる。

●推奨図書

Hahn, R.A. (1995). *Sickness and Healing: an Anthropological Perspective.* New Haven: Yale University Press, pp. 99-128.

Janes, C., Stall, R. and Gifford, S. (eds) (1986) *Anthropology and Epidemiology.* Dordrech: Reidel.

Trostle, J. (2005) *Epidemiology and Culture.* Cambridge: Cambridge University Press.

Weiss, M.G. (2001) Cultural epidemiology: an introduction and overview. *Anthropology and Medicine* 8(1), 5-29.

●推奨ウェブサイト

Centers for Disease Control and Prevention (USA): http://www.cdc.gov

World Health Organization: http://www.who.int

●参考図書・文献

[1] Hahn, R.A. (1995) *Sickness and Healing: an Anthropological Perspective.* New Haven: Yale University Press, pp. 99–128.

[2] Kendell, R.E. (1975) *The Role of Diagnosis in Psychiatry.* Oxford: Blackwell, p. 64.

[3] Murphy, E. and Brown, G.W. (1980) Life events, psychiatric disturbance and physical illness. *Br. J. Psychiatry* 136, 326–38.

[4] Townsend, P. and Davidson, N. (eds) (1982) *Inequalities of Health: the Black Report.* London: Penguin.

[5] Zaidi, S.A. (1988) Poverty and disease: need for a structural change. *Soc. Sci. Med.* 27, 119–27.

[6] Gadjusek, D.C. (1963) Kuru. *Trans. R. Soc. Trop. Med. Hyg.* 57, 151–69.

[7] Marmot, M. (1981) Culture and illness: epidemiological evidence. In: *Foundations of Psychosomatics* (Christie, M.J. and Mellett, P.G. eds) Chichester: Wiley, pp. 323–40.

[8] Kark, S. (1981) *The Practice of Community-Oriented Primary Care.* New York: Appleton–Century–Crofts.

[9] Marmot, M.G., Syme, S.L., Kagan, A. *et al.* (1975) Epidemiological studies of coronary heart disease and stroke in Japanese men living in Japan, Hawaii and California: prevalence of coronary and hypertensive heart disease and associated risk factors. *Am. J. Epidemiol.* 102, 514–25.

[10] Marmot, M.G. and Syme, S.L. (1976) Acculturation and coronary heart disease in Japanese Americans. *Am. J. Epidemiol.* 104, 225–47.

[11] McKenzie, K. (2003) Racism and health. *Br. Med. J.* 326, 65–66.

[12] Trostle, J. (2005) *Epidemiology and Culture.* Cambridge: Cambridge University Press, pp. 3–7.

[13] Trostle, J. (2005) *Epidemiology and Culture.* Cambridge University, pp. 51–59.

[14] Fletcher, C.M., Jones, N.L., Burrows, B. and Niden, A.H. (1964) American emphysema and British bronchitis: a standardised comparative study. *Am. Rev. Resp. Dis.,* 90, 1–13.

[15] van Os, J., Galdos, P., Lewis, G. *et al.* (1993) Schizophrenia sans frontieres: concepts of schizophrenia among French and British psychiatrists. *Br. Med. .J.* 307, 489–92.

[16] O'Brien, B. (1984) *Patterns of European Diagnoses and Prescribing.* London: Office of Health Economics.

[17] Zola, I.K. (1966) Culture and symptoms: an analysis of patients' presenting complaints. *Am. Soc. Rev.* 31, 615–30.

[18] Fox, R. (1968) Illness. In: *International Encyclopaedia of the Social Sciences* (Sills, D. ed.). New York: Free Press/Macmillan, pp. 90–6.

[19] Rubel, A.J. (1977) The epidemiology of a folk illness: *Susto* in Hispanic America. In: *Culture, Disease and Healing: Studies in Medical Anthropology* (Landy, D. ed.) London: Macmillan, pp. 119–28.

[20] Weiss, M.G. (2001) Cultural epidemiology: an introduction and overview. *Anthropology and Medicine* 8(1), 5–29.

[21] Weiss, M.G. (1997) Explanatory Model Interview Catalogue (EMIC): framework for comparative

study of illness. *Transcult. Psychiatry* 34, 235–63.

[22] Patel, V. (2001) Cultural factors and international epidemiology. *Br. Med. Bull.* 57, 33–45.

[23] Raguram, R., Weiss, M.G., Keval, H. and Channabasavanna, S.M. (2001) Cultural dimensions of clinical depression in Bangalore, India. *Anthropol. Med.* 8 (1), 31–46.

[24] Wagley, C. (1969) Cultural influences on population: a comparison of two Tupi tribes. In: *Environment and Cultural Behavior*. New York: Natural History Press, pp. 268–79.

[25] MacCormack, C.P. (1982) Biological, cultural and social adaptation in human fertility and birth: a synthesis. In: *Ethnography of Fertility and Birth* (MacCormack, C.P. ed.). London: Academic Press, pp. 1–23.

[26] Korbin, J. (1980) The cultural context of child abuse and neglect. *Child Abuse Negl.* 4, 3–13.

[27] Underwood, P. and Underwood, Z. (1981) New spells for old: expectations and realities of Western medicine in a remote tribal society in Yemen, Arabia. In: *Changing Disease Patterns and Human Behaviour* (Stanley, N.F. and Joshe, R.A. eds). London: Academic Press, pp. 271–97.

[28] Qureshi, S.M. (1980) Health problems of Asian immigrants. *Medicos* 5, 19–21.

[29] Zheng, W., Blot, W.J., Shu, X.O. *et al.* (1992) Diet and other risk factors for laryngeal cancer in Shanghai, China. *Am. J. Epidemiol.* 136, 178–91.

[30] Peckham, M., Pinedo, H. and Veronesi, U. (eds) (1995) *Oxford Textbook of Oncology*, Vol. 2. Oxford: Oxford University Press, pp. 1325–7.

[31] Skegg, D.C. G., Corwin, P.A., Paul, C. and Doll, R. (1982) Importance of the male factor in cancer of the cervix. *Lancet* ii, 581–3.

[32] Brabin, L. and Brabin, B.J. (1985) Cultural factors and transmission of hepatitis B virus. *Am. J. Epidemiol.* 122, 725–30.

[33] Alland, A. (1969) Ecology and adaptation to parasitic diseases. In: *Environment and Cultural Behavior* (Vayda, A.P. ed.). New York: Natural History Press, pp. 80–89.

[34] Parker, R. (1987) Acquired immunodeficiency syndrome in urban Brazil. *Med. Anthropol. Q.* (*New Ser.*) 1, 155–75.

[35] Vayda, E., Mindell, W.R. and Rutkow, I.M. (1982) A decade of surgery in Canada, England and Wales, and the United States. *Arch. Surg.* 117, 846–53.

[36] Davison, C., Smith, G.D. and Frankel, S. (1991) Lay epidemiology and the prevention paradox: the implications of coronary candidacy for health education. *Sociol. Health Illn.* 13(1), 1–19.

[37] Crawford, R. (1980) Healthism and the medicalization of everyday life. *Int. J. Health Serv.* 10 (3), 365–88.

[38] Greenhalgh, T. and Wesseley, S. (2004) 'Health for me': a sociocultural analysis of healthism in the middle classes. *Br. Med. Bull.* 69, 197–213.

[39] Kavanagh, A.M. and Broom, D.H. (1998) Embodied risk: my body, myself. *Soc. Sci. Med.* 46(3), 437–444.

[40] Skolbekken, J.A. (1995) The risk epidemic in medical journals. *Soc. Sci. Med.* 40(3), 291–305.

[41] Helman, C.G. (1992) *The Body of Frankenstein's Monster: Essays in Myth and Medicine*. New York: W.W.Norton, pp. 29–47.

[42] Helman, C.G. (2003) Natural History: Changing Folk Perceptions of Health and Disease. In: *Treat Yourself: Health Consumers in a Medical Age* (Boon, T. and Jones, I. eds). London: Science Museum, pp. 9–11.

[43] Trostle, J. (2005) *Epidemiology and Culture*, pp. 153–155. Cambridge: Cambridge University Press.

[44] Douglas, M. (1982) *The Active Voice*. Abingdon: Routledge and Kegan Paul, pp. 183–254.

[45] Douglas, M. (1986) *Risk Acceptability According to the Social Sciences*. London: Routledge and Kegan Paul.

[46] Mars, G.(2005) Personal communication.

（訳：牛山美穂）

エイズの世界的流行

●

　本章では以下の内容を扱う。エイズという病気は、「疾病（disease）」としてだけではなく、社会文化的な意味がある「病い（illness）」であることを理解することが重要である。人類学者は、人びとのリスク行為の考察から、性行動の変容を促し、感染予防に貢献することができる。また、人類学者は、「治す（cure）」ことを重視する医療制度に対し、社会文化的な側面から「癒し（heal）」の意味を明らかにする。

1

世界的流行の概要

　Mannらによれば、1992年までに164の国々でエイズ（Acquired Immune Deficiency Syndrome：AIDS）の事例が「世界保健機関（World Health Organization：WHO）」に報告された。「国連合同エイズ計画（Joint United Nations Programme on HIV/AIDS：UNAIDS）」は、2004年度の年次報告書においてエイズ感染流行の最新情報を次のように報告した。HIV感染者は3,940万人が確認されており、成人が3,720万人、15歳以下の子どもが220万人である。この年に新たに感染した人の数は490万人で（成人が430万人、子どもが64万人）、同じ年に死亡した人数は310万人である（成人が260万人、子どもは51万人）（表16.1）[2]。HIV罹患

率が最も深刻な地域はサハラ以南のアフリカ諸国である。その地域の人口は世界人口のわずか10％であるが、HIV感染者の60％にあたる2,540万人が確認されている（図16.1）。ウガンダなどでは罹患率の低下が確認されているが、アフリカ南部では増加している。現在、南アフリカではHIV感染者が世界で最も多く、2003年末までに530万人にいたると推定されている[2]。ボツワナ、中央アフリカ共和国、レソト、マラウイ、モザンビーク、ルワンダ、スワジランド、ザンビア、ジンバブエのアフリカ9か国の平均寿命

表16.1　子どもを含む地域別のHIV感染者数とエイズによる死者数（2004年）

地域	HIV感染者数	エイズによる死者数
サハラ以南のアフリカ諸国	25,400,000	2,300,000
アジア	8,200,000	540,000
ラテンアメリカ	1,700,000	95,000
北米と西・中央ヨーロッパ	1,600,000	23,000
東ヨーロッパと中央アジア	1,400,000	60,000
中近東と北アフリカ	540,000	28,000
カリブ海	440,000	36,000
オセアニア	35,000	700

（出典：The Joint United Nations Programme on HIV/AIDS, World Health Organization, 2004 [2]）

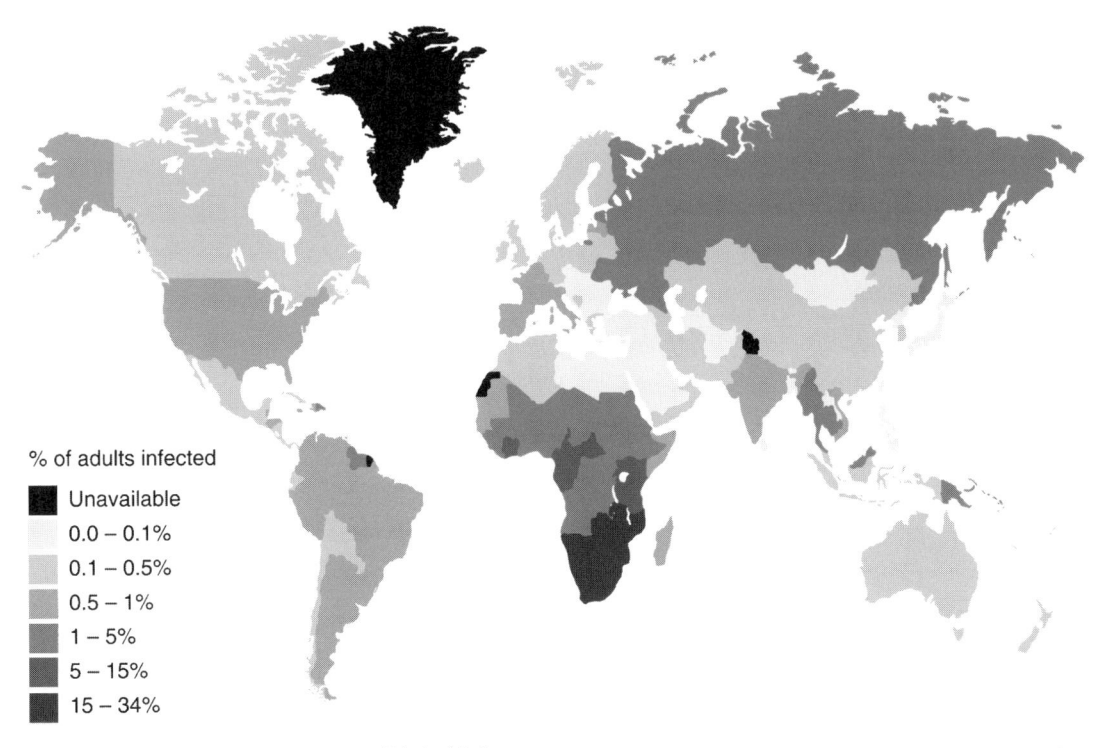

図16.1 世界における HIV ウイルス感染率（出典：UNAIDS Global Report, 2006, 'A global view of HIV infection', 2005 より）

% of adults infected
- Unavailable
- 0.0 – 0.1%
- 0.1 – 0.5%
- 0.5 – 1%
- 1 – 5%
- 5 – 15%
- 15 – 34%

が40歳未満であるのは，エイズがおもな原因である。サハラ以南のアフリカ諸国においては，女性のほうが男性よりも多くHIVに感染している。平均して男性10人に対して女性は13人が感染者であり，性による感染率の違いは広まる一方である。

北アメリカ，西ヨーロッパや中央ヨーロッパの豊かな国々においても危険な状況になってきている。2004年の時点で160万人のエイズ罹患者がおり，そのうち新しく感染した人が6万4,000人，エイズにより死亡した人が2万3,000人だった。なお死亡者のうちの3,101名が西ヨーロッパ地域である [2]。15歳〜24歳の若年層では女性0.1％，男性0.2％が感染していた。米国では，毎年4万人が新たに感染している。アフリカ系アメリカ人に感染が集中しており，2003年には全エイズ症例の約25％を占めた。とくに

アフリカ系アメリカ人の女性は，米国において新規にHIV感染と診断された女性の約72％を占めている。

エイズは免疫システムを脅かすという本来的なリスクだけではなく，エイズに関連する他の疾病のリスクを人びとにもたらす。これらの疾病の「同時罹患率（co-morbidities）」は，とりわけエイズ治療法が利用できない国々，もしくは提供されない貧困国において明白である。共存している疾病には，下痢性疾患・肺炎・帯状疱疹・結核・マラリアが含まれており，エイズとともに流行している地域，とくにサハラ以南のアフリカ諸国においては，エイズと相乗して高い罹病率と死亡率をもたらす。

現在の先進国の社会では，抗レトロ・ウイルス療法を必要とする人びとは「多剤併用療法（Highly Active Antiretroviral Therapy：

HAART)」が受けられる。その結果，エイズ罹患者の平均余命や「生活の質（Quality of Life）」は著しく向上し，エイズによる死亡は比較的低くとどまっている。しかし，国連エイズ合同計画はふたつの潜在的に危険な傾向について警告している。第一に，多くの国々においてHIVに感染した人びとの多くが診断されないことである。たとえば英国においてHIV感染者の3分の1の人びとは自分が「ウイルスを保持していること（serostatus）」を知らず，エイズ関連疾患が発症したときに初めて感染していたことに気づく可能性が高い。第二に，最近，西ヨーロッパにおいてHIVに感染した一部の人びとに，抗レトロ・ウイルス薬の薬剤耐性があるという悩ましい証拠があることである。ゆえに国連エイズ合同計画は，「重要なことは，すべてのHIV感染者に対して早期に有効な治療とケアを提供すること，予防運動を活性化し，変化していく流行パターンに対応させること，HIV感染による心理社会的・経済的・身体的な影響を縮小すること」を提案する。

　エイズは，生物学的な見地からのみユニークなものというわけではない。なぜならエイズの蔓延が人間の行動の特定のパターン，とりわけ性行為と明白に結びついているので，エイズは生物学的であるとともに，社会・文化的な現象でもある。エイズの蔓延を抑制する試みは，ワクチン開発や薬物療法だけに焦点をあてるべきではない。エイズの蔓延を助長したり遅らせたりするかもしれない複雑な社会的・文化的・経済的環境もまた考慮されねばならない。

1.1. 西洋世界におけるエイズのメタファー

　エイズは単なる疾病ではない。世間一般の認知としてのエイズはひとつの「メタファー（metaphor）」（隠喩）である。メディアや医学的・通俗的な言説における取り上げ方は，同性愛者・薬物依存症者あるいは移民をよりいっそう「スティグマ（stigma）」化し，ハイリスク集団として遠ざけるという政治的役割を担っているとされる[3]。エイズの語られ方やその語られ方にともなう偏見と恐怖は，エイズという疾病を明らかにすること，治療し管理しようとすること，エイズの犠牲者が受けるべきケア，そして犠牲者に示されるべき同情が提供されること，などを損ないかねない。ClattsとMutchler[5]が言及しているように，「言葉やその言葉が喚起するイメージによって社会が人びとに与える影響」について検証することが重要である。Clattsらは，文化のメタファーは自分自身および他者のアイデンティティを規定し，またその相互関係の仕組みを明らかにするという意味で卓越した役割を担っている，と述べている。米国ではエイズに関する言説において，エイズの犠牲者が究極の「他者」であることを示す表現として，「異質な」・「反社会的な」・「異常な」・「危険な」・「脅威的な」と形容してきた。Clattsら[5]は，病いと邪悪のイメージが段階的にどのように溶け込んでいくかについても記述している。誰かが「エイズに罹っている」と言うことは，「危険かつ汚らわしい」ことでもあり，その内面が「非道徳的かつ精神的に病んでいる」ことの表れと捉えられる。同性愛者や薬物依存症者というスティグマ化されたグループは「強迫的」・「抑制不能」・「適応障害」といった性格タイプのイメージと結びつけられることがよくある。

　エイズに対する強力かつ否定的なメタファーは，とくにエイズ発生の初期に見受けられた。ほとんどの先進国においては以前ほど頻繁に見受けられないものの，世界中のさまざまな地域では依然としてHIV／エイズはスティグマをともなっている。80年代および90年代初頭の北米や西欧において，エイズに対するイメージやメタファーが大衆紙の仰々しい見出しに数多く見いだせる。

1.「伝染病」としてのエイズ[6]：「同性愛者の伝染病」と呼ばれることもある。これは中世における疫病や伝染病を反映したものである。秩序のある社会・家庭生活・対人関係に対して混乱と無秩序と破綻をもたらす不可視の破壊的な力を意味している。

2.「不可視の接触感染症」としてのエイズ：これは感染性疾患の古い民俗モデルを基礎にしている。感染者との接触が身体の表面であれ，その排泄物であれ，感染者が吸った空気であれ，事実上いかなる接触によってもエイズは感染する。この不可視の影響は，職場・学校・家庭やあるいは教会にすらおよびかねない。中世の疾病理論のように，病いに苦しむ者は汚染された「瘴気（miasma）」，つまり有毒な悪い空気をもっており，近寄った者に病気を引き起こすとみなされる。このイメージが暗示するものは，エイズに苦しむ人びとの性的ライフスタイルは周囲の人びとにも伝染するという考え方である。

3.「倫理的な懲罰」としてのエイズ：一般的にエイズの犠牲者はふたつのグループに分けられる。「無罪」グループは，血友病患者や母子感染の子ども，配偶者がバイセクシャルあるいは婚外交渉に関与している場合である。「有罪」グループは，同性愛者・バイセクシャル・売春婦（夫）・静脈注射の薬物常用者である[7]。

4.「侵略者」としてのエイズ：これは外国人恐怖症や外敵の襲来というテーマを含んだイメージである。なぜならアフリカ人・ハイチ人などの，外国人・移民・旅行者に対する偏見がしばしば含まれるからである。

5.「戦争」としてのエイズ：エイズは，倫理にもとるライフスタイルや混乱，外国の影響，スティグマ化されたマイノリティ，すなわち同性愛者・売春婦（夫）・移民・薬物濫用者などといったものによる，伝統的社会に対する戦争として捉えられる[8]。この場合，異性愛者の犠牲者は「二次的被害」であるかのように描かれる。

6.「原始的な力」としてのエイズ：エイズは無邪気な快楽主義や自由奔放なセクシュアリティのイメージによっていっそう特徴づけられている。

エイズとメタファーが結びつけられる場合は，同性愛者・移民・薬物依存症者という特定の社会集団をことさらスティグマ化しようとする意図が込められている。

エイズのメタファーが抱える危険性は，同性愛者の男性や静脈注射を行う薬物常用者に代表されるスティグマ化された下位文化への倫理的懲罰や過度の強調によって，エイズ患者全体が本来受けるべき心のこもったケアや医療的処置が妨げられかねないことである。たとえばCassens[6] は，エイズと診断された同性愛者の男性は，家族や知人による拒絶も含めた苦しみを味わわなければならないという，社会的にも心理的にも深刻な事象について説明している。彼らが大きな心理的ストレスを受ける際に，孤立という「社会的死（social death）」や社会的支援の中止という事態にも耐えねばならないだろう（第9章，第11章参照）。

1.2. エイズの文化的表象

多くの点においてエイズは，現代の突出した「民俗的病い（folk illness）」となっており，それぞれの地域的な背景，固有のイメージの多様性，メタファーと文化的テーマを内包している。エイズが広く周知されていることは，人びとの間に不安感や憂鬱をもたらし，「民俗的エイズ（Folk AIDS）」と呼ぶべきものをもたらしている。民俗的エイズは，「疾病なき病い」（第5章参照）であり，「偽エイズ（pseudo-AIDS）」[11]や「エイズ・ノイローゼ」[12] とも呼ばれ，患者

は何の医学的根拠もないにもかかわらず，疾病にかかったと信じてしまう。この理由としてMillerら[11]は，エイズにおける初期症状，つまり倦怠感や食欲と体重の減少，過剰な発汗などが，不安症やうつの症状と類似していることを挙げ，そのため一部の人びとがエイズだと誤解してしまうのだろうと指摘している。Miller[12]は日本において「エイズ・ノイローゼ」が拡大していると報告している。これは1985年に最初の症例が報告され，多くの公的機関が「極めて日本的な病いである」としていた。Millerは，報告のなかであるエイズ・カウンセラーの言葉を引用し，「日本人はエイズ・ノイローゼになるリスクが高く，それは実際にエイズに侵される可能性より高い」と述べた。エイズ・ノイローゼの症状は，身体の不調，憂うつ感，睡眠障害，自殺企図などであり，HIV検査で陰性であるにもかかわらず自分は陽性だという妄想があることに特徴づけられている。

エイズの文化的表象は，身体的な疾病という西洋医学の理解と，罪深い行動に対する罰という土着の信念が混じりあったものである場合がある。Ingstad[13]は，南部アフリカのボツワナにおける伝統的な治療師はエイズの存在を知っているが，エイズを「メイラ（meila）」という性的なタブーを犯したときになる「民俗的病い」の新しい形とみなしていると述べる。FlaskerudとRush[14]は米国において一部のアフリカ系の人びとの間において類似した信念を発見した。この信念においてエイズは，「罪に対する罰」と見なされており，宗教上および倫理的な決まりごとを破った結果，とくに同性愛や婚姻外の性行為の結果，罹患すると考えられている。

事例研究　ハイチのケイ村におけるエイズの概念的変化

ファーマー（Paul Farmer）[15]は1983年から89年の期間，ハイチの田舎の村落であるケイ（Do Kay）村において，いかにしてフランス語圏で「シダ

（syndrome d'immunodéficience acquise：SIDA）」と呼ばれるエイズの概念が変化していったのかを記述した。1983年から84年，ケイ村では「都市部の疾病（maladi lavil）」というあいまいな噂だけがあり，どのようにそれが感染するのか，その病気がいかに深刻なものであるのかを知る者はほとんどいなかった。

1985年から86年までに，「シダ」は「血の病気」，「血が腐ることによって血液が減り，身体を青白く乾燥させていく病気」という考えが一般的になっていった。これらの考え方は，輸血や同性愛関係，都市部における過労による衰弱や米国への旅行などの結果，取り消すことのできない血の汚染によって起こると理解された。

1987年，「シダ」の症状はとくに下痢と結核との関連において理解され始めた。同年，ケイ村における住人がこの病気にかかったが，これは誰かの妬みによって「病気にさせられた」か，邪術によるものだと人びとに非難された。犠牲者の家族はヴードゥー教の司祭に相談し，司祭はそれを確認し，この原因となっている人びとを特定した。一方，別の村民がその病気に侵されたとき，大半の人びととはその村民が「シダ」に感染しているとは信じなかった。彼女は妬みを買うことがなく「道徳的に純潔」と考えられていたからである。

1988年から89年までに，このふたりの感染者が亡くなり，3人目の感染者が確認された後，ケイ村における病気に対する理解はいっそう進んだ。「シダ」は病原菌によって引き起こされる，ふたつの独立した病気とみなされるようになる。そのひとつは「自然な」病いであり，病原菌をもっている者との性交渉によって感染すると考えられた。もうひとつは「不自然な」病いであり，悪意ある者による邪術によって感染させられると考えられた。前者はコンドームによって防ぐことができるが，後者に対しては無効であり，誰かによって送られる病邪から身を守る護符によってのみ防ぐことができると考えられた。

ファーマーは，6年間をかけて「シダという言葉とシダに関する症状は，ハイチ人が抱く病いに関する一連の発想のなかに明確に埋め込まれるようになった」と指摘している。さらに病気の急激な出現とより広い社会的・政治的な問題とを結びつけ，こ

の病気を「ハイチの人びとの終わりのない苦難，神による罰，支配階級の腐敗，そして北米帝国主義の病理」として記述している。

1.3. エイズに関する大衆の知識と 専門家の知識

今日でも社会のなかにエイズに関する誤解はあるが，1980年代や1990年代は現在よりも大きな誤解があった。たとえば1988年の英国ウォールソールでの調査では，Smithson[16]は人びとがエイズに関する一般的な知識はもっていたが（知識の情報源はテレビから90％，そして新聞記事から80％である），どのように感染するかについて，重大な誤解をしていたことを発見した。たとえば26％の人が献血により，16.1％の人が食器やナイフ・フォークの共有により，15.6％の人がエイズ患者の使用したトイレを使うことで感染すると考えていたのである。同じ研究の一部として，看護師や検査技師などの医療従事者にも同じ質問が尋ねられている。彼らのうちの17.8％が献血によって感染するかもしれないと考えており，半数以上はエイズ患者から感染するのではないかと恐れていた。

Temoshokら[17]は，米国のサンフランシスコとニューヨーク，および英国のロンドンの399の事例について研究を行っている。彼らの研究によれば，世間一般に浸透しているエイズの恐怖は，反同性愛という偏見と同様に，エイズに関する知識の低さと結びついている。ロンドンでは，サンフランシスコに比べて，エイズの知識レベルがより低く，恐怖や嫌悪感はより高いレベルにあった。ニューヨークは，それら両者の中間だった。しかし，この研究からは無知が恐怖と偏見を促進させるのか，それとも恐怖と偏見が無知を増大させるのかについては明らかにされなかった。いずれの場合であってもエイズという病気の知識は十分ではない。非合理的な恐怖や偏見も，人びとが行動を変容するかど

うかを決定するのに重要な役割を果たす。

1993年にSnow[18]は，米国の都市貧困地区においてアフリカ系の人びとの民俗信仰も「トイレや汚物，触れること，キスすること，そして蚊」をエイズになる原因とみなしていると述べた。エイズを「悪い血」の証拠とみなす人もいる。あるいは不浄なものへの抵抗力の低下，悪しき健康習慣，冷気にあたること，不適切な栄養摂取，あるいは月経による身体の虚弱化の結果，エイズになるとみなす人もいる。無症候性キャリアは感染しないという信仰と同様に，蚊がエイズを媒介するという信仰が南部アフリカのナミビアでも確認されている[19]。

エイズ予防についての知識は，必ずしも行動に結びつかない場合もあるが，とくに若者の間で重要である。ブラジルは南米で最も人口の多い国だが，人口の26％が20歳未満であり，エイズが大きな健康問題となっている。1993年，ブラジル南部の都市ポルト・アレグレの13歳から22歳の学生を母集団とする大規模な研究でDe Souzaら[20]は，95％の学生たちが生殖に関する生理学についての高いレベルの知識をもっている一方，この事実が必ずしも安全な性行動と感染予防策に結びついていないことに気がついた。サンプルの42％がすでに性的関係をもっており，35％は少なくとも週1回の性行為をしていた。また，そのうちの52％は正しい避妊の予防措置をとっていないのである。De Souzaらは，このような事態は多くの10代の若者たちをエイズなどの性感染症だけでなく，意に反した望まない妊娠のリスクにさらしてしまう，と結論づけた。

エイズに関する考え方とその予防の研究は，基本的な健康教育に役立つかもしれないが，人類学者は人びとがやると言っても実際にはやらないことがあるということを警告してきた（第19章参照）。危険に関する知識は，必ずしもそれ自体が人びとの行動変容に直接に結びつくわけではない。危険性についての知識があるにも

かかわらず，多くの人びとが喫煙し続け，飲酒運転をしてしまうことを例に挙げれば理解できるだろう[16]。感染の危険性がある行為を行う理由には，自分が「幸運であるか」または「祝福されているか」を試したいという信念が含まれる。また，傷つけられ，殺されたいという無意識の欲求や，あえてリスクをおかす興奮を強く求めることさえ含まれるかもしれない。タイの村落における青年の性行動に関する研究があらわしているように，HIVはまるで自らが不死身の肉体をもつかのように，自分の蛮勇を友人たちに見せつける機会を提供するのだ[21]。したがって，健康教育を受けているにもかかわらず，なぜ人びとがある行動をするのか（またはしないのか）を理解するためには，より深い人類学的な調査が必要となる。

1.4. エイズの社会的次元

エイズまたはHIV陽性と診断された人びとは，しばしば差別や偏見，さらには暴力の犠牲者となる。このような社会的な拒絶は，極端な場合に第9章で述べた「社会的死」に至る可能性がある。人類学的研究は，一般の非感染者の人びとが抱くエイズに対する偏見と固定観念，さらにエイズに付与されているスティグマの程度について基本的な情報を提供する。たとえばKatzら[22]は，1987年にニューヨークにおいて433人の看護師と医学生，そしてカイロプラクティック専攻の学生がエイズを含む重篤な病気をもつ患者たちをどのように理解しているか，というインタビュー調査を実施した。この研究によってエイズは「スティグマが深刻なレベルで付与された状態」であることが明らかになり，調査対象となったすべての医療者は，エイズに苦しむ者は「病気を患っている責任が自らにある社会的な逸脱者」であると考えていることがわかった。Webb[19]の研究では，ナミビアの「オバンボ（Owambo）」の人びとにおいてもエイズは強

くスティグマ化された疾病であり，「エイズ患者は感染させることがわかっていて他者に病気を感染させている」，つまり「悪意ある動機から故意に感染させているか，または禁欲を守り通せなかった結果として感染させているのだ」と多くの人びとが信じていることがわかった。Stanley[23]の中流階級の白人女性の感染者を対象にした研究では，米国において性的指向やジェンダー，経済的地位や民族に関係なく，すべてのHIV陽性者に対してスティグマが拡大していることが明らかになっている。

今日，注目されている研究領域は，HIV陽性者のソーシャル・ネットワークについてである。この研究は，HIVが拡散していく経路を追跡することに対して有用であるだけでなく，注射器の共有やコンドームを使わない性行為といったリスクの高い行為の社会的背景の理解を可能にする。Parkerら[24]は，いかにして危険な行為がHIV感染を拡大させるかを明らかにするために，英国のロンドンにおけるHIV陽性の男性たちにおける性的ネットワークの調査を行った。その結果，とくに年配者と若年者，男娼とそのクライアントの性行為はより広いネットワーク内の隅々までHIVを拡散させている可能性があることがわかった。Neaigusら[25]によると，米国のニューヨークでは静脈注射による薬物常用者たちの「リスクのネットワーク（risk networks）」が，彼らの社会的ネットワークと重なりあっている。つまり，注射器の使いまわしを行っている人びとは，すでにお互いに緊密な関係をもった者同士なのである。注射の打ち合いや注射器の使いまわしを行っている人びとの70%は，それぞれが配偶者同士や性的パートナー，親友や知人であった。この事実が示すのは，これらネットワークが薬物依存症者たちの日常生活の重要な一部であり，リスクのネットワークを変えることは非常に困難ということである（第8章参照）。だが，この社会的なつながりは仲間からの同調圧力や情緒的支援の形成を通じて，ハイリ

スク行為の抑制を促すメッセージを広げていく有用なルートでもある。部外者が薬物をやめるよう説得するよりも，仲間の誰かが提案した方が効果的なのである。これらのつながりは，ドラッグ常習者の下位文化のなかでHIVのリスクを減らしていくための，薬物常習者の自発的な組織化を促す可能性がある。

ゆえに人類学者は，エイズを患う人びとを救済するために活用されるソーシャル・ネットワーク，自助グループ，その他のコミュニティの資源を見極めていく必要があり，それらを長期的な治療に組みこんでいく手助けができる。これはエイズが明確に都会の疾病であることから，西洋諸国の都市部にとっては非常に重要である。1991年末までの米国における全エイズ症例のうち，約20%にあたる3万7,436症例はニューヨークで報告されており，人口1万人あたりの累積数はサンフランシスコに次いで高い値である[26]。社会的価値観が崩壊した状況であるにもかかわらず，都市環境は地方と比べていくつかの利点をエイズ生活者に提供する。つまり，医療施設の都市部集中，より発展した支援ネットワークや自助グループの存在，多様なライフスタイルへの寛容さである。これらはさまざまな実践と世界観によって同性愛者の下位文化の発展を促している。2001年の米国における都市部男性の健康調査[27]では，都市部に住む男性同性愛者の間では娯楽用ドラッグの使用が52%，アルコールの使用が85%であった。アルコールの使用に関しては都市部に住む一般男性とその割合は同等であり，娯楽用ドラッグの使用に関しては同性愛者の方がその割合がより高くなっている。したがって健康教育プログラムは，都市部に住む人びとの社会的・文化的多様性の両面に対して注意する必要があり，多様な性質のコミュニティがエイズ患者に対して支援する必要があるのである。

1.5. 性に関する慣習と行動

エイズの蔓延は，性行動と密接に関連している。だが，性行動は人間関係の内密の領域であり，これまでずっと研究が困難であるとされてきた。近年，多くの人類学研究ではこの閉鎖的な状況を打開し始め，その結果，公衆衛生プログラムに役立つデータを提供している。これらの研究は，異性愛と同性愛のように，いわゆる「正常」と「異常」とされるふたつの性行動は大きく異なっており，それぞれ異なる社会があることを明らかにしている。たとえば肛門性交については，ブラジルでは他国と比べて異性愛者と同性愛者の双方に対して一般的であると報告されている[28]。また，婚外性交についての多様性が世界中で確認されている。多くの社会において婚外性交は，女性よりも男性に一般的である（第6章参照）。これは極めて重大な事実である。なぜならばエイズが異性愛の病気としてますます増加していくからである[21]。その上，女性のみに純潔が期待されるといった性道徳の二重基準が存在する場合，夫が売春婦と不謹慎な性関係をもつことによって女性が危険にさらされる可能性がある[29]。

Carrier[30]は，メキシコの都会の男性の，多くはインディオの混血「メスティーソ（mestizo）」の人びとの文化的な価値観から，エイズ予防のための重要性を説明する[30]。文化的な価値は，家族の重要性，「男らしさ（*machismo*）」，厳格な男女のジェンダー役割，「良い女」・「悪い女」という女性の二分化，そして同性愛に結びつく不名誉を含んでいる。ブラジルと同様にメキシコでも男女のジェンダー役割にはっきりとした分類がある[28]。男性同性愛者には，ふたつの異なるグループ群が存在するという（第15章参照）。同性パートナーにおいて，能動的に「男性らしさ（masculine）」を演じる人びとと，受動的にふるまう人びとを区別する。後者のみが同性愛者とみなされ，「女性らしい（feminine）」と

される。メキシコ人男性の抱く自己像は，男性らしさが保たれている以上，同性愛行動において脅かされることはない。多くの場合，彼らは同時に女性とも性的関係をもっている。たとえバイセクシャルの行動であっても，彼らは自らを異性愛者とみなしているのである。「男らしさ（*machismo*）」を強調することは，その証として青年期の男性に多様で制限されない性的接触を促すのである。対照的に，純潔で品行方正な「良い女」と，自我を失ったふしだらな「悪い女」という女性の二分化は，女性の思春期から青年期に至るまでの約10年の間保たれ，女性の性的行動を抑制する。この時期に「悪い女」が求められる。彼女らは「売春婦（*puta*）」であり，「愛人（*amante*）」であり，内縁の妻としての役割を果たす。女性のパートナーがいても，同性愛のパートナーは無料かそれに近い安い代金の相手である。

　Carrier[30] は，結婚後の男性の婚外交渉の相手が女性に限らないことを指摘する。一般的に婚外交渉の相手は女性のみと考えがちだが，実際には男性も含まれるか，あるいは男性のみが相手の場合もある。総合的にみて「性的に活発なメキシコの独身男性の方が，英国系アメリカ人男性よりも，両方の性と関係する性行為をもつ」とCarrierは結論づけている。ほとんどのバイセクシャルと男性同性愛者は，彼らの家族と一緒に暮らしている。感染予防の戦略の面では，国家的な保健衛生教育運動は安全な性行為を実践する重要性について，一個人よりむしろその家族集団を教育する必要がある。ある特定の地域において貧困が拡大するのであれば，殺精子潤滑剤と同様に，無料または低価格のコンドームの利用を促進させることが有効な戦略になるだろう。

1.6. コンドーム使用に対する考え方

　何十年にわたり「安全なセックス（セーフ・セックス）」の必要性，およびHIV感染予防のためのコンドームの有用性について周知されてきたにもかかわらず，依然としてハイリスク集団に属する人びとの多くはコンドームの使用を拒み続けている。このような背景には，コンドーム自体が入手しづらい，あるいは経済的に入手不可能であるというケースも確認される（図16.2参照）。また，コンドームに対する一定の文化的な態度が原因であることも考えられる。Whitehead[31] が言及しているように，コンドームはさまざまに異なるコミュニティにおいて「象徴的な力」や社会文化的な意味を内包しており，

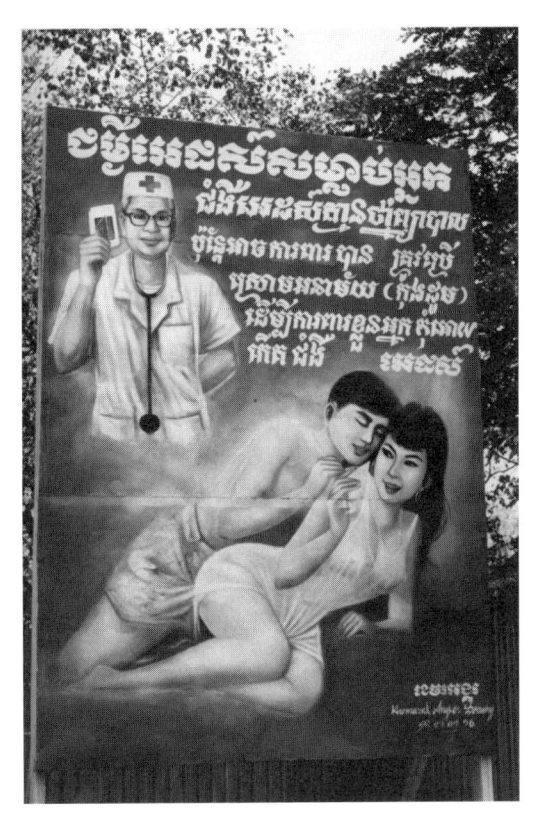

図16.2　カンボジアにおけるエイズ予防のためのコンドーム使用を勧める広告掲示板（出典：©Sean Sprague/Panos Picturesの許可を得て掲載）

それらが人びとのコンドームに対する態度に影響を及ぼしている可能性もある。Schoepf[32] は，中央アフリカ・東アフリカの一部地域で広まっている，コンドームの使用に対する民俗信仰や女性に及ぶ危険性に関する噂について取り上げている。コンドーム使用によって「感染症が引き起こされる」，「一生不妊になってしまう」，「膣内でコンドームが破れて残った場合には死んでしまう」という考え方すらある。Obbo[33] は，女性にとってコンドームが彼女らの生殖能力を脅かす存在だという，ウガンダにおけるコンドームへの恐怖心について記している。ある社会では，女性の生殖能力を証明することへの社会的圧力が強く，不妊の女性が哀れまれ，母親であることに敬意が払われる場合がある。結婚や育児によって女性の社会的地位が確立し，必要な資源にアクセス可能となる社会において，コンドームの使用はリスクの高い行為と考えられる。また，ウガンダにおける教会勢力は，コンドームが利用しやすくなることによって人びとの性生活が乱れるという見解からコンドーム使用に対して抵抗した。

また，多くの国々の男性がさまざまな理由からコンドームの使用を拒むが，よく言及されるのは「レイン・コートを着てシャワーを浴びる」ように性的感覚を減少させるという信念である。あるいは男らしさというアイデンティティの側面に関わっているという可能性も考えられる。米国のボルチモアにおいて都市部の低所得層アフリカ系男性の研究を実施したWhitehead[31] は，コンドーム使用に対する障壁が次の事柄と関連性があることを明らかにした。男性アイデンティティの一部として父親となることを重要視する考え方，男らしさという魅力の証としての性的な武勇や征服，男性としての地位や力に起因する経済的な能力を示すこと，である。このようなコミュニティでは，世界中の多くのコミュニティと同様，男性はおそらく自分たちの中心的なアイデンティティや，とくに若い男性

の自尊心によって，コンドームを使用しないというリスクのある日常生活を送っている。

性的経験が豊富あるいは積極的すぎると思われないように配慮するために，女性はコンドームの使用を提言することについて消極的である[35]。コンドームの使用をほのめかすことは，性的パートナーを信頼せず親密な関係を傷つけるものであり，お互いの関係を脅かすと感じる場合もあるだろう。さまざまな社会における男女間の肉体的・社会的・経済的な「力」の格差によって若く貧しい女性が，コンドームを使おうとしない男性を拒むことは事実上不可能なこともある[21]。

エイズに関する知識の広まりにともなってコンドームが入手しやすくなったことは，必ずしも性的なリスク行為の減少に結びついているわけではない。1991年から1996年にかけて，タンザニアで1万人を対象に性行為とコンドーム使用についての調査を行ったKapiga と Lugalla[36] の研究では，人びとの暮らしている社会的環境を変えることなく，単純にハイリスク行為を犯しがちな人びとを対象者とすることは，あまり効果的ではないことを示している。タンザニアでは，貧困と失業率の上昇，男女間の不平等などの社会環境に注目する必要がある。

1.7. 男女の売買春パターン

男女の売春はHIV感染の重大な要因となっている[37]。売春は特定の文化的・社会的な文脈から十分に理解されなければならない。たとえば売春公認地域のように当局に公認されている「本職」としての売春業を認める西洋モデルは，他の世界の地域には適用できないだろう。多くの貧困国において売春はより複雑な事象なのであり，経済的な理由のための「一時的な売春」が含まれる。彼女たちの売春経歴は，結婚や妊娠，出産を交えながら，ほんの数か月から何年も続く場合もある。ゆえに売春は同質のグループで

はなく，同じ街中あるいは地区においても，それぞれ異なるタイプがあることがわかるだろう。Carrier[30] は，メキシコで実施した調査において，売春にはさまざまな社会階級の男性顧客にむけて，「街娼」・「旅まわりの娼婦」・「踊り子やバーのメイド」・「タクシー・ガール」・「売春宿に住むプロ」・「セミ・プロ」・「愛人（amantes）」・「コール・ガール」・「パーティーや休暇用のコンパニオン」という9つの異なるタイプがあると述べている。それぞれの商業的性行為は，異なるリスクを生じさせ，異なる介入を必要とする。

アフリカのある地域では，女性は離婚後に，あるいは夫の死後に，別れた夫や亡くなった夫の兄弟に「相続」されたくない場合，夫からの「婚資」を返金する必要がある。女性は妻であり，母であり，祖母であるという彼女たちの人生において，夫以外との男性と商業的ではない性的関係をもつのである。Webb[19] は北ナミビアの事例を取り上げ，「取引きとしての性行為」がかなり一般的に存在することについて述べた。これは青年期の男女間あるいは少女と年配の男性間に非公式の性行為の取り決めが許される場合である。このようなケースの場合，いかなる点においても少女たちは自分たちが売春をしているとはみなさない。しかしながら，売春は貧困地区に住む女性にとって唯一の経済的な生き残り戦略というわけではない。PickeringとWilkins[38] の西アフリカのガンビアの調査では，離婚した女性や未亡人の女性たちは，洗濯婦や美容師あるいは料理人，ピーナッツやフルーツ，そしてアルコールを売ることによって，性を売らない方法で生計を立てることがある。

Lyttleton[21] は，タイの都市部に暮らす人びとは，どのようにして田舎に暮らす人びとの9倍の収入を稼ぐのかについて述べている。貧しい農村出身の商業的セックス・ワーカーの多くは，故郷に帰る前に家族を養う資本を築くために首都バンコクで数年を過ごそうとする。彼女らの出身地である農村では，商業的な性行為は

あまり一般的ではないが，存在はする。性行為に対する寛容な態度は，都市部から地方へと拡大していったのである。地方都市では，ときに若い女子学生がディスコあるいは自分たちの寮で性を売ることもある。

売春をする人びとが「安全なセックス」の慣習を受け入れようとしても，圧倒的な経済的支配力をもつ顧客がそれに反対するだろう。たとえばLeonard[37] が米国ニュージャージー州のカムデンで実施した調査では，女性による売春の男性顧客50人のうち29人がコンドームの使用を拒否したという結果が出ている。男性顧客は危険がともなうとわかっているにもかかわらず，さまざまな方法でリスクを「最小限にする」ことを試みた。つまり，「清潔そう」で「身だしなみのよい」，比較的経験が少なさそうな，あるいは薬物を使用していなさそうな女性を選ぶのである。あるいは膣での性交よりも口での性交の方がより安全だと信じて，それを好む男性顧客もいた。コンドーム使用の是非は，セックス・パートナー間の疾病予防のためには最も重要な交渉ごとのひとつであるため，エイズ予防プログラムは売春婦だけを対象とするのではなく，彼女たちの顧客も同様に対象としなければならないのである。

売春によるHIV感染を防ぐ介入には，これらの行動が行われる経済的・社会的・文化的な文脈を考慮する必要がある。また，売春婦（夫）が親密な感情的な関係に巻き込まれていること，病気の感染において彼らや彼女らが潜在的に果たしうる役割についても考慮する必要がある。

1.8. 薬物の静脈注射と注射針の共用

米国において静脈注射による薬物常用者は，エイズのハイリスク集団における第2番目の規模を占めている[40]。2000年に新たに報告されたエイズ感染事例4万1,960件のうち，28％が注射による薬物使用に関するものであった[41]。他

の多くの工業国においても状況は類似しており，たとえば英国のエディンバラでは，現在，都市部の静脈注射による薬物常用者の60％程度がHIV陽性であろうと言われている。スペインでは，1978年以来，静脈注射による薬物使用人口の拡大にともなってエイズウイルスの拡散が国全体へと及んでいる[42]。静脈注射による薬物常用者は，異性愛人口にとってますますHIV曝露の重大な感染源となっている。

　精緻な民族誌研究によれば，静脈注射による薬物常用者と依存症者の下位文化は，一様ではないと指摘されている。動機，考え方，性的行動，社会的ネットワーク，実際に使用する薬物や，どのような注射方法を用いるかに至るまで実にさまざまである。だが，ほとんどのケースにおいて共通するのは注射針の共用がHIVのおもな感染経路となっていることである。Pageら[40]は，米国フロリダ州マイアミの貧民地区に住む230名の静脈注射による薬物常用者について調査を実施した。対象者のほとんどはアフリカ系である。このうち104名がHIV陽性と判明し，これが注射針共用の実態と相関することは明らかであった。注射する際，注射針は仲間内でたびたび共用されるばかりでなく，同じ瓶の水で注射器を洗浄したり，同じ容器から自分の分の薬物を抜き取ったりもしていた。さらに対象者230名中136名については，過去に数回にわたり性売買の経験があり，そのうち女性33名・男性12名の合計45名は，調査開始前の数か月から数年の期間に売春を生業としていたことが明らかになった。

　1989年に米国サンフランシスコにおいて，Newmeyerら[43]によって行われた438名の静脈注射による薬物常用者に関する調査では，サンプル中のHIV陽性は9％にすぎなかったにもかかわらず，対象者の90％以上が針や注射器の共用について認めたことが示された。86％が共用するたびに注射針を洗浄すると語っているが，一貫性はなく，そのほとんどが水ですすぐだけ

の洗浄を指している。

　注射針共用の理由として，1985年から86年当時の国家政策によって注射針の所有が違法とされ，慢性的な針不足に陥ったことが挙げられている。そこでNewmeyerら[43]は，静脈注射による薬物常用者がエイズの拡散を回避しうる以下の四通りの方法について提案した。①薬物使用を完全に中止する，②それが無理なら注射器の使用を止める，③注射器を使用するなら針や周辺器具の共用を止める，④共用するなら共用した注射器具を消毒する。彼らの研究では，ほとんどの薬物常用者にとって最後の選択肢のみが受け入れ可能であり，器具を家庭用の漂白剤で洗浄することで実効性が期待できるであろうことが示された。薬物常用者の性的習慣を変容させることは，彼らの注射針使用の習慣を変えるよりも困難であるため，介入の焦点はおもに注射針使用であるべきだろうとも結論づけた。

　1992年の米国オレゴン州での調査において，Sibthorpe[44]はなぜ多くの静脈注射による薬物常用者が「安全なセックス」を拒むのか，その理由について考察を行った。薬物常用者161名の聴き取り調査の結果，大多数はコンドームを日常的に使用していないことがわかった。対象の58％は，HIV感染のリスクが皆無あるいは僅かであると考えていた。すでに述べたように，コンドーム使用は，彼らの関与している性的関係のタイプに相関がある。たとえば売春婦と客の場合，社会的かつ情緒的な距離が大きければ大きいほど，コンドームを使用するだろう。しかし，より親しい間柄にあってはコンドームに対する抵抗が生じてくる。コンドームを使用しないことが愛情や信頼感，まさに親密さの基準であり，それらの証と考えられるのだ。したがって売春婦は客とはコンドームを使うが，夫や恋人とは使わない。このような状況下では，コンドームは「象徴的皮膚」（第2章参照）の形態を取っており，二者間の親密さに対する壁として捉えられている。

Sibthorpe[44]は，米国におけるエイズ予防は，リスク行為の起こる関係性よりもむしろ，「自己責任モデル」に焦点を合わせてきたと指摘している。親しい間柄における性行為は「人間関係の基盤」であるため，近しい関係においてのコンドーム使用は罪や疑いを意味するものであり，両者の関係における「献身・愛情・独占」に異議を唱えることであり，お互いにとっての著しい脅威ともなりうる。よってSibthorpeは，「安全なセックス」の実施は，両者の関係性を支える社会的絆が最小限の場合に期待しうる収穫であり，より親密な関係においてのコンドーム使用へのシフトはさらに困難な課題であると結論づけている。

Pageら[40]は，それぞれのコミュニティ間で常習的な自己注射の方法は数えきれないほどあり，ひとつひとつの方法がそれぞれ異なったHIV感染のリスクをともなっている可能性があると警告している。そのため，あるひとつの国・地域・都市やコミュニティ向けに開発された対策が，必ずしも他所に転用できるとは限らず，常にその地方独特の事情が考慮されねばならないのである。

1.9. 伝統的・代替治療師とエイズ

豊かな地域と貧しい地域における「多元的ヘルスケア（health care pluralism）」（第4章参照）の研究もまたエイズ研究と関連がある。近代生物医療によって「ただちに治すこと」が困難である，がんや慢性疼痛，そして機能障害[46]などのような重篤な疾病と同様に，多くのエイズ患者は近代医療とは異なる自己治療や伝統的・代替治療師による治療を選択する可能性がある。自己治療はとくに産業化社会においては一般的である。たとえば米国カリフォルニア州の西ハリウッドにおける同性愛男性のエイズ患者に対する研究調査によると，92％が現在も生物医学的な治療を行い，69.2％はひとつ以上の代替治

療師にも同時にかかっており，さらに19.3％は過去に代替治療師にかかっていたとしている[47]。つまり，エイズの治療として代替医療による治療を受けていなかった対象はわずか11.5％であった。

あるコミュニティで暮らす人びとは，疾病を防ぐための初期段階において伝統的・宗教的治療師にかかる傾向があり，治療師は疾病拡大の抑制において有効な協力者となる可能性がある。Ingstad[13]は，南部アフリカのボツワナにおいて「骨の医者（*ngaka ya diatola*）」，「薬草の医者（*ngaka ya dishotswa*）」，「アフリカ教会派の預言者（*profiti*）」などのような伝統的治療師たちが，いかにエイズの起源や治療に対して異なった姿勢をもっているかを説明した。エイズを伝統的な治療法では対処ができない「現代の疾病」と考える治療師もいれば，伝統的な方法で治療が可能かもしれない民俗的な病い「メイラ（*meila*）」の一種として，「ツワナ人の疾病（Tswana disease）」と考える治療師もいる。民俗的な病い「メイラ」である場合，患った疾病や不幸は月経期間中や子どもが生まれて間もない時期において行われた「禁じられた性交」と関連している。性交のタブーを破ることで男性は女性の体内の血液に存在する「穢れ（ケガレ）」に犯されやすくなり，穢れに犯された男性は，性交を介して他の女性に穢れを移すことになる。エイズの場合，血液や精液は「穢れ（ケガレ）」を移動させる媒介と解釈されている。Ingstad[13]は，将来的にツワナ人の伝統的治療師はエイズ予防において重要な役割を担うと示唆している。たとえばコンドーム使用の奨励が挙げられる。伝統的治療師がコンドームは民俗的な病い「メイラ」を防ぐ方法であると主張することは，声高に避妊や性感染症（STDs：Sexually Transmitted Diseases）予防のためと主張するよりも，より良い動機づけになるだろうと述べる。

Green[48]はアフリカにおいて伝統的治療師と，とくに医師や看護師が不足している地域の

保健当局との，緊密な連携もまた緊急性を要するものと指摘している。Green は伝統的治療師に課せられる新たな役割は教育や訓練であり，次の6項目を指摘した。すなわち（1）性感染症治療の医療システムへの委譲，（2）性感染症患者の性的パートナーとその所在地の特定，（3）コンドームや殺精子潤滑剤などによる避妊具使用，（4）より信頼できる単独のパートナーとの性行為を行うよう働きかけること，（5）性器の結合に替わる危険性の低い身体のふれあいによる性交を働きかけること，（6）HIV 感染者・エイズ患者と家族に対するカウンセリングや情動支援を提供すること，である。

さまざまな文化圏において，伝統的・代替治療師が提供するエイズ治療に関する効果の有無について研究する必要性は高い。しかしながら，民俗的な医療における効果の意味づけは，近代生物医療における意味づけとはおそらく異なるであろう。たとえば宗教または世俗における「象徴的な癒し」が，病者やその家族たちにとって大きな助けとなる可能性がある。たとえ治療師は疾病を「治す（cure）」ことができなかったとしても，病者を「癒す（heal）」ことができるかもしれないからである。反対に，民俗的・代替的な治療や身体変工が健康に悪影響を及ぼすこともあるだろう。注射したり針を用いたりして儀礼的に皮膚を切ったり出血させたり，「瀉血法」を行うことは，エイズをいたずらに拡散させることを手助けしてしまうであろう。静脈注射薬物常用者たちは，彼らの正当な見識において自らを「治療師（healer）」とみなし，薬物依存への身体・心理的な禁断症状に対して，広義の医療の一形態として自己と他者に対して儀礼として注射する場合がある。彼らは，いわば「自己注射師（auto-injectionists）」として振る舞うのである。

事例研究　米国における HIV 感染／エイズ治療への代替アプローチ

O'Connor [49] は，おもにエイズとともに生活する男性同性愛者を事例として，1990年代中頃に米国で使用されていた自己治療および代替治療の多くの慣例について述べた。通常医療が緩和効果以外ほとんど何も提供していないように思われたことから，エイズ治療の更なる研究，および異なる治療方法を発展させる必要があった。O'Connor は以下のような自己治療としての補完代替療法を列挙している。

- 栄養学的アプローチ：マクロビオティック，酵母菌を含まない食餌療法，免疫食餌療法（Immune Power Diet），栄養補助食品，抗酸化食品，ビタミン・ミネラル大量投与。
- 薬草療法：紫馬簾菊（ムラサキバレンギク），朝鮮人参，ガーリック，西洋オトギリソウ，アロエベラ，黄耆（オウギ），バッチのフラワーエッセンス。
- ホメオパシー療法：激しい吐き気に用いるアルカロイドを含むホミカ，ヨーロッパ産のキク科の植物で筋肉の痛みに用いるアルニカ。
- 中国伝統医療：薬草の調合，針治療。
- ホリスティックアプローチ：イメージ療法，ビジュアライゼーション（観想），セラピューティックタッチ，レイキ（霊気），気功，クリスタルヒーリング。
- 心理学的・形而上学的なアプローチ：宗教的な癒しの儀礼，祈り，ポジティブシンキング。
- 非公式の薬剤利用：通常使用される薬剤の「非公式」の使用方法，研究用や外国からの輸入された適応外または未承認の薬剤。

O'Connor によれば，これらの治療法の大半は通常医療を「代替（alternative）」するよりも，むしろ「補完（conventional）」することを意図したものだという。これらの治療法はエイズ生活者の健康に対する個人的な責任の取り方でもあり，自分自身の健康状態とその治療法において，彼らが自分たちの権利と専門性を主張することにつながるのである。

1.10. 移住のパターンとエイズの拡散

　移動労働者・季節農場労働者・長距離トラック運転手・ビジネスパーソン・観光客の旅行などの人口移動パターンに関する調査研究は，自国内や国を超えてエイズがどのように蔓延するのかを理解することにつながる。彼らは定住家族の一員としてではなく，むしろ個人で移住する場合にエイズを含む性感染症にかかるリスクがより大きくなる。たとえば南部アフリカのナミビアにおける「オバンボ（*Owambo*）」の人びとが住む地区で行ったWebbの調査[19]では，HIV感染のかなりの感染経路は人口移動と結びつくことが指摘されている。この調査には以下の事柄が含まれている。

- ナミビアの南部にある鉱山や都心部で働く移動労働者は出稼ぎ中に性的関係をもつ。
- 南部から定期的に主要幹線道路沿いに移動する商人とトラック運転手によって，ナミビアのHIV感染は，交通量が多い場所に最も近い道路沿いの地区に密集する傾向をもつ。
- 兵士の多くが独立戦争の期間にザンビアやアンゴラで感染したため，ナミビア国内の軍隊が駐屯している地域で感染が多い。

　Lyttleton[21]は，タイにおいても国内を縦横に働き，運転手用の売春宿に立ち寄る約20万人のトラック運転手と同様に，売春婦（夫）を含めた多くの季節移動労働者もエイズの蔓延を助長するであろうと述べた。このような定期的な人口移動と同様に，戦争や社会不安によって大量の難民が追いやられることもエイズを含むいくつかの疾病の発生率を増加させるであろう（第12章参照）。

　BandyopadhyayとThomas[52]は，香港における20万人の女性移動労働者を対象に実施した調査において，ある危険性を強調した。多くはフィリピン出身の家事手伝いである女性移動労働者

は，性の搾取や乱用の被害をこうむりやすく，エイズに罹患する危険が拡大される場合があるのだ。西ヨーロッパでは，東ヨーロッパや旧ソビエト連邦から非常に多くの女性が商業的なセックス・ワーカーとして移住した。彼女たちの多くは，人身売買をする商人によって意思に反して連れてこられた。彼女たちはエイズをはじめとする性感染症に罹患するリスクが高く，やがて母国に病気を持ち帰ることになる。その他にも人の移動は，とくに開発途上国において「セックス・ツーリズム」の広がりのレベルと関連することが挙げられる。富裕国からの旅行者による未成年者への性的搾取が含まれ，彼らのなかにはコンドームなしのセックスを要求する者もいるだろう。

　最後に，都市への移住プロセスもまた重要である。都市空間での行動上の社会的制約は，小さな田舎のコミュニティよりも少ないかもしれない。都市社会空間の過密さ，異なる背景をもつ人びとと接触すること，絶えず広告やメディアにさらされていることは，人びとの行動に対して社会的な制約を弱めるであろう。その結果として人びとのアルコール依存，薬物濫用，10代の望まない妊娠，性感染症，とくにエイズの罹患率は増加する。都市への人口移動は別の側面もある。新しく都市化した人びとが出身地である農村社会における伝統的な価値観と密接なつながりを維持し，定期的に自分たちの家族を訪ねに故郷へ帰ることによって，人口移動はより円環的なパターンを示すであろう。

1.11. 婚姻と親族関係のパターン

　さまざまな文化圏において，ある特定の親族関係や婚姻のパターンは時としてコミュニティにおけるHIVウイルス蔓延のリスクを高めてしまうかもしれない。婚姻には，ひとりの男性に対して複数の妻という「一夫多妻（polygyny）」，ひとりの女性に対して複数の夫という「一妻多

夫（polyandry）」，あるいは亡くなった男性の血
筋を絶やさないための「ゴーストマリッジ（冥
婚・死後婚）」や，女性同士が婚姻する「女性婚
（women marriage）」が含まれる（第6章参照）。
一夫多妻はとくに重要であり，Emberら[53]に
よれば，人間社会の約70%でいまだに実践され
ている。この状況では，HIVウイルスに感染し
ている夫は複数の女性にウイルスを広げてしま
い，その結果，生まれてくる子どもたちにもウ
イルスを広げるかもしれない。未亡人が亡くなっ
た夫の兄弟と結婚する「レヴィレート婚（逆縁
婚：levirate）」あるいは「未亡人相続」，妻を亡
くした男性が妻の姉妹と結婚する義務のある「ソ
ロレート婚（姉妹逆縁婚：sororate）」という婚
姻慣習のある社会でもまたエイズ蔓延のリスク
は高まるであろう。産業化社会においても，別
居・離婚・再婚の割合は非常に増加しているた
め，同じようにウイルスを広げるかもしれない。

2

エイズと社会格差

　エイズや他の性感染症は，経済的および社会
的な格差がある場合，特定の社会経済的な背景
のなかで理解することができる。貧困はエイズ
に最も影響がある。貧困はエイズにかかるリス
クファクターであり，同時にエイズにかかった
結果，貧困になるのである。

　貧困は，成人した女性や少女が自分自身や子
どもを扶養し，家族の借金を返済するために，
売春を始めることを強いるかもしれない。この
ような状況では，彼女らも顧客もコンドームを
手に入れる余裕がないかもしれない。貧困は，
特定の地域や人びとに病気を集中させる可能性
がある。たとえばFassin[54]は，南アフリカ共
和国における何十年にもわたる経済的および社
会的格差の経験と，アパルトヘイトという人種

差別政策の遺産を，アフリカ系住人の高いエイ
ズ罹患率と関連づけている。その結果として生
じる貧困と欠乏は，教育水準の低さ，危険で過
密な生活環境，若い女性への強姦や売春を強要
する危険性，工場または鉱山で働くために大都
市へ移住する男性への経済的な圧力につながっ
たのである。結局のところ，これらすべての要
因がHIV感染の危険性を増大させたのである。

　こうした状況に対処するにあたり，とくにア
フリカの貧しい国々では，基本的な医療保健施
設が欠如しており，感染症を治療する薬品やそ
れらを管理する医療スタッフも慢性的に不足し
ている。おそらく結核・マラリア・肺炎・皮膚
疾患のようなHIV／エイズと関連した，より深
刻な合併症に対応する能力も不十分であろう。
エイズは，個人・家族・コミュニティそして国
全体を困窮させていく。診療所・輸送・診察器
具類にかかるコストは，医療スタッフの人件費
と同様に莫大なものになる。エイズはひとつの
国の労働力を激減させ，教育システムをも蝕ん
でしまう。2003年の英国放送協会（BBC）の報
道によれば，東アフリカのザンビアでは2001年
に1,967人，翌年には2,000人を超える教師がエ
イズにより命を落とし[55]，また東アフリカのマ
ラウイでは教師の3割がHIV陽性であるという。
エイズの治療薬は利用できるとしても決して安
くはない。多剤併用療法（HAART）のような
治療法になると一日あたり20錠を超える投薬を
要する[56]。現在，こうした抗レトロ・ウイルス
薬の廉価版の開発に数か国が取り組んでいる状
況にある。

　これらの要素が意味しているのは，すでにエ
イズに罹っている人びとへの医学的治療に加え，
エイズ予防プログラムの一環として経済的・社
会的両面における構造上の不平等が，常に取り
扱われる必要があるという点である。

3

予防戦略の評価

　人類学は追跡調査や予防戦略の評価に対して有用である。ハイリスク集団は多様であるため，国内的あるいは国際的な公衆衛生キャンペーンに加えて，地方特有の介入方法もまた必須である[19, 21]。多くの国々における訪問型の福祉医療プログラムは，コンドームだけではなく他のアイテムも含めたエイズ予防に関する情報を，他のコミュニティやそこに暮らす特定グループの人びとにもたらすことに成功している。DalyとHorton[57]は，もっとも優れたヘルスワーカーは，しばしば対象となる集団内から採用されると指摘する。ある訪問型の福祉医療プログラムでは，売春婦を事実上の「地域保健員（コミュニティ・ヘルス・ワーカー）」（第18章参照）として雇い，売春婦たちにコンドームを配布し，エイズに関する情報を広め，客との無防備なセックスを断ることを奨励している。米国サンフランシスコの地域社会において健康に関する「訪問型の地域保健員（community health outreach workers：CHOWs）」は，教育用冊子と1オンスの漂白剤ボトル数千本を静脈注射による薬物常用者に配り，薬物常用者に家庭用漂白剤で注射器具を消毒することの大切さを理解させた。ロンドンや他のヨーロッパの街では，「注射針の交換（needle exchanges）」という滅菌済みの注射針と注射器の薬物常用者への配布が企画され，無条件で実施された。

　Lyttleton[21]は，1989年に始まったタイ政府の包括的エイズ・プログラムが，メディアを通じて，あるいは学校や診療所・病院において，いかにエイズ予防に関する情報を伝えたかを調査した。しかし，地方の村落社会では，その土地ならではの慣習や信念が，人びとに行動変容を促すために有益なはずの情報を価値のないものにしてしまうかもしれない。ある東北の村落

社会では，売春宿の利用に代表されるリスク行為が，自分たちの出来事というよりも，むしろ「都会での生活スタイルに関係すること」として理解されていた。売買春をエイズの原因として過度に強調することは，「乱れた性行為」の意味をゆがめてしまう。商業的な性労働従事者と一度きりの関係をもつことは「乱れた性行為」であるが，村の複数の女性と繰り返し関係をもつことは「乱れた性行為」ではないと認識する場合さえあった。感染が疑われる安価な売春婦を避け，その代わりに学生などの「良質な少女」を相手とする者もいた。したがってLyttleton[21]は，現実的かつ潜在的なHIVの蔓延を理解するためには，リスク行為を回避するように訴える全国的キャンペーンに加えて，人びとの行為と結びついているローカルな意味づけが，欠くことのできない知識となると強調している。

　同様にHeald[58]は，南部アフリカのボツワナで行われているエイズの公的予防プログラムを批判している。なぜなら地域社会の現状やその疾病に対する文化的な考え方，その考え方に影響を及ぼす地域の伝統的治療師や教会の存在をまったく考慮していないからである。大多数の人びとがセツワナ語を話すにもかかわらず，多くの反エイズ運動の掲示板は英語表記されていると指摘する。その上，政府によるエイズ予防の「ABCモデル」は，おもに外国で立案されたものであり，「節制せよ（Abstain）」，「誠実であれ（Be faithful）」，「コンドームを使用せよ（Condomise）」，というように英語を基本としたスローガンである（図16.3参照）。健康教育に用いられる言葉は，西洋の科学と政策に属する言葉づかいである。ABCモデルは，西洋的な個人主義に基づく表現であり，個人が合理的に選択するという特定の西洋モデルの様相を帯びている。だが，実生活において人びとの選択は日常生活の文脈上でなされる。しばしば人びとは社会関係や経済関係と密接に結びついており，多くの女性はABCモデルが前提としているほどの

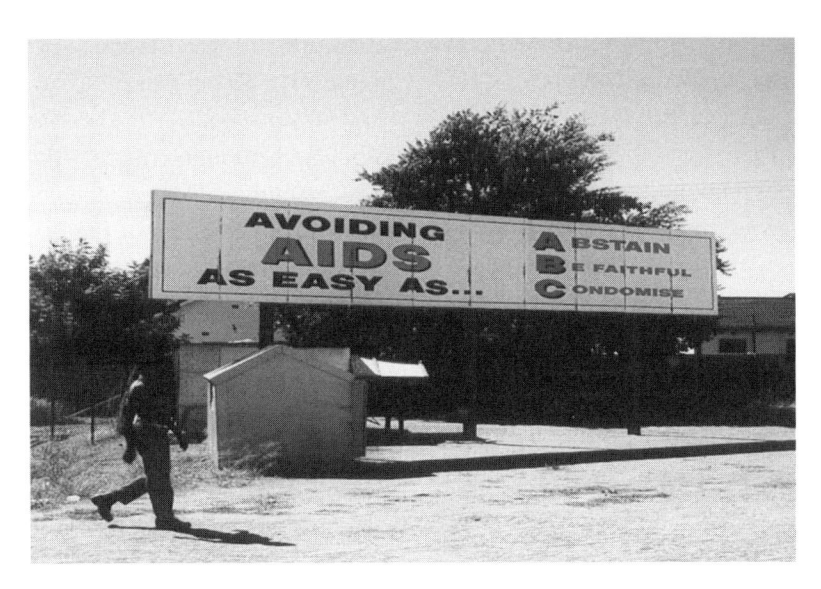

図16.3 エイズ予防のためのABCを提示しているボツワナのハボローネ近郊の広告掲示板（出典：©Suzette Healdの許可を得て掲載）

自律性，すなわち自分自身で生活を決定する力をもってはいないのである。

エイズ予防プログラムは，ターゲットとする人びとの教養水準やラジオやテレビの利用頻度を誤って想定していることから失敗に終わるかもしれない。あるいは人びとの行動への経済的な影響を無視しているために失敗する可能性もあるだろう。貧困に苦しみ，夫が死去した未亡人や夫に捨てられた女性は，家族を養うために売春婦として働かなくてはならないこともある。このような経済的影響により避けられない売春は「生きるためのセックス（survival sex）」と呼ばれる[59]。タイでは貧しい農村出身の少女は，自身の将来のために数年間にわたって都市部で売春せざるを得ない状況もある[21]。医薬品の購入，医療検診，入院や回復プログラムの受診という基本的な医療を受けられないこと，経済的にコンドームを購入できないこと，注射器の漂白洗浄もできないこと，クリニックまでの旅費さえも捻出できないこと，これらもエイズ予防プログラムの遂行を妨げる経済的な制約なのである。貧困国ではエイズによる経済的な打撃はかなりのものであり，とくにエイズに対する医療費や労働力の低下は深刻である。エイズ予防プログラムはこれらの事実を考慮しなければならない。

エイズ予防プログラムに対する評価基準には，教育や研究，医療ケア供給に関わる国内外の官僚制度の役割も含まれる。エイズ予防プログラムを促進したり阻害したりする可能性がある政府機関の独特な文化，政治経済[60]，また宗教による影響，エイズ患者の人権[61]も検証される必要がある。医療関係者の態度もまたエイズ調査や治療においてネガティブな影響を及ぼしている可能性があるだろう。現代の医療制度は当事者に公平で効果的なケアを供給しているかどうか，多くのエイズ犠牲者たちはいまだに不信感をぬぐえずにいることを明らかにした研究もある。たとえば1994年に英国で同性愛の男性632人を対象とした調査では，その44％にあたる人びとが，家庭医に自分自身の性的指向を報告したことが一度もないと回答している[62]。さらに632人中の77人がHIV陽性であり，そのうちの44％は感染の事実を家庭医に伝えていな

かった。

　人類学者は，医療制度が「ケア（care）」ではなく「治す（cure）」ことに重きをおいている傾向に対して警告している。すなわち心身の不調に対して，心理・社会・文化的な側面よりも，身体を過度に重視する現行の医療制度を問題視しなくてはならない（第5章参照）。人類学者や社会科学者からの情報提供や援助は，エイズ予防計画の立案と評価の双方に必要とされている。さらにエイズ予防プログラムの成功は，医療機関だけではなく，エイズの危機に直面している現場のコミュニティから判断されるべきであり，将来的に現地のコミュニティがより効果的な介入方法を立案していくべきであろう。

● 推奨図書

Aggleton, P. and Homan H. (eds) (1988) *Social Aspects of AIDS*. Philadelphia: Falmer Press.

ten Brummelhuis, H. an d Herdt, G. (eds). (1995). *Culture and Sexual Risk: Anthropological Perspectives on AIDS*. Reading: Gordon and Breach.

Farmer, P. (1992) *AIDS and Accusation: Haiti and the geography of blame*. Berkeley: University of California Press

Green, E.C. (1994) *AIDS and STDs in Africa: Bridging the gap between traditional healing and modern medicine*. Boulder: Westview Press/University of Natal Press.

UNAIDS (2004) *AIDS Epidemic Update*. Geneva: Joint United Nations Programme on HIV/AIDS(UNAIDS)/ World Health Organization.

● 推奨ウェブサイト

AIDS and Anthropology Research Group: http://puffin. creighton.edu/aarg

UNAIDS: Joint United Nations Programme on HIV/AIDS: http://www.unaids.org/en/default.asp

UNICEF: Programmes to prevent HIV/AIDS: http://www.unicef.org/aids/index.php

● 参考図書・文献

[1] Mann, J.M., Tarantola, D.J. M. and Netter, T.W. (eds) (1992) *AIDS in the World*. Cambridge: Harvard University Press.

[2] Joint United Nations Programme on HIV/AIDS (2004) *AIDS Epidemic Update, December 2004*. New York: UNAIDS/WHO.

[3] Sontag, S. (2001) *Illness as Metaphor and AIDS and its Metaphors*. London: Picador.

[4] Frankenberg, R. (1990) Disease, literature and the body in the era of AIDS – a preliminary exploration. *Soc. Health Illn.* 12, 351–60.

[5] Clatts, M.C. and Mutchler, K.M. (1989) AIDS and the dangerous other: metaphors of sex and deviance in the representation of disease. In: *The AIDS Pandemic: a Global Emergency* (Bolton, R. ed.). Reading: Gordon and Breach, pp. 13–22.

[6] Cassens, B.J. (1985) Social consequences of the acquired immunodeficiency syndrome. *Ann. Intern. Med.* 103, 768–71.

[7] Warwick, I., Aggleton, P. and Homans, H. (1988) Young people's health beliefs and AIDS. In: *Social Aspects of AIDS* (Aggleton P. and Homans, H. eds). Philadelphia: Falmer Press, pp. 106–25.

[8] Wellings, K. (1988) Perceptions of risk – media treatment of AIDS. In: *Social Aspects of AIDS* (Aggleton, P. and Homans, H. eds). Philadelphia: Falmer Press, pp. 65–82.

[9] Watney, S. (1988) AIDS, 'moral panic' theory and homophobia. In: *Social Aspects of AIDS* (Aggleton P. and Homans, H. eds). Philadelphia: Falmer Press, pp. 52–64.

[10] Cominos, E.D., Gottschang, S.K. and Scrimshaw, S.C. M. (1989) Kuru, AIDS and unfamiliar social behaviour – biocultural consideration in the current epidemic: discussion paper. *J. R. Soc. Med.* 82, 95–8.

[11] Miller, D., Green, J., Farmer, R. and Carroll, G. (1985) A 'pseudo–AIDS' syndrome following from fear of AIDS. *Br. J. Psychiatry* 146, 550–1.

[12] Miller, E. (1998) The uses of culture in the making of AIDS neurosis in Japan. *Psychosom. Med.* 60, 402–9.

[13] Ingstad, B. (1990) The cultural construction of AIDS and its consequences for prevention in Botswana. *Med. Anthropol. Q. (New Ser.)* 4, 28–40.

[14] Flaskerud, J. and Rush, C. (1989) AIDS and traditional health belief and practices of black women. *Nursing Res.* 38, 210–15.

[15] Farmer, P. (1990) Sending sickness: sorcery, politics, and changing concepts of AIDS in rural Haiti. *Med. Anthropol. Q. (New Ser.)* 4, 27.

[16] Smithson, R.D. (1988) Public health staff knowledge about AIDS. *Comm. Med.* 10, 221–7.

[17] Temoshok, L., Sweet, D.M. and Zich, J. (1987) A three city comparison of the public's knowledge and attitudes about AIDS. *Psychol. Hlth.*, 1, 43–60.

[18] Snow, L.F. (1993) *Walkin' over Medicine*. Boulder: Westview Press, pp. 213–15.

[19] Webb, D. (1993) Community responses to HIV/AIDS in Owambo, Namibia. Paper presented at the VIIIth International Conference on AIDS in Africa. Marrakech, December.

[20] De Souza, R.P., De Almeida, A.B., Wagner, M.B. *et al.* (1993) A study of the sexual behaviour of teenagers in south Brazil. *J. Adolesc. Health* 14, 336–9.

[21] Lyttleton, C. (1994) Knowledge and meaning: the AIDS education campaign in rural northeast Thailand. *Soc. Sci. Med.* 38, 135–46.

[22] Katz, I., Hass, G., Parisi, N. *et al.* (1987) Lay people's and health care personnel's perceptions of cancer, AIDS, cardiac and diabetic patients. *Psychol. Rep.* 60, 615–29.

[23] Stanley, L.D. (1999) Transforming AIDS: the moral management of stigmatized identity. *Anthropol. Med.* 6(1), 103–20.

[24] Parker, M., Ward, H. and Day, S. (1998) Sexual networks and the transmission of HIV in London. *J. Biosoc. Sci.* 30, 63–83.

[25] Neaigus, A., Friedman, S.R., Curtis, R. *et al.* (1994) The relevance of drug injectors' social and risk networks for understanding and preventing HIV infection. *Soc. Sci. Med.* 38, 67–78.

[26] Thomas, P.A., Weisfus, I.B., Greenberg, A.E. *et al.* and the New York City Dept of Health AIDS Surveillance Team (1993) Trends in the first ten years of AIDS in New York City. *Am. J. Epidemiol.* 137, 121–33.

[27] Stall, R., Paul, J.P., Greenwood, G. *et al* (2001) Alcohol use, drug use and alcohol-related problems among men who have sex with men: the Urban Men's Health Study. *Addiction* 96, 1589–601.

[28] Parker, R. (1987) Acquired immunodeficiency syndrome in urban Brazil. *Med. Anthropol. Q. (New Ser.)* 1, 155–75.

[29] Skegg, D.C. G., Corwin, P.A., Paul, C. and Doll, R. (1982) Importance of the male factor in cancer of the cervix. *Lancet* ii, 581–3.

[30] Carrier, J.M. (1989) Sexual behavior and the spread of AIDS in Mexico. In: *The AIDS Pandemic: a Global Emergency* (Bolton, R. ed.). Reading: Gordon and Breach, pp. 37–50.

[31] Whitehead, T.L. (1997) Urban low-income African-American men, HIV/AIDS, and gender identity. *Med. Anthropol. Q. (New Ser.)* 11(4), 411–47.

[32] Schoepf, B.G. (1995) Culture, sex research and AIDS prevention in Africa. In: *Culture and Sexual Risk: Anthropological Perspectives on AIDS* (ten Brummelhuis, H. and Herdt, G. eds). Reading: Gordon and Breach, pp. 29–51.

[33] Obbo, C. (1995) Gender, age and class: discourses on HIV transmission and control in Uganda. In: *Culture and Sexual Risk: Anthropological Perspectives on AIDS* (ten Brummelhuis, H. and Herdt, G. eds). Reading: Gordon and Breach, pp. 79–95.

[34] Preston-Whyte, E.M. (1995) Half-way there: anthropology and intervention-oriented AIDS research in Kwazulu/Natal, South Africa. In: *Culture and Sexual Risk: anthropological Perspectives on AIDS* (ten Brummelhuis H. and Herdt, G. eds). Reading: Gordon and Breach, pp. 315–37.

[35] Waddell, C. (1996) HIV and the social world of female sex workers in Perth, Australia. *Med. Anthropol. Q. (New Ser.)* 10, 75–82.

[36] Kapiga, S.H. and Lugalla, J.P.L. (2002) Sexual behaviour patterns and condom use in Tanzania: results from the 1996 Demographic and Health Survey. *AIDS Care* 14(4), 455–69.

[37] Leonard, T.L. (1990) Male clients of female street prostitutes: unseen partners in sexual disease transmission. *Med. Anthropol. Q. (N. Ser.)* 4, 41–55.

[38] Pickering, H. and Wilkins, A. (1993) Do unmarried women in African towns have to sell sex: or is it a matter of choice? In: *Sexual Networking and HIV/AIDS in West Africa* (Caldwell, J.C., Santowm, G., Oruboloyc, I.O. *et al.*, eds). *Health Trans. Rev.* 3 (Suppl.), 17–27.

[39] Carael, M., van der Perre, P., Clumeck, N. and Butzler, J.P. (1987) Urban sexuality changing pattern in Rwanda: Social determinants and relations with HIV infection. *International Symposium on African AIDS,* Brussels, 22–23 November.

[40] Page, B., Chitwood, D.D., Prince, P.C. *et al.* (1990) Intravenous drug use and HIV infection in Miami. *Med. Anthropol. Q. (New Ser.)* 4, 56–71.

[41] Centers for Disease Control and Prevention (2000) HIV/AIDS surveillance report. *HIV/AIDS Surveill. Rep.* 12 (2)

[42] Gamella, J.F. (1994) The spread of intravenous drug use and AIDS in a neighborhood in Spain. *Med. Anthrop. Q. (New Ser.)* 8 (2), 131–160.

[43] Newmeyer, J.A., Feldman, H.W., Biernacki, P. and Watters, J.K. (1989) Preventing AIDS contagion among intravenous drug users. In: *The AIDS Pandemic: a Global Emergency* (Bolton, R. ed.). Reading: Gordon and Breach, pp. 75–83.

[44] Sibthorpe, B. (1992) The social construction of sexual relationships as a determinant of HIV risk perception and condom use among injection drug users. *Med. Anthropol. Q. (New Ser.)* 4, 255–70.

[45] Sanchez, J., Comerford, M., Chitwood, D.D. et al.

(2002) High risk sexual behaviours among heroin sniffers who have no history of injection drug use: implications for HIV risk reduction. *AIDS Care* 14(3), 391–98.

[46] Eisenberg, D., Kessler, R.C., Foster, C. *et al.* (1993) Unconventional medicine in the United States. *N. Engl. J. Med.* 328, 246–52.

[47] Furin, J.J. (1997) 'You have to be your own doctor': sociocultural influences on alternative therapy use among gay men with AIDS in West Hollywood. *Med. Anthropol. Q. (New Ser.)* 11(4), 498–504.

[48] Green, E.C. (1994) *AIDS and STDs in Africa: Bridging the gap between traditional healing and modern medicine.* Boulder: Westview Press, pp. 233–50.

[49] O'Connor, B.B. (1995) *Healing Traditions.* Philadelphia: University of Pennsylvania Press, pp. 109–60.

[50] Green, E.C. (1994) *AIDS and STDs in Africa: Bridging the Gap Between Traditional Healing and Modern Medicine.* Boulder: Westview Press/ University of Natal Press, p. 184.

[51] World Health Organization (2005) UNAIDS statement on South African trial findings regarding male circumcision and HIV. New York: UNAIDS/ WHO; http://www.who.int/mediacentre/news/ releases/2005/pr32/en/index.html (Accessed 27 July 2005).

[52] Bandyopadhyay, M. and Thomas, J. (2002) Women migrant workers' vulnerability to HIV infection in Hong Kong. *AIDS Care* 14(4), 509–21.

[53] Ember, C.R. and Ember, M. (1985) *Cultural Anthropology.* Harlow: Prentice Hall, pp. 158–78.

[54] Fassin, D. (2003) The embodiment of inequality. *EMBO Rep.* 4 (*Spec. Iss.*), S4–9.

[55] Loyn, D. (2005) The vicious cycle of AIDS and poverty. *BBC News*; http://newsvote.bbc.co.uk/ mpapps/pagetools/print/news.bbc.co.uk/1/hi/ talking_point/325 (Accessed 26 August 2005).

[56] Ickovics, J.R. and Meade, C.S. (2002) Adherence to HAART among patients with HIV: breakthroughs and barriers. *AIDS Care* 14 (3), 309–18.

[57] Daly, J. and Horton, M. (1993) Take prevention to the people. *AIDS Action* 21, 2–3.

[58] Heald, S. (2002) It's never as easy as ABC: Understandings of AIDS in Botswana. *Afr. J. AIDS Res.* 1, 1–10.

[59] Wojcicki, J.M. (2002) 'She drank his money': survival sex and the problem of violence in Gauteng province, South Africa. *Med. Anthropol. Q.* 16 (3), 267–93

[60] Lang, N.G. (1989) AIDS, gays and the ballot box: the politics of disease in Houston, Texas. In: *The AIDS Pandemic: a Global Emergency* (Bolton, R. ed.). Reading: Gordon and Breach, pp. 111–17.

[61] Tauer, C.A. (1989) AIDS: human rights and public health. In: *The AIDS Pandemic: a Global Emergency* (Bolton, R. ed.). Reading: Gordon and Breach, pp. 85–100.

[62] Fitzpatrick, R., Dawson, J., Boulton, M. *et al.* (1994) Perceptions of general practice among homosexual men. *Br. J. Gen. Pract.* 44, 80–82.

（訳：鈴木勝己）

第16章 エイズの世界的流行

第17章

熱帯病
マラリアとハンセン病

●

この章では，世界的に広く流行している熱帯病であるマラリアとハンセン病を扱う。これらふたつの疾患によって，低所得国において多くの人命が奪われており，莫大な人的・経済的損失を招いている。

1
マラリア

1.1. マラリア問題の広がり

「マラリア（malaria）」は世界的に最も危険で広く流行している寄生虫症のひとつである。マラリアの名前は古代の「*mal aria*」と呼ばれる「悪い空気」の概念に由来しており，低地の湿気から起きる病気であると信じられていた。現代では，ハマダラ蚊の吸血によって媒介され寄生虫が原因であることが明らかにされている。現時点で世界人口の半分以上がマラリア感染リスクのある地域に住んでいる[1]。その大部分はアフリカであるが，アジアや南米の一部でも流行し，その多くは貧困に悩まされている開発途上国であり，公衆衛生上の深刻な問題となっている。2005年に世界保健機関（WHO）は，107か国の32億人がマラリア感染地域に居住し，年間3億5,000万人から5億人が感染していると報告している[2]。そして1,500万から2,700万の人びとがマラリアによって命を落としている。これらのマラリアの死亡者には，5歳以上の子ども，妊婦，マラリアに対して免疫をもたない非流行地からの旅行者が含まれているが，死亡者の100万人以上が5歳未満の子どもなのである[1]。ヒト・マラリアは，三日熱マラリア・四日熱マラリア・卵形マラリア・熱帯熱マラリアの4つのタイプがあるが，症例の多くは熱帯熱マラリアと三日熱マラリアである。熱帯熱マラリアは多くの重症マラリアを引き起こすリスクが高く，年間100万人以上の死亡の原因となっている[2]。世界中の医療施設の入院の10～30％は，マラリアが原因であるともいわれている[3]。さらにマラリア患者はしばしば，栄養不良，呼吸器感染症，エイズ，結核といった深刻な合併症をもっている。

2005年のWHOの報告によれば，とくにサハラ以南のアフリカ諸国でマラリアが深刻な問題であり，60％のマラリア症例，75％の熱帯熱マラリアの症例がこの地域で起きているという[2]。マラリアは貧血を引き起こし，早産，低出産体重につながり，乳幼児死亡の大きな原因となっている。さらにこれらアフリカの流行地域の医療施設において，25～30％の外来患者，20～45％の入院患者，15～35％の死亡例はマラリアが原因で引き起こされている（図17.1参照）[2]。

世界的に流行している他の疾患と同じように，マラリアの高い感染率は，貧困と不十分な保健医療サービスと関係がある。これはマラリア治

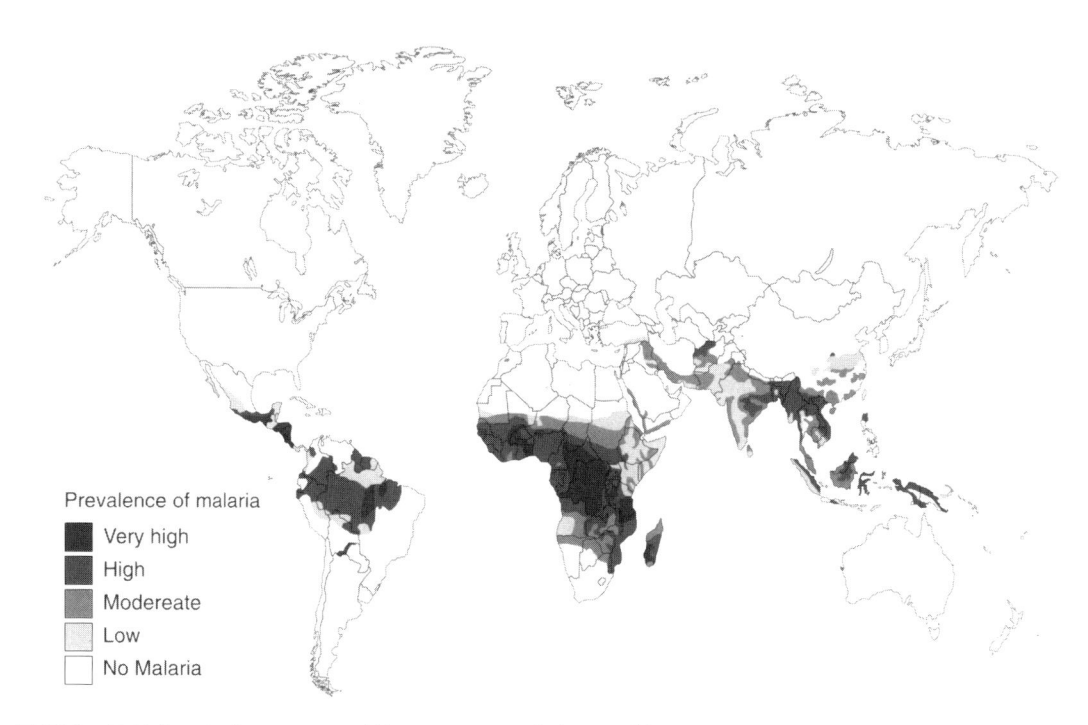

図17.1 2003年におけるマラリア感染リスクの世界的広がり（出典：WHO，2006より転載）

Prevalence of malaria

■ Very high
■ High
■ Modereate
□ Low
□ No Malaria

療薬が高いということだけではなく，スラム街の成長と過密状態になる都市化，経済不平等や政治的内乱による難民や移民の増加，貧困による栄養不良が，マラリア対策を実施する難しさにつながっているからである。逆にいえば，エイズと同様にマラリアの流行は貧困を助長しており，かつ経済成長にブレーキをかけている[3]。疾患による経済損失は，アフリカだけでも年間20億ドルと算出されている[4]。低所得国の人びとが経済成長によって生活水準を改善することは，マラリア対策の政策とその政策を実施するために適切な資金を配分しないかぎり，極めて難しいともいえる。マラリア治療と予防にかかるコストも大きいが，マラリアにかかることによって成人は働くことができなくなり，子どもは勉学に集中できないほど体調がわるくなるため，経済的損失が大きくなるからである[5]。

これらの問題に対処するために，WHOは他の国連機関とともに1995年に「世界マラリア対策戦略（Global Malaria Control Strategy：GMCS）」を打ち出した。その目的は，世界のマラリア流行国の90％ができるだけ速やかにマラリア対策プログラムを実施することを促すためであった。1997年の中ごろには，この目標は早くも達成された。アフリカにおいてマラリアが流行している49か国のうち47か国は，国家マラリア戦略を策定し，アフリカ以外の57か国はGMCSにしたがって国家戦略の見直しを行った[1]。しかし，これらの試みは十分ではなかった。なぜならばマラリア対策に成果をもたらすためには，国家戦略に示された住民参加型の予防戦略と適切な治療の提供と同様に，よりよい住宅の提供，下水道の改善，沼地の排水，効果的治療薬を提供するための経済成長が必要であったからである。

世界的な取り組みにもかかわらず，マラリアはいまだにグローバルヘルスの重要課題として残っている。これらは開発途上国の経済成長が不十分であることと，薬剤耐性マラリアや殺虫

剤耐性媒介蚊の出現が影響していると考えられている[6]。1997年以降も予防と治療についての戦略見直しが行われてきたが，各地原産の抗マラリア薬の再評価も行われた。たとえば「アーテミシニン（Artimisinin）」は薬剤耐性マラリアの特効薬として効果があることが確認されている。これは，中国において1000年以上，発熱の治療に用いられていた「青蒿素（qing hao su）」として知られる薬草「クソニンジン（artemisia annua）」から抽出されたものであり，現在までマラリア治療の最終薬剤として大きな武器となっている。

　以上のようにマラリア予防と治療は多くの進展があったにもかかわらず，一部のコミュニティにおいてマラリアに関するさまざまな文化的信念や実践が問題の一部として残っている。

1.2. マラリアの民間信仰

　人類学の研究には，コミュニティがマラリア対策プログラムに参加しているか，疾患の初期症状を認識しているか，医療的介入が受け入れられているかに関して，民間信仰がどのように影響しているかについて述べたものがある。これらの信仰は人びとが病気そのものの起源や本質をどう説明しているかということにも影響を及ぼしている。人類学的研究から以下2点に関する重要な知見が得られている。

- 人びとは蚊の吸血を病気の原因ととらえているかどうか。
- 人びとはどのように発熱を解釈し，それをマラリアと関連づけて考えているか。

　たとえばMuelaら[8]によれば，1998年に南東タンザニアにおいてインタビューした98%の人がマラリアの原因は蚊の吸血によると考えていた。その一方で汚染された水を飲むことや，太陽光を集中的に浴びるといったこともマラリアの原因になると信じていたことが明らかにされた。同時にマラリアの症状はしばしば「ホマ（homa）」，もしくは発熱と捉えられていると報告している。しかしながら，ホマには，一般的な体の不調や体の痛みといった幅広い意味が含まれていた。雨季に湿り気と暑さが相まって蚊が繁殖しやすくなるとき，人びとはホマとマラリアを結びつけて考える。しかしながら，乾季には，人びとは，重労働や寒さにさらされること，あるいは太陽光を集中して浴びることによって同じ発熱が引き起こされると考える傾向にある。さらに，人びとはふたつのタイプのホマを区別している。ひとつはマラリアであり，容易に治療できる通常の病気であり，もうひとつは精霊や妖術によって引き起こされる通常とは異なる病気であり，容易に治療できないものと考えていた。後者はマラリアと似た病態であるが，異なった病気であると理解されていた。この研究では73%の母親は，この偽マラリアは妖術によって引き起こされたものであると信じていた。また62%は妖術師によってマラリア原虫が見えなくされていると考えていた。彼らの理解では，そのために病院での検査で疾患が見つからなかったり治療しても治らなかったりするのである。病院では治療できなかった場合に，「ムガンガ（mganga）」と呼ばれる伝統的治療師がしばしば呼ばれた。たとえ人びとが本当にマラリアにかかっていると考えて医学的治療を受け入れていた場合でも，もし治療が失敗したり，症状が再発したり悪化した場合には，人びとは妖術による呪いのせいだと思うかもしれない。さらに，本物のマラリアにかかった人びとでも，しばしば病気にかかった理由を知りたがった。「なぜ蚊は他の子どもではなく，私の子どもを刺したのか？」，「なぜ私は病気にかかったのか？」，「なぜ今なのか？」。このような，伝統的治療師によってしか答えられない問いが発せられた。病気にかかったのが子どもの場合，調査に参加したその子どもの母親は，マラリアの疑いを考

えて全員がまず病院を受診したが，病院で治癒しなかった場合，60.6％は伝統的治療師へアクセスしている。ムガンガの妖術による治療では，抗マラリア薬は効果がない，もしくは危険であると考えられて処方されていない。

1996年にタンザニアの他の地域で行われた研究[9]では，人びとはホマといくつかの他の疾患が区別されていることを明らかにしている。「マラリア熱（*homa ya malaria*）」は，単に発熱したり下がったりしているもので，あまり危険ではない穏やかな症状のひとつとして考えられていた。これは，蚊が多く発生する4月から5月の雨季の時期に起きるとも認識されていた。「病院での治療で治癒しないような熱（*homa zisizokubali tiba za hospitali*）」は，精霊・妖術・邪術や他のものによって起こると考えられていた。これには，「*degedege*」と呼ばれる，突然の高熱で始まり，震え，精神錯乱，手足の凝り，痙攣をおこす，高い死亡率の小児疾患が含まれていた。人びとはこの病気の原因は明らかにできておらず，時には精霊の呪いであり，まれにマラリアによるものと考えていた。

「*degedege*」にかかっている子どもは，針を刺すと悪霊が入り込み急死してしまうので，注射をしてはいけないと考えられていた。この地域では，マラリア熱は穏やかな症状の疾患であり，マラリア対策は重要なものとは捉えられていなかった。すなわち，マラリア熱は重篤な合併症である脳性マラリア，重度の貧血や妊産婦のマラリアと関連がないと考えられていたのである。

1997年にLoboとKazi[10]は，インドのグジャラート州サラット郡において，熱に対するいくつかの異なる民俗モデルとマラリアの原因に関する異なったモデルを発見した。タンザニアの例と同じように，熱は病気の徴候というだけでなく，病気そのものと認識されていた。3つの村落の研究によると，住民は30もの異なるタイプの熱を認識していた。同じ村落のなかでも，これらの熱，熱の原因，その治療法はさまざま

だった。人びとが似たような熱と認識していても村によって呼び名が違っていたり，呼び名が同じでも村によっては違うタイプの熱を指していたりすることもあった。この地域の大部分の人にとって，マラリアは熱のひとつのタイプであると考えられ，「*sado*」と呼ばれる穏やかなものと，「*zeri*」と呼ばれる重症なもののふたつが認識されていた。LoboとKaziはこれらの民間のマラリアの理解は，医学的なマラリアとは必ずしも同義ではなく，また同じものを指しているわけでもないとしている。3つの村落では，とくに「*sado*」といわれるものに関連している症状は多岐にわたっていたと報告されている。たとえば，ひとつの村では，食欲不振や無気力，口のなかの苦み，眠気と発汗であり，他の村では，悪寒，体幹の痛み，頭痛，ひざの下の痛み，腰痛，乱高下する熱が関連していると考えられていた。「*zeri*」タイプのマラリアは，長く続く熱，急性の震え，極端な衰え，ひどい痛み，嘔吐，めまいが関連した症状ととらえられていた。これらマラリア熱の原因は，59.5％の住民にとっては不確かであり，34.1％の住民が蚊の吸血によるものだと認識していた。

これらの例が示すことは，一般的な発熱に関する民間信仰，とくにマラリアに関する民間信仰は，国や地域だけでなく村落のなかでさえさまざまだということである。さらに多くのコミュニティにおいて，マラリアが蚊の吸血によって起きるという統一見解はなく，マラリアに特有な熱の特徴や適切な治療に対する理解もなかった。マラリア対策を実施するためには，その地域の信仰を考慮して予防や治療の方策を考えていく必要がある。

事例研究 **ガーナ南部の農業従事者コミュニティにおけるマラリアに関する信仰**

Agyepong[11]は，1992年に西アフリカのガーナ南部に住む *Ga-Adangbe* の人びとの農業従事者コミュニティにおいて，マラリアを含めた発熱に関す

る信念について記述した。Agypongは，発熱だけではなく，悪寒や頭痛，身体の疼痛，黄色くなった目（黄疸），口中の苦味，色の濃くなった尿，食欲不振，虚弱や嘔吐，手のひらと足裏の蒼白，口の周りの単純疱疹のすべてを含めた複雑な症状について記述した。なかでもより深刻で特殊な症状は，高熱やせん妄，狂人のような振る舞いが認められる「asraku」であった。ごくわずかな少数の人びとだけが蚊が「asra」を引き起こしたと考えた。コミュニティのほとんどの人びとは，「asra」は外部の熱，とくに太陽光に過剰にさらされることによって引き起こされると考えていた。また，調理の際に木炭を燃焼し，火元の近くに長時間いることによっても引き起こされると考えていた。この熱は血液に作用することによって身体のバランスを崩し，体内に蓄積されることによって「asra」を引き起こす。現地では一般的には，「asra」は防ぐことはできないと考えられていた。野外の過酷な日差しのなかで働き，生きていくためには避けることができないことだからである。この症状に対する治療は，ほとんどの場合，自宅で実施され，めったに医療機関にかかることはなかった。自宅療法は薬草によって「病んでいる血液を洗い流す」ことであり，大量の発汗と利尿作用をもたらした。これらの自宅療法が失敗したときに初めて，鎮痛薬あるいはときに低容量のクロロキンなどの市販薬が用いられる。

1.3.　マラリア治療に対する考え方

　マラリア流行地域の人びとは，自分自身や他人をマラリアかどうか診断するときにさまざまな方法を使う。たとえば臨床症状や症状がでたときの季節，病気を発生させた個々の環境から診断している。コミュニティでマラリアが流行しているとき，伝統的な家庭内療法や市販薬による自己治療はよく行われる[12]。自己治療が行われる原因として，医学的に処方される薬の価格が高いことだけでなく[13]，病気の原因や性質に関する民間信仰の存在がある。民間信仰によれば，病気にかかった人は，まず家で治療すべ

きであり[12]，あるいは病院や伝統的治療師のところにアクセスすると考えられている[9]。多くのケースにおいて人びとは，症状に応じて生物医療と伝統的なシステムの間を行ったり来たりする。これらのプロセスは自己治療から始まるが，しばらくすると公的な医療が同時に行われるようになる。自己治療は薬が効かなかったり，患者の状態が悪くなったりしたときに，生物医療にとってかわられる。このような場合に，伝統的治療師は相談を持ちかけられる。Muelaら[8]の研究では，患者が回復に失敗したり再発したりした場合には，ムガンガといわれる伝統的医術者に相談をもちかけると報告している。ムガンガは最初に妖術や悪霊の仕業であると診断し，その後に儀礼や薬草治療によって妖術や悪霊を無力化する。この事実は，重大な問題を提示している。なぜなら，調査対象の96％の人びとはいったん薬草の治療を始めるとマラリア治療薬は服用してはいけないと考えていたからである。薬草の治療と同時に抗マラリア薬の「クロロキン（chloroquine）」を摂取するのは非常に危険であると考えられていた。なぜなら両者が患者にもたらす効果は非常に強く，「血が沸騰し始める」と考えられていたからである。

　Mwenesiら[12]によると，ケニアのキリフィ沿岸地域において，マラリアを患っている子どもたちの母親の多くは，子どもがマラリアにかかっているか自分たちで診断し，まずは小売店で購入した市販薬で治療していた。29％の母親は子どもに抗マラリア薬を与えていたが，30％の母親は抗炎症剤や抗生剤を含む他の治療薬を与えていた。25％の母親しか，子どもを医療機関に連れていっておらず，9％はまったく治療をせず，7％は自宅でニームといわれる木からとった薬草「インドセンダン（Azadirachata indica）」を与えていた。最も多かった治療は，抗炎症薬と抗マラリア薬の併用であった。ガーナ南部でも同様のことが報告されている。Agyepong[11]によると，民俗概念としての「マラリア（asra）」

は，まずは自宅で薬草と薬剤の混合物によって治療される。薬草は「病気の血を洗い流し」，薬剤は特定の疾患を治療するために使用されていた。Bledsoe と Goubaud [13] によると，シエラレオネの「メンデ（*Mende*）」の人びとの間ではマラリアが特定の食事あるいは胡椒などの調味料，特定の薬草，皮膚に塗る白い粉状の石灰岩，そして時には西洋の薬剤によって治療されている。Bledsoe と Goubaud は，多くの人が色で薬剤を選んでいることに気がついた。たとえば解熱させるために白い薬剤を選んでいる。なぜなら，伝統的に石灰岩とその苦さは，心地よい暖かさを生み出し不快な熱を下げると考えられてきたからであり，白い薬剤をそれと関連づけてとらえているからである。このような事情から薬剤が白く苦ければ，クロロキンのような薬も治療薬として受け入れられる。しかし，アスピリン，心疾患の治療薬，下痢止め，抗高血圧剤なども，白くて苦いという理由からマラリア治療薬として受け入れてしまう。

　これらの研究は，なぜマラリア治療薬があるコミュニティに受け入れられたり，拒否されたりしているのかの理由を明らかにしている（図17.2参照）。マラリア治療薬はしばしば自己治療や伝統的治療師の治療と併用して用いられるが，それは地域文化における信仰のなかでコミュニティに受け入れられているからである。

1.4. マラリア予防に対する考え方

　多くのコミュニティにおいてマラリアは当たり前のことで，望まれないにしても通常の生活の一部であると認識されており，医療従事者によって予防されるべきものでもないと考えられている。同様に蚊そのもの，また蚊の吸血も生活の一部であり，わざわざ取り除くようなことでもないと信じられている [8-11]。さらにマラリアの予防戦略は，多くの人が蚊の吸血がマラリア感染とつながっていると認識していない事実

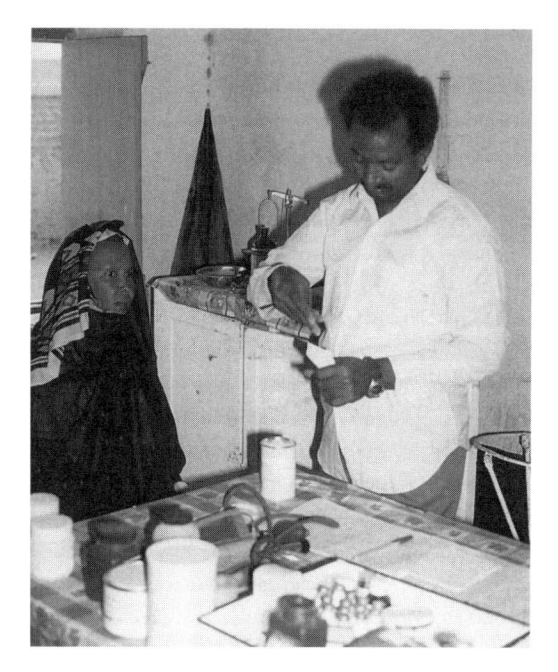

図17.2　スーダンにおけるマラリア患者のための薬剤の準備。（出典：WHO，1998，World Health No. 2, March-April, p12 より）

を考慮して立てなければならない。Agyepong ら [11] の研究では，多くの人はマラリアの発熱（*asra*）が外部からの熱のためと信じていると報告されている。したがって炎天下に長時間行なう仕事を避け，それ以外の仕事で生活していかないかぎり，予防するためにできることは何もないと考えられている。コミュニティにおける近代的な予防の取り組みは，土着の民間信仰における考え方からみるとしばしば意味をなさない。たとえば良い家を建てたり，窓やドアに網戸をつけたり，たまった水を取り除いたり，蚊に対する殺虫剤を散布したり，忌避剤を使ったり，蚊帳を殺虫剤に漬けたりすることである。さらには西洋の製薬会社の価格の高い殺虫剤や抗マラリア薬は，経済的な理由で入手が困難である。

　多くのコミュニティでは，蚊の吸血や蚊が運ぶ病気を防ぐために伝統的な方法が用いられている。たとえばインドのグジャラート州におい

て，Labo と Kazi [10] は，人びとが体を布で包ん
だり，牛糞やニームの葉を燃やす煙を用いたり
して，蚊の吸血を防ぐ様子を記録している。し
かし彼らは蚊帳を使用したがらない人びともい
ると述べている。住民の30％しか蚊帳を所持し
ておらず，さらにその53.7％しか蚊帳を恒常的
に使用していなかった。その理由として非常に
高価であること，暑苦しく快適ではないこと，
寝室に吊る場所を見つけるのが難しいことをあ
げている。さらに13.3％は，非常に暑い日には
屋外で寝ることを好んでいた。年齢や性別や社
会的地位によって誰がどこで寝るのかといった
ことを含む「パーソナルスペース」という文化
的な概念が，蚊帳の使用を難しくしていた。こ
の地域では，家族の年長者は通常ベランダで寝
る。これは単にトイレに近いという利便性だけ
でなく，文化的な理由によって，成長した娘や
義理の娘や子どもたちと物理的な距離を置く必
要があるからとされている。また，台所の煙は
蚊を寄せつけないと信じられているため，多く
の世帯では子どもたちは台所で寝ている。年
取った夫婦の場合は部屋を使っているが，子ど
ものいない若い夫婦が台所に寝る場合もある。
低カーストの貧困層は，家のなかの簡易ベッド
で寝たり，時には直接床に寝たりもしている。
このような寝る場所や方法のバリエーションは，
どこにおいても蚊帳を一般的に使用することが
難しいという状況を示している。

　したがって，マラリア予防に対してコミュニ
ティの参加を促す場合，人びとの伝統的な考え
方や方法に合わせる必要がある。そして多くの
人びとが単純に蚊帳を購入できないという経済
的要因も考える必要がある [15]。蚊帳以外にも，
抗マラリア薬，異なるタイプの衣類，さらによ
り予防ができる構造の家を買うことができない
人びともいる。人びとは蚊の吸血にさらされた
としても，伝統的な農業による生活を変える余
裕がないのである。

1.5. マラリアと移民

　マラリアの大流行は，しばしば大規模な人間
の移動と関連している。マラリアの流行は極端
に難民に集中して見られる。開発途上国におい
て，マラリアはとくに内乱や社会不安による武
力衝突から逃げる人びとを死亡させる大きな要
因のひとつである [16]。しばしば，これらの難民
はマラリアが流行していない地域から，流行し
ている地域へ移動させられる。難民はマラリア
に対する自然免疫がないので，簡単に重症化し
てしまう。これはマラリアが風土病であり，争
いから多くの人びとが逃れているルワンダ，ブ
ルンジ，コンゴ，ソマリア，東スーダン，エチ
オピア，ケニア，マラウイなどのアフリカ諸国
でみられている [16]。アジアにおいても同様の問
題があり，タイとカンボジア国境のカンボジア
難民，パキスタンのアフガニスタン難民などが
報告されている。このような場合，難民に対す
るマラリア対策は，難民キャンプに医療サービ
スをいち早く導入するだけでなく，難民となっ
た人びとの文化的な信念や慣習を明らかにする
ことにも焦点があてられなければならない。こ
れらを含めた緊急救助の際に使用される「災害
時の迅速評価の手順（Rapid Assessment Proce-
dures）」は，Slim と Mitchell によって詳しく書
かれている（第19章参照）[17]。

　そのほかの人口移動もマラリアの拡散に影響
している。たとえば航空機を利用する旅行者 [17]
や移民労働者が，感染者と病原となる蚊を衣類
や荷物とともに運んでしまい，拡散させている。
より貧しい国々，とくに地域間の経済的格差が
顕著な地域では，移民してきた労働者はマラリ
アに罹患するリスクが増大する。たとえば
Liese [3] は，ブラジル国内において相対的に貧
しい村落社会の人びとは職を求めて街や都市に
赴く。毎年，数千の若者がゴールドラッシュで
にぎわうアマゾン川流域に引き寄せられている。
「ガリンペイロ（*garimpeiro*）」と呼ばれるこれ

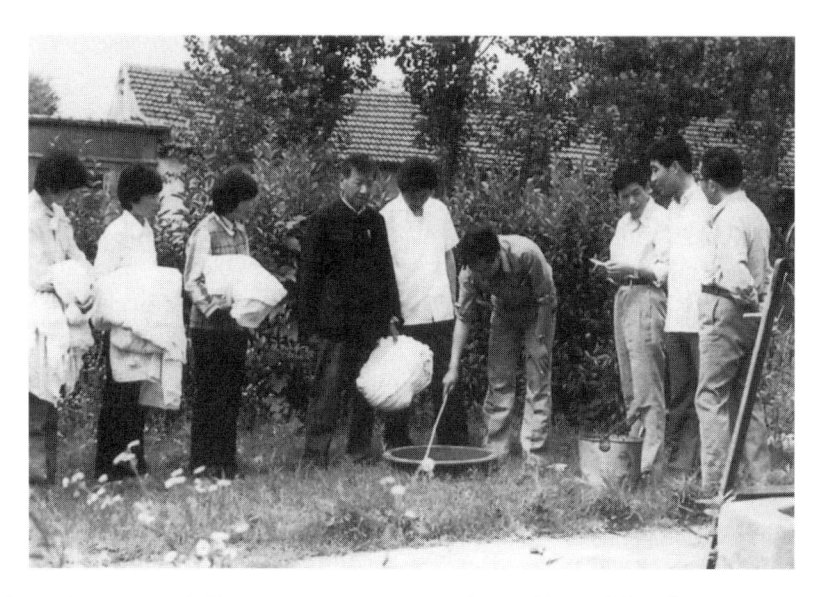

図17.3　中国におけるマラリア予防へのコミュニティの取り組み。蚊から家族を守るために蚊帳を殺虫剤に浸す村落の世帯主たち。(出典：Y. Zhao，WHO，1998，World Health No. 3, May-June, p10 より)

らの人びとは，壁がない家にすみ，栄養状態も悪く，劣悪な環境に身を置いている。多くの労働者がマラリアに罹患する。こうした労働者の多くは国の南部からきているので，これまでマラリアの感染リスクにさらされたことがない。したがってほとんど自然免疫を獲得しておらず，ひとたびマラリアにかかれば重症化するリスクが高い。感染した労働者は帰省するときにマラリア原虫を運び，親戚や友人を訪問する。帰省後，労働者は蓄えを使い果し，またアマゾン川流域へと戻っていく。このようなプロセスが繰り返されている。

あるケースでは，人間ではなく蚊が国を超えて移動しマラリアを発生させたことも報告されている。これは「空港マラリア(airport malaria)」といわれ，西ヨーロッパ，米国，イスラエル，オーストラリアで報告されている[18]。これは，マラリア原虫を保有した蚊がマラリア感染地域からの航空便のキャビンや荷物にまぎれ込むことによって運ばれ，空港周辺の労働者や住民を吸血し，マラリアを感染させることによって起こる。WHOによれば，1969年から1999年の間に89例の空港マラリアが報告されている[18]。

1.6. まとめ

以上のことからマラリアの効果的な予防や治療は，ホリスティック・アプローチを必要としていることが理解できる。ホリスティック・アプローチとは，経済的発展や貧困の削減，より良い家屋の建築と仕事環境の整備，抗マラリア薬・忌避剤・殺虫剤が適切に塗布された蚊帳を入手できることが含まれている（図17.3参照）。さらにマラリアの原因や環境，認知と治療に関する民間信仰への理解が必要である[19, 20]。これらのアプローチは，黄熱・デング熱・フィラリア等の他の蚊媒介性疾患の対策にも重要となっている。

2

ハンセン病

「ハンセン病（Hansen's Disease）」または，いわゆる「らい病（leprosy）」は，バクテリアの一種である「らい菌（Mycobacterium leprae）」に感染することで引き起こされる感染症で，重篤かつ機能障害性のある熱帯病である。古くから知られており，旧約聖書や新約聖書にも似た症状の記述があり，また古代中国や古代エジプトにおいてもこの症状は認識されていた。今日，世界のハンセン病症例の大部分が報告されているインドにおいてもハンセン病の歴史は古く，紀元前600年に医師スシュルタ（Sushruta）によって書かれた医学書スシュルタ・サンヒター[21]に初めての記述がされている。

ハンセン病はおもに皮膚症状や神経障害をきたし，もし適切な治療を施さなければ皮膚，眼球，神経や四肢に後遺症を残す。潜伏期間は約5年で，病気はゆっくりと進行し症状が現れるまでに20年かかることもある。通常，ダプソン（dapsone），リファンピシン（rifampicin），クロファジミン（clofazimine）の3剤を用いた多剤併用療法（multidrug therapy：MDT）により完治する[21]。結核予防に用いられるBCG（bacillus Calmette-Guérin）ワクチンもハンセン病感染予防にある一定の効果があるとされる[22]。WHOの報告によれは[21]，過去20年間に1,400万人以上のハンセン病患者が治癒し，罹患者数は1985年の520万人から2004年末には28万6,000人まで減少し，新規感染者数も1985年の80万4,000人から2004年には41万人となった。このような治療の進歩，感染者数の減少にもかかわらず，ハンセン病はいまだ重大な健康問題であり，アフリカ，アジア，ラテンアメリカの9か国のハンセン病感染者数は，全世界から報告される感染者数の75％を占めている。とくにインド，ブラジル，マダガスカル，モザンビーク，ミャンマー（ビルマ），ネパールにおいては深刻な問題となっている[21]。この疾患と戦うため，WHOはさまざまな政府，行政機関，製薬会社等と協力し「ハンセン病制圧のための世界的同盟（Global Alliance for the Elimination of Leprosy：GAEL）」を設立した。

2.1. ハンセン病とスティグマ

感染性は高くないという事実にもかかわらず[21]，ハンセン病を扱ううえでの一番の問題は病気に対するスティグマ，すなわち恐れや偏見である。古代よりハンセン病を患ったものは社会的拒絶や差別を受けてきた。たとえばインドでは，偏見の度合いは過去50年の間にいくぶんは低減しているものの[23]，ハンセン病はいまだ「社会的恐怖や社会的憎悪」の対象であり，患者はしばしば非難・拒絶・排除・差別などに遭遇するとChaturvediらは報告している[24]。また，ハンセン病は「遺伝病である」，「感染力がとても強い」，「神罰の結果である」といった文化的誤解も多く広まっている。

スティグマの影響力

ハンセン病はその感染者，さらには感染者の家族にも重大な影響を与える。それは病気からくるものだけではなく，病気への「スティグマ（stigma）」によるものもある。社会経済的にいえば，多くのハンセン病患者が雇用を得ることが困難になり，支援を得るため他者に依存しなければならず，さらには生きるために物乞いをしなければならない状況になることもある。Thomasら[23]は，ハンセン病患者の21〜45％が病気を患ったことで経済的に困窮していると推定している。インドでは，カーストの下層階級ではより経済的問題を経験し，上層階級ではより社会的問題に直面するなど，カーストの階級により，異なったハンセン病による影響が認められる[24]。

ハンセン病の症状の進行とそれにともなう社会的結果は，人びとの生活，とくに学校教育，雇用，レクリエーション，収入，社会的役割に破壊的な影響を及ぼす。それはまた患者の性生活，人びととの関係に影響を及ぼし，結婚の機会を減少させ得る。彼らはしばしば友人や家族，地域社会から拒絶されていることに気づき，つまはじき・孤立・拒絶・差別などに直面する。地域社会のいくつかはハンセン病患者を職場やプール，その他の公共施設から排除しようとし，さらにはハンセン病療養所に収容しようとさえする。なお，1950年代以前のインドでは，貧しいハンセン病患者は法律によって隔離され，列車での移動や兵役は禁止され，保険資格もなく，遺産相続も認められなかった[25]。ハンセン病患者には，病気によって変性した皮膚や障害をもった四肢を人びとから見られないように自ら社会生活から孤立していく，「自己スティグマ化（self-stigmatize）」したものもいる。偏見による社会的影響は，男性に比べより孤立し拒絶される女性に大きく，夫や家族に無視され離婚の可能性も増加する[24]。たとえばインドの研究において58%の女性ハンセン病患者は自殺念慮をもち，そのうち8%が実際に自殺を試みたという報告がある[26]。

こうしたすべての要因は，ハンセン病患者の精神状態にネガティブな影響を及ぼし，うつ，心理不安，自殺念慮などを高い割合でもたらす[24]。これは彼らの身体障害の程度と相関関係があるが，また患者家族や地域社会の態度，彼らの病気についての知識レベルとも相関がある。

Chaturvediら[24]によると，インドにおける肌の浅黒い人びとの間では，肌の色・つや・質感・見た目に何かしら変化のある人は注意を引き，そしてしばしば偏見を受ける。ハンセン病だけでなく，これはその他の形態の「目にみえる皮膚病」にもいえることであり，またこれらは精神疾患の罹患率の高さとも関係している。たとえば，皮膚に気味の悪い赤い斑点ができる

「乾癬（Psoriasis）」も偏見を受ける状態であり，とくに女性患者はしばしば心理的な不安やうつを引き起こす。しかしながら偏見は色素消失による白い斑点が特徴の「尋常性白斑（vitiligo）」がより深刻である。Chaturvediら[24]は，尋常性白斑患者は広範囲に及ぶ差別とともに「ハンセン病患者と同じような身体的精神的虐待を受けている」と述べている。しばしば彼らは結婚不可能とみなされ，結婚後発症した女性においては離婚の危機に直面する。尋常性白斑患者は「白らい（Sweta Kushta）」と考えられ，宗教経典の一節には，彼らは前世で「師を侮辱（Guru Droh）」したため，罰として尋常性白斑になったとされている。尋常性白斑はインドにおいて比較的一般的なため，これは公衆衛生に大きな影響をもつ。

Chaturvediら[24]は，インドにおけるハンセン病への偏見に対処するための解決方法は，患者への支援とメンタルヘルスケア（自助グループとグループセラピーを含む），差別予防のための法律制定，社会全体に対する病気についての教育を行うことであると提案する。しかしながらハンセン病に対する多くの知識は，医師や健康教育者の間においてでさえ，必ずしも患者に対するポジティブな態度を導くことができないと彼らは指摘する。

Awofeso[27]は西アフリカのナイジェリアにおいても，ハンセン病患者が遭遇する広範囲に及ぶ偏見とスティグマについて述べている。「完全で美しい肉体」，「身体的・経済的自立」を重んじる社会が関連していると述べ，社会スティグマの程度は地域によってさまざまで，キリスト教徒が多くを占める南部では強く，イスラム教徒が多くを占める北部では比較的弱い。Awofesoは病気についての不適切な知識が，医師や看護師の間にさえ広まっていると報告している。インドと同様に，ハンセン病に関係する身体的変形（図17.4参照）の多くは，病気が進行し症状が併発し，患者が助けを求めざるを得なくなる

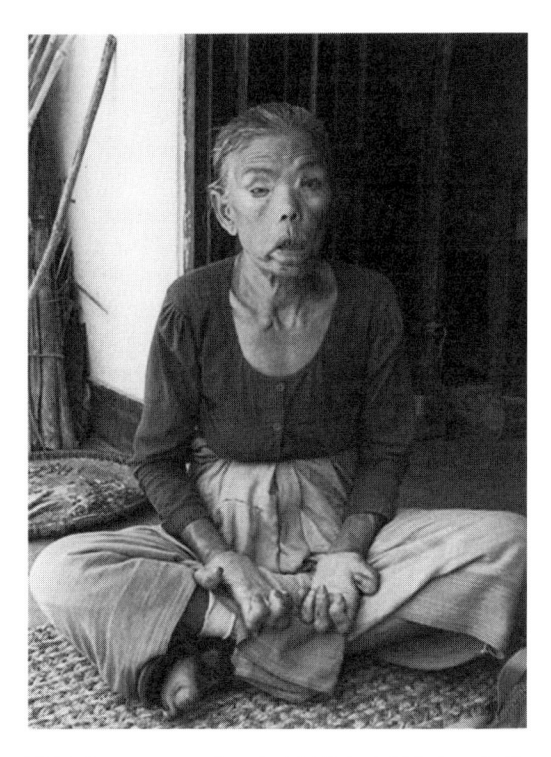

図17.4 ハンセン病による重篤な変形をもつ46歳未亡人。ネパール，カトマンズ付近にて。（出典：©M. Burgessの許可を得て転載）

まで病気を隠し続けてしまうことに起因している。偏見は，身体的・精神的健康の両方にネガティブな影響を与える。

　ハンセン病は必ずしもすべての国において同様の偏見を生むものではない。たとえば1981年にWaxler[25] は，インドとスリランカにおいて，どちらの人びとも感染に対する不安を感じていたにもかかわらず，ハンセン病患者に対する態度に違いがあることを指摘した。スリランカでもハンセン病患者は社会生活からある程度退く傾向にあるが，しばしば家庭に残ることができ，仕事を続けることさえある。ある程度のスティグマはあるものの，インドと比較すると一般的な傾向としては，ある種の「容認」，もしくは「許容」がみられることをWaxlerは発見した。これに対する理由として，カースト制がインドほど厳しくないことや，「違いに対する寛容と他者に対する思いやりに重きを置く」仏教が国の宗教の中心であることが挙げられるだろう。

インドのバラナシにおけるハンセン病患者に対するスティグマ

　Barrett[28] は1999年から2001年にインドのバラナシにある治療施設や診療所に通う72名のハンセン病患者を対象に研究を行った。彼はハンセン病への社会的偏見の影響は「病気そのものよりはるかに悪い」，そして病気の身体的・精神的影響を悪化させることを発見した。このスティグマは患者家族に影響を及ぼし，とくに病気を隠すことができなくなってからは患者を閉じ込めたり拒絶したりすることから，病気自体よりもある種の「伝染性」があるといえる。病気は治療により完全に治すことができるにもかかわらず，患者に対する社会的スティグマは一生続く。このためハンセン病患者は病気を他者から，そして自分自身からも隠すためのさまざまな戦略を身につけた。これらには否定，治療に行かない，布で病変部位を隠す，遠い診療所へ治療に行く，指示された治療に従わない，非公式な信仰療法に通うなどが含まれる。他には障害のある四肢を意図的に無視しようと，それらを語るとき「私の手（hamare haath)」ではなく「その手（haath)」と呼び，まるで自分の体の一部ではないように語った。病変のある四肢の多くは触覚と痛覚を失っているため，無関心や体の一部の「分裂」の感覚を引き起こす。ある者は物乞いをするとき，より多くの金銭を稼ぐため，外科的に手術したり，自ら切断したり，血の付いた包帯を巻いたりして，さらに自身の身体的変形を強調することを試みた。全般的にBarrettは，スティグマは治療の遅れ，不適切な治療や自己否定の原因となり，それらすべては病気による身体的変形をさらに悪化させるという，スティグマと身体的障害の循環する関係について述べている。

2.2. ハンセン病の民俗的信念

　上述のように，ハンセン病はその他の深刻な病気と同じように何が原因か，誰が罹るのか，どのように認識されるか，どのように治療される

のかなどについて，さまざまな民俗的信念と関連づけられる。たとえばWhite[29, 30]は，1998年から1999年にかけてブラジルのファヴェーラのスラム街に住む人びとと，リオデジャネイロ近隣の低所得者を対象に「らい病（lepra）」に関する民俗的信念について研究した。ブラジルは，毎年約4万5,000人のハンセン病患者が発見され[29]，病気の発生がインドに次いで2番目に高い国である。Whiteが発見した民俗的信念には，ハンセン病は他人から感染する（性的関係を含む），犬，猫，ねずみ，海岸，川，ふたのない水路，汚泥（sujeira），風（o vento）から感染する，魚やブタのようなある特定のものを食べることで感染するといったものがあった。ハンセン病患者との軽い接触，彼らの洋服やその他の持ち物から感染すると信じていた人びともいた。とくにブラジル北部では強い酒や強い薬によって血液が「燃やされた」ときに生じる「燃えた血液（sangue queimado）」によってハンセン病にかかると信じられていた。他にはハンセン病は「黒魔術（feitiço）」や「邪視」，神からの懲罰，また，人生教訓（苦痛や憐れみについて学ぶ機会）であると信じられていた。またどのように病気を認識するか，その初期症状について混同があった。一般的な民俗的信念では皮膚に現れるかゆみをともなう斑点，皮膚の腐敗，化膿病変や四肢喪失などが症状とされるが，痛みをともなわない色素消失した肌などの初期症状はしばしば無視された。混同につけ加えるとすれば，多くの患者は病状を診察した医師により誤診断されることもあった。治療が開始されたとしても，肌の色の変化，顔のむくみ，体重増加などの副作用により治療を中止した人びともいた。

White[30]はハンセン病の原因についての考えは固定的でなく，しばしば時間とともに，とくに長期の医療システムとの接触により変化すると指摘する。たとえば，いわゆる「らい病（lepra）」という多くの否定的な民俗的信念に関連づけられる名前から，偏見の少ない「ハンセ

ン病（hanseniase）」という名前への変更が挙げられる。その他には，患者が次第に原因・合併症・治療・予後に関するハンセン病の生物医学的概念を彼らの信念体系に組み込んでいったことも挙げられる。このプロセスのなかでできあがったいくつもの説を統合する説明モデルは，政府の健康教育プログラムやメディア，とくにテレビからの影響も受けていた。

2.2.1. 社会的役割としてのハンセン病

ハンセン病は社会的・生物学的病気であり，どちらか一方だけを治療することはできない。スティグマと身体的障害は，同時に対処される必要がある。すべての社会において，患者は自ら「ハンセン病患者」として生きることを学んでいくのである。その「ハンセン病患者」としての役割は，ある程度まで社会的に構築されている。たとえばWaxler[25]よれば，東アフリカのエチオピアでは，ハンセン病は恐れられ，スティグマ化され，そして治療不可能な病気だと信じられている。Waxlerは，多くの患者が自分自身をスティグマの対象とみなし，通常生活，結婚，仕事，レクリエーションや宗教行事から退き，孤立や疲弊で終わると述べている。Waxlerは，このエチオピアの運命論的なアプローチと，「キャリア患者」として講演を行ったり，一般の人びとの理解を喚起したりする米国のハンセン病患者の活動的なアプローチとを対比している。米国において彼らは「行動・自立・変革」の価値を表現するハンセン病のエキスパートになることを学ぶ。つまり，ハンセン病患者はそれぞれの文化背景に基づいてその社会における社会的価値に矛盾しない方法でどのように行動するかを学ぶ。

2.3. ハンセン病患者のリハビリテーション

Thomasら[23]は過去25年間にハンセン病のケアが，WHOが支持するように，病院から家へ，公共機関から地域社会へ変化してきたと述べる。

現代のハンセン病リハビリテーションは多面的なアプローチ，とくに「地域に根差したリハビリテーション（community-based rehabilitation：CBR）」を過去にあったハンセン病患者の隔離の代わりに採用している。形成手術のような医療的な処置は身体的変形のあるごく限られた患者にしか適用できないため，より包括的なリハビリテーションのための治療の開発が必要で，そのために患者と地域社会双方の参加が必要である。CBRでは，患者は家族やボランティア，医療従事者によって手助けされる（図17.5参照）。リハビリテーションの目的は，患者が地域社会にうまく溶け込むための機能を回復することだけではなく，地域社会の患者に対する態度をより寛容で障害者を受け入れやすい姿勢に変えることでもある。これは純粋な医療的アプローチから，よりホリスティックなアプローチへ，つまり利用しやすく人道的で，それぞれの文化に適したアプローチへの変化を象徴している。インドのように貧困，汚職，地域社会の無関心や拒絶といった社会経済的問題がある国であっても，このアプローチはハンセン病者に対して最も実行可能なリハビリテーションの方法を提供する。

● 推奨図書

Heggenhougen, H.K., Hackerthal, V. and Vivek, P. (eds.) (2003) *The Behavioural and Social Aspects of Malaria and its Control*. World Health Organization, Special Programme for Research and Training in Tropical Diseases (TDR).

World Health Organization (2005) *World Malaria Report 2005*. World Health Organization.

● 推奨ウェブサイト

Centers for Disease Control and Prevention: http://www.cdc.go v/malaria/faq.htm

International Federation of Anti-Leprosy Organizations (ILEP): http://www.ilep.org.uk/content/home.cfm

Special Program for Research and Training in Tropical Diseases (TDR) (UNICEF/UNDP/World Bank/WHO): http://www.who.int/tdr

World Health Organization, Leprosy: http://www.who.int/lep

World Health Organization, Malaria: http://www.who.intltopics/malaria/en

● 参考図書・文献

[1] Trigg, P. and Kondrachine, A. (1998) The Global Malaria Control Strategy. *World Health* 3, 4–5.

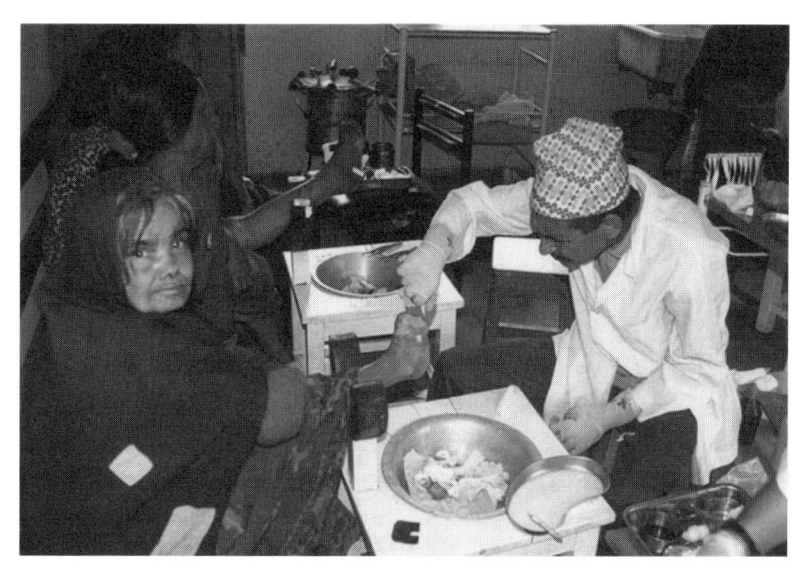

図17.5 ネパール，カトマンズ近くの診療所でのハンセン病患者の治療。診療所のワーカー自身もハンセン病の治療を完了し治癒した元患者である。（出典：©M. Burgess の許可を得て転載）

[2] World Health Organization (2005) *World Malaria Report 2005*. Geneva: World Health Organization; http://www.who.int/wmr/exsummary_en.htm (Accessed 7 July 2005).

[3] Liese, B.H. (1998) A brake on economic development. *World Health* 3, 16–17.

[4] Heggenhougen, H.K., Hackethal, V. and Vivek, P. (2003) *The behavioural and social aspects of malaria and its control*. New York: UNDP/World Bank/WHO Special Programme for Research and Training in Tropical Diseases, pp. 1–19.

[5] van der Vynckt, S. and Reuganathan, E. (1998) Mobilizing the teachers. *World Health* 3, 18–19.

[6] Tenner, E. (1997) *Why Things Bite Back*. London: Fourth Estate, pp. 106–110.

[7] Malaria Site (2005) *Anti malarial drugs: Artemisinin derivative*; http://www.malariasite.com/malaria/artemisin.htm (Accessed 23 August 2005).

[8] Muela, S.H., Ribera, J.M. and Tanner, M. (1998) Fake malaria and hidden parasites – the ambiguity of malaria. *Anthropol. Med.* 5(1), 43–61.

[9] Winch, P.J., Makemba, A.M., Kamazima, S.R. *et al.* (1996) Local terminology for febrile illnesses in Bagamoyo district, Tanzania, and its impact on the design of a community-based malaria control programme. *Soc. Sci. Med.* 42, 1057–67.

[10] Lobo, L. and Kazi, B. (1997) *Ethnography of Malaria in Surat*. Surat: Centre for Social Studies.

[11] Agyepong, I.A. (1992) Malaria: ethnomedical perceptions and practice in an Adangbe farming community and implications for control. *Soc. Sci. Med.* 35, 131–7.

[12] Mwenesi, H., Harpham, T. and Snow, R.W. (1995) Child malaria practices among mothers in Kenya. *Soc. Sci. Med.* 49, 1271–7.

[13] Bledsoe, C.H. and Goubaud, M.F. (1988) The reinterpretation and distribution of Western pharmaceuticals: an example from Sierra Leone. In: *The Context of Medicines in Developing Countries* (van der Geest, S. and Whyte, S.R. eds.). Dordrecht: Kluwer, pp. 253–76.

[14] Baer, H.A., Singer, M. and Susser, I. (1997) *Medical Anthropology and the World System*. Westport: Bergin and Garvey, pp.53–55.

[15] Targett, G.A. T. and Greenwood, B.M. (1998) Impregnated bed nets. *World Health* 3, 10–11.

[16] Meek, S. and Rowland, M. (1998) Malaria in emergency situations. *World Health* 3, 22–3.

[17] Slim, H. and Mitchell, J. (1992) The application of RAP and RRA techniques in emergency relief programmes. In: *Rapid Assessment Procedures* (Scrimshaw, N.S. and Gleason, G.R. eds). Boston: International Nutrition Foundation for Developing Countries (INFDC), pp. 251–7

[18] Gratz, N.G., Steffen, R. and Cocksedge, W. (2000) Why aircraft disinsection? *Bull. WHO* 78 (8), 995–1004.

[19] Brown, P.J. (1997) Culture and the global resurgence of malaria. In: *The Anthropology of Infectious Diseases* (Inhorn, M.C. and Brown, P.J. eds). Reading: Gordon and Breach, pp. 119–141.

[20] Heggenhougen, H.K,, Hackerthal, V. and Vivek, P. (eds) (2003) *The Behavioural and Social Aspects of Malaria and its Control*. Geneva: WHO.

[21] World Health Organization (2005) *Leprosy. Fact Sheet No.101, October 2005*. Geneva: WHO; http://www.who.int/mediacentre/factsheets/fs101/en/print.html (Accessed 24 March 2006).

[22] Fine, P.E.M., Carnetro, I.A.M., Milstien, J.B., Clements, C.J. (1999) *Issues Relating to the Use of BCG in Immunization Programmes*. Geneva: WHO.

[23] Thomas, M. and Thomas, M.J. (2003) The changing face of rehabilitation in leprosy. *Indian J. Lepr.* 75(2), 59–68.

[24] Chaturvedi, S.K., Singh, G. and Gupta, N. (2005) Stigma experience in skin disorders: an Indian perpective. *Dermatol. Clin.* 23, 635–42.

[25] Waxler, N. (1981) Learning to be a leper: a case study in the social construction of illness. In: *Social Contexts of Health, Illness, and Patient Care* (Mishler, E.G., Amarasingham, L.R., Osherson, S.D. *et al.* eds). Cambridge: Cambridge University Press, pp. 169–94.

[26] Behere, P.B. (1981) Psychological reactions to leprosy. *Lepr. India* 53, 266–72.

[27] Awofeso, N. (1996) Stigma and socio-economic reintegration of leprosy sufferers in Nigeria. *Acta Leprol.* 10(2), 89–91.

[28] Barrett, R. (2005) Self-mortificatin and the stigma of leprosy in Northern India. *Med. Anthropol. Q.* 19 (2), 216–30.

[29] White, C. (2002) Sociocultural considerations in the treatment of leprosy in Rio de Janeiro, Brazil. *Lepr. Rev.* 73, 356–65.

[30] White, C. (2005) Explaining a complex disease process: talking to patients about Hansen's Disease (Leprosy) in Brazil. *Med. Anthropol. Q.* 19 (3), 310–30.

（訳：小林 潤）

医療人類学と
グローバルヘルス

●

1

ローカルからグローバルへ

伝統的に多くの人類学者は，小規模社会や大きな社会のなかの小集団を研究してきた。彼らは特定の文化やコミュニティの包括的な描写を行い，さまざまな要因がどのように関連しているかを見ていった。Mars[1] の言葉を借りると，「家族や親族組織が草の根の政治権力や権威とどのように結びつき，それらがさらに信仰や宗教的実践とどのような関係を持ち，これらのすべてが商品やサービスの生産と流通にどのような影響を与えているか」を理解しようとしてきたのだ。

医療人類学者もまた，おもにローカルな（そしてときに国家的な）レベルにおける健康問題を扱ってきた。しかし，近年人びとの健康に影響を及ぼしている要因，たとえば人口増加・環境汚染・地球温暖化・薬物の濫用・エイズの流行などは地域や国家の枠組みのなかにとどまらない。より流動的で相互依存的になりつつあるこの世界で，これらは原因においても結果においても真にグローバルな問題なのである。さらに，テレコミュニケーションやインターネット，ラジオ，テレビ，飛行機による移動，旅行などが世界のあらゆる場所を繋げるようになるにつれ，これらの問題に関する情報もよりグローバルに流通するようになっている。

このため，今後の医療人類学は，特定の文化的・社会的要因がどのように個人の健康に関わるかというだけでなく，それらがどのように人類全体の健康に影響を及ぼすかを研究していくものになっていくだろう。そのためにはよりグローバルな視点に立ち，文化，経済システム，政治組織，そして地球そのものの生態系を総体として捉えなければならない。

医療人類学は，医学や生物学と社会科学や行動科学を融合させる分野として，これらのグローバルな健康の問題に独自の視点をもたらす。その比較文化的なアプローチと身体的・心理的データの組み合わせによって，世界にはさまざまな価値観や行動様式があること，またそれらが健康や疾病に関連していることを明らかにすることができるのである。

さらに，医療人類学はこのようなグローバルな問題の原因と効果をローカルなレベルで説明することができる。たとえば16章でより詳細に論じたエイズは，グローバルなレベルで人びとの健康を脅かしている。

1.1. 「貧困」という要因

一方で，このような健康問題に対する人類学的アプローチは，常に「貧困」という課題を背景に抱えていることを踏まえなければならない。極度の貧困は，世界的にみて死と病いの最大の原因である[2]。それは経済的，社会的格差とも

に，身体と精神の病いを引き起こすもっとも大きな要因となっている。

　貧困層の健康リスクは，富裕層の健康リスクとは大きく異なる。Gwatkinら[2]によると，裕福な国においては出生率と死亡率の低下によって高齢者の割合が増えるという。その結果として，非伝染性の慢性病（たとえば心臓病や糖尿病，がんなど）が死因の大きな割合を占めるようになる。1990年において慢性病は世界中の死因の56%を占めており，34%は伝染性の疾病，10%は怪我や事故によるものだった。しかし，貧しい国と裕福な国とでは主要な死因が異なっており，世界の人口の下位20%の貧困層において慢性病はさほど重要ではなく，死因の59%は伝染性の疾病によるものだった。一方で上位20%の富裕層において伝染性の疾病はわずか8%にとどまっており，慢性病は85%を占めていた。したがって，貧富の差を縮めるために医療保健政策は，伝染性の疾病を減らしていく必要がある。慢性病の治療に資源を集中させることは，逆の効果をもたらし，格差を拡大させ，おもに富裕層の利益となる。

2
「グローバルヘルス」という概念

　「健康」の定義が社会や文化によって大きく異なることはこれまで述べてきたとおりである。しかし，これに関連する問題として，「グローバル」の定義の問題がある。「グローバルヘルス（global health）」「世界保健（world health）」「国際保健（international health）」といった言葉はどういう意味なのだろうか。Keane[3]が指摘するように，グローバル性（世界をひとつのものとする考え方）について論じる視点は多様にある。彼は，「世界保健」や「国際保健」に関する言説の多くが前提としている，4つの概念モデ

ル（それらは重複する場合もあるが）を提示している。また，彼の分析は，次のような人類学における2種類の社会集団の区別を用いている。「ゲマインシャフト（gemeinschaft）」は，小規模で結束力が強く共通した感覚を強くもつコミュニティを意味し，「ゲゼルシャフト（gesellschaft）」は，より大規模で成員間のつながりが弱く，人為的な人間関係による社会を意味する。

1. ゲマインシャフトI：複数の比較的閉ざされた個別のコミュニティによって，世界が成り立っているとみなす。これらのコミュニティは生活におもな文脈を与える（これは多くの人類学者にも共有される考え方である）。医療保健政策においては，この見方は「地域の資源」，「地域参加」，「地域のリーダー」，「地域の保健福祉専門家」の役割を重視する。海外からの医療支援やグローバル化は，こうしたコミュニティ内部のバランスを崩すものとみなされやすい。
2. ゲマインシャフトII：国境や言語・文化の違いを超えて，世界を「単一のコミュニティ」とみなす。ひとりひとりが人類の一員としてグローバルな人間社会のすべての成員，とくに病気や苦しみをもつ人に対して，責任を負っていると考える。この考え方は，国際的な人権運動や国際赤十字社，国境なき医師団（MSF）などの基盤となっているといえる。
3. グローバル・ゲゼルシャフトI：人びとに保健医療サービスを提供するおもな組織として国民国家があり，この国民国家の集合を世界ととらえる。したがって，グローバルなレベルでの保健医療政策は，必ず各国の政府の許可と協力を必要とする。これは，国民国家間の情報とアイデアの流通を促進し，各国が任意で採用することのできる保健医療制度の立案を行う世界保健機関（World Health Organization：WHO）のアプローチ

だといえる。

4. グローバル・ゲゼルシャフトⅡ：これはより急進的な見方で，「世界システム」における社会のなか，および社会間の経済的・社会的・保健医療的格差に焦点をあてる。健康は経済状況に依存するものとみなし，病気は「グローバルな経済依存」や「グローバルな搾取の構造」に関連づけられる。経済的・社会的格差こそが保健医療政策の中心に据えられるべきであるとする。この見方では，伝統的な治療などは，文化的に支持されたものではなく，単に経済的・社会的に貧しい者のための低品質な医療サービスに過ぎないことになる。

これら4つはそれぞれ「世界」についてまったく異なる見方を提示しており，保健医療サービスの提供のされ方についても異なる考え方を示している。こうしたイデオロギー的，政策的，実践的な相違は，保健医療制度のあり方だけでなく地域的・国際的施策のための予算配分などにも影響を与えうる。

Keaneの提示した4グループに加え，世界そのものを「患者」とみなし，その健康が着実に損なわれているとする，より現代的な5つ目の考え方もある。

5. 環境保護主義的なアプローチ：環境汚染や温暖化など人びとが引き起こした現象によって地球環境とその生態系が破壊されていることに着目する。したがって，広い意味での保健医療政策は人びとの行為，自然環境との関わり方に向けられるべきだと考える。

3

「グローバルヘルス」の主要な課題

医療人類学と現代のグローバルな健康問題との関連性を論じるにあたって，5つの主要なテーマを設定する。

3.1. 人口過剰

人口過剰はもっとも深刻な世界的問題のひとつであり，事態は年々悪化している。2005年に国連[4]は，今後45年間で世界の人口は26億人増え，2050年には65億人から91億人になると推定した。また，この増加のほとんどは貧しい国々において起こると考えられており，こうした国々の人口は現在の53億人から78億人になると推定されている。このような人口増加に加え，裕福な国におけるエネルギー消費はさらに速いペースで増大している。世界のエネルギー消費は1890年の推定1テラワットから1950年には3.3テラワット，そして1990年には13.7テラワットへと増加している。平均すると貧困層は富裕層のおよそ10分の1のエネルギーを消費しているにすぎない[5]。

また人口過剰と経済発展は，水資源の世界的な需要を増加させる。2005年に「国連開発計画（United Nations Development Programme：UNDP）」は，今後20年間で水の利用が40％増加すると推定した。将来的に人口が増えるにつれ，「水資源管理」はますます重要になってくると考えられる。現在，およそ12億人が安全な飲料水を得られず，24億人が適切な衛生環境にない。こうした状況は直接的に水媒介性の伝染病を引き起こしやすい。

3.1.1. 家族計画プログラム

人口過剰の問題を解決するため，さまざまなプログラムが実施されている。国際的なものではWHOや国際家族計画連盟によるもの，国家的なものでは中国の「一人っ子政策」などが挙げられる。こうした家族計画プログラムの多くは女性をターゲットとし，家族の人数を減らすこと，妊娠と妊娠の間に時間をあけること，人工的な避妊方法を用いることのメリットを説く。第6章で述べたように，貧しい国々の女性の多くは輸入された避妊具を用いるよりも，薬草や長期にわたる授乳など伝統的な妊娠管理を行うことを好む。

1993年の推計によると，世界各国において結婚している夫婦間で現代的な避妊方法をとっているのは43%だという[7]。その内訳は，より裕福で発展した国においては52%，開発途上国においては27%（例外は中国の73%）である[7]。インドでは，2001年の推計によると[8] 15歳から49歳のカップルの48.2%がなんらかの家族計画を行っており，そのうちで女性の避妊手術は34.2%を占める一方，男性の避妊手術は1992～1993年の3.4%から低下して1998～1999年には1.9%となっている。その同じ期間で，コンドームの使用は2.4%から3.1%に上昇した。1987年には世界各国で3,000万件の合法的な堕胎手術が行われ，同時に1,000万～2,200万件の非合法な手術も行われた[7]。新たな問題となっているのは性別に基づく堕胎手術である。アジアの一部の国では，出産前の超音波検査が普及したことから女児胎児の選択的堕胎が広まっている。Jhaら[9]は，インドにおいて過去20年間でおよそ1,000万件の女児胎児の堕胎があったと推計しており，このことからとくに都市部において女性の割合が男性の割合に対して少なくなっていることを指摘している。とくに，すでにひとり以上の娘がありながら息子のいない家族においてみられる傾向だという。

人口管理と家族計画の方法としての堕胎は，とくにきちんと訓練を受けていない者が行う場合，出血や感染，子宮の穿孔などの危険をともなう。1999年代初頭の推計によると，開発途上国においては毎年およそ10万人から20万人の女性が非合法な堕胎手術による合併症で亡くなっていたという[7]。

家族計画プログラムは人口増加に歯止めをかけることに失敗する場合も多い。多くの地域において，自身の生殖能力を抑制するという考え方は直接的に拒絶されることもあれば，非常に消極的にしか受け入れられないということもある。したがって，Warwick[10]が指摘するように，家族計画の需要は決して一般化できるものではなく，多くの文化になじまないものであることを理解することは大切である。これにはさまざまな理由がある。

ほとんどの場合，家族計画の意義は子どもという存在の価値と深く関わっている。多くの文化において子どもをもつことは成人の象徴であり，男性にとっては息子の誕生は男性らしさの究極的な証となる。飢餓や貧困，社会不安や乳幼児の死亡が多い地域では，生殖能力は重要な社会的価値をもつ。とくに行政の力が弱い場合，多くの子どもをもつことこそが将来を保証する数少ない道となる。伝統的な拡大家族は独自の小規模社会を成しており，社会的・経済的単位として資源の生産と分配を行い，その成員に社会保障を与え，子どもやお年寄り，体の不自由な者のケアを担っているのである。

家族計画が拒絶されるもうひとつの主要な理由として，あらゆる人工的な避妊方法を否定し，より「自然な」方法を好む宗教の存在が挙げられる。しかし，これら以外にも家族計画プログラムが失敗に終わる理由は国レベルでも地域レベルでも多数ある。Warwick[10]は「どの国にも，少なくともひとつは組織的な家族計画に反対する団体がある」と指摘し，その理由は宗教的・文化的・経済的・政治的なものがあるとする。たとえば，一部の開発途上国においては西

欧から持ち込まれた家族計画プログラムは植民地主義の一形態とみなされ、地域の文化や人びとの力を弱体化させるものだと考えられている。また、スリランカやレバノン、マレーシア、フィジー、南アフリカ、インドなど、民族コミュニティ間の対立がみれる多民族国家においては、「コミュニティの存続には人口の維持が不可欠で、家族計画は敵を助けるものである」[10] という考え方が生まれることもある。

また、避妊方法を受け入れることができるかどうかは、身体、とくに女性の生殖器にまつわる文化的な価値観が関わっている。たとえば、米国の低所得層の一部では、子宮のなかは空洞となっていて常に閉じており、月経の期間中のみ「開く」のだと信じられている[11]。したがって、妊娠は月経の直前か直後の子宮が「開いている」時期においてのみ可能で（月経中の性交渉は厳しく禁じられている）、それ以外の時期は避妊の必要はないと考えられている（第6章参照）。

さらに、多くの文化において女性は経血を「汚れたもの」や「毒」ととらえており、経血が減ることによってより多くの「毒」が体内に残ってしまうと考えている（第2章および第6章参照）。そのため、経血を減らしたり止めたりする避妊ピルが多くの女性に受け入れられていないのである。たとえば、グッド（Byron Good）[12] は1977年にイランのマラーゲにおいて、女性が民俗的病いの「心臓疲労（narahatiye qalb）」（第5章参照）にかかっているのはピルのせいであるとされ、その利用を避けるべきとされていたことを描いている。また、米国フロリダ州マイアミで1975年に調査を行ったScott[13] は、インタビューに答えた多くの女性がこれと同じ理由でピルを危険なものとみなし、蓄積された血液が血圧を上げ、精神的な病い、あるいは神経質やうつ状態などを引き起こすと恐れられていたことを指摘した。経血を汚れたものや危険なものとみなす人びとにとっては、ピルを用いることによって時折起こる、月経期間外の出血もま

たピルを拒絶する理由のひとつになっている。それは一時的に自身を「汚れた」状態にするため、宗教儀式や祭りに参加できなくなる場合があるのである。

同様に、子宮内避妊器具（intrauterine contraceptive device：IUD／IUCD）の利用についても文化的な価値観が関わってくる。IUDは月経を重くすることがしばしばあり、これを「毒された」血をより多く失うことができる方法として歓迎する者もいる。一方で、女性の体のつくりについての民間信仰に基づいて、これを拒否する者もいる。たとえばMacCormack[14] は、1985年にジャマイカで調査を行い、一部の女性が子宮と膣が一本のチューブのようにつながっていて両端が開いているものと理解していることを知った。このため、IUDが動いて体内で見つからなくなってしまうことを恐れていたのだ。

日本においては、経口避妊薬に対して広く一般に拒絶反応がみられる。SoboとRussell[16] によると、これは人の体は常に自然に従うべきであるとする日本の伝統的な考え方があるためで、自然を制圧しようとする西洋の欲望との違いを指摘してきた。女性の生殖能力を抑止するという意味で、人工的な避妊技術（ピル、避妊手術、IUDなど）はこのような自然との関係を侵すものである。とくにピルは身体の自然なあり方を変化させ、「身体がもともともつ自律的なリズムを崩す」ものとみなされる。

家族計画プログラムは、このような文化的な価値観に加え、とくに貧困地域ではコストなどの現実的な理由によって拒絶される場合もある。コンドームや経口避妊薬は、市場で人びとの手の届かないような価格がつけられることもある。また、避妊手術を含むあらゆる人工的な避妊方法は、一定のリスクと副作用があるため、こうしたことについての経験と知識がコミュニティで共有されているかどうかは、当然のことながらその避妊方法の受け入れやすさに大きな影響を与える。

先に述べたように，ほとんどの家族計画プログラムは女性をターゲットとしている。McCally[7]によると，人口増加の抑制は女性にかかっているようである。女性のエンパワーメント，つまり教育や保健サービス，雇用，公衆衛生へのアクセスは，子どもの出生を左右する大きな要因であることがわかってきた。しかしながら，出産にまつわる決断は女性だけの特権ではない。それは同時に，地域の文化的条件，婚姻や居住のパターン，個々の女性の家族や親族のネットワークにおける立場などにも依存しているのである。たとえば，Weingarten[18]はイスラエルのイエメン系ユダヤ人の調査を行い，多くのカップルは最初の子どもが生まれて女性の生殖能力が保証されたときから避妊を開始することを明らかにした。避妊方法の40％は膣外射精で，これは男性に責任を負わせるため，「伝統的に女性の地位の象徴とされる生殖能力を女性自身が抑制する必要が生じない」のだという。また，同時に決断を男性に委ねることで，男性の地位を維持しているのだと考えられる。

家族計画プログラムは，男性もターゲットとしていく必要がある。現在においては男性をターゲットとしたプログラムの多くは，日常的な避妊のためというよりはエイズの感染予防のためのコンドーム使用を呼びかけている。生殖をあたかも女性だけの問題であるかのように見せることで，男性のなかには生殖に関わる責任もまた女性だけのものだと考える者が出てくるのは間違いない（第6章参照）。女性のみならず男性の協力を得ることは，とくに男性が生殖に関する決断権をもっている男性中心的な社会においては重要なことである。たとえばRenne[19]は，北ナイジェリアのハウサにおいて既婚女性はしばしば家のなかに閉じ込められているという。そのため，彼女らは夫の許可がなければ避妊用品を入手することが困難である。また，彼女らは金銭をほとんど持たないため避妊用品を購入することもできず，夫や年長の女性の親族

につき添われなければ，クリニックや薬局に足を運ぶこともできないのである。

このような多様性があるため，人類学者は世界のあらゆる場所で実施できる統一的な家族計画プログラムというものはないと主張してきた。どの国にも地域，宗教，民族，社会階層などによって家族計画に対するさまざまな考え方があり，それぞれに異なるプログラムが求められる。とくに多様な文化や民族を擁する国においては，国家的な家族計画戦略を策定することは極めて困難な場合もある。

したがってWarwick[10]は，国家的あるいは国際的なプログラムだけでなく，地域社会もこうしたプログラムに関与すべきだと指摘する。定期的に地域で話し合いを行い，その場所に根ざした文化的なニーズ，期待，懸念に配慮して（たとえば女性スタッフがインタビューや診断を行うなど）地元の宗教的・政治的主導者の意見と協力を仰ぎながら実践していくものである。また，地域によっては，生活があまりに不安定であったり，子どもに付される価値があまりに高かったり，政治があまりに偏っていたり，生殖管理の問題があまりに現実とかけ離れていたりといった理由で社会文化的条件が整っておらず，どのような家族計画もその投資に見合うかたちで実施することができない。

最後に，他のあらゆる保健医療支援や介入と同様に，家族計画プログラムはそれ自体独立して実施してはならない。必ず貧困の緩和や保健医療制度の改善，より良い栄養摂取，識字と雇用の向上，母子の死亡率の低下などの社会的・経済的発展をともなう，より包括的なアプローチの一部として実施されなければならない。グローバルな視点に立つと，これは貧しい国と裕福な国との間の資源の分配をより公平なものにし，裕福な国においてはエネルギー消費を抑制する働きがある。

以下のアルゼンチンの事例研究は，身体・セクシュアリティ・生殖に対する考え方が現代的

な避妊方法に対する受け入れ姿勢にどのような影響を与えているのかを描いている。

事例研究　アルゼンチンのふたつの女性グループにおける避妊に対する意識

Molina[20] は1997年にアルゼンチンにおいて，北東部の先住民のピラガと，ブエノスアイレスに移住した低所得層のクレオール（混血）のふたつの女性グループにおける現代的な避妊（ピル，ペッサリー，IUD）に対する意識を調査した。どちらのグループの女性も現代的な避妊を拒否していたが，その理由は異なっていた。クレオールの女性は伝統的な植物性の方法で生殖管理を行っていた（20もの異なる植物を煮出したものを避妊薬や中絶薬として使っていた）。さらに，医師とは異なり彼女たちは生殖を生物学的な現象であるだけでなく，神秘的なプロセスとしても捉えていた。彼女たちは，性交渉はそれ自体で妊娠のリスクをともなうものではなく，相手の個人的な「エネルギー」や「精力」が十分に高くなければ妊娠には至らないと考えていた。「強い」相手ならば一度の性交渉で妊娠に至ることもあるが，ほとんどの相手の場合はより頻繁な性交渉がなければ妊娠することはない。また，双方がシャーマンや薬草などの助けを得て個人の「エネルギー」を適正化しなければならない。ピルについては，植物性ではないという理由と，植物の効果を表す味覚（苦味，酸味，味の濃さなど）によって分類できないという理由で拒絶されていた。ピルはまた，むくみや頭痛，肝臓の問題など不快な身体症状をもたらしうる危険な物質とされていた。クレオールは病いを，身体の一部に異物があることから起こる不具合と考えていた。したがって，ペッサリーとIUDについてはいずれも女性の身体のなかに埋め込むために，病いや場合によってはがんを引き起こすものと考えられた。ピラガの女性もまた，生殖は生物学的なものであると同時に神秘的なものだと捉えていた。妊娠はここでも，一度の性交渉からは起こりにくいとされていた。女性は「単に身ごもる器であって，妊娠そのものには貢献しない」と信じられているため，頻繁な性交渉は妊娠の条件であるだけでなく，胎芽と胎盤の発達そのものに寄与していると考えられていた。

ピラガにおいては伝統的な避妊の方法はなく，望まない妊娠は中絶と間引きによって対処されていた。近年においてはクレオールの考え方が影響し，現代的な避妊についても同じ理由で拒絶していた。近年ではより多くの植物性の方法が採用され，中絶に頼ることは減っていた。しかしピラガは受胎管理の方法の効果は（妊娠と同様に）人間の行動によるだけでなく，「その方法が有効かどうかを最終的に判断する神々」に委ねられていると考えていた。したがって，クレオールにとってもピラガにとっても，生殖管理に関する独自の考え方と，彼女たちが出会う生物医学的なシステムとの間に対立があるのである。

3.2. 都市化

人口過剰と並行して起こっているのは都市の巨大化である。19世紀初頭において世界の都市人口は5,000万人に満たなかった[21]が，国連の人口部門によると2004年には30億人と推計され，2040年には50億人にものぼるとみられる[22]。世界人口のうち，都市に住む人口の割合は2004年の48％から2030年には61％に上昇する見込みである[22]。さらに，この年間の増加率は世界人口の増加率の2倍近いと考えられる。カイロ，カルカッタ，メキシコシティ，サンパウロ，ボンベイ，ジャカルタ，マニラなど世界のさまざまな地域で「メガ・シティ」（人口1,000万人以上）の発展がみられる。これらはおもに自然な人口増加によるものだが，地方からより良い生活を求めて移住する人びとの増加もその要因のひとつとなっている。2003年にはこうしたメガ・シティは20都市あった[22]。東京およびその近郊は3,500万人の人口を擁する世界最大の都市で，ニューヨークおよびニューアーク（1,830万人），サンパウロ（1,790万人），ムンバイ（1,740万人）がこれに続く。未来の都市人口の増加のほとんどは貧しく発展途上にある地域で起こり，2000年から2030年においては平均で2.3％の人口増加が発生し，2017年にはこれ

らの国々における都市生活者は地方生活者とほぼ同数になるとみられる[22]。

都市は環境に大きな影響を与える。都市が必要とする広範な土地は，食物の生産に用いられてきた農地を飲み込む。また，都市は莫大なエネルギーを消費し，大量の汚染，下水，ゴミをもたらす。さらに，都市はしばしば独自の「微気候」を作りだし，ヒートアイランド現象と呼ばれる局所的に気温が上昇する現象や，高層ビルの間の風洞，騒音と光害などを引き起こす。コンクリートで覆われた地面は大雨や河川の氾濫を吸収しないために洪水が起こりやすい。これが地滑りや地盤沈下をももたらす。都市はまた自動車，バス，トラックなどが多く，大気汚染（とくに古くメンテナンスが行き届いていない車の場合）や交通事故を増幅させる。大規模な過密都市は伝染病や犯罪，家庭崩壊，社会不安やテロリストによる攻撃に対して脆弱である。

1985年にWHOは健康都市プロジェクト[23]を提案し，世界中の都市環境を改善し，健康への悪影響を緩和しようとした。その目的は住民のニーズにあった衛生的で安全な環境を整備し，地域行政と都市行政への社会参加を高めることによってコミュニティとしての結束力を強めることにあった。近年はとくに貧しい国における野放しの都市化がみられるため，このプロジェクトはより緊急性を増している。

3.2.1. 都市の貧困層の拡大

急速な都市化は，「都市の陰」にあるスラム街などに居住する「都市の貧困層」の急速な拡大をもたらしている。1980年代末にはこうしたスラム街に居住する都市生活者はアディスアベバで79％，カルカッタで67％，キンシャサで60％，リオデジャネイロで30％，カラチで23％，バンコクで20％とばらつきがあった[24]。

これらの地域社会は，しばしば多くのホームレスや「ストリート・チルドレン」を擁している。彼らの生活は危険で不安定なもので，長く続け

ることはできない。彼らのなかには何年も「ストリート」で過ごす者がおり，たとえばPanter-Brickによるネパールのカトマンズのストリート・チルドレンの研究によると[25]，ホームレス状態の平均的な期間は2.7年だが場合によっては9年にも及ぶことがあるという。都市の貧困層は地方に住んでいる貧困層に比べても多くの健康リスクにさらされているといえる。これらの多くは低開発の問題（栄養失調や伝染病）と開発にともなう問題（環境汚染，騒音，交通事故など）の組み合わせによって起こる。Harphamら[24]は，これらのおもな原因として以下の3つを挙げている。

1. **貧困による直接的な問題**：たとえば失業，低収入，教育水準と識字レベルの低さ，栄養不足，授乳の欠如や売春など。
2. **環境的な問題**：劣悪な住環境，過密，不十分な衛生環境と水資源，ゴミ処理の欠如，大気汚染，交通事故，近隣の有害な工業施設，農業を行うことのできる土地の不足などによってもたらされる。
3. **心理社会的問題**：たとえばストレス（第11章参照），不安定さ，離婚，うつ，アルコール依存，喫煙，DV，薬物依存など。

これらの健康問題はスラム街に限定されたものでは決してない。たとえばメキシコシティでは十分な衛生環境にない者が非常に多く，乾燥した人糞が風に舞って，都市に「糞便の雪」が降るという[4]。以下で論じるように，これらの過密都市空間は，さまざまな伝染病の温床となりうる。それは人によって媒介される場合もあれば，蚊などによって媒介される場合もある。

事例研究	メキシコのメリダと，ホンジュラスのエルプログレソにおける都市化とデング熱

Kendall ら [26] によるメキシコの都市メリダとホンジュラスの都市エルプログレソにおける1991年の調査は，都市の人口の増加，とくにスラムの拡大が新しい疾病の生態系を作りだしていることを明らかにした。中米，南米，カリブの多くの都市では，人口移動，環境汚染，衛生環境の悪さ，ゴミの堆積などが特定の疾病の急速な拡大を引き起こしていた。これらの疾病には，デング熱，デング出血熱 (DHF)，マラリア，黄熱病，象皮病，日本脳炎といった昆虫媒介性の疾病が含まれる。デング熱はウイルスによって引き起こされ，蚊，とくに黄熱病も媒介するネッタイシマカを介して伝染し，出血性疾患と死に至り，治療法やワクチンはまだ開発されていない。都市部においては，雨水の貯水，たる，瓶，廃棄されたタイヤ，鉢植え，花瓶，動物の水入れなどに貯まった水によって蚊が繁殖する。しかし，多くの人びとは都市環境における蚊の危険性に気づいておらず，予防措置を講じる必要も感じていない。メリダではほとんどの人が公的な健康教育プログラムを通してデング熱について知っていたが，一部の人はそれを「*derengue*（家畜の病気）」や「*deshidratacion*（脱水症状）」，インフルエンザと混同していた。また，昆虫が媒介であるとは知らず，特定の種類の「風」がデング熱やその他の熱性病を運んでくるものと考えていた。エルプログレソでもまた，ほとんどの人がデング熱について知っていたが，多くがインフルエンザと混同していた。また，蚊ではなくて「風」やゴミから運ばれてくると考えていた。このことからKendall らは，都市化と都市の「新しい」疾病の拡大を踏まえると，「都市環境の構成と疾病との関係に関する理論的知識と，健康に対する社会運動と参加を促進させる新しい方法，そして健康行動を変化させるための知識」が疾病の管理には不可欠であるとした。

メガ・シティにおける人類学的研究，ことに都市の貧困層に関する研究は，地域のニーズや条件に合わせたヘルスケアを提供する重要性を強調している「地域指向型プライマリ・ケア (community-oriented primary care：COPC)」[27] の推進に貢献することができる。これは地域に特有の健康ニーズや課題を分析し，その文化における考え方や行動が彼らの健康およびヘルスケアに与える影響について理解し，必要に応じて彼らの支援者として医療者などと連携する仕組みである。この章でのちに述べるように，民族誌的研究はまた，国家的あるいは国際的なレベルのさまざまなプライマリ・ヘルスケアプログラムの策定・施行・評価にも関連づけることができる。

3.3. プライマリ・ヘルスケア

1978年にWHOは，かの有名な「2000年までにすべての人びとに健康を」というアルマアタ宣言を採択した[28]。この野心的な計画は世界各国において包括的な「**プライマリ・ヘルスケア (primary health care：PHC)**」制度を展開することを目指した。Mull [29] が指摘するように，このプログラムは「必要な保健医療サービスが，すべての個人と家族にアクセス可能なかたちで，彼らの完全な参加のもと，そして彼らと彼らの地域および国が拠出できるコストで提供されること」というものだった。包括的なアプローチの一環として，保健医療サービスはより良い健康教育，栄養，衛生，予防接種，家族計画，母子の健康と必要な薬の提供を含むものとされた（第8章参照）。これは何よりも，治療を主とした場当たり的で中央集権的な医療モデルから，より予防に力を入れた地方分権的なコミュニティ型の戦略への転換を意味した[29]。

この包括的なアプローチは，グローバルな健康問題に取り組み，とくに第三世界といわれる国々の問題解決にあたるために必須のものと考えられた。これらの貧しい国々では，乳幼児の死亡率が工業国より何倍も高い。推計では毎年1,200万人もの子どもが貧困のために亡くなっており [5]，その多くは予防や治療が可能な疾病で

命を落としている。これらの死はおもに呼吸器疾患・新生児破傷風・下痢性疾患・ポリオ・ジフテリア・百日咳・麻疹・風疹・結核・コレラ・腸チフス・黄熱病といった感染病によって引き起こされる[30]。その他の者はマラリア・ビルハルツ住血吸虫症・リーシュマニア症といった寄生虫性疾患，そして最近ではエイズやB型肝炎といった疾患で亡くなっている。こうした早期の死の多くは，直接的にあるいは間接的に貧困と関連があり，多くの工業国で実施されているように予防や治療が可能なのである。

　世界的に包括的プライマリ・ヘルスケアを推進するプランを批判する者は，その莫大なコスト，医療者の不足，そして地域参加の実際的な困難を指摘してきた。代替案として，とくに子どもに特化して特定の健康上の問題（たとえば下痢性疾患）に焦点を絞った，より選択的なプライマリ・ヘルスケアを提案する者もいた。「子どもの生存」は最重要課題となり，現在においては国際保健に携わる多くの団体が採択している。「国連児童基金（United Nations Children's Fund：UNICEF）」はその戦略をGOBI-FF[28-30]と呼ぶ。すなわち以下の6つの頭文字，Growth monitoring（発育のモニタリング），Oral rehydration（経口補水），Breast-feeding（授乳），Immunization（予防接種），Family planning（家族計画），Food supplements（栄養補助）である。

　さらに，母親の識字レベルが出生率と乳児死亡率を低下させることがわかったため[30]，ここにFemale literacy（女性の識字）のFがつけ加えられた[31]。これにはさまざまな理由があるが，女性が健康に関するパンフレットや薬品の容器に書かれた服用方法を読むことができるからだと考えられる。

　Mull[29]はアルマアタのより包括的な戦略とその地域参加およびエンパワーメントに力点の置かれた方法を支持し，一方の選択的プライマリ・ヘルスケアを「最小のコストで定量的な結果をあげるために計測可能な疾病項目に限定し

ている」と批判している。彼はまた，GOBI-FFがおもに子どもと若い女性のみを対象とし，地域のその他の成員を看過しているとしている。男性もまた，妻や母の健康に関するアドバイスを聞かない場合があるので，保健医療サービスの介入を必要としている。飲酒，喫煙，リスクの高い性行動などを回避させるためには，男性の地域主導者や職場を介しての介入が必要であろう。また，Green[32]がバングラデシュの調査で明らかにしたように，子どもの世話はおもに女性が行っているものの，子どもが病気になった際にどの薬を購入するかは男性が決めているということもある。

　プライマリ・ヘルスケアにおいては，「包括的アプローチ」と「選択的アプローチ」との間に概念的な距離はあるが，Mull[29]は多くの国際的な支援プログラムはこのふたつを融合していると指摘している。たとえば特定の健康問題（下痢性疾患など）については，トップダウン型の選択的アプローチをとりながらも，栄養状態や衛生状態，水資源，女性の識字などの改善と，地域レベルでの住民参加といった包括的アプローチを組み合わせて行っている場合などがある。

3.4. GOBI-FFFの課題

　GOBI-FFFの各項目に実際に取り組むにあたっての問題に関しては，本書ですでに触れている。たとえば経口補水療法（第1章参照），授乳と栄養補助（第3章参照），家族計画（第6章参照）などについて述べてきた。多くの場合において，組織的な要因と地域の文化的な要因の両方があるために実践が困難となる。たとえば，小児科医は発育のモニタリング（おもに身長と体重）が栄養失調やその他の発達の問題を検知するのに有効であるとしているが，これは欧米的な文化に特有の「健康」観であるともいえる。第5章で論じたように，「正常」かどうかの判断に数値的な基準を用いるのは，現地における子どもの健康観にはそぐわないかもしれない。親

は子どもの健康を，身長や体重ではなく，笑う
か，遊ぶか，話すか，気持ちのこもった会話が
できるか，家庭的あるいは儀礼的なタスクをこ
なせるかといった観点から評価していることも
ある。さらに，母親によっては自身の子どもが
クリニックで他の子どもよりも「正常」である
と判断された際に他人から羨まれるのを恐れた
り，また逆の場合は妖術や邪視を疑われること
を恐れたりする。次のセクションではおもに予
防接種と結核を含む下痢性および呼吸器疾患の
予防と治療について述べていく。

3.4.1. 予防接種

　推計で毎年500万人の子どもが予防接種に
よって予防できる疾病によって亡くなってい
る[29]。この問題に取り組むために，WHO
は1974年に「拡大予防接種計画（Expanded
Programme on Immunization：EPI）」を立ち上
げ，ジフテリア・破傷風・百日咳・ポリオ・麻
疹・結核の6種類の小児期の疾病を対象とした。
以後，世界の子どもの1歳までの予防接種率は
1974年の5％から2003年末には76％までに増加
した[33]。2000年にはWHOはさらに新たな取り
組みとして「ワクチンと予防接種のための世界同
盟（Global Alliance for Vaccines and Immuniza-
tion：GAVI）」を立ち上げた。2004年には年間で
5億人の子どもが予防接種を受けており，拡大
予防接種計画は少なくとも年間300万人の子ど
もの命を救っていると推定され，ポリオも根絶
に近づいている。ワクチンによる疾病の予防で，
視覚障害や知的障害をもつ可能性がある子ども
の数はおよそ75万人減ったと考えられた[33]。
　世界の多くの子どもに予防接種を行うにあ
たってはふたつの大きな課題がある。

1. ワクチンを必要としている者にそれを届け
   る，組織的および技術的な課題。
2. ワクチンに対する受容度を高めるという
   課題。

　技術的な課題としては，ワクチンのコスト，
生産，効果，流通の課題がある。組織的な課題
としては，いつ，どのように予防接種のキャン
ペーンを打つのかということ，そうしたキャン
ペーンは脆弱性の高い特定の人びとを対象にす
べきか，それとも全人口を対象にすべきかとい
うこと，プライマリ・ヘルスケアの他の取り組
みとは区別されるべきか統合されるべきかとい
うこと，地域とのコミュニケーションをどのよ
うに効果的にとったらよいのかということ，伝
統的な産婆などの地域の治療者をキャンペーン
に巻き込むべきか否かということなどが含まれ
る。しかしながら，予防接種はそれ自体では全
体の死亡率を下げることはできず，栄養失調や
住環境の整備などの他の問題が解決されなけれ
ばならないとされている。したがって，予防接
種はすべての病気に対する普遍的な予防や魔法
などではないことを理解することが必要なので
ある。受容度の低さについては，社会的経済的
立場の低さや大家族，母親の教育水準の低さ，
社会的孤立，移民という立場（遊牧を含む）な
どのさまざまな要因が関わっているとされる。
また，障害のある子どもの予防接種率は低く，
さらに女児は男児よりも予防接種率が低い。一
方，予防接種を受ける傾向にある者は，自身が
疾病に罹患する確率は高いと信じ，またもしそ
うなった場合の結果を重くみており，予防接種
がそれを回避するもっとも効果的な手段である
と考え，それを受けるのに大きな障壁は感じて
いない。

予防接種に対する考え方

　地域に根づいた考え方は，予防接種キャン
ペーンを促進する場合もあればその障壁となる
場合もある。一般的にキャンペーンを成功させ
るためには，人びとの心身の不調に対する考え
方に準じて，それが「腑に落ちる」ものでなけ
ればならない。Nichter[36]は，限られた情報が
地域に根ざした考え方と組み合わさって，予防

接種に対する恐怖や誤った期待を招くことがあると指摘する。彼が1992年にインド南部で行った調査によると，北カナラ地方の世帯のうちわずか11％，南カナラ地方の世帯のうちわずか28％しか，家族は受けた予防接種が何の病気の予防接種だったかを聞かされていなかったと回答している。ほとんどの場合は，保健医療サービスのスタッフは単に「予防接種は健康に良く，病気を予防する」としか伝えていなかった。妊娠している女性のなかには，ワクチンを「健康増進のための注射」だと理解し，胎内の子どもが大きくなりすぎて出産が大変になると考えた者もいた。また，スタッフにワクチンは強力な「健康の注射」であると聞かされ，熱や咳，下痢などの症状をもつ子どもなどの「弱った」体には強すぎると判断した者もいた。さらに他の者はワクチンを耳のピアスや儀礼的な乱切などと同様に「ショック」を与えて身体の健康状態を取り戻すものだと理解したり，「長期にわたって持続する抗生物質」で病いを軽減すると同時に，子どもの将来の生殖能力を奪うものだと理解したりした。加えて多くの人は，注射を行っていたプライマリ・ヘルスケアのスタッフの能力を信頼しておらず，とくにそのスタッフがそのコミュニティ内部の者ではなかった場合はこの傾向が顕著だった。逆に，コミュニティ内部のスタッフは，予防接種が有効でなかったときや副作用が出た際に非難されることを懸念して注射を実施したがらないこともある。ある特定の予防接種に対して副作用が出た場合には，母親はしばしば「予防接種はどれも似たものだ」という考えから，すべての予防接種を拒否するようになる。

Nichter[36] はさらに，保健医療サービスのスタッフがワクチンの説明をする際に人びとがよく知っている病名を用いるのは有効であるとしながらも，発疹や発熱など予防する疾患がもっと曖昧ではっきりしない臨床像の場合は難しいと指摘する。また多くの場合，人びとはワクチ

ンが彼らの恐れている特定の疾病を予防するものだと考えているが，そうでない場合もある。たとえばNichterら[37] によるインドの南カナラ地方における調査では，母親の50％がワクチンは子どもをポリオや結核などの特定の疾病から守るものだと回答したが，28％はそれがその地域でみられるすべての深刻な疾病から子どもを守るものだと回答した。このような誤った期待が，人びとがワクチンの有効性を疑う原因となっていると指摘している。

また母親たちは，クリニックを訪れたり注射を打ったりすることは病気のときにすることであって，健康なときにすることではないという考えをもっていることもある[38]。とくに一時的に乳幼児の体調が悪くなる場合など，健康な乳幼児に注射を打つことに抵抗を感じる場合もある。その結果として，予防と治療を混同するということが起こりうる。ワクチンは「子どもを強くする」もの，または子どもが病気に対して抵抗力をもつようになるもの，あるいはすでに病気の子どもを「治療」するものと考えられている。さらに子ども時代の疾病は他の疾病と同様に，単一の病原菌によって引き起こされるわけではなく，原因がさまざまだと考えられている（第5章参照）。ポリオや麻疹のような症状は，母親の育児の問題，母乳やミルクの問題，不潔と考えられるもの，妖術，悪天候，不十分な住環境，神からの罰，祖先の怒りなどの要因によって引き起こされると考えられ，予防接種だけでは十分に予防できないとされている[38]。

ワクチンによって生じる副作用は，予防接種率を下げることがある。Cuttsら[39] は，東アフリカのモザンビークの調査で，他の子どもが予防接種を受けたのちに膿瘍となったことを知った母親は，自分の子どもに予防接種を受けさせたがらないと述べている。同様により裕福な国においては，メディアが予防接種が危険であるという理解を母親にもたらす。たとえば1990年代末のイギリスにおいては，麻疹・流行性耳下

腺炎・風疹を予防する新三種混合ワクチン（measles-mumps-rubella：MMR）の予防接種が自閉症やクローン病を引き起こす可能性がマスメディアによって報道された。この主張はのちに多くの科学者によって否定されたものの，MMRの予防接種率はとくに富裕層において激減した。Casidayらによると[40] 多くの親がMMRの安全性に対して疑念を抱いており，このようなリスクに対する行政の規制のあり方に非常に不信感をもっていたという。

社会的・経済的要因

複数の研究によると，子どもの家族の「社会的」および「経済的」背景が，全体の予防接種率を引き下げている重要な要因だとわかっている。これには，(1) 低い世帯収入[35]，(2) 低い教育水準[41]，(3) 低い識字レベル[41]，(4) 大規模な家族[35, 39, 41]，(5) クリニックと住居の遠さ[39, 42]，(6) クリニックへの交通費の拠出の困難[43] などが含まれる。また，母親が妊娠していること，病気であること，クリニックに行くときに子どもを預ける先がないことなども関連している[38]。

また，子どもや親，家族には何の関係もないことで予防接種率が下がるということもある。医療システムそのものに問題がある場合である。たとえば貧しい地域においてはクリニックが人びとの住む地域から遠く離れている場合や，クリニックへ行くための交通手段がない場合がある[38, 42, 43]。さらにはクリニックが開いている時間帯に不都合がある場合もある[39]。クリニックの予約時間が厳密なことも，時間の予測がつきにくい生活を送っている貧しい地方在住者には不便なことがある。クリニックでワクチンがすぐに品切れになる場合には子どもと母親をそのまま帰すこともある[41]。また，クリニックが非合法に予防接種の料金を高く請求したり，スタッフの態度が横柄であったりというケースもある[38, 42]。

最後に，なぜ子どもと場合によっては母親だけが予防接種の対象となっていて，男性やもっと年齢の高い子どもがそこに含まれていないのかということについて，地域の理解を得られていないこともある。なぜ彼らもその強力な「政府からの注射」を受けて健康を増進し疾病を予防することができないのか，ということをめぐってさまざまな陰謀説や政治論が立ち上がってくる可能性もある[37]。

以上のように，予防接種プログラムの成功のためには，疾病とワクチンに対する構造的要因と地域の考え方を理解することが必要なのである。HeggenhougenとClements[35] によると，人びとが時間と労力と資源を重ねて形成してきた信念・習慣・実践と矛盾するメッセージを人びとに届けるためには，彼らが慣れ親しんだものに沿ったメッセージを届けるのに比べてはるかに多くの労力と工夫と繰り返しが求められる。

以下のブルキナファソの事例は，予防接種をめぐる地域の考え方と医療システムの考え方が合致しているケースである。

> **事例研究** ブルキナファソのKéruにおける子どもの予防接種の受容

Samuelsen[44] は2001年の調査で，西アフリカのブルキナファソにあるKéruという村において，子どもの予防接種に対する母親の受容度が非常に高くほとんど100%であったことを発見した。この大きな理由としては，村で何年間も実践されてきた伝統的な「ワクチン」の手法と公的な保健システムによって展開されていた現代的な方法の間に親和性があったことが挙げられる。伝統的にKéruの母親たちは，子どもを地域の薬草治療師（ワクチン注射師として知られる）のもとへ連れていき，さまざまな民俗的病いの治療や予防を行っていた。治療師はかみそりの刃を用いて子どもの皮膚に30から40の細かい傷を作り，そこに特別な薬草を揉みこんだ。予防できる病いの多くは「血の弱まり」から発症すると考えられており，治療は薬を直接血に混ぜこむことで血を再び強くするというものであった。Samuelsen によると，かみそりの刃を用いた瘢痕形成や，皮膚乱切の後に吸玉（カッピング）療法を行うのはアフリカの他の地域でも広く見られ，天然痘に対する予防接種はヨーロッパで導入される前に西アフリカで実践されていたという。Kéru では現在，伝統的な保健システムと公的な保健システムが相互に影響を与えあっている。Samuelsen が指摘するように，「いわゆる土着の実践は静的なものではなく，変化する社会的・文化的条件に適応して常に変わり続けているのである」。ワクチン注射師は地域の公的なクリニックや「保健社会向上センター（Centre de Santé et de Promotion Sociale：SCPS）」のアプローチを取り入れ，週に一度の「クリニックの日」や待ち時間，現金による支払い，輸入されたかみそり刃と注射針の使用などを新たに始めている。SCPS は治療師たちの治療に対して批判的で，感染症や出血などその危険性を指摘しているが，こうした伝統的な考え方や実践が，予防接種によって疾病を予防することができるという理解を広め，現代的な予防接種に対する地域の受容度を高めていたのである。

3.4.2. 下痢性疾患

　下痢性疾患に関する問題と「経口補水液（oral rehydration solution：ORS）」の受容については，すでに第1章において論じてきた。毎年およそ500万人から700万人の命を奪っている下痢性疾患は，貧困およびそれによって生じる不十分な栄養，水資源，住環境，衛生環境，ゴミ処理と親和性が高い。下痢性疾患を永続的に減少あるいは根絶するためには，こうした問題をまず解決しなければならない[45]。Weiss[46] は，下痢性疾患の原因・意味・治療に関して世界各地でさまざまな文化的な解釈がなされていることを指摘している。たとえば多くの文化集団（ラテンアメリカと南アジアを含む）では，下痢は身体や環境における「熱いもの」と「冷たいもの」の均衡が崩れた場合に起こるとされている。また他の集団では「悪い母乳」，胃にもたれる食べもの，土埃や環境汚染がやり玉に挙げられて

いる。超自然的な原因としては（第5章参照），邪視，妖術，邪術，悪い精霊，神の罰，生理中の女性との接触，親の不貞行為，妊娠中や授乳期間中の性交渉などが挙げられる。土着の治療法としては薬草剤，売薬，宗教儀式，食事や授乳の方法の変更などのほか，「浣腸剤や下剤，催吐剤を用いた消化管の洗浄」もある。

　Nichter[47] は，通常のウイルス性の下痢と，より危険な赤痢を人びとが区別しているかどうかが重要であると指摘する。後者は経口補水液だけでなく抗生物質による治療と，多くの場合は入院治療も必要である。Nichter によると，地域によっては血が混じる赤痢は，より水っぽい分泌性の下痢よりも深刻だと考えられているが，逆の理解を示している地域もある。たとえばフィリピンのミンドロ島では，保健医療スタッフが脱水症状の危険性を強調したことから，村の人びとが赤痢よりも水っぽい下痢を恐れるようになった。便に血が混じることよりも，発熱と痛みからクリニックを受診する人が多いという。スリランカでは血の混じる下痢は体内に「熱」がこもっていると理解され，薬や経口補水液以外にも「冷やすもの」を摂取することで治療されている。なかには抗生物質を「熱をもつ危険なもの」として拒否する患者もいるという。一方，水っぽい下痢の際に経口補水液を拒否する者もいるが，これは「文化的な常識に照らして水っぽい便は乾燥させねばならないと考えられる」からである。

　地域において経口補水療法の利用を推進するにあたり，地域の医療保険スタッフを使うケースも，伝統的な治療者を使うケースもある。しかし，伝統的な治療者といってもさまざまで，経口補水療法に対する知識やそれを用いる意思にもばらつきがみられる。Coreil[48] によると中央アメリカのハイチにあるモントルイスでは，子どもをもつ母親の74％が経口補水療法について聞いたことがあったのに対して，治療師ではわずか51％しか聞いたことがなかった。すべて

の治療師のうち，32％が母親たちに経口補水療
法について伝えており，2％が自身での使用経験
があった。治療師のなかでも，産婆や「注射師
（injectionist）」のほうが，薬草治療師やシャー
マンよりも経口補水療法についてより多くの知
識をもっており，それを使いたいと考えていた。
あらゆる伝統的な治療師のなかでもとくに伝統
的な助産師が，母親と子どもの健康に深く関わ
ることから，経口補水療法の価値について母親
たちに助言をするうえで最も適していると思わ
れる。

3.4.3. 呼吸器疾患：急性および慢性

第三世界のほとんどの地域において，「急性呼
吸器疾患（acute respiratory infections：ARI）」
は5歳未満の子どもの死亡の大きな原因のひと
つとなっている。たとえばインドにおいては，
毎年50万人から70万人の子どもがこうした疾
患によって亡くなっていると推定される[49]。国
連児童基金（UNICEF）[50]の2000年の推計に
よると，開発途上国では毎年200万人の5歳未
満の子どもが急性呼吸器疾患によって亡くなっ
ているという。もっともよくみられる急性呼吸
器疾患は肺炎・気管支炎・細気管支炎・結核で
ある。下痢性疾患と同様にこれらは貧困と欠乏
と結びついており，時に麻疹や百日咳などの感
染症を悪化させる。栄養失調やマラリアなどと
も関連が深い。

下痢性疾患と同じように，急性呼吸器疾患に
関する人類学的研究は地域の考え方や実践，伝
統的な治療の種類，医学的な治療に対する姿勢
などについて調査を行ってきた[49]。こうした症
状に対する地域の考え方は，親がどのタイミン
グで状況の危険性を判断し専門家に診てもらお
うとするか，またそのタイミングが，家族や地
域のほかの人びとにも感染が広がる前か後かと
いったことを規定しているため，とくに重要で
ある。呼吸の「正常」と「異常」をどう見分け，
さまざまな咳やゼーゼーという呼吸，痰，発熱

などをどう理解しているかといったことについ
ては地域ごとの考え方がある。また，急性呼吸
器疾患の原因や意味をどう解釈しているかにつ
いては第5章で述べたようなさまざまな病原論
があてはまる。さらに重要なのは，地域の薬局
や薬の行商から抗生物質などの欧米の薬を処方
箋を用いずに購入している場合で（第8章参照），
これは耐性菌の出現を促してしまうことがある。
急性呼吸器疾患に対する予防と治療の戦略を策
定するにあたって人類学的視点が重要であるこ
とは，WHOの「急性呼吸器疾患対策プログラム
（Programme for the Control of Acute Respira-
tory Infections）」においても認められている[51]。

結核

慢性的な呼吸器疾患のなかでは結核がもっと
も深刻である。1991年の推計によるとおよそ17
億人の人びとが結核に苦しんでおり[52]，毎年世
界各地で800万人が新規に罹患し，300万人が亡
くなり，そのうちの95～99％は開発途上国の
ケースだという[52]。より最近の2003年の調査
によると[53]，2000年現在において世界各地でお
よそ830万人の新規の罹患があり，罹患率がもっ
とも高いのはアフリカのサハラ以南だという。

結核は通常は栄養不足，人口過密，不十分な
保健医療サービスと関連しており，貧困の病い
とされている。しかし近年では都市部の貧困地
域を中心として欧米における結核の症例数が増
えており，これらはときにエイズやその他の疾
病との合併がみられる。1998年の推計による
と，2000年にはHIVと関連のある結核は140万
ケース（世界の合計の14％）にものぼるとされ
た[54]。しかし，2000年の統計によると成人（15
歳から49歳）の新規の結核のケースのうち9％
のみがHIVと関連づけられていることがわかっ
た。ただし，この割合はWHOが規定するアフ
リカ地域においてはずっと高く（31％），米国
（26％）などいくつかの工業国でも同様の傾向
がみられた。同年，結核による死者は世界で180

万人だったが，このうちの12%（22万6,000人）がHIVに感染していたという [53]。

結核を治療し，その感染を防ごうとする試みは，多くの社会的・文化的課題に直面している。RubelとGarro [55] のレビューによると，もっとも大きなふたつの障壁は，治療を開始するまでに時間が経過していることと，効果が現れる前に治療を中断してしまうことである。初期症状に対する文化的な理解がここではとくに重要となってくる。たとえば，南カリフォルニアのメキシコ系移民に対して彼らが行った調査では，症状が出始めてから医師の診察を受けるまでの間にかなりの時間（平均して8.5か月）が経過している。多くの人びとは，咳，疲労感，体重減少，頭痛，背中の痛み，鼻水などの初期症状を，流行性感冒や気管支炎，民俗的病いの「ススト（susto）」（第5章，第10章参照）などの軽微な症状と勘違いしていた。疲労感や体重減少は過労や睡眠不足によるものと理解され，喫煙や飲酒を減らしたり早い時間に就寝したり一般薬を用いたりといった，彼らの考える健康的な生活を送ることでそれらを治そうとしたのである。治療を途中で投げ出す理由でもあるが，医師にかかるのが遅れるもうひとつの理由は，世界のさまざまな地域でこの疾病にスティグマが付されていることにある。著者らが引用している南アフリカの「ズールー（Zulu）」の人びとに対する調査によると，他人に病いをもたらしうるのは妖術師や邪術師だと理解されているため，患者の結核が感染することを伝えることは，患者を妖術師や邪術師だと指摘しているに等しいという。メキシコシティの調査によると，結核の治療を終えて退院した患者のうち52%が家族から拒否されて帰宅することが許されなかったという。また別の調査によると，多くの患者が途中で治療を投げ出すのは，クリニックへの交通費の負担が大きいこと，家庭崩壊を恐れていることなどが理由となっているという。この他にも，保健医療システムそのものの問題や結核クリニックの運営の問題によって失敗するケースがある。たとえば，不便な時間に予約を入れたり，受診のたびに患者の登録を求めたり，換気が悪く混み合った待合室で患者を待たせたり，患者に特別な事情があっても来た順に診るということに強くこだわったり，医師が患者と話すときに専門用語を用いたり，といったさまざまな要素が，通院と治療から人びとの足を遠ざけるのである。治療の失敗は結核の流行の理由のひとつである。RubelとGarrow [55] は，より効果的な治療を実践するためには，人びとが初診の時点でこの疾病の症状をどのように理解したのか，彼らが専門的な介入を求めようとした決断の背景にあるコストや交通などについてどのような懸念があったのか，などを分析する必要があるとしている。

事例研究 南エチオピアのドンゴラにおける結核に関する民間モデル

Vecchiato [56] は1997年に，南エチオピアのドンゴラに住む「シダマ（Sidama）」の人びとの農業コミュニティにおける結核に関する考え方について調査を行った。当該地域では結核の罹患率が高く，社会的スティグマもないにもかかわらず，患者の一部しか地域のクリニックを受診していなかった。しかし，ほとんどのシダマの人びとは結核の症状を認識しており，過労や栄養不足がその原因と考えていた。一部の人びとはそれが感染するものであるとか，「埃のなかに含まれる成分を吸いこむ」ことによって発症するものだと理解していた。52.1%の人びとが，伝統的な治療法（Sidama taghiccho）のほうが現代的な治療法よりも有効だと考えており，後者を選んだのは37.8%であった。伝統的な治療法としては，栄養のあるものを摂る（とくに肉，牛乳，エンセーテという植物のおかゆ），複数の種類の薬草を摂る（おもに体内に蓄積する「悪い血」を吐き出すための吐剤として用いる），伝統的な治療師（oghessa）がくすぶっている木片を用いて胸など体の罹患している部分を「焼灼」する方法などがある。ストレプトマイシンなどの抗結核薬が受容されていないひと

つの理由としては，抗結核薬に催吐作用がないこと
が挙げられるとVecchiatoは指摘している。した
がって今後の抗結核プログラムはこうした地域の考
え方を考慮し，可能なかぎり配慮すべきである。手
始めとして，シダマの人びとは肺結核を正確に認識
できるし，それが感染するという理解もあり，また
罹患したときに栄養のあるものを摂ることの大切さ
も理解しているということを知っておく必要がある。
Vecchiatoはまた，伝統的な薬草の治療法が結核の
治療法として有効かどうかの検証が必要であると指
摘している。

3.4.4. プライマリ・ヘルスケアの地域資源

アルマアタ宣言がプライマリ・ヘルスケアの
地域参加を強調したことによって，ローカルな
レベルでプライマリ・ヘルスケアを推進するた
めにさまざまな地域の資源が使われるように
なった。こうした資源は以下のものを含む。

1. 地域保健推進員（community health
   worker：CHW）
2. 地域保健推進団体（community health
   group）
3. 伝統的治療師（traditional healer）
4. 地域の有力者（community leader）

地域保健推進員（コミュニティ・ヘルス・ワーカー）
「地域保健推進員（community health
worker：CHW）」はほとんどの場合，保健医療
システムや国あるいは国際的な支援機関と協力
しながら地域の人びとの健康状態を改善するた
めの組織に所属している。彼らは地域のなかか
ら選ばれた場合もあり，また地域の有力者や外
部組織によって選ばれた場合もある。彼らは地
域において予防医学的な知識を伝達し，育児・
栄養・予防接種・衛生環境などについてアドバ
イスを提供するとともに，限定的な治療や救急
医療にも携わる。彼らはまた，保健の分野にと
どまらない地域変革の担い手にもなる。アルマ

アタ宣言以後，大勢のこうした地域保健推進員
が選抜されて訓練を受け，62の国で都市部でも
地方でも活躍している[57]。中国，ボツワナ，イ
ンドネシア，タイ，エジプトにも同様の地域保
健推進員の例がある。多くの場合，地域保健推
進員には数週間から数か月に及ぶ短期の訓練を
受ける機会と，基本的な薬，包帯，消毒薬，体
温計，子どもの身長と体重をはかるための器具
などが提供される。地域によっては，地域保健
推進員の訓練はより広い内容を網羅する。たと
えばロシアと旧ソ連の地方で働く「フェルド
シャー（feldsher：医師補）」は，18世紀にピョー
トル大帝によって制度化されて以来，村レベル
で基本的なプライマリ・ヘルスケアを提供し続
けてきており，その訓練は2年半にも及ぶ[58]。

しかし，プライマリ・ヘルスケアの制度につ
いては今でもさまざまな議論がある。第一に，
地域保健推進員（CHW）をどのように選抜し訓
練するのかということは，とりもなおさず「地
域／コミュニティ」，「保健／ヘルス」，「推進員／
ワーカー」をそれぞれどのように定義するのか
という問題を提起するのである。たとえば「地
域／コミュニティ」という概念は，地元に対す
る理解の薄い官僚が，遠く離れた公的機関や支
援機関で生み出した想像の産物で，実際は多様
なグループの人びとを勝手に総称しているもの
であるかもしれない。実際のところ，コミュニ
ティという概念は決して静的なものではなく，
多くの場合，地方からの移住者を受け入れたり
仕事のために去るものがいたりと，常に動的に
変化しているものなのである。また，コミュニ
ティは均質なものでもない。とくに多くの地方
からの移住者を受け入れているスラムはその内
部にさまざまな小さなコミュニティを内包して
いる。同じ村や地方出身の者，同じ宗教や民族，
社会階層に属している者がこうした小さなコ
ミュニティを形成している。それぞれの小コミュ
ニティと，そこに生きる男女それぞれは健康や
病いに対して異なる考え方をもっており，異な

る伝統的な治療者や治療手段を利用している（第4章参照）。

　「保健／ヘルス」の定義についてもまた，これまで本書で述べてきたように，医学的な定義と一般的な定義はしばしば大きく異なっている。地域保健推進員はどちらの定義を推進するべきだろうか。保健医療スタッフが単なる保健医療サービスの職員とみなされるとすると，彼らに対する地域の人びとの信頼は薄くなってしまうだろうか。さらに，多くの推進員は正式な意味での「ワーカー（労働者）」ではなく，ほとんどはその時間と労力に見合うほどの対価を得ていないか，完全なボランティアである。

　地域保健推進員に対するもうひとつの批判としては，彼らが限られた訓練しか受けていないため，「本当の」臨床家ではなく，「二流市民のための二流の保健医療サービス」を提供する者に過ぎないという考え方がある。多くの場合，病気にかかった人びとはコストや労力がかかっても「本当の」医師に診てもらいたいと考えている。たとえばタンザニアにおける追跡調査[59]では，地域社会はおおむね彼らに対して好意的であったが，予防的というよりは治療的サービスを彼らに期待しており，また推進員自身にもその傾向がみられた。また，インタビューを受けた推進員344名のうち53％は過去3か月間に一度も保健機関からの指導や視察を受けていなかった。不十分な診断スキルと治療スキル，稀にしかなされない指導，そして薬の不足が，地域における推進員の受容を阻んでいた。しかし，タンザニアにおいては，こうした状況にもかかわらず推進員は貴重な資源とみなされ，1983年以後に訓練を受けた者の88％が5年を経過しても働き続けていた。

地域保健推進団体（コミュニティ・ヘルス・グループ）

　この他の地域の資源としては「地域保健推進団体（community health group）」が挙げられる。これらの団体は家族計画・授乳・予防接種の重要性など，健康に関する情報を共有するために組織され，その成員の支援にあたっている。多くは出産前の女性や母子などを対象とした女性団体であり，地域の推進員によって運営されている。

伝統的治療師

　伝統的な治療師はプライマリ・ヘルスケアの重要な一面を担う存在とされている。彼らの立場をめぐる賛否については，第4章ですでに論じた。地域保健推進員と伝統的治療師の役割は，家族間のつながりによって直接的であれ間接的であれ重なりあうことも多い。筆者がブラジル南部のポルト・アレグレで行った調査では，1990年代初頭にファヴェーラのスラム街で働くために採用された150名の地域保健推進員（*agente de saúde*）の大半は，家系にひとりは伝統的治療師の親族がいた。しかし2006年にはこうした傾向はほとんど見られなくなった。WHOとしては，「必須医薬品行動計画（Essential Drugs Programme）」（第8章参照）にみられるように，地域の文化を壊してしまわない範囲で，伝統的治療師を巻き込んだプライマリ・ヘルスケアを実践しようとしてきた[60]。

地域の有力者（コミュニティ・リーダー）

　プライマリ・ヘルスケアが必要とする最後のリソースは，地元の学校教員，宗教的指導者，政治家などの「地域の有力者（community leader）」である。どのようなヘルスケアの取り組みでも，成功させるには彼らの協力が不可欠である。多くのプライマリ・ヘルスケアのシステムにおいて，こうしたリソースは，村や都会のスラム街にある地域のクリニックや「ヘルス・ポスト（health post）」との組み合わせで運用されている。こうしたクリニックやヘルス・ポストには医師，看護師とその他の専門家がおり，しばしば地域保健推進員との協力体制も築いている。より深刻なケースの場合は，その地方の

病院や専門病院などに転送される。ある意味では，地域密着型のプライマリ・ヘルスケアへの移行は，より高コスト化し専門化し技術依存的になっている医療モデルからの移行であるといえる。

3.4.5. プライマリ・ヘルスケアにおける人類学者の役割

アルマアタ宣言以後，多くの人類学者がプライマリ・ヘルスケアプログラム[29-31]の策定・施行・評価に携わり，ヘルスケアに対する地域の参加を促進してきた。人類学者は地域文化や健康に対する考え方と実践，伝統的な治療方法について専門的な知見をもっているだけでなく，Donahue[61]によると地域のコミュニティのニーズと保健医療システムとを仲介する「文化の仲介者（cultural broker）」でもあるという。人類学者は調査を行った地域に対して直接的なフィードバックをすることができ，また，伝統と現代的な医療制度の双方の構造的・認知的システムについて知識をもっていることで，彼らは両者の間をつなぐことができるのである。Mars[1]は，医療支援プログラムは社会的現実と社会的計画を結びつけるために，現地のことをよく知る「裸足の人類学者（barefoot anthropologist）」のネットワークを形成すべきだと指摘する。訓練を受けた人類学者は，地域からリクルートしたアシスタントの力を借りて，最大10カ所の小コミュニティを監督し，中央集権的な政治決定に影響を与え，変化させるための双方向コミュニケーションを促すことができるという。

しかし，注意しなければならないのは「人類学者」とは必ずしも「欧米の人類学者」を意味するわけではない，ということである。とくに非欧米諸国においては，その国や地域出身の人類学者や社会科学者こそが調査者やコンサルタントとして最も適切なのである。地域の習慣や考え方の細かいニュアンスを理解し，その地域の言語を母語として話す彼らは，多くのプライ

マリ・ヘルスケアプログラムの内にある「欧米化の刻印」を回避することができる。プログラムの多くはヨーロッパやアメリカの国際機関にて，地方や自国の貧しい地域の現状に関する知識さえない都会的なエリートによって開発されているため，こうした視点は地域密着型のプライマリ・ヘルスケアには不可欠なのである。

3.4.6. プライマリ・ヘルスケアと時間に関する文化的概念

プライマリ・ヘルスケアなどにおける健康教育と予防戦略の失敗を引き起こす大きな要因のひとつは，健康計画立案者（ヘルスプランナー）と地域コミュニティとの間の時間意識の違いにある。これらのプログラムの多くは中流階級の人間によって策定され，彼らよりもずっと貧しい人びとを対象としており，健康教育の内容は「中流階級の投資モデル」ともいうべき考えに基づいている。つまり，教育，貯金，栄養のある食事，禁煙，コンドームの使用，場当たり的な享楽におぼれないことなどによって，今すぐ自分自身に「投資」せよ，そうすればその行動は将来にわたって「利潤」または「利息」をもたらすであろう，という考え方である。健康に関していえば，この利益とはよりよい身体的な健康と生活の質，そしてより長い寿命ということになる。しかし，このアプローチは，不安定で貧困にあえぐ生活を送る人びとの現実に即していない。スラムに生きる多くの人びと，とくに社会福祉制度のない状況で生きる人びとにとっては，毎日，あるいは毎時間が，食べもの，眠る場所，金と安全をめぐる命をかけた戦いであり，彼らはとても短期的な時間感覚で生きているのである。こうした不安定な状況で生活している人びとは，1日か2日より先のことを計画することはできない。たとえば15年後や20年後に肺がんや心臓病にかからないよう禁煙を勧めることは現実的ではない。これは，異なる時間感覚をもつ思春期の者や若者にとってはとくにあて

はまることである。健康教育のプログラムは，彼らが暮らす社会的・経済的現実を変化させていくだけでなく，行動を変えることによる短期的な利益を強調しなければならない。また，長期的な介入をより短い時間単位に分け，人びとが日常生活において経験している時間のあり方を反映させる必要がある。

3.4.7. 社会経済的要因の検討とプライマリ・ヘルスケア

先に述べたように，包括的なプライマリ・ヘルスケアが対応するさまざまな健康問題は，直接的であれ間接的であれ貧困によって引き起こされており，とくに十分な食料・住居・衣服・衛生環境・ゴミ処理・交通手段とヘルスケアを入手できないことによって生じている[62]。

第三世界の地方の貧困層にとってもうひとつ，健康とヘルスケアへのアクセスを阻む大きな障壁は文化的な価値体系ではなく，道路・線路・橋・電力・街灯・電話・病院・クリニックといった物理的なインフラの欠如である[63]。質の悪い道路や不十分で高価な公共交通機関，クリニックに行くのに移動しなければならない距離の長さなどはすべて，彼らが医療ケアを受ける可能性と意志をそいでいる。また，国によっては裕福な地域は貧しい地域よりも健康に関連するインフラを整えることができている。たとえばインドではより裕福なマハラシュトラ州とグジャラート州は，人口1,000人あたりそれぞれ1.5床と1.1床の病床があるのに対し，貧しいビハール州とマディヤ・プラデシュ州ではそれぞれ0.3床と0.4床しかない[63]。さらに貧しい国では医師，看護師，その他の医療専門職の深刻な不足が問題となっており，そうした資源が都市に集中しているという現実もある（第4章参照）。

健康を改善し疾病を予防する以前に，より大局的な社会的・経済的・環境的問題が解決されなければならない。上に述べたような人口過剰・環境汚染・地球温暖化の問題以外にも，タバコ[64]，医薬品，中毒性のあるドラッグなどといった「化学的嗜好品（chemical comforter）」（第8章参照）の国際的流通もこの範疇である。また，世界の富と資源の分配における極端な不平等も問題である。世界のもっとも裕福な20%の人びとは，もっとも貧しい20%の人びとの150倍の富をもっていると推定されており，両者の間の格差は広がり続けている[2]。

国際的な武器の流通

子どもが犯罪や戦争，その他の暴力によって殺されてしまうのであれば，彼らを感染病から救う意味はなくなってしまう。2005〜2006年のグローバル・ヘルス・アクションという団体のレポートによると，推定1億9,100万人もの人が20世紀の紛争などによって亡くなっている[65]。さらに第二次世界大戦以後の軍事紛争の85%が貧しい国で起こっており，1986年から1996年の間にこうした紛争で亡くなった人の大半が一般市民，とくに女性と子どもであった[65]。ここで重要になってくるのが，合法的なものも非合法的なものも含めた国際的な武器の流通である。*British Medical Journal*の記事によると[5]，1993年に開発途上国の武器に対する拠出は人口ひとりあたり38ドルだったが，健康に対する拠出はひとりあたり12ドルであり，WHOの年間予算額は世界中でわずか3時間のうちに取り引きされる武器の売買額に相当するという。このように武器は限られた資源を消費しているだけでなく，人命を脅かすものでもある。同年のニューヨークタイムズの記事によると[66]，60か国以上でおよそ1億個の地雷が人命を脅かし，とくにアフガニスタンと東南アジアでは多くの怪我人を出している。カンボジアでは3万人が手足を失い，その原因のほとんどは地雷であったという。それらの地雷は年間2億ドルの市場を形成し，48か国の官庁と100社にのぼる企業が生産を担っている。

銃によっても，毎年多くの人が命を落として

いる。WHOの1998年の推計によると，世界で230万人の人びとが暴力によって命を落としているが，このうち数十万は銃による殺人だという[67]。英国放送協会（BBC）[68]によると，拳銃による死亡者数がもっとも多いのはブラジルで，15分に1人の割合で人が亡くなり，2004年には3万6,000人が銃で命を落としているという。

拳銃を用いた殺人の多くは，ブラジルのように銃が多く資源が少ない地域で起こっているが，そうではないケースもある。たとえば2000年のデータでは，米国人男性はカナダ人男性に比べて銃の使用をともなう怪我で死亡する確率が3倍だとされ，米国人女性についてはその比率は7倍にもなるという[69]。2003年の小型武器に関する調査報告書によると，世界で流通している小型武器の数は10人あたり1丁の割合となる6億3,900万，その59％は一般市民によって所有されており，世界的な武器の年間売上は210億ドルであったという。英国・フランス・米国では，武器の売上額が第三世界への支援額を上回っていた[70]。世界の多くの地域では，小型武器は軍人や警察官だけによって所有されているわけではない。2005年の小型武器調査（*Small Arms Survey*）によると，中東には5,800万から1億700万の小型武器があるとみられるが，この大半（4,900万〜9,000万）は一般市民が所有しているのである[71]。1990年から2000年の間に起こった49の主要な紛争のうち47において，小型武器こそが主要な武器として用いられ，多くの負傷者や死者を生んだ[72]。先にも述べたように，第二次世界大戦以後のおもな紛争の85％は貧しい国で起こっている[72]。したがってこれらの国々のプライマリ・ヘルスケアは，多くの武器の流通とそれに対する資源の利用，健康な人びとに対する死傷のリスクなどを背景に実践していかねばならない。

関連する問題として社会の不安定と自然災害は，多くの難民を生み出すという事実がある。難民の数は全世界で1,500万人から5,000万人と

いわれ[5]，その多くは貧しい国にいる。難民や移民が直面するさまざまな身体的・心理的・社会的問題は第12章で論じている。

これらのことからわかるのは，どのような理念や歴史をもつプライマリ・ヘルスケアであっても，その制度は必ずこうした社会経済的あるいは環境的要因を考慮しなければならないということである。真に効果をもたらすためには，必ず大局的な視点が必要になる[29]。

3.4.8. ヘルスケアにおける官僚制とプライマリ・ヘルスケア

プライマリ・ヘルスケアをより深く理解するためには，ヘルスケアに包含される医療文化に対する検討が不可欠である（第5章参照）。同時に病院，医学部，政府組織と国際的な支援機関の官僚制に対する理解も必要である。これらの組織はそれぞれに文化，階層，政治的・宗教的理念を持ち，健康，病い，医療ケアのあり方について独自の考え方をもっている。医療人類学は，さまざまな文化や地域における考え方や実践を研究するだけでなく，こうした組織的な要因がヘルスケアの実践をどのように促進，あるいは阻害するものかを考えていく学問でもある。

ヘルスケアに関わる専門家は，ヘルスケアの実践を阻害するおもな要因がその対象のコミュニティにあると考えがちであることをFoster[73]は指摘している。この前提となっているのは，伝統的なコミュニティがその独自の健康行動を変えなければ，効果的なヘルスケアは実現できないという考え方である。「最も良いヘルスケア制度の設計と運用を阻害する『官僚制』を，人類学者はどのように変えていくことが可能か」という問いはほとんど提起されないのである[73]。さらに，ヘルスケアに関わる人びとの間では，地域の人びとが積極的にプライマリ・ヘルスケアを受け入れるための魔法の「鍵」があり，それを人類学者が見つけることさえできれば良いのだ，という期待がある[47]。同様に，Coreil[74]

第18章 医療人類学とグローバルヘルス

は社会科学が制度全体を円滑に運用させるための鍵となる要因を特定できるという期待のもとに研究助成がなされていると指摘する。この背景にあるのは，行動の変化がより効果的なプライマリ・ヘルスケアを可能にするのであれば，その変化はコミュニティにおいて起こるのであり，官僚的な制度について起こるのではないという発想である。

Foster[75]は，WHOなど国際的な保健機関がとくに開発途上国における健康ニーズに応えるために大きな変貌を遂げたことを強調している。しかし，彼は同時に，それらは理念としては「国際」を謳っているものの，実際には「西欧の文化が刻印されたもの」だと指摘している。Fosterによると，多くの国際的な医療支援プログラムが前提している点は3つあるという。

1. 先進国は，いわゆる「後進的な」国々の発展を支援するのに必要な人材と資金を保持している。
2. ノウハウのある者がそれを伝えるための計画を策定し，運用すべきである。
3. 先進国のニーズに応えることのできた組織や運用方法が，開発途上国でも応用されるべきである。たとえば，西欧で運用されている保健制度は普遍的なものであり，たとえば米国のボストンでもインドのムンバイでも同様に適用できる。

3.4.9. プライマリ・ヘルスケアへの 革新的なアプローチ

国土の大きな国や貧しい国では，広い地域に拡散している人口に対してプライマリ・ヘルスケアを提供するための革新的な方法が開発されている。人びとがクリニックや病院に足を運ぶことなく，健康に関するアドバイスを受けることができる方法も開発されている。こうした革新的なアプローチの例をいくつか挙げる。

- オーストラリアの「フライングドクター・サービス（The Royal Flying Doctor Service：RFDS）」[76]は，1930年に全国的なサービスとして開始され，それ以後，アウトバックと呼ばれる広大な内陸の遠隔地域にヘルスケアを提供している。患者を都市部の病院に搬送するサービスも行っている。2004年には，RFDSが保有する45機の航空機が21万423名の患者のケアにあたり，3万1,231件の救護輸送を行い，5万8,012回着陸し，1,900万キロの距離を飛行した[76]。
- 南アフリカの「ペロペパ医療列車（The Phelophepa Health Care Train）」[77]は，1994年に設立され，全国を走ってプライマリ・ヘルスケアへのアクセスがない遠隔地域に医療サービスを届けている。列車の車両には，健康診断・母子保健・カウンセリング・眼科・歯科・健康教育などさまざまな診療科のクリニックが設置されている。列車の運行予定は各地域にあらかじめ知らされている。列車は毎年36週間運行しており，1万5,000キロの距離を走り，18万人以上の患者を診ている。1994年以来，59万5,961名の子どもが健康診断を受け，6,679名の地域のボランティアが健康教育プログラムで訓練を受け，7,000名以上の医療看護系の学生がこの列車に乗ってボランティア活動をしている[77]。
- 「NHSダイレクト（NHS Direct）」は，英国の国民保健サービス（National Health Service：NHS）の一貫として運営されている24時間の電話サービスである。訓練を受けた看護師が無料で医療アドバイスや健康情報を提供している。看護師は必要に応じて病院や医師を紹介することもある。この電話サービスはオンラインサービスと組み合わせて運用されており，オンラインサービスのほうでは健康情報と特定の健康問題に関する問い合わせサービスを提供している。

どのようなシステムのプライマリ・ヘルスケアであれ，その計画にあたっては，社会的・文化的・経済的・人口動態的な現状とその地域のニーズや期待を考慮しなければならないのである。地域のコミュニティを詳細に研究する医療人類学の知見は，プライマリ・ヘルスケアプログラムの策定・運用・評価に役立てることができる。医療人類学的知見を活かして，人道的で文化的に適切であり，コストに見合い，かつ医療組織のニーズだけでなく，地域のコミュニティとそこに暮らす人びとのニーズに応えるプライマリ・ヘルスケアを地域的・国家的・国際的レベルで設計することができるのである。

4

環境汚染と地球温暖化

1944年に人類学者のマリノフスキー（Bronisław K. Malinowski）は，たとえば代謝・活動・成長・健康・生殖など生物としての存続に必要な人間の「基本的ニーズ」と，社会生活に必要な二次的あるいは「派生的ニーズ」を区別した[79]。人為的に作られる派生的ニーズには，法制度・価値・宗教・芸術・儀礼・言語・記号などのほか，物・人工物・技術が含まれる。社会経済的発展にともない，新しいニーズが生まれ，人間行動を規定する新しい必須要因や決定要因が生まれる。たとえば西欧社会において食べものをフォークとナイフで食べなければならないニーズ，毎年飛行機に乗って旅行しなければならないニーズ，自動車や冷蔵庫を所有しなければならないニーズなど，文化的に派生したニーズは，やがて食料や住居のように基本的で生物的なニーズであるかのように扱われ，それなしではいられなくなるのである。環境問題について考えていく際，人類学的研究はこのような基本的ニーズに準ずる文化的に派生したニーズについての研究を重要視するのである。なぜならば，広告や商業によって常に新たに生産されているこうしたニーズは，自然資源を枯渇させ，不平等と不満足をもたらし，環境にとってリスクとなりうるからである。

たとえば，冷蔵庫やエアロゾルに広く用いられているフロンガスは，人の健康に悪影響を及ぼすオゾン層の破壊や地球温暖化（温室効果）をもたらしている[80]。フロンガスの利用には，これらの商品の生産・宣伝・販売における経済的な利益もあるが，文化的な考え方や行動なども関わっている。たとえばエアロゾルは，消臭・制汗剤，室内消臭スプレー，ヘアスプレー，家具の艶出し剤に用いられており，こうした商品の使用は広告によって特定の文化的価値が強調される。とくに西欧社会においてはこれらの商品は，家のなかから自然の身体の匂いも外部の匂いも締め出し，匂いのない環境で暮らすことの重要性を強調するものである。また同時に，特定の髪型や髪の色によって若々しくみえることや，家の家具がつやつやとしていることを，秩序と豊かさや社会的地位の象徴としているのである。

事例研究　トリニダード・ドバゴのチャグアナスにおける自動車の象徴性

1994年のMiller[85]の調査では，カリブ海にあるトリニダード・ドバゴのチャグアナスにおける自動車は，「人びとを空間的に移動させる乗り物であるだけでなく，価値体系の変化をもたらすものである」ことを明らかにした。現代のトリニダードにおいては，車は洋服以上に，個々人を表現するものとしての価値がある。会話のなかで，人びとは時に名前ではなくて車のメーカーやナンバープレートで呼ばれることがある。とくに若い男性にとっては，車は家族からの自立や，女性からみた魅力など，彼らの内なる欲望を満たすものである。街では「女性は車を持たない男性には振り向かない」といわれていた。個性を表現するものとして，車の内装や外装に特別

な装飾を施すなど「カスタマイズ」が行われ，持ち主の地位と性格が誇示される。この結果として，「一度車をもつと歩かなくなる」という。自宅から近くても，職場や学校まで車に乗っていくために大渋滞が恒常化していた。このようにトリニダードでは，車は「交通の手段であると同時に，個性を表現する手段となった」といえる。

4.0.1. 地球温暖化

地球温暖化は現代生活のなかで深刻な影響を及ぼす重要な現象となっており，その状況は今後さらに悪化すると思われる。McMichaelら[86]によると，20世紀に世界の平均気温は0.6℃上昇し，この上昇の3分の2は1975年以後に起こったという。これはおもに化石燃料の消費と森林の焼き払いによる二酸化炭素，灌漑農業・畜産・石油抽出によるメタンガス，酸化窒素，さまざまな人工的ハロカーボンによる温室効果ガスが原因となっている。2001年に「国連気候変動に関する政府間パネル（Intergovernmental Panel on Climate Change：IPCC）」は，過去の50年間の気温上昇は人間の活動によって引き起こされているということが近年の研究でより確かになってきているとし，とくに化石燃料による温室ガスの放出が問題であるとした[86]。IPCCによると，もし温室ガスの放出を緩和するための措置がとられなければ，地球の気温は1990年から2100年の間に1.4℃から5.8℃上昇するという[86]。

このような気候変動が，人間の健康にも大きな影響を及ぼしうる。2002年のWorld Health Reportによると[87]，極端な気温による気管支や心臓の疾病での死亡が増えることや，洪水・干ばつ・暴風などの「気候災害」が起こることが考えられる。気候パターンの変化はまた，マラリアやデング熱などの生物媒介の疾病の広がり方に影響を与え，食べものや水を媒介とした感染の季節的な発生を変化させる。そのほかにも，農作物の生産高，植物や家畜に関する害虫や病

原菌の種類，沿岸部の塩水化や水面の上昇による真水供給，水・燃料・鉱物等が減少することによって生じる自然資源をめぐる所有権争い，などに影響を与えると考えられる。2000年には，世界でみられた下痢の2.4%，中所得国のマラリアの6%，工業国のデング熱の7%が気候変動によって引き起こされたという。全体としては，2000年の気候変動は15万4,000人の命を奪ったといえる。

5

森林破壊と種の絶滅

森林破壊，とくに熱帯雨林の破壊はグローバルヘルスに対する大きな脅威のひとつである。現在残っている熱帯雨林は先史時代の50%未満であるが，それらも年間14万2,000平方キロメートルのペース（残っている面積の1.8%）で伐採されたり焼き払われたりしている[88]。森林は「地球の肺」であり，ガスを安定化し，温室効果を緩和し，世界的な降雨のパターンを維持するのに大きな役割を果たしている。その森林を破壊することは，隣接地域における降雨量を減らして土壌侵食を引き起こし，農産物の生産高を減少させることにつながる。また，森林破壊は地球環境への影響以外にも3つの深刻な問題をもたらす。

1. **地元民の生活の物理的・文化的破壊**：伐採者・農場経営者・鉱山労働者や政府関係者による森林地域への直接的な暴力によるもの。あるいは，住民の居住地や狩猟地の破壊によるもの。
2. **動物・鳥・植物・微生物の絶滅**：これらの多くが薬品の開発にも使用することができる貴重な生物資源である。
3. **感染症の拡大**：さまざまなウイルスやその

媒介生物の生息環境の破壊によるもの。

多くの場合，人類学者はこれらの問題に対するより深い理解に貢献できる。たとえば，人類学者はとくに第三世界の原住民グループ（ブラジルの先住民など）について多くの情報を持ち，彼らが生活や狩猟の場としている森林の破壊によって，あるいは外部からもたらされた疾病によって，どのように死に直面しているのかについても調査を行ってきた[89]。大虐殺にもつながりかねないこうした事態を阻止するために，多くの人類学者は彼らを代表して政府などの官僚組織とわたりあってきた。また，こうした原住民の生活から産業国に住む人びとは，自然環境と限られた資源の大切さを学ぶことができることを指摘してきたのである。

5.0.1. 伝統的医薬品

植物・鳥・動物・微生物などの自然の種の破壊は，グローバルヘルスに対して脅威となる。今後50年間ですべての種の4分の1が絶滅すると考えられており，とくに急速な熱帯雨林の消失によって絶滅するものが多いとみられる[88]。現在のペースでいけば，毎年2万7,000種，1日あたりで74種が絶滅するのである。このことによって多くの疾病の治療に用いられる可能性のある医薬品が作れなくなる。1993年にChivian[88]は，開発途上国に住む人びとの80％（世界の人口のおよそ3分の2）が，おもに植物を原料とする伝統的医薬品のみに頼っていると推計した。米国でも，1959年から1980年の間に地域の薬局によって調剤された医薬品の25％が植物由来の有効成分を用いていたという。こうした植物の多くは，近代的な薬学の発展以前から何世紀にもわたって伝統的な治療師によって用いられてきたものであり，現在も使われているのである。2003年のWHOの推計によると，すべての近代的な医薬品の25％がもともとは伝統的に用いられてきた植物を使っているという[90]。植物由来

の医薬品のなかで比較的よく知られているものには，「キナ（cinchona）」の皮から作られる抗マラリア剤のキニーネとキニジン，「コンデンドロン（Chondodendron）」のつるから作られる筋弛緩剤のD-ツボクラリン，「柳（willow）」の皮から作られる解熱鎮痛剤のアスピリン，「キツネノテブクロ（foxglove）」から作られる強心剤のジギタリス，「ケシ（opium poppy）」から作られる医療用麻薬のモルヒネ，「タイヘイヨウイチイ（Pacific yew tree）」から作られる抗がん剤のタキソール，「ニチニチソウ（Vinca rosa）」から作られる抗がん剤のビンブラスチンとビンクリスチン[88]，そして中国の「青蒿素／チンハオス（qinghaosu）」として知られる薬草「クソニンジン（Artemisia annua）」から作られる抗マラリア剤のアーテミシニンなどがある。人類学者が長年にわたって行ってきた伝統的治療法や薬学に関する調査は，他にも多くの植物由来の医薬品についての情報，メリットとデメリット，そしてそれらが世界のさまざまな地域でどのように使用されてきたかを知る手がかりとなる[91]。しかし，伝統的な植物薬はもともと自然由来のものではあっても，ときに健康被害をもたらし，アレルギーや有毒作用，がんまでも引き起こす場合がある[92]。

近年，「バイオパイラシー（biopiracy）」についての懸念が広がっている。バイオパイラシーとは，生物資源の盗賊行為である。先進国の大企業が許可なく，ときに非合法に貧しい国の伝統的な治療方法に用いられる動植物などの生物資源を用いることである。これは，外国企業が地域の生物資源の特許を取得し，新しい医薬品を開発するというかたちで起こることが多い。しかし，この開発による利益は多くの場合，地域には還元されない。この状況を改善するため，1992年にリオデジャネイロで最初に提示された「国連環境計画生物多様性条約（Convention on Biological Diversity：CBD）」には，現在168か国が署名している[93]。この目的は世界の生物多

様性を保存すること，この生物多様性を持続可能なかたちで用いること，遺伝資源の利用による利益を平等に共有すること[93]である。各国の政府も生物資源を守るために行動を起こし始めている。たとえばインドは2002年に生物多様性に関する法案を可決し，「外国人による生物資源へのアクセス，その採取と利用に関する問題と，そのことから生じる利益の共有に関する問題」に取り組んでいる。この法案が可決する前にインドで起こったバイオパイラシーには，怪我を治療する「ハルディ（*haldi*）」とよばれる「ウコン／ターメリック（turmeric）」や，血糖降下作用のある「カレラ（*karela*）」とよばれる「ニガウリ／ゴーヤ（bitter gourd）」の特許出願が挙げられる[94]。

2002年にWHOは，最初の伝統医学戦略を発表した[95]。この目的は，「伝統医療（traditional medicine：TM）」と「補完代替医療（complementary and alternative medicine：CAM）」の科学的評価と規制に関する国家的戦略を開発することにある。また，必要不可欠な植物薬を含むTM／CAMのコストを下げて，利用を容易にすることも目的のひとつである。開発途上国の人口の3分の1は，基本的な医薬品を得ることができないため，効果的なTM／CAM治療の供給はヘルスケアへのアクセスを向上させるための重要な手段であると考えられている。しかしその前に，こうした治療法の安全性と効果についてさらに研究がなされなければならない。

また，森林破壊はデリケートな地域の生態系を崩し自然の生息地を破壊するため，新たな感染症をもたらしうる。たとえば，アマゾンなどの熱帯雨林の破壊は，森林棲げっ歯類の生息地を奪うが，森林棲げっ歯類はリーシュマニアの原虫をもつサシチョウバエの保有宿主なのである。結果としてサシチョウバエは一時的に人を刺すようになり，リーシュマニアの感染を増やすのである。「リーシュマニア症（Leishmaniasis）」は発熱・肝臓腫大・脾臓腫大・貧血を引

き起こし死に至ることもあり，世界で1,200万人が苦しむ深刻な疾病である[88]。同様に，ダニ，「アフリカ睡眠病（ローデシアトリパノソーマ症）」のキャリアであるツェツェバエ，中南米で1,500〜2,000万人が感染しているという「シャーガス病（Chagas' disease）」のキャリアであるサシガメもまた，その通常の生息地が破壊されることによって広がる可能性がある。近年においては複数のウイルス性の疾病も，森林破壊の結果，森林地域から出現してきている。その一例として，通常は南インドの熱帯雨林の小動物を常食としているヘモフィザーリス・スピニゲラダニをキャリアとする「キャサヌル森林病（Kyasanur forest disease：KFD）」がある。かつて森林となっていた場所に羊や畜牛が導入されたことで，それらの動物が疾病の保有宿主となり，その世話をする人間にも感染するのである[88, 96]。他の「新しい」ウイルス性の疾病と同様，人類学者は特定のコミュニティにおけるこれらの伝染病の影響を研究してきた。以下はインドの事例である。

南インドの南カナラ地方におけるキャサヌル森林病に対する地域の反応

1987年にNichter[96]は，南インドの南カナラ地方における「キャサヌル森林病（KFD）」が「開発にともなう疾病（disease of development）」であり，村と森の間の低木地における森林伐採と牧畜の結果として生じていると指摘した。罹患した者の多くは，ダニをもつ家畜の世話をしていた貧しい農民であった。この地域の信仰によると，世界は人間の領域，自然（森林）の領域，そして両者を媒介する精霊の領域という3つの領域に分かれているという。人間の領域と精霊の領域の接点においては危険が生じやすく，精霊が管理されていないと「農作物の不作，疫病，人や家畜の死」が引き起こされる。KFDの流行の際，村人はみずからが犯した行いについて精霊から罰を受けているのだと理解し，さまざまな儀式を通して精霊を治めようとした。また，彼らの

この理解は，医師がKFDを治療できなかったという事実によってさらに強化された。KFDが流行していたとき，多くの患者は文化的および経済的理由から病院へ行くことを拒み，代わりに自宅でアーユルヴェーダの実践者による治療を受けることを選んだ。病院での死は「悪い死」であると考えられており，それを不満とする精霊（*preyta*）が残る家族に悪い影響を及ぼすことが危惧された。この精霊を治めるためには，彼らが支払うことのできないようなコストのかかる儀式を執り行わなければならない。入院することはまた，病院に付き添って世話をする健康な稼ぎ手をひとり失うことも意味していた。一方で個人の治療師は，病院ほど医療的な効果をあげることはないにせよ，より地域の健康に対する信念を理解しており，それを尊重した特別な食事を提案し，さまざまな疾病をもつ患者に対して広く西洋薬の抗不安剤「ジアゼパム（diazepam）」を処方していた。また，自宅で治療を行うことで「悪い死」を避けることも可能にしていた。Nichterの指摘によると，政府はKFDと森林破壊の関係を最初は認めず，疫病への対策として地域の伝統的な保健活動を有効活用していなかった。村の人びとは疾病の原因について神話的な説明を付していたが，ダニが直接的な原因だとする説明を受け入れることも可能だったはずである。

Cortese [97] は，人の信念体系もまた問題の一部であると指摘する。とくに，「人はすべての種のなかでもっとも重要であり，自然を支配すべき存在である」という人間中心的な視点や，世界の資源は「無料で尽きることがない」という考え方などが問題である。こうした考え方と，それに基づく経済的・政治的システムが引き起こしているのが現在の環境の危機であり，グローバルヘルスに対する増大しつつある脅威なのである。

　地球の環境，そこに住む者の健康，さまざまな文化的価値観や行動の三者の間には，直接的であれ間接的であれ，しばしば関連性が認められる。環境汚染を引き起こす人間行動の他にも，

森林破壊，原子力や武器の使用，さまざまな種の絶滅，長期的な人類の利益よりも短期的な収益と政治的権力を優先させる考え方などがある。こうした問題がどのように作られ，認識され，対処されるかという点には文化が関わっているため，未来の医療人類学者はすべてを考慮しなければならない。

6

グローバルな保健医療戦略における人類学の役割

　この章では，私たちが現在直面しているグローバルヘルスの課題のいくつかを紹介し，国家レベルや国際的なレベルの解決法と地域の文化的・社会的条件の間に生じる摩擦について考察した。つまり，目的はどうあれ，人口規制，栄養状態の改善，HIV／エイズの予防，授乳の促進など，ほとんどのグローバルな保健医療戦略の中核には，基本的な矛盾が潜んでいるのである。この矛盾は以下のように説明できる。

1. グローバルな保健医療の問題はグローバルな戦略を必要とする。
2. 世界のすべての場所で応用できる普遍的な保健医療戦略というものはない。

　この状況において，医療人類学がグローバルな保健医療政策において果たすことのできる役割には以下のようなものがある。

1. 地域のコミュニティや社会集団において特定の健康問題や疾病の社会的・文化的側面について詳細な調査を行う。
2. 過去の人類学研究に基づき，世界各地のさまざまなコミュニティに関する社会・文化構成の総合的なデータベースを提供する。

3. 特定の文脈やコミュニティにおける，健康に対する考え方と行動の関係を研究する。つまり，人びとが「このように信じている，やっている」と口頭でいうことと，実際に行っていることとの違いを検討し，なぜこの違いが生じるのかを分析する。

4. 地域レベルで施行されている医療政策と，国や国際レベルの政策立案者の間を取り持ち，地域の条件に適合するプログラム開発を行う。

5. 以下の方法で政策を地域レベルで施行する支援を行う。

   a. プログラムが，地域の社会的・文化的・経済的現実に即して「納得できる」ものであるようにする。

   b. プログラムに盛り込まれる健康教育やヘルスケアを促進するために，地域を動員できるような資源（地域の有力者，宗教団体や女性団体など）を特定する。

   c. これらのプログラムが地域社会にもたらす影響を経時的に観察する。

   d. プログラムの策定・施行・評価を補佐できるようなリサーチアシスタントとして「裸足の人類学者」[1]や社会科学者を地元からリクルートし，ネットワークを形成する。

   e. プログラムの経過と効果について政策立案者にフィードバックを行う。

   f. 地域のなかの適切な経路（教員，宗教的リーダー，伝統的治療師など）を通じて情報が拡散されるよう，健康教育プログラムに修正を加える。

   g. 国や国際レベルの政策立案者や保健機関に対し，地域の代弁者あるいは文化的通訳者として行動する。

6. 政策立案者やその他の研究者に対し，健康や疾病に関する社会的・文化的側面に関する研修プログラムを策定する。

7. 国や国際的な医療支援機関の組織文化を観察し，それらの機関の効率性を向上させ，自民族中心主義的な考え方や医療中心的な考え方を修正する手助けを行う。

8. 特定の地域や国における健康問題を研究するための新しい研究ツール（たとえば簡易アセスメント方法など）を開発・試験運用する（第14章参照）。

ただし，これらの介入を行う際は，人類学をグローバルヘルスの問題に応用するにあたっての「強み」と「限界」に関する現実的な理解が不可欠である。

人類学の「強み」とは，以下の点である。

1. 特定の地域のコミュニティについて豊富な知識を提供できる。

2. 世界中のさまざまな社会集団に関する比較検証用のデータを提供できる。

3. 研究方法が総体的で多面的である。

人類学の「限界」とは，以下の点である。

1. 知識が局所的で，特定の小さなコミュニティに限定的である場合がある。

2. 人類学者は研究課題に関連するかもしれない生物学や疫学，心理学の訓練を受けていない。

3. エスノグラフィーの詳細な記述という伝統が，緊急に対処を必要とする危機的状況において適切ではない場合がある。

これらの限界はあるが，人類学はやはりグローバルヘルスの課題を解決するために重要な貢献を継続的にすることができる。

●推奨図書 ─────

Baer, H., Singer, M. and Susser, I. (2004). *Medical Anthropology and the World System,* 2nd edn. Westport: Praeger.

Chivian, E., McCally, M., Hu, H. and Haines, A. (eds). (1993). *Critical Condition: Human Health and the Environment.* Cambridge: Massachusetts Institute of Technology Press.

Coreil, J. and Mull, D.J. (eds). (1990). *Anthropology and Primary Health Care.* Westview Press.

Hahn, R.A. (ed.) (1999) *Anthropology in Public Health.* Oxford: Oxford University Press.

Inhorn, M.C and Brown, P.J. (eds) (1997) *The Anthropology of Infectious Diseases: International Health Perspectives.* Reading: Gordon and Breach.

Nichter, M. and Nichter, M. (1996). *Anthropology and International Health: Asian Case Studies,* pp. 329-65. Reading: Gordon and Breach.

Russell, A., Sobo, E.J. and Thompson, M.S. (eds) (2000) *Contraception across Cultures.* Oxford: Berg.

World Health Organization. (2002) *The World Health Report 2002 - Reducing risks, promoting health life.* Geneva: World Health Organization.

●推奨ウェブサイト

Center for Traditional Medicine: http://www.centerfor-traditionalm edicine.org

Global Health Watch: http://www.ghwatch.org

United Nations Population Division: http://www.un.org/esa/popu!at ion/unpop.htm

World Health Statistics 2005 (World Health Organization): http://www3.who.int/statistics

●参考図書·文献

[1] Mars, G. (1975) A social anthropological approach to health problems in developing countries. In: *Health and Industrial Growth. Ciba Foundation Symposium 32 (New Ser.).* Amsterdam:Elsevier, pp. 219–35.

[2] Gwatkin, D.R., Guillot, M. and Heuveline, P. (1999) The burden of disease among the global poor. *Lancet* 354, 586–9.

[3] Keane, C. (1998) Globality and the construction of World Health. *Med. Anthropol. Q.* 12(2), 226–40.

[4] United Nations Population Division (2005) *World population to increase by 2.6 billion over next 45 years.* (Press release POP/918, 24 February 2005). New York: UNPD; http://www.un.org/News/Press/docs/2005/pop918.doc.htm (Accessed 4 July 2005).

[5] Smith, R. and Leaning, J. (1993) Medicine and global survival. *Br. Med. J.* 307, 693–4.

[6] United Nations Development Programme (2003) *Fact Sheet: Clean Water and Sanitation for the Poor.* New York: UNDP; http://www.undp.org/dpa/publications/Fswater12030E.pdf (Accessed 7 August 2005).

[7] McCally, M. (1993) Human health and population growth. In: *Critical Condition* (Chivian, E., McCally, M., Ho, H. and Haines, A. eds). Cambridge: Massachusetts Institute of Technology Press, pp. 171–91.

[8] Sharma, R.S, Rajalakshmi, M. and Jeyraj, D.A. (2001) Current status of fertility control methods in India. *J. Biosci.* 26(4) (Suppl.), 391–405.

[9] Jha, P., Kumar, R., Vasa, P., Dhingra, N., Thiruchelvam, D. and Moineddin, R. (2006) Low male-to-female sex ratio of children born in India: national survey of 1.1 million households. *Lancet* 367(9506), 211–18.

[10] Warwick, D.P. (1988) Culture and the management of family planning programs. *Stud. Fam. Plan.* 19, 1–18.

[11] Snow, L.F. and Johnson, S.M. (1977) Modern day menstrual folklore. *J. Am. Med. Assoc.* 237, 2736–9.

[12] Good, B. (1977) The heart of what's the matter: the semantics of illness in Iran. *Cult. Med. Psychiatry* 1, 25–58.

[13] Scott, C.S. (1975) The relationship between beliefs about the menstrual cycle and choice of fertility regulating methods within five ethnic groups. *Int. J. Gynaecol. Obstet.* 13, 105–9.

[14] MacCormack, C.P. (1985) Lay concepts affecting utilisation of family planning services in Jamaica. *J. Trop. Med. Hyg.* 88, 281–5.

[15] Snow, L.F. (1993) *Walkin' over Medicine.* Boulder: Westview Press, pp. 145–69.

[16] Sobo, E. and Russell, A. (1997) Editorial: contraception today: ethnographic lessons. *Anthropol. Med.* 4(2), 125–30.

[17] Dyson, T. and Moore, M. (1983) On kinship structure, female autonomy, and demographic behavior in India. *Popul. Dev. Rev.* 9, 35–60.

[18] Weingarten M.A (1992) *Changing Health and Changing Culture: the Yemenite Jews in Israel.* Westport: Praeger, pp. 88–94.

[19] Renne, E.P. (1997) The meaning of contraceptive choice and constraint for Hausa women in a north Nigerian town. *Anthropol. Med.* 4(2), 159–75.

[20] Molina, A.I. (1997) Ethnomedicine and world-view: a comparative analysis of the incorporation and

rejection of contraceptive methods among Argentine women. *Anthropol. Med.* 4(2), 145–58.

[21] Harpham, T., Lusty, T. and Vaughan, P. (eds) (1988) *In the Shadow of the City: Community Health and the Urban Poor*. Oxford: Oxford University Press, pp.1–23.

[22] United Nations Population Division (2004) *UN Report Says World Urban Population of 3 Billion Today Expected to Reach 5 Billion by 2030* (Press release POP/899, 24 March 2004). New York: UNPD.

[23] Goldstein, G. and Kickbusch, I. (1996) A healthy city is a better city. *Health Exch.* 49(1), 4–6.

[24] Harpham, T., Lusty, T. and Vaughan, P. (eds) (1988) *In the Shadow of the City: Community Health and the Urban Poor*. Oxford: Oxford University Press, pp. 40–88.

[25] Panter-Brick, C. (1998) Health profiles of Nepali homeless, squatter, middle class and village children. *J. Indian Anthropol. Soc.* 33, 243–9.

[26] Kendall, C., Hudelson, P., Leontsini, E. *et al.* (1991) Urbanization, dengue, and the health transition: anthropological contributions to international health. *Med. Anthropol. Q. (New Ser.)* 5, 257–68.

[27] Kark, S. (1981) *The Practice of Primary Health Care*. New York: Appleton–Century–Crofts.

[28] World Health Organization (1979) *Formulating Strategies for Health for All by the Year 2000: Guiding Principles and Essential Issues*. Geneva: WHO.

[29] Mull, J.D. (1990) The primary care dialectic: history, rhetoric and reality. In: *Anthropology and Primary Health Care* (Coreil, J. and Mull, J.D. eds). Boulder: Westview Press, pp. 28–47.

[30] Rubinstein, R.A. and Lane, S.D. (1990) International health and development. In: *Medical Anthropology* (Johnson, T.M. and Sargent, C.F. eds). Westport: Praeger, pp. 367–90.

[31] Pillsbury, B.L. K. (1991) International health: overview and opportunities. In: *Training Manual in Applied Medical Anthropology* (Hill, C.E. ed.). Arlington: American Anthropological Association, pp. 54–87.

[32] Green, E.C. (1986) Diarrhea and the social marketing of oral rehydration salts in Bangladesh. *Soc. Sci. Med.* 23, 357–66.

[33] Expanded Program on Immunization (2004) *Overview*; File://A:\Expanded % 20Programme % 20 on% Immunizatio n%20Overview.htm (Accessed 23 February 2004).

[34] World Health Organization (2002) *World Health Report 2002*. Geneva: WHO, p.157.

[35] Heggenhougen, H.K. and Clements, C.I. (1990) An anthropological perspective on the acceptability of immunization services. *Scand. J. Infect Dis. Suppl.* 76, 20–31.

[36] Nichter, M. (1992) Of ticks, kings, spirits, and the promise of vaccines. In: *Paths to Asian Medical Knowledge* (Leslie, C. and Young, A. eds). Berkeley: University of California Press, pp. 224–56.

[37] Nichter, M. and Nichter, M. (1996) *Anthropology and International Health: Asian Case Studies*. Reading: Gordon and Breach, pp. 329–65.

[38] Helman, C.G. and Yogeswaran, P. (2004) Perceptions of childhood immunizations in rural Transkei: a qualitative study. *S. Afr. Med. J.* 94(2), 835–8.

[39] Cutts, F.T., Rodrigues, L.C., Colombo, S. and Bennett, S. (1989) Evaluation of factors influencing vaccine uptake in Mozambique. *Int. J. Epidemiol.* 18(2), 427–33.

[40] Casiday, R., Cresswell, T., Wilson, D. and Panter-Brick, C. (2006) A survey of UK parental attitudes to the MMR vaccine and trust in medical authority. *Vaccine* 24(2), 177–84.

[41] Hanlon, P., Byass, P., Yamuah, M, *et al* (1988) Factors influencing vaccination compliance in peri-urban Gambian children. *J. Trop. Med. Hyg.* 91, 29–33.

[42] van Turennout, C., Vanderlotte, J., van der Akker, M. and Depoorter, A. (2003) A mass campaign too far? Results of a vaccination coverage survey in the Dikgale-Soekmekaar district. *S. Afr. Med. J.* 83(1), 65–8.

[43] Tuka-Mbiasi.D. (1992) Vaccinations: mothers require motivation. *World Health*, September–October, 24.

[44] Samuelsen, H. (2001) Infusions of health: the popularity of vaccinations among Bissa in Burkina Faso. *Anthropol. Med.* 8(2/3), 163–75.

[45] Agency for International Development (1983) *Proceedings of the International Conference on Oral Rehydration Therapy (ICORT)*, 7–10 June 1983. Washington, DC: Agency for International Development.

[46] Weiss, M.G. (1988) Cultural models of diarrheal illness: conceptual framework and review. *Soc. Sci. Med.* 27, 5–16.

[47] Nichter, M. (1991) Use of social science research to improve epidemiologic studies of and interventions for diarrhea and dysentery. *Rev. Inf. Dis.* 13(Suppl. 4), S265–71.

[48] Coreil, J. (1988) Innovation among Haitian healers: the adoption of oral rehydration therapy. *Hum. Organ.* 47, 48–57.

[49] Nichter, M. (1993) Social science lessons from diarrhea research and their application to ARI. *Hum. Organ.* 52, 53–67.

[50] UNICEF (2005) *UNICEF Statistics: Acute Respiratory Infections (ARI).* New York: UNICEF; http://www.childinfo.org/areas/ari (Accessed 17 September 2005).

[51] World Health Organization (1993) *Focused Ethnographic Study of Acute Respiratory Infections.* Geneva: WHO, Programme for Control of Acute Respiratory Infections.

[52] Kochi, A. (1991) The global tuberculosis situation and the new control strategy of the World Health Organization. *Tubercle* 72, 1–6.

[53] Corbett, E.L., Watt, C.J., Walker, N. *et al.* (2003) The growing burden of tuberculosis: Global trends and interactions with the HIV epidemic. *Arch Intern Med.* 163,1009–21.

[54] De Cock, K.M. and Dworkin, M.S. (1998) HIV infection and TB. *World Health* 6, 14–15.

[55] Rubel, A.J. and Garro, L.C. (1992) Social and cultural factors in the successful control of tuberculosis. *Public Health Rep.* 107, 626–36.

[56] Vecchiato, N.L. (1997) Sociocultural aspects of tuberculosis control in Ethiopia. *Med. Anthropol. Q. (New Ser.)* 11(2), 183–201.

[57] Walt, G. (ed.) (1990) *Community Health Workers in National Programmes.* Maidenhead: Open University Press.

[58] Storey, P.B. (1972) *The Soviet Feldscher as a Physician's Assistant.* DHEW Pub. No. (NIH) 72–58. Washington, DC: United States Department of Health, Education, and Welfare.

[59] Heggenhougen, H.K. and Magari, F.M. (1992) Community health workers in Tanzania. In: *The Community Health Worker: Effective Programmes for Developing Countries* (Frankel, S. ed.). Oxford: Oxford University Press, pp. 156–77.

[60] World Health Organization (1992) *The Use of Essential Drugs.* WHO Technical Report Series 825. Geneva: WHO, pp. 9–10.

[61] Donahue, J.M. (1990) The role of anthropologists in primary health care: reconciling professional and community interests. In: *Anthropology and Primary Health Care* (Coreil, J. and Mull, J.D. eds). Boulder: Westview Press, pp. 79–97.

[62] Zaidi, S.A. (1988) Poverty and disease: need for structural change. *Soc. Sci. Med.* 27, 119–27.

[63] World Bank (1993) *World Development Report 1993.* Oxford: Oxford University Press, p. 137.

[64] Nichter, M. and Cartwright, E. (1991) Saving the children for the tobacco industry. *Med. Anthropol. Q.* 5, 236–56.

[65] Global Health Watch (2005) *Global Health Action 2005–2006.* Durban: Global Health Watch, pp.17–18.

[66] Browne, M.W. (1993) Land mines called a world menace. *New York Times*, 15 November.

[67] World Health Organisation (2001) *Small Arms and Global Health.* (WHO/NMH/VIP/01.1.) Geneva: WHO.

[68] British Broadcasting Corporation (2005) *Brazilians Reject Gun Sales Ban.* BBC 2, 4 October 2005; http://news.bbc.co.uk/2/hi/americas/4368598.stm (Accessed 27 October 2005).

[69] Wilkins, K. (2005) Deaths involving firearms. *Health Rep.* 16(4), 37–46.

[70] Graduate Institute of International Studies (2003) *Small Arms Survey 2003.* Oxford: Oxford University Press.

[71] Graduate Institute of International Studies (2005) *Small Arms Survey 2005.* Oxford: Oxford University Press.

[72] Southall, D.P. and O'Hare, B.A.M. (2002) Empty arms: the effect of the arms trade on mothers and children. *Br. Med. J.* 325, 1457–61.

[73] Foster, G.M. (1982) Applied anthropology and international health: retrospect and prospect. *Hum. Organ.* 41, 189–97.

[74] Coreil, J. (1990) The evolution of anthropology in international health. In: *Anthropology and Primary Health Care* (Coreil, J. and Mull, J.D. eds). Boulder: Westview Press, pp. 3–27.

[75] Foster, G.M. (1987) World Health Organization behavioral science research: problems and prospects. *Soc. Sci. Med.* 24, 709–17.

[76] Royal Flying Doctor Service (2004) *RFDS Australian Council Annual Report 2004*; http://www.flyingdoctor.net-RFDS Annual Report 2004 (Accessed 18 July 2005).

[77] Phelophepa (2004) *Welcome to Phelophepa*; http://www.phelophepa.co.za/phelo_bottom01.htm (Accessed 13 June 2005).

[78] Banks, I. (2000) *The NHS Direct Healthcare Guide.* London: NHS Direct.

[79] Piddington, R. (1957) Malinowski's theory of needs. In: *Man and Culture* (Firth, R. ed.). Abingdon: Routledge and Kegan Paul, pp. 33–51.

[80] Christiani, D.C. (1993) Urban and transboundary air pollution: human health consequences. In: *Critical Condition: Human Health and the Environment* (Chivian, E., McCally, M., Ho, H. and Haines, A. eds). cambridge: Massachusetts Institute of Technology Press, pp. 13–30.

[81] Elert, G. (2001) *Number of Cars*. Physics Factbook; http://hypertext.com/facts/2001/MarinaStasenko.shtml (Accessed 6 July 2005).

[82] British Broadcasting Corporation (1998) *The Cost of the Car: 20 Million Dead*. BBC News, February 12; http://news.bbc.co.uk/1/hi/special_reprot/a998/car_crash/ 47357.stm (Accessed 4 July 2005).

[83] World Health Organization (2003) *Leading Global Institutions Come Together to Address Rising Death Toll On the World's Roads*. Geneva: WHO; http://www.int/mediacentre/news/releases/2003/pr68/en/ (Accessed 4 July 2005).

[84] Bowen, E.L. and Hu, H. (1993) Food contamination due to environmental pollution. In: *Critical Condition: Human Health and the Environment* (Chivian, E., McCally, M., Ho, H. and Haines, A. eds). Cambridge: Massachusetts Institute of Technology Press, pp. 49–69.

[85] Miller, D. (1994) *Modernity – an Ethnographic Approach*. London: Berg, pp. 236–45.

[86] McMichael, A.J., Campbell-Lendrum, D.H., Corvalan, C.F. *et al* (2003) *Climate Change and Human Health*. Geneva: WHO, pp. 6–7.

[87] World Health Organization. (2000) *The World Health Report 2000 – Reducing Risks, Promoting Healthy Life*. Geneva: WHO, pp. 71–72.

[88] Chivian, E. (1993) Species extinction and biodiversity loss: the implication for human health. In: *Critical Condition: Human Health and the Environment* (Chivian, E., McCally, M., Ho, H. and Haines, A. eds). Cambridge: Massachusetts Institute of Technology Press, pp. 193–224.

[89] Keesing, R.M. (1981) *Cultural Anthropology*. Austin: Holt, Rinehart and Winston, pp. 493–7.

[90] World Health Organization (2003) *Traditional Medicine. Fact Sheet 134. May 2003*. Geneva: WHO; http://www.who.int/mediacentre/fact-sheets/fs134/en/print.html (Accessed 18 July 2005).

[91] Etkin, N.L. (1988) Cultural constructions of efficacy. In: *The Context of Medicines in Developing Countries* (van der Geest, S. and Whyte, S.R. eds). Dordrecht: Kluwer, pp. 299–326.

[92] Aschwanden, C. (2001) Herbs for health, but how safe are they? *Bull. WHO* 79(7), 691–2.

[93] Convention on Biological Diversity (2005) *Parties to the Convention on Biological Diversity/Cartagena Protocol on Biosafety*. New York: CBD; http://www.biodiv.org/world/parties.asp (29 August 2005).

[94] World Trade Organization (2000) *Protection of biodiversity and traditional knowledge – the Indian experience*. (WT/CTE/W/156, IP/C/W/198). Geneva: WTO; http://www.twnside.org.sg/title/cteindia.htm (Accessed 4 July 2005).

[95] World Health Organization (2002) *WHO Traditional Medicine Strategy 2002–2005*. (WHO/EDM/TRM/2-2.1). Geneva: WHO.

[96] Nichter, N. (1987) Kyasanur Forest Disease: an ethnography of a disease of development. *Med. Anthropol. Q. (New Ser.)* 1, 406–23.

[97] Cortese, A.D. (1993) Introduction: human health, risk, and the environment. In: *Critical Condition: Human Health and the Environment* (Chivian, E., McCally, M., Ho, H. and Haines, A. eds). Cambridge: Massachusetts Institute of Technology Press, pp. 1–11.

（訳：照山絢子）

医療人類学における
新しい研究方法

●

　喫緊の介入を要する数多くの国際的またローカルな健康問題に対応するために，心理学や社会学と同様に，医療人類学においていくつもの新たな研究手法が開発されてきた。それらすべてが，健康や病い，とくに健康に関連した信念や行動の新たな理解を提示することを目的としている。同一の研究課題のなかで，「質的（qualitative）」手法が「量的（quantitative）」手法と共に用いられている[1]。これらには，罹患率や死亡率，またある疾患の有病率や発生率に関する大規模調査が含まれる。さらに，同じ研究のなかで複数の異なった質的手法を用いることがある[2]。本章ではさまざまなデータ収集方法を，以下のいわば「道具箱」のなかからひとつひとつ紹介していきたい。多くの場合これらの方法は，第1章で説明した「**民族誌／エスノグラフィー（ethnography）**」という伝統的な「**参与観察法（participate observation）**」[3]と併用される。同一の研究課題を検討するために，複数の異なった手法を併用することには価値がある。データ分析において，これらのふたつ以上の異なった手法から得られた知見が一致することは，そのデータの妥当性が立証されたことを意味する。これは「**トライアンギュレーション（三角測量）**」として知られる過程である[4]。

　量的研究がある特定の状況において何が起こったかを見つけようとする一方で，医療人類学における大半の研究計画は「なぜ」という問いへの答えを出そうとする[5]。例えば，ある状況で伝統的あるいは代替医療の治療師を好むのに，別の状況で好まないのはなぜなのか。病いや妊娠あるいは授乳期に，なぜあえて健康に有害な食行動を行うようになる人がいるのか。あるグループの人びとが特定の治療法を拒むのに対し，別の治療法を受け入れるのはなぜなのか。あるグループにおいて，ある状況が疾病とみなされるのに，他のグループでそうみなされないのはなぜなのか。あるグループにおいて「悪行」とみなされる行動が，別のグループでは「狂気」とみなされるのはなぜなのか。あるコミュニティで避妊が受け入れられるのに，別のコミュニティでは受け入れられないのはなぜなのか。ある文化集団においてアルコールや薬物の濫用が頻繁なのに対し，他の集団でそうではないのはなぜなのか。

1
データのタイプ

　本書で描かれたさまざまな問題，とくに健康に関する信念や行動の役割を調査するには，より包括的で多元的なアプローチを要する。研究者は，研究対象のあらゆる側面を可能な限り理解しなければならない。これを達成するためには，それぞれ別々に収集され，まったく異なった方法で分析された4つの異なるタイプないし

異なるレベルのデータ[6]を，研究者は検討し統合していかなければならない。

4つのデータのレベルとは以下の内容である。

1. 人びとが信念・思考・行動についてどのように語っているか。
2. 人びとが実際に何を行っているか。
3. 人びとの真の思考や信念は何か。
4. 上記3点のコンテクスト。

質問紙を用いた健康に関する信念の語りのデータ（レベル1のデータ）は，彼らの日常生活において実際に観察されること（レベル2のデータ）とは異なることもありうる。レベル2のデータは，多くの場合は第1章で説明した参与観察の過程によって集められる。レベル1とレベル2のデータ間の不一致，つまり人びとが「行っていると言ったこと」と「実際に行っていること」との間の不一致は，しばしば人類学者によって報告されてきた。それらは，深く，より隠れた信念（レベル3のデータ）によって説明される必要があるかもしれない。その信念とは，ホール（Edward T. Hall）[7]が「第一の」あるいは「第二の」レベルの文化と名づけたものであり（第1章参照），内在する「文化的な基礎（cultural grammar）」のレベル，あるいは個人の無意識のレベルで本当に信じられているもののことである。個人的なレベルでみたとき，例えば喫煙の危険性を患者にアドバイスするが，自分自身はヘビースモーカーであり続ける医師は，以下の理由で喫煙するのかもしれない。

- 本当のところは喫煙は無害であると信じている。
- 自分たちは「幸運」であり，他の人びとにあてはまっても自分自身は喫煙によって病気になることはないだろうと思い込んでいる。
- 喫煙にともなう危険やリスクの感覚を楽しむ。
- 心のあるレベルにおいて，実際に喫煙により病気になることを求めている。

このレベル3のデータは，レベル1と2から推測されるべきかもしれないし，あるいはより深層的かつより詳細な研究によって明らかにされるべきかもしれない。解明は難しいものの，このレベルのデータは決して無視されてはならない。なぜなら，健康増進や疾病予防プログラムの失敗の多くは，このようなタイプの現象に由来しているからである。結局，レベル1，2，3のデータは，それらが集められたコンテクストにより大きな影響を受けるため，このコンテクスト（レベル4のデータ）に関する情報はいかなる研究成果においてもはっきりと記述される必要がある[6]。このコンテクストは，研究者自身の特性と同様に，実際に研究が行われた時間や場所，そして状況も含むであろう。

2
データ収集に対する影響

伝統的な量的または「実証主義」に基づく調査とは異なり，とりわけ社会科学における「質的調査（qualitative research）」は，調査プロジェクトに内在する特定の要因が，研究中の現象，ひいては得られたデータにも影響を与えうるということが知られている。これは，人間集団と，文化や社会組織に関する研究においてとりわけ認められる。こうした研究においては，質的調査における主観的で文脈的な解釈は，重要な長所であって，短所ではない。なぜなら，質的調査によって導かれた研究結果を評価し，妥当性を判断するための多くの情報が「目に見える」からである。これとは異なり，量的な科学的調査は，「目に見えない研究者」という幻想

をいまだに抱えており，研究者の存在や研究手法は，研究の対象となっている人びとにはいかなる影響も与えないと考えられている。

質的調査のデータ収集に与えるおもな影響には次のようなものがある。

1. 研究者の特性
2. 研究手法の特性
3. 研究が行われるコンテクスト

引き起こされるであろう影響とは，調査者が異なると，たとえ同一の質問紙を使っても，同じ集団から極めて異なるデータが生み出されるかもしれないということである。これは，調査者の年齢，性別，衣服，身振り，声のトーン，宗教，民族，政治的背景といった個人的特質が，インタビューを受ける人びとに微細な影響を与えるためである。とりわけ，研究対象の人びとの発言や行動，そして質問に回答するかしないかということにまで影響を与えるのである。たとえば，自己記入式質問紙は，調査対象集団に高度な読み書きや計算の能力を求めており，また複数の選択肢から選ぶということも文化的に慣れ親しんでいなければできない。また，インタビューにおけるテープレコーダーやビデオカメラの存在は，インタビューを受けている人びとに話すことを控えさせたり，逆に過度に脚色させたりすることがある。つまり，データが実際に集められる設定や状況といった研究が行われるコンテクストは，得られたデータに影響を与えているといえるであろう。人びとは，異なったコンテクストでは異なった振る舞いをするものである。たとえ同じ質問紙であっても，病棟，留置場，スーパーマーケット，自宅といったように，配布された場所それぞれで異なった回答をするだろう。

3
質的調査の方法

近年，伝統的なフィールドワークやエスノグラフィーと比較して，比較的短期間にエスノグラフィックなデータを集めることができる調査方法への関心が高まってきている。とはいえ，伝統的な調査方法も大変価値ある方法として健在である。これらの新しい研究手法は，より一般的になり，そして洗練されてきている。それらは，健康教育，疾病予防，国際援助プログラムの企画やデザイン，そして評価においてとくに有用なものとみなされている。調査と，その調査に基づく政策決定が同時進行であることが求められる状況において，今日とくに必要とされている。これは，難民危機や自然災害のような緊急時や，感染症の集団発生といった場合であり，迅速な指示が，とくに若い世代，高齢者，弱い立場にある多くの人命を救うことができる。第1章で描かれたような伝統的なエスノグラフィー[3]は，完成させ，書き上げ，分析するのには2～3年の歳月を要するため，このような状況においてはまったく有用ではない。

これらの新しい，そして迅速に実施される調査方法のいくつかを，以下のパラグラフに要約する。

3.1. 自由回答式質問紙

「自由回答式質問紙（open-ended questionnaires）」は構造化されたものでも半構造化されたものであっても可能である。特定の人に向けられた質問（たとえば妊娠中の食事における禁忌）や，より幅広い人びとに関わる質問（たとえば不妊症の原因，説明や治療についての信念）などに用いられることがある。自由回答式の質問として，たとえば「何が結核を引き起こすと思いますか？」「なぜあなたは病気になったと思

いますか？」「あなたは自分の健康状態をどのように感じていますか？」というものが考えられる。このような自由回答式の質問が，多肢選択式のような構造化された質問紙のなかに組み込まれることも多い。自由回答式質問紙に対する回答は，対象者自身によって記述されることもあるが，口頭での回答を録音して，文字化する場合もある。

3.2. 簡易調査法

「簡易調査法（Rapid Assessment Proce-dure：RAPs）」[8] は，国際的な医療援助や健康増進計画においてますますよく使用されるようになってきている。よく知られているものとして，「簡易エスノグラフィー調査（rapid ethnographic assessment）」[9]，「焦点化されたエスノグラフィー調査（focused ethnographic study）」[10]，「簡易疫学調査（rapid epide-miological assessment）」[11]，「簡易地域調査（rapid rural appraisal）」[12] などがある。どの場合においても，調査は数週間から数か月の間で行われ，ひとりの研究者よりは研究者のチームによって遂行されることが多い。一般的にこれらの調査において，研究対象となる地域の関与と連携は必須である。研究チームのメンバーはそれぞれ，標準化された研究設問と自由回答式の設問を用いて，地域の日常生活のさまざまな側面を研究する。そのさまざまな側面には，社会的・経済的仕組みや，性役割，健康信念，ローカルな民俗的病いや文化結合症候群，乳児栄養の実態，伝統的治療師の利用，自己治療の方法，食事や栄養，居住形態が含まれる。また，人口統計や国勢調査のデータを集め，栄養不良・結核・エイズなどの特定の疾患に関する罹患率と死亡率の調査によって，地域の健康状態を評価することもある。たいていそうした研究は，家族計画，マラリアの蔓延防止，エイズ予防のような特定の健康問題や研究設問に注目する。難

民グループの研究において，Eisenbruch [13] は，「文化の喪失（cultural bereavement）」に関するインタビューという，新しいタイプの簡易調査法を考案した。この方法は，難民が排除の経験に対して，身体的・心理的・社会的にどのように対応してきたかを理解する方法である（第12章参照）。

簡易調査法は，乳児栄養の実態 [14]，栄養不良 [15]，急性呼吸器感染症 [10]，女性のリプロダクティブ・ヘルス [16]，小児の発達，HIV／エイズ [17]，予防注射，乳児死亡率 [18]，癲癇に対する態度 [19]，地域保健のニーズ [20]，などに関する研究に用いられてきた。多くの場合この簡易調査法は，別に行われた長期間の集約的なフィールドワークにより集められたデータや，臨床的あるいは疫学的なデータと併用される必要がある。

3.3. 説明モデルの収集

病いや災厄の「説明モデル（explanatory models：EM）」は，第5章で記載された質問も含め，さまざまな方法で集められる。第5章で述べたように，説明モデルは限界があるものの，有用な研究手法である。健康に関する信念や態度，また人びとが病いに対して付与する意味を集めるより詳細な方法として，構造化された「説明モデルインタビュー目録（Explanatory Model Interview Catalogue：EMIC）」[21, 22] や，半構造化された「簡易版説明モデルインタビュー（Short Explanatory Model Interview：SEMI）」[23] などがある。Bhugra [24] は，これら両者のタイプの質問が，精神医学の研究において，文化を越えて有用であると指摘している。たとえばEMICは，インドのバンガロールや，英国のロンドンにおける抑うつ症状の研究 [25, 26] に用いられた（第15章参照）。

3.4. フォーカスグループ

「フォーカスグループ（focus groups）」[27, 28] は，同じ特質をもつ，8人から12人程度の小グループを対象に行う集中的なインタビュー方法である。グループのメンバーはお互いに過去に面識がないほうが理想的である。対象となるグループは，例えば10代の妊婦や，薬物濫用者，エイズ患者などのグループが考えられる。フォーカスグループの目的は，特定のグループの健康に関連した信念や行動を観察し記録することにある。そうした信念や行動は，グループでのディスカッションのなかで，とりわけ鍵となる質問に対する答えやメンバー間の相互行為によって明らかにされる。インタビューはひとりないし複数のファシリテーターによって進められ，その内容は録音され文字化される。この方法は「簡易調査法（RAPs）」のひとつとして有用である。

3.5. フリーリスティング

「フリーリスティング（free listing）」の手法の目的は，ある特定の健康に関する問題について，できる限り多くの項目を列挙するよう対象者に質問することで，潜在する信念を明らかにすることである[29]。例えば，「子どもが罹るすべての発熱のタイプについて教えて下さい」，「あなたの地域における下痢に対する対応をすべて列挙して下さい」，「あなたが知っている結核の徴候をすべて教えて下さい」，「糖尿病に悪い（あるいは良い）とされている食べものをすべて列挙して下さい」などである。

3.6. パイルソーティング

「パイルソーティング（pile sorting）」の手法はたいていフリーリスティングの後に行われる。対象者には，フリーリスティングで集められたそれぞれの項目を記したカードが配られ，ある

基準によってそれらを分類するように求められる。例えば，「ひとつの山にあなたがクリニックに連れて行くべきだと思う子どもの発熱のタイプを，別の山には家で対応できると思うタイプを，もうひとつ別の山には伝統的な治療師に連れて行くべきだと思うタイプを積んで下さい」というようにである。その後，対象者は分類した山について語り，またその分類の理由を詳しく述べるように求められる[29]。

3.7. ランクオーダリング

「ランクオーダリング（rank ordering）」の手法は，フリーリスティングから得られたカードを，対象者が特定の基準に基づいて階層化することである。例えば，小児の発熱を，「最も重症，中等度，軽度」の3つの重症度によって分類することなどである[29]。

3.8. 意味論ネットワーク分析

「意味論ネットワーク分析（semantic network analysis）」の手法はフリーリスティングと多少重複するところがある。その目的は，「自由連想法」を用いて，人びとの心のなかで特定の単語やフレーズに結びつく概念，イメージ，畏れ，偏見や先入観を明らかにすることにある。例えば，特定の臨床症状や，がんのような疾病，あるいはその他の特定の病名などに使われる。Blumhagen の「高血圧」の研究[30]や，イランにおけるグッド（Byron J. Good）の「心臓疲労」（第5章参照）に関する記述[31]のように，この手法は民俗的病いやその象徴的な意味のネットワークに関する研究に有用である。

3.9. 家族インタビュー

「家族インタビュー（family interviews）」は，家族療法のコンセプトとテクニックに基づいて

いる。このコンセプトは，常に均衡状態を保と
うとする関係性のシステムとして家族をみなす
「家族システム理論」[32] という概念を含んでい
る。インタビューは，その家族の文化[33] と，健
康，病い，ライフスタイルとの関係性を調査す
ることを目的としている。この種の研究におい
ては，「家族」の定義はかなり幅広く，生物学的
なつながりはないが，家族のなかで重要な役割
を果たす多くのメンバーを含んでいる（第10章
参照）。

3.10. ナラティブ分析

「ナラティブ分析 (narrative analysis)」には，
心身の不調，医師－患者の相互関係，外科的手
術や検査などの体験の自伝的記述の分析がある。
そのほか，子どもの誕生や近親者との死別，重
篤な病いといった人生における重要な出来事，
そしてライフヒストリーについての分析も含ん
でいる[34]。それらはすべて，本人または調査者
によって書かれたものであったり，録画や録音
されたものであったりする。ナラティブの分析
は，物語の構造もしくは物語の意味，またはそ
の両方に着目する[35]。

3.11. 医学的な民間伝承の収集

これは健康・病い・医療に関する，家族やコ
ミュニティ，そしてより広い地域の住民に継承
された「医学的な民間伝承 (medical folklore)」
の研究である。いわゆる「おばあちゃんの知恵
袋」や，これまでの伝統的な診断や治療の集積
に関する研究である。それは，コミュニティの
年長者たちの口述民間伝承[34] や，「家庭の医
学」，出版物，手引書やパンフレットなどから集
められたものである。この研究方法の例として，
伝統的アフリカ系米国人の健康に関する信念と
民俗医療についてのSnowの研究[36] がある（第
4章参照）。

3.12. 文書や視覚資料の分析

この資料には，特定の地域や人びと，さまざ
ま心身の不調に関する，日記や家族写真，歴史
的記録，国勢調査，地図，新聞記事，広告，健
康に関するパンフレット，聖遺物，遺言状，小
説といったものなどが含まれている。

3.13. ビデオテープ, 録音テープ, 写真

これらのテクニックは，次のようなヘルスケ
アにおける特定の場面に関する研究にとくに使
われる。医師や看護師の問診場面，待合室にお
ける人びとの行動，医療者や患者の身振りや表
情といった場面である。

これは便利であるが，一瞬の出来事だけを記
録する技術である。記録が行われた前後には何
が起こったのか，また，そこに登場する人びと
の価値観といったことについてはほとんど情報
を与えない。

3.14. 家系・家族関係調査

家系や家族関係に関する情報は，調査対象者
から収集されるものである。それは，家族やコ
ミュニティ内の親族関係や婚姻関係のパター
ン[37]，アルコールやドラッグ，10代の妊娠と
いったライフスタイルの継承，病気の「家系図
(genograms)」[38] にあらわされるような家族歴，
遺伝性疾患の発端者と受け継がれてきた流れを
理解するのに役立つ。

3.15. ソーシャルネットワークの分析

ソーシャルネットワークの分析では，人びと
の交流のネットワークを図としてまとめる[39]。
それは，家族，友人，近所の人びと，同僚，性
交渉の相手，同じクラブや教会のメンバー，あ
らゆる人間関係に焦点をあてたものである。性

感染症を含むさまざまな感染症の爆発的発生における接触者追跡，コミュニティにおける健康関連情報の拡散に関するモニタリング，病いをもった人びとが利用可能なソーシャルサポートの研究にとりわけ有用である。実例として，ロンドンにおけるHIV陽性者の性的ネットワークに関する研究がある[40]（第16章参照）。

3.16.　マッピングとモデリング

「マッピング（mapping）」と「モデリング（modelling）」の手法では，対象者は，スケッチ・図式・イラスト・立体模型といったものを用いて，日常生活や信念体系を表現することが求められる。たとえば，家や村，ローカルなコミュニティの地図を描いたり，臓器の位置を示した人体図[41]（第2章参照）を描いたりする。ジャマイカの女性たちの生殖や出産をめぐる知識に関する研究[42]，ヨーロッパ9か国で行われた子どもの病気イメージに関する研究[43]（第5章参照）などがある。

3.17.　投影法

「投影法（projective techniques）」は，心理学で用いられるロールシャッハなどの心理テストに類似している。グループや個人に，同じ写真・スライド・映像・模型・ぼかし絵といった作品が見せられ，それに対する説明とコメントが求められる。これは，無意識レベル（レベル3のデータ）の認識を明らかにするのに有用である。たとえば，母親の集団が10枚の子どもの写真を見せられ，そのなかから健康そうに見える子や不健康そうにみえる子の写真を選び出して，どのように対処するか話し合うことが求められる。また，あるプロジェクトにおいては，精巧な生殖器をもつ人形との遊びの様子が観察され，性的虐待の証拠を子どもから引き出すために使われてきている。

3.18.　構造化ケースビネット法

グリーンハル（Trisha Greenhalgh）ら[44]によって展開された「構造化ケースビネット法（structured vignettes）」は，「服従バイアス（deference bias）」を克服することを目的としている。「服従バイアス」とは，社会的に不利な立場の対象者が，調査者が尋ねるいかなる質問に対しても自動的に同意する傾向にあるということである。とりわけ，調査者が社会的に高い立場にあるときはなおさらである。構造化ケースビネット法とは，フィクションとして作られた物語のワンシーンを文章，録音テープ，動画として対象者に提示し，コメントを求める。対象者がそのストーリーにどれほど共感するかという点について注目し，対象者の信念体系（レベル3のデータ）を明らかにすることである。録音テープが再生され，その後再び一文ずつゆっくり再生される。そしてそれぞれの再生終了時に，対象者は「この人物の行動や考えに共感しますか？」と尋ねられる。このストーリーには，意図的に「服従バイアス」を確認するための事実に反する発言がいくつか含まれている。フィクションの物語のワンシーンを提示することが，調査者の圧力や調査者を満足させたいという対象者の思いを軽減させるのである。

3.19.　医療機関におけるエスノグラフィー

医療機関における文化，規範，儀礼，組織，特有な言葉づかい，医療や看護の現場における役割分担などを研究するために伝統的な参与観察[45]を用いる。フィールドワークのために，ある一定期間その医療機関のなかで，病院内ポーター，看護助手，受付係などとして働く。調査対象となるのは，病棟，診療所，医局，医学校，看護学校などである。たとえば，精神科病院の文化に関するゴフマン（Erving Goffman）の研究[46]（第11章参照）や，米国の外科医の手術

における儀礼や文化に関するKatzの研究[47, 48]（第9章参照），オーストラリアの公立病院における統合失調症の診断と治療の方法に関するBarrettの研究[49]などがある。

3.20. 民俗的・伝統的治療師または代替医療治療師のエスノグラフィー

ひとりもしくはそれ以上の治療師と直接関わり，治療師が行う治療の儀礼，治療師のテクニック，治療への患者の反応，などの参与観察研究である。そして標準的な西洋医療と比較した，治療師のテクニックの有効性を評価する試みも行う。このタイプのエスノグラフィーの例としては，台湾における「タンキー／童乩（tâng-ki）」やシャーマンの治療に関するクラインマン（Arthur Kleinman）の研究[50]（第10章参照），メキシコにおけるスピリチュアルヒーラーに関するFinklerの研究[51]（第4章参照），南アフリカのトランスカイにおける「コサ（Xhosa）」の人々の治療師に関するSimonの研究[52]がある（第9章参照）。

3.21. テキストマイニング

「テキストマイニング（text mining）」は，コンピュータソフトを用いて，大容量のテクストを分析する方法である。この方法は，テクストのなかからテーマを選び出し，テーマごとにクラスター分類し，さらにクラスター同士の関係性や，人口統計学的変数やそのほかの変数との関係性を明らかにすることができる[53]。多くのコンピュータプログラムは，テクストや逐語録といった質的データを，モデル・図・表・グラフ・ダイアグラムといった統計解析できる形の量的データに変換する。「CAQDAS（Computer Assisted Qualitative Data Analysis Software）」として知られている質的データ分析ソフトは，処理速度の速さ，厳密性，チーム研究における疎

通性を高め，一貫性のある概念生成において有用であることが指摘されている[54]。現在では，医療人類学の分野におけるデータ分析に一般的に用いられる有用なソフトが数多くある。たとえば，NU*DIST[54]，ETHNOGRAPH[54, 55]，ANTHROPAC[55, 56]，TEXTBASE ALPHA[55]，EPISTAT，ZYINDEX[55]，GOPHER[55]，TALLY[55]，AnSWR[57]，ATLAS[54]，Nvivo[54]といったものである。これらは，テクストデータと同様に写真や音声データも分類，整理することができる。

3.22. まとめ

キージング（Roger M. Keesing）[58]によると，人類学は，測定値より意味に，また抽象的な概念よりも人びとの日常に関心をもっている。しかしながら，今日の医療人類学研究は，質的研究だけではなく量的データを含むものも多い。Pelto[59]は，現代の医療人類学者が質的データと量的データを統合する研究方法の開発にますます貢献することになるだろうと指摘している。たとえば，健康に関する信念や行動についての詳細なエスノグラフィー研究と，疫学やその他の量的研究を統合することである。

異文化間精神医学の領域において，量的と質的を組み合わせたより専門的な研究方法が発展してきた。Mumford[60]は，さまざまな文化間の精神疾患を識別し，分析し，評価し，比較するために，量的・質的研究方法のレビューを行った（第10章参照）。例えば「ブラッドフォード身体尺度（Bradford Somatic Inventory：BSI）」は，英国とインド亜大陸における，不安や抑鬱症状を呈する人から報告された共通の身体症状を，異なる文化間で比較するために開発されたものである[60]。その他には，前述した「文化の喪失」に対するインタビューが挙げられる[13]。

4

妥当性に関する問題

質的な研究方法には，さまざまな限界がある。とくにそれは，多大な労力を要し[61]，研究者には特別な訓練が必要となること，少人数のグループを研究することに適しており，大規模な人口調査や生理学的なデータの研究には不向きであることである。また，ある集団において典型的ではない事例にインタビューしてしまう危険性や，調査者のバイアスや研究者間の見解の不一致[6]が生じる可能性がある。

これらのバイアスの関与をできるだけ小さくし，研究結果を確保するために，以下の戦略が挙げられる。

1. 研究を行う際に，以下の特性について基準を定めるべきである。
   a. 研究者
   b. 研究手法
   c. 研究の文脈

   できるかぎり同一の研究者もしくは似たような特性をもっている研究者がすべての研究を遂行し，同じ研究手法を用い，場所・時間・状況に関して同じ条件で遂行すべきである。

2. 研究を行う際に，いわば「道具箱」のなかからいくつもの手法を選んで用いるようにすべきである。それは，得られたいくつもの結果が高い整合性をもつことが重要であり，研究の妥当性を確保することになるからである。ひとつの研究のなかで，種々の研究手法を用いて結果の整合性を追求するプロセスは，トライアンギュレーション（三角測量）として知られる[63]。

3. 例えば自由回答式質問紙から得られたテキストを分析する際，複数の研究者がそれぞれ別々にテキストを読んでコード化や概念

の抽出を行う。その後，研究結果の整合性を得るために分析ノートを比較するのである[61]。これもまたトライアンギュレーションの一形態である。

4. 研究成果を論文化したり発表したりする際には，研究者の立場や研究手法を明らかにするとともに，調査が実施された時間・場所・状況について十分に記述すべきである。このような研究プロセスの「厚い記述（thick description）」[62]によって，読み手は研究結果の妥当性を判断でき，研究が行われた状況や特定の研究者から受ける影響を評価することができるのである。

質的研究の手法や，その研究成果の妥当性および信頼性を向上させる試みは，いまや社会科学領域の極めて重要な位置を占めている。これらの手法はまた，医療人類学の臨床応用に今後ますます貢献していくであろう。

5

文化的に多様な集団における調査の問題

調査が質的であろうと量的であろうと，調査そのものに文化的な制約がかかっている。これは多くの人びとにとってはあまりなじみのない問題でもある。測定や客観性の重視によってこそ，世界の成り立ちや人間の諸条件の知識が得られるという考え方は，妥当性を欠いている。多くの人びとにとっては，知識や常識というものは，かなり主観的な基準に基づいているものである。その基準とは，個人的な見解や経験，家族，友人，親しい仲間うちのものの見方，尊敬すべき宗教指導者の意見，聖書の一節，正規または非正規の教育をうけるなかで得た知識などである。

「調査文化（research culture）」には，とりわけ西洋社会における基本的な特徴がみられる。たとえば，潜在的な認識論，裏づけや妥当性の概念，数字・パーセンテージ・統計値の強調，主観的真実よりも客観的真実の探求，有効性や再現性の重視といった西洋社会における文化的な特徴である。これらは，個性，選択の権利，社会的平等，認知能力，自らの考えや経験を他人に対して発言する能力を含んでいる。客観的な知識と主観的な知識との間にある相違も同様である。多くの調査方法は，上述した文化的な制約があるため，伝統的な地方の文化だけではなく，文化的多様性のある現代社会の調査に使用する際に注意を要する。新たな文脈のなかで実際に行われた調査における方法論的・倫理的な課題として以下のようなものがある。

1. 「無作為化比較試験（Randomized Controlled Trials；RCTs）」は，異なる文化的背景をもつ人びとが暮らす社会において妥当性は低いといえよう。すなわち，対象者（サンプル）を母集団の典型や代表としてみなすことはできない。このため，RCTsのサンプリングは，民族や文化的・社会的集団ごとに分けて行われるべきである。分類する基準は，生活様式などだけではなく，遺伝子的性質なども含まれる。

2. 「多肢選択式質問紙（multiple choice questionnaires；MCQs）」は，人間の経験に対して人為的な枠組みを強要しかねない。おそらく選択するという考えは，消費社会における西洋人の特質のひとつであろう。したがって，すべての集団や個人の日常的な経験を「選択」によって把握することはできない。たとえば，痛みについて（A）よくなった，（B）悪くなった，（C）変わらない，という3つの選択肢で尋ねるとする。何人かはすべて当てはまると答えるであろう。このように答えはひとつではないのである。時

にはよい，また時には悪いものなのである。

3. 質的調査における自由回答式質問紙や，個別の自由回答インタビューは，対象によっては適していないことがある。それは以下のような理由による。

a. 調査対象者に識字能力がない場合がある。母国語または質問紙に使われている言語についてである。

b. 調査者のジェンダー・年齢・民族性・社会的背景に対して，調査対象者が反発を覚える場合がある。例えば，女性は女性調査者のみからのインタビューを好み，その場合でさえ，付き添い人や家族が同席することを要求することがある。

c. インタビューを行う場に調査対象者が反発を覚える場合がある。あまり公共の場を好まず，自宅を好むことがある。その場合には，プライバシーの欠如や大家族の存在などが，ときに調査者に対して新たな別の問題を生むことがある。

d. 調査対象者は，インタビューされることに対して強い拒否反応を示す場合がある。インタビュー内容が個人的な内容の場合はなおさらである。また，調査のプロセスが不適当であり，厄介であり，危険だとすらみなすかもしれない。彼らは，自分たちが明らかにした情報が，警察や入国監査官や税務署員，あるいは敵対するグループのメンバーの手にわたってしまうと恐れるかもしれない。また，ある質問に応えることが，面目が潰れることになったり，恥さらしになったり，軟弱だと思われたりすることを恐れるかもしれない。場合によっては，人が羨むような出来事について話すことが「邪視」や「妖術」（第5章参照）を誘引するかもしれず，トラウマ的出来事について話すことがその出来事の再発をもたらすかもしれないと恐れるのである。

e. ある宗教においては，女性にインタビューを行うことが難しい場合がある。とくに若い女性の場合が難しく，年長の男性家族が同席していない状況では行うことはできない。このことは，結果としてインタビューを妨げることにつながってしまう。同席している男性が調査者の質問のほとんどに答えてしまうこともある。

f. ある伝統的な地域社会において，村長や首長，あるいは伝統的な治療師である年配の指導者が，インタビューの場に同席しようとする場合がある。その場合，収集するデータの内容が限られてしまうことがある。

g. 多くの伝統的な地域社会において，知識は決してすべての人びとに対して一般的なものではない。たとえば，健康・病い・出生・伝統的治療[64]に関しての知識は，ある特定の人びとだけが所有しているものであり，彼らはその知識を部外者と共有したくないと思っているかもしれない。たとえば，ある薬草による秘伝の治療技術は，唯一母から娘にしか受け継がれない。それゆえに，彼女らは自分たちの知識がもし誰でも知っている状態になれば，その社会における彼女たちの象徴的かつ経済的な力を失うリスクがあると感じるのである[65]。

h. 調査対象者は，本章で述べた「服従バイアス」によって，調査者が望むような回答しかしないかもしれない。

4. 「リスク」，「リスク要因」，あるいは「確率」のような西洋科学モデルに基づいた統計学上の概念は，その土地固有のリスクの概念が個人的，宗教的，あるいは宿命論的な要因に基づいている場合には適応できないかもしれない。

5. 「生理学的研究（physiological study）」は，血液・精液・唾液・脳脊髄液のような体液を検査のために採取するため，拒否する集団もいる。人びとは，その体液が提供者の所有物であり，本来体に備わっているべきものという理由から，体液の採取をタブーとみなすだろう。また，もしも体液が悪意のある妖術師や邪術師の手にわたってしまったら，体液の提供者が危険な目にあうとみなすかもしれない。あるいは，とくに体液が再生不可能とみなされている地域においては，身体の生命資源を永久に喪失してしまうとみなすかもしれない。たとえば大量の採血は，採取された人の生命に関わる何かを「盗むこと」であり，採取することにより一層危険な状態にさらす行為とみなされる。

6. 「インフォームドコンセント（informed consent）」という概念は，エスニックグループによっては馴染みのないものであり，脅迫的な場合ですらある。識字レベルや服従バイアスのような問題と同時に，研究対象者は，自分たちが意味を十分に理解していない形式張った契約にはサインをしたがらないだろう。この問題を克服するために，DeinとBhui[66]は，調査の同意は1回きりではなく，研究者と対象者の間の継続的な交渉のプロセスが必要だと指摘している。この同意には，調査者と対象者との間に長期にわたって構築される信頼関係が含まれるのである。

5.1. 倫理的問題

都市か地方か，あるいは西洋社会か非西洋社会か，多様性があるかないかを問わずいかなる社会においても，研究の方法論上の問題は，次のような倫理的な課題とともに検討されるべきである。

1. その研究が，対象者やその家族，またその地域社会にどのような利益をもたらしうるのか。

2. その研究が，対象者やその地域社会に損失をもたらし，他者に悪用されてしまわないか。

3. その研究にともなう心理的影響は，対象者やその地域社会の人びとにとって肯定的なものか，逆に否定的なものか。

4. 研究成果は地域社会に還元されるのか。もしされるならば，誰に対して誰によってなされるのか。

●推奨図書

Bernard, H.R. (2002). *Research Methods in Anthropology: Qualitative and Quantitative Approaches,* 3rd edn. Walnut Creek: AltaMira Press.

Helman, C.G. (1991). Research in primary care: the qualitative approach. In: *Primary Care Research: Traditional and Innovative Approaches* (Norton, P.G. Stewart, M., Tudiver F. *et al.,* eds). London: Sage, pp.105-1124.

Helman, C.G. (1996). The application of anthropological methods in general practice research. *Fam. Pract.* 13 (Suppl. 1), S13-16.

Pelto, P.J. and Pelto, G.H. (1990). Field methods in medical anthropology. In: *Medical Anthropology* (Johnson T.M. and Sargent, C.E. eds). Westport: Praeger, pp. 269-97.

Scrimshaw, N.S. and Gleason, G.R. (eds) (1992). *Rapid Assessment Procedures.* Boston: International Nutrition Foundation for Developing Countries (INFDC).

Silverman, D. (ed) (2005) *Doing Qualitative Research: A Practical Handbook.* London: Sage.

●推奨ウェブサイト

Qualitative Research for Health Programmes (compiled by Patricia Hudelson). World Health Organization: http://whqlibdoc.who.int/hq/1994/WHO_MNHJSF_94.3.pdf

●参考図書・文献

[1] Helman, C.G. (1991) Research in primary care: the qualitative approach. In: *Primary Care Research* (Norton, P.G., Stewart, M., Tudiver, F. *et al.*, eds). London: Sage Publications, pp. 105-1124.

[2] Hudelson, P.M. (1994) *Qualitative Research for Health Programmes.* Geneva: World Health Organization, Division of Mental Health.

[3] Keesing, R.M. (1981) *Cultural Anthropology: a Contemporary Perspective.* Austin: Holt, Rinehart and Winston, pp. 1-8.

[4] Anderson, R. (1996) *Magic, Science and Health.* London: Harcourt Brace, p. 120.

[5] Helman, C.G. (1991) Limits of biomedical explanation. *Lancet* 337, 1080-3.

[6] Helman, C.G. (1996) The application of anthropological methods in general practice research. *Fam. Pract.* 13(Suppl. 1), S13-16.

[7] Hall, E.T. (1984) *The Dance of Life.* Surbiton: Anchor Press, pp. 230-1.

[8] Scrimshaw, N.S. and Gleason, G.R. (eds) (1992) *Rapid Assessment Procedures.* Boston: International Nutrition Foundation for Developing Countries (INFDC).

[9] Scrimshaw, S. and Hurtado, E. (1987) Rapid Assessment Procedures for Nutrition and Primary Health Care: Anthropology Approaches for Improving Programme Effectiveness. Los Angeles: University of California Latin American Center, and United Nations University.

[10] Pelto, G.H. and Grove, S. (1992) Developing a focused ethnographic study for WHO acute respiratory infection (ARI) control programme. In: *Rapid Assessment Procedures.* Boston: International Nutrition Foundation for Developing Countries (INFDC), pp. 215-25

[11] Smith, G.S. (1989) Development of rapid epidemiological assessment methods to evaluate health status and delivery of health services. *Int. J. Epidemiol.* 18(2), S2-14.

[12] Chambers, R. (1981) Rapid rural appraisal. *Publ. Admin. Dev.* 1, 95-106.

[13] Eisenbruch, M. (1990) The cultural bereavement interview: a new clinical research approach to refugees. *Psychiatr. Clin. North Am.* 13, 715-35.

[14] Griffiths, M. (1992) Understanding infant feeding practices: qualitative research methodologies used in the weaning project. In: *Rapid Assessment Procedures.* Boston: International Nutrition Foundation for Developing Countries (INFDC), pp. 95-103.

[15] Pelletier, D.I. (1992) The role of qualitative methodologies in nutritional surveillance. In: *Rapid Assessment Procedures.* Boston: International Nutrition Foundation for Developing Countries (INFDC), pp. 51-9.

[16] Bentley, M.E., Gittelson, J.G., Nag, M. *et al.* (1992) Use of qualitative methodologies for women's

reproductive health data in India. In: *Rapid Assessment Procedures*. Boston: International Nutrition Foundation for Developing Countries (INFDC), pp. 241-50.

[17] Ramos, L. (1992) Rapid assessment procedures and the Latinas and AIDS research project. In: *Rapid Assessment Procedures*. Boston: International Nutrition Foundation for Developing Countries (INFDC), pp. 147-66.

[18] Gray, R.H. (1992) Interview-based diagnosis of illness and causes of death in children. In: *Rapid Assessment Procedures*. Boston: International Nutrition Foundation for Developing Countries (INFDC), pp. 263-78.

[19] Long, A., Scrimshaw, S.C. M. and Hernandez, N. (1992) Transcultural epilepsy services. In: *Rapid Assessment Procedures*. Boston: International Nutrition Foundation for Developing Countries (INFDC), pp. 205-14.

[20] Rifkin, S., Annett, H. and Tabibzadeh, I. (1992) Rapid appraisal to assess community health needs: a focus on the urban poor. In: *Rapid Assessment Procedures*. International Nutrition Foundation for Developing Countries (INFDC), pp. 357-64.

[21] Weiss, M.G., Doongaji, D.R., Wyoij, D. *et al.* (1992) The explanatory model interview catalogue (EMIC): contribution to cross-cultural research methods from a study of leprosy and mental health. *Br. J. Psychiatry* 160, 819-30.

[22] Weiss, M.G. (1997) Explanatory Model Interview Catalogue (EMIC): framework for comparative study of illness. *Transcult. Psychiatry* 34, 235-63.

[23] Lloyd, K.R., Jacob, K.S., Patel, V. *et al* (1998) The development of the Short Explanatory Model Interview (SEMI) and its use among primary-care attenders with common mental disorders. *Psycholog. Med.* 28, 1231-7.

[24] Bhugra, D. (2002) Explanatory models for mental distress: implications for clinical practice and research. *Br. J. Psychiatry* 181, 6-7.

[25] Raguram, R., Weiss, M.G., Keval, H. and Channabasavanna, S.M. (2001) Cultural dimensions of clinical depression in Bangalore, India. *Anthropol. Med.* 8(1), 31-46.

[26] Jadhav, S., Weiss, M.G. and Littlewood, R. (2001) Cultural experience of depression among white Britons in London. *Anthropol. Med.* 8(1), 47-69.

[27] Krueger, R.A. (1988) Focus Groups: A Practical Guide for Applied Research. London: Sage.

[28] Asbury, J.E. (1995) Overview of focus group research. *Qual. Health Res.* 5(4), 414-20.

[29] Hudelson, P.M. (1994) *Qualitative Research for Health Programmes*. Geneva: WHO, Division of Mental Health, pp. 15-20.

[30] Blumhagen, D. (1980) Hyper-tension: a folk illness with a medical name. *Cult. Med. Psychiatry* 4, 197-227.

[31] Good, B. (1977) The heart of what's the matter: the semantics of illness in Iran. *Cult. Med. Psychiatry* 1, 25-58.

[32] Christie-Seely, J. (1981) Teaching the family system concept in family medicine. *J. Fam. Pract.* 13, 391-401.

[33] Helman, C.G. (1991) The family culture: a useful concept for family practice. *Fam. Med.* 23, 376-81.

[34] Crane, J.G. and Angrosino, M.V. (1974) *Field Projects in Anthropology: A Student Guide.* Glenview: Scott, Foresman & Co., pp. 74-95.

[35] Bleakley, A. (2005) Stories as data, data as stories: making sense of narrative enquiry in clinical education. *Med. Ed.* 39, 534-540.

[36] Snow, L.D. (1993) *Walkin' over Medicine*. Westview.

[37] Crane, J.G. and Angrosino, M.V. (1974) *Field Projects in Anthropology: a Student Handbook.* Morristown: General Learning Press, pp. 42-50.

[38] Prince-Embury, S. (1984) The family health tree: a form of identifying physical symptom patterns within the family. *J. Fam. Pract.* 18, 75-81.

[39] Scott, J. (1991) Social Network Analysis: A Handbook. London: Sage.

[40] Parker, M., Ward, H. and Day, S. (1998) Sexual networks and the transmission of HIV in London. *J. Biosoc. Sci.* 30, 63-83.

[41] Boyle, C.M. (1970) Difference between patients' and doctors' interpretation of some common medical terms. *Br. Med. J.* ii, 286-9.

[42] MacCormack, C.P. (1985) Lay concepts affecting utilization of family planning services in Jamaica. *J. Trop. Med. Hyg.* 88, 281-5.

[43] Trakas, D.J. and Sanz, E. (eds) (1996) *Childhood and Medicine Use in a Cross-Cultural Perspective: a European Concerted Action.* Brussels: European Commission.

[44] Greenhalgh, T., Helman, C. and Chowdhury, A.M. (1998) Health beliefs and folk models of diabetes in British Bangladeshis: a qualitative study. *Br. Med. J.* 316, 978-83.

[45] DeWalt, K.M. and DeWalt, B.R. (2002) *Participant Observation.* Walnut Creek: AltaMira Press.

[46] Goffman, E. (1961) *Asylums.* London: Penguin.

[47] Katz, P. (1981) Ritual in the operating room. *Ethnology* 20, 335-50.

[48] Katz, P. (1999) *The Scalpel's Edge: the Culture of*

第19章 医療人類学における新しい研究方法

Surgeons. Boston: Allyn and Bacon.

[49] Barrett, R.J. (1996) The Psychiatric Team and the Social Definition of Schizophrenia. Cambridge: Cambridge University Press.

[50] Kleinman, A. (1980) *Patients and Healers in the Context of Culture*. Berkeley: University of California Press.

[51] Finkler, K. (1985) *Spiritualist Healers in Mexico*. Westport: Bergin and Garvey.

[52] Simon, C. (1991) Innovative medicine - a case study of a modern healer. *S. Afr. Med. J.* 79, 677-8.

[53] Boone, M.S. and Wood, J.J. (eds) (1992) *Computer Applications for Anthropologists*. Belmont: Wadsworth.

[54] Seale, C. (2005) Using computers to analyse qualitative data. In: *Doing Qualitative Research* (Silverman, D. ed). London: Sage, pp. 188-207.

[55] Hudelson, P.M. (1994) *Qualitative Research for Health Programmes*. Geneva: WHO, Division of Mental Health, pp. 99-101.

[56] Carey, J.W. (1993) Practical computing. *Pract. Anthropol.* 15(3), 30-32.

[57] Carey, J.W. (1993) Practical computing. *Pract. Anthropol.* 16, 34-5.

[58] Keesing, R.M. (1981) *Cultural Anthropology: a Contemporary Perspective*. Austin: Holt, Rinehart and Winston, p. 4.

[59] Pelto, P.J. and Pelto, G.H. (1992) Developing applied medical anthropology in Third World countries: problems and actions. *Soc. Sci. Med.* 35, 1389-95.

[60] Mumford, D.B. (1993) Somatization: a transcultural perspective. *Int. Rev. Psychiatry* 5, 231-42.

[61] Pope, C., Ziebland, S. and Mays, N. (2000) Analysing qualitative data. *Br. Med. J.* 320, 114-16.

[62] Kuzel, A. and Like, R.C. (1991) Standards of trustworthiness for qualitative studies in primary care. In: *Primary Care Research: Traditional and Innovative Approaches* (Norton, P.G., Stewart, M., Tudiver, F. *et al.*, eds). London: Sage Publications, pp. 138-58.

[63] Pelto, P.J. and Pelto, G.H. (1997) Studying knowledge, culture and behaviour in applied medical anthropology. *Med. Anthropol. Q. (New Ser.)* 11(2), 147-63.

[64] Garro, L.D. (1986) Intracultural variation in folk medical knowledge: a comparison between curers and noncurers. *Am. Anthropologist* 88(2), 351-70.

[65] Wayland, C. (2001) Gendering local knowledge: medicinal plant use and primary health care in the Amazon. *Med Anthropol. Q.* 15 (2), 171-88.

[66] Dein, A. and Bhui, K. (2005) Issues concerning informed consent for medical research among non-westernized ethnic minority patients in the UK. *J. R. Soc. Med.* 98, 354-6.

（訳：菊地真実，高梨知揚）

付録

●

雑誌とウェブサイト

以下の数か国における雑誌とウェブサイトは，医療人類学に関する論文を載せている。また，医療人類学の概念や成果に興味を示している。

雑誌

Ageing and Society (UK)

AIDS Care (UK)

AM: Rivistadella Societa Italiana di Antropologia Medica (Italy)

Anthropology and Medicine (UK)

Cross-Cultural Psychology Bulletin (USA)

Culture, Medicine and Psychiatry (USA)

Culture, Health & Sexuality (UK)

Curare: Zeitschrift fur Ethnomedizin und Transkulturelle Psychiatrie (Germany)

Ethnicity and Health (UK)

Forced Migration Review (UK) (also in French, Spanish, Arabic)

Health: An Interdisciplinary Journal for the Social Study of Health, Illness and Medicine (UK)

International Migration Review (USA) *Journal of Cross-Cultural Gerontology* (USA)

Journal of Cross-Cultural Psychology (USA)

Journal of Ethnopharmacology (The Netherlands)

Journal of Gender, Culture and Health (USA)

Journal of Refugee Studies (UK)

Journal of the Royal Anthropological Institute (UK)

Journal of Transcultural Nursing (USA)

Kallawaya: Órgano del Instituto Antropológico de Investigaciones en Medicina Tradicional (Argentina)

Les bulletins d'Amades (France)

Medical Anthropology (USA)

Medical Anthropology Quarterly (USA)

Medicinay Ciencias Sociales (Spain)

Mental Health, Religion and Culture (UK)

Medische Antropologie (The Netherlands and Belgium)

こころと文化（*Psyche and Culture)* (Japan)

Transcultural Psychiatry (Canada)

Santé et Société (France)

Social Science and Medicine (UK/USA)

Sociology of Health and Illness (UK)

Viennese Ethnomedical Newsletter (Austria)

ウェブサイト

専門家組織

AG Medical Anthropology: der Deutschen Gesellschaft fur Volkerkunde (Germany) *http://www.medicalanthropology.de*

AGEM: Arbeitsgemeinschaft Ethnomedizin (Germany) *http://www.agem-ethnomedizin.de*

Amades: Anthropologie médicale appliqué au development et à la santé (France) *http://www.amades.net*

American Anthropological Association *http://www.aaanet.org*

Medical Anthropology Switzerland MAS: Commission: Interdisciplinaire d'Anthropologie Medicale (Switzerland) *http://www.seg-sse.chlfrlcommissionslciam.shtml*

Royal Anthropological Institute (UK) *http://www.therai.org.uk*

Society for Applied Anthropology (USA) *http://www.sfaa.net*

Society for Medical Anthropology (USA) *http://www.medanthro.net/index.html*

World Health Organization *http://www.who.org*

伝統的医療システム

Traditional Asian Medicine *http://www.iastam.org/home.htm*

Traditional Chinese Medicine *http://www.mic.ki.se/China.html*

Traditional India n Medicine *http://www.mic.ki.se/lndia.html*

Traditional Islamic Medicine *http://www.mic.ki.se/Arab.html*

多様性と健康

American Public Health Association *http://www.apha.org/ppp/red/Background.htm*

National Multicultural Institute (USA) *http://www.nmci.org/otcldefault.htm*

South East Sydney Ilawarra Area Health Services, NSW, Australia *http://www.sesahs.nsw.gov.au/intermulticult/linksllinks.htm*

University of York, Department of Health Sciences *http://www.york.ac.uk/healthsciences/equalitylcultural.htm*

USA/UK Collaborative Initiative on Racial and Ethnic Health *http://www.omhrc.gov/us-uk/index.htm*

ヘルスケアにおける文化を理解し対処する能力

Diversity Rx (USA) *http://www.diversityrx.org/HTMLlDIVRX.htm*

National Center for Cultural Competence, Georgetown University *http://gucchd.georgetown.edu/nccc*

Office of Minority Health (USA) *http://www.omhrc.gov/c/as/index.htm http://www.omhrc.gov/culturall*

Research Centre for Transcultural Studies in Health, Middlesex University *http://www.mdx.ac.uk/www/rctshlccap.htm*

Program for Multicultural Health, University of Michigan Health System *http://www.med.umich.edu/multiculturallccp/tools.htm*

異文化間看護

Royal College of Nursing (UK) *http://www.rcn.org.uk/resources/transculturallindex.php*

Research Centre for Transcultural Studies in Health, Middlesex University *http://www.mdx.ac.uk/www/rctsh/index.htm*

State University of New York Institute of Technology *http://www.sunyit.edullibrary/html/culturedmed/bib/transcultural*

異文化間精神医学, 心理学, 精神分析

Association Internationale d'EthnoPsychanalyse *http://c/inique-transculturelle.org*

International Association for Cross-Cultural Psychology *http://www.iaccp.org*

Japanese Society of Transcultural Psychiatry *http://www.jstp.net/lndex_E.htm*

Society for the Study of Psychiatry and Culture (USA) *http://www.psychiatryandculture.org*

World Association of Cultural Psychiatry *http://www.wacultura lpsychiatry.org*

World Psychiatric Association *http://www.wpanet.org*

民族薬理学と伝統的薬草療法

European Society of Ethnopharmacology *http://ethnopharma.free.frlindex.html*

遠隔医療

Cyberspsychology and Behavior *http://www.liebertpub.com/publication.aspx?pub_id=10*

Journal of Telemedicine and Telecare *http://www.rsmpress.co.uk/jtt.htm*

Telemedicine and e-Health *http://www.liebertpub.com/publication.aspx?pub_id=54*

監訳責任者による
あとがき

●

　本書の翻訳には20年近い歳月を要した。発端は，監訳責任者の私が千葉大学大学院社会文化科学研究科健康環境論（医療人類学）講座・武井秀夫ゼミで本書の第3版を輪読したことにはじまる。2001年に第4版が出版されたのを契機に，監訳者のひとりである鈴木勝己をはじめとする医療人類学の研究者仲間数名と共に翻訳を開始した。2007年に第4版の全章の下訳が終了した時点で，金剛出版からの出版が決定した。しかし，翻訳権の獲得に動いた時点で，第5版が近々発行されるという情報を得た。第4版は約300ページであったが，第5版では500ページとなり，章の数も全11章が全19章に増えており，全体として約1.5倍のボリュームになっていた。500ページの全訳では，日本語の教科書として出版するにはボリュームが大きすぎるということで，著者であるヘルマン先生に，翻訳する章を選択するかすべての章を抄訳とする許可を求めたが，「全訳でなければ翻訳を認めない」との回答であった。この時点で訳書出版は中止されてしまい，それまでの苦労が水の泡となってしまった。

　第4版の翻訳を共にすすめていた監訳者のひとりである牛山美穂は，ヘルマン先生のもとで医療人類学を学ぶために英国にわたったが，残念ながら先生はそのときすでに病床に臥しており，2009年6月の訃報に接することになった。2007年に問い合わせをした際に「全訳でないと翻訳を認めない」と言われたのは，まさに本書がヘルマン先生にとっての人生の集大成であったからだろう。本書の序文で先生自身が述べて

いるように，一冊の書籍で扱うことの難しい医療人類学的課題のすべてをこの第5版で網羅しようとしていたのである。

　著者のヘルマン先生は，1944年に南アフリカで生まれ，1967年にケープタウン大学医学部を卒業して医師となった。その後渡英し，1973年から英国で家庭医として働くことになる。家庭医として働くなかで，人類学の必要性を強く感じ，ユニヴァーシティ・カレッジ・ロンドンで社会人類学を学び，その後は医療人類学者としての道を歩み始める。

　実は，監訳責任者の私も幼少期を南アフリカで過ごしており，ヘルマン先生が南アフリカ育ちであることにある種の共感を覚えてきた。私の記憶には，「アパルトヘイト」と呼ばれる人種差別が原風景として残っている。当時，日本人は名誉白人（honoralable white）と呼ばれており，白人社会で生活できた唯一のアジア人であった。私が住んでいたマンションの屋上には，自分と同じ歳くらいの貧しいアフリカの子どもたちが住んでいた。私のベビーシッターを務めてくれたエスターという名前の心優しいアフリカ人女性について，洗濯物を干すためにマンションの屋上に初めて行ったときのことだ。恐がりだった私は，エスターの手を強く握りしめてマンションの外壁に沿った鉄骨の階段をのぼると，屋上一面の風になびく白い洗濯物の帯の下を，黒い裸足で走り回る子どもたちに遭遇したのだった。エスターが洗濯物を干している間に，屋上の探検に出かけた私は，片隅に建てられた小さな掘っ立て小屋に行き着いた。そこからは

食事を作るための火と煙が立ちのぼっており，周辺には糞尿の臭いが漂っていた。幼い私は怖くなり，必死にエスターのもとに駆け戻った。

　人種差別は根深い。生理的な恐怖心を感じた幼い頃のあの感覚を，私は今でも忘れたくない。私の心と体のなかに，差別を生み出し，差別を維持させる感覚が巣食っているのである。ヘルマン先生が強調する「文化を理解し対処する能力 (cultural competence)」を身につけることは，ものすごく難しい。臨床医であった私がいつの間にか人類学の道を目指すようになったのは，おそらく幼少期のこの体験があったからだろう。私は，エスターの，あの温かい胸と匂いと声を忘れたくない。

　2011年に東日本大震災と原発事故が起きた。その後，私は福島から首都圏に避難してきた方たちの支援と調査にたずさわることになる。多くの子どもたちとその母親たちが，放射能汚染から身を守るために着の身着のままで避難してきた。避難所に足繁く通っているときに，私は国連難民高等弁務官事務所 (UNHCR) が配布している一枚のチラシに出会う。そこには，「世界には生きることさえままならない，故郷を追われた人々が4,000万人以上います。難民の約80％が，女性と子どもです。難民の避難生活は，20年に及ぶこともあります」と書かれていた。町ごと，村ごと，避難せざるを得ない状況が作られたことは，わが国で戦後はじめての大規模な「国内避難民 (Internally Displaced Persons)」が出現したということを意味している。福島の問題は，世界の問題と地続きだった。2013年に米国ハーバード大学難民トラウマ研究所 (Harvard Program in Refugee Trauma) に在外研究に行くことが決まった私は，再度このヘルマン先生の書かれたCulture, Health and Illnessを世に出さなければならないという強い思いに駆られた。

　2012年9月，監訳者のひとりである牛山美穂が英国に戻るチャンスに，もういちど出版社に働きかけて抄訳の可能性を探ってもらうことに

なった。版権は亡くなられたヘルマン先生の娘さんのZoe Helman女史に移っており，2013年3月，私が渡米する直前に翻訳許可のメールが届いた。そこから第5版の翻訳メンバー集めが新たに始まった。同年11月に全翻訳メンバーが確定し，2014年4月から「ヘルマン翻訳研究会」が開催されることになり，この時点で濱雄亮が監訳者に加わった。2014年11月に金剛出版から本書の出版が決定し，本書がようやく日の目を見ることになったのである。

　こうして研究仲間が集って本書の翻訳が完成に至ることができたのは，これまでに医療人類学という学問を先導されてきた多くの先生方の指導の賜であると考えている。私たちが直接ご指導をいただいた中川米造先生，波平恵美子先生，武井秀夫先生，菊地靖先生，西村正雄先生，江口重幸先生をはじめ，ご著書や翻訳書を通しての間接的な指導も含めると，ほんとうに数多くのパイオニアの先生方の業績に行き当たる。これまでの先輩研究者らへの敬意をこめて，日本語で読める医療人類学関連図書を推薦したい。時代順に列挙しており，2000年以降には私たちの世代の研究成果も紹介されている。本書『ヘルマン医療人類学』に触れることで，さらに医療人類学分野に興味関心をもたれた読者には，是非手に取っていただきたい書物である。

大貫恵美子著『日本人の病気観――象徴人類学的考察』岩波書店，1985.

G・M・フォスター，B・G・アンダーソン著（中川米造訳）『医療人類学』リブロポート，1987.

波平恵美子著『脳死・臓器移植・がん告知――死と医療の人類学』福武書店，1988.

マーガレット・ロック著（中川米造訳）『都市文化と東洋医学』思文閣出版，1990.

波平恵美子著『病と死の文化――現代医療の人類学』朝日新聞社，1990.

波平恵美子編著『病むことの文化――医療人類学のフロンティア』海鳴社，1990.

松岡悦子著『出産の文化人類学──儀礼と産婆』
　海鳴社，1991.

アーサー・クラインマン著（大橋英寿・他訳）『臨
　床人類学──文化のなかの病者と治療者』弘文
　堂，1992.

波平恵美子編著『人類学と医療』弘文堂，1992.

医療人類学研究会編『文化現象としての医療──
　「医と時代」を読み解くキーワード週』メディ
　カ出版，1992.

波平恵美子著『医療人類学入門』朝日新聞社，
　1994.

アン・マッケロイ，パトリシア・タウンゼント著
　（丸井英二・他訳）『医療人類学──世界の健康
　問題を解き明かす』大修館書店，1995.

波平恵美子著『いのちの文化人類学』新潮社，
　1996.

アーサー・クラインマン著（江口重幸・他訳）『病
　いの語り──慢性の病いをめぐる臨床人類学』
　誠信書房，1996.

鈴木七美著『出産の歴史人類学──産婆世界の
　解体から自然出産運動へ』新曜社，1997.

吉田正紀著『民俗医療の人類学──東南アジアの
　医療システム』古今書院，2000.

アラン・ヤング著（中井久夫・他訳）『PTSDの
　医療人類学』みすず書房，2001.

バイロン・J・グッド著（江口重幸・他訳）『医
　療・合理性・経験──バイロン・グッドの医療
　人類学講義』誠信書房，2001.

池田光穂著『実践の医療人類学──中央アメリ
　カ・ヘルスケアシステムにおける医療の地政学
　的展開』世界思想社，2001.

武井秀夫，中牧弘允編著『サイケデリックスと文
　化──臨床とフィールドから』春秋社，2002.

鈴木七美著『癒しの歴史人類学──ハーブと水の
　シンボリズムへ』世界思想社，2002.

田代順著『小児がん病棟の子供たち──医療人類
　学の視点から』青弓社，2003.

スーザン・ソンタグ著（北条文緒訳）『他者の苦
　痛へのまなざし』みすず書房，2003.

波平恵美子著『日本人の死のかたち──伝統儀礼
　から靖国まで』朝日新聞社，2004.

浮ヶ谷幸代著『病気だけど病気ではない──糖尿
　病とともに生きる生活世界』誠信書房，2004.

近藤英俊，浮ヶ谷幸代編著『現代医療の民族誌』
　明石書店，2004.

マーガレット・ロック著（坂川雅子訳）『脳死と
　臓器移植の医療人類学』みすず書房，2004.

A・ハルドン，S・ファン・デルヘースト著（石
　川信克・他訳）『保健と医療の人類学──調査
　研究の手引き』世界思想社，2004.

波平恵美子著『からだの文化人類学──変貌する
　日本人の身体観』大修館書店，2005.

宮地尚子著『トラウマの医療人類学』みすず書
　房，2005.

マーガレット・ロック著（江口重幸・他訳）『更
　年期──日本女性が語るローカル・バイオロ
　ジー』みすず書房，2005.

奥野克巳著『帝国医療と人類学』春風社，2006.

飯田淳子著『タイ・マッサージの民族誌』明石書
　店，2006.

池田光穂，奥野克巳編著『医療人類学のレッス
　ン──病いをめぐる文化を探る』学陽書房，
　2007.

浮ヶ谷幸代，井口高志編著『病いと〈つながり〉
　の場の民族誌』明石書店，2007.

井口高志著『認知症家族介護を生きる──新しい
　認知症ケア時代の臨床社会学』東信堂，2007.

松園万亀雄，白川千尋，門司和彦編著『人類学と
　国際保健医療協力』明石書店，2008.

アンドリュー・ストラサーン他著（成田弘成監
　訳）『医療人類学──基本と実践』古今書院，
　2009.

浮ヶ谷幸代著『ケアと共同性の人類学──北海道
　浦河赤十字病院精神科から地域へ』生活書院，
　2009.

浮ヶ谷幸代著『身体と境界の人類学』春風社，
　2010.

池田光穂著『看護人類学入門』文化書房博文社，
　2010.

松岡悦子，小浜正子編著『世界の出産──儀礼か
　ら先端医療まで』勉誠出版，2011.

アーサー・クラインマン他著（坂川雅子訳）『他

者の苦しみへの責任──ソーシャル・サファリ
ングを知る』みすず書房，2011.

アーサー・クラインマン著（皆藤章・他訳）『八
つの人生の物語──ふたしかで危険に満ちた時
代を道徳的に生きるということ』誠信書房，
2011.

アーサー・クラインマン著（江口重幸・他訳）『精
神医学を再考する──疾患カテゴリーから個人
的経験へ』みすず書房，2012.

ポール・ファーマー著（豊田英子訳）『権力の病
理 誰が行使し誰が苦しむのか──医療・人権・
貧困』みすず書房，2012.

スーザン・ソンタグ著（富山太佳夫訳）『隠喩と
しての病い──エイズとその隠喩』みすず書
房，2012.

坂田勝彦著『ハンセン病者の生活史──隔離経験
を生きるということ』青弓社，2012.

新ヶ江章友著『日本の「ゲイ」とエイズ──コ
ミュニティ・国家・アイデンティティ』青弓
社，2013.

松尾瑞穂著『ジェンダーとリプロダクションの人
類学──インド農村社会の不妊を生きる女性
たち』昭和堂，2013.

北中淳子著『うつの医療人類学』日本評論社，
2014.

中村かれん著（石原孝二・河野哲也訳）『クレイ
ジー・イン・ジャパン──べてるの家のエスノ
グラフィ』医学書院，2014.

松岡悦子著『妊娠と出産の人類学──リプロダク
ションを問い直す』世界思想社，2014.

松嶋健著『プシコナウティカ──イタリア精神医
療の人類学』世界思想社，2014.

浮ヶ谷幸代編著『苦悩することの希望──専門家
のサファリングの人類学』協同医書出版社，
2014.

磯野真穂著『なぜふつうに食べられないのか──
拒食と過食の文化人類学』春秋社，2015.

浮ヶ谷幸代編著『苦悩とケアの人類学──サファ

リングは創造性の源泉になりうるか？』世界思
想社，2015.

アーサー・クラインマン，皆藤章，江口重幸著
『ケアをすることの意味──病む人とともに在
ることの心理学と医療人類学』誠信書房，
2015.

山﨑吾郎著『臓器移植の人類学──身体の贈与
と情動の経済』世界思想社，2015.

浜田明範著『薬剤と健康保険の人類学──ガーナ
南部における生物医療をめぐって』風響社，
2015.

牛山美穂著『ステロイドと「患者の知」──アト
ピー性皮膚炎のエスノグラフィー』新曜社，
2015.

アドリアナ・ペトリーナ著（粥川準二・他訳）『曝
された生──チェルノブイリ後の生物学的市
民』人文書院，2016.

鈴木晃仁，北中淳子編著『精神医学の哲学2──
精神医学の歴史と人類学』東京大学出版会，
2016.

アネマリー・モル著（浜田明範・田口陽子訳）『多
としての身体──医療実践における存在論』水
声社，2016.

磯野真穂著『医療者が語る答えなき世界──「い
のちの守り人」の人類学』ちくま書房，2017.

松岡悦子編著『子どもを産む・家族をつくる人類
学──オールターナティブへの誘い』勉誠出
版，2017.

辻内琢也，増田和高著『フクシマの医療人類
学──原発事故・支援のフィールドワーク』遠
見書房，2018.

マーガレット・ロック著（坂川雅子訳）『アルツ
ハイマー病の謎──認知症と老化の絡まり合
い』名古屋大学出版会，2018.

2018年2月

監訳責任者
辻内琢也

索　引

●

著者

セシル・G・ヘルマン *Cecil G Helman* ［*MB, ChB, FRCGP, Dip Soc Anthrop*］

英国ブルネル大学医療人類学教授，プライマリケア・人口学上級講師．ロンドン大学医学部卒業，医師，英国家庭医学会国際認定家庭医（FRCGP）．米国文化人類学会医療人類学部門功労賞受賞（2004年），王立人類学研究所応用人類学部門ルーシー・メア・メダル受賞（2005年）

監訳責任者

辻内 琢也……つじうち たくや

現職──早稲田大学人間科学学術院教授．早稲田大学災害復興医療人類学研究所所長．浜松医科大学医学部・看護学部非常勤講師．医師．
略歴──1992年，浜松医科大学医学部卒業．1999年，東京大学大学院医学系研究科修了．2004年，千葉大学大学院社会文化科学研究科博士後期課程満期退学．東京警察病院，関東医療少年院法務医官，東京大学医学部附属病院医員，ハーバード大学難民トラウマ研究所客員研究員なとを経て現職．
学位──博士（医学）東京大学．
専門──医療人類学，心身医学，補完代替医療，災害医療福祉，原発事故被害者研究．
〈https://researchmap.jp/read0129954/〉
担当──1章・6章・10章

監訳者

牛山 美穂……うしやま みほ

現職──大妻女子大学人間関係学部准教授．
略歴──2002年，早稲田大学哲学科第一文学部卒業．2004年，早稲田大学大学院文学研究科修士課程修了．2010年，ユニヴァーシティ・カレッジ・ロンドン医療人類学コース修士課程修了．2013年，早稲田大学文学研究科博士後期課程修了．早稲田大学第一文学部助手，早稲田大学高等研究所助教，日本学術振興会特別研究員なとを経て現職．
学位──博士（文学）早稲田大学．
専門──文化人類学，医療人類学，ジェンダー，アトピー性皮膚炎患者・患者会の研究．
〈https://researchmap.jp/read0209942/〉
担当──5章・6章・8章・9章・10章・15章

鈴木 勝己……すずき かつみ

日本赤十字看護大学看護学部ほか非常勤講師．早稲田大学人間科学部教育コーチ．
略歴──1998年，明治大学文学部卒業．2002年，千葉大学大学院文学研究科修士課程修了．2010年，千葉大学大学院社会文化科学研究科博士後期課程満期退学．早稲田大学人間科学学術院助手なとを経て現職．
学位──博士（人間科学）早稲田大学．
専門──文化人類学，医療人類学，ナラティブ論，タイ・エイズホスピス研究．
〈https://researchmap.jp/read0155726/〉
担当──6章・9章・10章・11章・16章

濱 雄亮……はま ゆうすけ

現職──東京交通短期大学運輸科准教授．
略歴──2004年，慶應義塾大学文学部卒業．2006年，慶應義塾大学大学院社会学研究科修士課程修了．2013年，慶應義塾大学大学院社会学専攻博士課程修了．日本学術振興会特別研究員，慶應義塾大学・早稲田大学・高崎経済大学非常勤講師などを経て現職．
学位──博士（社会学）慶応義塾大学．
専門──文化人類学，医療人類学，文化人類学教育論．
〈http://researchmap.jp/read0133876/〉
担当──7章

訳者

飯田 淳子……いいだ じゅんこ
現職──川崎医療福祉大学医療福祉学部教授.
略歴──1994年,日本女子大学人間社会学部卒業. 1997年,筑波大学大学院地域研究研究科修士課程修了. 2003年,総合研究大学院大学文化科学研究科博士課程修了. 日本学術振興会特別研究員,川崎医療福祉大学医療福祉学部講師・助教授,オックスフォード大学社会文化人類学研究所・グリーンカレッジ研究員などを経て現職.
学位──博士(文学)総合研究大学院大学.
専門──文化人類学,医療人類学,タイの伝統医療・民間医療,緩和ケア,医療者向け人類学教育に関する研究.
〈https://w.kawasaki-m.ac.jp/data/3346/teacherDtl/〉
担当──2章

磯野 真穂……いその まほ
現職──慶応義塾大学大学院健康マネジメント研究科研究員.
略歴──1999年,早稲田大学人間科学部卒業. 2003年,オレゴン州立大学応用人類学修士課程修了. 2010年,早稲田大学大学院文学研究科博士後期課程修了. 国際医療福祉大学大学院准教授などを経て現職.
学位──博士(文学)早稲田大学.
専門──文化人類学,医療人類学,食と身体,科学技術と医療,リスクとナラティブ.
〈https://researchmap.jp/read0144938〉
担当──3章・6章・9章

西脇 正人……にしわき まさひと
現職──中国,青海民族大学外国語学院日本語学科 外籍教師.
略歴──1985年,京都大学文学部卒業. 2014年,明治国際医療大学大学院鍼灸学研究科修士課程修了.
学位──修士(鍼灸学)明治国際医療大学.
専門──チベット学,鍼灸学,チベット医薬学暦学古典研究.
担当──4章

堀口 佐知子……ほりぐち さちこ
現職──テンプル大学ジャパンキャンパス学部課程教授.
略歴──1998年,上智大学文学部卒業. 2001年,英国ウォーリック大学大学院英語教授法専攻修士課程修了. 2003年,英国オックスフォード大学大学院社会人類学専攻修士課程修了. 2006年,同大学院博士課程修了. 上智大学講師などを経て現職.
学位──D. Phil.(Social Anthropology)オックスフォード大学.
専門──文化人類学,医療人類学,「ひきこもり」など日本のメンタルヘルス研究,日本の医療に関する研究.
〈https://www.tuj.ac.jp/ug/about/faculty/horiguchi-sachiko.html〉
担当──4章・13章

吉田 尚史……よしだ なおふみ
現職──立正大学社会福祉学部特任教授. 医師.
略歴──1997年,島根医科大学医学部医学科卒業. 2007年,早稲田大学文学研究科修士課程修了. 2016年,早稲田大学文学研究科博士後期課程満期退学. カナダ・マギル大学社会文化精神医学講座客員研究員,カンボジア・王立健康科学大学客員教員,東邦大学医学部精神神経医学講座助教,外務省外務技官などを経て現職.
学位──修士(文学)早稲田大学
専門──臨床精神医学,文化精神医学,医療人類学,カンボジアの精神医療研究.
〈http://researchmap.jp/nao234/〉
担当──10章

日野 智豪……ひの ともひで
現職──早稲田大学人間総合研究センター招聘研究員.
略歴──1995年,慶應義塾大学文学部卒業. 2005年,上智大学大学院外国語学研究科博士前期課程修了. 2008年,上智大学大学院外国語学研究科博士後期課程満期退学. 日本学術振興会特別研究員,タイ・タマサート大学客員研究員,上智大学アジア文化研究所共同研究所員,早稲田大学人間科学学術院助手などを経て現職.
学位──修士(地域研究)上智大学

専門──文化人類学,バイオエシックス,HIV/AIDS研究,医療者−患者間関係に関する研究,タイ地域研究.
〈https://researchmap.jp/read0206715/〉
担当──12章

碇 陽子……いかり ようこ
現職──明治大学政治経済学部専任講師
略歴──2000年,明治大学法学部卒. 2004年,東京大学大学院総合文化研究科修士課程修了. 2012年,東京大学大学院総合文化研究科博士課程満期退学. 日本学術振興会特別研究員,カリフォルニア大学サンフランシスコ校客員研究員,金沢大学先端科学・イノベーション推進機構博士研究員などを経て現職.
学位──博士(学術)東京大学.
専門──文化人類学,不確実性の文化人類学,米国ファット・アクセプタンス・ムーブメント研究.
〈https://nrid.nii.ac.jp/ja/nrid/1000010791866/〉
担当──14章

小林 潤……こばやし じゅん
現職──琉球大学医学部保健学科国際地域保健学教室教授. 国際学校保健コンソーシャム理事長,NPO法人「メータオクリニック支援の会(JAM)」代表理事,医師.
略歴──1990年,琉球大学医学部卒業. JICA専門家としてブラジル,ラオス,タイ等に滞在. 国立国際医療研究センター国際医療協力部などを経て現職.
学位──医学博士(琉球大学).
専門──熱帯医学,国際学校保健,僻地保健,感染症対策.
〈http://www.okinawaghealth.com/user.php?CMD=115402100000000〉
担当──17章

照山 絢子……てるやま じゅんこ
現職──筑波大学図書館情報メディア系准教授.
略歴──2002年,慶応大学文学部卒業. 2004年,米国シカゴ大学大学院社会科学専攻修士課程修了. 2008年,米国ミシガン大学大学院人類学専攻修士課程修了. 2014年,同大学大学院博士課程修了. 慶応義塾大学GCOE共同研究員などを経て現職.
学位──Ph. D.(Anthropology)ミシガン大学.
専門──文化人類学,医療人類学,発達障害研究.
〈https://nrid.nii.ac.jp/ja/nrid/1000010745590/〉
担当──18章

菊地 真実……きくち まみ
現職──帝京平成大学薬学部社会薬学教育研究センター教授. 薬剤師.
略歴──1985年,東京理科大学薬学部卒業. 2008年,早稲田大学人間科学部e-school卒業. 2011年,早稲田大学大学院人間科学研究科修士課程修了. 2017年,同大学院人間科学研究科博士課程満期退学.
学位──博士(人間科学)早稲田大学.
専門──医療人類学,社会薬学,臨床死生学,在宅医療における薬剤師の実践・役割に関する研究.
〈https://researchmap.jp/mamikikuchi〉
担当──19章

高梨 知揚……たかなし ともあき
現職──東京有明医療大学保健医療学部講師. はり師,きゅう師,あん摩マッサージ指圧師.
略歴──2001年,東北大学文学部卒業. 2011年,放送大学大学院文化科学研究科修了. 2016年,早稲田大学大学院人間科学研究科博士課程満期退学. 東京有明医療大学保健医療学部助手などを経て現職.
学位──博士(人間科学)早稲田大学.
専門:医療人類学,緩和ケアにおける鍼灸の意味に関する研究,鍼灸師をめぐる職種間連携に関する研究.
〈https://researchmap.jp/T-TAKANASHI/〉
担当──19章

ヘルマン医療人類学

文化・健康・病い

2018年5月30日　発行
2022年4月30日　2刷

著　者────セシル・G・ヘルマン
監訳責任者────辻内琢也
監訳者────牛山美穂
　　　　　　鈴木勝己
　　　　　　濱雄亮

発行者────立石正信
発行所────株式会社 金剛出版
　　　　〒112-0005 東京都文京区水道1-5-16　電話 03-3815-6661
　　　　振替 00120-6-34848

印刷・製本◉三報社印刷

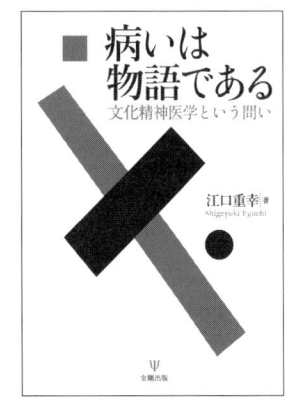
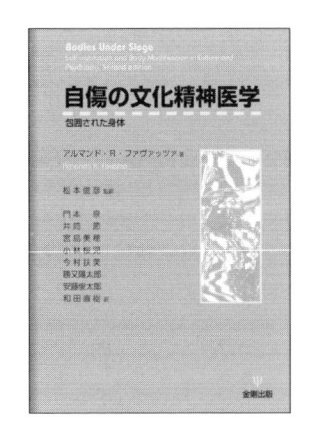